JN234381

解剖実習の手びき

北里大学名誉教授　寺田春水
新潟大学名誉教授　藤田恒夫

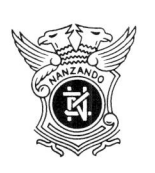

南山堂

LABORATORY MANUAL
OF
DISSECTION

Harumi Terada, M.D.

Emeritus Professor of Anatomy
Kitasato University School of Medicine

Tsuneo Fujita, M.D.

Emeritus Professor, Department of Anatomy
Niigata University School of Medicine

NANZANDO COMPANY, LIMITED
Tokyo

第 11 版 改訂の序

　1962 年に本書の初版が出てから，実に 42 年もの年月が経過した．この間 ほとんど毎年の増刷のたびに 誤植や記載の訂正がされ，小改訂も数回行なわれたが，全面的な組み直しを伴う大改訂は，1994 年の改訂に次いで 今回が 4 度目である．

　今回の改訂に先立って，本書を指定実習書としておられる各大学の教官を主な対象として，本書の要修正点に関するアンケート調査を 南山堂編集部にしてもらった．アンケートの設問は 精細なものであったが，約 30 大学の教官諸氏から回答を得た．また，以前 日本解剖学会において，本書に関する 約 70 項目にも及ぶ詳細な調査報告があった．これらを検討した結果をふまえて，その要望事項に少しでも応えられるように，次の諸点を 今回の改訂の重点とした．

　1）省略できる箇所の明示：各大学ともに解剖実習の時間数が大幅に圧縮されつつあり，所定の時間内に本書の内容をこなしきれない大学が多くなっている．そのために，解剖の手順の中で 省略可能な箇所を，「時間に余裕があれば……」という表現で明示した．

　2）生体観察事項の追加：自分や友人の体で観察できる項目の説明を積極的に取り入れた．これらは必ずしも解剖実習室内で観察する必要はないので，実習時間には影響しないで予習ないし復習できると思う．

　3）「中活字」の新設：本文の活字（9 ポイント，13 級）と 臨床的説明などの小活字（8 ポイント，12 級）の中間になる「中活字」（8.5 ポイント，12.5 級）を新たに作って，省略可能箇所と 生体観察的事項 の解説のために用いた．

　4）総論的説明の追加：総論的な講義を行なわないままに解剖実習に入ってしまう大学が多くなっているので，本書の内容説明を理解しにくい学生がいることが わかった．そのために，解剖手順に入る前に 総論的な説明文を なるべく入れるようにした．

　5）臨床的説明の整理拡充：時代遅れとなった検査法や診断法を削除し，CT，MRI，fMRI などの新検査法と入れ替えた．また，最新の臨床的情報には，著者名と年号を出典として記載するようにした．

　6）ルビの増加：最近の学生は漢字力が落ちているので，漢字用語には なるべく 振り仮名（ルビ）を付けるようにした．

　7）変異の頻度表示：色々な文献を勘案して，変異の頻度に ％の幅を持たせた．

　8）きゅうけいしつ：話題を一部入れ替え，記載の内容も現今の知見にあわせて訂正した．

　9）図のカラー化：近年の印刷技術の進歩を受けて，出来るだけ多くの図を色彩版にし，理解を助けるように心掛けた．

今回の改訂によって，多少は実習時間の節減ができたと思うが，それでもまだ解剖内容が多すぎるという批判は残りそうである．指導教官の各位が適宜に省略されて，各大学での実習時間数に対応できるように善処されることを期待する．

　全国の解剖学教官諸氏や学生諸君からは，旧版の誤植や記述の誤りに関する多くのご指摘のほかに，建設的なご意見が寄せられた．これらの大部分はこの改訂の中に盛り込まれているが，ここに感謝の意を表するとともに，今後ともご鞭撻とご叱正をお願いする次第である．また指導教官や学生諸君からの著者あてのお便りも大いに歓迎します．

　2003年11月

著　　者

はしがき

　医学生の行なう解剖学実習の目的は，人体構造の基本的な事柄を実物について理解することである．ところが実習室の学生諸君を見ていると，単に解剖学名と実物との照合に終始しがちで，いちばん大切な観察や考察がおろそかになっている．著者の一人寺田は米国で2年間肉眼解剖学の実習を指導して最近帰国したが，久し振りに日本の実習を見て，この感をひとしお強くしたのである．私たちが浅学をかえりみずこの本の出版を思い立ったのも，解剖学実習を少しでも本来の姿に近付けたいとの念願に駆られたからである．

　さて私たちは次の三つのことをモットーにしてこの本をつくった．

　　　　構　造　の　理　解
　　　　　名称からの解放
　　　　　たのしめる実習

　第1の構造の理解を助けるためには，ものの概念についての説明や図を実習書としては詳しすぎるくらいに盛り込んである．また学生が実習を進めやすいように，観察すべき内容もなるべく具体的に示した．

　第2の名称の点では，解剖学名から完全に開放することはできないが，末梢的な細かい名前はできるだけ省いてある．従来の実習書に比べて解剖学名の数がはるかに少ないのがこの本の特徴の一つである．従来の解剖学の講義や実習は解剖学名の羅列におちいりがちで，これが解剖学を無味乾燥な「暗記もの」にした罪は大きいものがある．重要なのは名よりも物，暗記よりも理解のはずである．

　第3の点では，形態学的な面白さや臨床白意義などをなるべく多く織り込むようにした．解剖学実習室は決して死んだ知識の習得場ではない．名もないようなささやかな形象のなかにも，造化の女神の微笑はひそんでいるのである．この微笑に親しみ，次々に生まれてくる疑問の解答を求めて観察や書見に励むことこそ，解剖学実習の妙味といえよう．また臨床的な説明をたくさん取り入れたのは，実習室で身につけた知識が将来役に立つという実感をもちながら張りのある実習ができるようにとの気持からである．

　この本を作るにあたっては，私たち二人が先ず解剖の順序や内容について綿密に相談をかさね，それに従って男女各1体の解剖を行なって，万全を期した．この本の文と図は，私たちが実際に解剖を進めながら作ったメモとスケッチがもとになって出来上がったものであることを強調しておきたい．

　本文の草稿はおもに寺田の筆になり，内容の検討と文章の推敲は二人で行なった．図はすべて藤田の筆になり，そのアイディアは二人の合議による．したがってこの本の内容については，あらゆる面で著者の両人が平等に責任を負うものである．

　この本は次の方々のご協力に負うところが大きい．岡山大学の大内弘教授と東京大学解剖学

教室の先輩同僚からは，主として図についての多くの助言をいただいた．腸管の粘膜面の写真は東京大学の信太利智技官の苦心の作である．ラテン名の語源などに関しては東京大学の島崎三郎理学士のお世話になった．また私たちの計画をきいて，京都府立医大の佐野豊教授と東京大学の浅見一羊助教授とが内外の珍しい解剖学実習書を参考としてご提供くださった．草稿の筆写と索引の作製には東京大学の平野寛・山内昭雄両医学士，校正には大学院学生保志宏君のご協力を得た．なおレイアウトは東京芸術大学美術学部の三好二郎講師をわずらわせた．この本の体裁が従来の医学書よりもあか抜けしたところがあるとすれば，それは，三好氏のご努力のたまものである．これらの方々にここで心から御礼を申し上げたい．またこの本の刊行を成し遂げられた南山堂社長鈴木正二氏および関係の方々にも御礼申し上げる次第である．

　1961年11月

著　　者

読者のために

1) 解剖学用語の ラテン名は，国際解剖学会議の用語委員会(FCAT)が撰定した Terminologia Anatomica (Thieme, 1998)を用いてあるが，臨床などで よく使われている古い学名も なるべく括弧内に付記するようにした．日本名は 日本解剖学会が撰定した 解剖学用語 改訂13版(医学書院, 2007)を用いた．また 解剖学以外の医学用語の日本名は 2001年 日本医学会医学用語管理委員会撰定のものを用いた．

2) 本文の中の太字の日本名と 図の引出線には，ラテン名のほかに 英語名(イタリック体)を併記した．英語名は 主として前述の Terminologia Anatomica 1998 に併記してある用語を選んだ．また，大文字で始まる名詞は ドイツ名だが，これは 臓器名など最小限にとどめた．ラテン名をそのまま用いる英語名は，重複を避けるため 記載してない．

3) 図は 特に断ってない限り著者の原図である．構造の理解を助ける模式図のほかに，解剖の手順を示す略図もなるべく沢山入れた．けれども これらは あくまでも概念図であって，学生諸君が別の解剖図譜を参照しながら実習をすることを前提として描かれたものである．

4) 総論的事項を特別扱いにして，参照しやすくしてある．実習が終わるまで時に応じて何度でも読みかえしてほしい．

5) 適当に息抜きができるように，「きゅうけいしつ」の欄をもうけた．実習の合間に楽しむとよい．

6) ラテン名の略字は 次のものを使っている．

〔単　数〕	〔複　数〕	〔日本名〕
a. = arteria	aa. = arteriae	動　脈
art. = articulatio	artt. = articulationes	関　節
ggl. = ganglion	ggll. = ganglia	神 経 節
gl. = glandula	gll. = glandulae	腺
lig. = ligamentum	ligg. = ligamenta	靱　帯
ln. = lymphonodus	lnn. = lymphonodi	リンパ節
m. = musculus	mm. = musculi	筋
n. = nervus	nn. = nervi	神　経
proc. = processus	procc. = processus	突　起
r. = ramus	rr. = rami	枝
v. = vena	vv. = venae	静　脈

7) 英語名の略字は 次のものを使っている．

ant. = anterior	前	post. = posterior	後
inf. = inferior	下	rt. = right	右
lt. = left	左	sup. = superior	上

も く じ

実習の進めかた　1

実習に必要なもの　2

くびと体幹の浅層

§1　くび・胸・腹部の体表観察と皮切り
- 4　体表の観察
- 5　くび・胸・腹部の皮切り

§2　広頚筋と乳腺
- 7　広頚筋
- 8　乳　腺

§3　胸腹部の皮静脈と皮神経
- 9　皮静脈
- 9　皮神経
- 10　胸筋筋膜と腋窩筋膜
- 11　浅腹筋膜

§4　大胸筋と外腹斜筋
- 12　胸筋筋膜をはぐ
- 14　大胸筋
- 16　外腹斜筋

§5　頚神経叢の枝と胸鎖乳突筋
- 16　くびの皮静脈と皮神経
- 18　唾液腺の一部
- 18　胸鎖乳突筋

§6　背なかの皮切り
- 20　体表の観察
- 20　背なかの皮切り
- 21　背なかの皮神経
- 22　うなじの皮切り

§7　背なかの浅筋
- 23　胸鎖乳突筋と僧帽筋
- 25　副神経と頚横動脈
- 25　広背筋と外腹斜筋

§8　くびのやや深層
- 25　胸鎖乳突筋を切る
- 26　肩甲舌骨筋と頚神経叢
- 26　舌骨下筋群と頚神経ワナ
- 27　内頚静脈と総頚動脈
- 29　前斜角筋と横隔神経

§9　胸部の深層と腋窩
- 29　大胸筋を切る
- 30　小胸筋
- 31　わきのした
- 31　小胸筋を切る

§10　鎖骨下動静脈とその枝
- 33　鎖骨を切る
- 33　鎖骨下動静脈と腋窩動静脈
- 34　胸管など
- 34　鎖骨下動脈の枝

上　肢

§11　うでの皮切りと腕神経叢
- 37　体表の観察
- 37　皮切り(手くびまで)
- 37　皮静脈と皮神経
- 39　腕神経叢

§12　上腕屈側の筋と神経
- 41　三角筋
- 41　上腕の三つの屈筋
- 43　上腕動静脈と正中神経
- 43　腕神経叢の枝
- 44　静脈の弁

§ 13　肩甲骨の前面の筋
　　　　45　前鋸筋
　　　　46　肩甲下筋
§ 14　上腕伸側と肩甲骨背面の筋
　　　　46　上腕三頭筋
　　　　47　肩甲骨の後ろの筋
§ 15　上肢の切り離し
　　　　50　腹臥位で
　　　　51　背臥位で
§ 16　前腕屈側の浅い層
　　　　52　前腕の筋膜
　　　　52　内側上顆から起こる筋
　　　　53　血管と神経
　　　　55　前腕の外側寄りで
　　　　55　前腕の屈筋群の神経支配
§ 17　前腕の伸側と手背
　　　　56　手背の皮切り
　　　　56　前腕の伸側の筋
　　　　61　つめ
§ 18　手のひらの皮切りと手掌腱膜
　　　　62　手のひらの皮切り
　　　　63　手掌腱膜
§ 19　手のひらの浅い層
　　　　65　母指球の筋
　　　　65　小指球の筋
　　　　66　血管と神経
　　　　67　指の屈筋の腱
　　　　68　虫様筋
§ 20　手の深い層
　　　　69　前腕の屈側の深い層
　　　　69　手のひらの深い層
　　　　71　手の甲の深い層
§ 21　上肢の血管と神経のまとめ
　　　　71　血管の概観
　　　　72　神経の概観
§ 22　肩の関節とその周辺
　　　　73　肩関節の周囲の筋
　　　　75　肩の関節
§ 23　ひじの関節
　　　　76　肘の関節の周囲の筋
　　　　77　肘の関節
　　　　78　上腕骨を切断して
§ 24　手くびの関節
　　　　78　橈骨と尺骨の つながり
　　　　79　橈骨と手根骨の関節
§ 25　手と指の関節
　　　　79　手根骨の間の関節
　　　　80　手根骨と中手骨の関節
　　　　80　中手骨と指節骨の関節
　　　　80　指節骨の間の関節

体　壁

§ 26　胸腰筋膜と固有背筋
　　　　82　胸腰筋膜
　　　　83　固有背筋
§ 27　後頭下の筋
　　　　84　うなじの靱帯
　　　　85　うなじの筋群
§ 28　脊　髄
　　　　86　脊柱の後面の靱帯
　　　　87　脊柱管を開く
　　　　88　脊髄を そのままの位置で観察
　　　　90　脊髄神経節
　　　　90　脊髄を取り出す
　　　　90　脊髄の外形
　　　　90　脊髄の断面
§ 29　胸　壁
　　　　91　肋間の筋
　　　　92　肋　骨
　　　　93　胸　骨
§ 30　鼡径部と側腹筋群
　　　　93　体表の観察
　　　　95　下腹部の皮切り
　　　　96　外腹斜筋

もくじ **iii**

　　　　　　97　内腹斜筋
　　　　　　99　腹横筋
§ 31　腹直筋鞘
　　　　　100　腹直筋鞘の前葉と白線
　　　　　100　腹直筋
　　　　　101　腹直筋鞘の後葉
§ 32　横筋筋膜と腹膜
　　　　　102　横筋筋膜
　　　　　103　壁側腹膜
　　　　　105　深鼠径輪
§ 33　臍
　　　　　106　へその裏側
　　　　　107　へその表側
§ 34　腹部内臓の自然位での観察
　　　　　107　肝臓
　　　　　107　胃と大網
　　　　　108　腸管

胸　　腔

§ 35　胸腔を開く
　　　　　110　前処置として
　　　　　110　肋骨を切る
　　　　　112　前胸壁の内面
§ 36　胸膜と心膜
　　　　　112　壁側胸膜
　　　　　113　胸腺
　　　　　114　心膜
　　　　　114　胸膜腔
§ 37　肺
　　　　　117　肺を自然位で観察
　　　　　117　肺の切り出し
　　　　　117　肺の表面観
　　　　　119　肺の解剖
§ 38　くびの根もとの深層
　　　　　122　横隔神経
　　　　　123　甲状腺と上皮小体
　　　　　123　鎖骨下動静脈とくびの大血管

　　　　　124　心臓に分布する神経
§ 39　縦　　隔
　　　　　125　縦隔とは
　　　　　125　心臓に出入りする大血管
　　　　　126　心膜腔を開く
§ 40　心臓の外景
　　　　　127　自然位での観察
　　　　　127　心臓の切り出し
　　　　　128　心臓の外面
　　　　　128　心臓壁の血管
　　　　　130　心臓を胸壁へ投影すると
§ 41　心臓の内景
　　　　　131　心房と心室を分離する方法
　　　　　134　心臓の各部屋を切開する方法
　　　　　137　心臓の各部屋と各弁の前胸壁へ
　　　　　　　　の投影
§ 42　縦隔の深部
　　　　　137　反回神経と動脈管索
　　　　　138　心臓神経叢
　　　　　138　気管と食道
　　　　　139　迷走神経
　　　　　139　胸大動脈と胸管
　　　　　140　横隔膜の上面
　　　　　141　胸部の交感神経幹

腹　　腔

§ 43　腹部内臓の位置
　　　　　143　浅在内臓の自然位での観察
　　　　　144　深在内臓の自然位での観察
§ 44　腹膜と腹膜腔
　　　　　145　腸間膜
　　　　　145　結腸間膜
　　　　　146　胃間膜
　　　　　148　網嚢
　　　　　149　腹膜腔
§ 45　腹部内臓に分布する血管と神経
　　　　　151　腸間膜の血管と神経
　　　　　154　胃の周辺の血管と神経

§ 46 空腸と回腸と結腸
- 157 腸管を切り出す
- 157 結腸と小腸の区別
- 158 空腸と回腸
- 158 腸管の内面
- 162 腸管の壁

§ 47 胃
- 162 胃を切り出す
- 162 胃の外景
- 162 胃の内景
- 164 胃の筋層

§ 48 肝　臓
- 164 肝臓の取り出し
- 165 肝臓の外形
- 167 肝　門
- 168 胆　嚢
- 168 肝臓の内部構造

§ 49 十二指腸・膵臓・脾臓
- 169 十二指腸と膵臓と脾臓の取り出し
- 170 十二指腸
- 170 膵　臓
- 173 脾　臓

§ 50 腎臓と副腎
- 173 腎臓と副腎を共通に包む被膜
- 175 腎臓と副腎を自然位で観察
- 176 腎臓と副腎に分布する血管と神経
- 176 腎臓と副腎の取り出し
- 178 腎臓の内部の観察

§ 51 後胸壁と後腹壁
- 179 胸大動脈と腹大動脈の概観
- 181 下大静脈と奇静脈系の概観
- 182 胸管の全経過
- 183 食道と胸大動脈の切り出し
- 184 肋間神経など

§ 52 横隔膜と腰神経叢
- 185 横隔膜の起始と停止
- 186 横隔膜を貫くもの
- 186 横隔膜に分布する血管と神経
- 187 後腹壁内面の筋
- 187 腰神経叢
- 189 下半身の切り離し

下　肢

§ 53 下肢の皮静脈と皮神経
- 191 体表の観察
- 192 大腿前面の皮切り
- 194 殿部と大腿後面・下腿後面の皮切り
- 195 下腿前面と足背の皮切り

§ 54 大腿筋膜と大殿筋
- 197 大腿筋膜
- 197 大殿筋など

§ 55 大腿前面の深層
- 198 大腿管
- 201 大腿三角とその周辺
- 201 大腿四頭筋と内転筋管

§ 56 殿部の深層
- 204 梨状筋とその周辺
- 206 大腿骨を外旋する筋群

§ 57 大腿後面の深層
- 207 屈筋群
- 208 坐骨神経の経路
- 209 大内転筋
- 210 大腿骨の切断

§ 58 膝窩と下腿後面
- 210 腓腹筋と膝窩
- 210 ヒラメ筋など
- 212 膝窩動脈の枝など

§ 59 下腿の前面と足背
- 213 下腿の伸筋群
- 214 腓骨筋群
- 215 足背の筋と血管・神経

§ 60 足　底

もくじ　v

   216 足のうらの皮切りと足底腱膜
   217 足のうらの筋群と血管・神経
   218 足のうらの深層の筋群
   219 足のうらの最深層
§ 61 下腿の最深層
   220 脛骨と腓骨の後面
   221 脛骨と腓骨の前面
   221 下肢の血管と神経のまとめ
§ 62 膝の関節
   222 関節包の剖出
   224 膝関節腔を開く
   224 膝関節腔の内景
   225 膝関節の運動
§ 63 足の関節
   225 足首の関節
   226 脛骨と腓骨の下端部の連結
   226 足根骨の間の関節
   227 指の関節

骨　盤

§ 64 膀胱とその周辺
   229 尿管と膀胱
   230 骨盤壁の血管と神経
§ 65m 男性の外陰部と精巣
   230 陰嚢と精索
   233 精巣と精巣上体
   234 陰　茎
§ 65 f 女性の外陰部
   254 大陰唇と小陰唇
   255 腟の前庭
§ 66m 男性の会陰
   237 会陰部の浅い層
   240 尿生殖隔膜
   241 骨盤隔膜
   242 再び陰茎で
§ 66 f 女性の会陰
   256 会陰部の浅い層
   258 前庭球と陰核
   259 尿生殖隔膜
   260 骨盤隔膜
§ 67 骨盤の切半
   244 まず骨だけを切る
   244 骨盤内臓は右に寄せて
   245 大坐骨孔と小坐骨孔
§ 68m 男性の骨盤内臓の位置
   246 骨盤の右半で
   247 骨盤の左半で
§ 68 f 女性の骨盤内臓の位置
   261 骨盤の右半で
   263 骨盤の左半で
§ 69 骨盤の血管と神経
   247 外腸骨動脈
   247 内腸骨動脈とその枝
   249 骨盤内の神経叢
§ 70m 男性の骨盤内臓
   250 膀胱と前立腺など
   252 男性の尿道
   253 直腸と肛門
§ 70 f 女性の骨盤内臓
   263 骨盤内臓の取り出し
   264 再び膀胱で
   264 女性の尿道
   265 卵巣と卵管（子宮付属器）
   267 子宮と腟
   269 直腸と肛門
§ 71 骨盤壁の筋と股関節
   270 骨盤壁の筋と神経
   270 股関節のまわりの筋
   270 股関節
   271 仙骨と腸骨の関節

あ　た　ま

§ 72 くびの深層
   272 血管とその枝

- 273 脳神経の復習
- 273 血管と神経の切断
- 273 頭部の切り離し

§ 73 顔の浅層
- 278 体表の観察
- 278 顔の皮切りと表情筋
- 280 耳下腺と顔面神経
- 280 舌骨上筋群など

§ 74 咽　頭
- 283 咽頭の後壁と脳神経
- 284 咽頭を切り開く

§ 75 甲状腺と気管
- 287 喉頭の切り出し
- 288 甲状腺
- 289 気　管

§ 76 喉　頭
- 290 喉頭腔を見おろす
- 290 甲状軟骨など
- 291 喉頭の側面で
- 291 喉頭の後面で
- 292 甲状軟骨を一部分取り去って
- 293 喉頭の内面で

§ 77 脳出し
- 297 頭蓋骨を切る
- 297 硬膜を切る
- 297 脳を取り出す

§ 78 頭蓋の内面
- 297 脳硬膜と脳神経
- 298 脳硬膜をはぐ
- 301 下垂体の取り出し

§ 79 あたまの切半と口腔
- 301 後頭骨の切断
- 302 舌骨と下顎骨の正中断
- 302 顔面の正中断
- 302 口　腔

§ 80 鼻腔と咽頭鼻部
- 305 鼻中隔
- 306 鼻腔の側壁
- 307 副鼻腔
- 307 咽頭の鼻部

§ 81 咀嚼筋と下顎管
- 310 咬　筋
- 310 側頭筋
- 310 咬筋と頬骨弓を切る
- 311 筋突起を切る
- 311 側頭筋の裏側で
- 312 下顎管を開く

§ 82 顎関節と側頭下窩
- 313 顎関節
- 314 側頭下窩
- 314 下顎骨を取り去る
- 315 歯の観察

§ 83 舌と口蓋
- 315 舌を取り出す
- 316 口　蓋

§ 84 副鼻腔と翼口蓋神経節
- 317 再び鼻腔の側壁と副鼻腔
- 318 翼口蓋神経節

§ 85 眼球を前から見る
- 319 眼瞼と結膜
- 319 涙　嚢
- 319 瞼　板
- 321 涙　腺

§ 86 眼窩の内容
- 321 眼窩の上壁を開く（前頭洞と篩骨洞）
- 322 眼窩の内容
- 323 毛様体神経節
- 324 視神経
- 324 外転神経

§ 87 眼球など
- 325 眼球を取り出す
- 325 眼球の外景
- 325 眼球の内景
- 327 眼窩の下壁と上顎洞

　　　　　329　外鼻と鼻涙管
§ 88　舌下神経管と頚静脈孔
　　　　　329　舌下神経管を開く
　　　　　330　頚静脈孔を開く
§ 89　外耳と中耳
　　　　　330　耳　介
　　　　　331　外耳道
　　　　　331　鼓　膜
　　　　　332　鼓膜を取り去る
　　　　　333　中耳の内景
　　　　　333　耳　管
　　　　　334　耳小骨など
§ 90　内　耳
　　　　　336　内耳に入る前に
　　　　　336　骨迷路の削り出し
　　　　　338　内耳と中耳の関係
§ 91　翼突管と頚動脈管と耳神経節
　　　　　338　耳管の軟骨
　　　　　338　翼突管を開く
　　　　　339　翼突管神経と大錐体神経
　　　　　339　頚動脈管を開く
　　　　　339　耳神経節など

脳

§ 92　脳の概観
　　　　　342　脳の区分
　　　　　342　上面から
　　　　　342　外側面から
　　　　　343　底面から
§ 93　脳クモ膜と脳軟膜
　　　　　343　クモ膜と軟膜
　　　　　343　クモ膜下槽
　　　　　344　クモ膜顆粒
§ 94　脳の血管
　　　　　345　脳の静脈
　　　　　345　脳の動脈
§ 95　脳神経の根
　　　　　347　大脳の底面で

　　　　　347　橋の周囲で
　　　　　348　延髄で
§ 96　脳幹の外面
　　　　　349　脳幹の切断
　　　　　350　中　脳
　　　　　351　橋の外面
　　　　　351　延髄の前面
§ 97　小　脳
　　　　　352　小脳の外面
　　　　　353　小脳の連絡
§ 98　第4脳室
　　　　　355　第4脳室の天井と開口
　　　　　356　第4脳室を開く
　　　　　357　菱形窩の表面
§ 99　延髄と橋
　　　　　358　延髄の背面の外観
　　　　　358　延髄の解剖
　　　　　359　菱形窩の解剖
　　　　　361　橋と中脳で
§ 100　脳幹と小脳の横断面
　　　　　361　延髄・橋・中脳の水平断面
　　　　　364　小脳の断面
§ 101　大脳の切半と第3脳室
　　　　　364　大脳の切半
　　　　　364　第3脳室とその周辺
　　　　　368　大脳の動脈分布
§ 102　大脳皮質
　　　　　369　大脳の各葉の区別
　　　　　370　大脳溝と大脳回
　　　　　371　視覚野で
　　　　　372　右半球の島
§ 103　嗅脳とその付近
　　　　　374　嗅　脳
　　　　　375　脳　弓
§ 104　大脳の連合線維とレンズ核
　　　　　376　連合線維の剖出

viii　も　く　じ

　　　　　　377　レンズ核と放線冠
§ 105　側脳室と尾状核
　　　　　　378　右側の側脳室
　　　　　　380　尾状核と内包
§ 106　間　　脳
　　　　　　381　視床と視床下部

　　　　　　382　視床後部
　　　　　　382　レンズ核を取り出して
§ 107　大脳と間脳の断面
　　　　　　384　前頭断面で
　　　　　　384　水平断面で

総論的なことがら

　　7　皮切りの要領
　11　神経と脈管の見分け方
　12　筋膜とは
　13　メスの研ぎ方
　16　遺体の乾燥を防ぐ
　22　メスとピンセットの使い分け
　29　血管の剖出法
　32　血管と神経の同定方法
　51　筋の切りかた
　59　腱　鞘
　61　手のひらと足のうらの皮膚
　66　対立と内転・外転
115　胸腔と胸膜腔
175　腹膜後器官
250　正常とは
311　ノミの使い方
368　脈絡組織と脈絡叢

きゅうけいしつ

　19　ガレノスの皮はぎ
　36　右と左
　64　ネコは腹で音をきく
　81　スクールランチ
　94　人生の時計
109　へそのはなし
122　気管と動脈は兄弟
142　血液はめぐる
165　胃の門番
172　故郷に忘れられたオディ
190　五臓六腑
213　アキレス腱
228　解体新書のことなど
235　ゆりかごのふたご
243　Penis この不思議な男
269　快感は尿道にあり
275　くびの由来
296　声変わり
309　欧氏のことなど
328　青い目の人形
335　バイオメトリクス 生体認証
341　同姓同名など
367　早すぎた春
373　骨相学と言語中枢
385　脳の性差

　　　389　人名さくいん
　　　391　欧名さくいん
　　　413　日本名さくいん

実習の進めかた

　この本では，学生の全員が いつも同じ体部を解剖するようになっている．遺体の数が 学生2人に1体の時は左右に1人ずつつき，4人に1体なら左右に2人ずつ，6人に1体なら左右に3人ずつつくのである．遺体の片側に学生が2人以上つく時には，協力して同一場所を解剖する．解剖台の数が足りなければ，2遺体を互い違いに一つの解剖台にのせても ほとんど支障はない．

　実習のペースは，実習回数の多少によって違ってくる．この本の内容は 1回3〜4時間として 31回(脳を除く)でも 指導教官の裁量で内容を削減すれば何とかこなせるが，相当 忙しくなるだろう．できれば 脳を除いて40回以上はほしいものである．各章にそれぞれ何回を割り振るか についての試案を 次の表で示す．

各章の割り振りかたの試案（脳を除く）

1回を3〜4時間として

くびと体幹の浅層	4回	4回	5回	5回	5回	6回	6回
上　　　　肢	5	5	5	6	6	7	8
体　　　　壁	2	2	2	2	2	3	3
胸　　　　腔	2	3	3	3	3	4	4
腹　　　　腔	4	4	5	5	5	6	6
下　　　　肢	4	4	4	4	5	6	6
骨　　　　盤	3	3	3	3	4	4	5
あ　た　ま	7	7	7	8	10	10	11
回　数　計	31回	32回	34回	36回	40回	46回	49回

　この表を参考にして，1回にどれだけ進めばよいかを決めるわけだが，実習指導者が各回の分量をあらかじめ具体的に指示しておくことが望ましい．せめて各週の前半と後半ぐらいに分けて，日程の一覧表を作る熱意を切望する．

実習に必要なもの

1) メ ス *scalpel or knife*

外科用メスではなく，必ず解剖用メスを用意すること(図1)．できれば 大小1本ずつあると便利である．解剖実習ではメスの刃先を主に用いるが，外科では刃の腹を用いることがしばしばある．また外科用のメスは 煮沸消毒に便利なように柄が金属でできているが，解剖実習では木製の柄の方が滑らなくてよい．

解剖実習では，メスは鉛筆を持つのと同じように持つのである．

外科用メスの一種として替刃着脱式ないし使い棄て用の ディスポーザブルメス もあるが，尖刀の替え刃を選べば解剖実習にも使える．この場合は 常に鋭利な替え刃を使える利点がある．

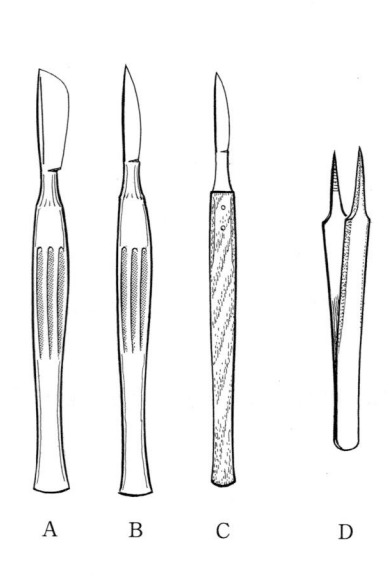

1. **A** は 外科用 円刃刀
   B は 外科用 尖刀
   C が 解剖用メス(小)
   D は 細かい仕事に便利な
        時計用ピンセット

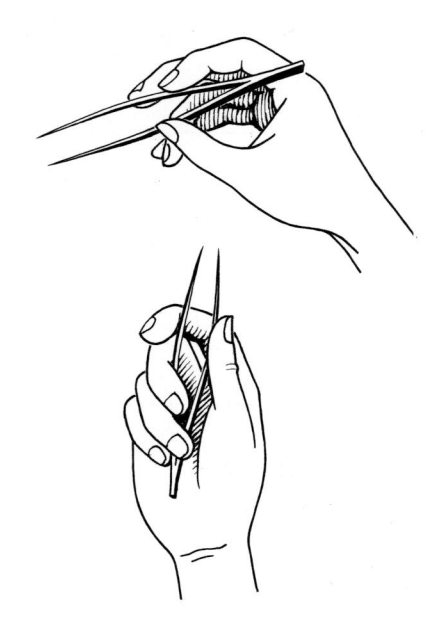

2. 上のペンホルダー式 が正しい持ち方．
   下のシェークハンド式は 皮膚や筋膜を
   つまんで強く引っ張る時以外は すすめ
   られない．

2）ピンセット *forceps*

先端に鈎のない 解剖ピンセットを大小1本ずつ以上を用意する．小ピンセットは，先端が鋭い方が使いやすい．先端が針のように鋭い 時計用ピンセット（図1のD）もあると，細かい解剖の時に役立つ．ピンセットの正しい持ち方を 図2で理解し，実行してほしい．

　　先端が鋭い 小ピンセットを2本用意して，これを両手に1本ずつ持って解剖すると，結合組織を取り除きながら血管や神経などを細かく剖出できる．著者(寺田)は米国での解剖実習の指導に際して，"*magician with two forceps*" と学生から呼ばれていた．いわば，ピンセットの二刀流で，どんな構造物でも たちどころに剖出して見せたからである．

3）はさみ *scissors*

使う頻度は案外に少ないけれども，できれば大小1本ずつを備える．小は 先端の鋭いもの，大は 一方の刃の先が丸くなったものがよいだろう．

4）ゾンデ *probe or seeker*

細い穴や奥まった袋の内面を探ったり，管に通して その経路を見たりする時に使う．

5）虫めがね（ルーペ）*magnifying glass*

10〜20倍のものが手頃である．肉眼で見たものと組織学で学ぶものとの連絡をつけるために有効である．

　　以上は 学生自身が持つべき道具だが，のみ *chisel*，木槌 *hammer*，のこぎり *saw*，骨鉗子 *bone forceps*，肋骨鋏 *costotome*，双鋸 *laminectome*，電動のこぎり *electric saw* などが 解剖実習室の備品として用意されているのが普通である．

6）白衣 *lab coat* または 解剖衣

ビニールの前掛けなども便利なようである．また ホルマリンは万能の滅菌剤ではなく，ケミカルハザードもあるので，手術用のゴム手袋 または化学溶剤に強いポリウレタン製の手袋をした方が安全である．

7）図　譜 *atlas*

必ず1種類以上用意する．先輩の使った古いものでも結構．本書にある挿図は，あくまでもメモ的な模式図にすぎない．

8）解剖学教科書（入門書）

人体構造に関する基本的な予備知識もなしに，いきなり解剖実習を始めても成果は得られないし，本書の説明文も 十分には理解できない．

　　例えば，姉妹書の「寺田春水・池田敏子：解剖学の手びき」南山堂 などを事前に読んでおくとよい．この本は 解剖実習を始める前に知っていなければならない 基礎的な事柄を中心に説明した 入門書である．

くびと体幹の浅層

§1　くび・胸・腹部の体表観察と皮切り

遺体を 背臥位(あおむけ)*supine position* にして実習を始める．

体表の観察

　メスを入れる前に，皮切りの時の目印を体表で確認する必要があるので，遺体の皮膚の表面から骨の突起その他をよく観察しておくことが重要である．骨格標本と照らし合わせながら，次のものを観察する．以下の諸項目は 生体でも よく観察できるから，自分のからだでもよく触れておくとよい．

　1）**下顎骨** mandibula, *mandible* の下縁(下顎底 basis mandibulae)を触れて，これをオトガイから外側後方にたどると，**下顎角** angulus mandibulae という突出部がある．下顎角の更に後ろ上方，外耳のすぐ後ろでは，側頭骨の **乳様突起** proc. mastoideus, *mastoid process* の存在を指先で触れてみよう．

　　　オトガイ(頤)mentum というのは，だいたい英語の *chin* に相当し，下顎のうち正中に近い突出した部分をさす．ここが突出しているのは，ヒトが類人猿と異なる著しい特徴の一つである．

　2）くびの前面で，俗に のどぼとけ *Adam's apple* と呼ばれている **甲状軟骨** cartilago thyreoidea, *thyroid cartilage* の高まりを触れる．これは女性では あまり突出していない．

　3）**鎖骨** clavicula, *clavicle* は全長にわたってよく触れられる．その両端がどこで終わるかを触れながら判断してみよう．その内側端の近くに 胸骨の **頚切痕** incisura jugularis があり，外側端の近くには 肩甲骨に属する **肩峰** acromion がある．

　　　体表で見た時に両側の鎖骨の内側端の間に認められる くぼみは，実際には 胸骨の頚切痕の両側に鎖骨の内側端が乗っているものであって，真の頚切痕は もっと浅いものである．
　　　acromion とは，肩(omos)の頂点(acron)という意味である．アテネの丘の上にある **acro**polis，骨の末端が肥大する **acro**megalia(先端巨大症)などと比べてみるとよい．

　4）**胸骨** sternum では，第2肋骨との連結の高さに相当して **胸骨角** angulus sterni, *sternal angle* という水平方向の高まりがある．胸骨の下端にある **剣状突起** proc. xiphoideus, *xiphoid process* は触れられるか？

　5）**肋骨** costae, *ribs* を皮膚の上から触れてみる．胸骨の下端の両側には 有対性の **肋骨弓** arcus costalis, *costal arches* がある．左右の肋骨弓が 正中で作る角が **胸骨下角** angulus infrasternalis, *infrasternal angle* である．

　　　肋骨弓は，体表で胸部と腹部を区分する境界になっている．

　6）腰部では **上前腸骨棘** spina iliaca anterior superior, *ant. sup. iliac spine* を指先で触

れて確かめ，それから後ろの方に **腸骨稜** crista iliaca, *iliac crest* をたどってみる．また下腹部では **恥骨結節** tuberculum pubicum, *pubic tubercle* を触れ，**恥骨結合** symphysis pubica, *pubic symphysis* の位置を見当づける．

> 固定遺体の体表から 骨の突起を触れることは生体の時より難しい．これは 皮膚や皮下組織が固くなっているためである．

7）胸部で，俗に チクビ といわれる **乳頭** papilla mammae, *nipple* の形・位置・大きさ・色 などを見る．乳頭の表面の性状をルーペを使って見ておく．若い女性の遺体では乳管 ductus lactiferi の開口も見えるはずである．

乳頭を輪状に取り巻く着色部が **乳輪** areola mammae である．乳輪腺 gll. areolares が粟つぶのように隆起して見えることがある．

女性の遺体では **乳房** mamma, *breast* が全体として高まっている．

8）腹部で **臍** umbilicus の 位置・形・表面の性状 を観察する．臍には脂肪組織が少ないので，太った遺体では周囲からくぼんでいる．臍の表面は瘢痕状の組織からなり，渦巻形または菊花形の シワがある．

9）頸部や腹部では 皮静脈がやや隆起して見えることがある．

くび・胸・腹部 の皮切り

1）図3の破線に沿って皮膚に浅い割(深さ 1 mm 前後)を入れながら，頸部・胸部・腹部 の皮膚をはいで，観音開きに 外側方ないし背側へめくり返す．皮切りの要領は 図4 に示す通りである．

2）左右の上前腸骨棘 spina iliaca anterior superior を結んだ線より下の皮膚は，*p. 95* まで はがないでおく．

3）乳頭と臍とは，周りに割を入れて(図3) その場に残し，はいではならない．

4）くび・胸・腹部 の皮下には，図5に示すようなものが浅く存在するから，皮はぎの時に一緒に はぎ取ってしまわないように注意しよう．なかでも頸部(正中から1横指以上はなれたところ)で 真皮のすぐ下にある紙のように薄い **広頸筋** platysma と **腹部の皮静脈** には十二分に注意するとよい．

> 解剖学だけでなく，臨床医学では，短い距離を大まかに表現する実用的尺度として **横指** *finger breadth or digit* という単位をよく使う．1横指とは1本の指の幅(2 cm 弱)である．しかし指の幅には個人差があるので，正確さが要求される時には 実測値(cm)が使われる．

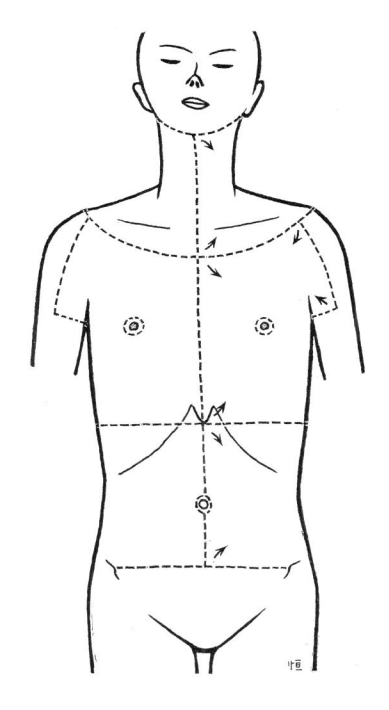

3．くび・胸・腹部 の皮切り

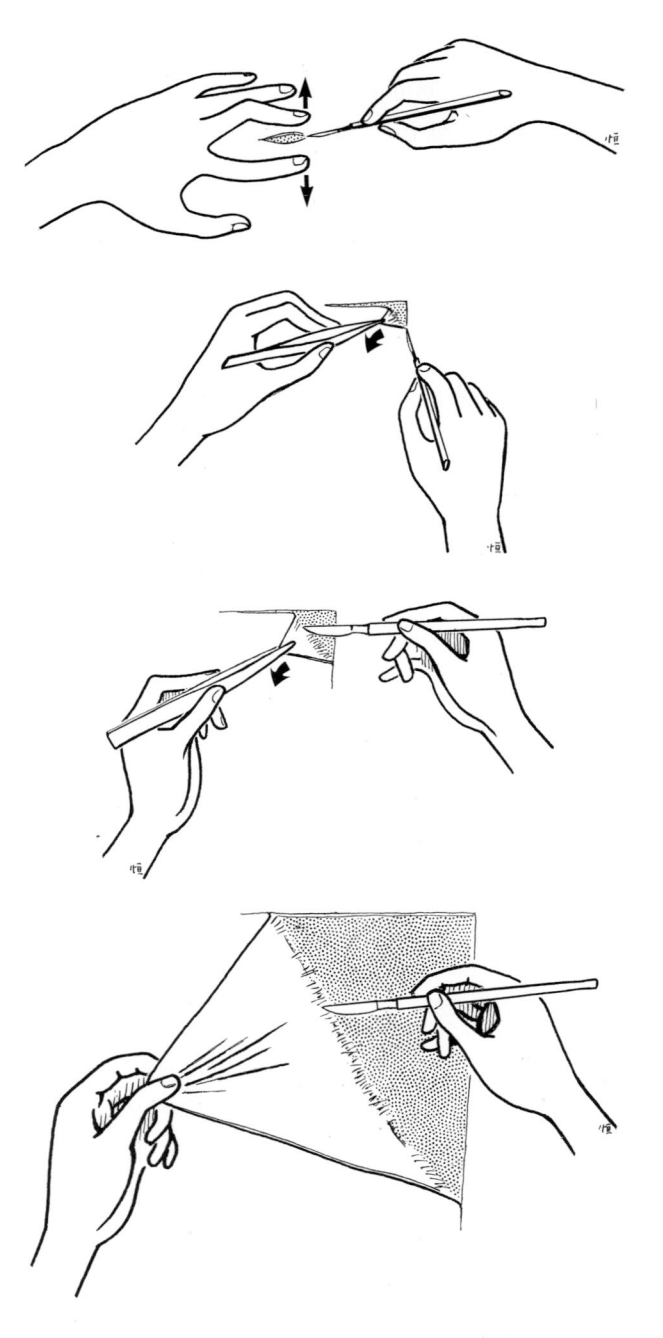

(1) 皮膚に割を入れる．矢印の方向に引き離しながらメスを入れれば，真皮が切りやすいばかりでなく，真皮の層が切れた時に切り口がパッと開くから，下層を切る心配がない．

(2) これに直交する割を入れて皮膚片に「カド」を作る．この時もピンセットで矢印の方向に引っ張るとよい．

(3) カドから皮をむき始める．ピンセットで強く引っ張りながら，白くて固い真皮だけをむいて，黄色くて疎な皮下組織を残す．

(4) 皮膚の割を延長させながら，皮はぎを続けていく．皮膚片を強く引っ張りながらメスの先で真皮の裏面を軽くなでるように切るのがコツ．

4．皮切りの要領

皮切りの要領　　皮膚は **表皮** epidermis と **真皮** corium, *dermis* とで構成され，その下層に皮下組織 tela subcutanea がある．この真皮と皮下組織の境で皮をはぐのが常道である．すなわち，白い強靱結合組織から成る真皮をはぎ，黄色い脂肪を含む疎性結合組織（すなわち皮下組織）はその場に残すようにする．皮下組織の中には皮神経や皮静脈などが走っており，特に脂肪の少ない やせた遺体ではメスが深く進んで，これらのものを傷つけるおそれがある．皮切りの実際の要領は 前頁の **図4** に示してある．

　　皮切りは 多くの場合に正中から始め，はぎながら皮膚を外側方にめくり返していく．この皮膚は外側方では切り取ることをせず，皮弁として何時でも元の場所にかぶせられるようにしておかなければならない．

　　真皮をはいだのち，改めて皮下組織中の疎性結合組織の線維と脂肪を取り除きながら，皮神経や皮静脈を剖出して，皮切りが完了となる．

　　皮切りの際には，真皮の厚さや 真皮と下層との結合の強さが 部位によってどのように違うかに注意しよう．また 皮下脂肪の量が部位により，個体によって どんなに違うかも観察しよう．皮下脂肪の厚さは 栄養状態によって大きく左右されるが，年齢変化や性差も見られる．

§2　広頸筋 と 乳腺

広頸筋（こうけい）

1）頸部の皮切りが十分に薄く行なわれた時は，真皮の下に **広頸筋** platysma（**図5**）が白い筋膜をかぶって現われる．この場合には，この筋膜を 慎重に はぎ取って広頸筋を剖出する．けれども皮切りが少しでも深目に行なわれると，筋膜が既に はがれているので，広頸筋が いきなり赤褐色の薄い筋線維束として現われたり，皮膚と一緒に はがされてしまったりすることになる．

2）広頸筋の筋線維束は 比較的密に 薄い板のように走っている個体もあれば，まばらにスダレのように走行している個体もある．

3）広頸筋は顔面表情筋に属するので 皮筋 *cutaneous muscle* であって，下顎骨から起こり鎖骨下部で胸の皮膚（真皮）に付く．そのために胸の方に行くに従って表在性に（皮膚に近く）なる．この筋の上端部は，顔面の解剖の時に観察する（*p. 278*）．ここでは 広頸筋の内側縁を 特によく剖出し，広頸筋を一部めくり返しておく．下層には **図10**（*p. 17*）の構造物が見えてくる．

　　英米系の教科書では，広頸筋の起始を皮膚とし，停止を下顎骨としているものがあるが，これは適当ではない．その理由は，広頸筋が収縮した時に 相対的により多く動くのは 皮膚だからである．（筋の収縮時に，より多く動く方の付着部が **停止** *insertion* である．）

　　platysma とは「板」という意味である．初めてこの筋を記載したローマ時代のガレノス Galenos（AD 130-201）が platysma myoides「筋肉のような板」と名付けた．現在の解剖学名では形容詞の myoides がとれて，単に platysma になっている．広頸筋についての昔話は *p. 19* にある．

乳　腺

1) **女性**の遺体では **乳腺** gl. mammaria, *mammary gland* の解剖をする．すなわち乳房 mamma, *breast* の皮下の結合組織線維と脂肪とを丹念に取り去って，乳頭を中心とする円盤状の塊として，固くて白い乳腺の腺体を掘り出す(**図5**)．なぜ乳房にこんなに多量の脂肪が沈着しているのだろうか？　乳房の膨らみの何％ぐらいが この脂肪の存在のためであるか を観察してみよう．

乳腺には外側胸動脈 a. thoracica lateralis (*p. 32*) の枝，肋間動脈 aa. intercostales の枝などが分布している．

乳腺の剖出がある程度進んだら，その分葉構造や乳管・乳頭との関係などを調べる．乳腺は皮膚に所属する腺だから，下層にある **胸筋筋膜** fascia pectoralis, *pectoral fascia* との結合はゆるく，たやすく はがし取ることができる．

生体では，女性の乳腺は乳房と共に たやすく上下左右に動かすことが出来るが，**乳癌** *breast cancer* が進行して，下層の胸筋膜と癒着すると 簡単には動かせなくなる．

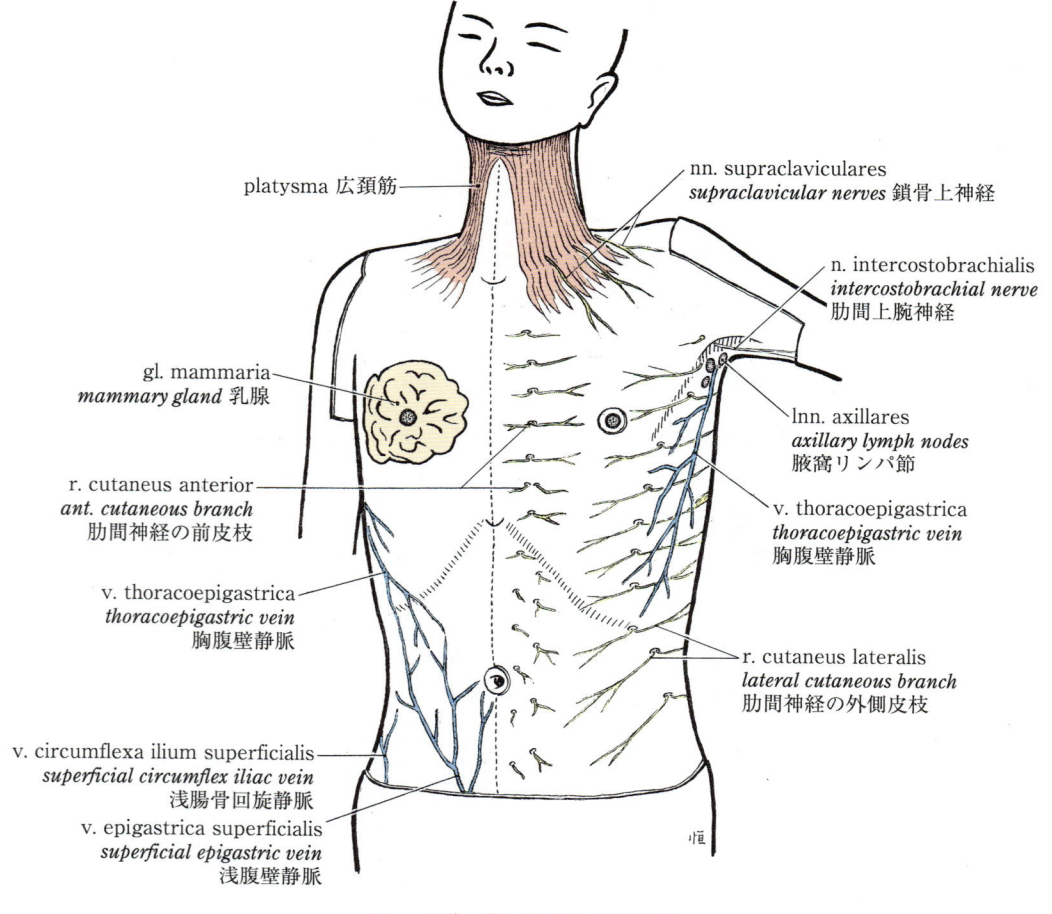

5．くび・胸・腹部 の最浅層
(§1〜3で見るべきもの)

2）**男性**の遺体では，乳腺の観察はできないが，乳頭や乳輪の裏に硬い円盤状の結合組織のしこりが存在することを確かめてみる．そのあとで 忘れずに 女性の遺体での乳腺の解剖を見学しよう．

§3 胸腹部の皮静脈と皮神経

皮静脈

1）乳輪 areola mammae の外側から腋窩にかけての皮下には，**胸腹壁静脈** v. thoraco-epigastrica, *thoracoepigastric vein* という皮静脈がある．これは 腋窩から側胸部を下の方に縦に走り，腹壁の皮静脈と吻合する静脈で，動脈とは伴行していない．この吻合は静脈系（腋窩静脈と大腿静脈の間）の側副路の一つとして臨床的に重要なので，小ピンセットを両手に1本ずつ持って 必ず腹部まで追究しておく（図5）．

2）腹部では，臍の外側下方で 皮下組織をほじりながら **浅腹壁静脈** v. epigastrica superficialis, *superficial epigastric vein* とその枝を求める．既に胸部からたどってある胸腹壁静脈との吻合の状態を観察しよう．浅腹壁静脈からは 臍へ向かって走る何本かの細い枝もある．

　　　この臍へ向かう枝が **臍傍静脈** vv. paraumbilicales（門脈の枝）と吻合することは *p. 106* で観察する．

腸骨稜 crista iliaca に接する部位の皮下には，もう一つの皮静脈（浅腸骨回旋静脈 v. circumflexa ilium superficialis, *superficial circumflex iliac vein*）があって，その枝は やはり上述の2静脈の枝と吻合している．

　　　腹部の皮静脈は，下半身の下大静脈系と門脈系の側副循環路の一部になっている．下半身の静脈血を集めるメインストリートである下大静脈が腹腔内で通過障害を起こすと，腹壁と胸壁の皮静脈が バイパスとして活躍するわけである．
　　　また肝臓の病変（肝硬変や肝臓癌）などのために 門脈系の血液の流れが悪くなって門脈圧が高まる時にも，これらの皮静脈が太く怒張するので，診断に役立つ（*p. 107*）．

皮神経

1）くびの根もとから鎖骨部にかけたところで，**鎖骨上神経** nn. supraclaviculares, *supraclavicular nerves* という細い皮神経が 何本か広頚筋を貫いて皮下に現われている．

2）胸骨の外側縁のやや外側で，各肋間に対応して出てくる皮神経を求める（図5）．これは **肋間神経** nn. intercostales, *intercostal nerves* の前皮枝 r. cutaneus anterior である．この皮神経の剖出には，同じ場所で筋膜を貫いて出てくる 細い血管（内胸動静脈 a. et v. thoracica interna の枝）を目印にするとよい．これらの神経と動静脈が 胸部を上から下に1列をなして皮下に出てくることを確かめ（図5），これらのうちの少なくとも1本について，その走行や分布を詳しく解剖する．

この肋間神経の前皮枝の列は，腹部にまで及んでいることを，腹部正中線のやや外側の皮下組織を取り除きながら確かめよう．

3）側胸部では 各肋間に相当して上下に並んで皮下に現われる 皮神経（肋間神経 nn. intercostales の外側皮枝 r. cutaneus lateralis）を剖出する（図5）．この皮神経と伴行する血管は，

くびと体幹の浅層

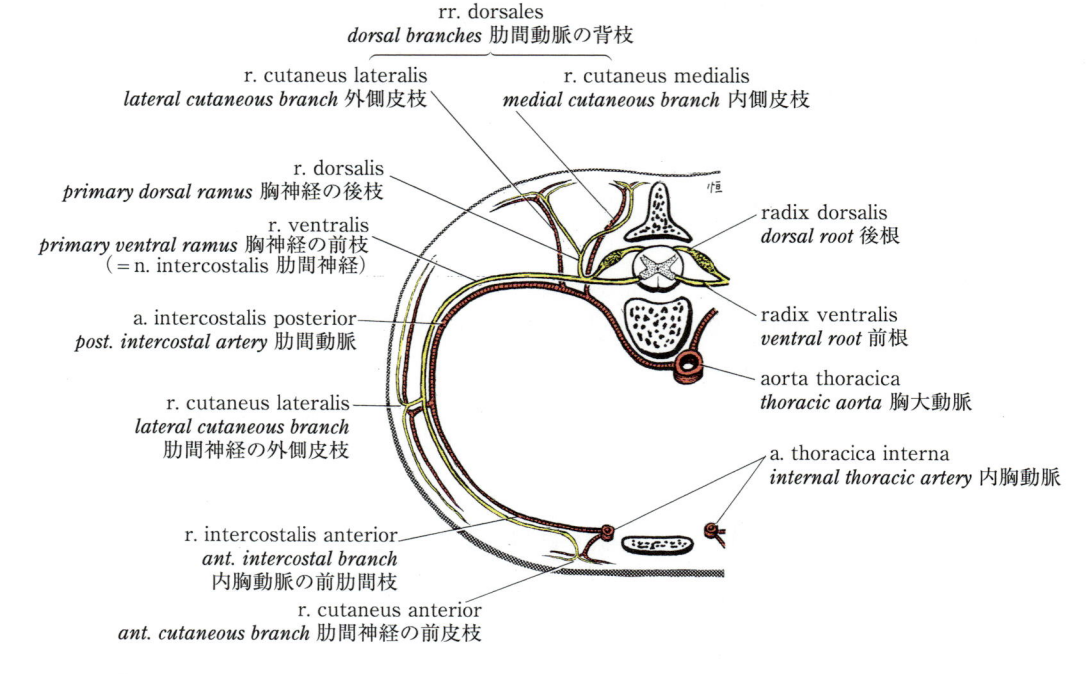

```
                    rr. dorsales
                    dorsal branches 肋間動脈の背枝
     r. cutaneus lateralis          r. cutaneus medialis
     lateral cutaneous branch 外側皮枝   medial cutaneous branch 内側皮枝

     r. dorsalis
     primary dorsal ramus 胸神経の後枝
                                          radix dorsalis
     r. ventralis                         dorsal root 後根
     primary ventral ramus 胸神経の前枝
     (= n. intercostalis 肋間神経)
                                          radix ventralis
     a. intercostalis posterior           ventral root 前根
     post. intercostal artery 肋間動脈
                                          aorta thoracica
                                          thoracic aorta 胸大動脈
     r. cutaneus lateralis
     lateral cutaneous branch
     肋間神経の外側皮枝
                                          a. thoracica interna
                                          internal thoracic artery 内胸動脈
     r. intercostalis anterior
     ant. intercostal branch
     内胸動脈の前肋間枝
     r. cutaneus anterior
     ant. cutaneous branch 肋間神経の前皮枝
```

6. 胸部の皮膚の神経と動脈は どこから来るか？
皮膚以外に分布する枝は省いてある．

肋間動静脈 a. et v. intercostalis posterior の枝である（図6）．この神経の列は 図5でわかるように，側腹部でも見られる．肋間神経の枝が 腹部にも分布していることを よく認識しよう．

胸筋筋膜 と 腋窩筋膜

1）まず前胸部で，皮静脈や皮神経を なるべくその場に残すようにしながら 皮下組織を取り除くと，強靱な結合組織で構成される **胸筋筋膜** fascia pectoralis, *pectoral fascia* が大胸筋の表層に現われる．この筋膜は 鎖骨と胸骨の表面で その骨膜 periosteum に癒合している．

2）次に上肢を体幹から なるべく引き離すように引っ張って（すなわち上肢を外転 *abduct* させて）**腋窩** axilla が のぞき込めるようにし，腋窩の皮膚の はぎ残りをむく．

3）腋窩の皮下組織を取り除く時には，リンパ節（**腋窩リンパ節** lnn. axillares, *axillary lymph nodes*）を必ず観察する．一般に リンパ節は暗褐色〜淡褐色の卵円形の塊りで，大きさは 1 mm から 2 cm ぐらいまで種々あり，隣同士のものが **リンパ管** vasa lymphatica, *lymphatic vessels* によって イモヅル式につながっている．リンパ節を1個切り出して，その外観や切断面などをよく観察してみよう．

4）腋窩リンパ節の周り一帯には 錯走した強靱な結合組織の線維がある．これが **腋窩筋膜** fascia axillaris, *axillary fascia* である．この筋膜を胸筋筋膜 fascia pectoralis の方にたどって，両者が互いに一続きに移行することを確かめる．

女性の遺体では，乳房から腋窩に向かって 皮下組織の中に リンパ節が点々と連なっている．このルートは，乳癌 *breast cancer* の場合に 癌細胞が腋窩リンパ節へ転移 *metastase* する道として 臨床的に大切である．

神経と脈管の見分け方　神経と脈管（動脈・静脈・リンパ管）を肉眼的に区別することは，初歩のうちは案外に難しいものである．神経は 神経線維の束であり，脈管は 中空性の管であるという 根本的な相違を念頭において，次の表を その区別に利用してほしい．

	神　経	動　脈	静　脈	リンパ管
色	白	薄桃色 （小動脈では 注入色素の赤色）	青紫色	アメ色半透明
形	鋭角に分岐	鈍角に分岐	弁が膨れて見えることがある	弁による数珠状の膨らみ．
切り口	充実していて管をなさない．	壁が厚い．中身はから，または注入色素．	壁が薄い．圧平されているか血液が充満．	壁は最も薄い．圧平されているか，リンパが充満．
引っ張ると	容易にはちぎれない．	やや弾力があるが，容易にちぎれる．	更に簡単にちぎれる．	最も簡単にちぎれる．

　なお，細い神経と 結合組織の線維束 が区別しにくいことがあるが，このような時は ピンセットで ほぐしてみるとよい．結合組織の線維束であれば，クモの巣のように広がってしまう．

　5) 腋窩の後縁を構成する **広背筋** m. latissimus dorsi（*p. 14, 25*）の前縁を確認しておく．広背筋は薄くて 3〜4 mm の厚さにすぎないことが多いので，皮下組織と間違えて取り去ってしまう危険があるからである．

浅腹筋膜

　腹部の皮静脈と皮神経をその場に残して，脂肪に富む皮下組織を除去する．すると胸部での胸筋筋膜 fascia pectoralis に相当する 強靭な 膜状の結合組織が出てくる．これが **浅腹筋膜** fascia abdominalis superficialis である．

米英系の解剖学では，腹部の皮下組織を *superficial abdominal fascia* と呼び，これに脂肪層 (*Camper fascia*) と膜状層 (*Scarpa fascia*) を区別している．たしかに腹部の皮下組織には，その深層に比較的はっきりと膜状をなす層があり，これが下層の強靭な結合組織層（本書でいう浅腹筋膜）に一部移行している．ちなみに 本書（日独流）でいう浅腹筋膜のことを 米英では *deep abdominal fascia* または *muscle fascia* と呼んでいる．

筋膜とは　　fascia というラテン語の意味は，ドイツ語の Binde すなわち 物を包んだり結び合わせたりする 帯(おび) のことである．解剖学名としての fascia は，筋肉や その他の器官を包む結合組織性の線維層をいう．一般には筋を包んでいることが多いけれども，fascia parotidea 耳下腺筋膜，fascia penis 陰茎筋膜，fascia clitoridis 陰核筋膜，fascia prostatae 前立腺筋膜 のように 必ずしも筋と関連のない場合もあるので，「筋膜」という訳名は適当ではない．

なお 米英系の解剖学では 皮下の疎性結合組織を *superficial fascia* と呼び，日本でいう筋膜のことを *deep fascia* と呼ぶ慣習がある．

§4　大胸筋 と 外腹斜筋

胸筋筋膜を はぐ

1) 広頚筋 platysma を下の方から薄くはいで，鎖骨 clavicula の高さまでめくり返す．このとき数本の **鎖骨上神経** nn. supraclaviculares, *supraclavicular nerves* が鎖骨を乗り越え，広頚筋を貫いて 胸から肩へかけての皮膚に分布することに注意しよう．

2) 次いで胸筋筋膜 fascia pectoralis をはぎながら **大胸筋** m. pectoralis major を剖出するが，その前に **胸骨筋** m. sternalis, *sternalis muscle* という細長い小筋が大胸筋の上に乗っている変異があるから注意しよう（図8）．

生体で胸骨筋の有無を確かめるには，大胸筋を収縮させればよい．すなわち 両肩を前の方に持ってくるようにしながら，肩の高さで 左右の握りこぶしの基節骨の部分を接触させ，力を入れて互いに押し合わせる．

胸骨筋 m. sternalis は，存在する時には胸骨とほぼ平行に走っていることが多い．その起始は普通は腹直筋鞘 vagina m. recti abdominis または第3～7肋軟骨で，停止は 多くは胸鎖乳突筋か胸筋筋膜である．この筋の出現頻度には人種差が大きく，日本人では10％以上に見いだされるが，白人ではわずかに2～4％にすぎない．

胸骨筋の神経支配には胸筋神経説と肋間神経説とがあるが，前者を信じる人が多い．胸骨筋の由来については，色々の説があって興味深いので，その大体を挙げておこう．
(1) 多くの哺乳類に見られる体幹の皮筋 panniculus carnosus の遺残説（Turne, Lambert）；(2) 腹直筋が上の方に延長したとする説，すなわち いわゆる胸直筋 m. rectus thoracis の遺残説 (Bardeleben)；(3) 胸鎖乳突筋の下方への延長説 (Henle, Gegenbaur)；(4) 大胸筋の分束 すなわち 同筋の破格とする説 (Cunningham, Ruge) などである．

メスの研ぎ方　　解剖が進むにつれて，新品のメスも次第に切れ味が鈍ってくる．これは一つには 脂肪が刃に着くためであるから，新聞紙を短冊折りにしたものに メスの刃を軽くこすりつけて脂肪を取り除くと，多少切れ味が回復する．

　ステンレス替え刃の場合は，切れ味が鈍った刃は再研磨が不能なので，新しい替え刃と交換することになる．しかし，普通のメスは 砥石で研ぐことができる．サラサラと砥石を削るような気持ちで研ぐとよい．刃を先にして進める時に研げるのである．メスが石に当たる傾斜(これを刃角といい，通常は20°前後)をなるべく一定に保たないと刃面 *facet* が消失して菜切包丁のようないわゆるハマグリ刃(図7のD)になってしまう．また 刃の根元から先まで 刃渡りの全長を研ぐことも大切である．図7のAのように手首をきかせて曲線を描きながら研げば，刃の付け根から先まで順次に石に当たる．

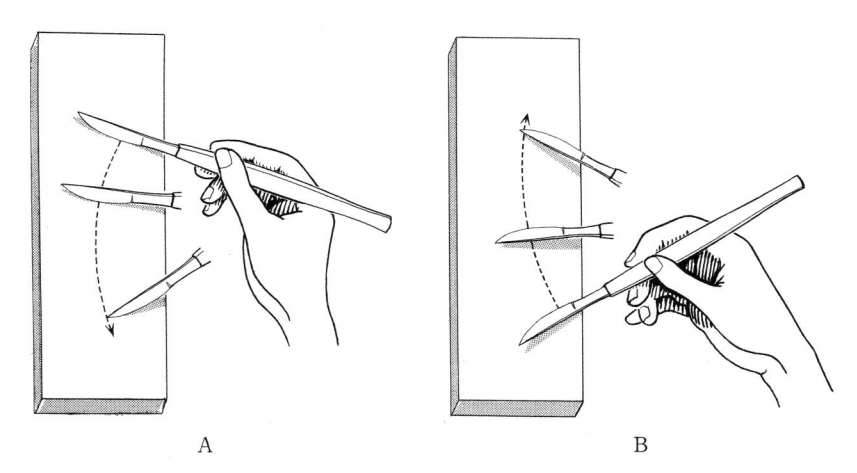

7．メスの研ぎ方
Aで 表を，**B**で 裏を研ぐ．
矢の曲線は 刃と石の接触点の軌跡．

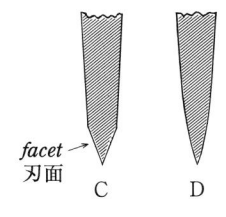

刃を断面で見た時,
Cのように 刃面を付けて研ぐのが正しい研ぎ方．
Dのように 刃面がなくなって ハマグリ刃になるのはいけない．

facet→
刃面

　解剖用のメスは切出し小刀と違って両面に刃面がついているから，図7のBのように 裏側も同じような要領で研がなければならない．

　ともかく メスの切れ味が悪くては決してよい解剖はできない．板前は包丁を，大工はカンナを 絶えず研いでいる．われわれも できるだけコマメに メスを研ぐ習慣をつけようではないか．

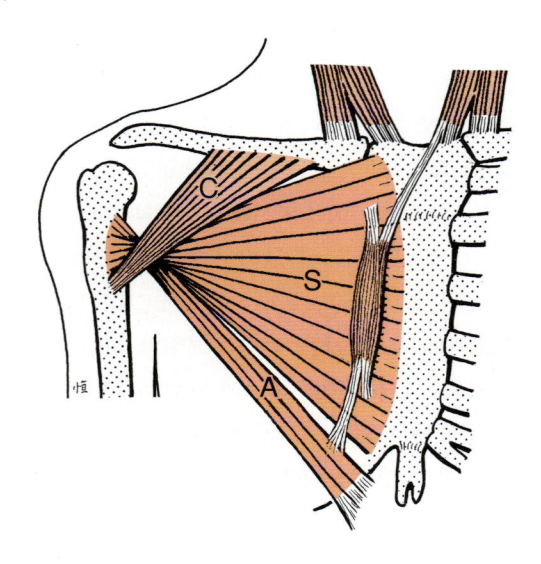

8. 胸骨筋 m. sternalis の 1 例
同時に大胸筋の構成をやや模型的に示す.
鎖骨部 pars clavicularis (**C**), 胸肋部 pars sternocostalis (**S**),
腹部 pars abdominalis (**A**)
の 3 部が扇のかなめのように ねじれている.

大 胸 筋

1) **大胸筋** m. pectoralis major の広がりを観察しよう. 鎖骨から起こる部分(鎖骨部 pars clavicularis, *clavicular head*), 胸骨・肋骨・肋軟骨 から起こる部分(胸肋部 pars sternocostalis, *sternocostal head*), 腹部の筋膜ないし外腹斜筋腱膜から起こる部分(腹部 pars abdominalis, *abdominal head*)があり, それらは外側方で集まって上腕骨へ向かっている. これらの 3 部分の間を はがしながら その境を分け入ってみよう. 各部分が筋腹では屋根瓦状に重なり合い, また停止部では扇の要(かなめ)のようにねじれていることがわかる(図 8, 9).

2) 大胸筋の上外側縁に隣接する **三角筋** m. deltoideus, *deltoid muscle* の一部を剖出する. その際に 大胸筋と三角筋の境の溝(三角胸筋溝 sulcus deltoideopectoralis)の中に **橈側皮静脈** v. cephalica, *cephalic vein* を探し(図 9, 10), これを中枢と末梢の両方向へ たどっておく.

> cephalica は ギリシャ語の kephale(あたま)の形容詞形だから, v. cephalica は直訳すれば「頭静脈」である. うでの皮静脈に なぜこのような名前が付いているのか, はっきり わからない. 一説によれば, むかし 橈側皮静脈から血を採ると(これを **瀉血**(しゃけつ) *bloodletting* という), 頭痛が治ると信じられていたからだという.

3) 大胸筋や広背筋などを 断裂させないように 注意しながら, 遺体の上肢を外転 *abduct* させて(体幹から離して) **腋窩**(えきか)がよく見えるようにし, 大胸筋が腋窩の前縁を作り, **広背筋**(こうはいきん) m. latissimus dorsi が腋窩の後縁を形成していることを確かめる(図 9).

4) 広背筋の前縁と 大胸筋の外側縁との間には, 結合組織の線維(線維性腋窩弓 *fibrous axillary arch*)が弓状に走って 両筋を結んでいるが, 数％の頻度で ここに筋線維束(**筋性腋窩弓** *muscular axillary arch*)が見られる. 筋質部の発達が弱いものを 腱性腋窩弓 と呼ぶこともある(頻度は約 15％).

§4 大胸筋と外腹斜筋 15

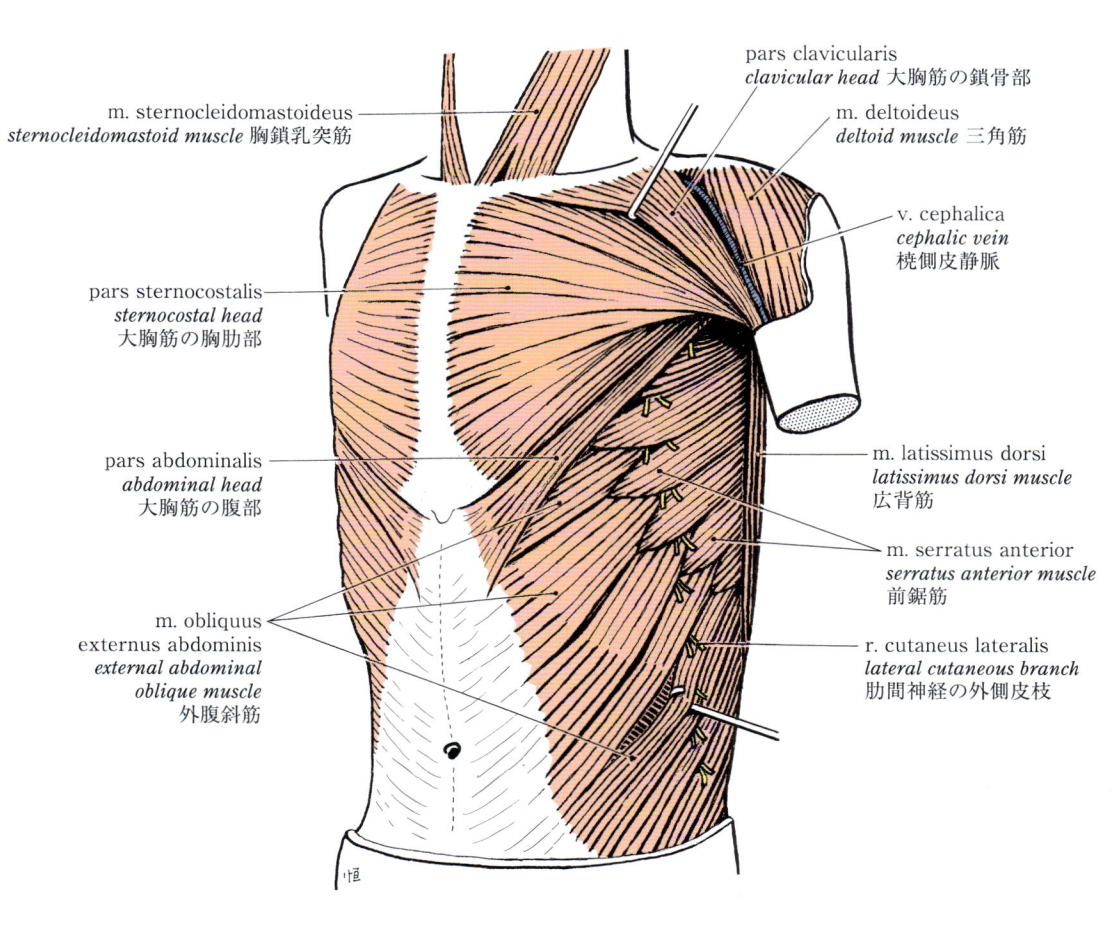

9. 胸腹部の筋の解剖
大胸筋の3部を分離し，外腹斜筋も各肋骨に相当する筋束を
帯状に裂いてみると，筋の構造がよく理解できるうえ，
下層の解剖や筋の切断にも便利である．

　筋性腋窩弓の存在は，生体でも皮膚の上から認めることができる．それには，上腕を水平に側方に挙げさせ，この位置で上の方への抵抗に逆らって上肢を更に挙上させるとよい．すなわち，腋窩を外から覗けるように開放しておきながら 大胸筋や広背筋を緊張させるわけである．
　筋性腋窩弓を最初に記載したのは Ramsay (1795) だが，Langer (1846) の広汎な研究以来，**ランゲル筋** Langer muscle と呼ばれるようになった．（河西・千葉：筋性腋窩弓の本態と神経支配．解剖誌 52：309～336, 1977；高藤ほか：日本人成人の筋性腋窩弓について．解剖誌 66：511～523, 1991.）
　5）側胸部では，上位の各肋骨（第1～8または9）から起こって上外側後方に向かう **前鋸筋** m. serratus anterior の一部を剖出する（図9）．この筋の詳細は p.45 で解剖するから，ここでは簡単に その存在だけを確かめておけばよい．

外腹斜筋

　1）側胸部で，前鋸筋 m. serratus anterior の起始と かみ合うようにして肋骨から起こり 内側下方に走って腹部に達する筋が **外腹斜筋** m. obliquus externus abdominis である（図9）．腹部でも浅腹筋膜 fascia abdominalis superficialis をはいで，この筋を剖出しよう．この時には 浅腹壁静脈 v. epigastrica superficialis（図5）は 取り去らないで，必ず その場に残すようにする．

　2）外腹斜筋は 正中線から4横指ぐらい離れた所で 板状の腱である **腱膜** aponeurosis に連続して移行する（図9）．浅腹筋膜は この移行部から内側では 腱膜に固く癒着するので，はぎにくくなる．（腱膜をはがさぬように注意せよ．）

　　　腱膜 aponeurosis とは 膜状に薄くなった腱のことで，腱を包む膜ではない．腱を包む膜は 腱鞘という（p.59）．間違えないように．

　3）外腹斜筋の腱膜は正中に近い所で **腹直筋鞘** vagina m. recti abdominis, *rectus sheath* の前葉 lamina anterior, *ant. layer* の一部となる．腹直筋鞘の輪郭を表面から大体見当つけてみよう．その解剖は *p.100* で行なう．

　4）前胸部で，外腹斜筋と大胸筋との関係をよく見極める．

遺体の乾燥を防ぐ　　遺体は一旦乾燥すると乾物（ひもの）のようになり，十分な解剖は ほとんど不可能になる．解剖実習はこれから何ヵ月も続くのだから，遺体の乾燥には常に注意を怠ってはならない．次の諸注意を守れば まず大丈夫だと思う．

　　1）現在 解剖していない部位は よく被覆しておく．被覆はカルボール液をよく含んだ布とビニールの二重にすれば完全である．

　　2）特に手足の先は乾燥しやすいので，古靴下などをかぶせるとか，別にビニールか ポリエチレンの袋で包むとかして保護する．

　　3）はいだ皮膚は元通りかぶせて，被覆に使う．皮はぎを観音開き（かんのんびら）にしてあるのはそのためである．

　　4）その日の実習が終わって実習室を去る前には，必ずカルボール液を遺体の全身にかけ，被覆を完全にしよう．

---

§5　頚神経叢の枝 と 胸鎖乳突筋

くびの皮静脈 と 皮神経

　神経叢 *nerve plexus* とは，複数の神経の それぞれの枝の間が複雑に吻合して「くさむら」の

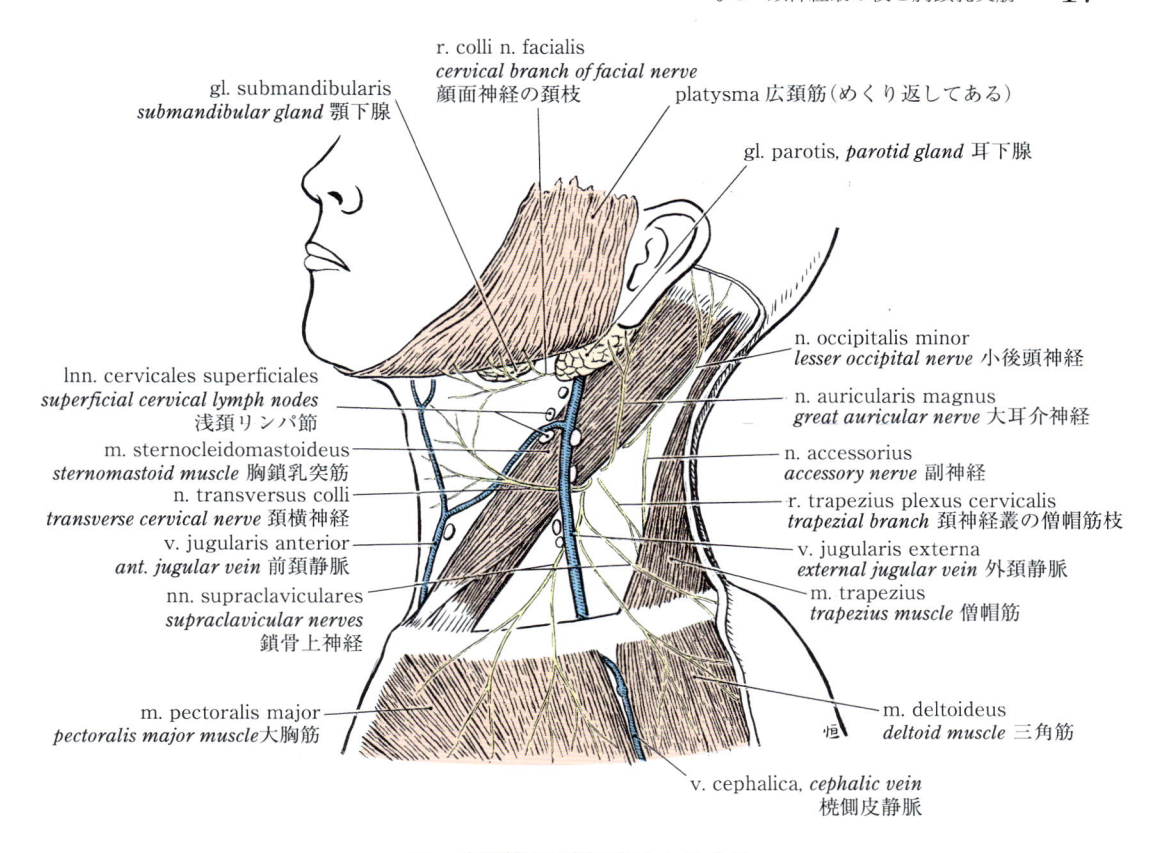

10. 広頚筋の下層に現われるもの
胸鎖乳突筋の後縁から 頚神経叢の枝が放散する．

ようになったものであることを理解しておく．**頚神経叢** plexus cervicalis, *cervical plexus* は，第1〜第4頚神経の前枝（*p. 41*）が吻合して形成され，具体的には その枝として 鎖骨上神経・頚横神経・大耳介神経・小後頭神経 が作られる．これらの神経を 次々に剖出することにしよう．

広頚筋 platysma を更に上の方へはがし，下顎骨の下縁まで めくり返す．広頚筋のすぐ裏には皮静脈や皮神経が密接しているから，これらが下層に残るように特に注意する．むしろ 次の諸構造を探しながら広頚筋を薄くむくようにするとよい（**図 10**）．

1）**鎖骨上神経** nn. supraclaviculares, *supraclavicular nerves*. この皮神経の一部は広頚筋を貫いているから注意を要する．この神経（数本ある）を それぞれもとの方にたどってみよう．

2）**前頚静脈** v. jugularis anterior, *ant. jugular vein* は前頚部を縦に走る皮静脈だが，変異に富むから 図譜にある状態とは違うことが多い．

3）**胸鎖乳突筋** m. sternocleidomastoideus を 筋膜を かぶったままで見ておく．

4）胸鎖乳突筋の ほぼ中央を横切って 前の方へ走る皮神経が **頚横神経** n. transversus colli, *transverse cervical nerve* であり，前頚部の皮膚に分布している．

5）胸鎖乳突筋を斜めに横切って側頚部を縦に走る **外頚静脈** v. jugularis externa, *external jugular vein* は，前頚静脈と吻合することが多い．外頚静脈に沿って リンパ節（**浅頚リンパ節** lnn. cervicales superficiales）が 何個か存在する．

6）胸鎖乳突筋を斜めに横切って上行し，耳介の付近の皮膚に分布するのが **大耳介神経** n.

auricularis magnus, *great auricular nerve* である．

　7）胸鎖乳突筋の後縁から皮下に現われる頸神経叢の枝としては，なお **小後頭神経** n. occipitalis minor があるが(図 10)，その剖出は 今は行なわないでよい(下欄と，*p*. 22 参照)．

　8）下顎角のやや下で，弓形に走って 広頚筋の裏側から広頚筋に分布する **顔面神経の頚枝** r. colli n. facialis, *cervical branch of facial nerve* を探そう．この神経は 運動線維だけを含むので 皮神経ではないが，しばしば頚横神経と吻合している(図 10)．

唾液腺の一部

　1）顔面神経の頚枝をもとの方にたどると，それが黄褐色をした **耳下腺** gl. parotis, *parotid gland* を貫いて出てくることがわかる(図 10)．胸鎖乳突筋の前縁に沿って見えるのは 耳下腺のほんの下端部だけである．(耳下腺の全貌は *p*. 280 で観察する．) 耳下腺の後縁に沿って，大耳介神経 n. auricularis magnus が上行している．

　2）下顎角に近い下顎骨下縁の下内側方には，結合組織の膜に包まれた **顎下腺** gl. submandibularis, *submandibular gland* がある(図 208)．(顎下腺の詳細な観察は *p*. 281 と *p*. 304 で行なう．) 顎下腺は 唾液腺の一つだから，腺独特の外観を呈している．すなわち 色は 黄褐色で，細かい小葉に分かれているのが 表面からでもわかる．その付近には **顎下リンパ節** lnn. submandibulares, *submandibular lymph nodes* がある．

胸鎖乳突筋

　1）まず **胸鎖乳突筋** m. sternocleidomastoideus の 前縁と後縁が くっきりと出るように，ピンセットと指先で脂肪と結合組織を取り去る(メスは使わない)．特に後縁では，頚神経叢の枝 すなわち 鎖骨上神経・頚横神経・大耳介神経 が出てくる所を確かめる．

　2）筋膜をはぎながら胸鎖乳突筋の **起始**(胸骨から起こる部位と鎖骨から起こる部位)を観察し，乳様突起 proc. mastoideus への **停止** を見ておく．この筋の停止は 更に後ろに延びて後頭骨にも達するが，それは *p*. 23 で観察する．

　胸鎖乳突筋の表面が剖出できたら，この筋の裏側の結合組織も除去して 筋の裏に指が自由に通るように浮かせておく．

　　胸鎖乳突筋は広頚筋に覆われてはいるが，生体でも 顔を横に振り向かせれば 皮膚の上から よく観察できる．

　　　胸鎖乳突筋は ドイツ語では Kopfnicker(頭をコックリとうなずかせる筋)と呼ばれるが，これは作用の点からは正しくない．この筋が片側だけ収縮すると，頭は その側へ傾き反対側を振り向いて，あたかも「首をかしげる」状態になる．また両側のものが同時に収縮すると，頭を胴体にめり込ませるように(くびをすくめるように)働くのである．
　　　musculus sternocleidomastoideus というラテン名は あまりにも長たらしいので，米英では多少簡略化して *sternomastoid muscle* とも呼ぶ．
　　　片側の胸鎖乳突筋が先天的に短い場合，または 出産時の外傷などによって 瘢痕化して短縮すると，この筋の作用を考えればすぐわかるように，頭は病側へ傾くと共に 健側にねじれたままの状態になる．これを **斜頚** torticollis, *wryneck*(正確には筋性斜頚)といい，かなり頻度の高いものである．

　3）胸鎖乳突筋の後縁に沿って(やや深部を)のぼり，後頭部の皮膚に向かう **小後頭神経** n. occipitalis minor, *lesser occipital nerve* の剖出を試みよう．この神経も頚神経叢の枝であるけ

れども，剖出することが難しければ，ここでは時間をかけずに p.22 で剖出する方がよい．

4）鎖骨の外側端近くの上の方で **僧帽筋** m. trapezius の前縁を剖出する．時間に余裕があれば，鎖骨の上約2横指で 僧帽筋の前縁と交叉する **副神経**（第11脳神経）n. accessorius, *accessory nerve* を探してみる（**図10**）．この神経も p.26 で剖出する方がよい．なお 僧帽筋を支配する神経としては，副神経のほかに 頚神経叢 plexus cervicalis の枝も存在するので，それぞれを区別する必要がある．

=== きゅうけいしつ ===

広頚筋は今からおよそ1800年の昔，ローマ時代の解剖学者 ガレノス Galenos（英語では *Galen* という）によってサルのくびに発見され，platysma myoides（platysma は板，myoides は筋肉のような という意味）と名付けられた．

当時の学者は 皮はぎを自分では やらなかったらしい．ガレノス自身こう告白している．『皮はぎのような仕事を自分でするのは，なんだか威厳を損ねるように思ったので，初めのうちは助手に皮はぎをやらせていた．』

ところがある日，ふとしたことから自分でサルの皮をはいで見たところ，思いもかけない薄い筋を皮下に見いだしたのである．彼は広頚筋のほかにも，ひろく体幹の皮下に広がる皮筋を発見し，これを panniculus carnosus（肉質の板 という意味）と命名した．

*　　　*　　　*

馬や牛が皮膚をピリピリと動かして，たかったアブなどを追うのを見た人は多いだろう．これが panniculus carnosus の収縮である．われわれ人間には，残念ながら panniculus carnosus は消失している．もし人間に それがあったなら，わき腹で笑ったり背なかで泣いたりできる人が現われるかもしれない．

*　　　*　　　*

またガレノスにもどるが，彼は墓をあばいて人骨を採集したり，時には盗賊に殺された旅人が鳥についばまれて白骨になった遺体を持ち帰ったりして研究の材料とした．しかし軟部の

=== ガレノスの皮はぎ ===

解剖となると 専ら動物を用いざるを得なかった．彼はサルが人間にいちばん似ていることを知っていたので，サルの解剖に力を注いだのである．

*　　　*　　　*

中世の暗黒時代を通じて，ガレノスの著書はあたかも聖書のように絶対視され，動物の所見を基にして打ち建てられた彼の解剖学が，そのまま 人間の解剖学 として通用していたのである．

解剖学の父といわれる ベルギーのヴェサリウス Andreas Vesalius (1514-1564) の仕事は，このガレノスの権威を打破することにほかならなかった．「自分の目のほかには権威はない」というのが彼の信条である．彼が夜陰に乗じて絞首台や墓地から遺体を盗んだ話は有名だが，それも この信条に忠実ならんがための やむにやまれぬ挙動だったろう．こうして彼はガレノスの解剖学が 動物のそれであって，必ずしも人体には通用しないことを見破ったのである．

*　　　*　　　*

ガレノスのサルと面白い対照をなすが，18世紀のわが国では，カワウソの内臓が 人間のそれに最も似ていると，まことしやかに伝えられていた．1754年に，わが国最初の腑分け（解剖）を行なった山脇東洋も，何度か カワウソを調べて見たが満足できず，人体解剖の許可を幕府に請願すること 実に15年，ついに宿願を達したのである．

§6 背なか の皮切り

体表の観察

遺体を腹臥位(うつぶせ) prone position にしたのち，次のものを 体表で確かめる．

（以下の項目は，生体でも皮膚の上からよく触れることができるから，入浴の時などに 自分や隣の人の からだで観察しておくとよい．）

1) 後頭部で **外後頭隆起** protuberantia occipitalis externa, *external occipital protuberance* の場所を確かめる．

2) 各椎骨の **棘突起** proc. spinosus, *spinous process*. 胸椎と腰椎の棘突起は比較的よく触れられるが，上位頚椎の棘突起は触れにくい．第7頚椎(**隆椎** vertebra prominens)の棘突起はわかるか？

生体でも 背部の正中を 外後頭隆起から下の方に棘突起をたどって行くと，急に隆椎の高まりを触れる．特に，くびを前に曲げさせると，「こぶ」のような皮膚の高まりとして見ることすらできる．（約20%で第6頚椎の方が隆起することもある．）

胸椎と腰椎の棘突起は，生体でも 上体を前にかがませると 比較的よく触れる．

3) **肩甲骨** scapula の位置を確かめたのち，その輪郭をたどってみる．上縁に近い **肩甲棘** spina scapulae, *scapular spine* という稜線を外側にたどると，**肩峰** acromion に達する．

4) 腰部では，腸骨の上縁で 上の方に大きな凸弧をえがく **腸骨稜** crista iliaca, *iliac crest* を触れてみる．仙骨 os sacrum と尾骨 os coccygis はわかるか？

5) 老人や長患いで衰弱して死亡した遺体では，特に仙骨のあたりの皮膚に **床ずれ(褥瘡)** decubitus, *bedsore* が見られることがある．これは 脂肪の減少した皮膚の同じ場所が 長患いの間に骨の突出部で圧迫されて，壊死を起こしたものである．この圧迫性壊死は 深く筋層にまで及んでいることもある．

背なか の皮切り

図11に従って皮膚に割を入れて はぐ．ただし，うなじ(後頚部)の皮切り については別に説明をするから(*p.22*)，後回しにするとよい．背なかでは 真皮が非常に厚いことに注意しよう．

背なかの皮はぎの時には，皮下組織に水分がたまって，透明に膨化していることに気が付く人もあるだろう．これは背臥位で保存されていた遺体に見られる現象で，体液や注入液が 低い方，すなわち背なかの方に回り，その皮下の組織間隙にたまった状態である．生体に見られる いわゆる「むくみ」すなわち **浮腫(水腫)** *edema* の時も，これに近い様相を示す．

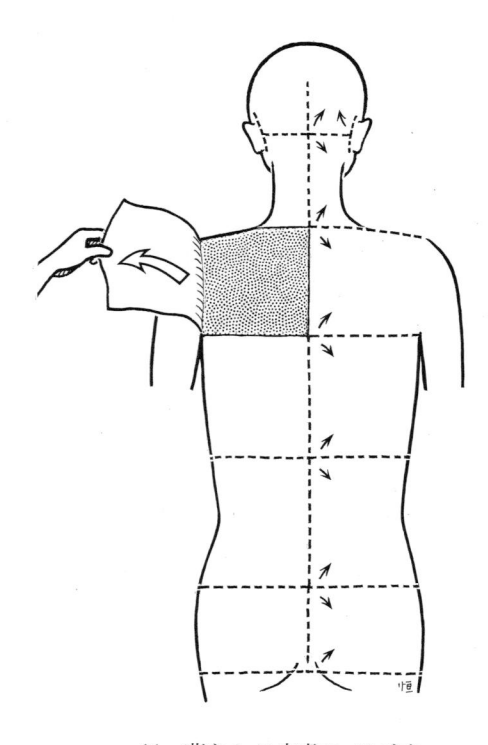

11. 背なかの皮膚の はぎ方

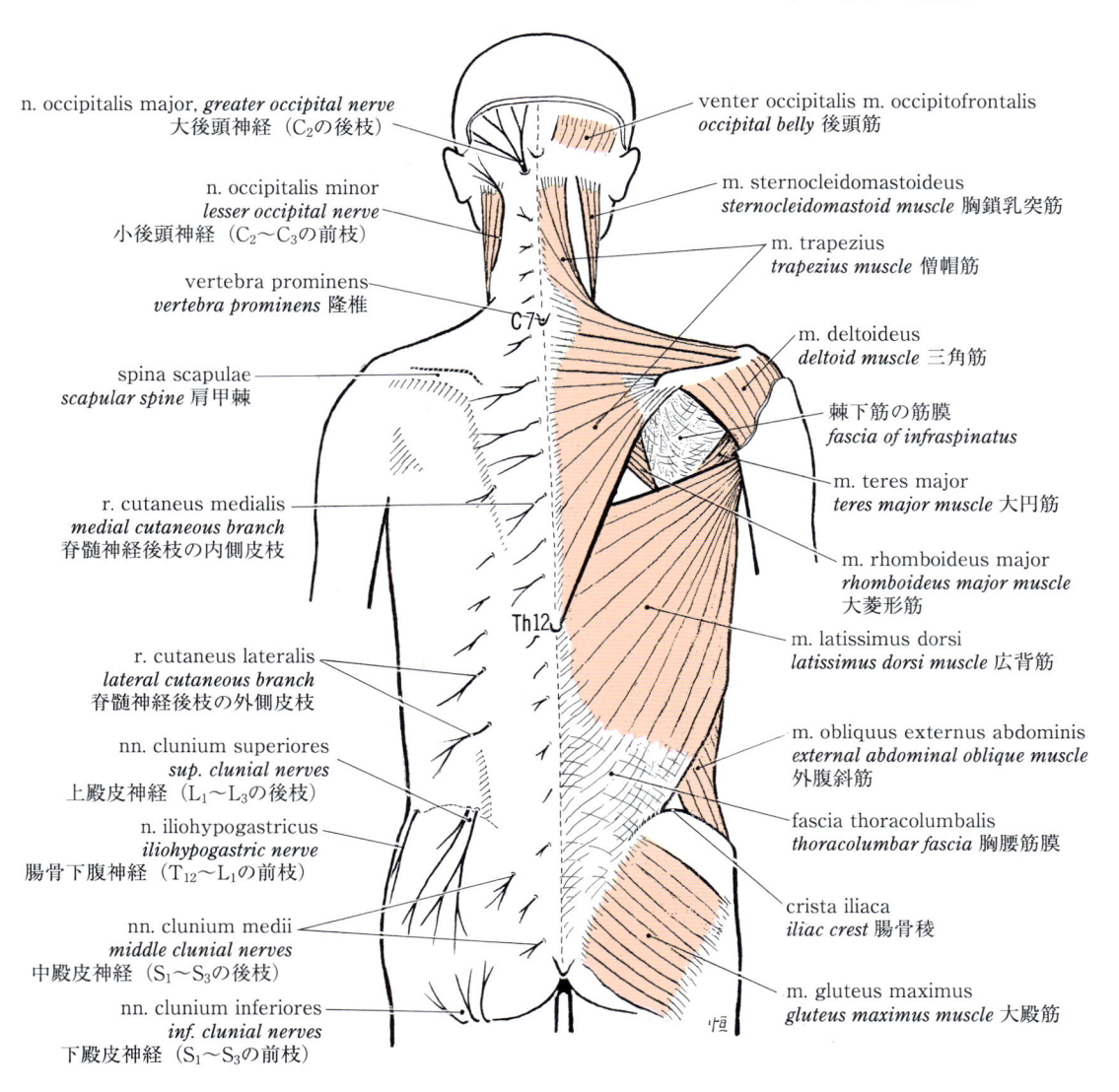

§6 背なかの皮切り 21

左側ラベル	右側ラベル

n. occipitalis major, *greater occipital nerve*
大後頭神経（C₂の後枝）

venter occipitalis m. occipitofrontalis
occipital belly 後頭筋

n. occipitalis minor
lesser occipital nerve
小後頭神経（C₂〜C₃の前枝）

m. sternocleidomastoideus
sternocleidomastoid muscle 胸鎖乳突筋

vertebra prominens
vertebra prominens 隆椎

m. trapezius
trapezius muscle 僧帽筋

m. deltoideus
deltoid muscle 三角筋

spina scapulae
scapular spine 肩甲棘

棘下筋の筋膜
fascia of infraspinatus

r. cutaneus medialis
medial cutaneous branch
脊髄神経後枝の内側皮枝

m. teres major
teres major muscle 大円筋

m. rhomboideus major
rhomboideus major muscle
大菱形筋

r. cutaneus lateralis
lateral cutaneous branch
脊髄神経後枝の外側皮枝

m. latissimus dorsi
latissimus dorsi muscle 広背筋

m. obliquus externus abdominis
external abdominal oblique muscle
外腹斜筋

nn. clunium superiores
sup. clunial nerves
上殿皮神経（L₁〜L₃の後枝）

fascia thoracolumbalis
thoracolumbar fascia 胸腰筋膜

n. iliohypogastricus
iliohypogastric nerve
腸骨下腹神経（T₁₂〜L₁の前枝）

crista iliaca
iliac crest 腸骨稜

nn. clunium medii
middle clunial nerves
中殿皮神経（S₁〜S₃の後枝）

m. gluteus maximus
gluteus maximus muscle 大殿筋

nn. clunium inferiores
inf. clunial nerves
下殿皮神経（S₁〜S₃の前枝）

12. 背なかの浅い層
左半では 筋膜をかぶったまま 皮神経を示し，
右半では 筋膜をむいて 浅層の筋を示した．

背なかの皮神経

　背なかの皮膚は外側の部分以外は，**脊髄神経の後枝**（*p. 90*）の枝の分布を受け，これらは脊柱の左右で それぞれ2列に筋膜を貫いて出てくる（図6, 12）．これらと伴行して 細い動静脈がある．これらの神経や血管は上から下まで全部の対を細かく剖出する必要はなく，任意の一カ所でやや念入りに観察すればよい．皮神経の内側列は体幹の上半でよく発達し，下半では小さい．また外側列は反対に下半でよく発達し，特に **腸骨稜** crista iliaca, *iliac crest* の所で皮下に現われて殿部の方に分布する 数本の神経（L₁〜L₃の後枝）は，**上殿皮神経** nn. clunium superiores, *sup. clunial nerves* と呼ばれる（図12）．

うなじ の皮切り

1) 後頚部（うなじ）の皮膚をはぐ時は，正中部の硬い結合組織（**項靱帯** lig. nuchae と呼ばれる）が，外後頭隆起の付近から頚椎の棘突起に向かって走っており（*p. 84*），それが真皮とも強く結合していることを意識する必要がある．

2) 後頭部まで 皮はぎを及ぼす（**図11**）．この辺りは疎な皮下組織がないので，はぎにくい．

3) 外耳孔と外後頭隆起を結んだ線上で，この隆起から約 2 cm 外側に後頭動静脈 a. et v. occipitalis を剖出する．時間に余裕があれば，この動静脈を目印にしながら 硬い皮下組織の中に **大後頭神経** n. occipitalis major, *greater occipital nerve* を掘り出すことになるが，この作業には相当の根気と時間が必要なので，時間に余裕がなければ省略してもよい．大後頭神経は深部では僧帽筋の起始腱を貫いてから 皮下に出てくるが，この枝が扇状に後頭部の皮膚に分布するはずである．

4) 胸鎖乳突筋の後縁に沿って上行する **小後頭神経** n. occipitalis minor, *lesser occipital nerve* を確認し，これも末梢の方（耳介の後ろ外側の皮膚）までたどっておく．

　　大後頭神経は，第2頚神経（C_2）の後枝であって，脊髄神経のなかで 後枝が前枝よりも太いのはこの C_2 だけである．大後頭神経は 後頭部の皮膚の知覚をつかさどる知覚線維が 主な構成要素だが，わずかに含まれる運動線維は 頭半棘筋・外側頭直筋などを支配する．

　　C_1 の後枝（後頭下神経，*p. 85*）は 後頭下の筋を支配するだけで，正常例（95%）では皮膚には分布しない．なお 小後頭神経は頚神経叢，すなわち脊髄神経の前枝に属するもので，大後頭神経と名前は似ていても，本質は全く違う．

　　頚椎の変形や筋膜などで大後頭神経が圧迫されて，後頭部の痛みやしびれを起こすことがある（**後頭神経痛** *occipital neuralgia*）．この時に大後頭神経の圧痛点（外後頭隆起の外側2～3 cm の部位）を圧迫すると，同側の三叉神経第1枝（眼神経）の領域にも痛みが放散して，めまい・悪心・嘔吐・眼精疲労 などを伴うことがある（**大後頭三叉神経症候群** *great occipital trigeminus syndrome, GOTS*）．

メスとピンセットの使い分け　　解剖とは 細かく切り刻むことではなく，結合組織を取り除くのが主な仕事であることが そろそろ分かってきたと思う．ところで，この結合組織を取り除く方法に「鋭」と「鈍」の2法がある．前者は メスの刃で結合組織線維を切る方法であり，後者は ピンセット（または指先やメスの柄尻）で線維をかき分け，はぎ取る方法である．場所によって これらの2法を巧妙に使い分けることが 能率的に仕事を進めるコツである．

　　すなわち 結合組織が固くて密な場所（背部，特に うなじの浅層など）では主にメスを使い，結合組織が比較的疎で 細い血管や神経の多い場所（腋窩など）では 主にピンセットを用い，結合組織が固く，しかも細い血管や神経が多いところ（大腿前面など）では 両者を適当に混用する必要がある．

　　また結合組織線維は 少しでも乾くと固くなって仕事を遅らせるから，カルボール液（単に水でもよい）を解剖中の局所に注射器で時々かけて，湿り気を与えることをお勧めする．

§7 背なかの浅筋

皮神経と皮静脈を なるべくその場に残すようにしながら，筋膜を取り去って 次の諸筋を剖出する(図12の右半)．

胸鎖乳突筋 と 僧帽筋

1) うなじの外側寄りで **胸鎖乳突筋**(きょうさにゅうとつきん) m. sternocleidomastoideus の後縁に沿って結合組織を十分に取り除く．この時に 小後頭神経 n. occipitalis minor を傷つけないように注意する．胸鎖乳突筋の停止が 乳様突起だけでなく 後頭骨にも達していることを観察する．

2) 胸鎖乳突筋の後頭骨への停止の内側で，**僧帽筋**(そうぼうきん) m. trapezius の起始を観察し，筋膜をはいで僧帽筋の全体を剖出する．僧帽筋は 後頭骨と 全頚椎・全胸椎の棘突起 にわたって起始する大きな筋である．起始腱は 第7頚椎(隆椎)の棘突起を中心とする 菱形ないし卵円形の **腱鏡**(けんきょう) Sehnenspiegel を作っている(図13)．

> 腱鏡に対応する ラテン名も英語名も見当たらない．これは構造物としての概念そのものが認められていないからだろう．
>
> 僧帽筋の起始の下限は，筋束が多少放散するので，その高さの決定は必ずしも容易ではないが，第12胸椎ではなく，第11胸椎の棘突起までの場合が 43%もの頻度で見られる．

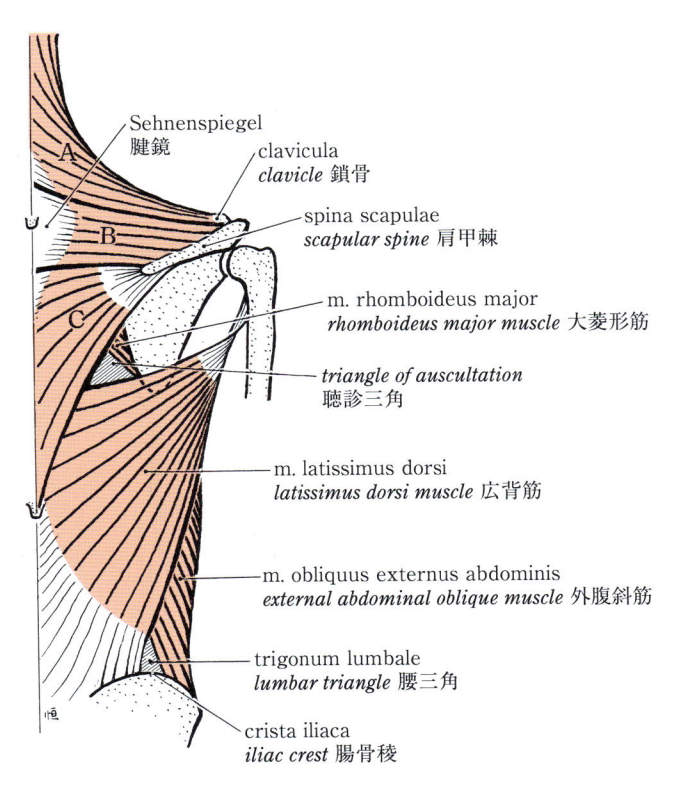

13. 僧帽筋は 形と働きが違う ABC の 3部から成る
   聴診三角と腰三角，広背筋の起始・停止 をも示す．

次に 図13 に示したように僧帽筋の（A）鎖骨に停止する部分，（B）肩峰から肩甲棘の上縁にわたって停止する部分，（C）肩甲棘の内側端に停止する部分 を確かめ，各部の筋束を分離してみよう．これら3部分が それぞれ違う作用をすることを考えよう．遺体の上肢を外転させたり内転させたりして 肩甲骨の動きを見るとよい．

　　trapezius という形容詞は「trapez の形をした」という意味である．trapez は数学では台形だが，もともとは ギリシャ語の trapeza（机）に由来する．
　　また僧帽筋という日本名は Kappenmuskel の訳で，左右両側のものを合わせると フランシス派の坊さんがかぶる Capuchio という帽子に似ているためである．
　　僧帽筋と胸鎖乳突筋は 発生学的には同じ原基に由来し，兄弟のようなものである（brother muscle）．神経支配からみても，両筋とも頚神経叢の枝と副神経とで二重に支配されている．
　　この二重神経支配の意味については，色々の説や実験があるが，頚神経叢からの枝は 固有受容性 proprioceptive の知覚性線維を運び，運動性線維 motor fibers は 副神経だけを介して両筋に到達するともいわれる．

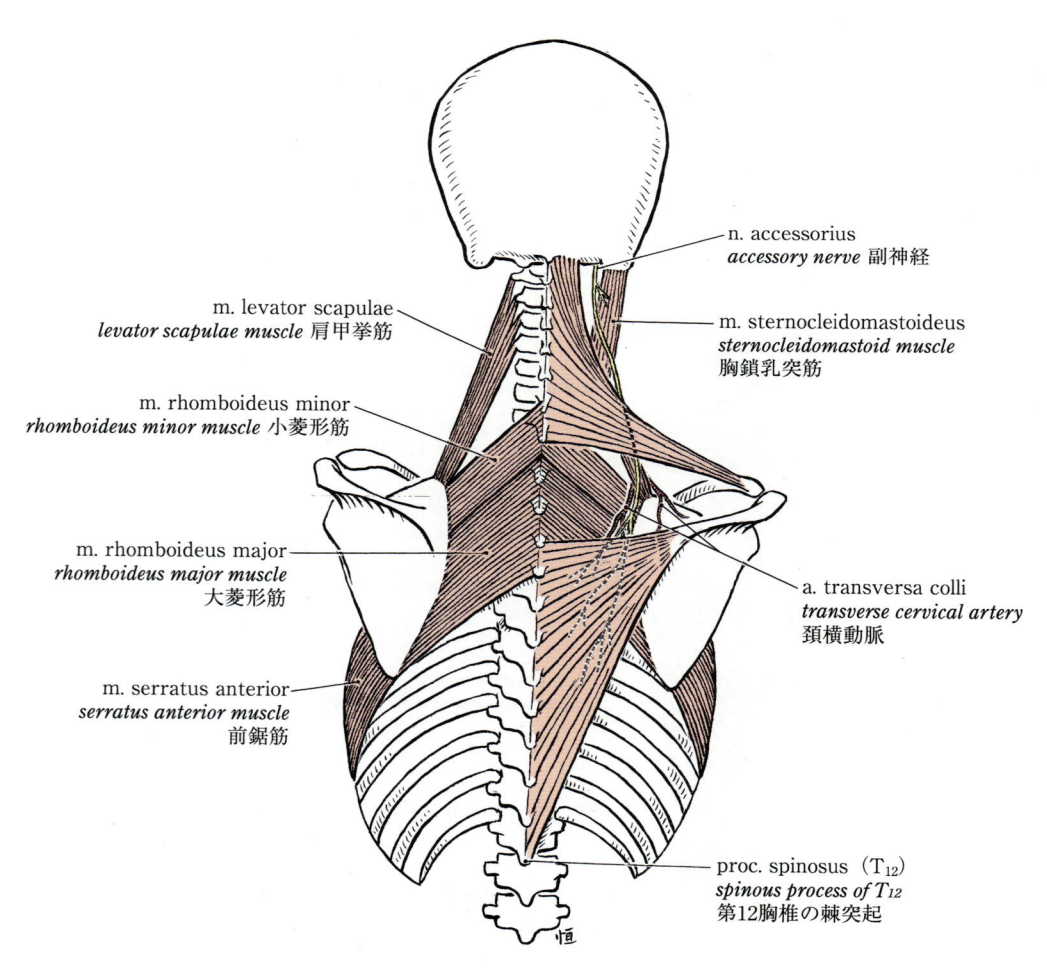

14．僧帽筋の下層にあるもの
左半では 僧帽筋の全体を，
右半では その一部（図13のB部）を取り去ってある．

副神経 と 頚横動脈

1）僧帽筋と胸鎖乳突筋の間に挟まれた場所で，**副神経** n. accessorius, *accessory nerve* と **頚横動脈** a. transversa colli, *transverse cervical artery* を探す．

2）僧帽筋が鎖骨へ停止する部分(図 13 の A)と肩峰へ停止する部分(B)の間で筋線維を上下に分けて，その下層に 再び副神経と頚横動脈を探してみる(図 14)．

3）頚神経叢の枝が，副神経と吻合しながら 僧帽筋と胸鎖乳突筋 に入ることを確かめる．

広背筋 と 外腹斜筋

1）**広背筋** m. latissimus dorsi は三角形の平たい大きな筋で，上部は僧帽筋に覆われている．筋膜をはぎながら広背筋が 第(7)8～12 胸椎棘突起，全腰椎棘突起，仙骨，腸骨稜 から強大な腱膜で起こるのを観察する．

> 広背筋の少数の筋束は 約 70～80％の頻度で肩甲骨下角からも起こる．これは広背筋が大円筋（*p. 49*）と同様に 元来は肩甲骨下角から起始していた筋であることの名残りである．

2）広背筋の 上腕骨 humerus への停止，殊に 大胸筋 m. pectoralis major との関係を見極める．

3）僧帽筋の下外側縁と，肩甲骨の内側縁と，広背筋の上縁 とで形成される三角形は，**聴診三角** *triangle of auscultation* と呼ばれる．この聴診三角の肩甲骨寄りのところに 大菱形筋 m. rhomboideus major の肩甲骨への停止の一部が見える(図 13)．

> 患者に両腕を深く組ませると肩甲骨が外側方に横滑りするので，聴診三角の所で 第 6・第 7 肋骨と第 6 肋間が皮下の浅いところに出て，聴診 *auscultation* がしやすくなる．

4）**外腹斜筋** m. obliquus externus abdominis, *external abdominal oblique muscle* が腸骨稜 crista iliaca に停止するところを観察する．腸骨稜・広背筋・外腹斜筋 の三者によって囲まれた三角形は，**腰三角** *trigonum lumbale, lumbar triangle* と呼ばれ，まれに 腰ヘルニア *lumbar hernia* が起こる場所である．

5）殿部では，筋膜をかぶったままで **大殿筋** m. gluteus maximus の一部を観察しておく．（大殿筋の全貌は *p. 197* で解剖する．）

§8 くびの やや深層

遺体を再び背臥位にして 頚部の解剖を進める．

胸鎖乳突筋を切る

1）**胸鎖乳突筋** m. sternocleidomastoideus を筋腹で切断する．下層を傷つけないためには，あらかじめ筋の裏側まで解剖を十分に行なって，ハサミで横切断できるぐらいに筋を浮かせておくとよい．その上の方の断端は，外頚静脈 v. jugularis externa, 大耳介神経 n. auricularis magnus, 頚横神経 n. transversus colli の裏をくぐらせて上にめくり返し，下の方の断端は 起

くびと体幹の浅層

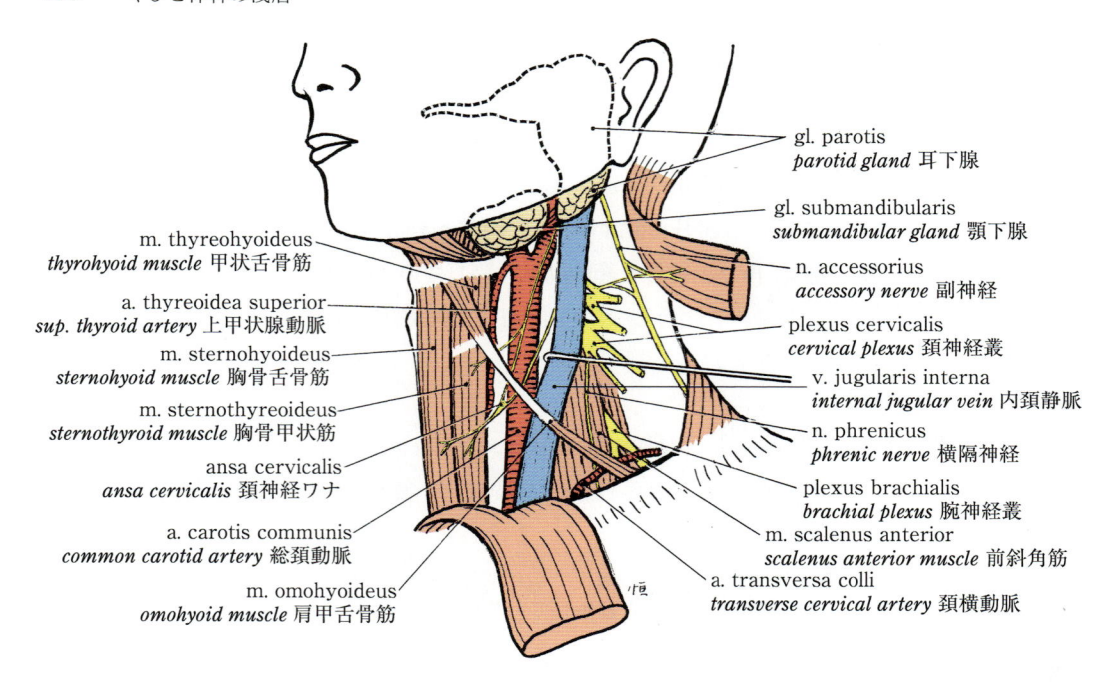

図15. 頚部 の やや深層
胸鎖乳突筋を切って めくり返してある.

始のところまで 十分に下にめくり返す(図15). これで 胸鎖乳突筋の下層の解剖が容易に進められる状態になる.

2) 胸鎖乳突筋の裏側から これに分布する **副神経** n. accessorius と頚神経叢の枝が, ここで十分に観察できる. 副神経は 胸鎖乳突筋を貫通していることが しばしばある.

肩甲舌骨筋 と 頚神経叢

1) まず, 頚神経叢の概念(p. 17)を復習する.

2) **舌骨** os hyoideum, *hyoid bone* を前頚部で触れて, その位置を確認する.

舌骨から肩甲骨の烏口突起 proc. coracoideus の根元に向かって 斜めに走る細長い筋を探す. これが **肩甲舌骨筋** m. omohyoideus, *omohyoid muscle* だが, 貧弱な筋なので注意しないと傷つけるおそれがある(図15). よく見ると 筋腹の中央から少し外側の所に中間腱があり, この筋が 二腹筋(筋腹が二つある筋の総称)に属することがわかる. 肩甲舌骨筋の下腹は鎖骨中央部のすぐ上にある(p. 296 の嚥下運動 参照).

3) 筋膜(中頚筋膜 fascia colli media)の中に埋まっている **頚神経叢** plexus cervicalis, *cervical plexus* の枝を掘り出す. これは p. 17〜18 で剖出した諸神経を それぞれ根もとの方にたどっていけばよい.

舌骨下筋群 と 頚神経ワナ

1) **舌骨下筋群** *infrahyoid muscles or strap muscles* は, 主に胸部の上縁(胸骨・肩甲骨・甲状軟骨)から起こって 舌骨(と甲状軟骨)に停止する筋群で, 胸骨舌骨筋・胸骨甲状筋・甲状

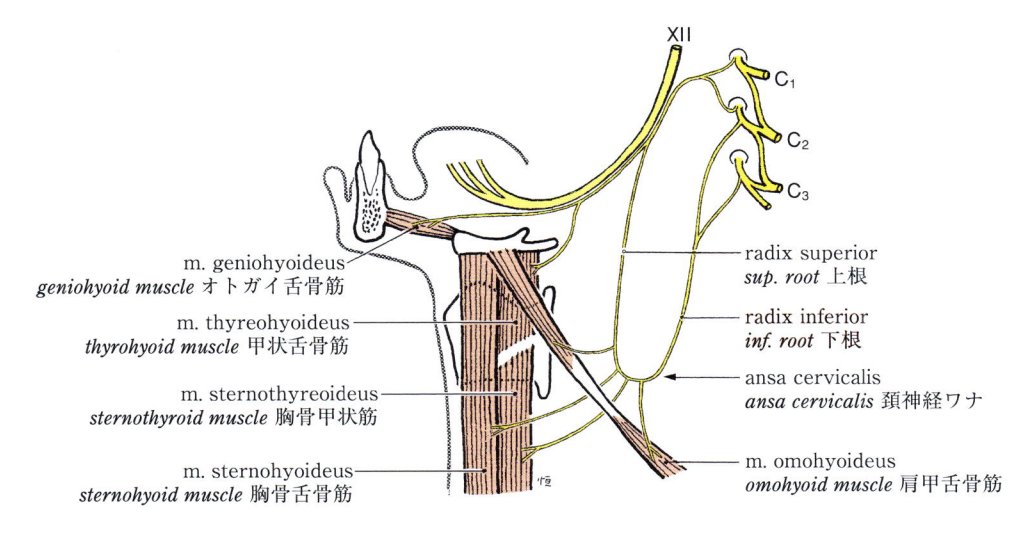

§8 くびのやや深層 **27**

```
                                    XII
                                              C₁
                                              C₂
                                              C₃
  m. geniohyoideus                      radix superior
  geniohyoid muscle オトガイ舌骨筋         sup. root 上根
  m. thyreohyoideus                     radix inferior
  thyrohyoid muscle 甲状舌骨筋            inf. root 下根
  m. sternothyreoideus                  ansa cervicalis
  sternothyroid muscle 胸骨甲状筋        ansa cervicalis 頚神経ワナ
  m. sternohyoideus                     m. omohyoideus
  sternohyoid muscle 胸骨舌骨筋          omohyoid muscle 肩甲舌骨筋
```

16. 頚神経ワナの構成を示す模型図
左のものを 外側から見る.

舌骨筋・肩甲舌骨筋 の4対が存在する．これらを次々に剖出しよう．舌骨下筋群は舌骨上筋群（*p. 280*）と協力しながら，舌骨を中継基地として 咀嚼の時に 下顎骨を引き下げる働きをする．

2）前頚部の筋膜を取り除いて，まず 舌骨と胸骨を結ぶ **胸骨舌骨筋** m. sternohyoideus, *sternohyoid muscle* を剖出する．この筋の外側縁で支配神経を探し，これを傷つけないようにしておく．胸骨舌骨筋の外側には，**胸骨甲状筋** m. sternothyreoideus, *sternothyroid muscle* と **甲状舌骨筋** m. thyreohyoideus, *thyrohyoid muscle* が上下に連なって見え，やはり その外側縁から支配神経が入っている（図15）．

3）上記3筋と肩甲舌骨筋（すなわち **舌骨下筋群**）の支配神経をそれぞれ元の方に辿ると，**頚神経ワナ** ansa cervicalis に達する（図15）．このワナの一方の脚は 第2・第3頚神経前枝に源を発し（下根 radix inferior, *inf. root*），他方は上行して（上根 radix superior, *sup. root*），**舌下神経** n. hypoglossus, *hypoglossal nerve* に連絡する（図16）．頚神経ワナの所在位置は変異に富み，内頚静脈の表層に接していることもあれば（35〜40％），その裏にかくれていること（図15のように）もある（60〜65％）．

> 頚神経ワナの上根 radix superior は見かけ上，舌下神経の枝のように見えるので，BNA でも INA でも 舌下神経下行枝 ramus descendens nervi hypoglossi と呼ばれ，頚神経ワナも 舌下神経係蹄 ansa (nervi) hypoglossi と呼ばれていた．しかし上根の中の線維には舌下神経からのものは少数しか含まれず，ほとんどが頚神経（$C_1 C_2$）の前枝に由来することが判明した（図16）．PNAで ansa cervicalis, radix superior, radix inferior と改正されたのは そのためである．

4）舌骨下筋群の外側に沿って下行するのが **上甲状腺動脈** a. thyreoidea superior, *sup. thyroid artery*（図15）で，これらの筋を養う枝も見えるだろう．

内頚静脈 と 総頚動脈

1）胸骨舌骨筋よりも外側方で 中頚筋膜を取り除き，**内頚静脈** v. jugularis interna, *internal jugular vein* と **総頚動脈** a. carotis communis, *common carotid artery* を露出させる．両者は共通の鞘（頚動脈鞘 *carotid sheath*）に包まれていて，これをむくと総頚動脈は（伴行す

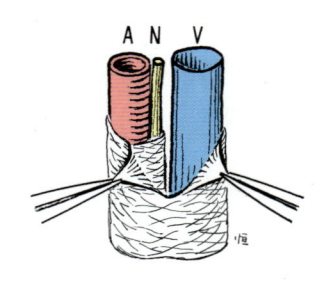

17. 頚動脈鞘を一部むいたところ
  A：総頚動脈，**N**：迷走神経，
    V：内頚静脈．
  左のものを 外側から見る．

る迷走神経と共に）更に独立した結合組織の鞘に包まれている（図 17）．

　総頚動脈の脈拍は，生体の皮膚の上から よく触れられる．頭を後ろに反らして 前頚部の皮膚を緊張させると，皮下脂肪の少ない人では その拍動を皮膚の上から見ることさえできる．

　2）内頚静脈に沿ってリンパ節（**深頚リンパ節** lnn. cervicales profundi, *deep cervical lymph nodes*）が何個か見られる．これらのリンパ節は 観察がすんだら適当に取り去ってもよい．

　3）総頚動脈をずっと上までたどり，これが **内頚動脈** a. carotis interna と **外頚動脈** a. carotis externa の二つに分岐することを一応確認しておく．外頚動脈からは，直ちに1本の枝が出て，甲状腺へ行くために下行する．この枝が **上甲状腺動脈** a. thyreoidea superior, *sup. thyroid artery* である（図 15）．総頚動脈が内頚動脈と外頚動脈に分岐する細かい観察は *p. 272* で行なう．

　内頚動脈は頭蓋腔内に分布し，外頚動脈はおもに頭蓋の外面に分布する．interna, externa というのは その意味である．頚部では内頚動脈がやや外側に，外頚動脈が内側にある．
　この部位での内外頚動脈の判別は外科手術に際して重要である．なぜなら外頚動脈を結紮すべき時に，間違えて内頚動脈をしばると，脳へ行く動脈血が欠乏して，患者の生命の危険すら招く．枝の出ている方が外頚動脈である という判別法が，いちばん覚えやすくて確実だろう．内頚動脈は 頭蓋内に入るまでは1本も枝を出していないからである．

　4）総頚動脈と共通の結合組織の鞘に包まれて，その後ろ外側縁を下行する，太い **迷走神経** n. vagus, *vagus nerve* を探す（図 17, 18）．迷走神経は頚部で細い枝（心臓枝など）を下の方に向かって沢山出すから，それらを傷つけないように注意する（*p. 124* での観察のために必要）．

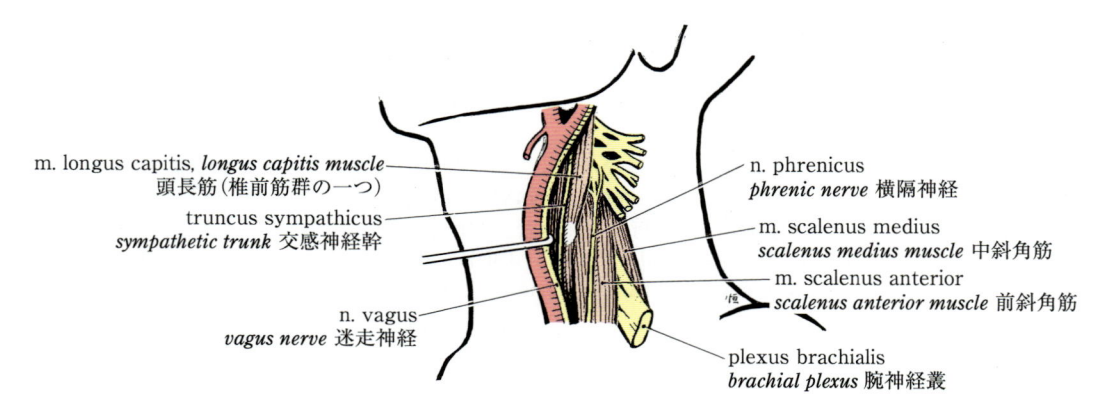

18. 総頚動脈の後縁に 迷走神経，前斜角筋の前に 横隔神経，椎前筋群の前に 交感神経幹（左）

前斜角筋 と 横隔神経

1） 内頚静脈 v. jugularis interna の外側で更に深部に **前斜角筋** m. scalenus anterior がある（図 15, 18）．前斜角筋は第 3～第 6 頚椎の横突起 proc. transversus から起こって第 1 肋骨に停止するが，肋骨への停止の部分は 鎖骨 clavicula が邪魔になって ここでは見えない．

2） 前斜角筋の前面を上外側方から下内側方に 斜めに走る神経が **横隔神経** n. phrenicus, *phrenic nerve* である（図 15, 18）．横隔神経を上の方にたどり，これが頚神経叢の下半（主として第 4 頚神経）に源を発することを観察する．横隔神経が横隔膜 diaphragma に達するまでの経過は *p. 122, 125, 141* で観察しなければならないので，ここでは横隔神経を傷つけずに保存しておく必要がある．できれば 色糸などで目印をつけておくとよい．

　　　横隔神経が前斜角筋の前面に見いだされることは，解剖実習の知識としてばかりでなく，外科手術や動物実験などでも重要である．前斜角筋を目標にして横隔神経を見いだして 局所麻酔薬等で遮断 *block* すれば，胸郭を開かずに片側の横隔膜の運動を止めてしまうことができるからである．横隔神経が異常に興奮すると しゃっくり singultus, *hiccough or hiccup* が起こる．

血管の剖出法　　動脈や静脈を剖出する際には，その表面が出ただけで満足してはならない．必ず周囲の結合組織をよく取り除いて，血管の **裏側** もよく清掃し，血管を浮き上がらせるようにする（これをドイツ語では freilegen という）ことが大切である．こうして初めて 裏側へ延び出る枝が確認できる．動脈と その伴行静脈は 共通の鞘に包まれていることが多いが，これらも別々に遊離させなければならない．また血管（神経も）の一部が剖出できたら，まず これを元の方にたどり，次いで 末梢の方にもたどって，その経過や枝を できる限り追究しておくことも忘れてはならない．

---

§9　胸部の深層 と 腋窩

大胸筋 を 切る

1） **大胸筋** m. pectoralis major の鎖骨から起こる部分（鎖骨部 pars clavicularis）だけを その中央近くで切断し（図 19），大胸筋の裏側から これに分布する血管と神経や **鎖骨下筋** m. subclavius, 小胸筋 m. pectoralis minor の一部 などを観察する．

2） 次に 大胸筋の残り（胸骨および肋骨から起こる胸肋部 pars sternocostalis と 腹直筋鞘から起こる腹部 pars abdominalis）を 図 19 の破線に沿って切り 切断端をめくり返す．大胸筋を切ると遺体の上肢の外転が急に楽になる．

3） 大胸筋に分布する血管（胸肩峰動静脈 a. et v. thoracoacromialis の枝）と支配神経（**内側・外側胸筋神経** n. pectoralis medialis et lateralis, *medial & lateral pectoral nerves*）をよく剖出する（図 20）．また 内側胸筋神経が小胸筋に分布することを観察する．

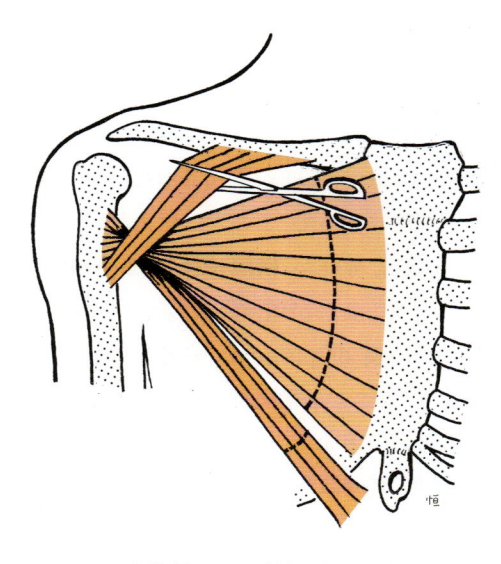

大胸筋の裏には **鎖骨胸筋筋膜** fascia clavipectoralis と呼ばれる結合組織があり，この筋膜は鎖骨下縁から起こり，途中で鎖骨下筋と小胸筋を包んだのち，腋窩の円蓋部で **腋筋筋膜** fascia axillaris に移行する．胸筋神経と胸肩峰動静脈は鎖骨胸筋筋膜と大胸筋の間のスペースを走っている．

小胸筋

1）第3～第5肋骨から起こり，斜めに上外側方に走って 鎖骨の下に隠れる **小胸筋** m. pectoralis minor を観察する．小胸筋は 大胸筋と違って，上腕骨には行かずに 肩甲骨の烏口突起 proc. coracoideus に停止するが，停止の所は 鎖骨のかげになって，ここでは よく見えない．

19．大胸筋は まず鎖骨部から切る

2）鎖骨の裏側へ解剖を進めていくと，まず **鎖骨下静脈** v. subclavia, *subclavian vein*, 次に **鎖骨下動脈** a. subclavia, *subclavian artery*, いちばん奥に **腕神経叢** plexus brachialis, *brachial plexus* の一部が見えてくる．外科医は この順序を VAN と覚えている（図20）．(*p.33* で述べるように，鎖骨下動脈は第1肋骨外側縁よりも外側では 腋窩動脈 a. axillaris という名前に変わる．)．

大胸筋の鎖骨部の裏では，解剖学的に狭い場所に VAN が押し込められている状態であり，上肢を外転すると VAN が小胸筋と烏口突起に圧迫されることになる．

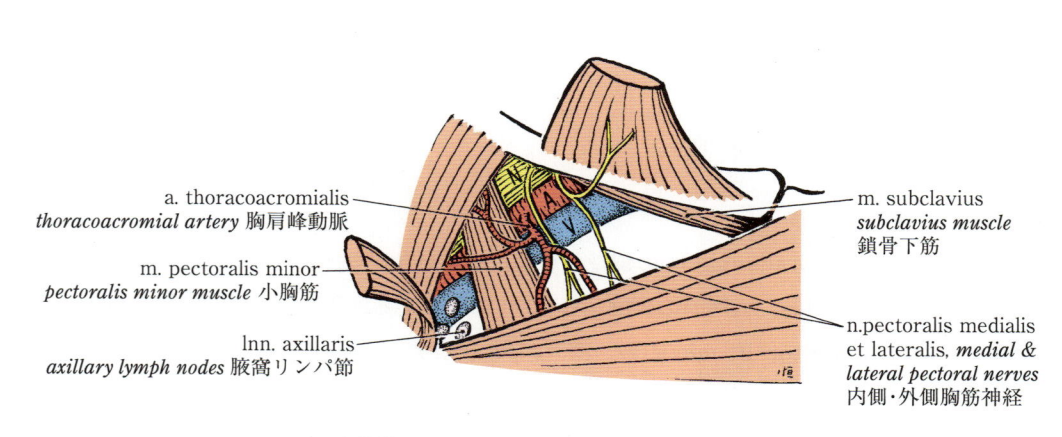

20．大胸筋の鎖骨部を 切り開いたところ（右）
V：腋窩静脈，A：腋窩動脈，N：腕神経叢

3）鎖骨の裏にへばり付くようにして，厚い筋膜（鎖骨胸筋筋膜 fascia clavipectoralis の一部）をかぶった **鎖骨下筋** m. subclavius が，既に見えている（図20）．

わきのした

1）上肢を慎重に外転して（すなわち体幹から離して）腋窩 axilla がよく のぞき込めるようにし，腋窩筋膜 fascia axillaris の残りと脂肪を除き去る．この時，リンパ節（腋窩リンパ節 lnn. axillares, *axillary lymph nodes*）は リンパ管とのつながりを よく見ながら取り除いてもよい．p. 11 と p. 26 で剖出した 広背筋 m. latissimus dorsi が 腋窩の後縁を形成することを 復習しよう．

腋窩の解剖の際には メスをあまり使わずに，主に ピンセットを用い，血管や神経を切らないよう 特に注意する．

> 腋窩リンパ節は 乳癌 *breast cancer* の時に遊離した癌細胞が リンパ管の中を流れて，ここにまずひっかかり，最初の 転移 *metastasis* を起こす場所である．乳癌の手術の時には，乳腺だけでなく，腋窩のリンパ節を一つ残さず取り除くのである（根治的リンパ節郭清 *radical lymph node dissection*）．

2）既に p. 9 で剖出してある 胸腹壁静脈 vv. thoracoepigastricae, *thoracoepigastric veins* を上にたどり，腋窩の中まで追究する．

3）小胸筋の下外側縁に沿ってくだり，第2〜第5肋間の高さに達する動脈が 外側胸動脈 a. thoracica lateralis, *lateral thoracic artery* である．これとほぼ並んで前鋸筋 m. serratus anterior に分布する 長胸神経 n. thoracicus longus, *long thoracic nerve* が見える．

4）更に外側では，広背筋 m. latissimus dorsi の前縁をめくり返すようにすると，広背筋に分布する 胸背動脈・神経 a. et n. thoracodorsalis, *thoracodorsal artery & nerve* が剖出できる．

5）第2番目の肋間神経の外側皮枝は 第2肋間隙から出たのち，第1または第3肋間神経の外側皮枝と吻合しながら腋窩の表層を通って 上腕にまで延びている．これが 肋間上腕神経 n. intercostobrachialis, *intercostobrachial nerve* である．

小胸筋を切る

1）小胸筋を筋膜の中央で切断し，断端をめくり返しながら，小胸筋に入る血管と神経（胸肩峰動静脈 a. et v. thoracoacromialis, *thoracoacromial artery & vein* の枝と 胸筋神経 nn. pectorales, *pectoral nerves*）を観察する．胸肩峰動静脈の幹からは，更に 三角筋 m. deltoideus や肩峰 acromion に向かう枝も出ていることを確かめる（図21）．

2）胸筋神経を元の方にたどると，太い神経の束に達する．これが 腕神経叢 plexus brachialis, *brachial plexus* である．腕神経叢の詳細は p. 39 で観察するから，ここでは 太い神経がもつれ合っていることを 大体見届けるだけでよい．

3）小胸筋の切断によって 視野が広がったので，既に剖出した側胸部の血管と神経を それぞれ元の方にたどる．

胸背動脈 a. thoracodorsalis, *thoracodorsal artery* を上の方にたどると，肩甲骨の背面に回る 肩甲回旋動脈 a. circumflexa scapulae, *circumflex scapular artery* という動脈に合流した

```
                                    a. suprascapularis
                                    suprascapular artery 肩甲上動脈
                      a. thoracoacromialis
                      thoracoacromial artery 胸肩峰動脈
                      branches to pectoralis major &                    a. circumflexa humeri posterior
                      minor 大胸筋, 小胸筋への枝                            post. circumflex humeral artery
                                    a. thoracica lateralis                後上腕回旋動脈
                      lateral thoracic artery 外側胸動脈
                                                                         a. circumflexa scapulae
                                    a. subscapularis                     circumflex scapular artery
                      subscapular artery 肩甲下動脈                         肩甲回旋動脈
                                    a. thoracodorsalis
                      thoracodorsal artery 胸背動脈                        m. teres major
                                    m. serratus anterior                 teres major muscle 大円筋
                      serratus anterior muscle 前鋸筋                     m. latissimus dorsi
                                                                         latissimus dorsi muscle 広背筋
```

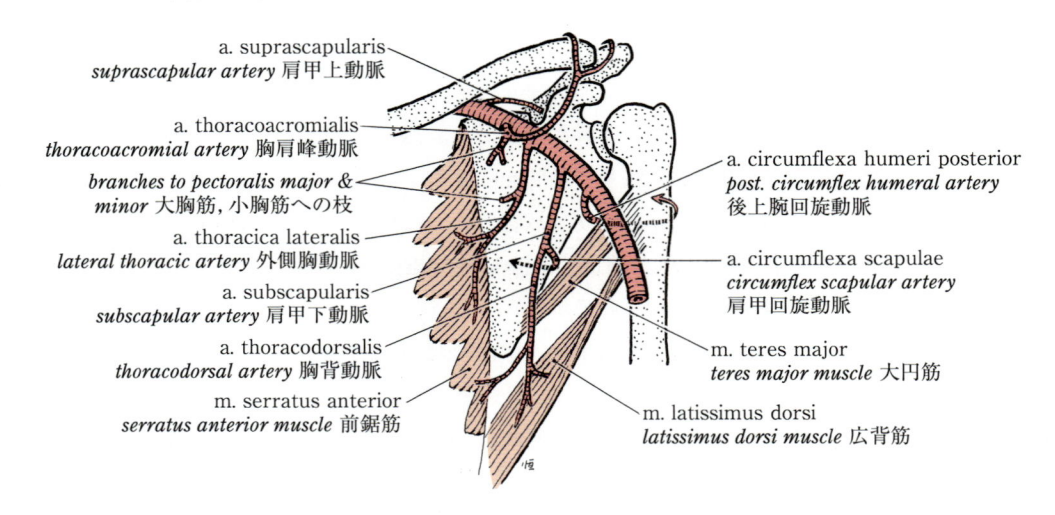

21. 肩甲骨周辺の 主な動脈（左）
この図のように 肩甲上動脈が腋窩動脈から直接
出る例は，日本人では 10〜15％という．

のち，**肩甲下動脈** a. subscapularis, *subscapular artery* となって 本幹の 腋窩動脈 a. axillaris に達する（図 21）．

胸背動脈に伴行する **胸背神経** n. thoracodorsalis, *thoracodorsal nerve* も更に上にたどると，前述の腕神経叢 plexus brachialis に達する．

小胸筋の外側縁を下る **外側胸動脈** a. thoracica lateralis, *lateral thoracic artery* は，ふつうは腋窩動脈 a. axillaris から分かれるが（図 21 のように），肩甲下動脈 a. subscapularis の方から分枝していることもある．

動脈に伴行する静脈には それぞれ同じ名前がついているが，解剖の邪魔になる静脈は 適当に取り除いてよい．

血管と神経の同定方法　血管や神経の名前を識別して**同定** *identify* するには，色々な決め手があるが，その分布域や分布器官を見極めることによって同定される場合が いちばん多い（例：上・下甲状腺動脈，胸肩峰動脈，胸背神経・動脈 など多数ある）．また 特有の通過場所があれば，それによって同定できることもあり（例：横隔神経は前斜角筋の前を，肩甲上動脈・神経は肩甲切痕の上を，椎骨動静脈は横突孔を通る），あるいは本幹からの分岐の様子によって判断しなければならないこともある．

静脈は皮静脈を除けば 一般に動脈に伴行し，しかもその動脈と同じ形容詞で呼ばれる．動脈に先立って静脈の同定に苦労している学生をよく見掛けるが，静脈が動脈より更に変異に富むことを思えば，これは得策ではない．この本の記述もまず動脈を観察して，それに伴行するのが同名の静脈 という方式で進めてある．

§10　鎖骨下動静脈 と その枝

鎖骨 を 切る

1）**鎖骨** clavicula, *clavicle* は 頭蓋骨の大部分と同様に 線維性骨化（膜性骨化）によって作られる特殊な骨だが，そのほぼ中央で，鎖骨の全長の約⅓の範囲の骨膜 periosteum を腰の強いピンセットでむく．胸鎖乳突筋の鎖骨部は 腱によって鎖骨から起こり，大胸筋の鎖骨部は 筋線維そのもので鎖骨から起こっている．骨膜を鎖骨の後面まで むいておくと，鎖骨が切りやすくなるばかりでなく，骨を切る時に下層の軟組織を傷つけないですむ．

のこぎり を使って 鎖骨を外側⅓の部分（肩峰から数 cm 離れたところ）で切断する．

> 常染色体の優性遺伝をする先天性疾患として，**鎖骨・頭蓋異骨症** cleidocranial dysostosis（クルーゾン病 *Crouzon disease*）がある．この患者では 線維性骨化を行なう骨の形成不全が起こり，鎖骨の欠損ないし骨化障害や 頭蓋骨の変形が見られる．

鎖骨の内側端で **胸鎖関節** art. sternoclavicularis, *sternoclavicular joint* をメスで開いて，鎖骨をはずして取り出す．この関節は上肢（上肢帯）と体幹とを連結する唯一のもので，関節頭（鎖骨の内側端）と 関節窩（胸骨柄にある切痕）は 関節円板 discus articularis を介して接している．

> 胸鎖関節の所で鎖骨をはずす目的は，この関節自身の観察のためのほかに，すぐ あとで行なう胸管 ductus thoracicus などの解剖を容易にするためである．
> 生の骨と固定後の骨とでは，その硬さに大変な相違がある．生の骨は もっと楽に切断できる．

2）鎖骨の切断面で **骨髄** medulla ossium, *bone marrow* を観察する．その色や性状は 固定遺体と生体とで大きな差があることを念頭に置きながら．

3）今まで部分的にしか見えなかった **鎖骨下筋** m. subclavius の全貌がここで観察できる．これは第1肋骨（および第1肋軟骨）から起こって 鎖骨の下面に停止する小筋である．この筋の筋腹の中央後面から入る支配神経（腕神経叢の枝）の剖出も試みてみよう．筋腹で この筋を切断すると，その奥に **鎖骨下動静脈** a. et v. subclavia と **腕神経叢** plexus brachialis が 一層よく見えるようになる．（臨床では 鎖骨下静脈にカテーテルを入れることがある．）

鎖骨下動静脈 と 腋窩動静脈

1）鎖骨が切除されて視野が広くなったところで，結合組織を取り除きながら **鎖骨下静脈** v. subclavia, *subclavian vein* と，その上方でやや深くにある **鎖骨下動脈** a. subclavia, *subclavian artery* を剖出する．これらを上内側方にたどると，前斜角筋 m. scalenus anterior が 横隔神経 n. phrenicus とともに 鎖骨下静脈と鎖骨下動脈の間に割り込んでいるのがわかる．

2）鎖骨下動静脈を 外側の方にたどると，第1肋骨の外側縁の所で **腋窩動静脈** a. et v. axillaris, *axillary artery & vein* という名前に変わって 腋窩に向かう．

3）ここで既に剖出した肩甲下動静脈 a. et v. subscapularis, 外側胸動静脈 a. et v. thoracica lateralis, 胸肩峰動静脈 a. et v. thoracoacromialis, 胸腹壁静脈 v. thoracoepigastrica などの起こるところを確認する（**図 21**）．

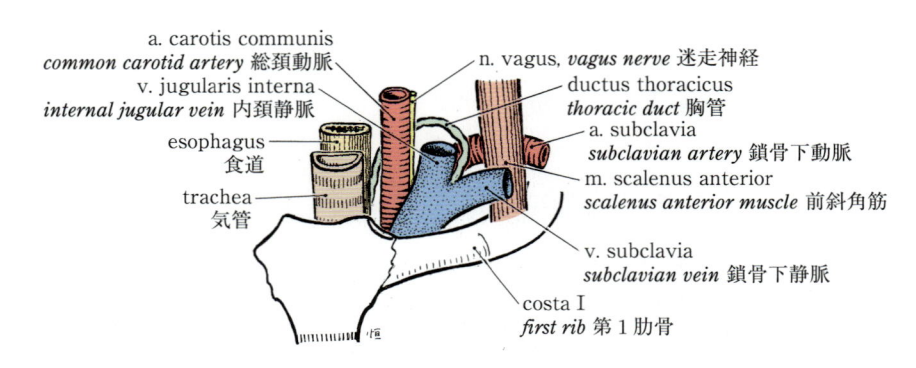

22. 胸管の頸部での走行を示す半模型図

胸管 など

1）鎖骨下静脈には上の方から **内頸静脈** v. jugularis interna, *internal jugular vein* が注ぎ込んでいる．この両者の合流部を **静脈角** *jugulosubclavian angle*, Venenwinkel と呼ぶ．

2）左側の静脈角には **胸管** ductus thoracicus, *thoracic duct* という太いリンパ管が後ろ上方から流入し，また上方からは **左頸リンパ本幹** truncus jugularis sinister が注ぎ込んでいる（図22）．胸管は その特有の流入方向と，弁のためにできた数珠状の形から，それと判断されるが，流入部の近くでは，静脈血が逆流して入っていることがあるので，静脈の枝と見誤ることがある．胸管の剖出には多少の熟練を要するので，あまり自信がなければ，静脈角の所は かき回さず，*p. 140* で胸管を胸郭内から たどってくる方が無難である．また，胸管の全経過は *p. 182* で観察する．

　　胸管は腸粘膜の絨毛で吸収された脂肪分の輸送路である．胸管が左静脈角へ注ぐ様子は変異に富む．すなわち2本に分かれて静脈角に入ることもある．左頸部からのリンパを集める本幹（左頸リンパ本幹）と 左上肢からのリンパを集める本幹（左鎖骨下リンパ本幹 truncus subclavius sinister）とは 胸管に合流していることもあり，別個に静脈角に入ることもある．

3）左の静脈角の付近にはリンパ節が密集している（ウィルヒョウリンパ節 *Virchow node*）．これらは 深頸リンパ節 lnn. cervicales profundi の下方への延長であるが，また胸管とも連絡がある．

　　胃癌などが 転移 *metastasis* を起こすと，このリンパ節が腫れて 左の鎖骨上窩 fossa supraclavicularis に腫瘤として触れられる．このことを **トロアジエ徴候** *Troisier sign* という．

4）右側の静脈角の所には，**右頸リンパ本幹** truncus jugularis dexter のほか 右気管支縦隔リンパ本幹，右鎖骨下リンパ本幹 truncus subclavius dexter が静脈に流入している．（以上の三者を総称して 右リンパ本幹 ともいう．）

鎖骨下動脈の枝

腋窩に近い場所では，腋窩動脈の枝として 肩甲下動脈・外側胸動脈・胸肩峰動脈 などを剖出したが，ここでは ずっと内側の部分から出る 鎖骨下動脈の枝を剖出する（図23）．

1）**頸横動脈** a. transversa colli, *transverse cervical artery* は鎖骨下動脈から直接に または甲状頸動脈から分枝したのち，多くの場合，前斜角筋 m. scalenus anterior の前面を通り，腕神経叢と交叉して，肩甲舌骨筋 m. omohyoideus の裏を通り抜けて背方に向かう．頸横動脈

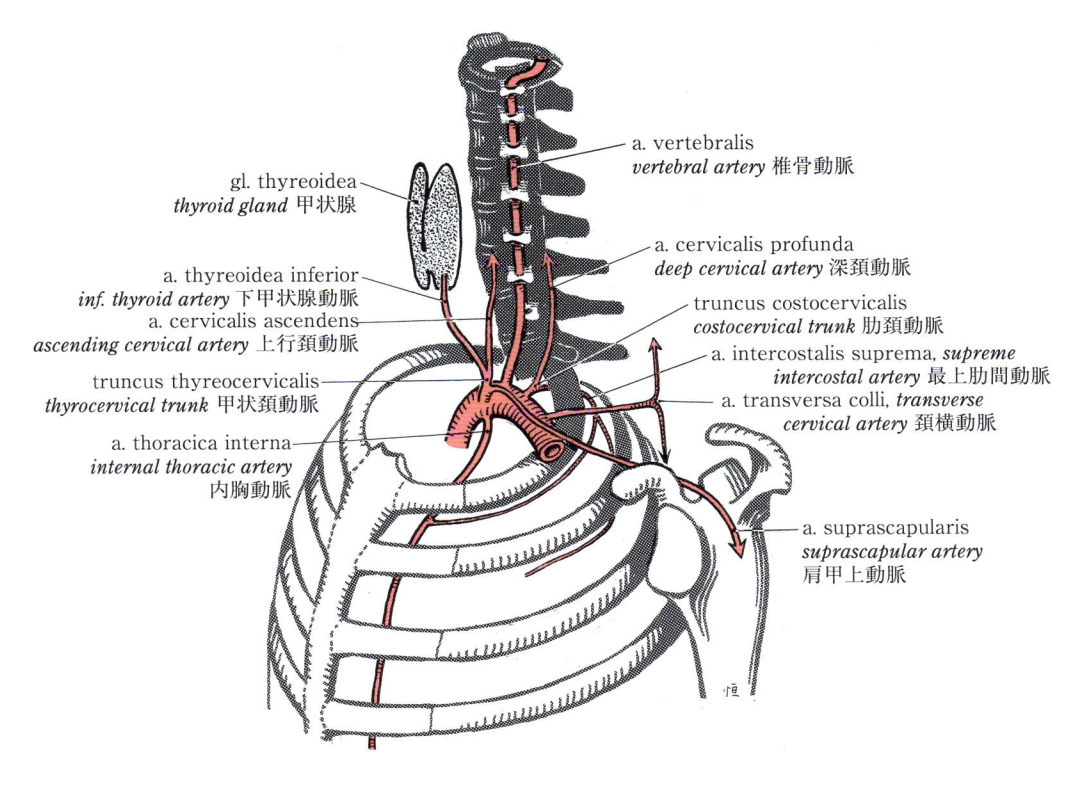

23. 左の 鎖骨下動脈 の 枝
頚横動脈は この図では独立して鎖骨下動脈から直接に
出ているが，甲状頚動脈から出ることの方が多い．

の背方での分布は p. 25 で一部すでに観察した．

2）前斜角筋の内側縁の近くで，鎖骨下動脈から **甲状頚動脈** truncus thyreocervicalis, *thyrocervical trunk* が上に分枝する．この動脈からは ふつう次の枝が出てくる．(1) 甲状腺 gl. thyreoidea に分布する最も重要な枝である **下甲状腺動脈** a. thyreoidea inferior, *inf. thyroid artery*；(2) 頚部の浅層で横隔神経にほぼ沿って前斜角筋の前面を上行する細い動脈(上行頚動脈 a. cervicalis ascendens)；(3) 肩甲切痕 incisura scapulae の方に向かう **肩甲上動脈** a. suprascapularis, *suprascapular artery*. 肩甲上動脈には腕神経叢の枝である **肩甲上神経** n. suprascapularis が近付いていく．

> 肩甲上動脈は 腋窩動脈または鎖骨下動脈から直接分枝していることがある(**図 21**). また頚横動脈は 甲状頚動脈の一枝となっていることの方が多い(約 60%).

3）右側では前斜角筋の後ろ，左側では同筋の内側で鎖骨下動脈から後ろに分枝するものとして **肋頚動脈** truncus costocervicalis, *costocervical trunk* があるが，肋頚動脈はかなり深部を走ることが多いので，ここでは無理をして探さずに，むしろ p. 124 で剖出する方がよい．

4）前斜角筋の内側縁の近くで，鎖骨下動脈から下方に分かれ出る **内胸動脈** a. thoracica interna, *internal thoracic artery* の基部を探す．

5）内胸動脈の分岐部の反対側(すなわち上方やや裏側)では **椎骨動脈** a. vertebralis, *vertebral artery* が鎖骨下動脈から分かれ出ている．

6）以上の動脈には，同名の静脈が伴行している．

椎骨動脈は頭蓋腔内に入ったのちに，延髄と橋の境あたりで左右のものが合流して，無対性の**脳底動脈** basilar artery になる（*p. 346*, **図 248** 参照）．したがって，動脈硬化症などで鎖骨下動脈が椎骨動脈起始部よりも内側（心臓寄り）で閉塞すると，健側の椎骨動脈内の血流が脳底動脈を介して患側の椎骨動脈の方に逆流して，患側上肢への側副循環路 collateral pathway になり得る．その結果として，脳底動脈そのものの働きが不十分になるので，患側の上肢を動かすとめまいや一過性の失明，あるいは失神発作などの症状を起こすことがある．これを **鎖骨下動脈盗血〔流〕症候群** *subclavian steal syndrome*（椎骨動脈逆流症候群）という．

=== きゅうけいしつ ===

レントゲン写真を手にして，医者が「右の肺に……」といったら，それは **患者の右の肺**，つまり写真では 向かって左側の肺 のことである．日常生活では，右と左は，時には相手や第三者に即して，時には自分や画面を中心にして，かなり不用意に使われているが，諸君は解剖実習の機会に，医者の左右感覚を一日も早く身につけてほしい．いつも **患者の**，あるいは **遺体の** 右左で ものを言うくせをつけよう．

　　　　　＊　　　＊　　　＊

洋の東西を問わず「右」という言葉は すぐれたものを，「左」は逆に できの悪いものを 指すようだ．「右に出る者なし」などという．英語で *dextrous* は器用な ということ，*sinister* は不吉な という意味である．フランス語でも *gaucherie* は不細工とか，ヘマとかいうことになる．解剖学の図に右側が採用される慣習も，おそらく こういうところに根ざしているのだろう．

それでは 右が左にまさるという考えは どこから生まれたかといえば，人間一般が右利きで，右手の方が上手に使えるためとしか思えない．それでは人間は なぜ右利きかというと，むかし左の心臓を左手の楯で守りながら右手で闘ったからだなどというが，これは眉つばものだろう．また右手の使用を強制しないで幼児を育てれば，左利きと右利きが半々にできるという人もある．しかしそれなら広い世界には 親のしつけ方の違う「左ぎっちょの国」があってもよさそうなものだが．

それはさておき，解剖学の教科書や図譜は，どれを見ても右側の体部の図ばかりだから，左半身を解剖する人は苦労させられる．頭の中で左右を逆転して考えるのは簡単なようで，慣れないと，なかなかむずかしい．

=== 右 と 左 ===

この本では 左側を解剖する人にも不公平でないように，また右側の人も逆の図を見る練習ができるように，左側の図をたくさん入れることにした．有名な本では，ソボッタ Sobotta の図譜に左の上肢が出ている．私（T.F）は学生の時に左腕があたり，ソボッタ先生に大いに感謝したものである．

　　　　　＊　　　＊　　　＊

左腕の解剖図といえば，偉大な17世紀の画家レンブラントの描いた"トゥルプ Tulp 博士の解剖学講義"がある．この絵は 若きレンブラントがアムステルダムにアトリエを構えてまもなく 注文を受けて描いた，医師の集団肖像画で，この一作によって一躍 名声を高めた出世作で，現在はハーグのマウリッツハイス王立美術館にある．ところで この絵の中央に置かれた遺体で左の前腕の筋が剖出されているのだが，浅指屈筋が外側上顆から起始しているという，左右逆転の誤りを犯しているのだ．レンブラントは右腕の描かれた図譜を見て，そのまま左腕に はめ込んでしまったのだろうか？ トゥルプ先生はじめ医師たちは，自分たちの顔のできばえばかりに気を取られて，解剖学上の誤りを見落としたらしい．

もし レオナルド・ダヴィンチが この絵を描いたとしたら，このような誤りは決してなかっただろう．ダヴィンチは，絵をかくには人体の構造を熟知せねばならないとの信念から，腕の筋はもちろん，内臓のすみずみまで解剖した人である．

ついでながら，ダヴィンチの左ぎっちょは有名で，しかも彼は左右の逆転した字を書いた．すばらしい解剖の写生図のかたわらに ぎっしりと書き込まれた彼のメモは 鏡に写してみないと読めない．

上　肢

§11　うでの皮切りと腕神経叢

体表の観察

1）骨格標本も参照しながら，以下の骨部を理解したうえで体表から観察する．これらは生体の皮膚の上からもよく観察できるから，自分のからだでも触れておくとよい．

肘で尺骨の **肘頭** olecranon を触れてみる．その両側で上腕骨の **外側上顆** epicondylus lateralis, *lateral epicondyle* と **内側上顆** epicondylus medialis がよくわかる．外側上顆に接して すぐその遠位にある **橈骨頭** caput radii, *head of radius* も 注意すれば触れられる．

2）手首では，小指がわのところで **尺骨頭** caput ulnae の高まりがあり，親指がわには 橈骨の下端が突出している．

> olecranon という語は，ギリシャ語の olenocranon が縮まったもの．olene は肘，cranon は頭であるから，肘頭は その直訳である．cranon には ヘルメットという意味もあるから，日本で俗にいう 肘鉄 と思い合わせると興味深い．

皮切り（手くびまで）

図 24 を参照しながら上腕と前腕の皮切りを行なう．皮静脈が浅く存在するから，皮膚は薄くはいだ方がよい．手首から先は そのままにしておく．これからは 遺体の位置を 必要に応じて その都度 腹臥位に変え，うでの背側の解剖も十分に行なわなければならない．

肘頭の所では，皮はぎの感じが少し違うだろう．ここでは骨と皮膚の間の結び付きが緩いだけでなく，皮下に **滑液包** bursa が存在するために，皮膚が ずれやすくできているのである．

皮静脈と皮神経

1）既に腋窩の近くで剖出してある **橈側皮静脈** v. cephalica, *cephalic vein* を末梢の方にたどる．肘の前面では吻合枝（**肘正中皮静脈** v. mediana cubiti, *median cubital vein*）によって **尺側皮静脈** v. basilica, *basilic vein* と連絡していることが多い（55〜80％）．尺側皮静脈は肘の前面で筋膜を貫いて その裏に隠れ，深部の静脈（上腕静脈 v. brachialis）に注いでいる．この静脈が筋膜を貫く付近に リンパ節（肘リンパ節 lnn. cubitales）が認められる．橈側皮静脈と尺側皮静脈を手首の近くまでたどっておく．手背の皮静脈は，*p. 56* で剖出する．

24. 上腕と前腕の皮切り

肘正中皮静脈 v. mediana cubiti は **静脈内注射** intravenous injection に好んで選ばれるが，その理由は (1)この静脈が浅くて，しかも適当な太さがあること；(2)付近に傷つけると危険なものが少ないこと；(3)場所が腕まくりをすれば すぐ出せるので 患者さんが脱衣する必要のないことなどである．

前腕の皮静脈は まことに変異に富んでおり，解剖中の遺体と解剖図譜とでは，その走向や吻合状態が かなり違っている．また これらの皮静脈は 生体でも皮膚の上からよく観察できるから，自分自身の前腕の皮静脈と比べてみることも 是非必要である．

2) 図 25・26 を見ながら，上腕と前腕の屈伸両側の **皮神経**の剖出を試みてみよう．これらの 皮神経のすべてを，時間をかけて剖出する必要はない．

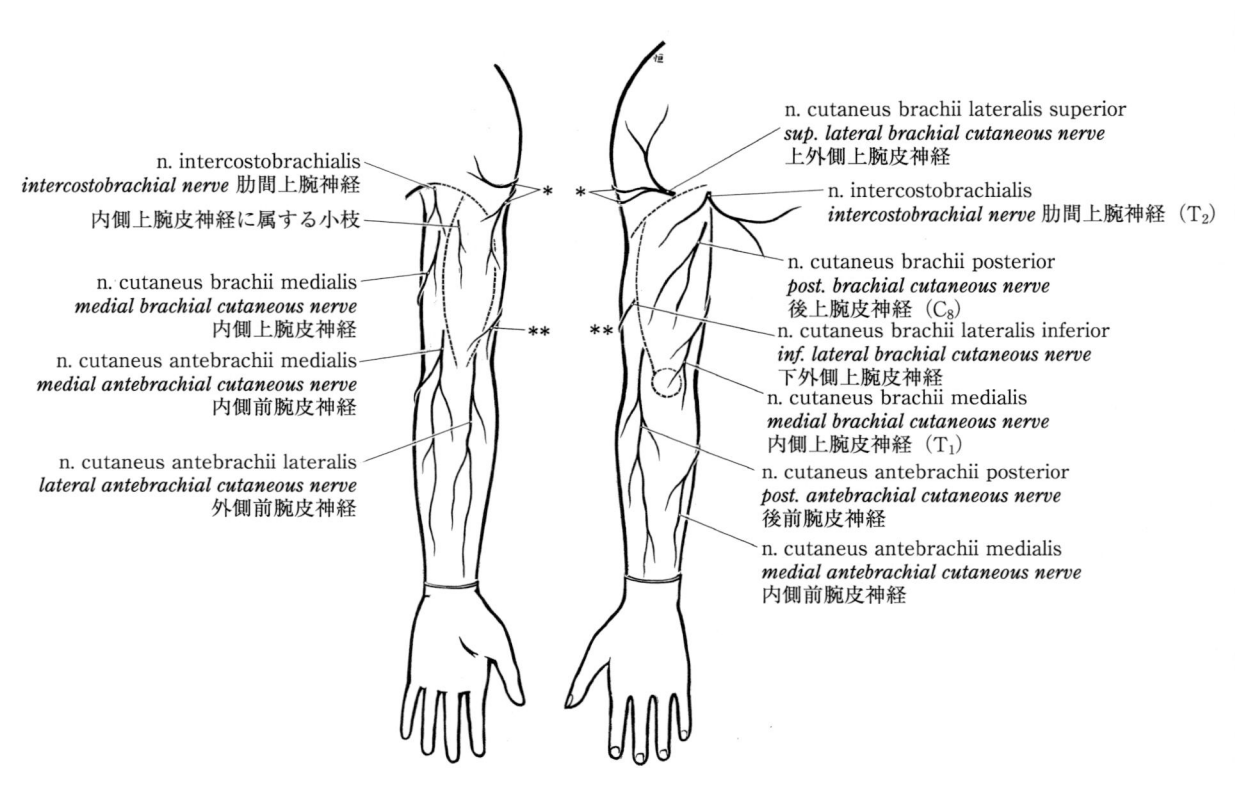

25. 上腕と前腕の **前面**の皮神経(左)
上腕二頭筋の輪郭が破線で示してある．

26. 上腕と前腕の **後面**の皮神経(左)
三角筋の後縁，上腕三頭筋の外側縁，肘頭が破線で示してある．
*印と **印は それぞれ対応する神経を示す．〔河西達夫による〕

3) 上腕と前腕を ぐるりと包んでいる筋膜(**上腕筋膜** fascia brachii, *brachial fascia* と **前腕筋膜** fascia antebrachii, *antebrachial fascia*)の互いの移行状態や，腋窩筋膜との連絡などを観察する．次いで皮静脈と皮神経を なるべくその場に残すようにして，これらの筋膜をはぐ．これらの筋膜からは，その構成線維の一部が **筋間中隔** septum intermusculare, *intermuscular septum* となって骨に向かい，屈筋群と伸筋群の間の仕切りを作っていることに注意しよう(図 27)．

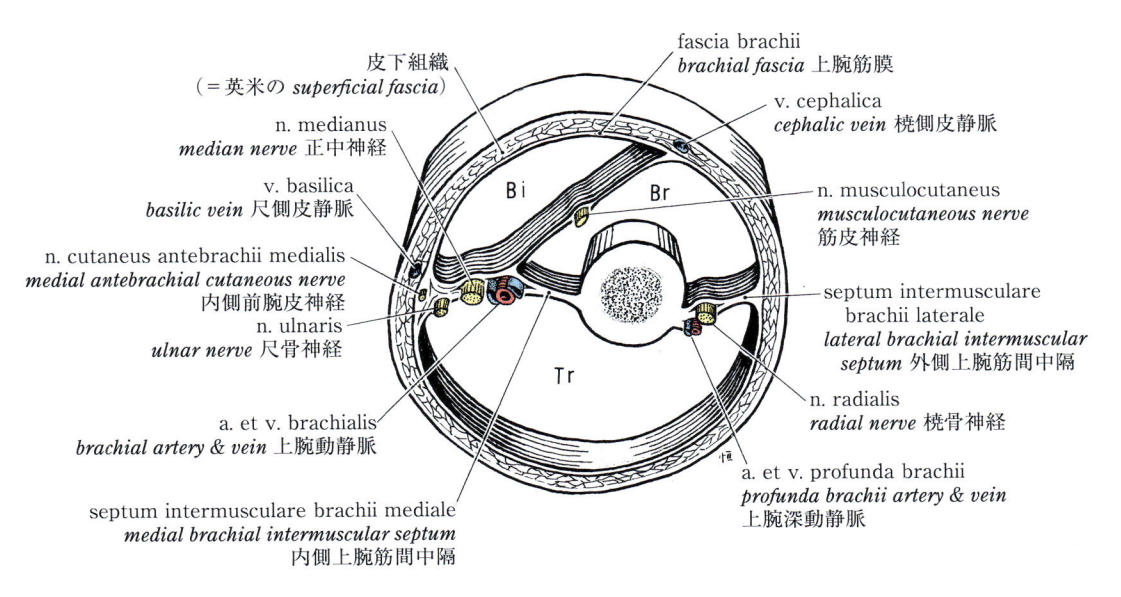

27. 筋間中隔の構造を示す模型図
左の上腕を中央で輪切りにして，下から見たつもり．
Bi は 上腕二頭筋，**Br** は 上腕筋，**Tr** は 上腕三頭筋を
容れる部屋．〔Le Gros Clark にヒントを得て〕

腕 神 経 叢

結合組織を十分に取り除いて **腕神経叢** plexus brachialis, *brachial plexus* の全貌を剖出し，その構成を観察する(図28)．

腕神経叢の構成様式は 非常に変異が多い．その正常型(75%)を 図28 に示す．

1) 鎖骨よりも上では，C_5 と C_6 の前枝が吻合して **上神経幹** truncus superior, *sup. trunk* を作り，C_7 の前枝は単独で **中神経幹** truncus medius, *middle trunk* となり，C_8 と T_1 の前

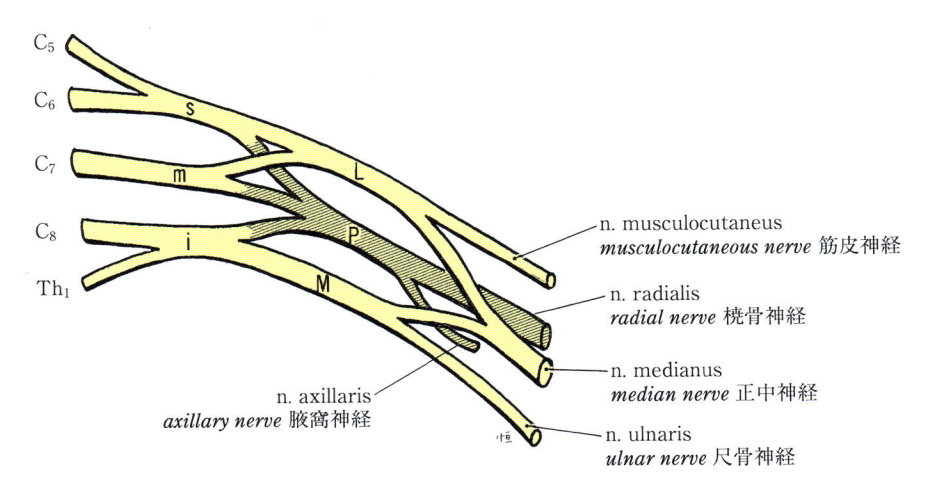

28. 腕神経叢(左)の構成と，それから出る重要な五つの神経
s, m, i は それぞれ 上・中・下神経幹 truncus superior, medius, inferior.
L, P, M は 外側・後・内側神経束 fasciculus lateralis, posterior, medialis.

枝は吻合して **下神経幹** truncus inferior, *inf. trunk* を形成している．（頚神経の番号は，ここでは まだ確認はできない．）

上神経幹には C_4 の前枝が連絡することがあり（22～30％），また下神経幹には T_2 の前枝が加わることがある（10～14％）．

前斜角筋 m. scalenus anterior と中斜角筋の間で 第1肋骨の上には **斜角筋隙** *scalene space* があり，ここを腕神経叢の基部と鎖骨下動脈 a. subclavia が通ることを見よう（**図 30**）．

斜角筋隙で腕神経叢や鎖骨下動脈が圧迫されると，頚部から上肢にかけての放散痛や鈍痛などの〔前〕**斜角筋症候群** *scalenus syndrome* と呼ばれる症状を呈する（*p. 122* 参照）．
斜角筋症候群は，最近では **胸郭出口症候群** *thoracic outlet syndrome*（*TOS*）と呼ばれることもある．ここで臨床家のいう **胸郭出口** とは，解剖学名での **胸郭上口** のことである．

2）鎖骨よりも下では，上神経幹と中神経幹からの枝が吻合して **外側神経束** fasciculus lateralis, *lateral cord* を作り，下神経幹は そのまま **内側神経束** fasciculus medialis, *medial cord* となり，上・中・下神経幹からの枝は 更に鎖骨下動脈の裏側で **後神経束** fasciculus posterior, *post. cord* を形成している．これら3神経束が鎖骨下動脈ないし腋窩動脈を取り巻くようにしていることに注意しよう．

3）**外側神経束** fasciculus lateralis を末梢の方にたどり，これが2本の大きな枝に分かれることを見る．外側の枝は **筋皮神経** n. musculocutaneus, *musculocutaneous nerve* であり，内側の枝は **正中神経** n. medianus の外側根 radix lateralis である．

4）**内側神経束** fasciculus medialis は まもなく4枝に分かれる．その一つは 正中神経の内側根 radix medialis で，上述の外側根と吻合して **正中神経** n. medianus, *median nerve* を形成している．あとの3枝は **尺骨神経** n. ulnaris, *ulnar nerve* と 二つの皮神経（内側前腕皮神経 n. cutaneus antebrachii medialis と内側上腕皮神経 n. cutaneus brachii medialis）である．これらの皮神経は尺骨神経に比べて はるかに細い．

筋皮神経は，かなりの頻度（40％）で正中神経と吻合する（*p. 42* 参照）．

大胸筋と小胸筋に分布していた **胸筋神経** nn. pectorales, *pectoral nerves* を腕神経叢の方にたどると，腕神経叢の外側神経束から出ているのが **外側胸筋神経** n. pectoralis lateralis であり，内側神経束から出ているのが **内側胸筋神経** n. pectoralis medialis であることがわかる（**図 30**）．

上腕と前腕の皮神経は 数多くあって苦労させられるが，内側・外側胸筋神経 の見分けかたと同じように，どの神経束から出るか に注目すると，理解しやすい．（これらを すべて剖出する必要はない．念のため．）

内側神経束から……内側上腕皮神経，内側前腕皮神経
外側神経束から……外側前腕皮神経
後神経束から……後上腕皮神経，後前腕皮神経

ただし，例外として，上外側上腕皮神経は腋窩神経（後神経束の枝）から，下外側上腕皮神経は橈骨神経（これも 後神経束の枝）から分枝する．

5）**後神経束** fasciculus posterior は **橈骨神経** n. radialis, *radial nerve* と **腋窩神経** n. axillaris, *axillary nerve* とに分かれるが，かなり奥まっているから，ここでは詳しく追究せずに，むしろ *p. 44* または *p. 74* で剖出した方がよい．

神経叢 plexus とは，隣りあう神経が吻合して作った網目 のことである (p. 16 参照)．**脊髄神経の前枝** r. ventralis, *primary ventral ramus* は，第 2〜11 胸神経以外は，すべて互いに吻合して神経叢を作っている．これが頚神経叢 plexus cervicalis (*p. 17*)，腕神経叢 plexus brachialis (*p. 39*)，腰神経叢 plexus lumbalis (*p. 187*)，仙骨神経叢 plexus sacralis (*p. 249*) である．
　　　比較解剖学的に見ると，これら 4 種の神経叢を持つのは 高等な脊椎動物に限られ，両棲類では神経叢は 2 種類だけ (前肢に行くものと後肢に行くもの) である．魚類になると 神経叢の発達は更に弱く，それぞれの脊髄神経は 線維交換なしに 何本かまとまって (*collector nerve*) 末梢に分布している．

§ 12　上腕屈側の 筋と神経

三 角 筋

　鎖骨 (外側部 ⅓)・肩峰・肩甲棘 から起こって，上腕の中央部で上腕骨に停止する **三角筋** m. deltoideus, *deltoid muscle* を，筋膜を取り除きながら観察する．鎖骨から起こる部分が大胸筋 m. pectoralis major に接していることは既に見たとおりである．遺体の上肢を十分に外転させる (側方に挙上して体幹から離す) と，三角筋を上に浮かせながら その裏を解剖することができる．三角筋に分布している神経は 腋窩神経 n. axillaris の枝である．
　　　三角筋を構成する筋束は 次の 3 種類に大別できる．すなわち
　　　　① 鎖骨から起こる筋束 (肩関節で上腕骨を屈曲すなわち前方挙上する)，
　　　　② 肩峰付近から起こる筋束 (上肢を外転させる)，
　　　　③ 肩甲棘から起こる筋束 (上肢を後ろに引く)．
　　　もちろん これらの境界は それほど明瞭ではない．
　三角筋に分布する腋窩神経の枝は，三角筋の筋腹の裏のほぼ中央で筋線維に直交する方向に走っているので，整形外科の手術で 肩関節を開放する時などに 腋窩神経を切らないよう 注意が必要になる．

上腕の 三つの屈筋

　1) 三角筋の内側下方には **上腕二頭筋** m. biceps brachii があり，これら両筋の間の溝の表層には 橈側皮静脈 v. cephalica が走っている．上腕二頭筋の 二つの頭，すなわち **長頭** caput longum, *long head* と **短頭** caput breve, *short head* を判別しよう．
　長頭の起始は肩関節内にあるので，ここでは見えない．短頭の起始を 烏口突起 proc. coracoideus に求めよう．遺体の肘を曲げると，上腕二頭筋が たるんで解剖が楽になる．
　長頭と短頭は 上腕の下半で合流して深部に隠れる．橈骨への停止 (**図 29**) は ここではまだ見届けることはできないが，停止腱の一部が腱膜状になって前腕筋膜に放散して終わるのがよくわかる．これが **上腕二頭筋腱膜** aponeurosis musculi bicipitis brachii, *aponeurosis of biceps brachii* (旧名 lacertus fibrosus) である．この腱膜と上腕動脈との関係は *p. 43* を参照しよう．
　　　上腕二頭筋には，約 14〜20% の頻度で 上腕骨体から起こる 第 3 頭 (異常筋束) が見られる．
　　　上腕二頭筋腱膜の機能には不明の点が多い．下層にある上腕動脈と正中神経を保護しているともいわれ，また 肘を曲げた時に これらの血管や神経を たるまないように押さえ込む作用をするともいわれる．

　2) 烏口突起からは，上腕二頭筋の短頭と一緒に **烏口腕筋** m. coracobrachialis が起こる．上部は 短頭と融合しているので紛らわしいが，下半部は短頭と分かれて上腕骨に停止する．

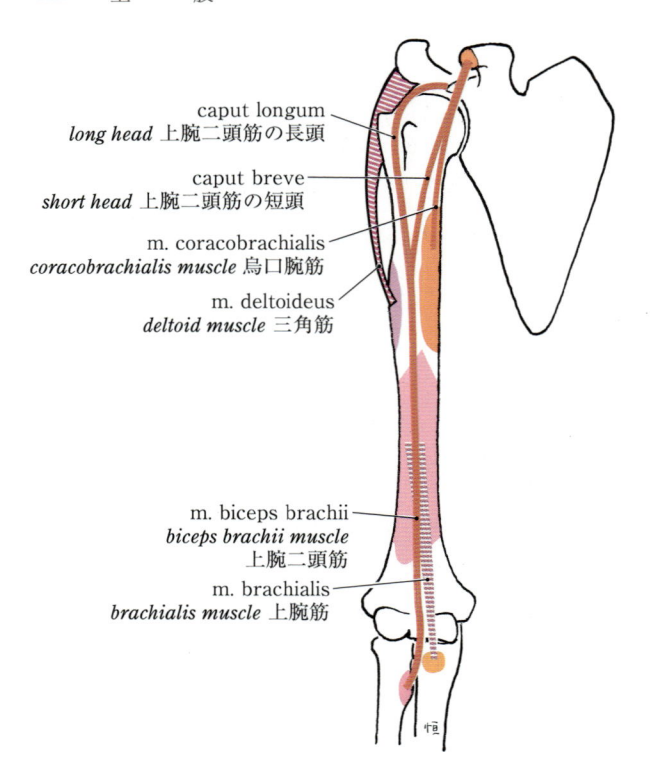

3）烏口腕筋を貫いている太い神経が **筋皮神経** n. musculocutaneus, *musculocutaneous nerve* である（図30）．筋皮神経を末梢にたどって，烏口腕筋にも上腕二頭筋にも分布することを確かめる．前述のように（p. 40），筋皮神経と正中神経との間に吻合枝が見られることもかなりある（40％）．

　筋皮神経と正中神経との吻合が太いと，筋皮神経のほとんどの神経線維束が正中神経に合流する形になり，この共同幹から 上腕の屈筋群への筋枝が 次々に出るようになる．上腕では 一つも筋枝を出さぬはずの 正中神経から，これらの筋枝が出ているように見える時は，このような破格を考えなければならない．

　また逆に 正中神経の 外側の神経線維束が枝分かれして，筋皮神経に取り囲まれるようにしながら烏口腕筋を貫いたのちに，再び正中神経に戻るような例もある．

29．上腕屈側の筋の 起始と停止（右）

4）肘を曲げて 上腕二頭筋の筋腹を浮かせ，その下層に **上腕筋** m. brachialis を探す．上腕筋は上腕骨から起こって尺骨の上部に停止するはずだが，その停止部は ここではまだ見えない．上腕筋にも筋皮神経が分布しているのが見える．

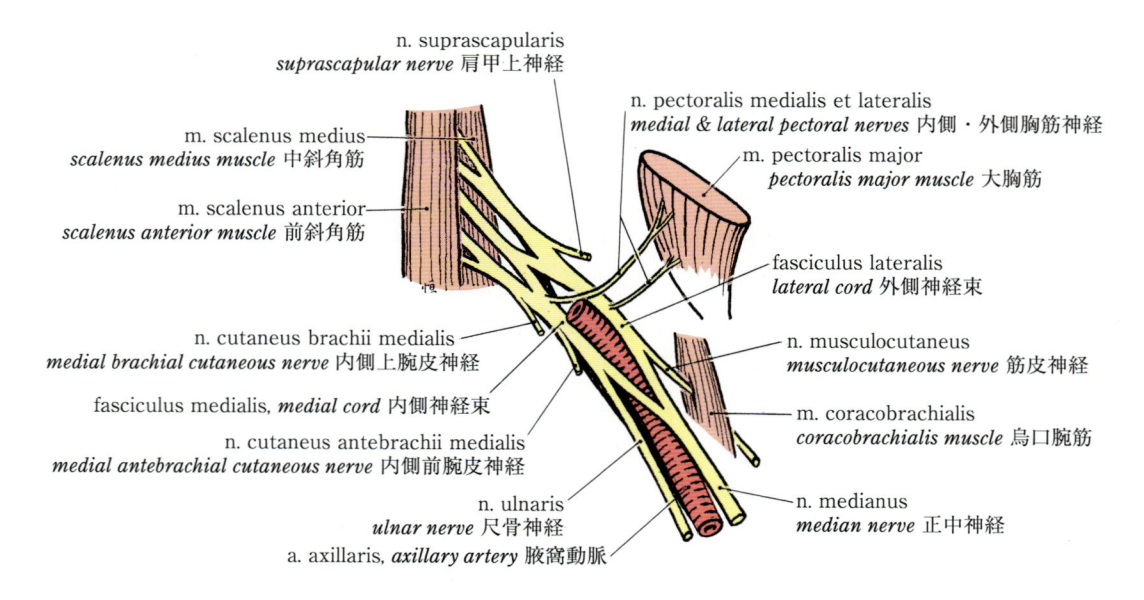

30．腕神経叢の 内側・外側神経束 と その枝（左）

上腕動静脈 と 正中神経

1) 上腕二頭筋と上腕筋の間を走る 血管と神経 を剖出する．腋窩動静脈の続きである **上腕動静脈** a. et v. brachialis, *brachial artery & vein* と **正中神経** n. medianus, *median nerve* が寄り添って走っている．結合組織を取り除いて これらを別々に分離させ，ともに 上腕二頭筋腱膜 (p. 54) の所までたどっておく．正常の場合には，正中神経は上腕部では 枝を1本も出さないことに注意しよう．

  自分の上腕で，上腕動脈の脈拍を触れる場所を確認しておく．まず 上腕二頭筋（力こぶ）の内側に沿って動脈のほとんど全長を触れることができ，注意すれば 皮膚の表面から拍動を見ることもできる．また 肘窩では 上腕二頭筋腱膜のところで深部に入るが，肘を軽く曲げると 動脈がたるんで迂曲するから 一層触れやすくなる．この脈拍の場所は，血圧を測る時に聴診器をあてる場所である．

  上腕静脈 v. brachialis は 2条に分かれて走っていることが多い．また 15〜25％の頻度で浅上腕動脈 a. brachialis superficialis が存在する．

2) 上腕動脈からは，上腕の上1/3の付近で かなり太い枝 (**上腕深動脈** a. profunda brachii, *profunda brachii artery*) が 橈骨神経に伴行しながら深部に向かう．

3) 既に一部剖出してある **尺側皮静脈** v. basilica が どこで上腕静脈に注いでいるかを見届ける．その注ぎ方には かなりの個体差がある．

腕神経叢の枝

1) **正中神経** n. medianus を上にたどり，正中神経が二またに分かれて腕神経叢の内側神経束と外側神経束 fasciculus medialis et lateralis, *medial & lateral cords* から起こっていることを復習する．この二またの間に挟まれて 腋窩動脈 a. axillaris が走っている（図30）．

2) **筋皮神経** n. musculocutaneus を元の方にたどり，これが外側神経束 fasciculus lateralis から起こることを見届ける．筋皮神経が烏口腕筋 m. coracobrachialis を貫くことは，この神経の大きな特徴である（図30）．筋皮神経を末梢の方にたどると，上腕の屈筋群への筋枝を出したのち，前腕の皮膚に分布する神経（外側前腕皮神経 n. cutaneus antebrachii lateralis）となっている．

  上腕の屈筋群は すべて筋皮神経の支配である．筋肉への支配と皮膚への分布を兼ねているのが「筋皮神経」という名前の意味だが，それは別に この神経に限った特徴ではない．
  筋皮神経が烏口腕筋を貫く場所は，この筋の起始である烏口突起から約 4 cm 遠位のことが多い．しかし，この貫通場所が非常に近位で 烏口突起寄りのことが稀には見られ，この時には肩関節の 習慣性ないし反復性脱臼 *recurrent dislocation* の外科手術の際に 筋皮神経が切断されて麻痺を招く恐れがある．

3) 既に一部剖出してある 内側上腕皮神経 n. cutaneus brachii medialis と内側前腕皮神経 n. cutaneus antebrachii medialis をそれぞれ元の方にたどり，これらがいずれも 内側神経束 fasciculus medialis から出ていることを確かめる（図30）．

4) 腕神経叢の後神経束から起こり，上腕骨の内側から後ろへ回り込んで下行する太い神経が **橈骨神経** n. radialis, *radial nerve* である（図31）．これをできるだけ下の方に追究してみる．

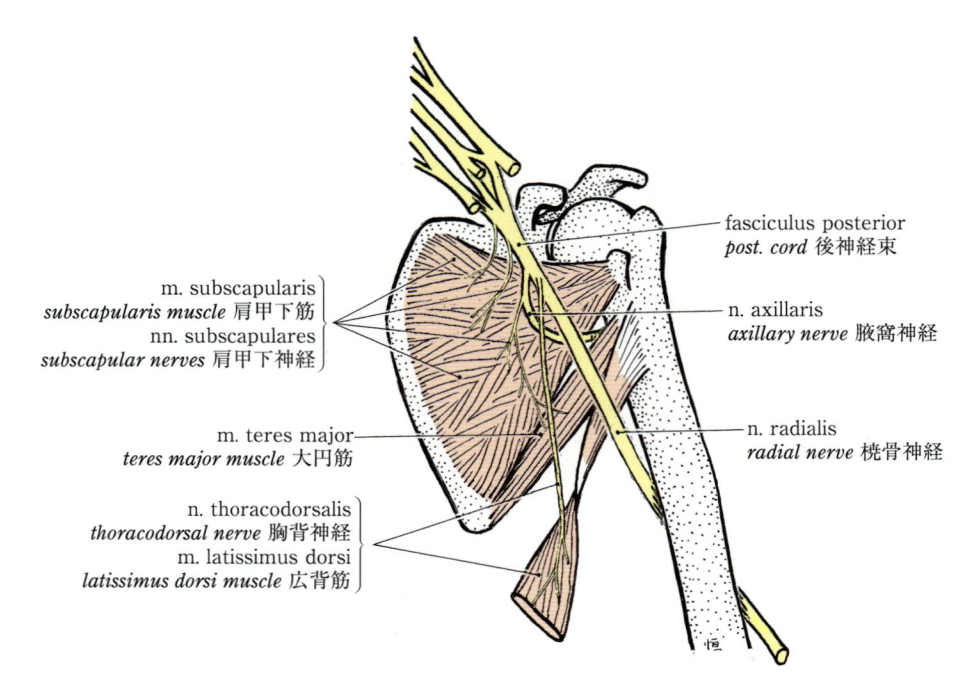

31. 腕神経叢の後神経束 と その枝(左)
この図では，内側神経束と外側神経束を切り取ってあるが，
諸君は これを切らずに 奥のものを観察するのである．

5) 後神経束からは また **腋窩神経** n. axillaris, *axillary nerve* が後述の肩甲下筋の下縁近くで後ろの方に分かれていることを注意深く剖出しよう(図31)．これに伴行する細い動脈は **後上腕回旋動脈** a. circumflexa humeri posterior, *post. circumflex humeral artery* である．この動脈が 腋窩動脈 a. axillaris の枝であることも確かめられる．

静脈の弁

1) 腋窩静脈 v. axillaris と その続きである 上腕静脈 v. brachialis の表面をよく観察すると，ところどころに小さい膨らみがあることがわかる．これらの膨らみは **静脈弁** valvula venosa, *venous valve* の位置に一致している．注意深く見ると，この膨らみ(静脈弁)の位置が必ず静脈の分岐部のすぐ遠位に存在することにも気付かれるだろう．(何故か？)

2) 適当に切り出した上腕静脈を はさみで縦に切開し，静脈弁の構造を見る．ポケットのような弁葉が2枚向き合っているのが見えるはずである．

> 静脈弁は 上肢と下肢の静脈で よく発達しているので，どこで観察してもよいわけだが，さしあたり上腕静脈で細かく観察する．静脈弁は静脈内の血流が逆流するのを防ぐ装置で，頭頸部の静脈には数が少なく，門脈系と奇静脈系には ほとんど存在しない．弁葉の数は 2枚が普通だが，細い静脈では1枚のこともあり，また太い静脈では 3枚のこともある．

§ 13 肩甲骨の前面の筋

前鋸筋

1) さきに *p. 15* で一部を剖出した **前鋸筋**(ぜんきょきん) m. serratus anterior を細かく観察する．前鋸筋は肋骨から起こり，肩甲骨と胸郭の間を走って 肩甲骨の<u>内側縁</u>に停止するが，このことを**図32**によって十分理解してほしい．次に立ち入って観察すると，この筋は それぞれ作用が少し違う次の3部分で構成されている(**図33**)．

(a) 第1・第2肋骨から起こって 肩甲骨内側縁の上端に停止する部分；

(b) 第2・第3・(第4)肋骨から起こって 肩甲骨内側縁の中ほどに停止する部分；

(c) (第4)・第5〜第8・(第9)肋骨から起こって 肩甲骨下端に停止する部分．

これら3部分のうち最も重要で，いちばんよく発達しているのは (c) の部分である．

> 前鋸筋の(a)部分は，やや独立していて別の筋のように見えることが多い．「鎖骨の下の方に変な筋肉がありますが」と質問してくる学生が案外多いのは そのためである．
>
> 前鋸筋の(a)(b)(c)の 3部分が一緒に収縮すると，胸郭に沿って肩甲骨を外側前方に横滑りさせる．いちばん強力な(c)だけが収縮すると，肩甲骨の下端を引っ張るので 肩甲骨は回旋し，肩峰は上にあがる．外野手がホームラン性の大飛球を伸び上がって捕る時など，前鋸筋の(c)の部分が大いに働いていることだろう．
>
> 前鋸筋の起始の下端の肋骨番号には個体差があり，男性では 第8肋(42%)，女性では 第9肋(43%)であることが最も多いが，第10肋以下のことも 5〜10%あり，極端な場合には 第12肋(0.1%)のこともある (森本岩太郎ほか，解剖学雑誌67：744〜748, 1992)．
>
> 片側の長胸神経が麻痺して前鋸筋の機能不全が起こると(**前鋸筋麻痺** *serratus paralysis*)，安静時に病側の肩甲骨の方が高く上がっており，腕を前方に挙げて，すぐ前の壁などに押しつけさせたり，腕立て伏せ をさせたりすると 病側肩甲骨の内側縁が飛び出て，天使の翼 のように見える(**翼状肩甲骨**(よく) *winged scapula*)．この麻痺の時には，病側の上肢を水平位よりも上に挙げられなくなる．

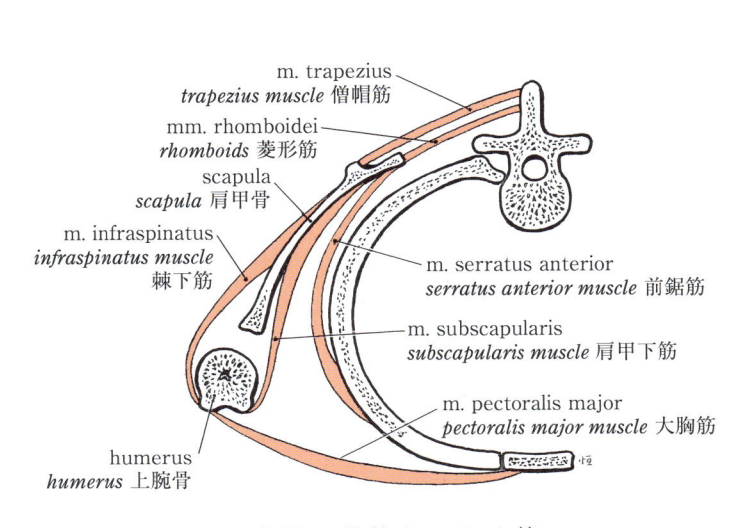

32. 上肢と体幹をつなぐ筋
それぞれの筋が働くと 肩甲骨がどのような
横滑り運動をするか が理解できるだろう．

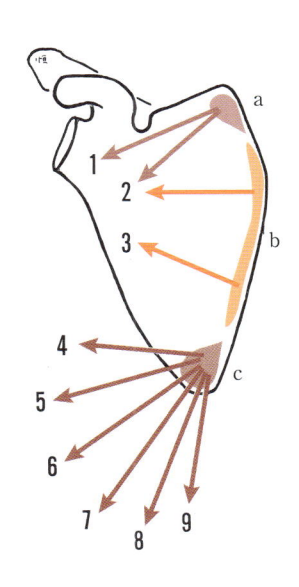

33. 前鋸筋は **a**，**b**，**c** の
3部から成る
右の肩甲骨を前(肋骨のがわ)
から見る．数字は筋束が
起こる肋骨の番号．

大・小菱形筋の麻痺の時にも 翼状肩甲骨が見られるが，上腕の挙上運動には支障がないので 鑑別診断ができる．

2) **長胸神経** n. thoracicus longus, *long thoracic nerve* が前鋸筋に分布する状態を見たのち，前鋸筋の筋腹を胸郭から浮かせて，上記の前鋸筋の3部分の間を分けてみよう．肋骨から起こる所では，**外腹斜筋** m. obliquus externus abdominis の起始と鋸歯状にかみ合っていることを見届ける．

3) 遺体を腹臥位にし，広背筋 m. latissimus dorsi を胸郭から持ち上げるようにして，背中側からも前鋸筋を観察し，それを肩甲骨の裏の方にたどって停止を見る．前鋸筋の全貌と その作用は，上肢を切り離す時に *p. 51* で もう一度見ることができる．

　　serratus は「のこぎりの歯のような」という意味である（serra＝のこぎり）．前鋸筋の起始は，肋骨から鋸歯状に起こっている．

肩甲下筋

遺体を背臥位に直し，肩甲骨の前面にある広いくぼみから起こって 上腕骨に停止する **肩甲下筋** m. subscapularis を観察する（図 31, 35）．腹側方から見ると，この筋が腋窩の後壁の大部分を作っていることがわかる．筋束の走向が特異で，羽状筋 m. bipennatus が数個集まった見事な筋である．支配神経（肩甲下神経 nn. subscapulares）は 腕神経叢の後神経束 から起こっている（図 31）．肩甲下筋の停止（上腕骨の小結節 tuberculum minus）は，ここでは まだ完全には剖出する必要はない．

　　羽状筋は固有名詞ではなく，筋線維が羽根のように配列している筋の 一般名詞である．
　　ローマ時代には scapula は 背なか を意味していた．17世紀にフランスの解剖学者リオラン J. Riolan が ギリシャ語の skaptein（掘る）に由来する scapula を 肩甲骨に初めて採用したという．肩甲骨がシャベルに似ているからである．日本では肩甲骨のことを俗に「貝がらぼね」というが，これも なかなか うまい表現ではないか．

§14 上腕伸側 と 肩甲骨背面 の筋

上腕三頭筋

1) 腹臥位で **上腕三頭筋** m. triceps brachii を剖出する（図 34）．肩甲骨から起こる **長頭** caput longum, *long head* と上腕骨上半の背面から起こる **外側頭** caput laterale, *lateral head* とは容易に判別できる．両頭の間の深部には 橈骨神経 n. radialis が求められ，上腕深動脈 a. profunda brachii の枝が これに伴行している．

2) 肘を伸ばして 上腕三頭筋の長頭と外側頭を上に浮かせるようにしながら，同筋の **内側頭** caput mediale, *medial head* を深部で探す．内側頭は上腕骨下半の背面から起こり，大部分が長頭と外側頭に覆われているので，剖出がやや厄介である．これらの3頭は 肘のすぐ上で合流し，共通の腱で尺骨の肘頭 olecranon に停止している．図 34 を参照しながら，上腕三頭筋の構造と作用を理解しよう．

3) 上腕三頭筋の内側頭の一部は，上述の共通腱には加わらずに 肘関節の関節包に停止している．この筋束（肘関節筋 m. articularis cubiti）は 肘を伸ばす時に関節包が 肘関節内に はまり

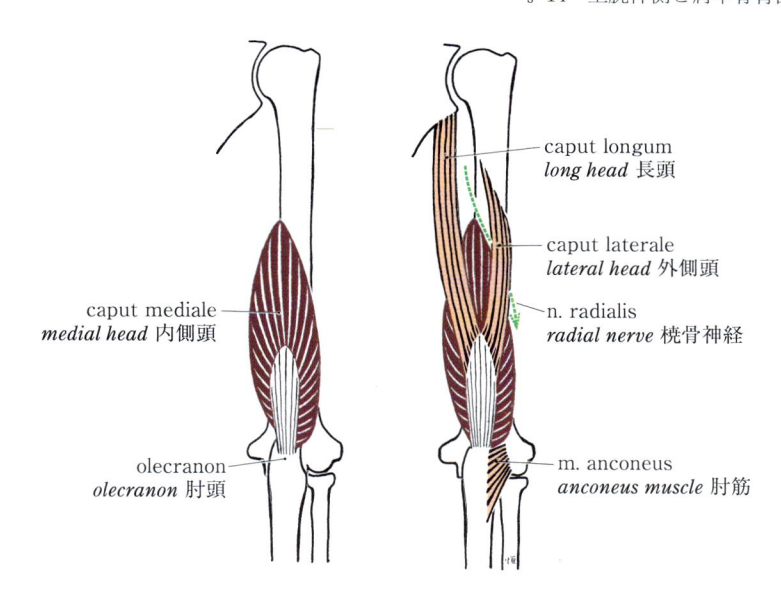

34. 上腕三頭筋の構造は，内側頭（左図）を土台にして，これに 長頭と外側頭が くっついた（右図）と考えると理解しやすい〔大内による〕

込むのを防いでいる．

　また上腕骨の外側上顆 epicondylus lateralis（及び肘関節の関節包）からは 小さな筋束が起こって，肘頭のすぐ下で尺骨の後面に停止している．これが **肘筋** m. anconeus で，やはり上腕三頭筋の内側頭の続きと考えられており，この内側頭と肘筋の間には 明瞭な境界はない（**図34**）．

　　肘筋は 肘を伸ばす時に上腕三頭筋に協力するが，更に 前腕の回内 pronation の時にも多少は働くという．ちなみに ancon とは ギリシャ語で 肘 という意味である．この筋は 1626 年にフランスの解剖学者リオラン Riolan (1580-1657) が初めて記載し，muscle anconé と名付けた．

　4）橈骨神経 n. radialis は 上腕三頭筋の外側頭と内側頭の間を すり抜けるが（**図34**），この橈骨神経の枝が上腕三頭筋に分布することを確かめる．

肩甲骨の後ろ の筋

　1）**僧帽筋** m. trapezius を再び観察する．その起始と停止（**図13**, *p. 23, 24*）を復習して，僧帽筋の各部分が肩甲骨をどのように動かすかを考える．遺体の上肢を色々な方向に動かしてみて，僧帽筋の 弛緩と緊張 を観察するとよい．

　次いで僧帽筋を下層からはがして，筋の裏に手が入るようにしたのちに，起始（棘突起）から２横指ほど離れた所で これを切断する．断端を外側にめくり返しながら，その裏側で **副神経** n. accessorius, *accessory nerve*, 頚神経叢から僧帽筋に分布する枝などを剖出し，**頚横動脈** a. transversa colli, *transverse cervical artery* の枝も観察する（**図14**, *p. 24*）．

　2）疎性結合組織を取り除いて，肩甲骨の内側縁に停止する **肩甲挙筋** m. levator scapulae と **菱形筋** mm. rhomboidei, *rhomboid muscles* の表面を剖出する．肩甲挙筋は 第１〜第４頚椎の横突起から起こり，肩甲骨内側縁の上端に停止して，その名前が示す通りに肩甲骨を挙上

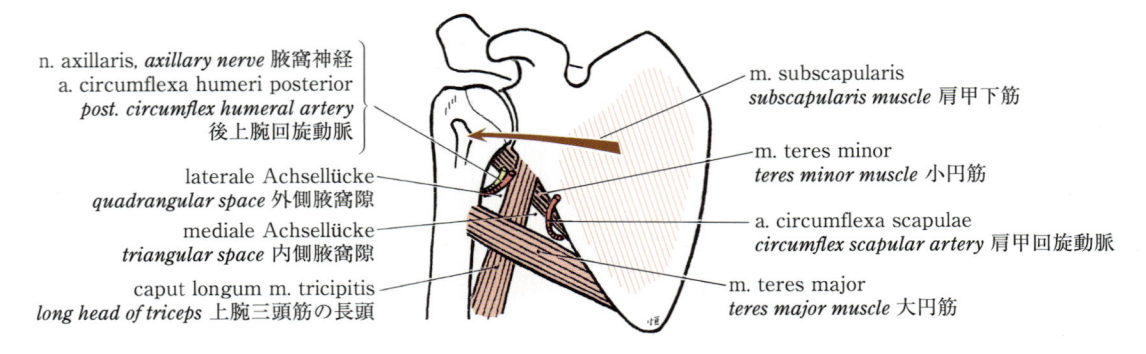

35. 肩甲骨の前面の筋 と 腋窩隙(右)
〔Grant にならって〕

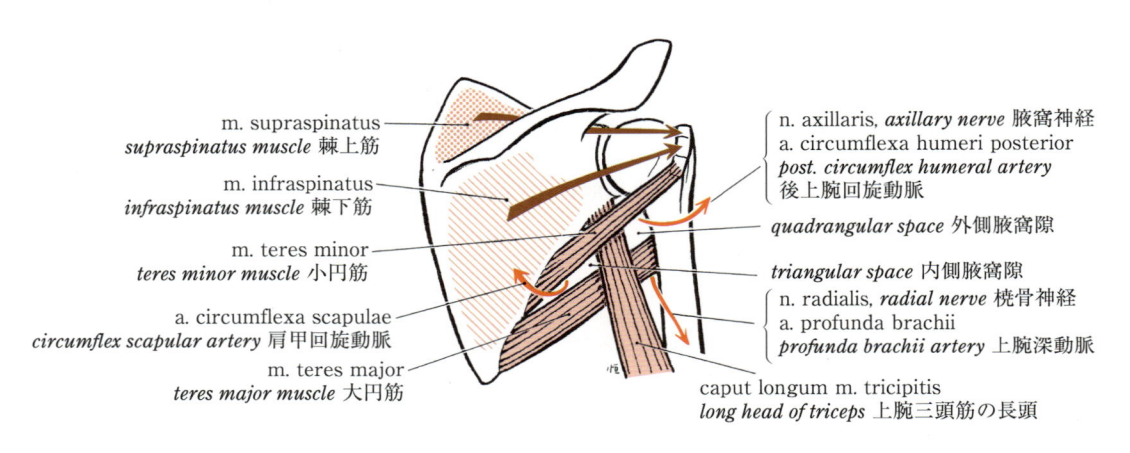

36. 肩甲骨の背面の筋 と 腋窩隙(右)
〔Grant にならって〕

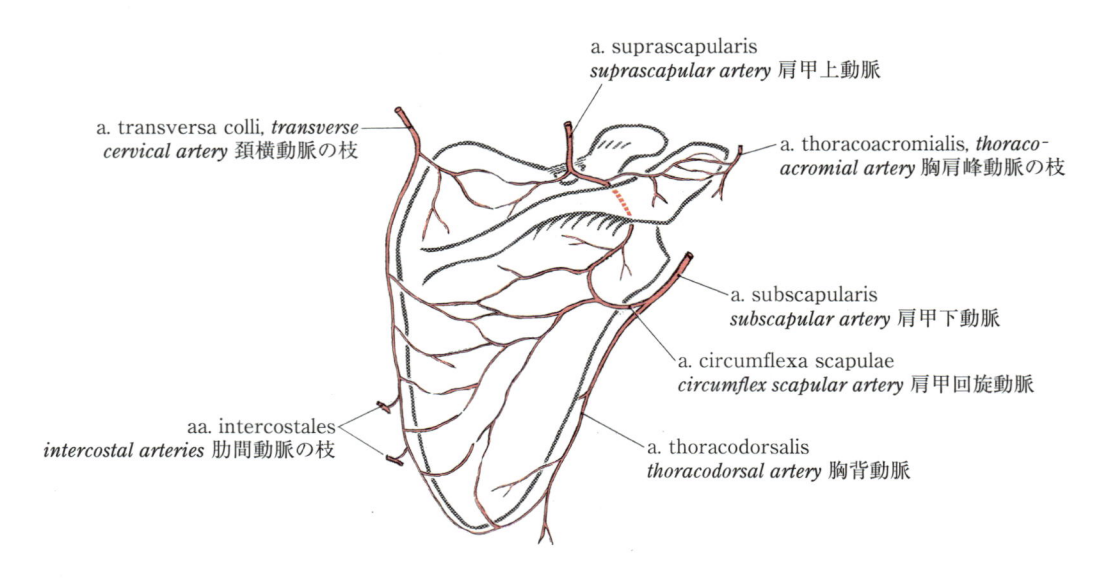

37. 肩甲骨の背面での 動脈の吻合
〔Morris による〕

する筋だが，起始は ここでは見えない（図 14）．

第(5)6頚椎〜第4(5)胸椎の各棘突起から起こって，肩甲骨の内側縁に停止するのが **菱形筋** である（図 32）．

> このうち 第6・第7頚椎から起こり，肩甲棘の高さよりも上で肩甲骨に停止するものを **小菱形筋** m. rhomboideus minor といい，それ以外の部分を **大菱形筋** m. rhomboideus major と呼ぶ（図 14）．両者の境は，そこを貫く細い動脈（頚横動脈の枝）のために，はっきりした透き間を作っていることもあるが，あまり明確でないことが多い．

肩甲挙筋と菱形筋との間に深く分け入って，両筋の支配神経である **肩甲背神経**（けんこうはい） n. dorsalis scapulae, *dorsal scapular nerve* を探してみよう．特に 肩甲挙筋の停止に近い所で 注意して探すとよい．この神経に伴行する動脈は **頚横動脈** a. transversa colli の枝である．

3) 肩甲骨の背面で，肩甲棘よりも上で起こる **棘上筋** m. supraspinatus と，肩甲棘よりも下で起こる **棘下筋** m. infraspinatus とが厚い筋膜に覆われて見える．これらの停止（上腕骨の大結節）の部分は **三角筋** m. deltoideus に隠されて，ここでは観察できない．

4) 肩甲骨外側縁から起こる **小円筋** m. teres minor と，肩甲骨の下端から起こる **大円筋** m. teres major を剖出する．これらの停止は *p. 75* で観察する．小円筋の上縁と棘下筋の下縁との境はあまり明瞭でないことが多い（小円筋と棘下筋が完全に癒合して 境界がわからない場合が 9％の頻度で見られる）．

5) 大円筋・小円筋・上腕三頭筋長頭 の3者によって取り囲まれる 三角形の隙（すま）き間は **内側腋窩隙**（げき） mediale Achsellücke, *triangular space*（図 36）と呼ばれ，ここを肩甲回旋動静脈 a. et v. circumflexa scapulae が通っている．

また 大円筋・上腕三頭筋長頭・小円筋・上腕骨 の4者によって囲まれる 四辺形の隙き間は **外側腋窩隙** laterale Achsellücke, *quadrangular space*（図 36）と呼ばれる．ここには 腋窩神経 n. axillaris と 後上腕回旋動脈 a. circumflexa humeri posterior が通っている．

6) 肩甲骨の上縁に沿って指先を外側の方に滑らせて行くと **肩甲切痕**（せっこん） incisura scapulae, *scapular notch* の場所がわかる．肩甲切痕の上には靱帯（上肩甲横靱帯 lig. transversum scapulae superius）が張っているので，骨格で見られるような凹みはない．ここには 肩甲上神経・動脈 n. et a. suprascapularis が通っている．（肩甲上神経は 上肩甲横靱帯の下を，肩甲上動脈は 同靱帯の上を 通ることが多い．）肩甲上神経が 腕神経叢 plexus brachialis の枝であり，肩甲上動脈が 鎖骨下動脈 a. subclavia から起こっていることを復習しておこう．

> 肩甲上神経の 伝達麻酔 *conduction anesthesia* の際には，肩甲切痕を目標にして注射針を刺し入れる．この時に針が行きすぎると，胸膜 pleura に穴をあけて 思わぬ合併症をひき起こす危険がある．

7) 肩甲骨に停止する諸筋と肩甲骨の運動との関係を，図 38 を参考にしながら検討しよう．肩甲骨の運動は

A：上下運動 *elevation and depression*

B：肩甲骨の中心を軸とした 回旋 *rotation*

C：外側・内側への 横滑り *protraction and retraction*

の3種類に分析できる．それぞれの運動に関与する筋 を考えてみることも大切である．

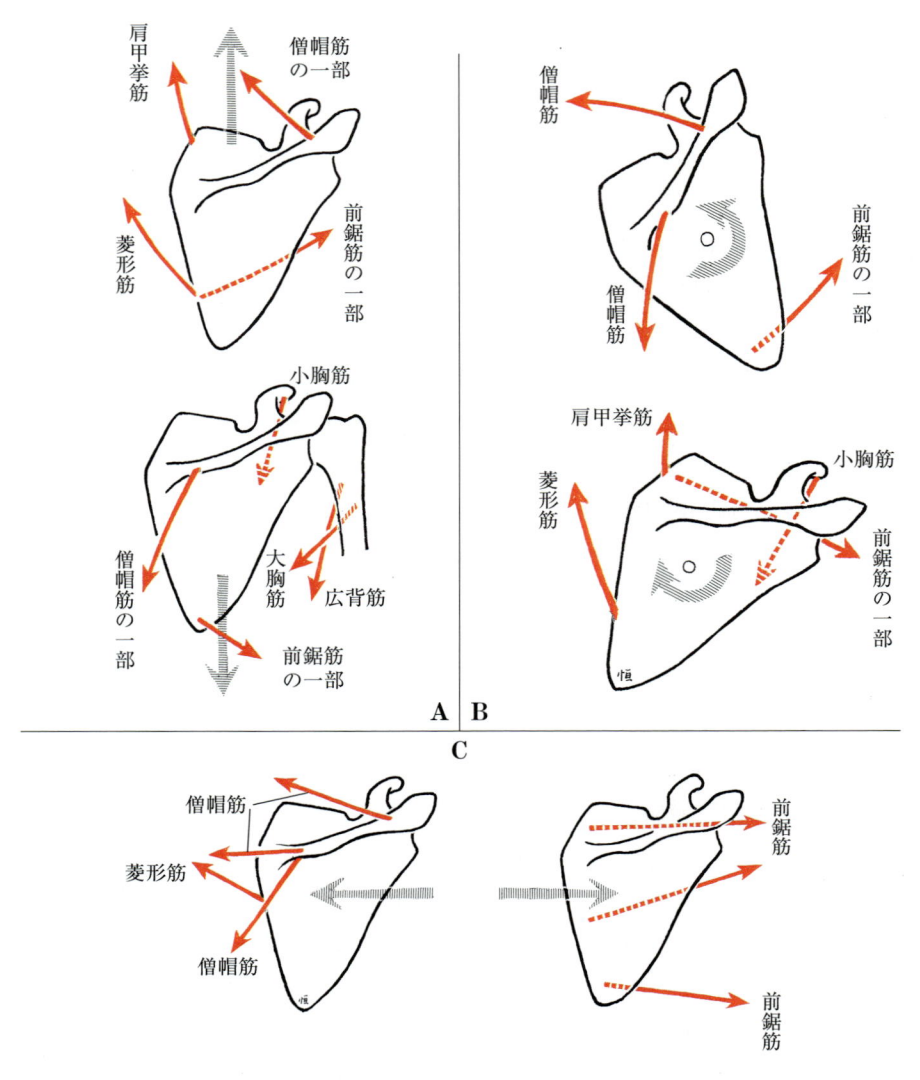

38. 肩甲骨の運動と，それにあずかる主な筋
　　　A：上下運動，　　**B**：回旋，　　**C**：横滑り

§15　上肢の切り離し

　肩甲骨をつけたままの上肢を 体幹から切り離すには 次の順序による．なお血管や神経には あとでわからなくならないように，両断端に目印をつける（色のついた糸で結ぶ）とよい．

腹臥位で

　1）**広背筋** m. latissimus dorsi を筋腹の中央で切る．
　2）**肩甲挙筋** m. levator scapulae と **菱形筋** mm. rhomboidei を それぞれ筋腹中央で切る．断端をめくり返して，これらを支配する **肩甲背神経** n. dorsalis scapulae をよく剖出し，それが **中斜角筋** m. scalenus medius を貫ぬく所を確かめたのち，肩甲挙筋に近い所で この

神経も切断する．

背臥位で

1) **鎖骨下動静脈** a. et v. subclavia を，肩甲骨の周辺に分布する枝（肩甲上動静脈 a. et v. suprascapularis や 頚横動静脈 a. et v. transversa colli）が分かれ出る所よりも 近位（内側）で切る．

　肩甲上動脈や頚横動脈が 鎖骨下動脈から直接には分枝せず，甲状頚動脈の枝となっている時は，これらを別に切断し，鎖骨下動脈は適当な所で切る．

2) **前斜角筋** m. scalenus anterior の外側縁よりも 1 横指ほど外側のところで，**腕神経叢** plexus brachialis の 上・中・下神経幹 truncus superior, medius et inferior を それぞれ切断する．

3) **肋間上腕神経** n. intercostobrachialis を適当な場所で切る．

4) **肩甲舌骨筋** m. omohyoideus を中間腱よりも外側の筋腹で切る．また **副神経** n. accessorius も その近所で切る．

5) これで 上肢をつけたままの肩甲骨が **前鋸筋** m. serratus anterior だけで体幹とつながっていることになる．図 32 を見て，上肢と体幹を結合する筋のうち，大胸筋・僧帽筋・菱形筋 が既に切断してあるので，残りは前鋸筋だけであることが よく理解できる．

　今まで見にくかった前鋸筋の停止（肩甲骨の内側縁・上角・下角）をよく観察し，この筋の作用を検討する（図 33, 38）．第 2 肋骨からの起始部は特に背方にあり，しかも腱性になっていることに注意しよう．

　　このことは 外科手術（胸郭成形術 *thoracoplasty*）で 第 2 肋骨の固定に利用されることがある．

6) 前鋸筋を その筋腹で切断すると，上肢が肩甲骨をつけたまま 体幹から分離できる．残された体幹は p. 82 までしばらく解剖を行なわないから，頭や下肢と共に カルボール液をかけたのち，被覆を十分にして乾燥を防ぐ．

筋の切り方　　筋を切断する時，起始または停止 すれすれ の所で切ると，見た目にはきれいだが，あとで起始や停止がわからなくなって 大変困る結果になる．原則として 筋腹で切断するのは理由があってのことなのである．また切断の前には，その筋が関与する関節を適当に屈伸させて筋をたるませ，筋の裏側の結合組織をよく取り除いて，指やピンセットが通る状態にしておくことも，ぜひ習慣にしてほしい．切断には普通はメスを使うが，いま述べた前処置がしてあれば，はさみの方がよいことも多い．

§ 16　前腕屈側の浅い層

前腕の筋膜

　1）切り離した上肢で，皮下組織を取り除いて **前腕筋膜** fascia antebrachii, *antebrachial fascia* を露出させる．皮神経と皮静脈を その場に残すようにしながら 前腕屈側の筋膜をはいで，下層にある前腕の屈筋を 次々に剖出していく．

　2）前腕筋膜は手首の近くでは輪状に走る線維が目立ち，厚さも増していることに注意しよう．この深層には **屈筋支帯** retinaculum flexorum, *flexor retinaculum* が存在する．前腕筋膜をはぐ際に，この部分は p. 67 まで はがずに，手首に巻いた包帯 のように残しておく．

　　　　屈筋支帯は 前腕から手に走る多くの屈筋の腱を 手首の所に押さえ止める靱帯である(図 50)．
　　　　retinaculum という言葉は retinere(つなぎ留める)という動詞が名詞化したものである．

内側上顆から起こる筋

　1）いちばん尺側にあるのが **尺側手根屈筋** m. flexor carpi ulnaris(FCU)である(図 39)．この筋の一部は 尺骨(肘頭の内側)からも起こっている．この筋は 前腕の中ほどで腱性になり，手首の所で 豆状骨 os pisiforme に停止する．

　2）尺側手根屈筋のすぐ橈側で内側上顆から起こるのが **長掌筋** m. palmaris longus である(図 39)．長掌筋は 時に欠けていることがある(日本人で 3～5％，白人では 15～20％の頻度で欠如)．

　　　　長掌筋の腱が 自分の手首に見られるかどうかを調べてみよう．これには 手首を軽く曲げて，母指と小指を対向させるとよい(ボーイスカウトが敬礼する時の手のように)．

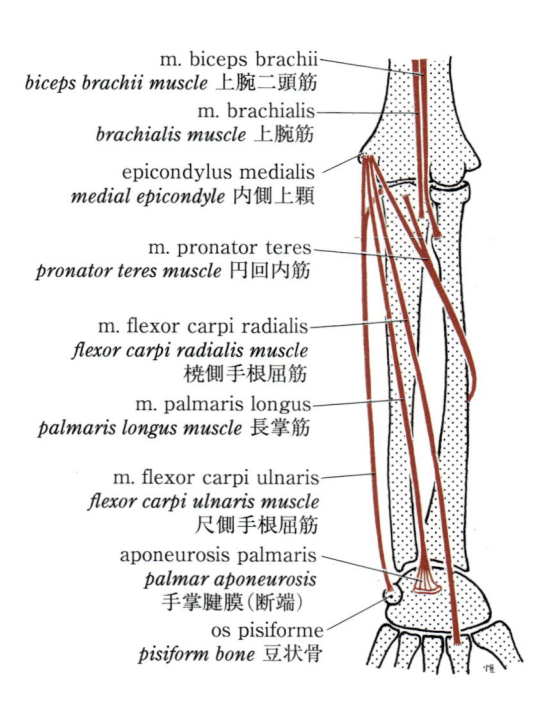

　　　　長掌筋は手首を曲げ，手掌腱膜(p. 63)を引いて緊張させる作用がある．しかし この働きは橈側手根屈筋などによって容易に代行され得る．したがって 長掌筋が欠如しても 全く機能的に支障を来たさない．
　　　　臨床面では 腱移植 *tendon transplantation* のための材料として 長掌筋の腱が切り取られて利用されることがある(Fragiadakis 他 1978, Koo 他 1997)．

　3）更に橈側には **橈側手根屈筋** m. flexor carpi radialis(FCR)がある(図 39)．この筋の腱は初めは扁平だが，まもなく丸味を帯びて手首の所で屈筋支帯の下に隠れる．

　4）内側上顆から起こる筋として最も橈側へ走るものが **円回内筋** m. pronator teres であるが，今は その存在を見るだけでよい(図 40)．

　これら 4 筋の筋腹は上の方では互いに癒合しているが，その間をメスの柄で鈍的に裂くようにして，個々の筋を 人為的に なるべく

39．内側上顆から起こる四つの筋(左腕屈側)
　　浅指屈筋も一部ここから起こるが省いてある．

§ 16 前腕屈側の浅い層　53

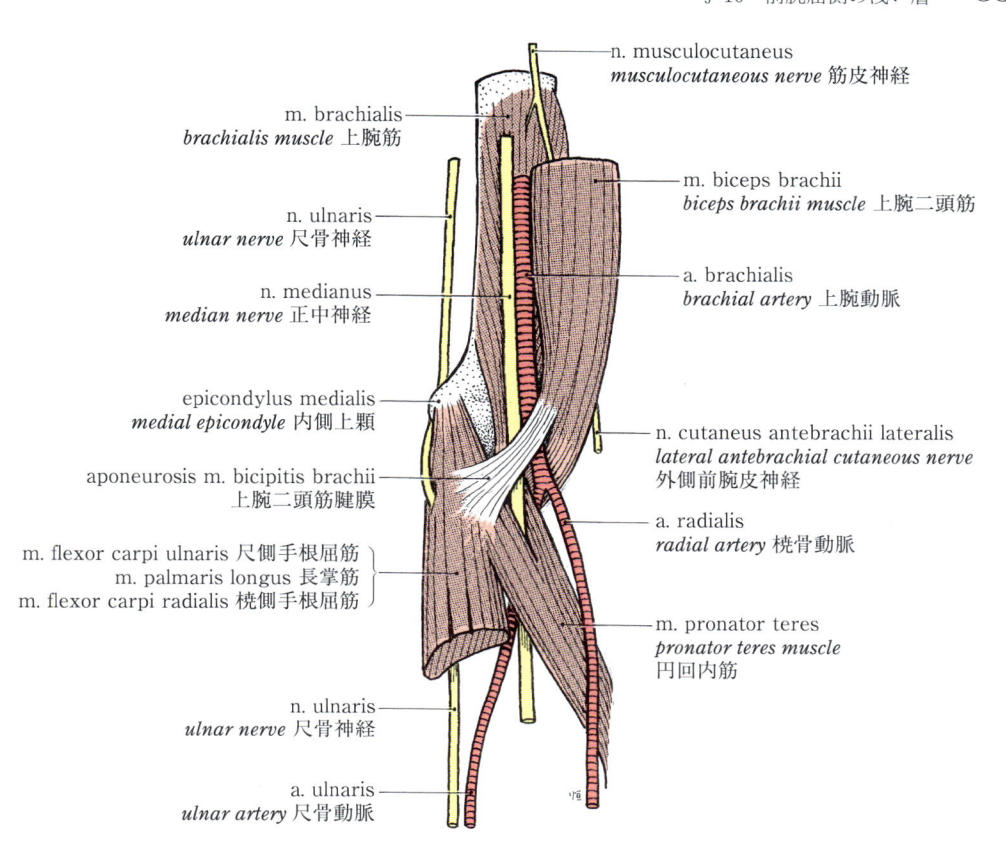

40. 肘窩の付近の局所解剖
左腕を 前やや内側（尺側）から見る．

分離させてみよう．

　5) 遺体の手首を曲げて屈筋群をたるませ，長掌筋と橈側手根屈筋を浮かせるようにして，これらの下層にある **浅指屈筋** m. flexor digitorum superficialis (FDS) を観察する．浅指屈筋の筋腹は かなり幅広くて，4本の腱を出している．それぞれの腱を引っ張って，どの指が曲がるかを確かめてみるとよい（浅指屈筋の第5指への腱は 約3％の頻度で欠如する）．

　自分の腕で，指を固く握ったり手首を曲げたりして，手首の母指側から 橈側手根屈筋・浅指屈筋・尺側手根屈筋 の順に 腱を見たり触れたりできることを試してみよう．

血管 と 神経

　1) 上腕二頭筋腱膜 aponeurosis musculi bicipitis brachii を切り（腱そのものは まだ切ってはならない），その下層で **上腕動脈** a. brachialis, *brachial artery* を探す．上腕動脈は まもなく 2本の枝（橈骨動脈 a. radialis と 尺骨動脈 a. ulnaris）に分かれている（図40）．外側（母指側）の枝である **橈骨動脈** a. radialis, *radial artery* を手首までたどる．手首の少し上で橈側手根屈筋の腱のわきを走っている部分が最も表在性で，ここが生体で **脈** *pulse* をとる場所である．橈骨動脈には，細い静脈が伴行している．

　自分の前腕で，橈側手根屈筋の腱と浅指屈筋の腱の間に 橈骨動脈の脈を触れてみよう．この時

に脈に当てる指は 他側の手の母指ではなく，第2・3・4指 の3本の指先(末節)の腹を 橈骨動脈の走向に沿って当てるようにするとよい．

　　　橈骨動脈に伴行する静脈が細い理由は，橈骨動脈の分布範囲の血液の大部分が皮静脈の系統に回収されてしまうからである．このことは 尺骨動脈に伴行する静脈 についても同様である．

　2) 肘窩の近くで，さきに表層を剖出した **円回内筋** m. pronator teres を更に深く解剖すると，二つの頭が区別できる．すなわち 内側上顆から起こる 表層の頭(上腕頭 caput humerale)と，更に深くにある 尺骨鈎状突起から起こる部分(尺骨頭 caput ulnare)である．この両頭の間を95〜97%の頻度で **正中神経** n. medianus, *median nerve* が貫いている(図40)．

　既に切断してある上腕二頭筋腱膜を よく観察すると，これが一部分は 前腕筋膜に放散しているが，一部は 円回内筋と橈側手根屈筋 の間に入り込んで，この両筋に起始を与えていることがわかる．

　3) 肘窩では **上腕静脈** v. brachialis, *brachial vein* に皮静脈が注ぎ込む所を観察する．また 上腕筋 m. brachialis の尺骨への停止も なるべく追究しておく．

　4) 尺側手根屈筋の腱と筋腹を持ち上げて，その裏を走っている **尺骨動脈** a. ulnaris, *ulnar artery* と **尺骨神経** n. ulnaris, *ulnar nerve* を剖出し，これらを上の方にたどる．尺骨動脈は肘窩の近くで橈骨動脈と合流して **上腕動脈** a. brachialis になるはずである．また尺骨動脈と尺骨神経を末梢の方へもたどり，尺側手根屈筋の尺側で 手背の方に枝を出すことを確かめる．生体の皮膚の上からは 尺骨動脈の脈拍は触れられない．

　尺骨神経は 肘の近くでは上腕骨の内側上顆の後ろを通るが，底面は すぐ骨であり，また生体の皮膚の上からも容易に触れられる浅さであることに注意しよう．

　自分の腕で，肘を軽く曲げて 内側上顆のすぐ後ろを 爪先でしごくようにすると，尺骨神経がグリグリ と触れられ，前腕の皮膚の尺側から 手の尺側半まで放散する しびれ感 が生ずるのがわかる．肘を何か固い物に ぶつけた時に電撃様の異様感が指先まで走って驚くことがあるが，これは 内側上顆部での尺骨神経への打撃にほかならない．

　　　またこの部位では小児期の上腕骨内顆骨折や職業上の慢性的外力によって尺骨神経が圧迫されて徐々に麻痺を起こすことがある．これを **遅延型尺骨神経麻痺** *delayed ulnar palsy* (**肘部管症候群** *cubital tunnel syndrome*)という．(p.72の尺骨神経麻痺も参照のこと)
　　　ちなみに「尺」という字は，「母指と 他の4本の指を合わせたもの との間をぐっと広げ，肘を曲げて 手で物の長さを測っている様子」を示す象形文字である．なお，手の指を いっぱいに外転した時の，母指尖と中指尖の間の距離が 咫(あた)である．

　5) 浅指屈筋を更に浮かせると，下層に **深指屈筋** m. flexor digitorum profundus (FDP) が見える．この筋の筋腹も幅が広く4本の腱を出している．これらのうち 示指に行く腱は やや独立している．

　6) **正中神経** n. medianus は円回内筋を貫いたのち，浅指屈筋の下をくぐって下行している．これに伴行して前骨間動脈の細い枝(正中動脈 a. mediana, *median artery*)が存在することがある．

　　　浅指屈筋と深指屈筋の間で，正中神経と尺骨神経を結ぶ吻合が 10〜20%の頻度で見られる(Martin-Gruber吻合)．
　　　正中動脈 a. mediana は，胎生期には前腕と手に分布する主な動脈となっている時期がある．成人になってからも この動脈がかなり太い形で残存して浅掌動脈弓に加わることがある(8%)．
　　　手首を屈曲した状態で指を曲げる運動(針仕事，タイプ，ピアノ，マッサージなど)を頻々と繰り返すと，正中神経が，屈筋腱と屈筋支帯の間で圧迫されて，痛みや指の運動障害などを起こすことがある(手を振ると，しびれが少なくなる)．また，更年期前後の中年女性にも比較的よく見られる．これを **手根管症候群** *carpal tunnel syndrome* という．特に母指球筋が麻痺すると，物をつまみ

にくくなり，母指と示指とで丸を作る時に 平たい丸になる．

前腕の外側寄りで

1）上腕骨から起こる **腕橈骨筋** m. brachioradialis を観察する．

この筋の下（裏側）に沿って走る **橈骨神経の枝**（浅枝 r. superficialis）を探し，この枝を上にたどって，上腕二頭筋腱のすぐ橈側で本幹に達するまで追究する．また下の方では この浅枝が腕橈骨筋をくぐり抜けて前腕の伸側に出て，手背の方に向かうことも確かめる．腕橈骨筋の後ろには 前腕の伸筋群が並んでいる．

　腕橈骨筋を自分の腕で観察するには，肘を半ば曲げ，抵抗を与えながら 母指の先を自分の鼻に 近付ける ようにするとよい．これは 電車の吊り革にぶら下がる運動と同じなので，夏には満員電車の乗客の腕にも 腕橈骨筋の浮き彫りがよく観察できる．腕橈骨筋は 肘を曲げる屈筋の作用があるのに，橈骨神経で支配される．

2）腕橈骨筋と浅指屈筋の下層には，深指屈筋と並んで **長母指屈筋** m. flexor pollicis longus がある．この筋と深指屈筋との間を深く分け入って，前骨間動脈 a. interossea anterior（尺骨動脈の枝，図57）と 前骨間神経 n. interosseus anterior（正中神経の枝）を探そう．これらを末梢にたどると，**方形回内筋** m. pronator quadratus が見え，この筋の裏に前骨間動脈・神経が隠れる．

3）橈骨の上半部に巻きつくように停止している **回外筋** m. supinator を剖出する（**図 41**）．橈骨神経の本幹（深枝 r. profundus）が 回外筋を貫いて前腕の伸側に向かっている．

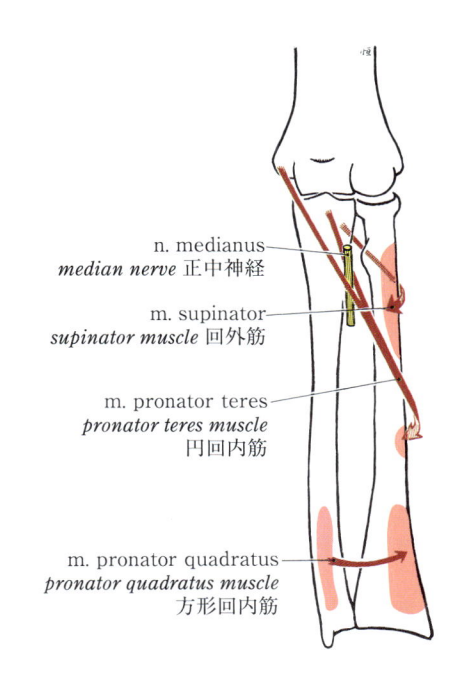

41. 前腕を 回内・回外する筋
（左腕の屈側）

　　橈骨神経の深枝が回外筋を貫く付近では 筋膜の結合組織が固く靱帯状になっているので，時にこの深枝が ここで罠 trap にかかったように圧迫されて 絞扼神経障害 entrapment neuropathy をひき起こすことがある．なお 前述の手根管症候群（p. 54）や肘部管症候群（p. 54）も，この絞扼神経障害に属する．

前腕の屈筋群 の 神経支配

正中神経 n. medianus, *median nerve* が前腕の屈筋群の ほぼ全部に枝を与えていることを見よう．例外として，尺側手根屈筋は **尺骨神経** n. ulnaris, *ulnar nerve* の支配を受け，また深指屈筋にも 一部 尺骨神経が枝を送っている．（腕橈骨筋は 元来は伸筋群に属し，**橈骨神経** n. radialis, *radial nerve* の支配）．

ここまでの解剖は，筋を一つも切断しなくても できるはずである．しかし 筋腹が互いに癒合している所では，その間をメスで人為的に筋線維の方向に裂き，また筋を下層から十分に持ち上げながら解剖を進めることが必要である．

§17 前腕の伸側と手背

手背の皮切り

1）手背（手の甲）dorsum manus の皮膚を薄くはぐ．指の背面の皮膚も爪の近くまではいでおく．皮下の疎性結合組織を取り除きながら **皮静脈**（橈側・尺側皮静脈の枝）と **皮神経**（橈骨神経・尺骨神経の枝）を剖出し，それぞれ前腕で見たものと連絡させる．どの指に どの神経の枝が来ているか？ 中指の中央を境として，それよりも母指がわには 橈骨神経 n. radialis の枝が，小指がわには 尺骨神経 n. ulnaris の枝が分布しているのが普通である（図42）．

手背の皮静脈の枝分かれの様式は 各人各様で，バイオメトリクス生体認証（p. 335の「きゅうけいしつ」参照）に利用される．自分の静脈パターンと 友人のとを見比べてみるとよい．

各神経の分布領域は 境界のところで 互いにかなり重複があり，また この重複域には個体差も見られる．したがって 臨床で神経麻痺の診断のために 皮膚の知覚障害の有無を調べる部位は，これらの重複を除外した 各神経の絶対的支配域が選ばれる．これを知覚神経の **固有支配域**（単独支配域）*area of isolated supply* という．橈骨神経・尺骨神経・正中神経 の固有支配域を，図42と図51で十分に理解しておくとよい．

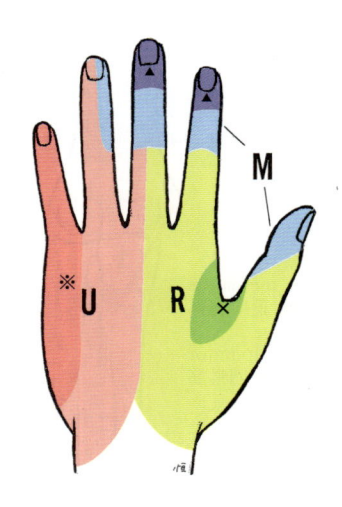

42．手背の皮膚の知覚神経分布
 U：尺骨神経，R：橈骨神経，
 M：正中神経．境界は実際には
 このようにはっきりしていない
 ※▲×は 尺骨神経・正中神経・
 橈骨神経 の固有支配域．
 （図51を参照のこと）．

2）皮静脈と皮神経をその場に残すようにして，わずかの疎性結合組織と脂肪を取り除いていくと 下層に **手背筋膜** fascia dorsalis manus, *dorsal fascia of hand* が現われる．手背筋膜は前腕筋膜の続きだが，手首の所では横走する線維が多く，しかも肥厚して **伸筋支帯** retinaculum extensorum, *extensor retinaculum* を形成している．伸筋支帯は 橈骨・尺骨・三角骨・豆状骨 の骨膜と癒着し，それらとの間に前腕伸筋群の腱が通る 6個の管を作って，これらの腱を支える働きをしている（図44）．

前腕の伸側の筋

前腕伸側の筋膜をはぎながら 次の諸筋を剖出する．ただし 伸筋支帯の部分は筋膜をはがないで，そのまま残すようにする．

1）肘頭の近くで **肘筋** m. anconeus を復習する．特にその停止部が 扇状に放散して尺骨に付くことを見届ける（図34，43）．

肘筋のすぐそばで **尺側手根伸筋** m. extensor carpi ulnaris（ECU）を観察する．この筋は 一部は上腕骨の外側上顆から，一部は 尺骨から起こっている．尺骨神経の手背への枝 を傷つけないように注意して，この筋を停止（第5中手骨）まで たどってみる．尺側手根伸筋の腱は手首のところで伸筋支帯の第6管をくぐっている（図44）．

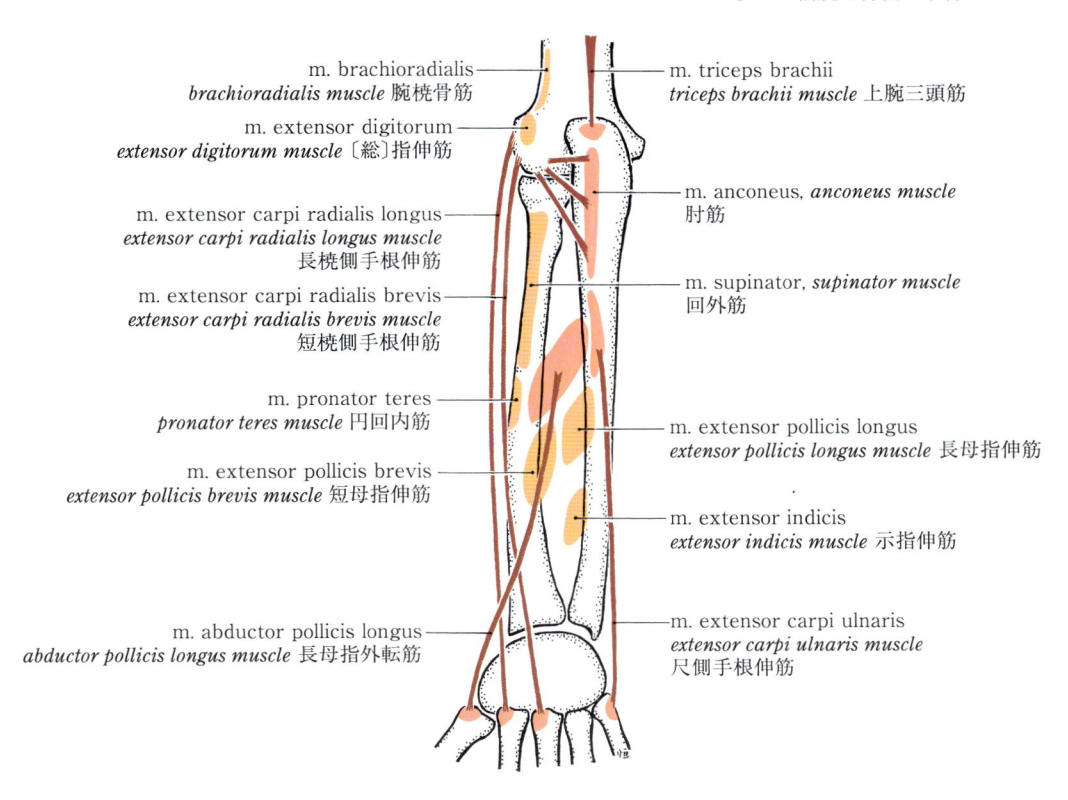

§17 前腕の伸側と手背 57

```
                    m. brachioradialis              m. triceps brachii
                    brachioradialis muscle 腕橈骨筋   triceps brachii muscle 上腕三頭筋
          m. extensor digitorum
          extensor digitorum muscle〔総〕指伸筋
                                                    m. anconeus, anconeus muscle
       m. extensor carpi radialis longus            肘筋
       extensor carpi radialis longus muscle
       長橈側手根伸筋
                                                    m. supinator, supinator muscle
       m. extensor carpi radialis brevis            回外筋
       extensor carpi radialis brevis muscle
       短橈側手根伸筋

              m. pronator teres
              pronator teres muscle 円回内筋
                                                    m. extensor pollicis longus
                                                    extensor pollicis longus muscle 長母指伸筋
          m. extensor pollicis brevis
          extensor pollicis brevis muscle 短母指伸筋
                                                    m. extensor indicis
                                                    extensor indicis muscle 示指伸筋

              m. abductor pollicis longus           m. extensor carpi ulnaris
              abductor pollicis longus muscle 長母指外転筋  extensor carpi ulnaris muscle
                                                    尺側手根伸筋
```

43. 前腕の伸筋群の 起始と停止（左腕）
中手骨に四つの筋が来ている．指の基節骨よりも
遠くに行く筋は 前腕での起始だけを示してある．

2）尺側手根伸筋のすぐ橈側で〔総〕**指伸筋** m. extensor digitorum を見る．その起始部は前者と癒合しながら 外側上顆から起こっている．両筋の間を メスで人為的に分離しよう．指伸筋からは 4本の長い腱が出ている．これらの腱は 手首の所で伸筋支帯の第4管をくぐり（図 44），第2～第5指の背側で腱膜になっている．この腱膜は 各指の基節骨の背面で三つに分かれ，中央のものは 中節骨の基底に停止し，両側のものは 再び合して 末節骨の基底に停止する（図 45）．〔総〕指伸筋の 4本の腱は，指のまた よりもやや手前で **腱間結合** connexus intertendineus, *intertendinous connection* という線維束で互いに連絡している．1本の指の伸筋の腱は個別行動をしたくても，この結合のために，多少とも隣の腱との付き合いを強いられることになる．

　自分の手で，第3～5指を曲げたままで（握りこぶしを作って）第2指（示指）だけを伸ばす運動を手背側から見ると，示指に行く総指伸筋の腱が 弓状に変形するのがわかる．これは 腱間結合によって 総指伸筋の4腱が互いに結びつけられているためである．

　〔総〕指伸筋 m. extensor digitorum の第5指への腱は 男性 8%，女性 16% の頻度で欠如する．〔総〕の鉤括弧〔 〕は 省略可能語のマークで，総指伸筋 でも 指伸筋 でもよい ということを意味している．

3）指伸筋の腱が伸筋支帯をくぐるあたりでは，**滑液鞘** vagina synovialis (tendinis)が腱を取り巻いている．伸筋支帯を一部切り，その第4管を開いて 滑液鞘の構造や内容を調べてみよう．滑液鞘の広がりや つながりは，指や手の炎症の広がり方に影響するので，外科で重要視

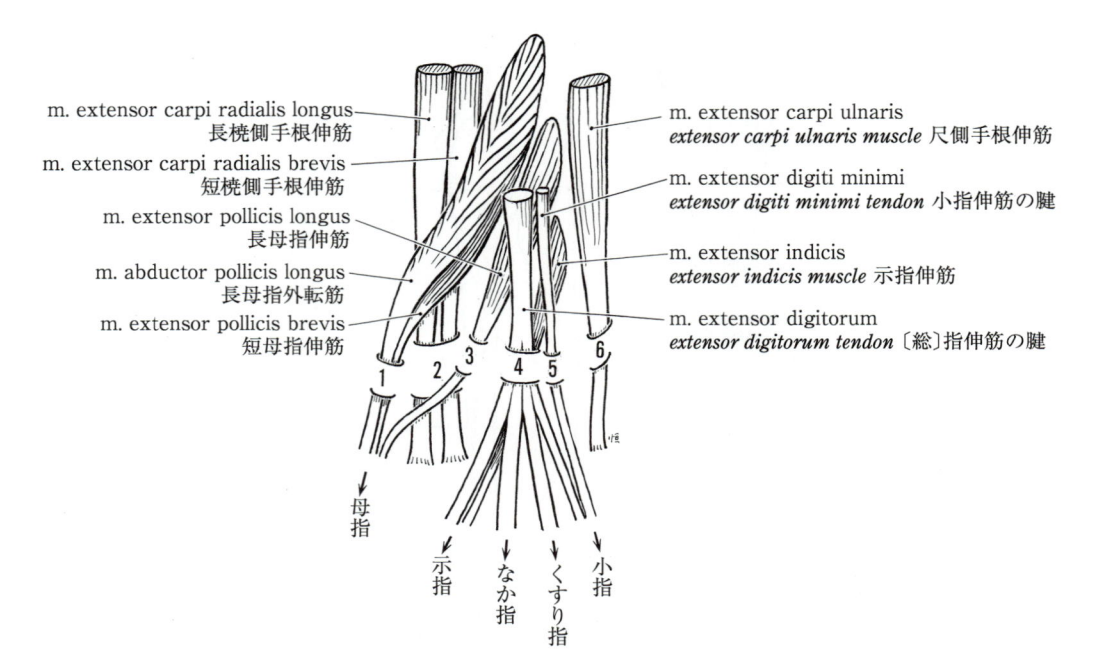

m. extensor carpi radialis longus
長橈側手根伸筋

m. extensor carpi radialis brevis
短橈側手根伸筋

m. extensor pollicis longus
長母指伸筋

m. abductor pollicis longus
長母指外転筋

m. extensor pollicis brevis
短母指伸筋

m. extensor carpi ulnaris
extensor carpi ulnaris muscle 尺側手根伸筋

m. extensor digiti minimi
extensor digiti minimi tendon 小指伸筋の腱

m. extensor indicis
extensor indicis muscle 示指伸筋

m. extensor digitorum
extensor digitorum tendon 〔総〕指伸筋の腱

↓母指　↓示指　↓なか指　↓くすり指　↓小指

44. 伸筋支帯の下の 六つのトンネル(左手). 数字は トンネルの番号.

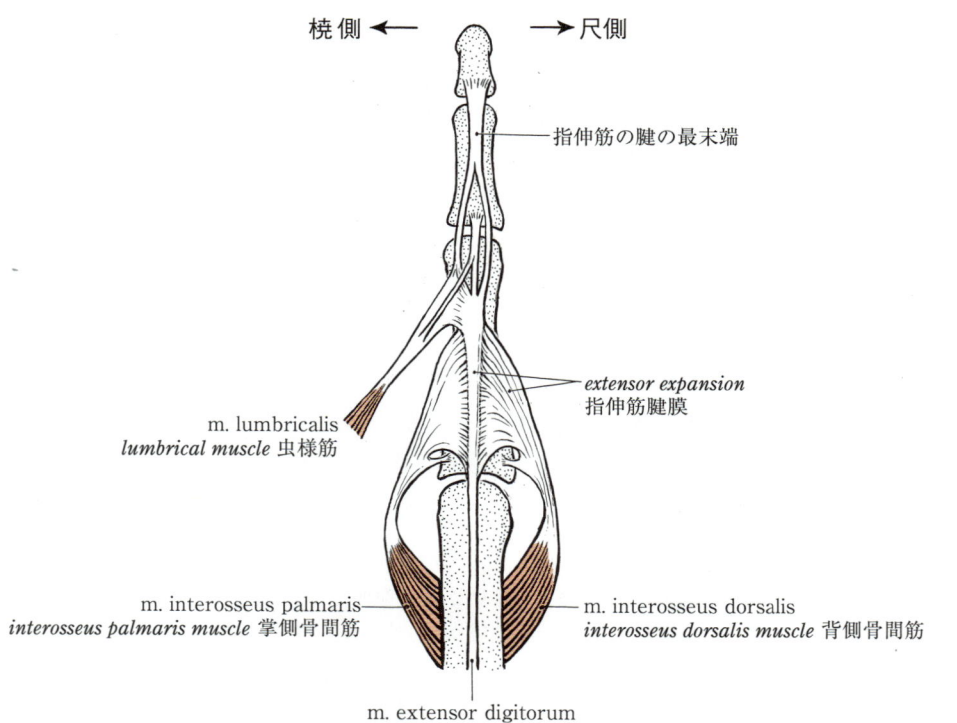

橈側 ←　　→ 尺側

指伸筋の腱の最末端

extensor expansion 指伸筋腱膜

m. lumbricalis
lumbrical muscle 虫様筋

m. interosseus palmaris
interosseus palmaris muscle 掌側骨間筋

m. interosseus dorsalis
interosseus dorsalis muscle 背側骨間筋

m. extensor digitorum
extensor digitorum tendon 指伸筋(腱)

45. 指伸筋の腱を中心として 右手のくすり指を
手背側から見た 模式図(図 **52** 参照).

腱　鞘　　手足の筋の腱が，手首や足首の狭い所を錯綜して走りながら，滑らかに動くことができるのは，**腱鞘** tendon sheath が巧妙に配置されているためである．

腱鞘は袋のような **滑液鞘** vagina synovialis, *synovial sheath* と，これを外面から補強する **線維鞘** vagina fibrosa, *fibrous sheath* とで構成されている（図 46, 47）．滑液鞘の中には，粘り気の強い **滑液** synovia が入っていて，潤滑油の働きをしている．

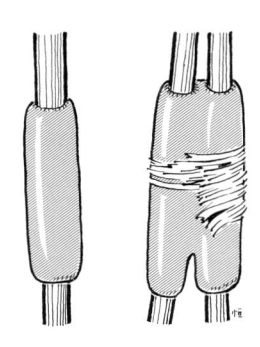

滑液鞘は **滑膜** membrana synovialis, *synovial membrane* と呼ばれる 一種の漿膜でできており，腱をじかに覆う部分と，外回りを包む部分の二重になっていて，両者の折れ返り部は **腱間膜** mesotendineum, *mesotendon* と呼ばれる（図 47）．腱間膜は 腱を養う血管や神経の通り道になっている．以上の関係は 臓側腹膜と壁側腹膜，両者をつなぐ腸間膜の関係 と原則的には同じである．しかし腱間膜は腸間膜と違って，二次的に破れたり消えたりして，不完全な場所が少なくない．

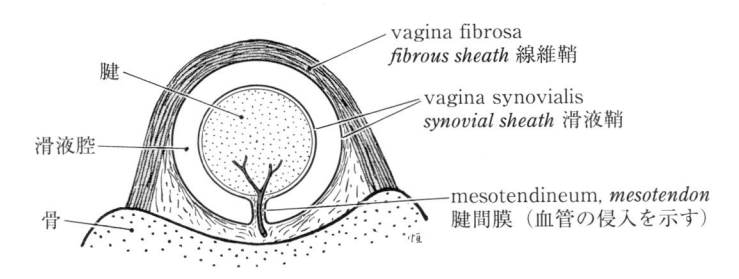

46．腱の滑液鞘
右のものには一部に
線維鞘が残してある．

47．腱と腱鞘の横断模型

さて 諸君が腱鞘を解剖する時には，次のようにするとよい．

1）まず **線維鞘**（屈筋支帯や伸筋支帯なども線維鞘が特殊化したものともいえる）をよく切れるメスではがして，ごく薄いポリエチレン膜のような **滑液鞘** を露出する．しかし線維鞘と滑液鞘とは密着しているから，後者を破かずに広く露出することは難しい．図 46 の状態は 現実にない理想像にすぎない．諸君は ごく一部分を丁寧に剖出して，滑液鞘は こんな感じのものか と合点がいけばよい．

2）露出した滑液鞘を破ってゾンデを入れ，滑液鞘の広がりを探ってみる．

3）滑液鞘を更に大きく切り開いて，**滑膜** を観察し，**滑液** の性状を調べる．

4）腱をピンセットで つまみ上げてみると，腱間膜（消失していなければ）が観察できる．朱がよく入っていれば，腱へ侵入する細い動脈も見えるだろう．

される．なお滑液鞘の剖出法に関しては，前頁の総論的事項「腱鞘」を参照するとよい．

4）指伸筋の筋腹の下部からは **小指伸筋** m. extensor digiti minimi という弱い筋が分かれ出て，その細い腱は 滑液鞘に包まれながら 伸筋支帯の第5管を通って，小指(第5指) digitus minimus の背面で腱膜に移行している．

5）指伸筋を持ち上げると，その下層に **示指伸筋** m. extensor indicis が見える．この筋は尺骨と骨間膜の背面から起こり，その腱は伸筋支帯の第4管(指伸筋の腱と共通)をくぐって手背に出て，指伸筋の示指への腱に合流している(**図 44**)．

6）示指伸筋のすぐ橈側で 尺骨と骨間膜から起こる **長母指伸筋** m. extensor pollicis longus (EPL) の腱は，滑液鞘に包まれながら伸筋支帯の第3管を通り，急に母指の方に進路を変えて斜めに手背に出て，母指の末節骨の基底 に停止している．

> 示指伸筋と長母指伸筋は 下等の哺乳動物では正常型として癒合しており，母指と示指以外の指にも腱を送っている．人類でも 示指伸筋の腱が母指または第3指に達するものや，長母指伸筋の腱が二分して示指にも達する破格が見られる．

7）長母指伸筋の更に橈側寄りで 尺骨・骨間膜・橈骨 から起こる **短母指伸筋** m. extensor pollicis brevis と **長母指外転筋** m. abductor pollicis longus の腱は，共通の滑液鞘に包まれながら，並んで伸筋支帯の第1管を通って母指に向かい，前者は母指の基節骨の基底に，後者は第1中手骨の基底に停止する(**図 56**)．

> 短母指伸筋と長母指外転筋の腱は それぞれ独立した滑液鞘に包まれる場合が 35% の頻度で見られる．また 多くの哺乳動物では 両筋が癒合しているのがむしろ正常型で，人類でも両筋の癒合は 11% に見られる．また 生体では両筋の腱(とその滑液鞘)は 伸筋支帯の第1管を通る所で反復して圧迫を受けやすく，特に中年の女性で疼痛や腫脹を起こすことがある．これを **狭窄性腱鞘炎** radial styloid tendovaginitis という．**ド・ケルヴァン病** de Quervain disease, **ばね指** trigger finger などが，その代表的なものである．

8）長母指伸筋腱と短母指伸筋腱の間には，生体で 両筋を収縮させた場合に 手首の近くで舟状の凹み(**タバチエール** tabatière)を生ずる．自分自身の手で 母指を強く背屈させて この凹みを観察しておくとよい．

> タバチエールは 正式には tabatière anatomique というフランス語で，カギタバコを乗せる場所 という意味である．英米では このフランス名と，その英訳の anatomical snuff-box とを併用する．

なお，手首の掌側面から手背側に回ってきた **橈骨動脈** a. radialis, radial artery が，タバチエールの底面の奥深くに達するから，遺体でもこれを剖出できる．この橈骨動脈を末梢にたどると，長母指伸筋の腱の下を通って再び掌側に向かっている．生体でも，タバチエールに他手の指先を軽く入れて，母指を屈曲させる(楽にさせる)と，橈骨動脈の脈拍をかすかに触れる．

9）短母指伸筋と長母指外転筋の筋腹の下層を通り，滑液鞘に包まれながら伸筋支帯の第2管をくぐる腱が **長・短橈側手根伸筋** m. extensor carpi radialis longus et brevis である．共に外側上顆から起こり，前者は 第2中手骨に，後者は 第3中手骨に停止している．

> 長・短橈側手根伸筋は 互いに癒合していることがあり(2%)，また 両筋の腱の間の結合は かなり頻々と見られる．

10）長・短橈側手根伸筋のすぐ橈側には，p. 55 で既に剖出してある **腕橈骨筋** m. brachioradialis が存在するが，ここで腕橈骨筋の橈骨への停止を観察する．

> 腕橈骨筋は，麻痺した上肢筋の代用として 移植されることがある(Freehafer 他 1988)．

11) 前腕の上半部で短橈側手根伸筋と指伸筋の それぞれの筋腹の間を深く分け入ると，短母指伸筋の上の方に **回外筋** m. supinator が見える．

12) 回外筋を貫いて出てくるのが **橈骨神経** n. radialis（の深枝 r. profundus, *deep branch of radial nerve*）から分かれる **後骨間神経** n. interosseus posterior, *post. interosseous nerve* である．これを末梢にたどり，今まで観察した 前腕の伸筋群のすべて に枝を与えることを確かめよう．

この神経にほぼ伴行して走る動脈は **後骨間動脈** a. interossea posterior, *post. interosseous artery*（尺骨動脈の枝）と その枝である．

つ　め

時間に余裕があれば，任意の指で **爪** unguis, *nail* をはいでみよう．はいだ爪の根もと（**爪根** radix unguis, *root of nail*）のへりは薄く，不規則なギザギザがある．爪をはいだあと，すなわち **爪床** matrix unguis, *matrix of nail* は，遺体では 白いコールテンのような外観を呈し，爪の表面の縦溝に相当して 溝と稜線が並んでいる．

爪床は 一般の真皮と同様に毛細血管に富んでいる．自分自身の爪で，爪を通して爪床の色を観察しよう．爪先を圧迫すると，血液が駆逐されて 色が黄白色に変わる．

爪について最も重要なことは，これが 皮膚の表皮の特殊化した部分にすぎない ということであって，なんとなく爪が骨から生えているように思っていた人は，ここで その誤解を解いてもらいたい．

手のひら と 足のうら の皮膚　　手掌の皮膚をはぐ前に，手掌と足底の皮膚が，ほかの部位の皮膚とは 次の点で，ずいぶん違っていることを知っておく必要がある．

1) 表面に **指紋**や **掌紋**という皮膚紋理 *dermatoglyphics* があること．これは 表皮 epidermis の表面にある 皮膚小稜 cristae cutis と皮膚小溝 sulci cutis が一定の流れを作って配列しているためである．

2) 表皮の角質層 stratum corneum が厚いこと．この角質層は遺体ではポッコリと はがれていることがある．

3) **毛** pili, *hair* と脂腺 gll. sebaceae, *sebaceous gland* がないこと．

4) 汗腺 gll. sudoriferae, *sweat glands* が豊富なこと．汗腺の開口（**汗孔** porus sudoriferus, *sweat pore*）は 1列に皮膚小稜の稜線上に並んでいる．この開口は自分の手をルーペで観察すれば よく見える．

5) 色素が乏しいこと．黒人の手のひら は異様に白く見える．

6) 知覚性の神経終末に富むため，知覚が鋭敏なこと．

7) 疎性の皮下組織が少なく，皮膚の表面に対して垂直に走る 細い結合組織線維（**皮膚支帯** retinacula cutis）によって 真皮が下層の腱膜に固く密着していること．この皮膚支帯は 物を握ったりする時に 皮膚がずれないようにする装置なのだが，このために手のひらの皮膚は非常に はぎにくくなっている．

§ 18 手のひら の皮切りと手掌腱膜

手のひら の皮切り

1) 手掌(手のひら) palma manus, *palm* の皮膚は 上腕や前腕と違って，手のひら全体を1枚の大きな皮膚片として はがすことは難しい．適当な小片として少しずつはがしていくのがよい．

2) 小指球 hypothenar (小指の付け根のあたりから手掌の小指側のへりの近くにある 皮膚の高まり) の所では 皮膚をごく薄くはぎ，皮筋の一種である 短掌筋 m. palmaris brevis を探す．この小さな筋は手掌腱膜(次頁で剖出する)の尺側縁から起こって「すだれ」のように横に走り，小指球の尺側縁の皮膚に停止している(図48).

自分の手で小指を強く外転させる(開く)と，短掌筋の収縮による数条のシワが 小指球の皮膚の上に観察できる(*palmaris brevis sign*)．また 手首のつけ根で豆状骨を深部に向けて押すと，尺骨神経が圧迫されるので，短掌筋の収縮が見られる．

短掌筋は人類にだけ存在し(98〜99%)，一般の霊長類では欠如している．

3) その他の部位では，皮膚は多少厚くはいでもよい．手のひらは皮下組織が乏しいので，太い皮静脈が存在できないことを理解しよう．

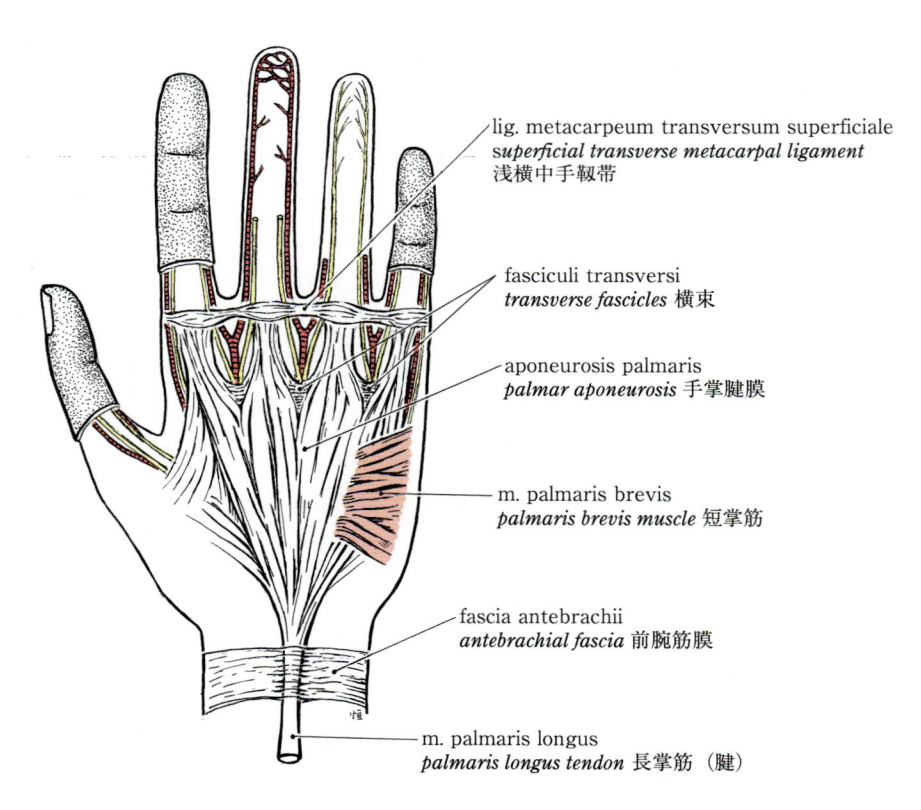

48. 手 掌 腱 膜 (左手)
なか指で 動脈, くすり指で 神経
の分布を示した. 静脈は省いてある.

§ 18 手のひらの皮切りと手掌腱膜　63

　指が曲がったままで固定された遺体では，指の皮はぎが困難である．このような時は 浅指屈筋・深指屈筋・長母指屈筋を それぞれ筋腹で(前腕の中央あたりで)切断すると，指が伸びて解剖が楽になる．この際，各指を屈伸させてみて，以上の諸筋の どの部分が関与しているか を確かめてから，最小限に切断しなければならない．

手掌腱膜

　手のひらの皮はぎが進むにつれて，その下層に白く光った **手掌腱膜** aponeurosis palmaris, *palmar aponeurosis* が現われる(図 48)．

　1) まずこれが前腕で剖出した 長掌筋 m. palmaris longus の腱の続き のように見えることを確かめる．(長掌筋が欠如する場合でも 手掌腱膜は存在する．)

　　　発生学的には，長掌筋と手掌腱膜は 連続して作られるものではなく，両者は場所が隣接するだけであるという(Caughell 他 1988)．

　2) 手掌腱膜は 3 部から成り，弱い両側部 は母指球の筋と小指球の筋の表面を覆う筋膜に移行し，中央の強い部分は 4 束に分かれて指に向かっている．指の付け根の所では 下層にある 浅深指屈筋の腱を挟んで中手骨頭の靱帯に付いている．

　3) これらの 4 束が分かれる股の所の結合組織を取り除くと，指に行く血管と神経が現われる．なお手掌腱膜の強い横走線維から成る部分が 4 束の分岐部(横束)と 指の股の間(浅横中手靱帯)に張っている(図 48)．

　　　手掌腱膜が瘢痕性萎縮を起こしたものが **デュプュイトラン拘縮** *Dupuytren contracture* で，薬指などが屈曲したまま伸びなくなる．中年以後の男性に多い．

　4) さきほど手掌腱膜の 4 束の股の所で剖出した，指に行く 血管と神経 を末梢の方にたどる．これらは 各指の間の股の近くで 2 本の枝に分かれ，浅横中手靱帯の下をくぐって，それぞれ すぐ隣の指の対側面を走る(図 48)．

　　　時間に特に余裕があれば，指先に行くこの神経の細い枝に，果物のようについている **層板小体** corpuscula lamellosa, *lamellar bodies*(ファーター・パチニ小体 *Pacinian corpuscles*)(図 49)を探してみよう．層板小体は知覚終末のなかで最も大きく(これ以外の知覚終末は肉眼では見えない)，1～4 mm 大の白く光った小体である．脂肪の小胞は もっと透明な感じで黄色味が強いから区別できる．
　　　また 皮膚をはぎ残してある指で，中節と末節の皮膚を 皮下組織と神経と一緒に厚くはぎ取り，裏側から層板小体を探してみる．それらしいものが取り出せたら，ルーペで観察するとよい．更に双眼実体顕微鏡で確かめれば理想的である．

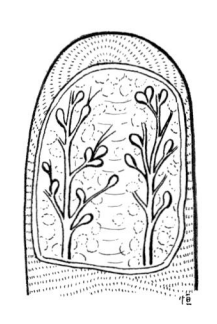

49. 層板小体
指先の皮膚をむいて神経の枝と共に剖出したところ．

=== きゅうけいしつ ===

18世紀のドイツに ファーター Abraham Vater(1684-1751)という学者がいた．ヴィッテンベルク大学で 植物学・解剖学・病理学，のちには臨床のことまでも教えていたこの人は，十二指腸乳頭（いわゆる papilla Vateri）の発見者とされている（1710）．

このファーターが晩年，指の神経に不思議な丸いものを見たのが，層板小体の発見だった（1741）．彼の標本と図は その後 ゲッチンゲン大学に保存されたが，すっかり忘れられてしまった．1835年に イタリアの解剖学者パチニ Filippo Pacini が この小体を再発見し，その特異な層板構造を記載するに及んで，ようやく学界の関心を引いたのである．

当時は動物電気（エレキ）という言葉が一世を風靡しており，この小体が その発生装置だとパチニは考えた．組織学の大御所だったヘンレ Henle や ケリケル Kölliker なども同意見で，電気ナマズの発電器に比すべきものが人体に発見されたのだと本気で考えていたらしい．

層板小体に知覚神経終末としての正当な地位を与えたのは ヘルプスト Herbst(1848)であるが，1960年代に 圧力の変化 すなわち 振動感覚の受容装置であることが，ネコの足のパチニ小体を用いて，ソルトレイクのユタ大学の ハント C. C. Hunt によって実証された．

1960年に渡米して Hunt の共同研究者となった生理学者 佐藤晶康（のち熊本大学教授，故人）は，素晴らしい材料に目をつけた．ネコの腸間膜である．すでに古くから ネコの腸間膜には（膵臓の中にまで！）多数の層板小体が分布することを解剖学者たちは知っており，層板小体の電子顕微鏡による研究には，もっぱら この組織が用いられていた．生理学者もこれを使わない手はない．

腸間膜なら，ルーペの下に神経線維ともども層板小体を透視できるから，血流を保ったままで振動を与えて神経の反応を調べることができた．こうして分かったことは，層板小体は50〜600ヘルツの振動に反応して電位変化の信号を出すのだが，圧が変化した時（床を人が歩くとか床の上に物を落とす時）にだけ 小体から繰り返し激しい信号が出る．そしてこれは層板の膜が持続的な圧刺激を透さず，圧の変化分だけを透す性質をもつからだと分かった．

ネコの腹の中になぜ層板小体があるのか？解剖学者たちの長年の謎を，生理学者は一気に解決した．ネコは腹這いになって，腸間膜や膵臓の多数の層板小体で人の接近やネズミの移動を探知しているのだ．寝たふりをして．

=== ネコは腹で音をきく ===

＊　　＊　　＊

昔のギリシャの学者たちは，こう信じていた．血液は血管を通って筋肉の中に充ち，筋肉に赤い色調を与えているが，ある所より先は血液が侵入できず，白いすじ（今でいう腱や腱膜）になっていると．ところで医学の父 ヒポクラテス Hippocrates(BC 460-370頃)以来，白くてすじ張ったものは すべて neuron と呼ばれていたので，筋肉が neuron 状になった部分に aponeurosis という名が付けられたのである．(apo- は「切断する」という場合に使われる接頭語であるが，「……状になる」という意味もあるから，この場合はそれだろう．) aponeurosis を腱膜に限定して使用したのは，ガレノス Galenos(AD 131-201)が最初であるといわれている．

一方 neuron は，神経に限って使われるようになった．今日ではラテン語の nervus に席をゆずって，このギリシャ語はさらに限局した意味（神経細胞と その突起を合わせた 神経単位）に使われている．

ところで諸君の眼前に腕神経叢の一部が顔を出した時，腱と間違えた人が少なくないだろう．その実感はまさに ヒポクラテスの素朴な用語法で「こいつは大きい neuron だ！」と叫びたいところではなかったろうか．

＊　　＊　　＊

*p.36*の「きゅうけいしつ」で左ぎっちょの話をしたが，遺体の爪を見て生前の利き手をあてる方法がある．もちろん生きている自分の指をまず調べてみよう．母指の爪が平たくて幅が広く，輪郭が角ばっているのが利き手，強く弯曲して幅が狭く円みを帯びた形をしている方が反対の手である．このことを指摘した J. E. Block (New Engl. J. Med. 291：307, 1974)は，小児や寝たきり老人をも含めて，90％の確率で利き手を言い当てられるという．

§19 手のひらの浅い層

母指球の筋

母指球 thenar, すなわち母指の付け根の近くで 手掌の母指がわのへりにある 皮膚の高まり，を覆っている手掌腱膜をはぎ，母指球の筋を剖出する．

1) 母指球のいちばん橈側には **短母指外転筋** m. abductor pollicis brevis がある．この筋は 舟状骨 os scaphoideum と屈筋支帯から起こって 独立した筋線維の束を作り，種子骨 os sesamoideum を経て母指の基節骨の基底に停止している．

2) 短母指外転筋のすぐ尺側で 屈筋支帯と手根骨（大・小菱形骨，有頭骨）から起こり，種子骨を経て母指の基節骨基底に停止する筋が **短母指屈筋** m. flexor pollicis brevis である．

3) 短母指外転筋を浮かせて その筋腹で切断する．下層には 前述の短母指屈筋の一部（深頭）が入り込んでいるが，橈側寄りには これと並んで **母指対立筋** m. opponens pollicis がある．母指対立筋は 短母指屈筋の浅頭と深頭の間に介在するが，短母指屈筋とは起始がほとんど同じであり，しかも筋腹が互いに癒合していて見分けにくい．母指対立筋が基節骨には行かず，中手骨に停止することで わずかに区別ができる．

4) 母指球の筋群には 更に 母指内転筋 m. adductor pollicis があるが，これは 深層にあるので p. 69 で観察する．

　　一般に手の指を動かす筋（屈筋・伸筋・外転筋など）には 長・短 の2種類がある．**長筋**（外来筋 *extrinsic hand muscles* に属する）とは 起始と筋腹が手首よりも近位（主に前腕）に存在して，長い腱が 操り人形の紐のように指を動かす．これに反して **短筋**（内在筋 *intrinsic hand muscles* に属する）は 起始と筋腹が 手首よりも遠位（主に手根部）に存在して，短い腱が指を動かしている（短母指伸筋は例外）．この原則を理解しておけば，多くの「長……筋」，「短……筋」が 比較的容易に頭の中で整理できる．また このことは 足の指を動かす筋にも当てはまるのである．
　　なお p. 68, 69 で観察する 虫様筋と骨間筋（掌側・背側）も 内在筋に属する．そして神経麻痺その他の原因で内在筋の機能が脱落した状態を 内在筋劣位 *intrinsic minus* と呼び，逆に内在筋が収縮ないし痙縮した時の状態を 内在筋優位 *intrinsic plus* という．

小指球の筋

手掌腱膜 aponeurosis palmaris と短掌筋 m. palmaris brevis とを 遠位端から引きはがすように持ち上げ，下層の血管や神経を傷つけないように注意しながら，**小指球** hypothenar の筋を剖出する．

1) いちばん尺側には **小指外転筋** m. abductor digiti minimi がある．この筋は 豆状骨 os pisiforme と屈筋支帯とから起こって，小指の基節骨の基底に停止する．

2) そのすぐ橈側には，**短小指屈筋** m. flexor digiti minimi brevis が並んでいる．これは有鈎骨 os hamatum と屈筋支帯とから起こって，小指外転筋の腱に移行し，筋腹も癒合しあって共通の腱で小指の基節骨の基底に停止する．（短小指屈筋は 3％の頻度で欠如する．）

3) 小指外転筋と短小指屈筋とを浮かせるようにして 筋腹で切断し，その下に **小指対立筋** m. opponens digiti minimi を探す．小指対立筋の起始は 短小指屈筋と共に 有鈎骨と屈筋支帯から起こっているが，停止は小指の基節骨には向かわず，第5中手骨の尺側縁に停止しているので，筋腹が 前記2筋（小指外転筋・短小指屈筋）とは 明確に区別できる．

対立 と 内転・外転　　対立 *opposition* とは母指と小指とを向き合わせる運動で，物をつかむ時に重要な役割をする．(対立と逆の運動を 復位 *reposition* という．) したがって，母指を失うことは，ピンセットの片脚を失うに等しい．

内転 *adduction* とは 正中矢状面 *midsagittal plane* に近づく運動であり，**外転** *abduction* とは正中矢状面から遠ざかる運動だが，手の正中線は中指を通るから，指の内転とは中指に近づく運動，指の外転とは中指から遠ざかる運動をいう．それでは中指自身の内転と外転はどうかというと，原位置から橈側または尺側に傾く運動が 中指の外転であり，原位置に戻るのが 中指の内転である．

足では，指の内転と外転の軸が 第2指になる(*p. 220* の図 **163** 参照)．

血管 と 神経

1) 手掌腱膜を適当にはがし取る．尺骨動脈 a. ulnaris と尺骨神経 n. ulnaris を前腕から手の方にたどり，これらに沿って 前腕筋膜の残りを切り開く．**尺骨動脈** a. ulnaris, *ulnar artery*

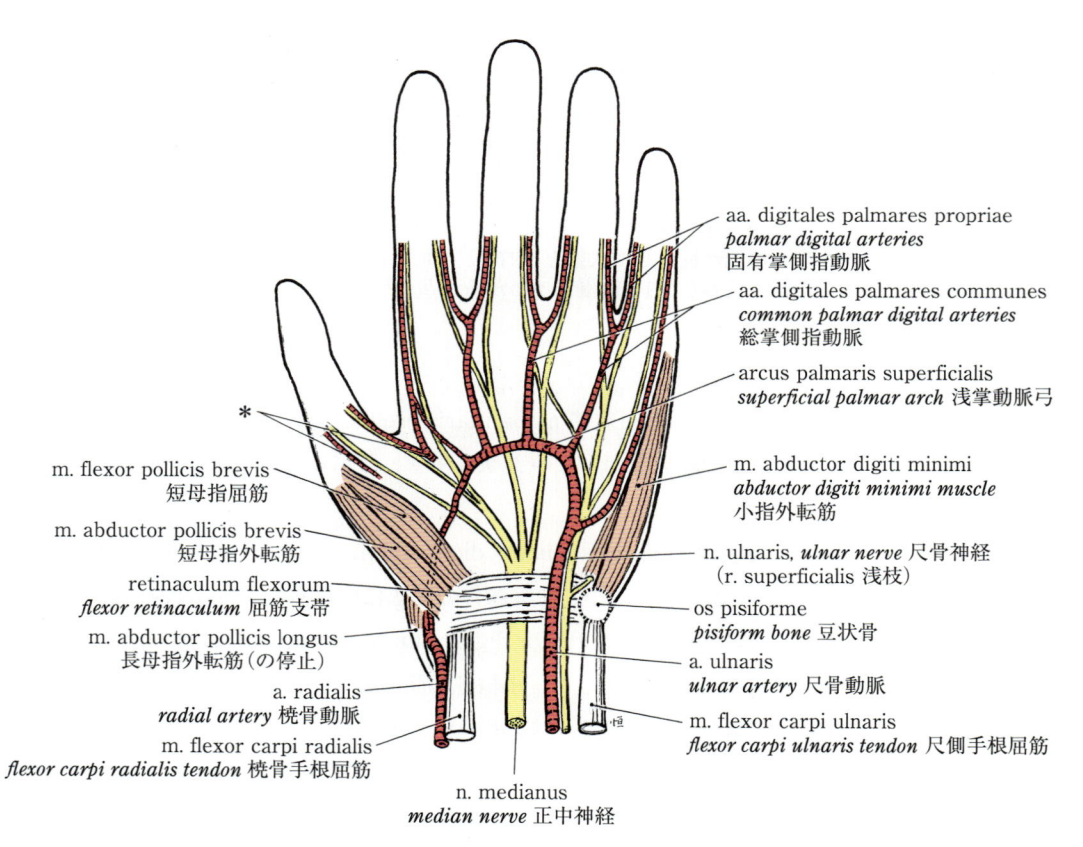

50. 浅 掌 動 脈 弓 な ど
左手の手掌腱膜を取り去ったところ——図 **48** 参照．＊深掌動脈弓より来る．
(このような典型的な浅掌動脈弓は 日本人で 約60%の頻度で見られる)

は 豆状骨のすぐ橈側で屈筋支帯の表層を通り，手掌に入るとすぐ 浅・深 の枝に分かれる．

2）浅い方の枝は中手部で弧を描いて横に走り，母指球の筋群に接して橈骨動脈の細い枝を受けて **浅掌動脈弓** arcus palmaris superficialis, *superficial palmar arch* というアーチを作っている．浅掌動脈弓を剖出する時は 尺骨動脈の方からたどった方がよい．

3）このアーチからは 3〜5本の枝が出て，そのうちの3本は それぞれ更に2本に分かれて 隣り合った指の対抗側に分布する(図50)．

指先の外傷による出血を止めるには，その指の基節の両側面を挟むように圧迫すればよい(図54)．

4）静脈は 手掌には乏しく，ごく細い静脈が これらの動脈に伴行しているのが見られるだけである(何故か？)．

5）**尺骨神経** n. ulnaris, *ulnar nerve* は途中まで尺骨動脈とほぼ伴行して手掌に出て，指の方に分散する．**正中神経** n. medianus, *median nerve* に沿って屈筋支帯を切り開き，正中神経も末梢へ追究する．どの指が どの神経の支配を受けているかを，図51の分布域と比較してみよう．くすり指の中央が両神経の分布の境界になっていることが多い．しかし，この境界は分布域の重複のために不明瞭であり，むしろ 各神経の **固有支配域** *area of isolated supply* をよく理解しておくとよい．各神経の固有支配域に関する知識は，臨床で神経麻痺の診断のために 手の皮膚の知覚障害 を調べる時に必要になるからである．

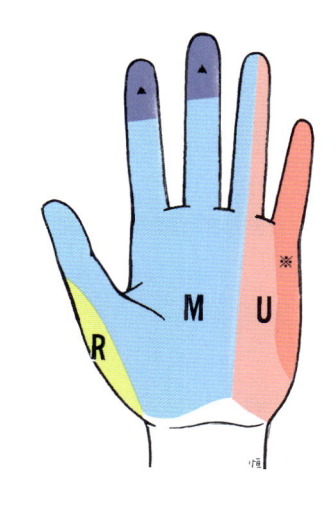

51．手のひら の知覚神経分布
 R：橈骨神経
 M：正中神経（▲ 固有支配域）
 U：尺骨神経（※ 固有支配域）
境界は実際には こんなにはっきりはしていない．図42を参照のこと．

指の屈筋の腱（屈筋支帯を開く）

1）尺側手根屈筋 m. flexor carpi ulnaris の腱が豆状骨に達することを見る．

2）浅・深指屈筋 m. flexor digitorum superficialis et profundus と長母指屈筋 m. flexor pollicis longus の腱を前腕から手の方にたどる．いずれも滑液鞘に包まれながら屈筋支帯の裏で 手根管 *carpal tunnel* をくぐって 手掌に出てくる．特に 浅・深指屈筋の腱と正中神経 n. medianus, *median nerve* との関係に注意しよう．

3）屈筋支帯を更に十分に切開して，非常に薄いポリエチレン膜のような **滑液鞘** vagina synovialis, *synovial sheath*(p.59の総論的事項参照)を観察する．浅・深指屈筋の腱を共通に包む大きな滑液鞘と，長母指屈筋腱だけを包む細長い滑液鞘とがある．後者は母指の末節まで延びているが，前者の広がりは中手部で終わっている．

4）第2〜第5指では指の付け根の付近から指先にかけて，浅・深指屈筋の腱を包む **線維鞘** vagina fibrosa, *fibrous sheath* がある．母指でも同様の線維鞘が長母指屈筋の腱を包んでいる．この線維鞘を構成する強い線維には 輪状に走るものと，たすき掛けに走るものとがあり，その表層の線維の一部は 指の背側にまで延びている(図52)．

5）線維鞘を縦に切り開くと，中に滑液鞘に包まれた 指の屈筋腱が現われる．第2〜第4指では滑液鞘の広がりは線維鞘のそれに一致しているが，小指だけは滑液鞘が手首の滑液鞘にまで連絡していることが多い．すなわち母指の指先から 滑液鞘を介して 小指の指先に炎症（腱鞘炎 tendovaginitis）が波及する可能性があるわけである．

6）第2〜第5指の滑液鞘を開いて，浅・深指屈筋の腱を指先までたどってみよう．浅指屈筋の腱は指の基節骨の所で二分し，深指屈筋の腱を通す裂け目を作ってから，再び合して中節骨の基底の掌側面に停止している．深指屈筋の腱は この裂け目を通って 更に指先に進み，末節骨の基底に停止する．

浅・深指屈筋腱の立体交叉の妙を味わってから，これらの腱を上に持ち上げてみよう．腱を包んでいた滑液鞘の一部が 腱の裏側で **腱間膜** mesotendineum, *mesotendon*（*p.59* の **図47** 参照）となっている．

7）母指では腱の立体交叉は見られない．すなわち長母指屈筋の腱は，短母指屈筋の筋腹の中を通って指先に向かい，母指の末節骨の基底に停止している．

虫様筋

1）浅指屈筋の腱を中手部で切り，その断端を浅掌動脈弓の下をくぐらせながら上下にめくり返す．深指屈筋の4本の腱の それぞれ橈側からは，円柱状の小さな筋が起こっている（尺側の2個の筋は 2頭を以て 相対する腱から起こっていることが多い）．これが **虫様筋**(ちゅうようきん) mm. lumbricales, *lumbrical muscles* である．

2）4個の虫様筋のそれぞれは，第2〜第5指の橈側でぐるりと背側に回り，指の背面で指伸筋の腱膜に停止している（**図45**）．つまり 虫様筋は腱から起こって別の腱に停止する 宿り木のようなものである．別の例えでは 腱の寄生虫 ともいえよう（**図52**）．橈側の2個は 正中神経，尺側の2個は 尺骨神経の支配を受けるのが通例である．

3）虫様筋は第2〜第5指の基節を曲げ，中節と末節を伸ばす（**図52**）．この状態を *lumbrical position*（*p.71*）というが，この虫様筋の作用を 起始と停止の状態から理解し，また実際に指の関節を動かして，確かめてみよう．

虫様筋の働きは，ピアニストなどが 速いスピードで指を動かす時に重要だという（Leijnse 他 1995）．

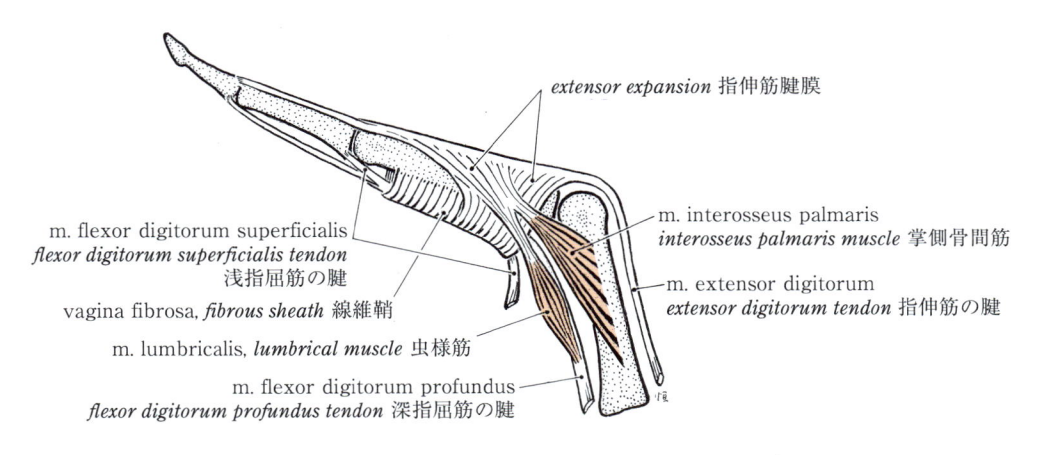

52. 虫様筋と骨間筋の働きを示す (*lumbrical position*).
右の くすり指を橈側から見る (図 **45** 参照).

§ 20 手の深い層

前腕の屈側 の深い層

1) 深指屈筋 m. flexor digitorum profundus と長母指屈筋 m. flexor pollicis longus をそれぞれ前腕中央部の筋腹で切断する．指が固く曲がっていた遺体では，既に p. 63 で切ってある．下断端をめくり返すと，p. 55 で見た **前骨間動脈** a. interossea anterior, *ant. interosseous artery* と **前骨間神経** n. interosseus anterior, *ant. interosseous nerve* が 更によく見えてくる．

2) ここで **方形回内筋** m. pronator quadratus が 尺骨下部の前面から起こって 橈骨下部の前面に停止することを確かめる．この筋には 正中神経の枝が分布している．

手のひら の深い層

1) 短母指屈筋 m. flexor pollicis brevis を筋腹で切って 断端をめくり返す．

長母指屈筋の腱と深指屈筋の腱とを屈筋支帯の先で切断し，虫様筋と共に指先の方にめくり返して，深層で **母指内転筋** m. adductor pollicis を探そう．この筋は 2 頭を持ち，一つは第 3 中手骨から起こって横に走り (横頭 caput transversum, *transverse head*)，もう一つは屈筋支帯と第 2・第 3 中手骨基底から起こって斜めに走る (斜頭 caput obliquum, *oblique head*)．両頭は合して種子骨を介して 母指の基節骨の基底に停止している (図 **53**, **55**)．

2) 母指内転筋の二つの頭を それぞれ筋腹で切断し，下層に **深掌動脈弓** arcus palmaris profundus, *deep palmar arch* を求める．深掌動脈弓は母指内転筋の裏を通って出てくる橈骨動脈の続きと 尺骨動脈の深枝で作られている (図 **53**)．深掌動脈弓からは指に向かう枝が出て，途中で 周囲の筋や骨に枝を出したのち，指の付近で浅掌動脈弓 (p. 67) の枝と吻合する．また 深掌動脈弓からは 母指に行く枝も出る．

3) 深掌動脈弓の更に奥で，**掌側骨間筋** mm. interossei palmares と **背側骨間筋** mm. interossei dorsales を剖出する．

掌側骨間筋 (3 個) は 第 2・第 4・第 5 中手骨の 中指に近い側の表面から起こり，その指の

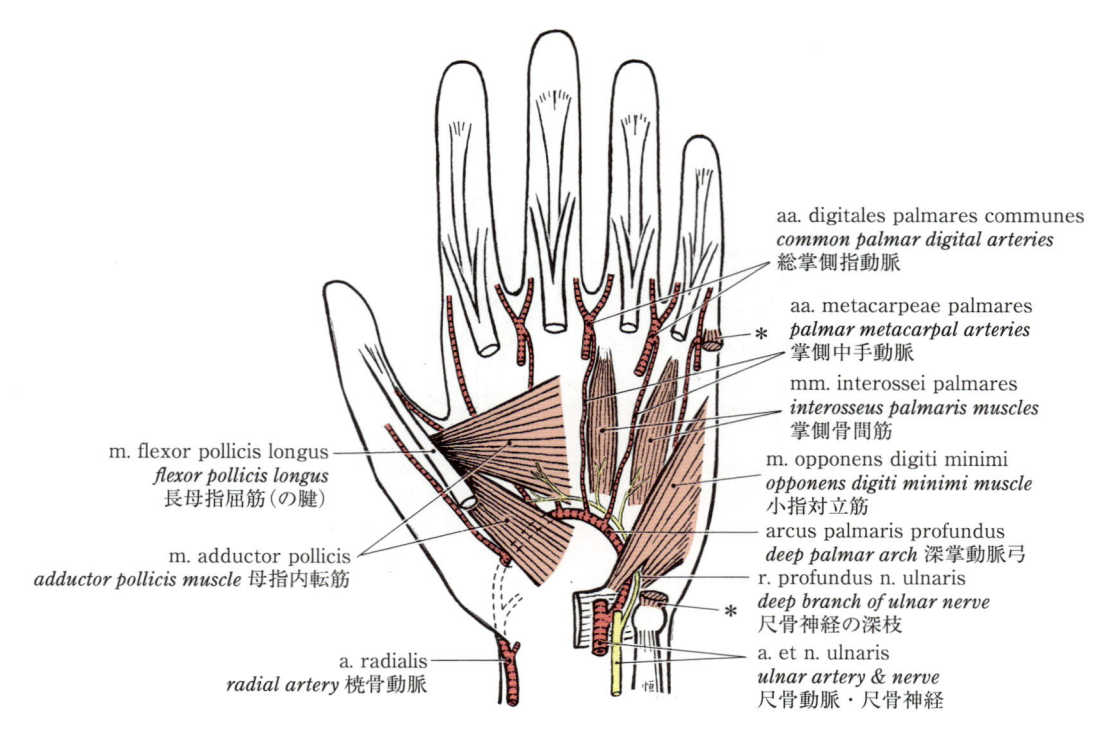

53. 深掌動脈弓など（左手）
＊印は小指外転筋と小指屈筋 m. abductor et flexor digiti minimi.
図 50 も参照しよう．

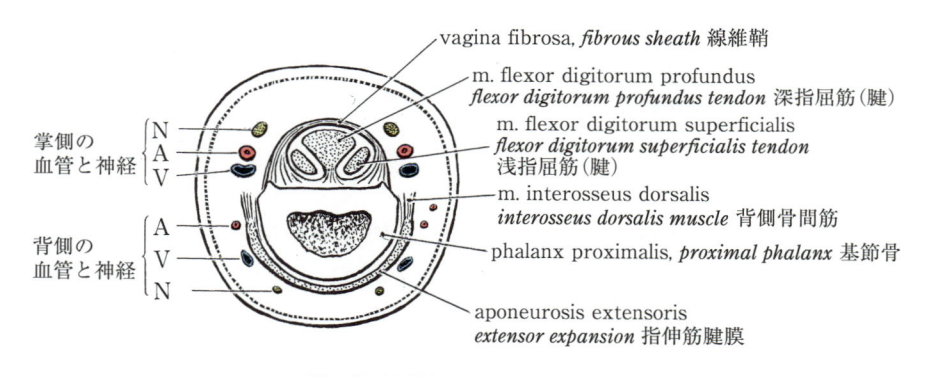

54. 第 3 指（中指）の基節中央での横断面

　基節骨の基底（の中指に近い側の表面）に停止する（図 55）．
　背側骨間筋（4 個）は それぞれ 2 頭をもって隣接する 2 個の中手骨の側面から起こり（起始の様子は手背から見るとよい），中指ではその基節骨基底の両側縁に停止し，第 2・4 指ではそれぞれの指の基節骨基底の片側縁（中指よりも遠い側の面）に停止している（図 56）．
　以上の起始と停止の関係から，掌側骨間筋は指を閉じ（内転），背側骨間筋は指を開く（外転）働きをすることが 理解できるだろう（図 55, 56）．
　　骨間筋の働きは，どちらが内転で，どちらが外転なのか覚えにくい．米国の医学生は，これを PAD, DAB として暗記に役立てている．*Palmar* が *Adduction* で，*Dorsal* が *Abduction* という

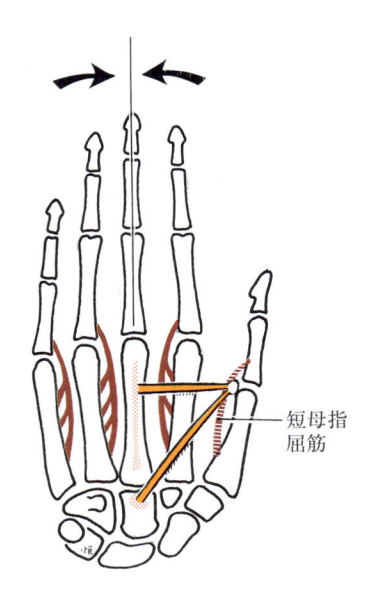

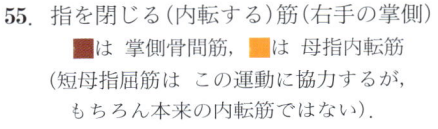

55. 指を閉じる(内転する)筋(右手の掌側)
■は 掌側骨間筋，■は 母指内転筋
(短母指屈筋は この運動に協力するが，もちろん本来の内転筋ではない).

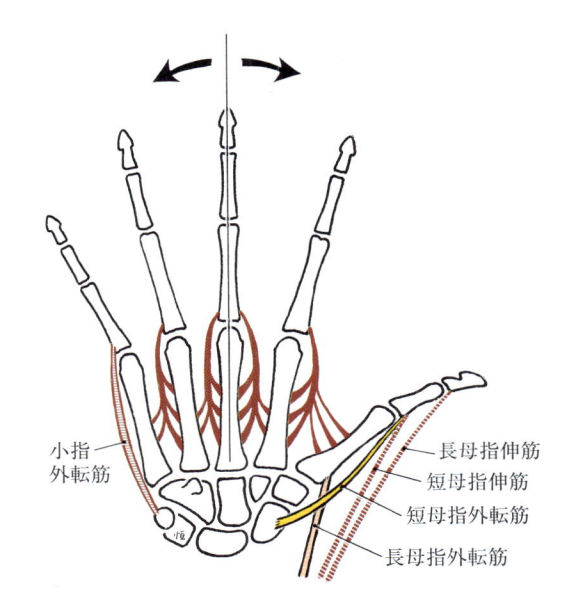

56. 指を開く(外転する)筋(右手の掌側)
■は 背側骨間筋
(長短母指伸筋は，もちろん本来の外転筋ではない).
(足では 内転・外転の軸が 第2指になる. p.220)

意味である.
　掌側骨間筋と背側骨間筋は 共に尺骨神経で支配されている. 従って 尺骨神経麻痺の時には 指の内転と外転(開閉運動)が不可能になる.

　掌側骨間筋も 背側骨間筋も，その筋束の一部は指背で指伸筋腱膜 extensor expansion に付着している. このことは骨間筋が虫様筋と一緒に，指の基節を曲げて中節と末節を伸ばす運動 (intrinsic plus position or lumbrical position)にも関与することを意味している(図45, 52).

　短母指屈筋または母指内転筋の深部の筋束をも 掌側骨間筋とみなす学者もある. この場合には 掌側骨間筋の数は 4個になる. この深部の筋束は 有袋類などでは独立しており，比較解剖学的には確かに存在する筋といえる.

手の甲の 深い層

1) 指伸筋・示指伸筋・小指伸筋 を筋腹で切って断端をめくり返し，その腱の下層で 橈骨動脈の手背への枝を追究する.

2) **背側骨間筋** mm. interossei dorsales の起始を観察する.

3) **指伸筋腱膜** extensor expansion と 虫様筋や掌側・背側骨間筋の停止 との関係をよく見直す.

§21　上肢の血管と神経のまとめ

血管の概観

1) 上肢の **動脈**は **鎖骨下動脈** a. subclavia →**腋窩動脈** a. axillaris(第1肋骨の外側縁から大円

筋の下縁までをいう）→ **上腕動脈** a. brachialis を経て **橈骨動脈** a. radialis と **尺骨動脈** a. ulnaris に分かれ，ついには手の先までたどりつく．これらの経過を実際に遺体について復習し，途中で出る主な枝を **図 57** を参照しながら確かめ，上肢全体としての動脈系をよく了解しよう．

上肢の動脈の主流は，上腕でも前腕でも 屈側（骨よりも前の方）を走っていることに注意する．（何故か？）したがって 伸側（骨よりも後ろ）を養うのは，本幹からの支流（上腕伸側では **上腕深動脈** a. profunda brachii, 前腕伸側では **後骨間動脈** a. interossea posterior）である．

個々の遺体では，当然 図譜とは違った 枝分かれの様式が見られるはずだから，各自が担当の遺体についての所見を模型図にしてみるとよい．

動脈の主流が閉塞した時に，これに取って代わる側副路のことも念頭において観察するとよい．また動脈が表在性に走っている場所（生体で 脈 pulse を触れる場所）はどこか を調べる．

生体の上肢で，皮膚の上から脈拍をよく触れる動脈は，上腕動脈と橈骨動脈である．それぞれの脈拍を 自分の腕で実際に触れて復習しておくとよい．なお，橈骨動脈の脈は，肘関節を強く曲げた時や，肩関節で上腕を強く過外転した時には弱くなる．その理由を考えてみよう．

2）上肢の **静脈** のうちで，深部のものは すべて動脈に伴行する（伴行静脈 v. comitans, *accompanying vein*）から，ここでは主に **皮静脈** v. cutanea, *cutaneous vein* の経過を復習し，深部の静脈との連絡場所に注意する．皮静脈が上腕と前腕では屈側に，手では伸側（手背）によく発達していることが面白い（その理由を考えてみよう）．

神経の概観

1）上肢の神経は，肋間上腕神経が上腕の皮膚に達するほかは，すべてが **腕神経叢** plexus brachialis, *brachial plexus* の枝である．頚部で出てきたこの神経叢が なぜ腕神経叢と呼ばれるかが，ここで はっきり わかるだろう．腕神経叢の色々な枝を末梢まで追い掛けて，上肢の神経の知識をまとめてみよう．筋肉に分布するものと 皮膚に行くもの とは区別して考える必要がある．

2）筋群の神経支配を十分に復習しよう．上腕と前腕のすべての伸筋は **橈骨神経** n. radialis の支配を受け，上腕の屈筋群は **筋皮神経** n. musculocutaneus, 前腕の屈筋群と母指球の筋は主に **正中神経** n. medianus が支配している．前腕の屈筋の一部と手の筋の大部分は **尺骨神経** n. ulnaris の受け持ちである．

これらの神経が麻痺すると どんなことになるか？ このような面から神経支配を理解しておけば，将来 臨床で大いに役立つ．

例えば **橈骨神経麻痺** *radial nerve paralysis* では，一般に伸筋群が麻痺するので，お化けの手のように 手がブラリと下垂する（これを **下垂手** または **垂れ手** *drop hand* という）．橈骨神経麻痺の時には，知覚障害も前腕伸側の橈側半と手背の橈側半の皮膚に現われる．

正中神経麻痺 *median nerve paralysis* では，橈側の屈筋と 回内筋・対立筋 が麻痺するので，母指は伸展したままで屈曲できず，小指と母指は対立できなくなる．この状態の手を **猿手** *ape hand* という．また 図 42, 51 の正中神経分布域の皮膚に知覚障害が現われる．

尺骨神経麻痺 *ulnar nerve paralysis* では，尺側手根屈筋・深指屈筋・小指球の筋・骨間筋が収縮できなくなるので，各指の基節が強く背屈（手背側に過伸展）し，末節は屈曲位をとり，いわゆる **鷲手** *claw hand* の状態になる．また 図 42, 51 の尺骨神経分布域に知覚障害が現われる．（*p. 54* の肘部管症候群も参照）．

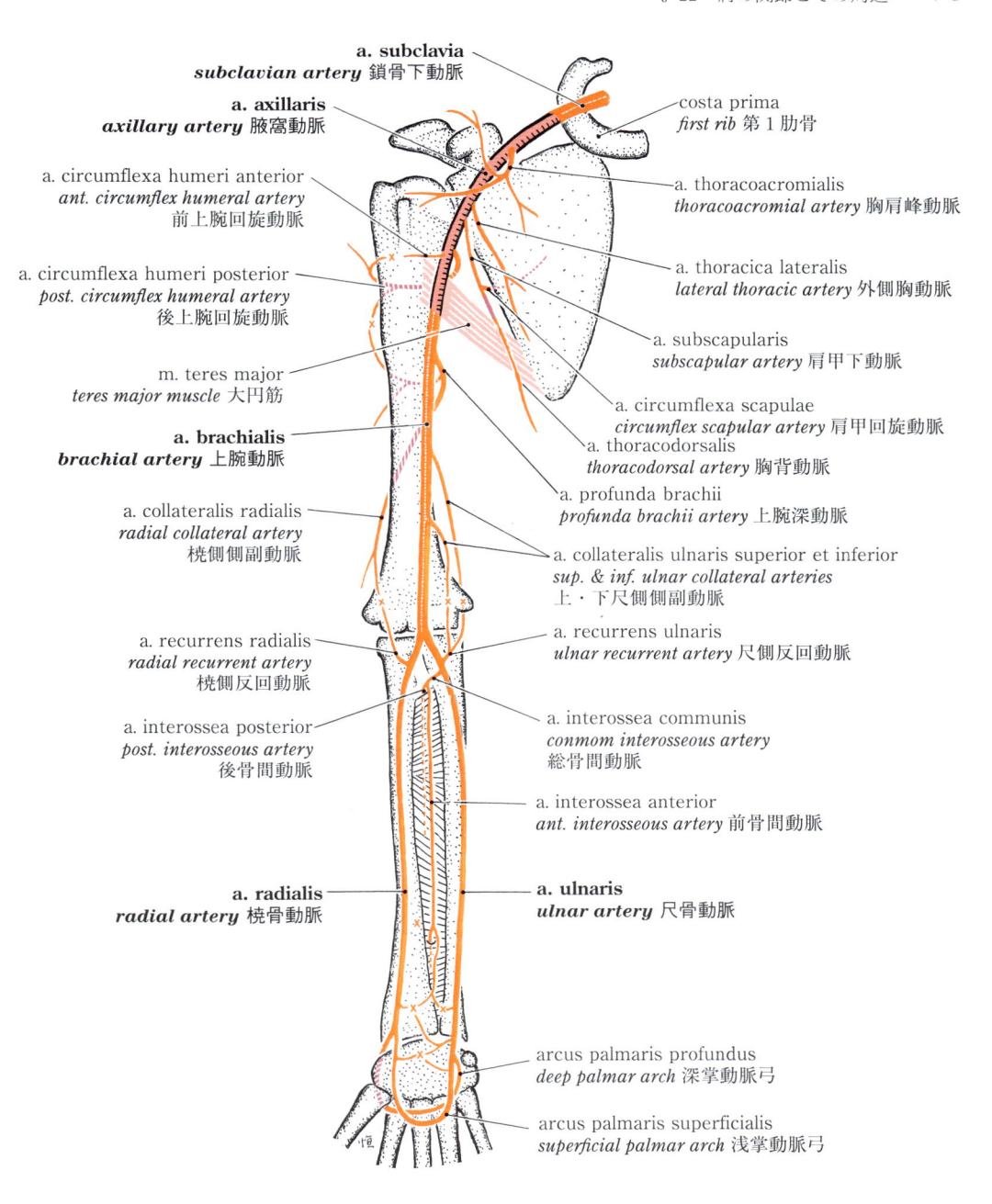

§22 肩の関節とその周辺　73

a. subclavia
subclavian artery 鎖骨下動脈

a. axillaris
axillary artery 腋窩動脈

a. circumflexa humeri anterior
ant. circumflex humeral artery
前上腕回旋動脈

a. circumflexa humeri posterior
post. circumflex humeral artery
後上腕回旋動脈

m. teres major
teres major muscle 大円筋

a. brachialis
brachial artery 上腕動脈

a. collateralis radialis
radial collateral artery
橈側側副動脈

a. recurrens radialis
radial recurrent artery
橈側反回動脈

a. interossea posterior
post. interosseous artery
後骨間動脈

a. radialis
radial artery 橈骨動脈

costa prima
first rib 第1肋骨

a. thoracoacromialis
thoracoacromial artery 胸肩峰動脈

a. thoracica lateralis
lateral thoracic artery 外側胸動脈

a. subscapularis
subscapular artery 肩甲下動脈

a. circumflexa scapulae
circumflex scapular artery 肩甲回旋動脈

a. thoracodorsalis
thoracodorsal artery 胸背動脈

a. profunda brachii
profunda brachii artery 上腕深動脈

a. collateralis ulnaris superior et inferior
sup. & inf. ulnar collateral arteries
上・下尺側側副動脈

a. recurrens ulnaris
ulnar recurrent artery 尺側反回動脈

a. interossea communis
conmom interosseous artery
総骨間動脈

a. interossea anterior
ant. interosseous artery 前骨間動脈

a. ulnaris
ulnar artery 尺骨動脈

arcus palmaris profundus
deep palmar arch 深掌動脈弓

arcus palmaris superficialis
superficial palmar arch 浅掌動脈弓

57. 上　肢　の　動　脈　の　概　観
×印 は 吻 合 を 示 す.

§22　肩 の 関 節 と そ の 周 辺

肩関節 の 周囲 の 筋（関節包の剖出）

1）**大胸筋** m. pectoralis major が上腕骨の上部（大結節稜 crista tuberculi majoris）に停止する所を確かめる．

2）**上腕二頭筋の短頭** caput breve m. bicipitis と **烏口腕筋** m. coracobrachialis とを起始

（烏口突起）に近い所で切断する．**上腕二頭筋の長頭** caput longum m. bicipitis の腱を筋腹に近い所で切る．**上腕三頭筋の長頭** caput longum m. tricipitis も，大円筋下縁の少し下で切断する．

　3）**三角筋** m. deltoideus を筋腹の中央で切断して，断端を上下にめくり返す．上にめくり返す時に，三角筋と上腕骨との間に かなり大きい滑液包 bursa があることに注意し，また 肩関節の関節包を傷つけないように気を付けよう．ここで腋窩神経も観察しておく．

　なお肩峰 acromion の表面近くで胸肩峰動脈 a. thoracoacromialis の枝（r. acromialis）と肩甲上動脈 a. suprascapularis の枝（r. acromialis）とが吻合して，動脈網（肩峰動脈網 rete acromiale, *acromial rete*）を作っていることも観察する．

　4）三角筋を更に上にめくり返して，烏口突起と肩峰とを結ぶ靱帯（烏口肩峰靱帯 lig. coracoacromiale, 図 58），烏口突起と鎖骨外側部を結ぶ靱帯（烏口鎖骨靱帯 lig. coracoclaviculare）を注意深く剖出する．この両靱帯の同定は必ずしも容易ではないが，これらを切ると 鎖骨が ぐらぐらになる．

　5）**肩甲下筋** m. subscapularis の上腕骨への停止（小結節 tuberculum minus と小結節稜 crista tuberculi minoris）を剖出する（図 **35, 58**）．

　6）**肩鎖関節** art. acromioclavicularis, *acromio-clavicular joint* の関節包を開いて，鎖骨を肩峰からはずす．

　7）肩甲下筋の腱の上縁で **肩甲上動脈・神経** a. et n. suprascapularis, *suprascapular artery & nerve* を求めておく．これらを肩甲骨の上縁に向かってたどると，肩甲切痕の上に張る靱帯（上肩甲横靱帯 lig. transversum scapulae superius, *sup. transverse scapular ligament*）の前面が見えてくる．

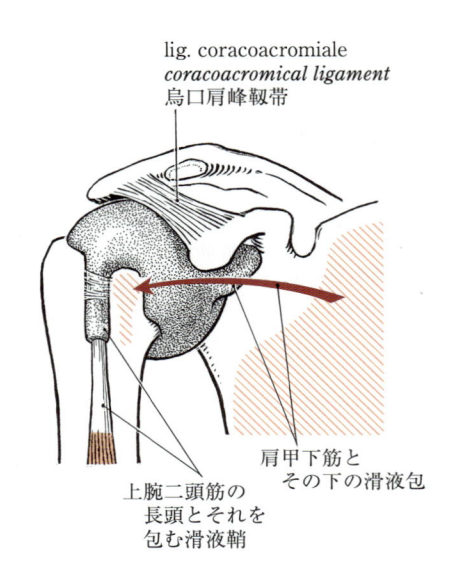

58. 肩関節腔の広がり〔Grant〕
関節腔に鉛などを注入して鋳型を作れば図のような標本ができる．
肩甲下筋の起始停止域を 斜線で示す．

（図中ラベル：lig. coracoacromiale *coracoacromical ligament* 烏口肩峰靱帯；上腕二頭筋の長頭とそれを包む滑液鞘；肩甲下筋とその下の滑液包）

　8）背面では 肩甲棘の上方で **棘上筋** m. supraspinatus を復習し，烏口肩峰靱帯（図 58）を完全に切断して，棘上筋を上腕骨への停止（大結節）まで追究する．その幅広い停止腱は肩関節の関節包と癒着している．

　9）烏口鎖骨靱帯の近くで棘上筋を切断して，断端を左右にめくり返すと，**肩甲上神経** n. suprascapularis が肩甲切痕と上肩甲横靱帯の間を通って 肩甲骨の背面に出てくるのがよく見える．奇妙なことに **肩甲上動脈** a. suprascapularis の方は 上肩甲横靱帯の上を通るのが普通である．

　10）肩甲棘の下方で **棘下筋** m. infraspinatus と **小円筋** m. teres minor とを それぞれ筋腹の中央よりも少し外側で切断し，棘下筋の下層で肩甲上動脈と肩甲上神経を剖出し，これらの末梢の分布を見極める．

　11）小円筋の下層では **腋窩神経** n. axillaris, *axillary nerve* とこれに伴行する **後上腕回旋動脈** a. circumflexa humeri posterior, *post. circumflex humeral artery* を剖出する．腋窩神経

が小円筋と三角筋を支配することを ここで確かめる．

12) 棘下筋と小円筋 の断端をめくり返しながら これらを上腕骨の方にたどると，関節包のすぐ外側に沿って上腕骨の後面(大結節)に停止している．

13) **大円筋** m. teres major の停止を 上腕骨の前面で確かめたのち，大円筋を筋腹の中央で切断する．

14) **肩甲下筋** m. subscapularis の上縁と下縁をよく出してから，これを切断する．その停止に近い断端をめくり返す時に 同筋の腱と烏口突起の基部との間にある 滑液包 bursa を探し，これが肩関節の関節腔と連絡していることを見る(図58)．これで肩関節の関節包が完全に剖出されたわけである．

> 人体のなかで最も運動範囲が大きい肩関節は，関節窩が小さく補強靭帯が弱い．そのために上腕骨を回旋する筋群 rotators が関節頭(上腕骨頭)を支える役割をしている．すなわち関節の後ろ上方からは棘上筋(外転)，前方からは肩甲下筋(内旋)，後方からは棘下筋(外旋)と小円筋(外旋)のそれぞれの腱が 関節包と密着しながら 上腕骨頭を包んでいる．これを **肩回旋腱板** rotator cuff と呼ぶが，この腱板が 老人性変化を起こすと，いわゆる **五十肩**(肩関節周囲炎 scapulohumeral periarthritis)の原因の一つとなる．また中年以後に 機械的外力によって肩回旋腱板が断裂すると，上肢の挙上制限が起こる．
>
> 整形外科の臨床で，肩回旋腱板の断裂や損傷を肉眼的に診断するためには，三角筋の下層の滑液包(肩峰下滑液包 subacromial bursa)に 関節鏡 arthroscope を挿入して観察する方法がある．

肩の関節

1) 肩甲骨と上腕骨の間の連結である，**肩関節** art. humeri, *shoulder joint* の **関節包** capsula articularis, *joint capsule* の広がりを観察する．関節包の肩甲骨への付着は 関節窩のへりのすぐ近くだが，上腕骨への付着は 解剖頚 collum anatomicum にまで及んでおり，特に内側面では 外科頚 collum chirurgicum にまで達することもある．上腕二頭筋の長頭の周りには関節腔の続きの滑液包 bursa があって，やはり外科頚まで出店を張っている(図58, 59)．

2) 関節包の後部に縦に長く割を入れ，後ろの方から関節内の様子を調べてみよう．**関節頭**(上腕骨頭 caput humeri)が **関節窩**(肩甲骨関節窩 cavitas glenoidalis scapulae)に はまり込んでいる．関節窩では，骨のくぼみの周縁を線維軟骨性の帯(関節唇 labrum glenoidale)が取り巻いて，関節窩の深さを増している．

3) 上腕骨頭の前部には **上腕二頭筋長頭の腱** が横切っている(骨頭の頂点を通らないことに注意)．この腱を関節腔の中で上にたどり，これが関節窩の上縁付近から起こっていることを確かめる(図59)．

4) 上腕を肩関節で色々な方向に動かして，それぞれの運動に関与する筋を考えてみよう．最後に関節包を完全に切って，上腕骨頭を関節窩から はずし，その表面の **関節軟骨** cartilago articularis, *articular cartilage* の性状や厚さを調べる．

> 肩関節は 最も自由に運動できる関節で，上腕を前後に屈伸できる範囲は 85°～115°，上腕骨の回旋は 90°，上腕を外転できる範囲は 90°である．上腕を水平よりも高く挙げる運動には 肩関節は関与しないので，肩甲骨の回旋挙上に頼らなければならない．

76　上　肢

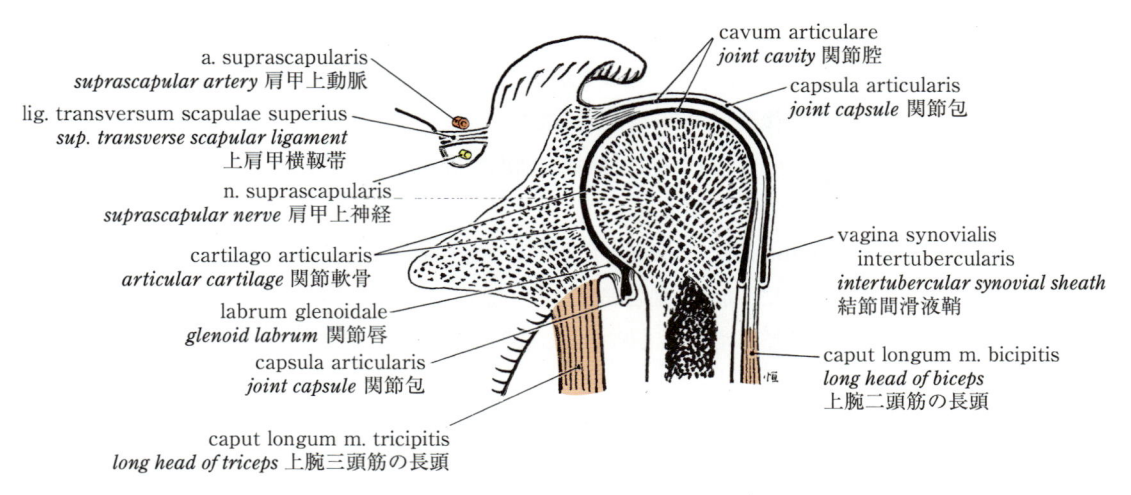

```
a. suprascapularis                     cavum articulare
suprascapular artery 肩甲上動脈         joint cavity 関節腔
lig. transversum scapulae superius              capsula articularis
sup. transverse scapular ligament               joint capsule 関節包
上肩甲横靱帯
         n. suprascapularis
         suprascapular nerve 肩甲上神経
                                                vagina synovialis
                                                intertubercularis
         cartilago articularis                  intertubercular synovial sheath
         articular cartilage 関節軟骨            結節間滑液鞘
         labrum glenoidale
         glenoid labrum 関節唇                  caput longum m. bicipitis
                                                long head of biceps
         capsula articularis                    上腕二頭筋の長頭
         joint capsule 関節包

         caput longum m. tricipitis
         long head of triceps 上腕三頭筋の長頭
```

59. 肩関節の前頭断
実際は 上腕二頭筋長頭の腱は 上腕骨頭の頂上を通らない.

§23　ひじの関節

肘の関節の周囲の筋 (関節包の剖出)

1) ひじの前面で 屈筋群を内側方に, 伸筋群を外側方に押しやる. 上腕二頭筋 m. biceps brachii に入る血管と神経を切断して, 同筋を下にめくり返す. **上腕筋** m. brachialis の起始を上腕骨の下半 (三角筋停止部の下方) で確かめる. ひじを曲げて上腕筋をたるませ, この筋を筋腹で切断して 停止の一部を肘関節の関節包から はぎ取る. 上腕筋の腱をたどって 尺骨上部に停止することを見る.

2) **尺側手根屈筋** m. flexor carpi ulnaris を起始の近くで切断して, 断端をめくり返すと, **尺骨神経** n. ulnaris, *ulnar nerve* が 関節包に すぐ接して走っているのが剖出できる.

3) 後面では **上腕三頭筋** m. triceps brachii を肘頭 olecranon の上方2〜3横指の所で切り, その腱を下にめくり返して 関節包の後面から はがしておく. この腱を停止の方にたどると, これが 肘頭 olecranon に付くだけでなく, その腱膜の一部は 肘筋 m. anconeus を覆う筋膜へも付着している.

4) **肘筋** m. anconeus の起始と停止を復習し, これが関節包からも起こることを確かめる. 肘筋の裏にゾンデを通し, このゾンデに沿って肘筋を切断して 断端をめくり返す. ここで ひじの周辺の動脈の吻合が よく観察できる.

5) 再び肘の前面で, **円回内筋** m. pronator teres, **橈側手根屈筋** m. flexor carpi radialis, **長掌筋** m. palmaris longus, **浅指屈筋** m. flexor digitorum superficialis の起始を確かめて, それぞれ 起始に近く切断し, 断端をめくり返す.

6) 浅指屈筋を 注意深く起始から はがして, **内側側副靱帯** lig. collaterale ulnare, *ulnar collateral ligament* を剖出する. この三角形の靱帯は, 上腕骨の内側上顆から下の方に放散して 尺骨上部に付いている.

7）**腕橈骨筋** m. brachioradialis と **長橈側手根伸筋** m. extensor carpi radialis longus の起始を外側上顆の近くに剖出し，これらを骨から はがし取る．

　　腕橈骨筋の起始部(外側上顆)が 剥離骨折 *avulsion fracture* を起こすことがある(Guettler 他，2001)．

8）**短橈側手根伸筋** m. extensor carpi radialis brevis と **尺側手根伸筋** m. extensor carpi ulnaris の起始を完全に剖出して，外側側副靱帯 lig. collaterale radiale から分離させる．

9）**回外筋** m. supinator の起始と停止をよく観察したのち，回外筋の前縁から注意深く筋線維を取り去り，**外側側副靱帯** lig. collaterale radiale, *radial collateral ligament* を完全に剖出する．この靱帯は 外側上顆から下の方に放散して 主として橈骨に付くが，前面では **橈骨輪状靱帯** lig. anulare radii, *annular ligament* と癒着している．橈骨輪状靱帯は尺骨の橈骨切痕前縁から発して橈骨頭 caput radii をぐるりと取り巻くように輪走し，前記の橈骨切痕の後縁に付いている．この靱帯は 前腕の回内・回外運動に際して 橈骨頭が尺骨の橈骨切痕に接しながら回旋する時のガードベルトの役をする．前腕を回内させたり回外させたりして 橈骨頭 caput radii の位置を確認しながら これらの剖出を行なうとよい．

　　小児(2～6歳)の腕を無理に引っ張ったり，倒れそうになった時に腕を引いたりすると，急に痛がりだして肘を動かさなくなることがよくある．この現象を **肘内障** *internal derangement*（**マルゲーニュ脱臼** *Malgaigne luxation*）という．これは発達が不十分な小児の橈骨頭が橈骨輪状靱帯から不全脱臼を起こしたものである．このような症例を見た時には，患児の前腕を回外位にして，橈骨頭をしっかり押しながら 肘関節を 90°屈曲させれば 容易に整復 *reposit* でき，患児は すぐに肘を動かせるようになる．

　　テニスの(特にバックハンドストローク)で 頻々と長・短橈側手根伸筋に衝撃力が加わると，その起始部である 外側上顆部に疼痛・部分剥離・出血・腱炎 などが生ずる．これを **テニス肘** *tennis elbow*（上腕骨上顆炎 *humeral epicondylitis*）という．

肘 の 関 節

1）三つの骨(上腕骨・尺骨・橈骨)の間の連結の総称である **肘関節** art. cubiti, *elbow joint* を 骨格標本で観察し，肘の屈伸と 前腕の回内・回外の時に 3骨がどのようにして接して動くかを理解する．

2）次に肘関節の **関節包** の広がりを観察しよう．この関節包は 後述の3種類の関節を共通に包んでいる．関節包の 上腕骨への付着は 前面ではかなり上まで(鈎突窩 fossa coronoidea と橈骨窩 fossa radialis の上面まで)延びているが，後面では 肘頭窩 fossa olecrani の上縁にまでは達していない．

3）ひじの前面と後面から 内側・外側側副靱帯の間で 関節包を横の方向に切開して，関節腔を開く．上腕骨と尺骨の連結（腕尺関節 art. humeroulnaris），上腕骨と橈骨の連結（腕橈関節 art. humeroradialis），橈骨と尺骨の連結（上橈尺関節 art. radioulnaris proximalis）が，共通の関節腔で肘関節を形成していることを見る．

4）関節包の外面は **線維膜** membrana fibrosa, *fibrous capsule* から成り，その内面は光沢のある **滑膜** membrana synovialis, *synovial membrane* が裏打ちしている．上腕骨の下部にある三つのくぼみ(鈎突窩・橈骨窩・肘頭窩)では 線維膜と滑膜の間に脂肪の塊がある．

5）外側側副靱帯を切断して，内側方に関節を脱臼 *dislocate* させ，関節面や滑膜表面のヒダ

(滑膜ヒダ plica synovialis, *synovial fold*)などを細かく観察する．橈骨輪状靱帯 lig. anulare radii と橈骨頭 caput radii の間にゾンデを入れて，関節腔の広がりを確かめる．

6) 肘の屈伸は 腕尺関節と腕橈関節で行なわれるが，前腕の 回内・回外は どうだろうか？ 前腕を回内させたり回外させたりしながら，上橈尺関節での 橈骨と尺骨の間の動き や 腕橈関節での 橈骨頭の動きを見る．必要に応じて 上橈尺関節の関節包や橈骨輪状靱帯を切って 橈骨頭をはずし，これらの連結が どのようになっているかを観察しよう．また，回内・回外の時には 次頁の下橈尺関節で橈骨と尺骨が どのように動くかも 理解しておくとよい．

上腕骨を切断して（時間に余裕があれば）

右の上腕骨 humerus の中央部を のこぎりで横断する．横断面で 次のものを観察する．

骨膜 periosteum と骨質との関係はどうなっているか？ 骨質は ここでは大部分が **緻密質** substantia compacta, *compact substance* から成っている．

骨質に囲まれた **髄腔** cavum medullare, *marrow cavity* という腔所に **骨髄** medulla ossium, *bone marrow* が詰まっている．骨髄の色は 若い個体では濃紅色(赤色骨髄 medulla ossium rubra, *red marrow*)だが，年をとるに従って脂肪がたまり，老人では黄色味を帯びてくる(黄色骨髄 medulla ossium flava, *yellow marrow*)．また 衰弱した老人では ゼリー状に変性していることもある．

左では，上腕骨の長軸に沿って 上腕骨の上半を のこぎりで 前頭方向に縦に切断する．上の骨端に近い縦断面では **関節軟骨** cartilago articularis, *articular cartilage* の厚さがよくわかる．またここでは緻密質 substantia compacta は比較的薄く，その深部に多量の **海綿質** substantia spongiosa がある．海綿質を構成する多数の薄い骨板の間には 無数の小腔があって，この小腔の中にも骨髄が詰まっている．

骨端部の縦断面には **骨端線** linea epiphysialis, *epiphyseal line* という線状の緻密部が明瞭に見られることがある．これは 骨の長さの成長にあずかった **骨端軟骨** cartilago epiphysialis, *epiphyseal cartilage* が，骨の成長の停止とともに廃業して骨化し，緻密質になった場所である(骨端線閉鎖 *epiphyseal closing*)．

骨幹部の縦断面を，右側で見た横断面の所見と比べてみる．髄腔 cavum medullare の広がりが 縦断面で よくわかる．

§ 24 手くびの関節

橈骨 と 尺骨の つながり

1) 前腕の前面(屈側)で浅・深指屈筋 m. flexor digitorum superficialis et profundus の断端を上にめくり返し，これらの起始を 尺骨と骨間膜 membrana interossea から はがし取る．長母指屈筋 m. flexor pollicis longus を 橈骨と骨間膜から はがす．**方形回内筋** m. pronator quadratus をはがして，**前腕の骨間膜** membrana interossea antebrachii の全貌を前面から剖出する．

2) **前骨間動脈** a. interossea anterior と **前骨間神経** n. interosseus anterior とが骨間膜の前面に沿って下降することを見る．前腕の伸筋群も 骨間膜の後面から はがして，**後骨間動脈** a. interossea posterior と **後骨間神経** n. interosseus posterior が どこから発しているかを確かめる．後骨間動脈は骨間膜の上縁で **総骨間動脈** a. interossea communis(尺骨動脈 a. ulnaris

の枝)から分かれ，また後骨間神経は 橈骨神経 n. radialis の深枝 r. profundus の延長である．

3) 骨間膜を構成する線維はどのような方向に走っているか？　骨間膜と骨膜との関係は？　また 前腕を回内させたり回外させたりすると，骨間膜はどのように弛(ゆる)んだり緊張したり変形するかを観察する．

4) 手首の背面で尺骨頭 caput ulnae のすぐ橈側に残存する伸筋支帯を除去する．前腕を回内・回外させながら 橈骨と尺骨の下端での連結(**下橈尺関節** art. radioulnaris distalis)がどこにあるのか見当をつけ，この関節の関節包を背面から切開する．手首の掌側からも方形回内筋の残部を除去し，回内・回外 をさせて 下橈尺関節の位置を確かめながら，関節包を切開する．側副靱帯を切断して尺骨頭を橈骨から外し，関節面を観察する．

5) また 尺骨頭の下面が関節円板を介して手根骨と接していることも観察する．

橈骨 と 手根骨 の関節

手くびを動かす関節は，橈骨と手根骨(主に月状骨と舟状骨)の間にある **橈骨手根関節** art. radiocarpea, *radiocarpal or wrist joint* である．

1) 残存する屈筋支帯と伸筋支帯を除去して，橈骨と手根骨との間の関節の前面と後面を清掃する．長母指外転筋・短母指伸筋・橈側手根屈筋 の腱は 必要に応じて切断してよい．

手首の前面では橈骨の下端から 舟状骨・月状骨・有頭骨 に向かって斜めに走る幅広い靱帯がある．また後面では，橈骨下端から三角骨と舟状骨に向かって斜めに走る靱帯が見られる．その橈側では側副靱帯を剖出する．これらの靱帯の下に関節包がある．

2) 手首を背方へ無理に曲げて，橈骨の下縁で靱帯と関節包を横に切り，橈骨手根関節を開く．月状骨 os lunatum の関節面は 舟状骨 os scaphoideum の関節面とほぼ同じ大きさである．三角骨 os triquetrum は関節円板を介して橈骨と ほんのちょっと接触するにすぎない．

橈骨手根関節の関節腔は，関節円板の穴を通じて 下橈尺関節と しばしば交通している．

§ 25　手 と 指 の 関節

手根骨の間 の 関節

8個の手根骨の間の関節は **手根間関節** artt. intercarpeae と総称される．

1) 屈筋支帯を更に除去して，**橈側手根屈筋** m. flexor carpi radialis の腱を第2・第3中手骨の基底まで追い掛ける．途中この腱は 大菱形骨 os trapezium の掌側面の溝を通っている．この腱の停止部付近では，母指内転筋 m. adductor pollicis を取り去る必要がある．

2) **尺側手根屈筋** m. flexor carpi ulnaris の腱が まず豆状骨 os pisiforme に付いたのち，靱帯を介して 有鈎骨 os hamatum と第5中手骨に停止することを突き止める．

3) 手背で **長橈側手根伸筋** m. extensor carpi radialis longus の腱を第2中手骨基底まで，**短橈側手根伸筋** m. extensor carpi radialis brevis の腱を第3中手骨基底まで追究し，それぞれの腱を指先の方にめくり返す．**尺側手根伸筋** m. extensor carpi ulnaris の腱も第5中手骨基底までたどって，末梢の方にめくり返し，各手根骨の間の 手根間関節を背側と掌側から観察す

る．いずれも 平面関節に属し，関節腔の中に関節内靱帯が存在するので，動きは かなり制約されている．

手根骨 と 中手骨 の関節

掌側と背側とで，手根骨と中手骨を結ぶ靱帯を剖出する．背側でこの靱帯を切り，第2～第5指のうちの1本の指で **手根中手関節** art. carpometacarpea（臨床では，CM関節 *C-M joint* と略称）を背側から開く．母指では **長母指外転筋** m. abductor pollicis longus の腱を第1中手骨の基底まで追究し，**短母指伸筋** m. extensor pollicis brevis の腱を 母指の基節骨の基底までたどって 指先の方にめくり返し，背側から手根中手関節を開く．

中手骨 と 指節骨 の関節

各中手骨の遠位端を結ぶ靱帯を剖出し，この靱帯の前には 虫様筋と血管や神経が通り，後ろには骨間筋が通ることを復習しよう．ここで **指伸筋腱膜** *extensor expansion* と 虫様筋・骨間筋 との関係を もう一度 見直す．この腱膜は 掌側の線維鞘の輪状部とも連絡していることを観察しよう．

時間に余裕があれば，中指の両側で靱帯と指伸筋腱膜の横腹（よこはら）とを切断する．この腱膜を指先の方にめくり返して，中手指節関節の両側にある **側副靱帯** ligg. collateralia を剖出する．中指の背側から側副靱帯の間で関節包を横に切り，**中手指節関節** artt. metacarpophalangeae（臨床では MP関節 *M-P joint* と略称）を開いて 中手骨頭を露出させる．母指でも同様にして 中手指節関節を開く．母指と中指とで関節面の形が全く違うことを観察する．すなわち，母指のものは **蝶番関節** ginglymus, *hinge joint* に属するが，第2～第5指では球関節 art. spheroidea, *ball & socket joint* に属し，その運動様式が違う．このことを 自分の指を動かして観察しよう．

指節骨の間 の関節

時間に余裕があれば，中指と母指とで指節骨の間の関節，すなわち **指節間関節** artt. interphalangeae manus を観察する．ここでも側副靱帯が両側から関節を支持している．背側から関節包を切開して関節腔を開放する．指節間関節は すべて蝶番関節に属することを，関節面を調べながら理解しよう．

臨床では，近位指節間関節 *proximal interphalangeal joint* を PIP関節 *PIP joint*, 遠位指節間関節 *distal interphalangeal joint* を DIP関節 *DIP joint* と略称する．

=== きゅうけいしつ ===

解剖学名はまことに沢山あって，なかなか覚えにくい．けれども，物の名前を無理に暗記しようとするのが そもそも間違いなので，何回もお目にかかっているうちに 自然に頭に入るのが 本すじだろう．毎日 家や下宿から 学校に通う途中の バスや電車の駅の名前や順序など，ひとりでに覚えてしまう．

解剖実習室でラテン語の用語を積極的に口に出しながら「人体見てある記」をしているうちに，諸君の頭の中に nomina が自然に吸い込まれていくのである．

　　　　＊　　　　＊　　　　＊

とはいうものの，なかにはどうしても特別の術策をろうしないと，頭に入りにくい名前もある．著者(H. T.)も あまり記憶力がよくない方で，八つの手根骨の名前と配列順序をすぐ忘れてしまう．そこで邪道ではあるが，次のような歌とも寝言ともつかないものを考えた．

　School Lunch with Three Peanuts,
　Tea and Toast in Captain's Home.

=== スクールランチ ===

　scaphoideum, lunatum, triquetrum, pisiforme が 第1列目に，
　trapezium, trapezoideum, capitatum, hamatum が 第2列目に，
それぞれ橈側から尺側に並んでいるので，それをもじったものである．

　　　　＊　　　　＊　　　　＊

手根骨の名前に悩まされているのは，日本の医学生だけでない．著者(T. F.)が その後ドイツの医学生から取材した呪文のうち，いちばん出来のよいと思うものをご紹介しよう．

　Ein Schifflein fuhr im Mondenschein
　Ums Dreieck und ums Erbsenbein,
　Vieleck groß und Vieleck klein,
　Ein Kopf, der muß beim Haken sein.

大小さまざまの岩角をめぐりながら月明の中を下ってゆく小舟が，あのローレライの情景と重なって思い浮かべられる．しかも schein, bein, klein, sein と韻を踏んで，これは立派な詩になっている．

体　　壁

§ 26　胸腰筋膜 と 固有背筋

胸腰筋膜

1）遺体をうつ伏せ（腹臥位）にして，**広背筋** m. latissimus dorsi の断端を起始（脊柱と腸骨）の方に 十分めくり返す．広背筋の起始腱は 見事な腱膜の形で，第7胸椎以下の棘突起と腸骨稜から起こっており，この腱膜は下層の厚い筋膜（胸腰筋膜）に移行している．そして広背筋の深部は この胸腰筋膜そのものから起こっているのである．

腱膜の下層にある厚い筋膜は **胸腰筋膜** fascia thoracolumbalis, *thoracolumbar fascia* の後葉である．胸腰筋膜は すぐあとで観察する 固有背筋を包む大きな筋膜である．腰部では 腸骨稜・仙骨外側縁・正中仙骨稜・腰椎棘突起 に付いて特に強靱な膜（胸腰筋膜の後葉）を構成し，広背筋・内腹斜筋・腹横筋 に起始を与え，固有背筋の外側縁から前面へ回って，固有背筋と腰方形筋（p. 187）との間の仕切り（胸腰筋膜の前葉）を作っている（**図 60**）．

2）**僧帽筋** m. trapezius と **菱形筋** mm. rhomboidei の断端を それぞれ棘突起の方に慎重にしかも十分にめくり返すと，第4(5)頚椎〜第1胸椎の棘突起から起こって 第2〜第5肋骨に停止する薄い筋が見える．これが **上後鋸筋** m. serratus posterior superior である．

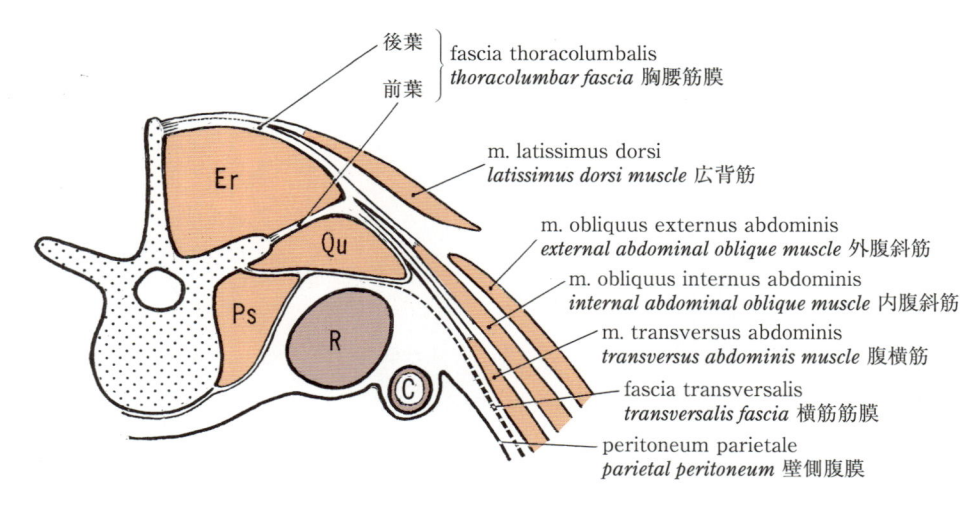

60. 胸腰筋膜 の 構成（横断模型図）
　　Er：固有背筋 *intrinsic dorsal musculature*
　　Qu：腰方形筋 m. quadratus lumborum
　　Ps：大腰筋 m. psoas major
　　R：腎臓　　**C**：結腸

更に下の方には，第11胸椎～第2腰椎棘突起の高さで 胸腰筋膜の後葉から起こり，第9～第11(12)肋骨に停止する **下後鋸筋** m. serratus posterior inferior がある．これも紙のように薄いことが多いので，表層のものを ていねいに はがなければならない．上・下 の後鋸筋の作用は「呼吸運動の補助」で，肋間神経(すなわち脊髄神経の前枝)の支配を受ける．

固 有 背 筋

固有背筋 mm. dorsi proprii, *intrinsic dorsal musculature* というのは，脊髄神経の後枝の支配を受ける 本来の背筋 の総称で，脊柱起立筋(腸肋筋・最長筋・棘筋) と 横突棘筋 とに大別される．

1) 上後鋸筋を切断し，うなじで僧帽筋の起始を十分にめくり返して **板状筋** m. splenius を観察する．この筋の上部(頭板状筋 m. splenius capitis)は 第3頸椎～第3胸椎の棘突起から起こって後頭骨(上項線 linea nuchae superior)と 乳様突起 proc. mastoideus に停止している．乳様突起への停止部は胸鎖乳突筋 m. sternocleidomastoideus に覆われている．板状筋の下部(頸板状筋 m. splenius cervicis)は 第4～第6胸椎の棘突起から起こって，頭板状筋の下層で 第1～第2(3)頸椎の横突起に停止する．

2) 下後鋸筋を切断し，胸腰筋膜を切り開いて 脊柱起立筋を剖出しよう．まず **腸肋筋** m. iliocostalis を剖出する．腸肋筋は 主に腸骨稜の後部から強い腱膜の形で起こり，上に走るにつれて その外側から順々に停止腱を出し，各肋骨(肋骨角 angulus costae)と第(3) 4～第7頸椎横突起に停止する．その途中で第3～第12肋骨から起こる補助筋束が 内側から この筋に加わっていることを見る．

3) 腸肋筋の内側で **最長筋** m. longissimus を剖出する．最長筋は 仙骨の後面と腰椎の棘突起から強靭な腱膜の形で起こり，脊柱のほとんど全長を縦走して乳様突起 proc. mastoideus にまで達している．最長筋は腰部では強大だが，上るに従って次第に弱くなりながら，その内外両側から 停止腱の列が出始める．外側の腱列は 腰椎の肋骨突起と第4～第12肋骨下縁に停止し，内側の腱列は全腰椎の副突起と全胸椎の横突起に停止する．頸部では 停止腱は下位頸椎の横突起に付いており，頭部では 頭板状筋の停止部の内側で 乳様突起に停止する．

4) 最長筋の内側で，任意の棘突起(第11胸椎～第2(3)腰椎)から起こって 二つ以上高位の棘突起(第2～第9胸椎)に停止する **棘筋** m. spinalis を探そう．

　　腸肋筋・最長筋・棘筋は **脊柱起立筋** m. erector spinae と総称される．両側のものが収縮すると脊柱を後ろに曲げて 脊柱を起立させるからである．また腸肋筋と最長筋の下部は 互いに癒合しているので，両筋を合わせて **仙棘筋** m. sacrospinalis と呼ばれる．

5) 最長筋頭部の内側では，第3頸椎～第6(7)胸椎の横突起から起こって 後頭骨(上項線と下項線の間)に停止する **頭半棘筋** m. semispinalis capitis を剖出する．この筋の起始部の観察のためには 頭板状筋を切断する必要がある．

6) 最長筋を適当に取り除いて，**横突棘筋** m. transversospinalis を剖出しよう．これは横突起から起こって内側上方に走り 棘突起に停止する筋群(半棘筋・多裂筋・回旋筋)の総称である．まず 任意の横突起(下位の胸椎がよい)を 出発点として決める (図**61**のA)．この横突起**A**から起こって 斜め内側上方に走り，4個以上の棘突起を飛び越して はるか上位の棘突起に停

止する筋束が **半棘筋** mm. semispinales である．

次に，横突起**A**から 2～3 個の棘突起を飛び越えて上位の棘突起に停止する筋束(**多裂筋** mm. multifidi)を半棘筋の下層に探すのだが，そのためには **A** よりも下位の横突起から上行してくる半棘筋を メスで切り取ってしまわなければならない．

同様にして，下から上って来る多裂筋を取り去れば，**A** から二つ上，及びすぐ上の椎骨の棘突起につく小筋束(**回旋筋** mm. rotatores)が現われる．これで 横突起**A**から出発するすべての横突棘筋が剖出できたことになる．

任意の棘突起(例えば 図 61 の **B**)を出発点にして下降する筋束を求めても，同様の要領で解剖ができる．

横突棘筋は，このように いくつもの椎骨を飛び越えて走る長距離列車(半棘筋)から，各駅間を走る回旋筋までが重なり合っている．遠距離列車はホーム(棘突起の列)から離れて走るが，近距離のものほどホームに近く(深層を)走らなければならない理屈である．近距離のものを剖出するには，より遠距離のものを 1 層ずつはぎ取っていくことが，どうしても必要なのである．

半棘筋とは 棘突起に半分足を掛け，他の足は横突起に掛けている という意味で，多裂筋とは いくつもに分岐しているとの意味だから，どれも横突棘筋と同義語としても ふさわしい名前だが，定義としては それぞれ ノンストップでとばす駅の数によって決められているのである．

また回旋筋は筋の方向が水平に近くなってくるために，椎骨の回旋，つまり脊柱をねじる運動に関与するというので こう呼ばれるが，微弱な筋だから大した力はない．脊柱を ねじるのには，何といっても 内外腹斜筋をはじめとする体壁の筋が重要である．

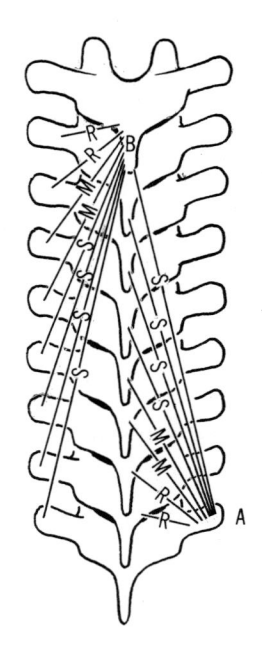

61. 横突棘筋の構成
任意の横突起 A と，任意の棘突起 B とを中心として．
S：mm. semispinales 半棘筋
M：mm. multifidi 多裂筋
R：mm. rotatores 回旋筋

時間に余裕があれば，腰部で横突棘筋を一部取り除き，隣接する横突起(副突起ないし乳頭突起)の間を結ぶ短い小筋束を剖出する．これが **横突間筋** mm. intertransversarii である．横突間筋は頚部にも存在するが，胸部ではその発達はごく弱く，ほとんど腱のようになっている．

§ 27 後頭下の筋

うなじ の 靱帯

1) 外後頭隆起 protuberantia occipitalis externa と第 7 頚椎の棘突起との間には **項靱帯**(項中隔) lig. nuchae, *nuchal ligament* という厚い結合組織の層が 矢状方向に膜状に張っている．この膜の前縁は 全頚椎の棘突起の先端と後頭骨 に付いている．僧帽筋や板状筋は 一部この項靱帯に起始を求めていることを，これらの筋の断端を正中の方にめくり返して確かめよう．この項靱帯は あとで胸椎以下で観察する **棘上靱帯** lig. supraspinale, *supraspinous ligament* (p. 86)の延長ともいえる．

項靱帯は ウシ・ウマ・ゾウなどの四足獣では よく発達していて，弾性線維を多量に含む黄色の

太い靱帯の柱が，頭が前へ落ちるのを後ろから引っ張っている．しかし直立位をとる人類では項靱帯は影が薄く，いくらか弾性をもった淡黄色の結合組織線維が見られるにすぎない．
　　臨床的には 中年以後に項靱帯の一部(特に第 5・6 頚椎棘突起の後ろ)が石灰化を起こして 項靱帯の弾性が失われる病変を **限局性項靱帯石灰沈着** *local nuchal ligament calcinosis* または **バルソニー病** *Bársony disease* というが，これと **変形性頚椎症** *cervical spondylosis* (老化による椎骨自身と椎間円板の退行変性)との併存が問題になることがある．この前者の病変は 8,000 年前の南米のミイラにも見られるという (Gerszten 他 2001)．

2) 後頭部で **後頭動静脈** a. et v. occipitalis, *occipital artery & vein* を復習し，これらをできるだけ元の方にたどっておく．

うなじ の筋群

頭板状筋 m. splenius capitis (一部は既に切断してある) と頭半棘筋 m. semispinalis capitis を切断して その断端を上下にめくり返し，その下層にある 頚半棘筋 m. semispinalis cervicis (上位 6 胸椎の横突起から起こり，第 5〜第 2 頚椎の棘突起に停止する) を探し，頚半棘筋のいちばん上の筋束が 第 2 頚椎(軸椎)の棘突起に停止することを確認する．頚半棘筋と同じ深さに存在する 次の諸筋を 後頭骨の下で剖出する(図 **62**)．

1) **大後頭直筋** m. rectus capitis posterior major は軸椎(第 2 頚椎) axis の棘突起から起こり，後頭骨(下項線の内側寄りの 1/3)に停止している．(大 後頭直筋 と読まないように注意．)

2) 軸椎の棘突起からは，更に **下頭斜筋** m. obliquus capitis inferior が起こり，斜めに上行して 環椎(第 1 頚椎) atlas の横突起に停止している．後頭部の皮下で剖出した 大後頭神経 n. occipitalis major を元の方にたどると，この神経が 下頭斜筋の下縁 をめぐって出てくることが確かめられる(図 **62**)．

3) 環椎の横突起からは **上頭斜筋** m. obliquus capitis superior が起こり，斜めに上内側方に走って大後頭直筋の停止の外側で後頭骨に停止している．この筋の外側縁に沿って後頭動静脈 a. et v. occipitalis が走っていることを確かめる．

4) 大後頭直筋・上頭斜筋・下頭斜筋 で囲まれる三角形の領域 (**後頭下三角** *suboccipital triangle* と呼ばれる)の奥で 環椎 atlas (の後弓 arcus posterior)の骨表面を求めると，その上縁に沿って **椎骨動脈** a. vertebralis, *vertebral artery* が剖出できる．また第 1 頚神経の後枝である **後頭下神経** n. suboccipitalis, *suboccipital nerve* が この三角から出て 上頭斜筋と大後頭直筋などに分布している(図 **62**)．この神経を元の方にたどり，これが第 1 頚椎と後頭骨の間から出ていることを見よう．

5) **大後頭神経** n. occipitalis major, *greater occipital nerve* (第 2 頚神経の後枝で混合性)が 第 1・第 2 両頚椎の間から出ていることを確かめる(図 **62**)．この大後頭神経を できるだけ後頭部の末梢の方に辿ってみよう．下頭斜筋の下には第 3 頚神経の後枝が出てきている(第 3 後頭神経 n. occipitalis tertius, *third occipital nerve*)．

　　これら頚神経の後枝は，いわゆる固有背筋に属する後頭下の諸筋に枝を与えたのち 後頭部の皮膚に分布するのだが，C_1 の後枝(後頭下神経)だけは純運動性で 後頭下筋群を支配し，皮膚には達しない といわれている．

6) 大後頭直筋を筋腹の下 1/3 で切ってめくり返すと，環椎の後結節 tuberculum posterius から起こって後頭骨(下項線の正中寄りの 1/3)に停止する **小後頭直筋** m. rectus capitis posterior

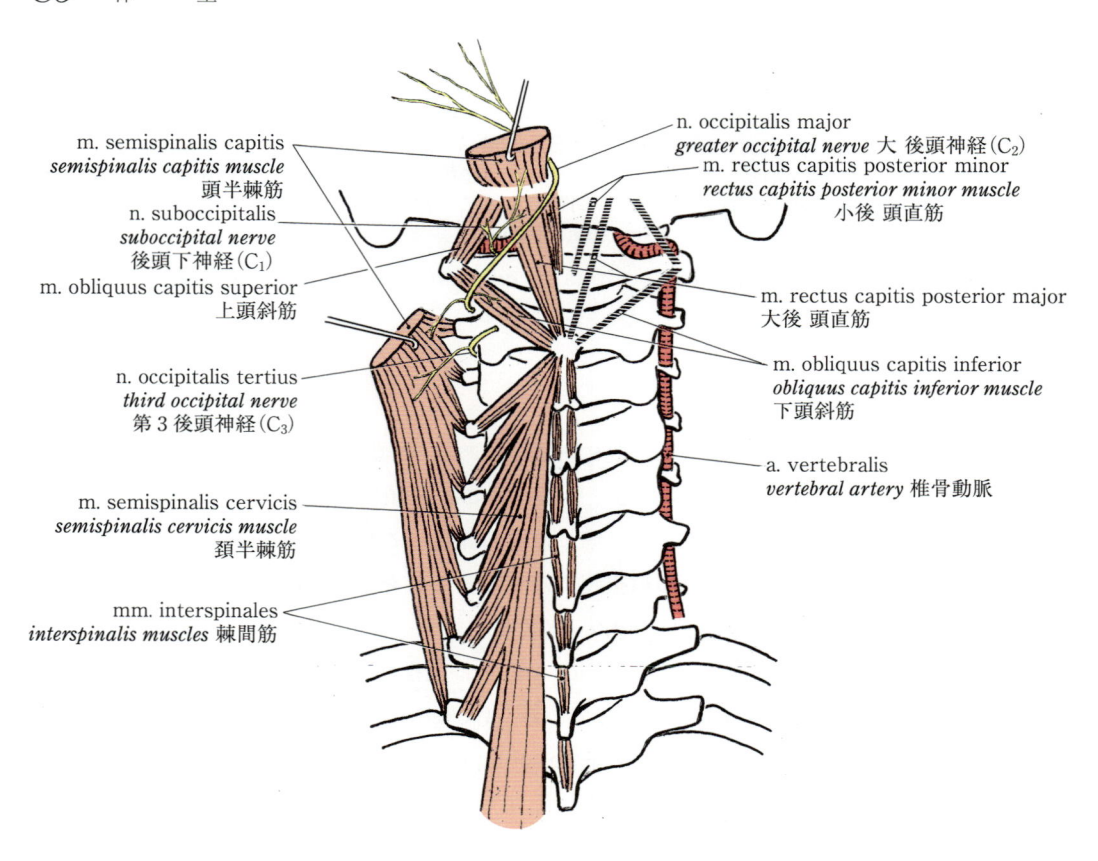

62. うなじの解剖
左半では後頭下の筋群を示し，右半では椎骨動脈の経路を描いた．

minor が出てくる．結合組織を取り除いて環椎の後面を露出し，椎骨動静脈を更によく剖出する．**椎骨静脈** v. vertebralis, *vertebral vein* は 頭蓋内には入らず（すなわち 脳からの静脈血を受けることなく），後頭下部の静脈叢を起点としている（p. 273）．

§28 脊　髄

脊柱の後面の靱帯

1）固有背筋を完全にむしり取る．第7頸椎以下の全椎骨の棘突起の先端を結んで長く走る無対性の靱帯が **棘上靱帯** lig. supraspinale, *supraspinous ligament* である．この靱帯の頸部への延長が p. 84 で観察した 項靱帯 lig. nuchae である．棘上靱帯は 深層では 各棘突起の間を結ぶ **棘間靱帯** lig. interspinale, *interspinous ligament* に移行している．

2）胸部の背面では，胸椎の横突起から起こり，すぐ下（及び一つ跳んで下）の肋骨の後面に停止する **肋骨挙筋** mm. levatores costarum という小さな筋を観察する．

> 肋骨挙筋は肋間神経（脊髄神経前枝）の支配を受けると考えられていたが（Eisler 1912），最近の知見によると 脊髄神経後枝の支配をも受け，腸肋筋と同系の筋ないしは，背側筋群と腹側筋群の境に介在する縦筋列 と考えられている（佐藤 1995）．しかし，第1肋骨挙筋だけは C_8 の前枝で支配される．

3) 肋骨と胸椎との間の関節(**肋椎関節** artt. costovertebrales, *costovertebral joints*)に関与する靱帯の一部を背方から観察しよう．横突起の根元から起こってすぐ下の肋骨頚の後面に付く靱帯(外側肋横突靱帯 lig. costotransversarium laterale)と胸椎との間の透き間には，脊髄神経の後枝が通る．

4) 左右の腸骨稜の最高点を結ぶ線は **ヤコビ線** *Jacoby line* と呼ばれ，皮膚の上から腰椎穿刺 *lumbar puncture*（脊柱管内のクモ膜下腔に針を刺して脳脊髄液を採る方法）をする時の目安になる．このヤコビ線が第何番目の腰椎の高さに相当するかを調べてみよう．

> ヤコビ線の高さには多少の個人差があるが，第4腰椎の棘突起に相当することが最も多い(男性77％，女性65％)．

脊柱管 を 開く

1) 頚部から仙椎部にわたって 棘突起の列の両がわを きれいに清掃して，各椎の横突起と **椎弓板** lamina arcus vertebrae, *lamina of vertebral arch*（棘突起と横突起の間の骨部）を露出させる．このとき 脊髄神経の後枝が出てくる所を確かめる．

2) **双鋸** *laminectome* を使って 頚椎から上位仙椎までの椎弓板を切る(図63, 64)．上位の頚椎では 双鋸が頭につかえて鋸の刃が入りにくい．遺体の頭部を解剖台の端から はみ出させて，パートナーが 頭を上から押さえるようにして 首を十分に前屈させれば，第3～第4頚椎の椎弓板まで刃が入るはずである．第1・第2頚椎の椎弓は *p. 274* で切るから，ここではそのままにしておいてよい．双鋸で ひき切れない場所では 適当にノミを併用して，(双鋸が使いこなせない場合は，最初から ノミだけを使って脊柱管の全体を開いてもよい．) 第3(4)頚椎以下の椎弓板を引き起こして，**脊柱管** canalis vertebralis, *vertebral canal* を背方から開く．腰椎と仙椎の部分では，かなりの労力と時間を要するが，仙骨部では 大殿筋を傷つけないように注意しよう．

> 双鋸は使う前に2枚の刃が完全に平行になるように調節しておく必要がある．また骨格標本を参照して2枚の刃の間の距離を適当に選ぶことも大切である．この幅は 広くとりすぎるよりはむしろ狭すぎる方がよい．頚椎から仙椎までの椎弓を1枚として引き起こす必要は特にないから，何部分かに分割して ノミを使って骨片を除去していく方が安全である．なお **椎弓〔板〕切除術** *laminectomy* は，臨床的には 脊髄の手術や 脊髄腫瘍などの治療の目的で行なわれる．
> 〔板〕の〔 〕は，省略可能語であることを示す．

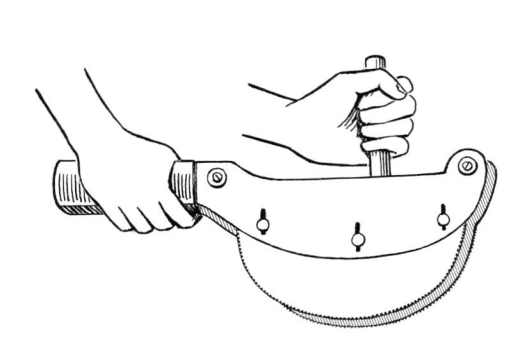

63. 双鋸 と その持ち方

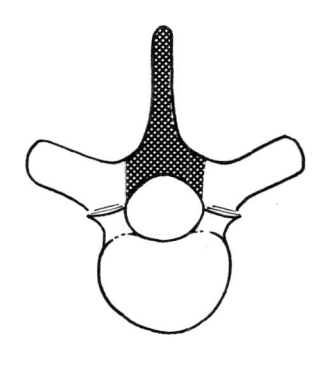

64. 黒い部分を切り取る

脊髄を 自然位で観察

1）椎弓板を取り去った下層には，固い結合組織からなる **脊髄硬膜** dura mater spinalis, *spinal dura mater* が現われる．脊柱管の内面を裏打ちする靱帯と硬膜との間の空間（**硬膜上腔** cavum epidurale, *epidural space*）には 静脈叢（内椎骨静脈叢 plexus venosi vertebrales interni）が疎性結合組織と脂肪に埋まって見える．この静脈叢は 頭蓋内の硬膜静脈洞 sinus durae matris (*p. 298*) に相当するものである．（脊柱管の前面では，硬膜が椎体後面の骨膜に密着するので，硬膜上腔は明らかでない．）

硬膜は各脊髄神経の根を包みながら延び出して，神経の神経上膜 epineurium となっている．

2）硬膜をピンセットでつまみ上げ，2〜3 cm 縦に切開すると，その裏面に薄いポリエチレン膜のような膜がついてくる．これが **脊髄クモ膜** arachnoidea spinalis, *spinal arachnoid* である．ピンセットの柄で このクモ膜を硬膜の裏面から押し下げながら，ハサミで硬膜だけを正中で縦に長く切り開く（**図66**）．硬膜からクモ膜をはがす時に，これが クモの巣の糸 のように細い線維で硬膜と連絡していることが観察できる．

3）クモ膜をピンセットの先で持ち上げてみると，その裏側すなわち **クモ膜下腔** cavum subarachnoideale, *subarachnoid space* （**図65**）の中に 液体が入っているのが透けて見える．これが **脳脊髄液**（髄液）liquor cerebrospinalis, *cerebrospinal fluid* である（もちろん注入後の遺体では 脳脊髄液は 固定液と置換されている）．

4）クモ膜を正中よりもやや外側に寄った所で破ると，脳脊髄液に浸っている **脊髄** medulla spinalis, *spinal cord* が現われる．脊髄の表面をじかに包んでいるのが **脊髄軟膜** pia mater spinalis, *spinal pia mater* であるが，これをむくことは難しい．クモ膜は背側正中部では こ

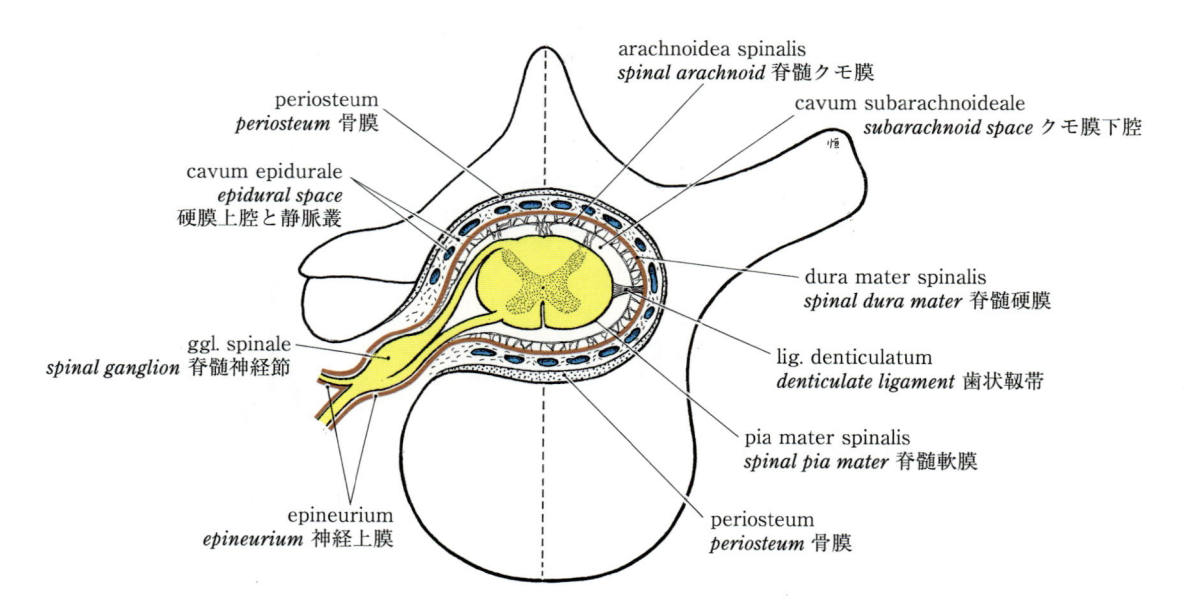

65. 脊髄の被膜（横断模型図）
図の左半は 椎間孔の高さで，
右半は 椎骨の真ん中の高さで切ったつもりにしてある．

の軟膜に疎性結合組織で接着させられている．

　　dura（固い），pia（軟らかい，優しい）は それぞれ形容詞で，mater（母）が名詞である．しかし名詞の前に形容詞がくるような用語では，歴史的にみて名詞の影が次第に薄くなり，形容詞が あたかも 名詞のように取り扱われる傾向がある．cornea（角膜）なども，元来は形容詞であった．

5） 脊髄の表面を自然位 in situ で観察しよう．脊髄は頚部と腰部で膨んでおり，それぞれ **頚膨大** intumescentia cervicalis, *cervical enlargement*, **腰仙膨大**（腰膨大） intumescentia lumbalis, *lumbar enlargement* と呼ばれる．腰膨大の下方では 第1腰椎あたりの高さで 急に細くなり，円錐状になっている．この部分を **脊髄円錐** conus medullaris という．脊髄円錐の高さが 何番目の腰椎に相当するかを調べてみよう．それより下方では **終糸** filum terminale という1本の細い索になって 仙骨部まで下降している．

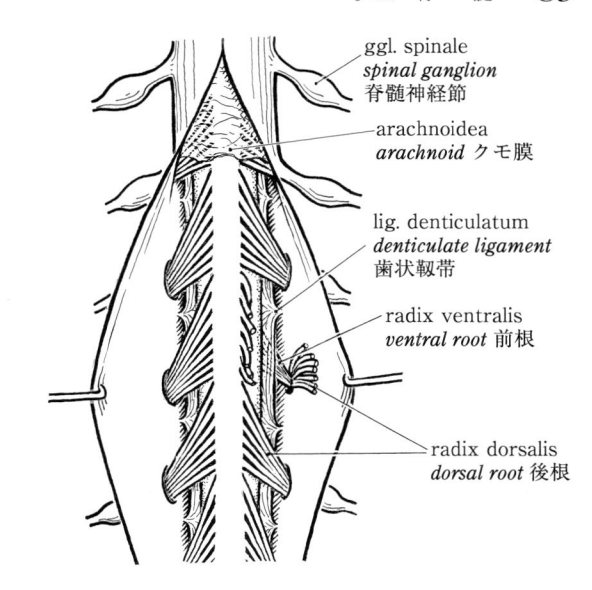

66. 背方から脊髄硬膜を開いたところ
　　上方の部分以外では クモ膜を取り去ってある．

　　脊髄円錐の下端は 日本人の成人では，ふつう第2腰椎体の高さよりも上方である（90〜95％）．したがって p. 87 で述べた ヤコビ線は，それより少し下を通ることになる．脊髄を傷つけないように，腰椎穿刺は脊髄円錐の下端よりも下で行なわれる必要があるので，ヤコビ線を目標にする意味が これで理解できるだろう．

6） 脊髄の両わきには 軟膜から膜状の靱帯が 長い三角翼のように張り出し，その三角形の頂点は トゲ状にとがって，クモ膜を貫いて硬膜の内面に固着している（図65，66）．トゲの数は 20〜22本もあって，上から下まで続けて見ると 鋸の歯のようになっているので **歯状靱帯** lig. denticulatum, *denticulate ligament* と呼ばれる．歯状靱帯は 硬膜という袋の中で 脊髄を支えて保持する役目をもっている．

7） 脊髄からは **脊髄神経** nn. spinales, *spinal nerves* が左右に延び出している．それらはそれぞれ **前根** radix ventralis, *ventral root* と **後根** radix dorsalis, *dorsal root* とで構成されているが，両根の間に 歯状靱帯 lig. denticulatum が介在するので（図66），前根は 歯状靱帯の裏側で探さなければならない．

　　脊髄神経の根は どんな傾斜角で脊髄から出ているか？ 腰部から下では これらの根は縦に何本も並んで走るので，**馬尾** cauda equina という愉快な名前を付けられている．馬尾と終糸との区別は，それらが どこから出ているか ということを見れば分かるが，色も前者は白色，後者は灰色で 異なっている．（終糸には 神経線維が存在せず，神経膠 neuroglia だけで構成される）．

　　馬尾の英語名はラテン名をそのまま使うが，発音は「コーダ・イクワイナ」となる．

脊髄神経節

　神経節 ganglion というのは，末梢神経の経過中に 神経細胞体 perikaryon が群集して 膨らみを作っているもので，知覚性の神経節と 自律性の神経節とがある．これから観察する 脊髄神経節は 典型的な知覚性神経節で，脊髄神経の後根の途中で膨らみを作り，硬膜の延長である 神経上膜 epineurium に包まれている．

　1）任意の高さの 1～2ヶ所で脊髄神経の後根を外側にたどる．椎間孔 foramen intervertebrale の所で，視野を妨げる骨質を ノミか骨鉗子で削り取って，長さ 数mm の卵円形の膨らみである 脊髄神経節 ggl. spinale, *spinal ganglion* を掘り出す．（すべての脊髄神経について脊髄神経節を剖出する必要はない．）(図 65, 66)．

　2）脊髄から出た後根と前根は，脊髄神経節の近くで合流したのち，本来の脊髄神経となって，すぐに **前枝** ramus ventralis, *primary ventral ramus* と **後枝** ramus dorsalis, *primary dorsal ramus* に分かれるが，ここでは後枝の根元だけを観察しておけばよい．

　3）解剖学教科書を熟読して，脊髄神経の「前根と後根」ならびに「前枝と後枝」の概念の違いを理解しておこう．

脊髄を 取り出す

　終糸を なるべく下方まで辿ってみる．馬尾を構成する根を 硬膜を貫く所で切断し，各脊髄神経の根も適当に切りながら 脊髄を下の方から持ち上げる．歯状靱帯は 切らなくても自然に硬膜から はがれる．第3頚神経が出る付近の高さで脊髄を横に切断し，脊髄を脊柱管から取り出す．

脊髄の外形

　1）頚膨大・腰膨大・脊髄円錐・終糸 などを，取り出した脊髄で復習する．

　2）脊髄の後面の正中には **後正中溝** sulcus medianus posterior, *post. median sulcus* があり，それに沿って静脈が走っている．この溝の外側には **後外側溝** sulcus lateralis posterior, *posterolateral sulcus* があり，これに沿って 脊髄神経の **後根** radix dorsalis が **根糸** fila radicularia, *root filaments* の形で起こっている．この溝にも動脈と静脈が走っている．後正中溝と後外側溝の間の部分が **脊髄後索** funiculus posterior, *post. funiculus* の表面である．

　3）次に脊髄の前面を見ると，正中に **前正中裂** fissura mediana anterior, *ant. median fissure* という深い溝があり，その中には かなり太い動静脈が走っている．そのやや外側からは 脊髄神経の **前根** radix ventralis が 根糸 fila radicularia を作って起こっている．

　4）脊髄の表面にある **脊髄軟膜** pia mater spinalis を一部むいてみる．軟膜には 内・外の 2層があり，その間に血管を包んでいる．その内層を脊髄の表面から はがすことは難しい．

脊髄の断面

　頚膨大・胸部・腰膨大 の部分で それぞれ脊髄を横切断し，断面を調べよう．まず **灰白質** substantia grisea, *gray matter* とそれを取り巻く **白質** substantia alba, *white matter* を識別

しよう（**図 65**）．固定の条件によっては 灰白質が むしろ白く，白質が むしろ灰色に見えることもある．正中部では **中心管** canalis centralis, *central canal* が灰白質の中にかすかに見える．

> 中心管は，成人では胸髄ないし腰髄の高さで閉塞していることが多い．

灰白質と白質の面積の比は 頚部・胸部・腰部でどのように違うか？

白質では **前索** funiculus anterior, *ant. funiculus*，**側索** funiculus lateralis, *lateral funiculus*，**後索** funiculus posterior, *post. funiculus* を見る．灰白質では **前角** cornu anterius, *ant. gray horn*，**側角** cornu laterale, *lateral gray horn*（主に胸部だけに存在する），**後角** cornu posterius, *post. gray horn* を観察し，これらと 前根と後根の線維 との関係を調べる．これには ルーペを使うとよい．（前角・側角・後角 はそれぞれ **前柱・側柱・後柱** ともいう．）

§ 29 胸 壁

肋間の筋

1）遺体を背臥位に直して，大胸筋・小胸筋 m. pectoralis major et minor と前鋸筋 m. serratus anterior を起始の近くで切り直して視野を広げる．外腹斜筋 m. obliquus externus abdominis には手を付けないで，そのままにしておく．これらの筋は，どれも上肢（ないし上肢帯）を動かす筋で，胸壁での本来の体幹筋は次の 外肋間筋と内肋間筋 である．

2）各肋骨の間で **外肋間筋** mm. intercostales externi, *external intercostal muscles* を観察する．外肋間筋の筋線維は上外側から下内側に向かって斜めに走っている．腹側の内側方では腱膜状になって，肋軟骨の間を結ぶ **外肋間膜** membrana intercostalis externa に移行している．外肋間膜の線維は 外肋間筋の筋線維と同じ方向に走っている．背側では 外肋間筋は 肋骨挙筋 mm. levatores costarum の筋束に癒合している（*p. 86*）．

3）外肋間膜の下層には **内肋間筋** mm. intercostales interni, *internal intercostal muscles* が透けて見えている．この筋の筋線維が 外肋間筋のそれと直交して 互いに逆に走っていることに注意しよう．

> 外肋間筋は 胸郭を広げて 呼吸運動の 吸気 *inspiration* を行ない，内肋間筋は 胸郭を狭めるので 呼気 *expiration* の時に働く．このことを 両筋の筋線維の走行を見て理解しよう．

4）任意の肋間で 外肋間膜を上位肋骨下縁の直下で切って，メスの柄 または ピンセットのしりを この膜の裏側（内肋間筋の前）に差し入れる．この柄を外側の方に押していき，これを目安にして外肋間筋も肋骨の下縁に沿って切り，筋の断端を下にめくり返す．外側に行くにつれて外肋間筋の厚みが増すことに気付くだろう．遺体を一時 腹臥位 *prone position* にして，この外肋間筋の切断を上位肋骨下縁に沿って続けていくと，肋骨挙筋 m. levator costae にぶつかる．肋骨挙筋も その起始で切断して，断端を下にめくり返すと，下層に線維状の膜が現われる．これが **内肋間膜** membrana intercostalis interna である．これを逆に外側前方にたどると，この膜は内肋間筋 m. intercostalis internus に移行している．遺体を 背臥位 *supine position* に直して，この内肋間筋を前胸部までたどる．

5）別の肋間では，外肋間筋を同様に切断してから，その下層の内肋間筋を更にほじって，

m. intercostalis intimus
innermost intercostal muscle 最内肋間筋
m. intercostalis internus
internal intercostal muscle 内肋間筋
m. intercostalis externus
external intercostal muscle 外肋間筋

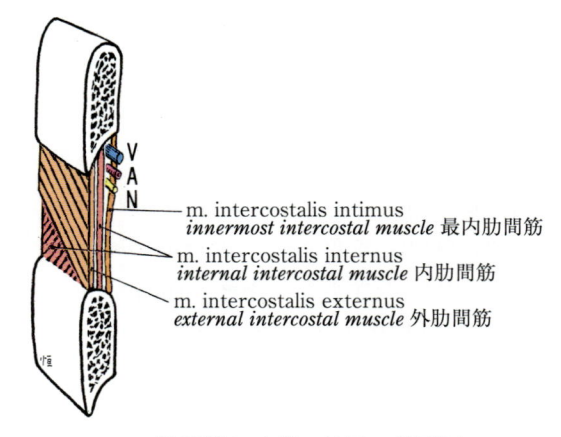

67. 肋間筋と血管・神経の模型図

肋間動静脈 aa. et vv. intercostales posteriores, (post.) intercostal arteries & veins と **肋間神経** nn. intercostales, intercostal nerves を求める．これらは 静脈・動脈・神経(VAN) の順に上から下に並び，**肋間隙** spatia intercostalia, intercostal space の中を肋骨の下縁に接して走っている(図67)．これらの 血管と神経の基部や 内肋間筋の内面は p.112 と p.141 で観察する．

　肋間神経は 背方では内肋間筋と外肋間筋の間を走るが，すぐ内肋間筋を貫いて同筋の筋質中にもぐり込み，前胸部では内肋間筋の内面に出てくる．この肋間神経の走路よりも内方にある部分は，**最内肋間筋** mm. intercostales intimi, innermost intercostal muscles として区別されることもある(図67)．

　胸膜炎 pleuritis, pleurisy の滲出液を採ったり，人工気胸 artificial pneumothorax をしたりするために，皮膚の上から肋間隙に針を刺すことがある(後腋窩線上で 第6または第7肋間が多く選ばれる)．このとき 肋間動静脈や肋間神経を傷つけることを避けるには，針を 肋骨の上縁のすぐ上に接して刺せばよい．

肋　骨

1) 骨格標本も参考にしながら，上位の肋骨 costa, rib で **肋硬骨** os costale, (bony) rib と **肋軟骨** cartilago costalis, costal cartilage を観察する．両者の境界は どのようになっているか？ 第2肋軟骨が **胸骨角** angulus sterni, sternal angle (胸骨柄と胸骨体の境)の所で 胸骨と連結していることを確かめる．

　自分のからだで，胸骨角が やや隆起して 水平に走っているのを触れてみよう．

2) 肋骨の数を数える．(生体では，第1肋骨は鎖骨のかげで触れられないから，胸骨角の高さで連結する 第2肋骨から数え始めざるを得ないのである．) 第1〜第7肋骨は それぞれの肋軟骨で直接胸骨に連結するので，**真肋** costae verae, true ribs と呼ばれる．第8〜第9(10)肋骨の肋軟骨は 直接胸骨には連結せず，上位の肋軟骨に接着して **肋骨弓** arcus costalis, costal arch を作っている．特に 第11・第12肋骨は発達が弱く，その肋軟骨の先端は遊離している．第8〜第12肋骨は **偽肋**(仮肋) costae spuriae, false ribs と呼ばれる．

　第8肋骨が胸骨に達することがあり，また 第10肋骨は遊離していることの方が多い(約70％)．肋骨 costa とは 肋硬骨 os costale と肋軟骨 cartilage costalis の総称だが，これを狭義に解釈して 肋硬骨だけを 肋骨ということもある．

3) 肋硬骨の**骨膜** periosteum と 肋軟骨の**軟骨膜** perichondrium は 骨と軟骨の境界の所で互いに移行している．任意の肋骨の表面で 骨の長軸に沿ってメスを浅く入れて 骨膜と軟骨膜をはいで上下にめくり返し，その性状を観察する．メスの背で骨の表面をこすってみると，骨膜が残存する場所は スベスベしているが，骨膜がなくて骨質が露出している所では ザラザラした感じがする．

胸　骨

1）**胸骨柄** manubrium sterni と **胸骨体** corpus sterni の境界は **胸骨角** angulus sterni, *sternal angle* となって突出している（前頁）。胸骨体の更に下には軟骨性の **剣状突起** proc. xiphoideus, *xiphoid process* がある。胸骨体と剣状突起の境界の所には 第7肋軟骨が連結している。剣状突起の形には 個体差が大きくて，先端が鈍くとがっているもの，先端が二分しているもの，穴があいているもの（15〜30％）など色々ある。また 高齢者では骨化していることもある。剣状突起の前面からは **腹直筋** m. rectus abdominis の筋束の一部が起こっている。

2）胸骨体の中央部の骨膜を取り除き，ノミで骨質をほんの一部分削って **骨髄** medulla ossium, *bone marrow* を観察しよう。

　　骨髄の顕微鏡的検査は 造血機能を調べるために 臨床上重要だが，成人では 胸骨体の部分が骨髄を採取する場所としてよく選ばれる（**胸骨穿刺** *sternal puncture*）。その理由は (1) 胸骨が表在性で，(2) 皮膚との間に大きな血管や神経が介在せず，(3) 胸骨の緻密質 substantia compacta が比較的に薄いので穿刺針が入り易く，(4) 老年まで造血機能を営んで **赤色骨髄** medulla ossium rubra, *red marrow* の状態にとどまっている からである。

§30　鼠径部 と 側腹筋群

体表の観察

1）*p.4* で観察した **上前腸骨棘** spina iliaca anterior superior, *ant. sup. iliac spine*, **腸骨稜** crista iliaca, *iliac crest*, **恥骨結節** tuberculum pubicum, *pubic tubercle*, **恥骨結合** symphysis pubica, *pubic symphysis* などを復習する。これらを自分のからだでも触れてみよう。

2）上前腸骨棘と恥骨結節を結ぶ線上では 皮膚が多少くぼんでいる。この くぼみに相当して深部に **鼠径靱帯** lig. inguinale, *inguinal ligament* がある。

3）**陰毛** pubes, *pubic hair* の性状や有毛範囲などを観察する。陰毛の量や その生え際の形には個体差がある。

　　図68 には 陰毛の生え方の分類の1例を示したが，実際には このように簡単にはいかず，どれにも属さないような生え方にも しばしば出会う。また 全く あるいは ほとんど陰毛のない 陰毛発育不全症 hypotrichosis pubis は 日本人では女性にだけ数パーセント見られるという。

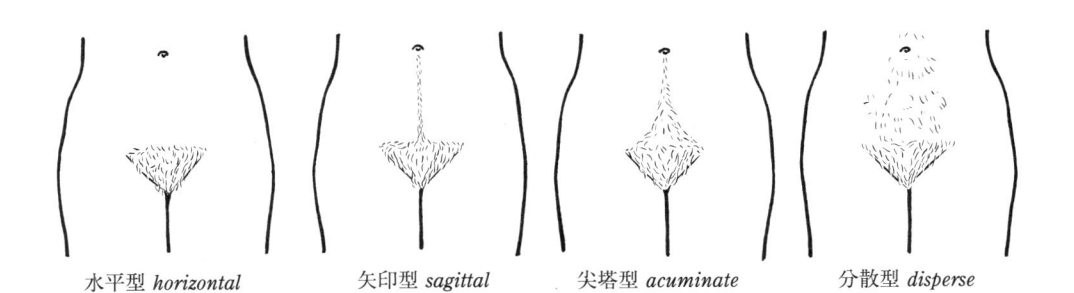

水平型 *horizontal*　　　矢印型 *sagittal*　　　尖塔型 *acuminate*　　　分散型 *disperse*

68. 陰毛の生え方の 四つの基本型〔Dupertuis 1945〕
上縁の生え際の形で分けてある。
白人では 水平型は女性に，尖塔型は男性に多いといわれる。

=========== きゅうけいしつ ===========

　　Münchenに　わが居りしとき夜ふけて
　　　　陰の白毛を　切りて捨てにき

　異国生活に訪れる孤独で所在ない時間．貸間の「棺桶のような」洋式の浴槽で　ふと見付けた白い陰毛に托した　この歌は，過ぎて行こうとする人生の時の刻みの音を感じさせる．

　斎藤茂吉が　ウィーンとミュンヘンで　医学研究に励んだのは　第一次世界大戦直後の 1921～1924 年だから，この歌は 40 歳から 43 歳の作だろう．陰毛に白い毛が出始めるのは　普通は 40 歳台以後だから，ほんの 1 本の白いものを見付けた程度ならば，正常の老化現象といえる．

　この留学の帰路，茂吉は養父が経営する青山脳病院が失火で全焼したとの電報を受ける．帰朝した茂吉は焼け跡で，今度は　ひげの白毛について歌っている．

　　うつしみの　吾がなかにある　くるしみは
　　　　白ひげとなりて　あらわるるなり

　苦悩の末に　茂吉は研究生活を断念し，養父を助けて脳病院を再建することになる．

　　　　　＊　　　＊　　　＊

　この第二首に歌われているように，白髪には自然の老化現象として現われるもののほかに，ストレスや心身の過労によって起こるものがあるようだ．断頭台の露と消えたマリー・アントアネットが一夜にして白髪になったというエピソードをはじめとして，心労のあまり急に白髪になった話や文献も少なくない．毛の生物学から考えると，これはあり得ないことだとする学者も多いが，頭から否定し去ることができない確かな実例があるという学者もある．

　　　　　＊　　　＊　　　＊

　「しらが」は老化のしるしの一つとして，全身の毛に現われるが，著者 (H. T.) は 1950 年代に京浜地区在住の日本人多数について，白髪の出現と性や年齢との関係を調べたことがある．それによると，まず男性の方が女性よりも　ずっと早く白髪化が起こる．「男はつらい」というように，社会生活でのストレスが大きいことも一因かもしれないが，むしろ男女の生物学的な違いによるものだろう．白髪化は　男性 30～34 歳，女性 35～39 歳で頭髪に急増し，男性 40 歳台，女性 50 歳台で鼻毛に白いものが多くなる．睫毛や眉毛の白さが目立つのは 70 歳台以後になってのことだ．著者が　その後に遺体について調べたところでは，「陰の白毛」が多くなるのは男性では 50 歳以後のようだ．

　法医学では陰毛の検査が重視される．その白毛は　頭髪よりも正直に　年齢を示唆することが多いし，床屋で切らない毛であるだけに，水着を着る時に始末したり，手術の前に剃ったりした切りあとが，腐爛した遺体でも　性や年齢や，そのほかの経歴を説き明かす　きっかけとなることがある．

　　　　　＊　　　＊　　　＊

　頭の白髪が「こめかみ」のあたり（側頭部）に最先に目立つことは，著者の調査でも確認されたが，古くからよく知られていることだ．側頭部に白いものを見ると　初めて「人生の時間」を感じることになる．こめかみを　ラテン語で tempus, 側頭部を tempora と呼ぶが，tempus は　もともと　時間　という意味である．フランス語の temp（時間），イタリア語の tempo（テンポ，天気）など　みな同じ言葉である．

　　この「きゅうけいしつ」の素材に関しては，俳人であり法医学者だった　故茂野録良　新潟大学教授にお教えをいただいた．

=========== 人生の時計 ===========

下腹部の皮切り

1 ）恥骨結節 tuberculum pubicum, *pubic tubercle* の上縁の高さで水平に浅く皮膚に割を入れる．下層の血管と神経を傷つけないように注意して，下腹部と(恥骨結節の高さよりも上の)大腿上端部の皮膚を正中から ごく薄くはがし，皮弁を外側方にめくり返す．外陰部は そのまま残す．

2 ）下腹部の皮下組織は *p. 11* で見た 腹部のものの続きであるから，浅層 *Camper fascia* は脂肪に富み 深層 *Scarpa fascia* は膜状になっている．脂肪を取り除きながら 既に上の方で剖出してある **浅腹壁動静脈** a. et v. epigastrica superficialis, *superficial epigastric artery & vein* と **浅腸骨回旋動静脈** a. et v. circumflexa ilium superficialis, *superficial circumflex iliac artery & vein* を下にたどる．

3 ）下腹部皮下組織の深層の線維は，恥骨結合の前面で やや黄褐色を帯びた(弾性線維が多いため)線維束が集まって 陰茎 penis の基部に向かって走っている．これが **陰茎ワナ靱帯** lig. fundiforme penis, *fundiform ligament of penis* である．(詳細は *p. 236*)

女性では これに相当する線維束が少し見られるが，あまり はっきりしない．

4 ）腹部の皮下組織を構成する 深層の線維膜(**スカルパ筋膜** *Scarpa fascia* と呼ばれる)が鼠径靱帯 lig. inguinale の表面を乗り越えて，大腿の筋膜(大腿筋膜 fascia lata)に付着するところが，注意すれば剖出できる(**図 69**)．

5 ）大腿上端部の皮下組織を取り除くと，下層に強靱な筋膜が現われる．これが **大腿筋膜** fascia lata である．(恥骨結節の高さよりも下の 大腿の皮切りは *p. 192* で行なう．)

6 ）浅腹壁静脈と浅腸骨回旋静脈を鼠径靱帯よりも下の方までたどると，これらの周囲に数個から十数個の大小様々の **浅鼠径リンパ節** lnn. inguinales superficiales, *superficial inguinal lymph nodes* が見られる．これらのリンパ節は細い多数の **リンパ管** vasa lymphatica, *lym-*

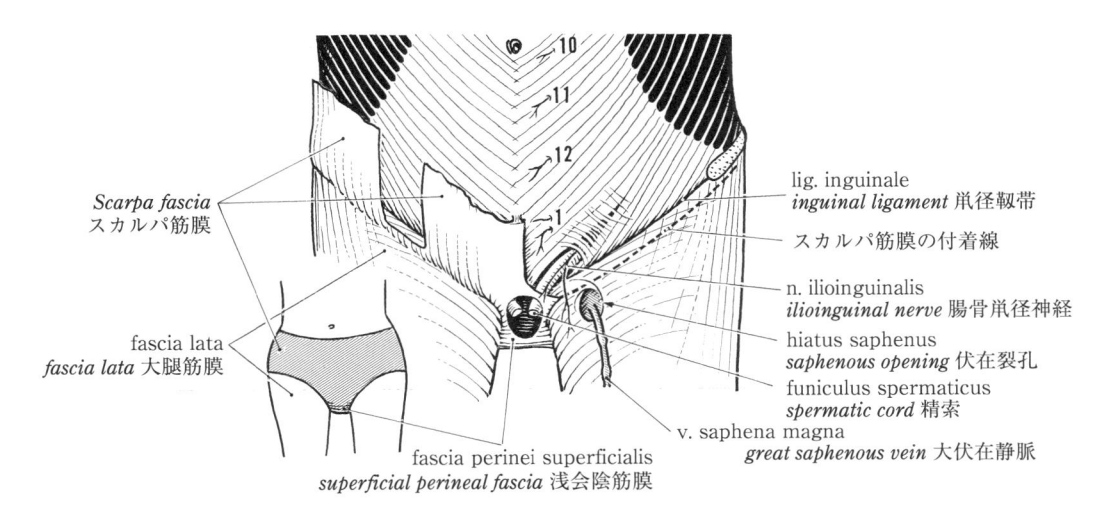

69. スカルパ筋膜は 鼠径靱帯を乗り越えて大腿筋膜に付く
〔Grant を一部変更〕
陰茎と陰嚢は 切り取ってある．スカルパ筋膜と大腿筋膜 および
浅会陰筋膜との関係は，パンティーと比べてみると理解しやすい．

phatic vessels で 互いに連絡している．大きいリンパ節を 更に細かく観察すると，細くて数の多い **輸入リンパ管** vasa afferentia, *afferent lymphatic vessels* と やや太くて1本だけの **輸出リンパ管** vas efferens, *efferent lymphatic vessel* も区別できる（*p. 192* で再び観察する）．

　浅鼠径リンパ節には 下肢や外陰部と会陰からのリンパが流れ込んでいて，これらの部位の炎症の時に，腫れて皮膚の上から触れられるので，臨床的に大事なものである．特に 産婦人科では，浅鼠径リンパ節の腫脹があれば **子宮体癌** *uterine body cancer* を疑う．子宮底と子宮体のリンパが 子宮円索に添って鼠径管を通り，浅鼠径リンパ節に流れ込むからである．

外腹斜筋

1) 皮下組織と浅腹筋膜 fascia abdominalis superficialis を取り除きながら，**外腹斜筋** m. obliquus externus abdominis, *external abdominal oblique muscle* の起始と停止を観察する（図70）．外腹斜筋は 上の方では前鋸筋 m. serratus anterior の鋸の歯と，下の方では広背筋 m. latissimus dorsi の起始と，それぞれかみ合いながら 第5～第12肋骨の側面から起こっている．停止は 前腹部では腹直筋鞘の前葉を構成しながら 白線 linea alba に付き，後腹部では 筋質のまま腸骨稜に停止し，下腹部では腱膜となって，その下縁が **鼠径靱帯** lig. inguinale, *inguinal ligament*（プパール靱帯 *Poupart ligament*）になっている．外腹斜筋の筋質と腱膜との境界は 半月状ないし弧状の曲線を作っている．

2) 外腹斜筋の腱膜と鼠径靱帯との関係を更に細かく観察する．この腱膜の線維は下内側方に降るに従って二またに分かれる．外側下方の線維束（**外側脚** crus laterale, *lateral crus*）は 主に鼠径靱帯に付き，内側上方のもの（**内側脚** crus mediale, *medial crus*）は 主に恥骨結節ない

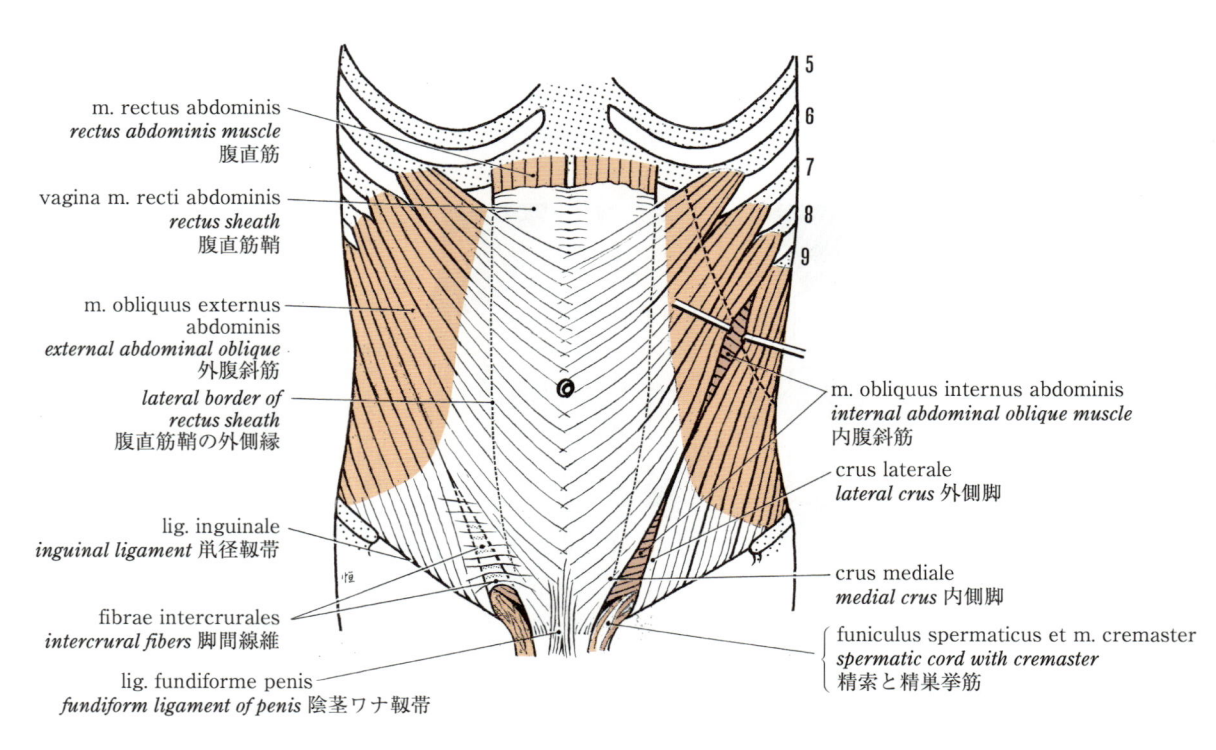

70. 外腹斜筋の筋束を分けて，内腹斜筋の層を確かめてから，破線に沿って 外腹斜筋を切る（図71へ続く）

し腹直筋鞘の下端に付いている．

　外側脚と内側脚との裂け目には，腱膜の線維とほぼ直交する細い結合線維が スダレのように走っている．これが **脚間線維**(きゃっかん) fibrae intercrurales, *intercrural fibers* である（図**70**）．

　3）内側脚・外側脚・脚間線維・鼠径靱帯 によって囲まれてできた透き間が **浅鼠径輪** anulus inguinalis superficialis, *superficial inguinal ring* である．男性では **精索** funiculus spermaticus, *spermatic cord* という太い索が ここから出てきている（図**70**）．

　女性の遺体では 浅鼠径輪は 男性より はるかに小さく狭く，また 精索の代わりに **子宮円索** lig. teres uteri, *round ligament of uterus* が通っている．子宮円索は淡褐色で鉛筆の芯ぐらいの太さの 比較的軟らかい線維束で，浅鼠径輪を出たのちは 大陰唇 labium majus pudendi の皮下に向かう．子宮円索を浅鼠径輪の付近で剖出することは かなり難しいから，むしろ *p. 105* で腹腔内の元の方からたどった方がよい．

　　　鼠径靱帯 lig. inguinale は 上前腸骨棘と恥骨結節の間に張っている 強靱な線維の集まりだが，上のへりは明瞭でない．これは靱帯という名前こそ付いているが，むしろ外腹斜筋の腱膜の下縁が ここで肥厚して索状になったもの と考えた方が理解しやすい．鼠径靱帯には 下の方から大腿筋膜 fascia lata が付着している．

内腹斜筋

　1）図**70** の左側に示したように 外腹斜筋の腱膜の内側脚と外側脚とを，脚間線維を切りながら上外側方に向かって分離していく．その分離を更に筋腹にまで延長していくと，第8肋骨から起こる筋束と 第9肋骨から起こる筋束 との境を引き離すことができる．そして裂け目の下には内腹斜筋の層が確かめられる．図**70** の左側のように，外腹斜筋を 更にいくつもの筋束に分け，下に指先を入れて十分に下層から浮かせてから，筋腹の中央（図**70** の破線）で切断する．

　2）外腹斜筋をめくり返して **内腹斜筋** m. obliquus internus abdominis の表面の結合組織を取り除く．内腹斜筋の筋線維の方向は，上半では外腹斜筋のそれと ほぼ直交して斜走しているが，下半では横走していることに注意しよう．

　内腹斜筋の 起始（胸腰筋膜後葉・腸骨稜・鼠径靱帯外側部）と 停止（第10～第12肋骨下縁・腹直筋鞘）を確かめる．

　3）内腹斜筋の下縁は，精索をアーチ状に乗り越えて 腱膜になってから恥骨結節と恥骨櫛(しつ)に停止している．この短い腱膜は のちに述べる **鼠径鎌**(がま) falx inguinalis（**結合腱** *conjoined tendon*）の一部を形成している．

　このアーチのへりを細かく観察すると，この筋の下縁から筋線維束が分かれて精索（女性では子宮円索）を取り巻きながら下行している．これが **精巣挙筋**(きょうこうきん)（挙睾筋）m. cremaster, *cremaster muscle* である．

　　　内腹斜筋から分かれて 子宮円索を取り巻きながら下る筋線維束は，発達が弱いので 肉眼では
　　　見届けられないことが多い．

　4）内腹斜筋の上半で筋束を分け，その下層にすぐ密接する **腹横筋**(ふくおうきん) m. transversus abdominis の層（筋線維が横走しているので それと知れる）を確かめる（図**71**）．指先で両筋層をはがしながら 内腹斜筋を図**71** の破線に沿って切り，断端を内側にめくり返す．特に 内側にめくり返す時には，内腹斜筋の腱膜と腹直筋鞘との関係に注意しよう．内腹斜筋の腱膜は上の方では

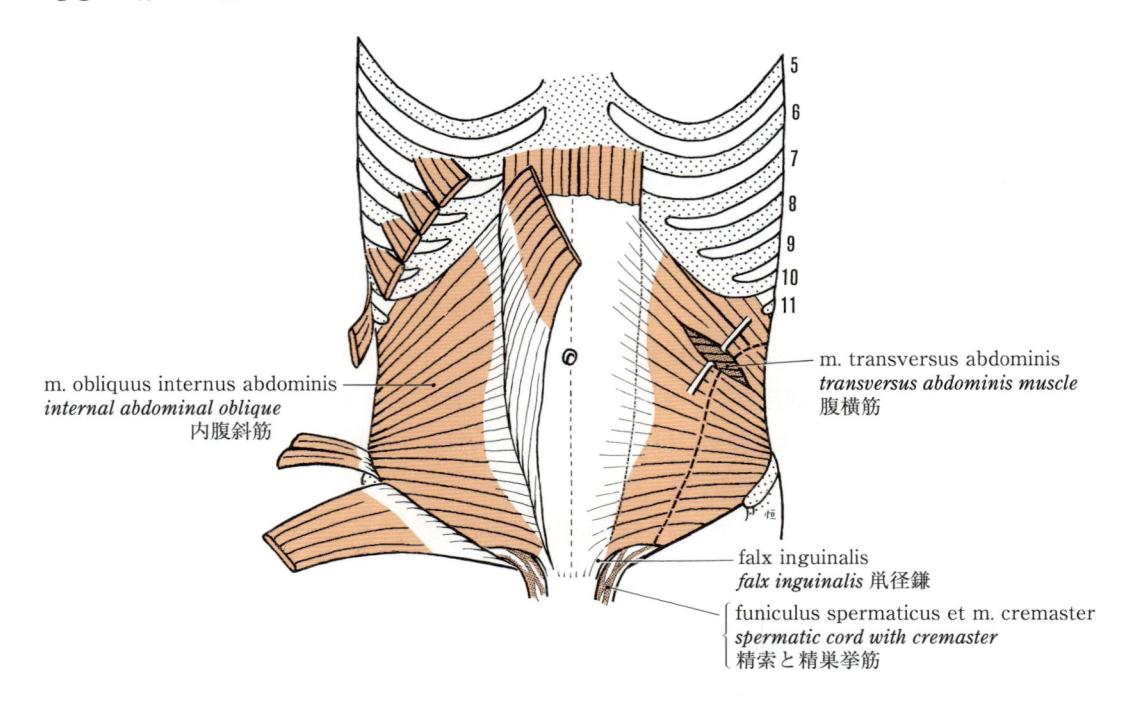

98　体　壁

m. obliquus internus abdominis
internal abdominal oblique
内腹斜筋

m. transversus abdominis
transversus abdominis muscle
腹横筋

falx inguinalis
falx inguinalis 鼡径鎌

funiculus spermaticus et m. cremaster
spermatic cord with cremaster
精索と精巣挙筋

71. 外腹斜筋を開くと内腹斜筋が出る(右). その筋束を分けて腹横筋の層を確かめてから, 破線に沿って内腹斜筋を切る(左)

(図 76 へ続く)

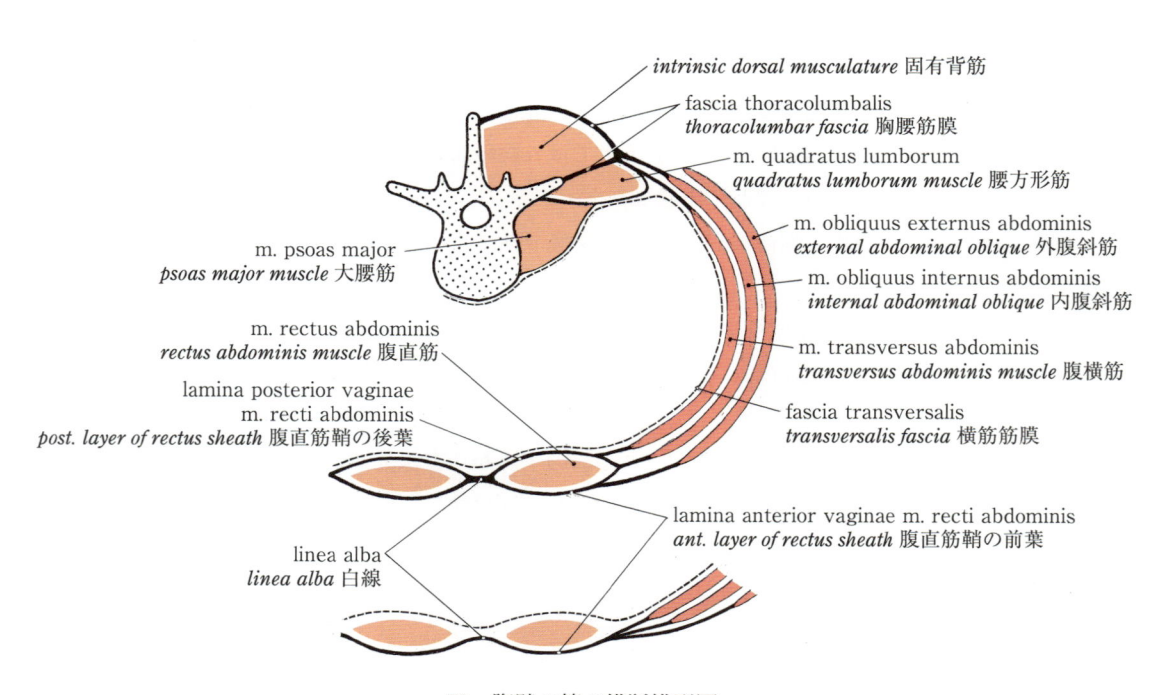

intrinsic dorsal musculature 固有背筋

fascia thoracolumbalis
thoracolumbar fascia 胸腰筋膜

m. quadratus lumborum
quadratus lumborum muscle 腰方形筋

m. psoas major
psoas major muscle 大腰筋

m. obliquus externus abdominis
external abdominal oblique 外腹斜筋

m. obliquus internus abdominis
internal abdominal oblique 内腹斜筋

m. rectus abdominis
rectus abdominis muscle 腹直筋

m. transversus abdominis
transversus abdominis muscle 腹横筋

lamina posterior vaginae
m. recti abdominis
post. layer of rectus sheath 腹直筋鞘の後葉

fascia transversalis
transversalis fascia 横筋筋膜

lamina anterior vaginae m. recti abdominis
ant. layer of rectus sheath 腹直筋鞘の前葉

linea alba
linea alba 白線

72. 腹壁の筋の横断模型図
下の図は 腹直筋を弓状線(*p. 102* 参照)よりも下で切ったところ.

2葉に分かれて，それぞれ 腹直筋鞘の前葉と後葉に移行するが，下の方では 内腹斜筋腱膜のすべてが腹直筋鞘の前葉だけに移行しているはずである(図72).

5) 内腹斜筋と腹横筋との間には，肋間神経の枝や 腰神経叢 plexus lumbalis の枝(**腸骨下腹神経** n. iliohypogastricus, **腸骨鼡径神経** n. ilioinguinalis)(*p. 187*)が走っている．また **深腸骨回旋動脈** a. circumflexa ilium profunda, *deep circumflex iliac artery* も内腹斜筋と腹横筋の間を走る．

腹 横 筋

1) 内腹斜筋を十分にめくり返して，腹横筋の起始(第7〜第12肋軟骨内面・胸腰筋膜前葉・腸骨稜・鼡径靱帯外側半)と 停止(腹直筋鞘・恥骨)を調べる．

2) 腹横筋の下縁も精索(または子宮円索)をまたぐアーチを作っている(図76)．アーチの内側端は腱膜となって，内腹斜筋の腱膜と結合しながら 骨(恥骨結節と恥骨櫛)に停止するので，**結合腱** tendo conjunctivus, *conjoined tendon* (**鼡径鎌** falx inguinalis)と呼ばれる(図73).

結合腱の後面を構成する腹横筋の腱膜を **ヘンレ靱帯** *Henle ligament* と呼ぶ．

3) ここで 精索の通路をよく見直してみよう．精索は腹横筋・内腹斜筋の下縁と 鼡径靱帯との間をくぐり抜け，外腹斜筋の腱膜が作る浅鼡径輪を経て外に出ている．この精索が占めている通路が **鼡径管** canalis inguinalis, *inguinal canal* である(図73)．女性では鼡径管を通るものは **子宮円索** lig. teres uteri, *round ligament of uterus* である．子宮円索は 浅鼡径輪の所から出てきているはずだが，子宮円索の剖出は *p. 105* で 腹腔内の方からたどってくる方が容易だから，ここでは浅鼡径輪の近辺は 女性ではあまりかきまわさない方がよい．

鼡径管の入口(**深鼡径輪** anulus inguinalis profundus, *deep inguinal ring*)は *p. 105* で観察する．鼡径管は 内腔のある管ではなく，連続した「すき間」にすぎない．

4) 浅鼡径輪を出る近辺で精索をやや持ち上げて，鼡径靱帯の内側端を調べる．鼡径靱帯はもちろん恥骨結節に付いているが，その付着部のやや後ろの方には 鼡径靱帯から恥骨に向かって走る小さな靱帯がある．これが **反転靱帯** lig. reflexum, *reflected ligament* (**コレス靱帯** *Colles ligament*)で，浅鼡径輪の内側下縁の一部を形成している(図73).

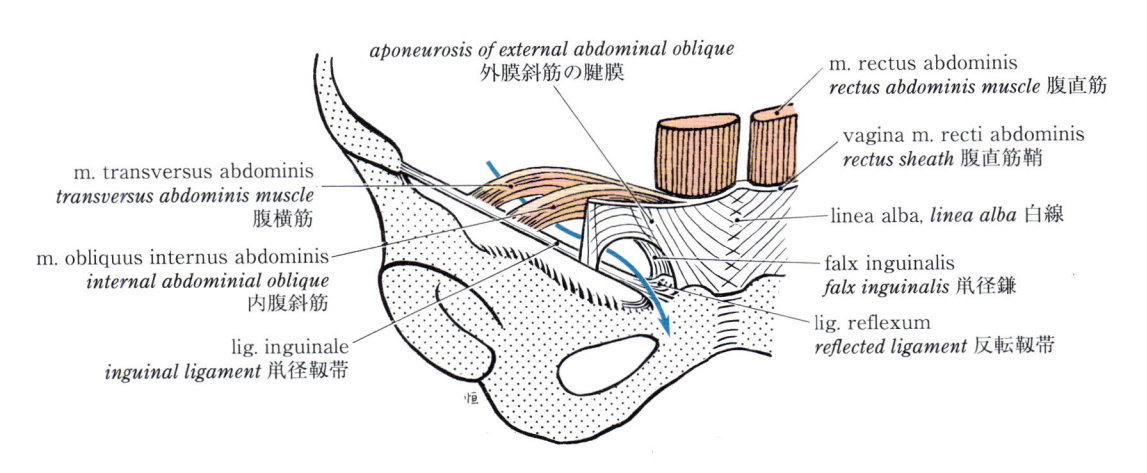

73. 鼡径管を作る 三つのアーチ

5) 見方を変えて，**鼠径管** canalis inguinalis, *inguinal canal* の壁が何によって作られているかを調べてみよう．鼠径管の**前壁**は 外腹斜筋の腱膜，**下壁**は 鼠径靱帯，**上壁**は 内腹斜筋・腹横筋 の筋腹の下縁である．**後壁**は その内側⅓の部は鼠径鎌（結合腱）である．後壁の外側⅔は ここではまだ観察できないが，p. 102 で述べる 横筋筋膜 fascia transversalis である．

§ 31 腹 直 筋 鞘

腹直筋鞘の前葉 と 白線

1) **腹直筋鞘** vagina musculi recti abdominis, *rectus sheath* の前面を観察し，これが 外腹斜筋・内腹斜筋・腹横筋 の腱膜で構成されていることを復習する（**図 72**）．

2) 腹直筋鞘を構成する側腹筋群の腱膜の線維は，正中で たすき掛けに交叉して **白線** linea alba という結合組織の索を作っている．白線は 上の方では胸骨の剣状突起 proc. xiphoideus に付き，下端は恥骨結合 symphysis pubica に達している．白線の幅は 臍 umbilicus の付近がいちばん広い．白線には **臍輪** anulus umbilicalis, *umbilical ring* という穴があって，臍がコケシ人形の首のように，ここに はまり込んでいる．臍そのものの観察は p. 105〜106 でするから，ここではあまり いじらないでおく．

> 臍輪の径は 出生直後には比較的大きくて，その辺縁を作る輪状の線維には 弾性線維が多く，ここを通る太い **臍帯** funiculus umbilicalis, *umbilical cord* を輪ゴムのように取り巻いている．
> 生まれてから日がたつにつれて，この輪状線維は 次第に腱性になり，臍輪は狭まり，臍帯は絞め付けられて その中の臍動静脈 a. et v. umbilicalis の閉塞が促される．また臍動静脈自身も収縮して，その壁は次第に結合組織化する．この状態になると 少しの出血も見ずに臍帯は自然に脱落する（生後 7 日目ごろ）．
> 臍帯脱落後の臍動静脈の断端は 周囲の組織と共に瘢痕化して，更に狭まった臍輪の中に はまり込んで，成人に見られる状態になる．
> ところが臍輪の狭窄が遅れると，腹圧が高まった時（例えば赤ん坊が泣く時）に，腹腔内の腸管や大網などが壁側腹膜に包まれたまま この穴から皮下に飛び出てくる．これが **小児臍ヘルニア** *infantile umbilical hernia* である．生後 6 ヵ月以内の乳児に時どき見られる．

腹 直 筋

1) 左右の腹直筋鞘の **前葉** lamina anterior, *ant. layer* を その中央で（正中ではない）縦に切り開く（**図 74**）．**腹直筋** m. rectus abdominis の筋腹には 3〜4 個の腱束が ジグザグに横に走っており，これが腹直筋鞘の **前葉** lamina anterior, *ant. layer* に癒着している．この横走する腱束（**腱画** intersectiones tendineae, *tendinous inscriptions*）と腹直筋鞘との癒着を メスではがしながら，腹直筋鞘の前葉を左右にめくり返し，腹直筋を剖出する．（肋間神経の支配．）

時間に余裕があれば，腹直筋鞘前葉の下端の近くで，その裏にへばり付いている **錐体筋** m. pyramidalis という 三角形の小さな筋を求める（**図 74**）．錐体筋は 腹直筋の停止の前で恥骨から起こり，白線に停止している．錐体筋は退化的なので重要な機能は持っていないが，白線を下の方に引っ張って腹直筋の作用を多少とも助けるのだろう．

> 錐体筋は有袋類や単孔類では よく発達している．カンガルーの おなかの袋の骨についている筋がそれである．ところが胎盤をもつ哺乳類では この筋は多少とも退化的で，有蹄類・鯨類・原

猿類やオランウータンでは 完全に欠如するという．人類での欠如率は 日本人で3～7％，黒人で約15％，白人で約20％である．人体で 錐体筋を最初に記載したのは，マッサ N. Massa と ファロピウス G. Fallopius(1562)だが，その存在は ヴェサリウス Vesalius(1542)の頃から知られていたようである．

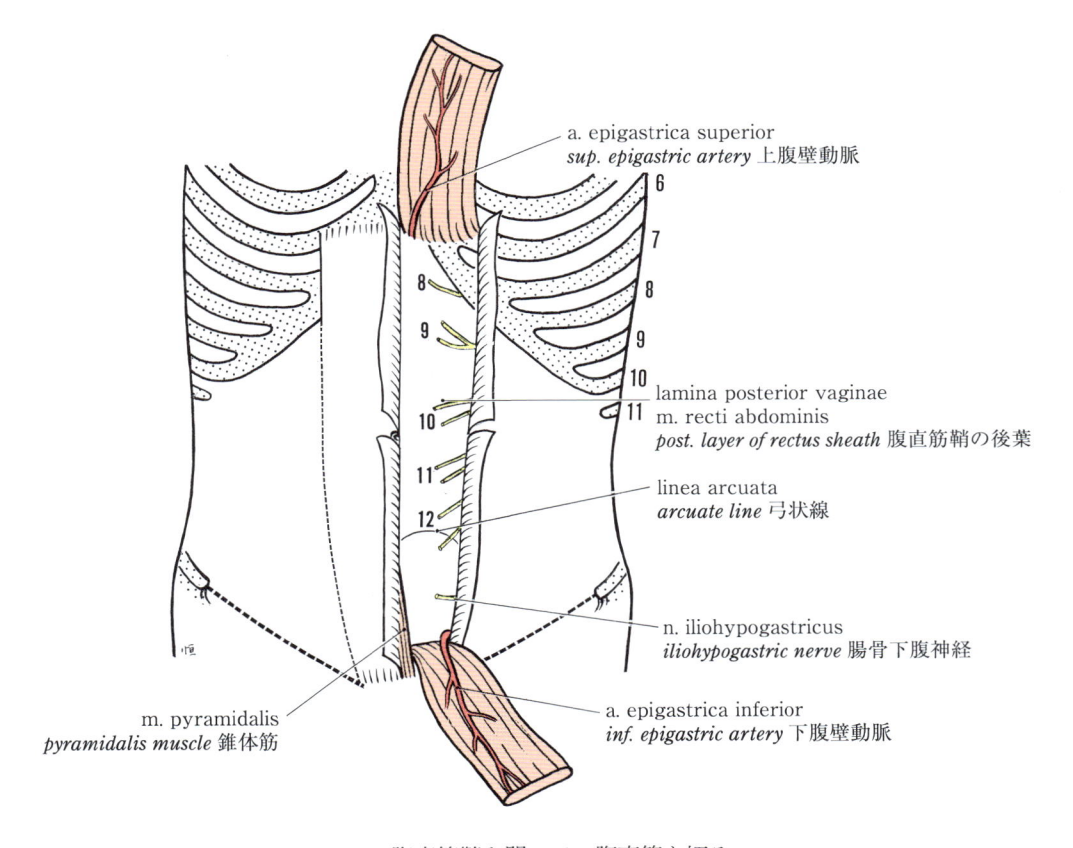

74. 腹直筋鞘を開いて，腹直筋を切る

2) 腹直筋の起始(第5～第7肋軟骨と剣状突起)と停止(恥骨上縁)とを確かめる．筋腹をいくつかの部分に分画している **腱画** intersectiones tendineae は 筋の前面では著明だが，後面にまでは及んでいないものが多い．腱画は一種の中間腱なので，筋線維が腱画に起始・停止している．(腹直筋の起始と停止は，逆に記載されることも多い)．

腱画の数は 3個の場合が最も多く(50～70％)，次いで 4個(25～40％)，2個(5～10％) である．

腹直筋鞘 の 後葉

1) 腹直筋を ほぼ中央で横切断して，断端を上下にめくり返す(図74)．下半の裏側には **下腹壁動静脈** a. et v. epigastrica inferior, *inf. epigastric artery & vein*, 上半の裏側には **上腹壁動静脈** a. et v. epigastrica superior(内胸動静脈の続き)が へばり付いている．

上腹壁動静脈と下腹壁動静脈は 腹直筋鞘の中で互いに吻合して 上下に手をつなぐわけである(次頁参照)．

2) 腹直筋の上断端の裏で腹直筋鞘の **後葉** lamina posterior, *post. layer* を観察する．外腹斜筋の腱膜は 前葉に，内腹斜筋の腱膜は 二分して前葉と後葉に，腹横筋の腱膜は 後葉に移行

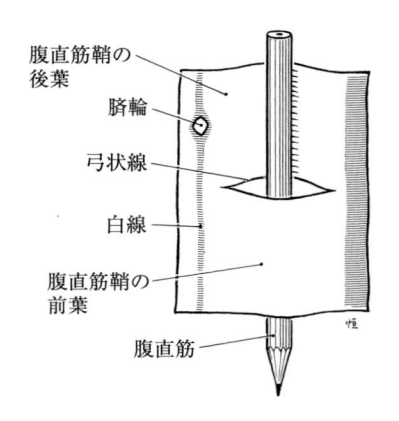

75. 腹直筋鞘(後葉)のモデル
左のものを前から見たところに見立ててある．
自分で紙を切って作って見よう．
もう一枚の紙を この上に重ねて，
前葉の上部を作ってみるとよい．

することを，ここで確かめる(図72)．

3) ところが この後葉は臍のやや下の高さで 次第に薄くなり，最後には弓状の辺縁を作りなが ら消失する．この弓状になった腹直筋鞘後葉の下 縁を **弓状線**(きゅうじょうせん) linea arcuata, *arcuate line* と呼ぶ (図74)．この弓状線よりも下の方では，側腹筋群 の腱膜は すべて腹直筋鞘の前葉に移行してし まっており，従って 後葉は ここでは存在せず， 腹直筋は 更に深部にある薄い 横筋筋膜 fascia transversalis(次項)を介して すぐに腹膜(壁側腹 膜)に接している(図76)．

弓状線は個体によっては，はっきりした弓状の 線になっていないことも多い．また その高さも まちまちで，臍の下方 2～7 cm の範囲にわたると いわれる．

弓状線の成因については 次の諸説がある．(1) 胎生期の膀胱の位置と関係があるとする説 (Gegenbaur), (2) 下腹壁動静脈の通路のために存在するとする説 (Henle), (3) 胎生期に臍動脈を 保護するための装置とする説 (K. A. Douglas), (4) 腹膜の鞘状突起 proc. vaginalis が腹壁を破っ て出ることに関係するとの説 (Eisler) など．

4) **下腹壁動静脈** a. et v. epigastrica inferior を上にたどる．これらは弓状線の所で腹直筋 鞘の中に侵入し，初めは その後葉と腹直筋後面との間を上行するが，次第に腹直筋の中に入り 込み，上の方で内胸動静脈 a. et v. thoracica interna の延長である **上腹壁動静脈** a. et v. epigastrica superior, *sup. epigastric artery & vein*(p. 112で観察)と吻合する．こうして 上 半身の鎖骨下動静脈の枝と 下半身の外腸骨動静脈の枝とが，腹直筋の中で手を握るわけで，こ の経路は大動脈ないし下大静脈の側副路 *collateral pathway* として重要なものである．下腹壁 動静脈の起始は p. 105 と p. 247 で観察する．

§32 横筋筋膜 と 腹膜

横筋筋膜

1) 下層に接着する 横筋筋膜と腹膜を 傷つけないように十分に注意しながら，図76の破線 に沿って腹横筋の筋腹を 筋線維束と直角の方向に切断する．その下端は あまりにも内側に 寄って切らないように気を付ける．

2) 断端を丁寧に下層から はがしながら めくり返して，比較的疎な結合組織の層(**横筋筋膜** fascia transversalis, *transversalis fascia*)を観察する．

横筋筋膜の英語名に関しては p. 104 を参照．

3) 腹直筋鞘の後葉の裏に手を入れて 後葉と 横筋筋膜・腹膜 との間をはがし，腹直筋鞘そ のものを 前に浮かせる(図77)．

§ 32 横筋筋膜と腹膜　*103*

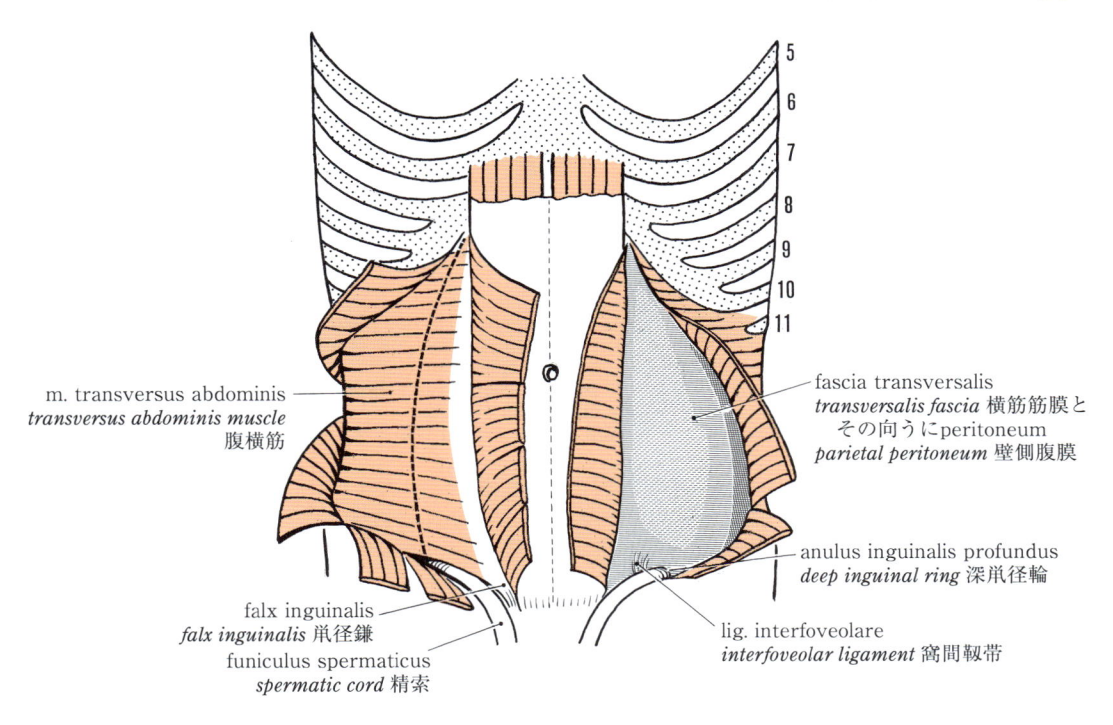

76. 腹横筋を右側の破線に沿って切り，左側のように開く（p. 98 の図 71 から続く）

4）臍の周りを丸く残しながら，腹直筋鞘の後葉を 水平に切る（図 77 の破線）．このとき 臍から正中線上を上行する 肝円索 lig. teres hepatis, *round ligament of liver*（p. 106）という 結合組織の紐を切らないように注意する．

5）横断された腹直筋鞘を 上下にめくり返す．図 77 には省略してあるが，腹直筋鞘の後葉に 前葉や側腹筋群の断片が ヒラヒラと付いた状態で，以上の操作を行なう．（外腹斜筋・内腹斜筋・腹横筋 を総称して 側腹筋群といい，肋間神経が支配する．）

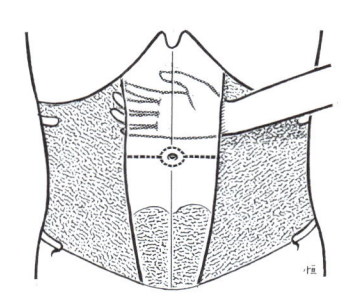

77. 腹直筋鞘後葉と横筋筋膜の間に手を入れて，十分に はがしてから，破線に沿って切る

壁側腹膜

1）図 78 を参照しながら，横筋筋膜と その下層の **壁側腹膜** peritoneum parietale, *parietal peritoneum* とを一緒に鋏で切り開く．まず図の **1，2** を切り，裏側から のぞき込んで，臍から３本の索が腹膜のすぐ外面を下行していることを見る．光に透かせるとこれらの索がはっきりと見える．次に **3** を切開するが，このとき ３本の索も切断される．最後に **4** を切って壁側腹膜を上下左右に めくり返す．

2）下腹部の腹膜の内面で，次の ３種５本の「ヒダ」を観察する．まず 正中線に沿って無対性の **正中臍ヒダ** plica umbilicalis mediana がある．その両わきには **内側臍ヒダ** plica umbilicalis medialis が１本ずつある（この３本が **3** で横断されたものである）．更にその外側にや

```
                        lig. falciforme hepatis
                        falciform ligament of liver 肝鎌状間膜


                                              plica umbilicalis lateralis
                                              lateral umbilical fold 外側臍ヒダ
                                              plica umbilicalis medialis
                                              medial umbilical fold 内側臍ヒダ
                                              plica umbilicalis mediana
                                              median umbilical fold 正中臍ヒダ
```

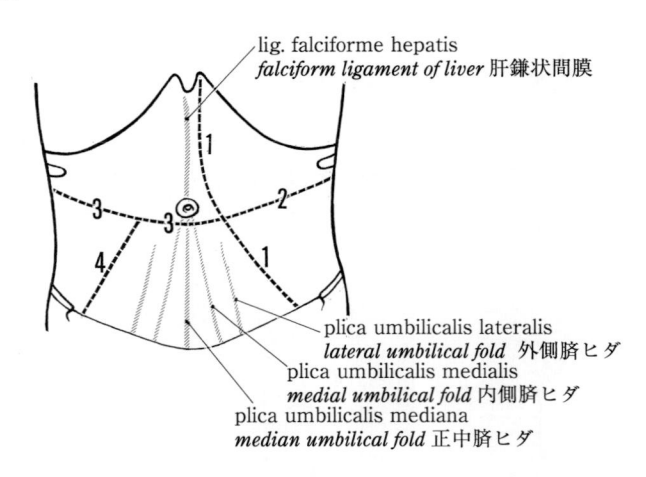

78. 壁側腹膜（と横筋筋膜）の切り方
同時に腹膜のヒダを示すが，これらは腹膜の
内面にあるので，外から見えるわけではない．

や離れて **外側臍(へそ)ヒダ** plica umbilicalis lateralis が 左右1本ある．なお 外側臍ヒダは下腹壁動静脈 a. et v. epigastrica inferior から腹膜をひきはがしてあると はっきりしなくなる．

3）これらの ヒダの下端には，ヒダに挟まれた 次の凹みが見られる．すなわち正中臍ヒダと左右の内側臍ヒダ の間に **膀胱上窩** fossa supravesicalis, *supravesical fossa,* 内側臍ヒダ と 外側臍ヒダの間には **内側鼡径窩** fossa inguinalis medialis, *medial inguinal fossa,* 外側臍ヒダのすぐ外側には **外側鼡径窩** fossa inguinalis lateralis, *lateral inguinal fossa* がある．

　　　以上の 腹膜の ヒダの名前には，PNA と それ以前のラテン名との間に 名称が同じで 内容が違うものがある．古い図譜や教科書を使っておられる学生諸君が 混乱を起こすことのないように，その対照表をかかげる．

PNA	BNA と INA
plica umbilicalis mediana 正中臍ヒダ	plica umbilicalis media （中臍皺襞(すうへき)）
plica umbilicalis medialis 内側臍ヒダ	plica umbilicalis **lateralis** （外側臍皺襞）
plica umbilicalis **lateralis** 外側臍ヒダ	plica epigastrica （腹壁動脈皺襞）

　一般に学術用語にとって いちばん大切なことは，一つの言葉が違った二つ以上の概念を代表しないことである．同一の物が色々な名前で呼ばれても，さほどの支障はないが，同一の名前が 全く違う物を表現するとしたら，ひどい混乱を引き起こす．内容からいっても，plica umbilicalis lateralis(PNA)は 臍とは何の関係もないものである．PNA には 長所も多々ある反面，このような不合理なところもいくつかある．

4）今まで ヒダを観察した部位で，壁側腹膜から横筋筋膜 fascia transversalis を はぐ．腹膜が 単層の上皮で構成されるごく薄い膜 であることを見よう．腹膜の内面は平滑だが，その外面は粗で，漿膜下組織 tela subserosa, *subserosa*（漿膜 すなわち 腹膜よりも 表層にある疎性結合組織）を介して 横筋筋膜に癒合している．

　　　米英系の解剖学では，この漿膜下組織も 横筋筋膜に含めて呼んでいる．なお 横筋筋膜の英語名は *transversalis fascia* で，この形容詞は *transverse* とも *transversal* とも違う独特の習慣である．

5）横筋筋膜を はぎながら，腹膜との間の結合組織に埋まっている 次のものを剖出する．

まず 正中脐ヒダに相当して **正中脐索** lig. umbilicale medianum, *median umbilical ligament* という結合組織の「ひも」が 膀胱の上端から脐に向かって走っている．これは 胎生期の尿膜管 urachus の遺残である．

内側脐ヒダ に相当して **脐動脈索** lig. umbilicale mediale, *medial umbilical ligament* がある．これは 日本名が示すように，胎生期の脐動脈 a. umbilicalis が結合組織化して索状になったものである．この索の根もとは *p. 248* で観察する．

外側脐ヒダ に相当して **下腹壁動静脈** a. et v. epigastrica inferior, *inf. epigastric artery & vein* がある．

深鼠径輪

1）外側鼠径窩に相当する場所では，**精管** ductus deferens（女性では **子宮円索** lig. teres uteri, *round ligament of uterus*）が 鼠径管へ入り込んでいる．（ここでは まだ 精索 funiculus spermaticus を ほぐして 精管を露出させてはいけない）．この鼠径管への入口が **深鼠径輪** anulus inguinalis profundus, *deep inguinal ring* である（図 79）．深鼠径輪の内側縁の所では，下腹壁静脈のすぐ前面で横筋筋膜が肥厚して，上下に走っている．この横筋筋膜の漠然とした肥厚が **窩間靱帯** lig. interfoveolare, *interfoveolar ligament* と呼ばれるものである（図 76）．窩間という意味は その場所が 内側鼠径窩と外側鼠径窩の境 の部位に相当するからである．

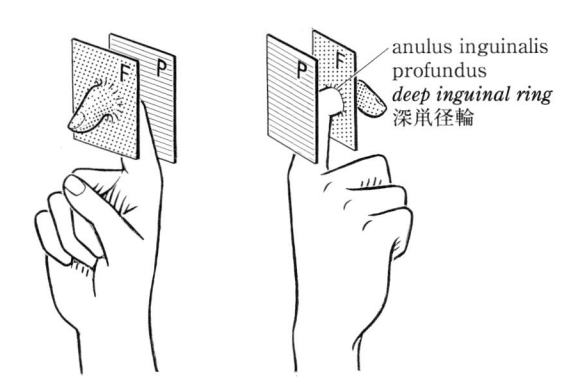

79． 深鼠径輪での腹膜（P）と横筋筋膜（F）の関係を示すモデル．人さし指を精管に見立てた．
左図は 外方（体壁のがわ）から，
右図は 内方（体腔のがわ）から見たところ．

2）深鼠径輪のへりを改めて観察しよう．下縁は 鼠径靱帯，内側縁は 下腹壁動静脈と窩間靱帯，上縁と外側縁は 不明瞭にアーチ状に走る腹横筋の筋腹下縁である．深鼠径輪と横筋筋膜との関係は 図 79 に示すように，横筋筋膜が ここで手袋の指のように 精管 ductus deferent（女性では子宮円索）を包みながら 鼠径管の中に入り込んでいる．

3）精管は 深鼠径輪から鼠径管に入ると，周囲に血管と神経を取り込み，鼠径管の出口では 精巣挙筋も 被覆に加わって，全体として **精索** funiculus spermaticus, *spermatic cord* と呼ばれるようになり，延び出した横筋筋膜は **内精筋膜** fascia spermatica interna, *internal spermatic fascia* と呼ばれて，精索に沿って陰嚢にまで達する．

4）女性の遺体では ここで **子宮円索** lig. teres uteri, *round ligament of uterus* を確かめ，これを外にたどって 鼠径管を通って浅鼠径輪の所まで追究しよう．高齢者の子宮円索は，鼠径管内で 2〜4 mm の太さまで細くなってしまっていることが多い．

男性でも 精索の走行をたどりながら，深鼠径輪から始まり浅鼠径輪に終わる 鼠径管を ここでまとめて復習しよう．

精巣(睾丸)testis の原基は胎生 2 ヵ月頃に 横隔膜の少し下の腰椎の高さに生ずるが，胎児の成長につれて下降し，鼠径管を通って胎生 8 ヵ月頃には陰嚢に達する．これを **精巣下降** *descent of testes* という．鼠径管という日本名は 精巣(これを鼠に例えた)が通る管 という意味から付けられたものだろう．出生後になっても精巣が下降しきらず，鼠径管の中や浅鼠径輪の近く，特に恥骨の前(陰嚢の入口)に停滞していることがある．この状態を **停留精巣(停留睾丸)** *cryptorchism, undescended testis* という．

　腹腔内の臓器が 壁側腹膜に包まれたまま 腹腔外に出ることを ヘルニア *hernia* という．鼠径靱帯の上で鼠径部に出てくる ヘルニアが **鼠径ヘルニア** *inguinal hernia* だが，これには次の 2 種類がある．

　(1) **外側鼠径ヘルニア(間接鼠径ヘルニア)** *lateral or indirect inguinal hernia*：外側鼠径窩の所から 深鼠径輪と鼠径管を経て浅鼠径輪に出るもので，小児の鼠径ヘルニアの大半は これに属するが，成人でも見られる．

　(2) **内側鼠径ヘルニア(直接鼠径ヘルニア)** *medial or direct inguinal hernia*：内側鼠径窩の所から，鼠径管を経ずに 直接に浅鼠径輪に出るもので，高齢者に見られる．

　精索と子宮円索とは 共に鼠径管を通っているが，その由来は同じではない．精索(精管)に相当するものは 女性ではほとんど退化して，わずかに卵巣上体(の縦管)として残り，子宮円索は男性の **精巣導帯** *gubernaculum testis*(精巣の下端と陰嚢の皮膚をつなぐ結合組織で，**ハンター導帯** *Hunter gubernaculum* とも呼ぶ)に相当する．このように由来の違うものが 男女で同じ場所を通っている原因は，女性では **卵巣下降** *descent of ovaries* が子宮の高さで止まり，卵巣が腹腔外に出てこないからである．

§ 33 臍

へそ の裏側

　1) **臍** *umbilicus, navel* より上の方の腹膜の内面を見ると，正中近くに臍から上に向かって走る 1 条の腹膜の ヒダがある．これが **肝鎌状間膜** *lig. falciforme hepatis, falciform ligament of liver* である(この上部は *p. 146* と *p. 164* で観察する)．また臍の下の方からは 先ほど観察した 1 本の **正中臍ヒダ** *plica umbilicalis mediana, median umbilical fold* と 2 本の **内側臍ヒダ** *plica umbilicalis medialis, medial umbilical folds* の断端が 臍に集まってきている．

　2) 臍の周囲の腹膜をむいて，横筋筋膜との間に次のものを剖出する．

　肝鎌状間膜の内部には **肝円索** *lig. teres hepatis, round ligament of liver* という結合組織の紐があるが，これは胎生期の臍静脈 *v. umbilicalis* の遺残である．肝円索に沿って肝鎌状間膜 *lig. falciforme hepatis* の中を走る ごく細い静脈(**臍傍静脈** *vv. paraumbilicales, paraumbilical veins*)は，浅腹壁静脈 *v. epigastrica superficialis* の枝と門脈 *v. portae* (*p. 155*)とを結ぶ 側副循環路 *collateral circulation* の一つである．

　正中臍ヒダと内側臍ヒダに相当して，それぞれ **正中臍索** *lig. umbilicale medianum* と **臍動脈索** *lig. umbilicale mediale* が存在することは，*p. 104〜105* で前の方から見た所見 と同じである．

　3) ここで白線にある **臍輪** *anulus umbilicalis, umbilical ring* という穴を 臍の裏側から観察しよう．肝円索・正中臍索・臍動脈索・臍傍静脈は この臍輪を通って腹腔外に出るはずだが，臍傍静脈以外は 癒着して 1 本の結合組織の索になっているので，臍輪の所ではそれぞれを区別することはできない．しかし この索が臍輪を通り抜けていることは観察できる．

へその表側

p. 100 で観察した臍輪の外面の所見を復習し，前述の裏側からの所見と連絡させてみる．ここで *p. 9* で行なった 腹壁の皮静脈の解剖を思い出してみよう．臍の表側に現われた臍傍静脈は，それらの皮静脈を介して，大腿静脈・腋窩静脈・肋間静脈 などと連絡する．

> この連絡は 普段は実に細々としたものだが，肝硬変 *hepatic cirrhosis* などの肝臓の病変で門脈の流通が悪くなると，見違えるほど太くなって，門脈血の放水路 の役目を果すようになる．
> このようにして 腹壁の皮静脈が 臍を中心として放射状に隆々と膨れ上がった状態は，ギリシャ神話の メズサの頭部に巻きついた蛇 を思わせるので，**メズサの頭** caput medusae と呼ばれ，内科診断学で問題にされる．

§34 腹部内臓の 自然位での観察

ここでは 腹部内臓の位置を動かさず（これを **自然位** in situ インサイチュー という），そのままの自然の状態を観察する．

肝　臓

1）**肝鎌状間膜** lig. falciforme hepatis, *falciform ligament of liver* を上の方にたどると，**肝臓** hepar, *liver,* Leber の表面に達する．ここで 肝鎌状間膜を構成する腹膜（二重になっている）が左右に別れ，肝臓の表面を直接に覆うことを見よう（臓側腹膜 peritoneum viscerale）．肝鎌状間膜の下縁の腹膜をはぎながら，下の方では 既に剖出してある **肝円索** lig. teres hepatis, *round ligament of liver* と 臍傍静脈 vv. paraumbilicales を 上の方にたどり，肝臓の下面の近くまで剖出しておく．

2）肝臓の広がりを 自然位で 見える範囲で観察し，その表面の色や性状に注意する．肝臓の下縁は 肋骨弓 arcus costalis から何横指ぐらい下方にあるか？　肝鎌状間膜の両側で 肝臓の上面に沿って手を差し入れて，上の方に **横隔膜** diaphragma, *diaphragm* の下面（腹膜に覆われている）を触れてみよう．

胃 と 大網

1）腸管の表面に エプロンのように垂れ下がっている 脂肪に富んだ膜が **大網** omentum majus, *greater omentum* である．その形は ほぼ四辺形で，薄い上皮の下層に脂肪と動静脈が透けて見えている．この上皮は腹膜の一部だが，その詳細は *p. 144, p. 146* に譲る．大網の広がり と大きさは 個体差に富み，下腹部まで垂れ下がっている例もあれば，臍の高さにも達しない短い例もある．

> 大網は 炎症に敏感に反応して（大網炎 *omentitis*）増殖する傾向が強く，炎症性の腫瘤 *tumor* を形成しやすい．また 大網は可動性に富むので，ヘルニアの内容となりやすい．

2）大網を上の方にたどると，その上端は **胃** ventriculus, *stomach,* Magen の下縁に付き，大網の表層の上皮は 胃を直接くるむ臓側腹膜 peritoneum viscerale に移行している．ここで

見えているのは 胃の前面の一部だけである．

腸　管

　大網 omentum majus を あまり動かさずに，その後ろにある腸管を 自然位 in situ で観察する．

　小腸 intestinum tenue, *small intestine* と **大腸** intestinum crassum, *large intestine* との区別はつくだろうか？　これらの詳細は *p. 144*, *p. 157* で観察するから，ここでは 腸管を引き出したりしないで腹膜を閉じ，腹壁の筋も元通りにかぶせて，ひとまず腹部の観察を中止する．

=== きゅうけいしつ ===

　人間の肉体美を称賛したギリシャ時代の人々は，人体の「完全なプロポーション」をカノンcanon(規範)と呼んで追求した．ヴィトルヴィウス Vitruvius(紀元前100年ごろに活躍した経歴不明の建築家で，西欧世界最古の建築学書を遺した)のcanonは特に有名で，頭の高さ(頭頂からオトガイまで)は，身長の1/8(つまり今日もやかましい「八等身」)である……から始まって，人体の細部にわたってプロポーションを規定している．

　このcanonのポイントは 臍 であって，人体の中心に臍が存在すると定められた．すなわち，上肢と下肢を斜めに伸ばして X の字を作ると，X の交差する中心に 臍が来るというのである．

　ヴィトルヴィウスの canon は ローマ人にも引き継がれ，更に下って ルネッサンスのレオナルド・ダ・ヴィンチも，すなおに これを受け入れた．ダ・ヴィンチの草稿の中に，男が円の中で上肢と下肢を伸ばして T と 大 の字を作っている有名な図があるが，この円の きっちり中心に 臍が位置づけられている．

　女性の肉体を礼賛する近代とは違い，ギリシャ時代には，canon の論議の対象になるのは男性だけだった．女は 男の肋骨の1本から間に合わせに造られた不完全な存在とされた．ギリシャ後期クラシックを代表する彫刻家 リュシッポス Lysippos は，女のからだは完成度が低くて，とても canon の概念には当てはめられないと言っている．

　　　　　＊　　　　＊　　　　＊

　明治から昭和期にかけての日本彫刻界の大御所だった 朝倉文夫(1883—1964，文化勲章受章者)は，こんなことを言っている．(「問答有用」第388回，週刊朝日)

　『モデルがモデル台に立つと，いちばん初めに目につくのが 臍です．その形が みんな違う．縦長のもあれば横幅の広いのもあり，丸いのもあれば いびつなのもある．右巻き，左巻きね．こんなに変わっとるということは，ちょっと意味がある．不思議だナ と思ったのが 研究の動機です．私も長い間 臍の話をしてきたが，臍の話をきいて怒る人はいませんね．』

　『臍は全身のくくりみたいなものです．解剖の時に正中線をすうっと切るが，臍のところは よけるんです．医者は あそこは固いとか何とかいうが，あそこを切ると，ものが みんなバラバラになっちゃうんだね．面白いのは，ほかのところは発育するのに，臍は絶対に発育しないんです．』

　　……少しとばして……

　『人間を美人にする方法は，臍を清潔にすることです．資生堂あたりのオリーブ油を買ってきて，夜やすむ前に臍に2滴たらすんです．そして脱脂綿で拭く．モデルに言うと，必ずやりますね．あくる朝，臍がきれいになっとるから，見てわかる．1週間ぐらいたって「きみ 5へんやったね．おっかさんが なんとか言やしないかい？」「言いました」「何と言った？」「あんた この頃きれいになったが，男の友達でも できたんじゃないか？ できたら おっかさんにだけは言わなきゃいけないよ」そのくらい，よく効くんです．』

　　　　　＊　　　　＊　　　　＊

　「もう少し上手に臍の緒を切ってくれれば，こんな 出べそ にならずにすんだのに」などと言う人があるが，臍の緒は 枯葉が落ちるように天然現象として落ちるのであって，切り方の長短と臍の形とは関係ない．むしろ臍の形には遺伝的な影響が濃いらしい．

　諸君が解剖して見たように，臍のところには皮下脂肪が沈着せず，臍輪を埋める結合組織のしこりを介して，皮膚と腹膜とが背中合わせになっている．そんなわけで，臍のごまをほじりすぎると，腹膜の刺激反応として腹痛を起こし，臍が「茶を沸かし」て，その炎症が奥へ波及するといった大事も起こりかねない．臍のごまを取りたければ，朝倉先生の方法が一番だろう．

　それにしても，臍に オリーブ油ならぬ軟膏(ザルベ)を入れて，薬物を体内に浸透させる試みがあってもよいだろう．

=== へそ の はなし ===

胸　腔

§ 35　胸腔を開く

前処置として

1）**胸骨舌骨筋** m. sternohyoideus, *sternohyoid muscle* と **胸骨甲状筋** m. sternothyreoideus, *sternothyroid muscle* とを復習し，それぞれ 起始(胸骨上端)の近くで切断する．

2）**前斜角筋** m. scalenus anterior を 停止（第1肋骨）のやや上で切断する．この時 前斜角筋の前面を斜めに走る **横隔神経** n. phrenicus, *phrenic nerve* は切らずに その場に残すようにしなければならない．

3）鎖骨下動脈と腕神経叢基部よりも後ろにある **中斜角筋** m. scalenus medius と **後斜角筋** m. scalenus posterior を確認しておく．（この両筋は まだ切らなくてよい．）

4）鎖骨下動静脈 a. et v. subclavia を 上の方に多少引き上げるようにしながら，下の方に向かって分枝する **内胸動静脈** a. et v. thoracica interna, *internal thoracic artery & vein* を見いだし，これらを 第1肋骨上縁の高さ で切断する．

肋骨を切る

これから肋骨と肋間筋によって作られている前胸壁を取り去って，心臓や肺を見ようというわけである．メスを持つ前に 図80 の左半分をよく見て，層の関係を理解しておく．われわれは肋間筋 mm. intercostales と壁側胸膜 pleura parietalis の間の層（ここを **胸内筋膜** fascia endothoracica, *endothoracic fascia* という疎性結合組織が埋めている）を はがすことになる．

1）**前鋸筋** m. serratus anterior の起始部より やや後ろの線で 各肋間の肋間筋を少しずつ むしりながら 指が2本ぐらい入る窓をあけて，肋間筋の裏に 胸内筋膜を介して密着する淡灰白色 半透明の薄い膜（**壁側胸膜** pleura parietalis, *parietal pleura*）を探す（図81 の 1～3）．この壁側胸膜を破らないように指で奥に押して，胸壁から はがしておく（図80，81の 3）．

以上の処置を左右の第1～第10肋間で行なったのち，これらの窓に胸骨鋏を差し入れて，胸膜を傷つけないように注意しながら 第2～10肋硬骨をなるべく外側後方で 1本ずつ切断する（図80，81の4）．第1肋骨は 前斜角筋と中斜角筋の それぞれの停止の間で切断するとよい．また肋骨の切断端は かなり鋭くて手を切るおそれがあるので，ヤスリなどでこすって 切断端に丸味を持たせておくと安全である．

2）胸骨上端の裏へ手を入れて，壁側胸膜を前胸壁から はがして その場に残すようにしながら，前胸壁を前下方に少しずつ ゆっくり引き起こす．このとき 鋭い肋骨の断端で 手や指を傷つけやすいから注意する．

§35 胸腔を開く

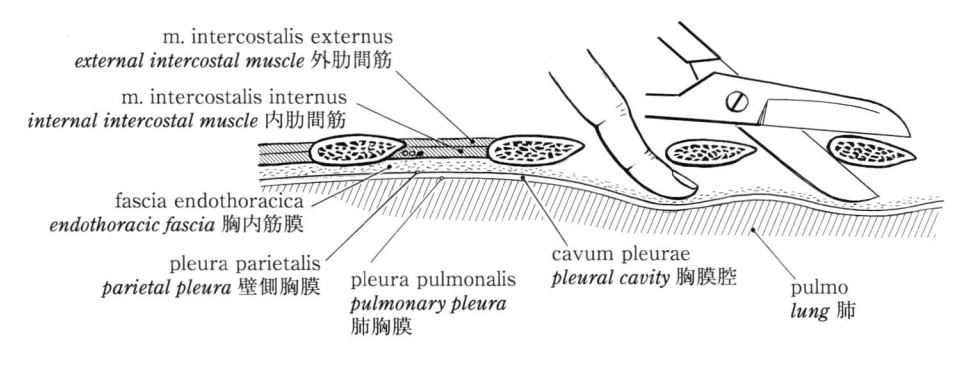

80. 胸壁の開き方を断面図で示す

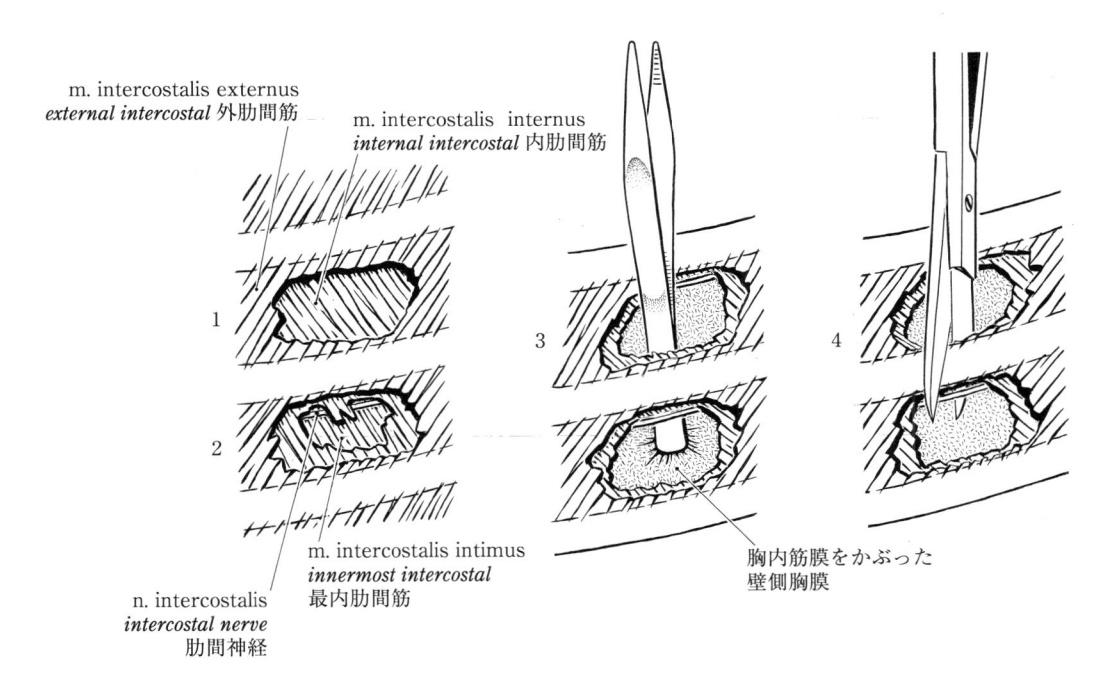

81. 胸壁の開き方の手順

　壁側胸膜を胸壁に接着させている疎性の結合組織が **胸内筋膜** fascia endothoracica, *endothoracic fascia* であることは既に述べた．胸内筋膜はいわば接着剤の役目をしており，特に心膜 pericardium の前面では肥厚して（胸骨心膜靱帯 ligg. sternopericardiaca, *sternopericardiac ligaments*），心膜を胸骨内面の骨膜に固定しているから，この部分はメスで切断する方がきれいにいく．

　3）前胸壁を注意深く更に引き起こしていくと，胸骨の剣状突起 proc. xiphoideus と肋骨弓（第7以下の肋軟骨）の後面から起こって上行する筋束が現われる．これは横隔膜 diaphragma の一部（胸骨部 pars sternalis, *sternal part* および肋骨部 pars costalis, *costal part*）である．これらの筋束を起始から1横指ほど離れた所で切断する．

　4）ここでひとまず前胸壁を原位置に戻し，腹横筋 m. transversus abdominis と腹直筋 m. rectus abdominis を肋骨弓への停止部の直下で切断すると，前胸壁が完全に取り外される．

前胸壁の内面

1）取り外した前胸壁の内面（後面）で，横隔膜（胸骨部と肋骨部）の起始と腹横筋の停止を改めて観察する．

2）内面を覆う筋膜（胸内筋膜 fascia endothoracica）をはぎながら 次のものを順々に剖出する．胸骨体の下半と剣状突起の後面からは，数個の薄い筋束が腱性に起こり，斜め上ないし外側方に走って 第(2) 3～第 6 肋軟骨の後面に停止している．（この起始・停止 を逆に記載している教科書もある．）これが **胸横筋** m. transversus thoracis である．胸横筋の下部の筋束が腹横筋の上縁に接続移行していることに注意しよう．

3）前胸壁内面の上半で 胸横筋が存在しない場所では，胸骨の左右の外側縁のわきを **内胸動静脈** a. et v. thoracica interna, *internal thoracic artery & vein* が縦走している．内胸動静脈は 胸横筋の裏がわ（前）を通るので，胸横筋を切断しながら，この動静脈を下の方にたどる．

4）内胸動静脈からは各肋骨の下縁に沿って走る枝（前肋間枝 rr. intercostales anteriores）が出て 肋間神経 nn. intercostales と伴行し，肋間動静脈 aa. et vv. intercostales posteriores（胸大動脈および奇静脈・半奇静脈の枝）と吻合する．

5）内胸動脈からは 更に肋骨弓のやや上の高さで **筋横隔動脈** a. musculophrenica, *musculophrenic artery* という枝が外側下方に出て，横隔膜の肋骨起始部に沿って下行し，横隔膜に小さな枝を与えたのち その筋束を貫いて 第 10・11 肋間（および内・外腹斜筋）に分布する．

6）内胸動静脈の最終枝である **上腹壁動静脈** a. et v. epigastrica superior, *sup. epigastric artery & vein* は，横隔膜の胸骨部と肋骨部の間を通り抜けて 腹直筋の後面で腹直筋鞘の中を下行する．これと 下腹壁動静脈 a. et v. epigastrica inferior とが吻合することは 腹直筋の解剖の時に既に見た（p. 102）．

7）**内肋間筋** mm. intercostales interni, *internal intercostals* の内面を観察したのち，内・外肋間筋と外肋間膜の相互関係を ここで もう一度研究しながら これを取り去っていき，各肋間隙を清掃する．こうして骨組みだけとなった前胸壁は p. 117, 118, 130, 137 で利用するから，保存しておこう．

§ 36 胸膜と心膜

壁側胸膜

壁側胸膜 pleura parietalis, *parietal pleura* を観察しよう（図 82）．その上の端は ドーム状になって，第 1 肋骨よりも 3～4 cm 上の方まで延び出している．この部分は **胸膜頂** cupula pleurae, *cupula of pleura* と呼ばれる．

壁側胸膜の内側縁は 心膜 pericardium を部分的に覆っている．またその下端は 横隔膜 diaphragma に接している．

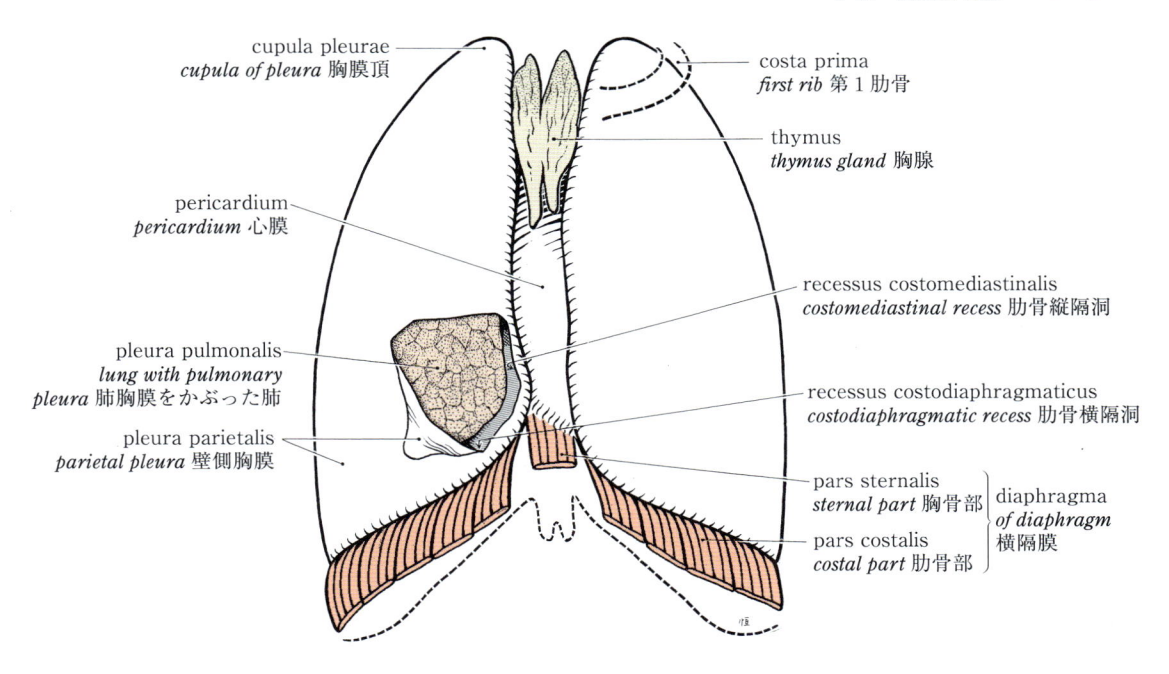

§ 36 胸膜と心膜　113

```
cupula pleurae                                    costa prima
cupula of pleura 胸膜頂                           first rib 第 1 肋骨

                                                  thymus
                                                  thymus gland 胸腺
pericardium
pericardium 心膜
                                                  recessus costomediastinalis
                                                  costomediastinal recess 肋骨縦隔洞
pleura pulmonalis
lung with pulmonary
pleura 肺胸膜をかぶった肺                         recessus costodiaphragmaticus
                                                  costodiaphragmatic recess 肋骨横隔洞
pleura parietalis
parietal pleura 壁側胸膜
                                                  pars sternalis
                                                  sternal part 胸骨部   ┐ diaphragma
                                                  pars costalis        │ of diaphragm
                                                  costal part 肋骨部    ┘ 横隔膜
```

82. 前胸壁を取り去った時に現われるもの（20 歳の女性）
壁側胸膜を少し破って，その中のものを見せてある．

胸　　腺

1) 胸骨柄の すぐ後ろに相当する場所で，心膜の表面に乗っている **胸腺**（きょうせん）thymus, *thymus gland* を観察しよう（図 82）．胸腺は中年以後の成人や老人では脂肪化して，脂肪の塊となって残っているだけだが，若い遺体では 周囲の結合組織を取り除くと，左右の 2葉が区別でき，また胸腺に分布する血管も剖出できる．胸腺の上端は錐体状の細い突起となって前頸部を上行していることが多い．胸腺の脂肪化が進んでいない 思春期前の遺体では，更にはっきりした輪郭を示し，色調も暗灰紫色に近いものが見られる．

　　胸腺の 大きさ・性状・構造 には年齢差が大きい．一般に小児でよく発達しているが(50～60 g)，思春期を越えると 退縮 *involution* の一路をたどり，次第に脂肪組織に置き換わっていく．
　　胸腺は 解剖学名では 右葉 lobus dexter と左葉 lobus sinister に分けられているが，その由来は 左右別々なので，右胸腺・左胸腺 とでもいうべきはずのものである．

2) 胸腺の裏側の結合組織を清掃して，胸腺を取り出す．胸腺の重量を量ってみよう．（重さの最大値は男性では 12 歳代の 62 g，女性では 10 歳代の 58 g．）胸腺の後面は前面に比べて平らである．次に 断面を作って観察しよう．若い遺体では皮質と髄質が多少は区別できる．

　　胸腺は，昔は内分泌腺の一つとして数えられていたが，今日ではリンパ組織の仲間に入れられている．それだけでなく，ネズミの出生前後に胸腺を取り去ると，全身のリンパ節をはじめとするリンパ組織が発達せず，病原菌などによる外界からの侵襲に対して非常に弱い個体が生じる．このような事実から，胸腺はリンパ組織の基幹となるべきものであることが分かってきたので，**1 次リンパ組織** *primary lymphoid tissue* などと呼ばれる．
　　血液中のリンパ球は B 細胞（B リンパ球）と T 細胞（T リンパ球）に区分されるが，胸腺は T 細胞と関係している．
　　また，骨髄内の造血幹細胞に由来するリンパ球が 胸腺に入り，胸腺内で 自己反応性免疫物質の

生産をやめるように教育されてから 再び末梢血に入るという．すなわち 胸腺の働きは，リンパ球が本来持っていた 自己免疫反応 を廃棄させることにあるといわれる．

心　膜

1) 胸腺を取り去ったあとで，**心膜** pericardium を観察する．心膜は胸膜に比べて厚ぼったい感じがする．これは胸内筋膜の続きである結合組織が，心膜の所で特に緻密になって **線維性心膜** pericardium fibrosum, *fibrous pericardium* を形成しているためである．この線維性心膜と胸骨内面の骨膜とを結ぶ 結合組織の索(胸骨心膜靱帯 ligg. sternopericardiaca)は，前胸壁を取り除く時に切断してある．線維性心膜のすぐ裏には，本来の心膜ともいうべき **漿膜性心膜** pericardium serosum, *serous pericardium* が密着しているが，これは *p. 126* で観察する．すなわち，心膜は 線維性心膜と漿膜性心膜 で構成されているわけである(図 83)．

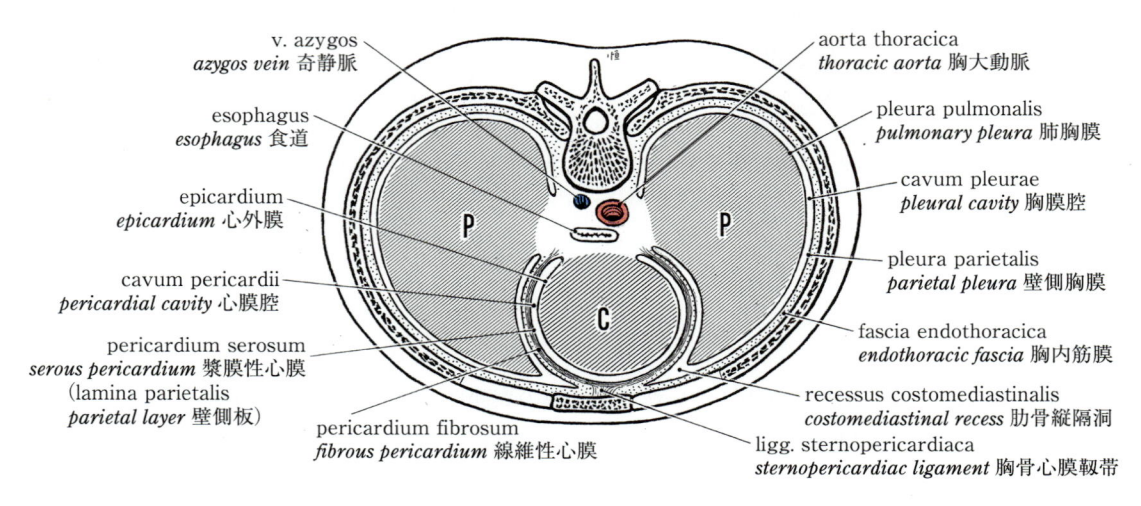

83．胸膜腔と心膜腔を 横断模型図で示す
P は肺，　C は心臓．

2) 心膜は，今のところ左右の胸膜の間から小部分が顔を出しているにすぎない．心膜の全体の広がりは *p. 126〜p. 127* で観察することになる．

胸 膜 腔

1) 壁側胸膜 pleura parietalis を縦に切開して，**胸膜腔** cavum pleurae, *pleural cavity* を開くと，**肺** pulmo, *lung*, Lunge が現われる．肺の表面には **肺胸膜** pleura pulmonalis, *pulmonary or visceral pleura* が密着しているので，光沢がある．多くの遺体では，壁側胸膜と肺胸膜との間に 病的癒着が見られ，これを はがす必要がある．この癒着は **胸膜炎** pleuritis, *pleurisy* があったことの証拠である．

　胸膜炎は肺結核に伴って起こることが多かったが(結核性胸膜炎)，最近では肺癌 *lung cancer* による 癌性胸膜炎が増えてきた．
　胸膜炎が起こると **滲出液** exudate (いわゆる肋膜の水)がたまり，やがて それに含まれる線維素 *fibrin* が析出して，胸膜の癒着 *adhesion* が起こる．この線維素塊は，細胞や毛細血管の侵入

を受けて，生きた組織になっていく(器質化 organization)．

2) 胸膜腔に手を入れて，壁側胸膜の内面を探り，その広がりを見る．内側の方では壁側胸膜は胸骨の裏で前胸壁と心膜との間に入り込んだのち，心膜に沿って後ろ外側方に折れ返っている．これを更に後ろの方にたどると，肺根のところで 肺に出入する大血管と気管支の周りを包むように折れ返りながら肺の表面の肺胸膜に移行する(図83)．

この壁側胸膜と肺胸膜との移行状態を 更に細かく観察すると，両者の移行部は肺に出入りする血管と気管支を完全には取り巻いておらず，これらの下方では折れ返りの ヒダ が横隔膜の近くまで延びて下がっている．この2層の胸膜で構成されるヒダが **肺間膜** lig. pulmonale, *pulmonary ligament* である(図87)．肺間膜の概念を，実物についてよく理解しておこう．

胸腔 と 胸膜腔　この両者を混同しないようにしよう．**胸腔**(くう) cavum thoracis, *thoracic cavity* というのは，胸郭 thorax によって囲まれる空間である．その下口は横隔膜によって遮られているが，上口は開放性で 頸部に開いている．

　胸膜腔(こう) cavum pleurae, *pleural cavity* とは，壁側胸膜と その続きである肺胸膜によって囲まれる閉じた空間で，その内部に存在するのは 少量の液(漿液 *serous fluid*)だけである．肺は 胸腔の中にあるけれども，理論的には 胸膜腔の外にある(図82)．

　胸腔の中には 心膜によって囲まれる **心膜腔** cavum pericardii, *pericardial cavity* という閉じた袋もあり，これらに介在して胸部内臓や大血管などが胸腔内に詰まっているわけである．(腹腔と腹膜腔の違い は *p.149* を参照．)

---

3) 肺胸膜に包まれたままの 肺の広がりを観察し，胸膜腔の広がり との関係を調べよう．肺胸膜と壁側胸膜とは 一般に近接しているが，吸気時に肺が膨らんだ時のために 胸膜腔に余分の空間が取ってある場所が 2ヵ所に存在する．これが **胸膜洞**(どう) recessus pleuralis, *pleural recess* と呼ばれるもので，その一つは 胸壁と横隔膜が交わる線の上にあり(肋骨横隔洞 recessus costodiaphragmaticus)，他の一つは 心膜と前胸壁の間に張り出した部分(肋骨縦隔洞 recessus costomediastinalis)である．この二つの胸膜洞は互いに移行している．これらに指を入れて，その広がりを観察する(図82〜85)．

肋骨横隔洞は後胸壁に接した所では 特に下まで延びているので，胸膜炎などで胸膜腔にたまる滲出液 *pleural exudate* は，直立位でも背臥位でも この肋骨横隔洞に集まるわけである．

　胸膜洞の位置を 体の表面に投影して考えて見よう(図84, 85 の灰色と黒の部分)．

　　壁側胸膜の一部が 胸膜洞の中に袋のように突出して 内部に脂肪を沈着していることがあり(脂肪ヒダ plicae adiposae)，また肺の下葉などを覆う肺胸膜の一部が 袋状の突起となって 胸膜洞内に延び出ていることもある(胸膜 絨毛(じゅうもう) villi pleurales)．

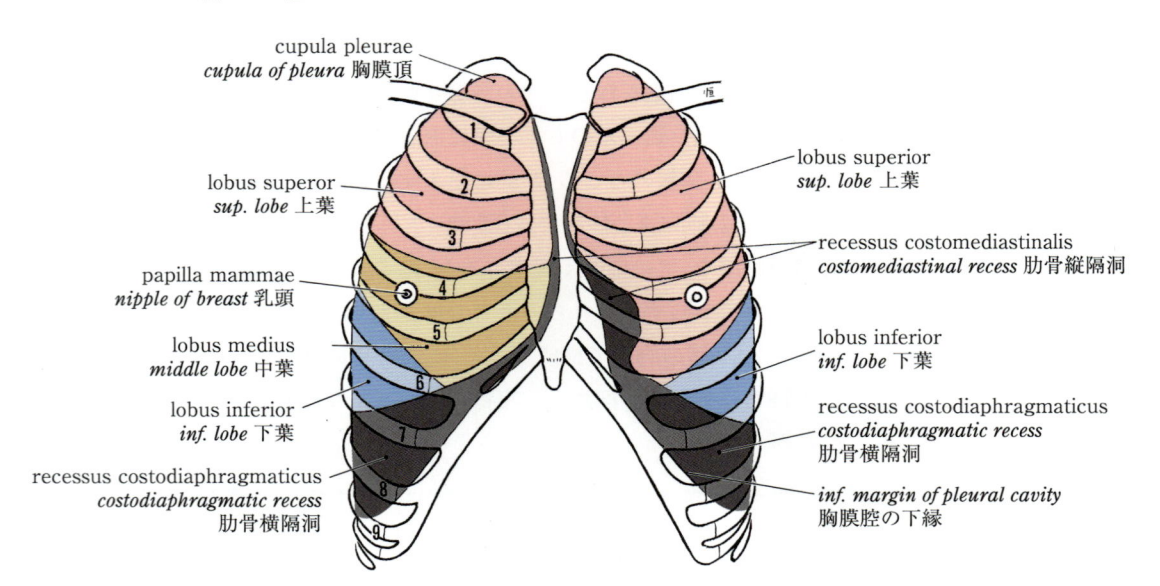

116　胸腔

cupula pleurae / *cupula of pleura* 胸膜頂
lobus superor / *sup. lobe* 上葉
papilla mammae / *nipple of breast* 乳頭
lobus medius / *middle lobe* 中葉
lobus inferior / *inf. lobe* 下葉
recessus costodiaphragmaticus / *costodiaphragmatic recess* 肋骨横隔洞

lobus superior / *sup. lobe* 上葉
recessus costomediastinalis / *costomediastinal recess* 肋骨縦隔洞
lobus inferior / *inf. lobe* 下葉
recessus costodiaphragmaticus / *costodiaphragmatic recess* 肋骨横隔洞
inf. margin of pleural cavity 胸膜腔の下縁

84. 肺葉と胸膜洞の 前胸壁への投影
〔Pernkopf をもとにして〕

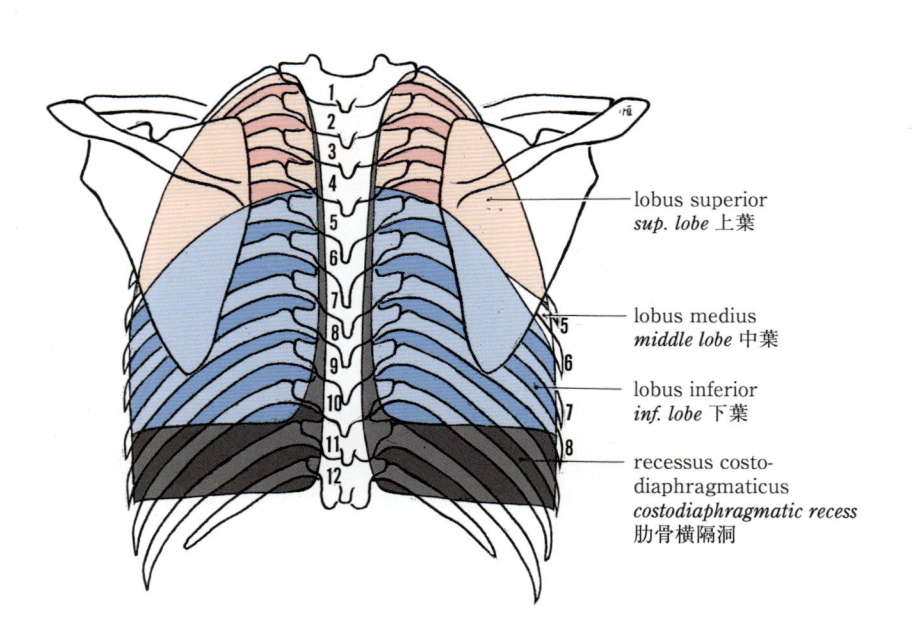

lobus superior / *sup. lobe* 上葉
lobus medius / *middle lobe* 中葉
lobus inferior / *inf. lobe* 下葉
recessus costo-diaphragmaticus / *costodiaphragmatic recess* 肋骨横隔洞

85. 肺葉と胸膜洞の 後胸壁への投影

§ 37 肺

肺を 自然位で観察

1) **肺** pulmo, *lung*, Lunge の上端部すなわち **肺尖** apex pulmonis, *apex of lung* の位置と形を観察する．胸膜頂 cupula pleurae との関係はどうなっているか？ *p. 112* で解剖した前胸壁を かぶせてみると，肺尖の上端の位置は 胸骨の上縁や第１肋骨よりも かなり高いことがわかる（図 **81**, **83**）．

> 肺尖は 結核性の病変がしばしば見られる場所だが，X 線像では 鎖骨・第１肋骨・第２〜第４肋骨後部 などの影に隠され勝ちである．これらの骨と肺との位置関係をよく観察しておくことが，将来大いに役立つだろう．

2) 肺の前内側縁と前胸壁との位置関係を調べる．左右の肺の前内側縁は心膜の表面上にまで延び出ている．

3) 肺の下端部すなわち **肺底** basis pulmonis, *base of lung*（図 **86**）は，横隔膜の上に乗っている．特に その前縁が横隔膜に沿って下に延び，右側では 肺の実質の一部が 横隔膜を介して間接的に肝臓の表面を覆っていることに注意しよう．肺の下縁の高さを前胸壁に投影すると，何番目の 肋骨または肋間 に当たるか？

> 右肺の下縁は 生体では 鎖骨中央線 *mid-clavicular line*, MCL（鎖骨中央部を通る鉛直線）の上で 最大吸気時には 第 6 肋間に当たるのが正常とされ，最大呼気時では 3〜5 cm 上昇する（図 **84**）．右肺の下縁の高さは，**打診**〔法〕 *percussion* で判定できる．空気を多く含む肺と，空気を含まない肝臓とでは，指でたたいた時の音（指に伝わる振動）が違うからである．（打診での 肺肝境界．）

肺の 切り出し

1) 壁側胸膜と肺胸膜との移行部を復習する．肺に出入する大血管と気管支は，それらを取り巻く胸膜のおれ返り部と共に **肺根** radix pulmonis, *root of lung* と呼ばれる．肺の裏側に手を入れて（壁側胸膜と肺胸膜の間に癒着があれば それをはがしながら），肺根の裏側でも壁側胸膜と肺胸膜が移行していることを確かめる．

2) 肺を片手で持ち上げながら，肺根をなるべく肺に近い所で切断し，それより下の方では肺間膜 lig. pulmonale（図 **87**）を切って，肺を取り出す．胸膜の癒着が ひどい時は，肺をくるりと切り出せないこともある．

3) 取り出した肺の重量を量る．右の肺が 左の肺よりも大きく また重いはずである．日本人成人の平均値は，男性では 右 600〜700 g，左 500〜600 g，女性では 右 500 g，左 400 g である．

肺の 表面観

1) 肺の表面の任意の小部分で，**肺胸膜** pleura pulmonalis, *pulmonary or visceral pleura* をむいてみよう．ほとんど透明な ごく薄い膜であることがわかる．肺の表面には 5〜10 mm の大小種々の多角形の区画が亀甲模様を作っている．一つの区画が **肺小葉** lobulus pulmonis, *pulmonary lobule* に相当し，これを縁取る黒い線は，炭素の小粒子が小葉間結合組織に沈着し

た像である（図82）．時には小葉間が かえって白く見えるものや，各小葉での炭粉の沈着の程度が非常に異なるために，明暗のモザイク模様を呈するものがある．

炭粉が異常にたくさん沈着すると 炭肺 anthracosis と呼ばれる．また炭素の代わりに遊離珪酸（結晶シリコン）が沈着すると 珪肺 silicosis となり，これらは鉱工業衛生の方で やかましくいわれる病気である．

2）右肺は 上・中・下の3葉 lobus superior, medius et inferior, *sup., middle & inf. lobes* から成り，左肺は 上・下の2葉 lobus superior et inferior で構成されている．各葉の境界には裂け目があって，肺胸膜は この裂け目の中まで入り込んでいる．右肺の上葉と中葉の境の裂け目は ほぼ水平だが，他の裂け目は みな斜めに走っている．

左肺上葉の前内側縁には **心切痕** incisura cardiaca, *cardiac notch* という切れ込みがあり，その下の部分は 舌のような形をしているので **小舌** lingula pulmonis sinistri と呼ばれる（図86）．

3）左右の肺を ひとまず自然位に戻し，前胸壁をかぶせて，各肺葉の境界と肋骨との関係を調べよう（図84, 85）．右肺の上葉と中葉の境界は比較的水平で，ほぼ第4肋骨に相当して走るが，他の境界は斜めで もっと複雑である．前から見ると，左右の下葉は わずかしか顔を出していないことに注意しよう．これらの観察は 臨床で患者の胸部を診察する時の基礎になる．

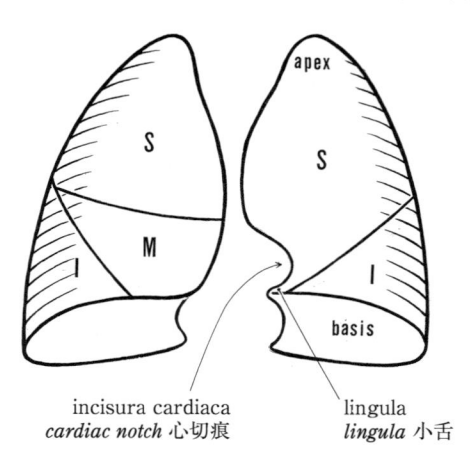

86．肺の形を理解するための半模型図
前から見る〔Grant をやや変形〕
Sは 上葉，Mは 中葉，Iは 下葉．

4）再び肺を取り出して，胸膜に接する面，横隔膜に接する面，心膜に接する面 の形を観察する．

肺の辺縁は，一般に 前と下のへりが鋭く薄く，後ろと上のへりが鈍である．

5）肺の内側面で **肺根** radix pulmonis, *root of lung* の断面を観察しよう．血管や気管支が肺に入る玄関口の場所は **肺門** hilus pulmonis, *hilus of lung* と呼ばれる．肺門を取り巻く胸膜の断面は，下の方に尾をひいて **肺間膜** lig. pulmonale, *pulmonary ligament* になっているので，全体として 蛙のオタマジャクシの形に見える（図87）．

肺根の内容を構成する血管と気管支の配列の具合を断面で調べよう．少しピンセットでほじってみるとよくわかる．**気管支** bronchus principalis, *principal bronchus*（壁に軟骨があるのですぐわかる）は，右側では **右の肺動脈** a. pulmonalis dextra, *rt. pulmonary artery* よりも後ろ上にあるが，左肺では **左の肺動脈** a. pulmonalis sinistra の下にあることに注意しよう．**肺静脈** v. pulmonalis, *pulmonary vein* は肺動脈よりも壁がやや薄く，2本または それ以上に分かれて切断されているはずである．注入された朱は，肺動脈と肺静脈の どちらに入っているだろうか？

肺根の断面に見られる 肺動静脈と気管支の配列のパターンは，どの位置で断面が作られたかによって当然違ってくるので，図譜と比較対照する時には 注意が必要である．

下肢の静脈（特に膝窩静脈）などに生じた血栓（深部静脈血栓 *deep vein thrombosis*）が剝離して，右心房・右心室を経由して 肺動脈を閉塞し，呼吸困難などによって 急死することがある．これを

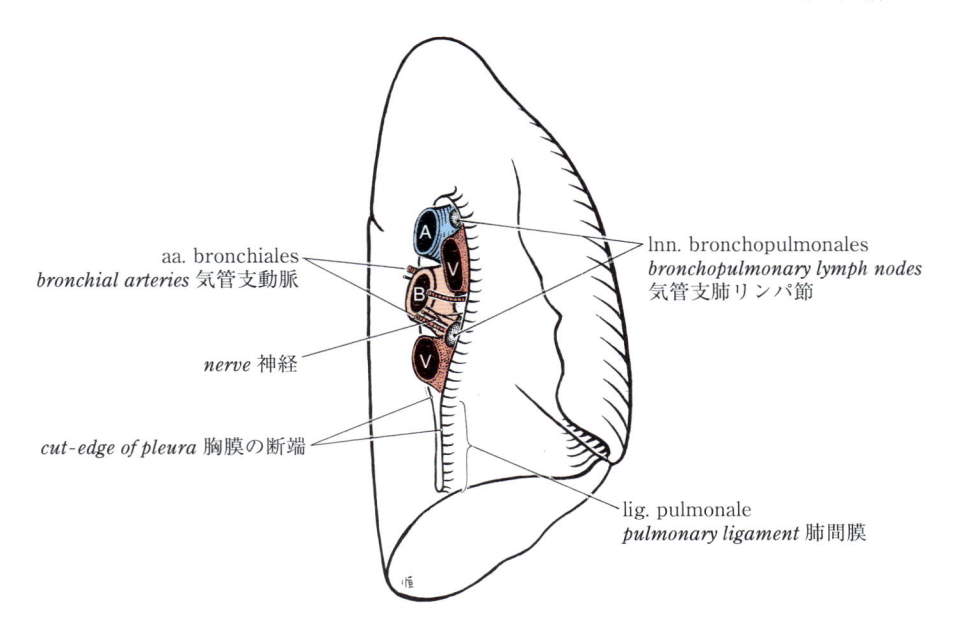

87. 肺門を通るもの　左肺を前内側から見る
A：肺動脈，　　V：肺静脈，　　B：気管支
（気管支静脈 は省略した）

　肺〔動脈〕塞栓症 *pulmonary embolism* という．海外旅行で長時間 狭い座席に座り続けた乗客が，目的地に着陸後 起立して歩き始めた途端に発症することから，「エコノミークラス症候群」または「ロングフライト血栓症」として注目されている(Bagshow 2001)．しかし，この症候群は ビジネスクラスの座席でも，長時間ドライブや 劇場でも，一定の姿勢のまま長時間動かなければ発症する可能性があるといわれ(Philipkoski 2003)，更にパソコンの前で長時間座って作業した時にも起こり得るという(Beasley 2003, Swinton 2003)．これを防ぐには，ときどき足首の屈伸運動をするとよい．

　肺門には結合組織に埋まった **リンパ節**(気管支肺リンパ節 lnn. bronchopulmonales, *bronchopulmonary lymph nodes*)がある．これらのリンパ節は 黒く見えることが多い．これは 肺からリンパ管を通って流れ込んだ炭粉の沈着である．このリンパ節を 臨床では 肺門リンパ節 *hilar lymph node* という．

　気管支の周囲を細かく観察すると，その壁の外面に接して，鉛筆の芯よりも細い動脈の断面が 2～4個見える．これが **気管支動脈** aa. bronchiales, *bronchial arteries* である．注意すれば これに沿って 更に細い気管支静脈や，肺に分布する神経(迷走神経と交感神経から来る) も見られる．

　　気管支動脈は，細いながら 肺の実質に酸素を運ぶ 栄養血管 として大事な任務を担っている．その末端の毛細血管からの血液(静脈血)は 気管支静脈と肺動脈 とに回収される．気管支静脈が気管支動脈より細いのは そのためである．

肺の解剖

　1) 肺門の所で，**気管支** bronchus principalis, *main bronchus* の中に詰まっている粘液を取り除き，気管支の内腔をのぞき込む．気管支は それぞれの肺葉に分布するように分枝している．これが **葉気管支** bronchi lobares, *lobar bronchi*(右は3本，左は2本)である．各葉気管

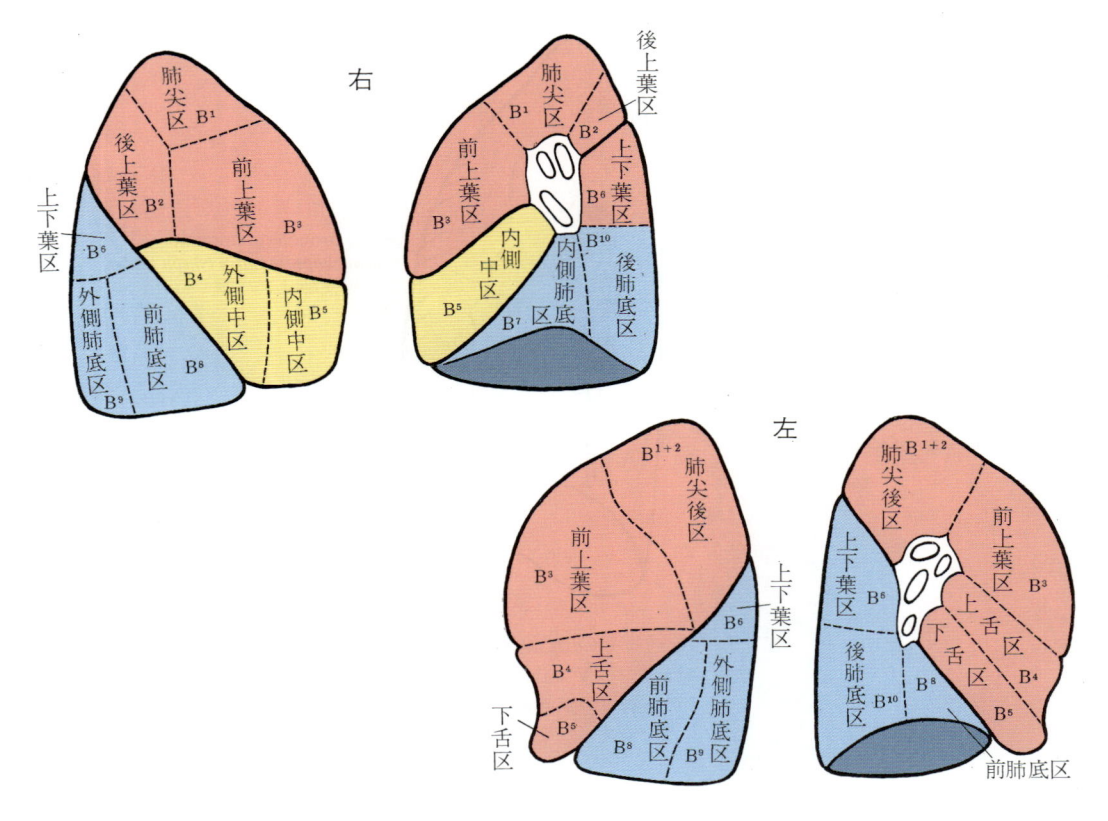

88. 肺区域の基本型〔Jackson & Huber による〕
次頁の 図89 の 区気管支の記号を，相当する肺区域に書き入れてある．

支は更に分枝して何本かの **区気管支** bronchi segmentales, *segmental bronchi* となる．この辺までの気管支の内腔の所見は，生体でも 気管支鏡 *bronchoscope* を使えば観察できる．

　時間に余裕があれば，太めの注射器(針をつけないで)の先を これらの区気管支の分かれ口に押し当てて，空気または水を圧入し，肺の表面のどの部分が膨らむかを調べて見よう．それぞれの区気管支に属する肺実質が **肺区域** segmenta bronchopulmonalia, *bronchopulmonary segments* で，立体的には それぞれ頂点を肺根の方に向け，底辺を肺の表面に向けた ピラミッドの形をしている．左右の肺の 肺区域と区気管支は 図88, 89 のとおりである．

　これらの細かい名称の全部を丸暗記する必要はなく，ここでは 左右の肺の各葉が それぞれ何個の肺区域から成るか，すなわち それぞれ何本の区気管支が存在するかを立体的に観察しておけばよい．

　肺区域は外科的に切除できる単位である(区域切除 *segmentectomy*)．一つの区域には隣の区域からの気管支が侵入していないばかりでなく，動脈の連絡もほとんどないからである．静脈の方は区域の境目の所を通る．近年，肺外科の進歩は目覚ましく，その分野では更に細かい気管支の分岐状態の知識が要求される．

2) 肺門部のリンパ節と結合組織を取り除き，気管支・肺動脈・肺静脈 を互いに分離する．

　時間に余裕があれば，更に肺実質をほじりながら，これらの枝分かれや 分布を追求する．気管支は丈夫だが，血管 とくに静脈は壁が薄いから 大事にしながら，時間の許す範囲で できるだけ細かい所まで解剖してみよう．気管支の枝と肺動脈の枝は伴行するが，静脈は これらと伴行しない傾向が確かめられる．気管支動脈を どこまで追跡できるか 試みるのもよい．

		肺区域	区気管支
右	上葉	肺尖区 ………………	肺尖枝 B^1
		後上葉区 ………………	後上葉枝 B^2
		前上葉区 ………………	前上葉枝 B^3
	中葉	外側中葉区 ……………	外側中葉枝 B^4
		内側中葉区 ……………	内側中葉枝 B^5
	下葉	上-下葉区 ……………	上-下葉枝 B^6
		内側肺底区 ……………	内側肺底枝 B^7
		前肺底区 ………………	前肺底枝 B^8
		外側肺底区 ……………	外側肺底枝 B^9
		後肺底区 ………………	後肺底枝 B^{10}
左	上葉	肺尖後区 ………………	肺尖後枝 B^{1+2}
		前上葉区 ………………	前上葉枝 B^3
		上舌区 …………………	上舌枝 B^4
		下舌区 …………………	下舌枝 B^5
	下葉	上-下葉区 ……………	上-下葉枝 B^6
		内側肺底区 ……………	内側肺底枝 B^7
		前肺底区 ………………	前肺底枝 B^8
		外側肺底区 ……………	外側肺底枝 B^9
		後肺底区 ………………	後肺底枝 B^{10}

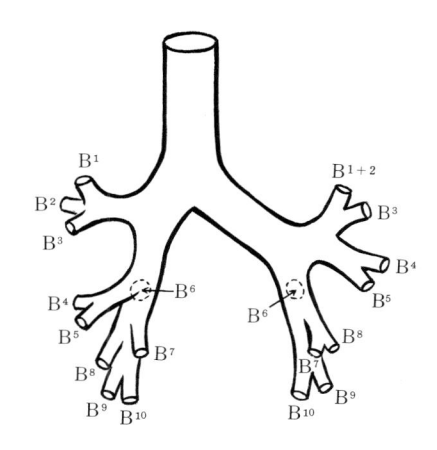

89. 気管支の分枝の基本型
〔Huberによる.記号は 胸部外科学会
気管支分岐命名委員会に 準拠〕

　気管支は 枝分かれするにつれて 名前が変わってくる.すなわち 気管支 bronchus principalis → 葉気管支 bronchi lobares → 区気管支 bronchi segmentales → 区〔域〕気管支枝 rami bronchiales segmentorum.これ以上分枝すると組織学用語になり,細気管支 bronchioli → 終末細気管支 bronchioli terminales → 呼吸細気管支 bronchioli respiratorii → 肺胞管 ductuli alveolares → 肺胞嚢 sacculi alveolares となり,遂に 肺胞 alveoli に終わる.肉眼解剖でも 終末細気管支ぐらいまでは剖出できる.

　肺小葉 lobulus pulmonis が 気管支の枝のどの辺から先に属するかについては 学者によって意見が まちまちだが,細気管支以下を 小葉 とするのが普通である.また 病理学では肺に **細葉** acinus という単位がある.これは小葉よりも更に細かく,呼吸細気管支以下に属する肺実質を指す.すなわち 細葉が何個か集まったものが 小葉である.

　肺外科などで 細かい気管支の分枝を問題にする時は,区気管支枝よりも太い部分を すべて特別の略号で呼ぶ.右肺上葉の肺尖枝 bronchus segmentalis apicalis は B^1 で その枝が B^1a と B^1b,左肺下葉の後肺底枝 bronchus segmentalis basalis posterior は B^{10} で,その枝が $B^{10}a$ と $B^{10}b$ といった具合である(図89).また これに伴って肺動脈と肺静脈の枝にも A^1, A^4, V^1, V^5 などと細かく略号が付いている.これらの気管支や肺動脈の細かい分枝を 立体的に理解しておくことは,臨床で肺のX線像を読影する時にも役立つ.

===== きゅうけいしつ =====

　古代ギリシャでは，動脈には気管と同様に空気ないしは霊気が通っていると考えられていた．arteria というのは aer（空気）と tereir（保つ，容れる）とからできた ギリシャ語で，直訳すれば「気管」にほかならないのである．かなり後世になって 気管と動脈を区別するために，気管の方は軟骨が節をなして表面が平らでないので「でこぼこの気管」arteria tracheia と呼び，動脈の方は平滑なので「滑らかな気管」arteria leia と名付けられた．ところが時がたつにつれて，前者では名詞が取れて tracheia という形容詞だけが残り，後者では 形容詞が落ちて arteria という名詞だけが残って，今日の用語となったのである．（tracheia は ラテン語化して trachea となる．）コンサイスか何かをひいてごらんなさい．フランス語には 今も trachée-artère という言葉が生き残っている．artère は しばしば省略されるが．

　死んだ動物を解剖すると，静脈には血液が満ち，動脈はからっぽに見えることから，動脈に空気が通うなどということが考えられたのであるが，この誤解はハーヴェイ William Harvey が血液循環説（1628 年）を打ち立てるまで，およそ 2000 年ものあいだ正されなかったのである．

＊　　　＊　　　＊

===== 気管と動脈は兄弟 =====

　少し古い版の解剖書をお持ちの方は，腕頭動静脈 truncus brachiocephalicus, v. brachiocephalica のことが，無名動静脈 a. et v. anonyma になっていることに気付くだろう．英米の教科書では最新版でも innominate artery, vein という呼び方が幅を利かせている．

　「解剖学の元祖」とでもいうべき ガレノス Galenos（130-200）が，名前を付けるのを怠ったので，この血管は 長らく「名なしのごんべえ」だった．のちに ヴェサリウス Vesalius（1514-1564）が ようやく名前を付けてくれたが，その名というのが「命名されざる血管」であった．

　これでは あんまり無責任な名前なので，Jena 解剖学名（INA）の制定（1935）の時に，ドイツの解剖学者たちが brachiocephalica という，いかにも理屈張って 味気ない名に変えてしまったのである．

　英米系の解剖学名には，更に innominate bone（無名骨）という 名なし が依然として居残っている．これは 寛骨 os coxae のことである．

§ 38　くびの根もとの深層

横隔神経

　1）頚神経叢 plexus cervicalis の一つの枝である **横隔神経** n. phrenicus, *phrenic nerve* を下の方にたどる．横隔神経は前斜角筋 m. scalenus anterior の前面を斜めに走ってから，鎖骨下静脈 v. subclavia と 鎖骨下動脈 a. subclavia の間をくぐって胸腔に入る．

　　　横隔神経は約 7％の頻度で 鎖骨下静脈の前を通るが，これを副横隔神経と呼ぶこともある（山田・萬年 1985）．

　2）第 1 肋骨につく 前斜角筋 m. scalenus anterior（*p. 110* で切ってある）と 中斜角筋 m. scalenus medius の後ろで，第 2 肋骨につく **後斜角筋** m. scalenus posterior を確認する．また，前斜角筋と中斜角筋の間（いわゆる 斜角筋隙 *scalene space*）には 鎖骨下動脈と腕神経叢基部が通ることを復習する．

　　　上肢の挙上を頻々と繰り返したりすると，前斜角筋が緊張したまま肥厚し，斜角筋隙で腕神経叢と鎖骨下動脈が圧迫されて，頚から上肢にかけて痛みを生ずることがある（**前斜角筋症候群** *scalenus syndrome*）．第 7 頚椎の横突起が長すぎる人や，この横突起が椎骨から分離している 頚肋 の時に起きやすいので，**頚肋症候群** *cervical rib syndrome* ともいう（*p. 40* 参照）．

　3）胸腔で壁側胸膜を線維性心膜 pericardium fibrosum からはがしていくと，両者の間に横隔神経が走っているのが見える．これに伴行する細い動脈（心膜横隔動脈 a. pericardiacophrenica）

は 内胸動脈 a. thoracica interna の枝である．横隔神経から 心膜に分布する 細い枝が出ることを確かめたのち，横隔神経を横隔膜までたどる．

　　　胸腔と腹腔を境する 横隔膜への支配神経である 横隔神経が，何故 頚部からの長い道をたどって下降しているのか？　その発生学的な理由を考えよう．

甲状腺 と 上皮小体

1) 胸骨舌骨筋 m. sternohyoideus と胸骨甲状筋 m. sternothyreoideus の断端を上方にめくり返して，**甲状腺** glandula thyreoidea, *thyroid gland* を自然位のまま観察する．甲状腺は線維性の膜（線維被膜 capsula fibrosa, *fibrous capsule*）に包まれている．中央部は細くしかも薄くて **峡** isthmus と呼ばれ，左右の **葉** lobus sinister et dexter は上下の方向に広がり，全体として蝶が羽根を広げた形をしている．葉の上下両端には，それぞれ **上・下甲状腺動脈** a. thyreoidea superior et inferior, *sup. & inf. thyroid arteries* が甲状腺に達し，細かく分枝しながら腺体に分布する．これらの動脈に沿って細い神経が走っていることも見届けよう．甲状腺の細かい解剖は *p. 288* で行なう．

2) 甲状腺の左右の葉を <u>線維被膜に包まれたまま</u>，外側のへりから めくり返し，その後面で線維被膜に埋もれる **上皮小体** gl. parathyreoidea, *parathyroid gland* を探してみよう．上皮小体は 長径 3〜5 mm，短径 2〜3 mm の卵円形の扁平な小体で，色は黄褐色ないし暗褐色である．**図90** に示すように 左右とも 上下に 1対ずつ（合計 4個），甲状腺の線維被膜の内部に存在する．下甲状腺動脈 a. thyreoidea inferior の枝が上皮小体にも分布しているから，この動脈の枝をたどるのも一方法であろう．上皮小体の色が甲状腺自体よりもはるかに黄味を帯びていることは，判定の際に有力な目印になる．上皮小体がここで見届けにくい時は（特に 上の対は ここでは見にくい），*p. 288* で確認するとよい．

　　　上皮小体の数は 4個がふつう（52％）だが，3個だけの場合もかなりあり（33％），またまれには 5個以上存在することもある．甲状腺の切除手術 *thyroidectomy* の時に上皮小体を全部取ってしまうと，血中カルシウムの低下を起こして死を免れない．外科を志す人は，上皮小体をよく見ておいてほしい．

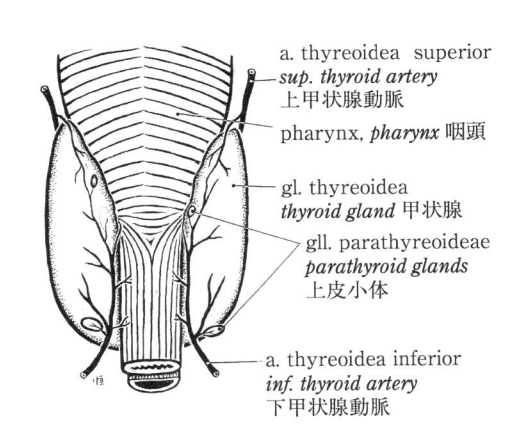

90. 上皮小体を後ろから見る

鎖骨下動静脈 と くび の大血管

1) 左右の鎖骨下静脈 v. subclavia を元の方にたどると，頚部から下降してくる 内頚静脈 v. jugularis interna と合して **腕頭静脈** v. brachiocephalica, *brachiocephalic vein* となる．左の腕頭静脈は正中線を越えて，右肺の胸膜に接した所で右腕頭静脈に合流し，**上大静脈** v. cava superior, *sup. vena cava* となっている．

2) 右の鎖骨下動脈 a. subclavia dextra を元の方にたどると，右の総頚動脈 a. carotis communis dextra と合流し，**腕頭動脈** truncus brachiocephalicus, *brachiocephalic trunk* とな

り 大動脈弓 arcus aortae に達する．左側では 鎖骨下動脈と総頸動脈は 独立して 別々に大動脈弓に達するので，腕頭動脈は右だけにあって，左には存在しない．（腕頭静脈は左右ともに存在する．何故か？）また ここで，**肋頸動脈** truncus costocervicalis, *costocervical trunk* が鎖骨下動脈の後面から分枝する所を剖出する．肋頸動脈はすぐ二分して **深頸動脈** a. cervicalis profunda, *deep cervical artery* と **最上肋間動脈** a. intercostalis suprema, *supreme intercostal artery* となるが，最上肋間動脈が第1・第2肋間に分布する状態がよく見えるので，最上肋間動脈をもとの方にたどって 肋頸動脈を探すようにするとよい．また前斜角筋と **頭長筋** m. longus capitis の間を上行する **椎骨動脈** a. vertebralis, *vertebral artery* を同定しておく（**図23**）．左の椎骨動脈の前面を 胸管 ductus thoracicus が横切っているので，左側では 胸管を傷つけないように注意する必要がある．

　　　　椎骨動脈 a. vertebralis は，内頸動脈 a. carotis interna と共に脳に分布する．しかし椎骨静脈 v. vertebralis は 頸部では椎骨動脈に伴行して 頸椎の横突孔を通っているが，頭蓋内には入らずに 後頭下三角 *suboccipital triangle* (p. 85) の静脈叢と連絡するだけで，脳からの静脈血は受けていない．

心臓に分布する神経

1) *p. 28* で観察した**迷走神経** n. vagus, *vagus nerve* を，頸部から下の方にたどる．くびの上部の高さ及び第1肋骨の高さ の2ヵ所で，迷走神経から **上頸心臓枝** と **下頸心臓枝** rr. cardiaci cervicales superiores et inferiores が下の方に分枝し，大動脈弓に向かっている．右側では，迷走神経の枝が 右鎖骨下動脈を後ろへ回り，反転して上に向かっている．これが 右の**反回神経** n. laryngeus recurrens, *(laryngeal) recurrent nerve* である（**図91**）．この右の反回神経は **胸心臓枝** rr. cardiaci thoracici を大動脈弓の方に送ったのち，輪状軟骨下縁の高さで，下喉頭神経 n. laryngeus inferior, *inf. laryngeal nerve* (p. 139, 288) となる．

　左の反回神経は ずっと下の方で迷走神経から分かれ，大動脈弓を後ろへ回り，反転して喉頭へ向かう（**図91**）．左の反回神経からも 胸心臓枝が出ている．これらの心臓への分布は *p. 138* で観察する．

2) 総頸動脈の裏側で 椎前筋群（頭長筋・頸長筋 *p. 277*）の前面を通る **交感神経幹** truncus sympathicus（**図18**）を探し，くびの下部にある **中頸神経節** ggl. cervicale medium, *middle cervical ganglion* と胸郭の上口にある **頸胸神経節** ggl. cervicothoracicum（星状神経節 ggl. stellatum, *stellate ganglion*）を確認する．上頸神経節 ggl. cervicale superius は ここではまだ見えない．これらの3神経節からは それぞれ **上・中・下〔頸〕心臓神経** n. cardiacus cervicalis superior, medius et inferior が出ている．これらの神経は迷走神経の心臓枝と共に，大動脈弓の下と その裏側とで **心臓神経叢**

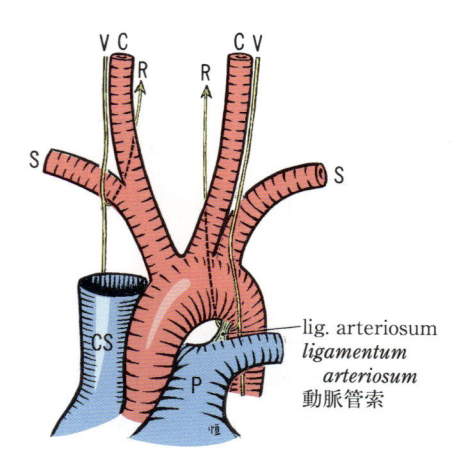

91. 反回神経 と 動脈管索
V：迷走神経，　**R**：反回神経，　**C**：総頸動脈，
S：鎖骨下動脈，**P**：肺動脈〔幹〕，**CS**：上大静脈
lig. arteriosum
ligamentum arteriosum
動脈管索

plexus cardiacus, *cardiac plexus* を作ったのち，心臓に分布するが，その詳細は *p. 129* と *p. 138* で剖出する．ここでは左迷走神経の下頚心臓枝（第1肋骨の高さで分枝する）と左交感神経幹からの上心臓神経だけが 大動脈弓の前面を下だって その直下にある神経叢に入り，その他のものは 大動脈弓の後ろからその裏側にある神経叢に入ることを見届けておけばよい．

§ 39 縦　隔

縦隔とは

　解剖を進める前に，まず **縦隔**（じゅうかく）mediastinum とは何であるか を理解しておく必要がある．胸腔 cavum thoracis のことは *p. 115* で述べた．胸腔の中には 左右の胸膜腔 cavum pleurae, *pleural cavity* と これに包まれた 左右の肺がある．左右の肺（と胸膜腔）を隔てる前後方向の「縦のしきり」すなわち，左右の胸膜腔に挟まれた中央部の空間 *interpleural space* が 縦隔である（図83）．縦隔の前壁は 胸骨の内面から成り，外側壁は 心膜に面する壁側胸膜，後壁は 胸椎体，下壁は 横隔膜で形づくられる．胸腔の上口は頚部に開放しているので，縦隔にも上壁はなく，上の方は くびに開いている．縦隔は 胸骨角と第4胸椎体下縁を結ぶ線によって 上部と下部に分かれ，更に 下部は 前部・中部・後部 に分けられる．

　縦隔には 胸腺・心膜・心臓・上大静脈・大動脈弓・気管・胸管・横隔神経・迷走神経・胸大動脈・下大静脈・奇静脈・リンパ節 などが密に詰まっている．縦隔の概念を十分に頭に入れたら，いよいよ縦隔の内容物の解剖に移る．

心臓に出入りする 大血管

　縦隔の中部 mediastinum medium, *middle mediastinum* には心臓があるが，まず 心膜をかぶったままの状態で，心臓に出入りする大血管を調べる．

　1）左右の腕頭静脈 v. brachiocephalica が合流して作る **上大静脈** v. cava superior, *sup. vena cava* が，上の方から心臓（右心房）に入る．

　　肺癌や縦隔腫瘍などで 上大静脈が圧迫されて狭くなると，右心房への静脈還流が妨げられるので，頚部・顔面・上肢などに 皮静脈の怒張，チアノーゼや浮腫などが現れる．これを **上大静脈症候群** *superior vena caval syndrome* という．最近では肺癌の増加とともに この症候群も多く見られるようになった．

　2）そのすぐ左後ろには，**上行大動脈** aorta ascendens, *ascending aorta* が心臓から出て，すぐに弧を描きながら **大動脈弓** arcus aortae, *aortic arch* となっている．大動脈弓からは，既に観察したように 腕頭動脈 truncus brachiocephalicus, 左総頚動脈 a. carotis communis sinistra, 左鎖骨下動脈 a. subclavia sinistra が次々に分枝している．

　3）大動脈弓のすぐ左側に接して走る **肺動脈[幹]**（かん）truncus pulmonalis, *pulmonary trunk* は，基部の大部分が心膜に覆われているので見にくいが，これが，大動脈弓の下で 左・右の肺動脈 a. pulmonalis sinistra et dextra, *rt. & lt. pulmonary arteries* に分かれることを確かめよう．

4）大動脈弓の前面を下降してくる左の迷走神経 n. vagus は，大動脈弓の下縁を後ろへ回る **左反回神経** n. laryngeus recurrens, (*laryngeal*) *recurrent nerve* を出す．この反回神経のすぐ右側には，大動脈弓と左肺動脈を結ぶ線維性の索がある．これが **動脈管索** lig. arteriosum であって，胎生期に肺動脈の血液の大部分を大動脈に回収していた **動脈管** ductus arteriosus（**ボタロ管** *Botallo duct*）の名残りである（図 91）．動脈管索の細かい剖出は *p. 137* で行なうから，ここではその位置だけを確かめておけばよい．

5）肺根 radix pulmonis, *root of lung* の方から 左右の肺静脈 vv. pulmonales, *pulmonary veins* をたどって見る．心膜にさえぎられて 心臓に達する所までは見えないが，その走向の見当は付く．

6）上大静脈や右腕頭静脈の前面には 数個の **リンパ節** が見られる．大動脈や左総頸動脈の前面，動脈管索の前などにも リンパ節が散在している．これらは **前縦隔リンパ節** lnn. mediastinales anteriores, *ant. mediastinal lymph nodes* と呼ばれる．

心膜腔を開く

1）大動脈の起始部から心尖に向かって 一直線に心膜にハサミを入れ，次に これに直交する割を1本入れて 心膜 pericardium を十文字に切り開く．これで **心膜腔** cavum pericardii, *pericardial cavity* が開放されたわけである．

2）心膜の内面は 光沢のある平滑な表面になっている．この内面を作っているのが **漿膜性心膜** pericardium serosum, *serous pericardium* である．この漿膜性心膜は 線維性心膜 pericardium fibrosum の裏打ちをする（この部を漿膜性心膜の **壁側板** lamina parietalis という）だけでなく，心臓に出入する大血管の所で折れ返って，心臓の表面を直接覆う **心外膜** epicardium（漿膜性心膜の **臓側板** lamina visceralis ともいう）に移行していることを見よう．この移行の場所では 線維性心膜は折れ返ることなく，血管の外膜 tunica externa s. adventitia に移行している（図 92）．従って，線維性心膜を表面から観察しただけでは，どこまでが心膜腔の広

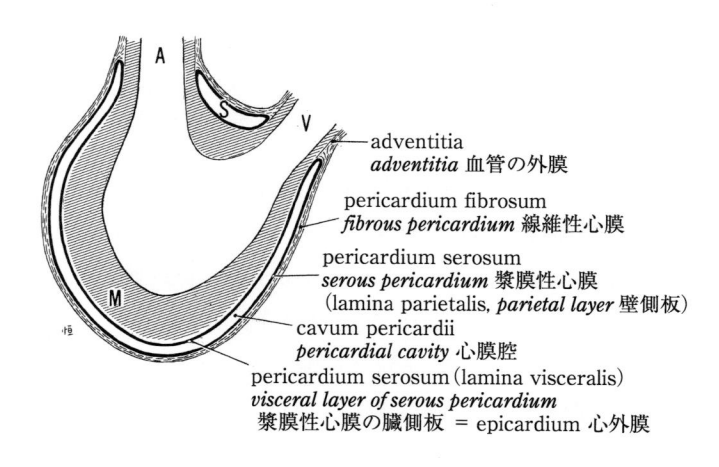

92. 心膜の構成を示す模型図
もし 大動脈と肺動脈を **A** に，大静脈と脈静脈を **V** に代表させるとすれば，**S** が心膜横洞 sinus transversus を表わすことになる．**M** は 心筋層 myocardium.

がりなのかは はっきりとはわからない．

3）漿膜性心膜の折れ返りの様子を更に細かく観察する．漿膜性心膜は大動脈と肺動脈〔幹〕とを共通に包みながら折れ返っている．またここではまだ確認しにくいが，左右肺静脈・上大静脈・下大静脈 をも共通に包みながら折れ返る（図93）．つまり 動脈の組と静脈の組とが 別々にからげられているわけで，両者の間には 心膜腔のトンネルができている．これが **心膜横洞** sinus transversus pericardii, *transverse pericardial sinus* と呼ばれるものである（図92 の **S**）．大動脈と肺動脈〔幹〕の基部の後ろを抱くように指を差し入れてみると，このトンネルが左右に通じていることがわかる．図93では このトンネルに鉛筆を通してある．

§ 40　心臓の外景

自然位での観察

そのままの自然位 in situ で **心臓** cor, *heart*, Herz をよく観察しよう．

1）**心尖** apex cordis, *apex of heart* を 胸郭に投影する とどこになるか？ 正常には第5肋間隙で 左の鎖骨中央線または乳頭線 *mammillary line*（乳首を通る鉛直線）の少し内側に当たる（*p. 130*）．

2）心臓の上縁がすなわち **心底** basis cordis, *base of heart* である（臨床では 心基部 ともいう．）．ここに出入りする血管をもう一度確認しよう．**心膜横洞** sinus transversus pericardii, *transverse pericardial sinus* が，これらの血管の動脈群と静脈群を分けていることを 指を入れて再び確かめておく（図93）．心膜横洞の右下方で **下大静脈** v. cava inferior が心臓に入って来る．心尖を持ち上げて，下大静脈での漿膜性心膜の折れ返りを観察する．

3）**右心室**（右室）ventriculus dexter, *rt. ventricle* は前面に大きく位置を占め，**左心室**（左室）ventriculus sinister, *lt. ventricle* は その左下にわずかに見えるにすぎない．左室と右室の間には浅い溝（**前室間溝** sulcus interventricularis anterior）があって心尖に達している．この溝に沿って走る血管も 心外膜 epicardium の下に透けて見える．

4）**心房**（左房 と 右房）atrium は大動脈と肺動脈の後ろにあってほとんど見えないが，**心耳** auricula atrii, *auricle of heart* は 特に右のものがよく見える．左右の心耳の間に，心臓から出る 大動脈と肺動脈 が挟まれている．

心臓の切り出し

次の血管を 心膜の折れ返りにできるだけ近い所で 順々に切っていく（図93）．

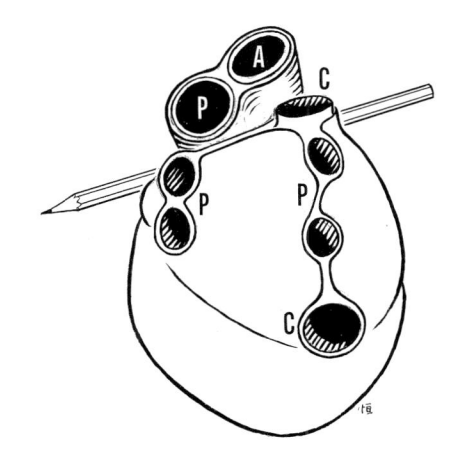

93．後ろ上方から見た心臓で心膜の折れ返りを示す

心膜横洞 sinus transversus pericardii に鉛筆が入れてある．**A**：大動脈，**P**（白字）：肺動脈，**C**：上・下大静脈，**P**（黒字）：肺静脈．

1) 肺動脈〔幹〕と大動脈．肺動脈〔幹〕truncus pulmonalis は左右に二分する直前で切る．
2) 下大静脈 v. cava inferior．
3) 肺静脈 vv. pulmonales．左右にそれぞれ2本．
4) 上大静脈 v. cava superior．

　心臓の後面，および胸腔がわに残った心膜の内面で，心膜の切断面と各血管との関係を観察しよう(図93)．大血管の中に詰っている血塊を取り去って膿盆にとり，仕上げとして水道の蛇口の下で心臓の内腔を洗ってから，心臓の目方を量ってみよう．心室の中の血塊をここで除去する必要はない．（日本人成人の心臓重量の平均値は 男性 260～360 g，女性 250～300 g）．
　　心臓や大血管の中では 血液が 血球の部分(黒くてポソポソしている)と，析出した線維素 fibrin の部分(白くてプリプリしている)とに 分離して固定されていることが多い．

心臓の外面

　心臓の表面は 漿膜性心膜の臓側板 すなわち 心外膜 epicardium で覆われて光沢があり，その下に沈着した脂肪が透けて見える．
　　心外膜下の脂肪組織が病的に増加した状態を 脂肪心 fatty heart という．
　心房と心室の境には 冠状溝 sulcus coronarius, coronary groove という溝があるが，冠状溝は 冠状動脈 a. coronaria と冠状静脈洞 sinus coronarius で埋められている．また左右の心室の境には 前・後室間溝 sulcus interventricularis anterior et posterior, ant. & post. interventricular groove があるが，これらの室間溝を埋めるように 動脈と静脈が走っている．

心臓壁の血管

　心外膜 epicardium をむきながら，漿膜下に沈着した脂肪を丹念に取り去り，心臓の壁に分

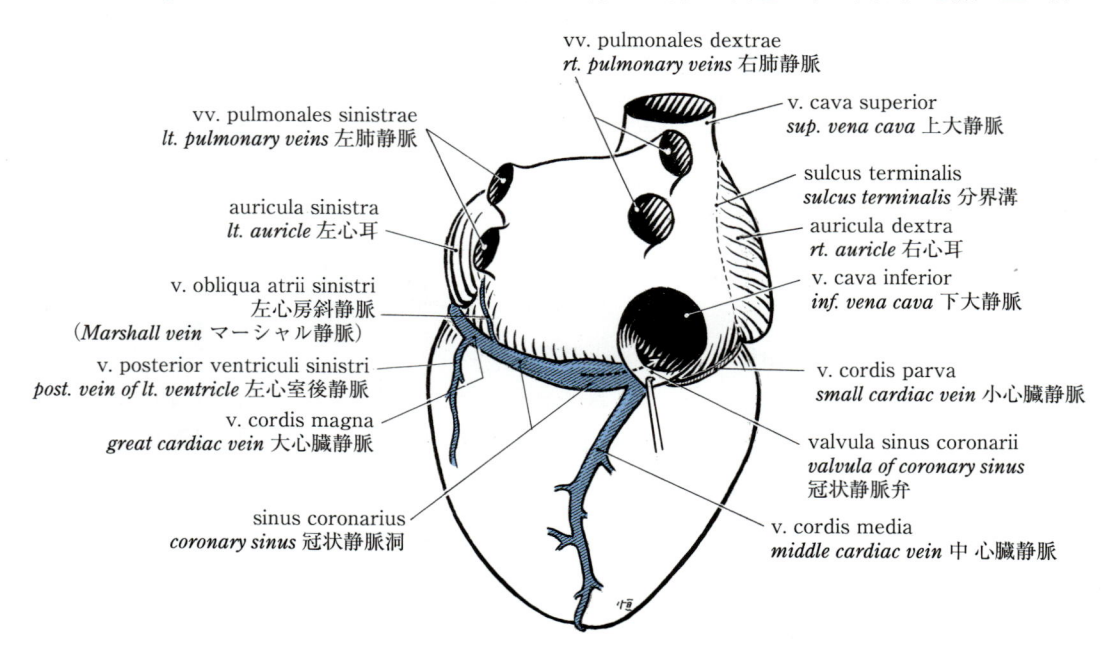

94. 冠状静脈洞と その枝を 後ろから見る
　　冠状静脈洞から その開口へ矢印を入れてある．

布する血管を **心筋層** myocardium の表面に剖出する．これらの血管の走向や 分枝の仕方は変異に富むから，遺体によっては この本の記載と食い違うこともあるだろう．心外膜下には，特に血管に沿って リンパ管が発達しており，注意すれば見ることができる．

1）**冠状静脈洞** sinus coronarius, *coronary sinus* とその枝（図94）：心臓の後面で冠状溝の中に 冠状静脈洞 と呼ばれる太く膨らんだ静脈を掘り出す．その開口は下大静脈の開口の左下面にのぞいて見ることができる．開口の後縁（すなわち手前）には 輪状の鋭いヒダが見える．

冠状静脈洞の左への延長が **大心臓静脈** v. cordis magna, *great cardiac vein* であって，これは左心耳の下で下方へ向きを変えて 前室間溝を心尖に向かう．

大心臓静脈の基部からは，左肺静脈の根元に向かって上前方に派出する太さ1mm前後の細い静脈が 75％の頻度で存在する．これは **左心房斜静脈** v. obliqua atrii sinistri, *oblique vein of left atrium*（別名 **マーシャル静脈** *Marshall vein*）と呼ばれ，発生学的に興味あるものである（図94）．

> マーシャル静脈は 元来は 左の上大静脈に相当するが，右の上大静脈が発生の経過と共に大いに発達するのに反して，左では このように微弱な姿にとどまっている．しかし ネズミやゾウなど若干の動物では これが右の上大静脈に匹敵する立派な 左上大静脈となっている．

後室間溝で **中心臓静脈** v. cordis media, *middle cardiac vein* を掘り出し，これが冠状静脈洞 sinus coronarius の基部に注ぐことを見よう．また右心房と右心室の間の溝に，これまた冠状静脈洞の根もとに注ぎ込む 細い静脈（小心臓静脈 v. cordis parva, *small cardiac vein*）が 存在することがある（27％）．（中心臓静脈は，後室間静脈 *post. interventricular vein* とも呼ばれる．）

2）冠状静脈洞と無関係に 直接心房に入る静脈がある．その一つは **前心臓静脈** vv. cordis anteriores, *ant. cardiac veins* で，右心室の前面から起こり右心房へ入る 3〜4本の細い静脈である．もう一つは **細小心臓静脈** vv. cordis minimae, *minimal cardiac veins or Thebesian vein* と呼ばれる短い静脈で，直接に心臓の内腔に注ぎ込む．細小心臓静脈は右心房に特に多いが，左心房にも両心室にもある．

3）**右冠状動脈** a. coronaria dextra, *rt. coronary artery* は，冠状溝を走る間に右辺縁枝を下方に出すが，その主脈は後室間溝を下行する太い動脈（**後室間枝** r. interventricularis posterior）である．これをさかのぼって，右冠状動脈の幹が大動脈から起こる所まで確かめる（図95）．

> 病理学や臨床医学では a. coronaria のことを「冠動脈」と呼ぶことが多いが，これは 肝動脈 a. hepatica と同音になってまぎらわしいので，冠状動脈 という名前のほうが優れている．

4）**左冠状動脈** a. coronaria sinistra, *lt. coronary artery* は左心耳と肺動脈との間から前面に現われて，前室間溝を大心臓静脈の主脈と共に下行する（**前室間枝** r. interventricularis anterior）．これから分かれるかなり大きい枝が冠状溝に沿って後面へ回り（**回旋枝** r. circumflexus, *circumflex branch*），右冠状動脈の枝と吻合する．この回旋枝からは，左辺縁枝（左縁枝）が下方に出る．左冠状動脈が大動脈から起こる所も剖出しよう（図95）．

> 冠状動脈の分岐の型には かなりの変異があり，上述のような典型的な分岐型は約半数（54％）にしか見られず，左冠状動脈の発達が弱い例（23％）や，右冠状動脈の発達が弱い例（19％）など様々である．諸君のご遺体では どのようになっているだろうか？ この変異は 臨床で 冠状動脈の疾患を診療する際に，常に念頭に置いていなければならない．

左右の冠状動脈の根もとの解剖の際に，大動脈と肺動脈の間の結合組織の中に **心臓神経叢** plexus cardiacus, *cardiac plexus* の一部を見いだし，この神経叢から出る細い神経が 左右の

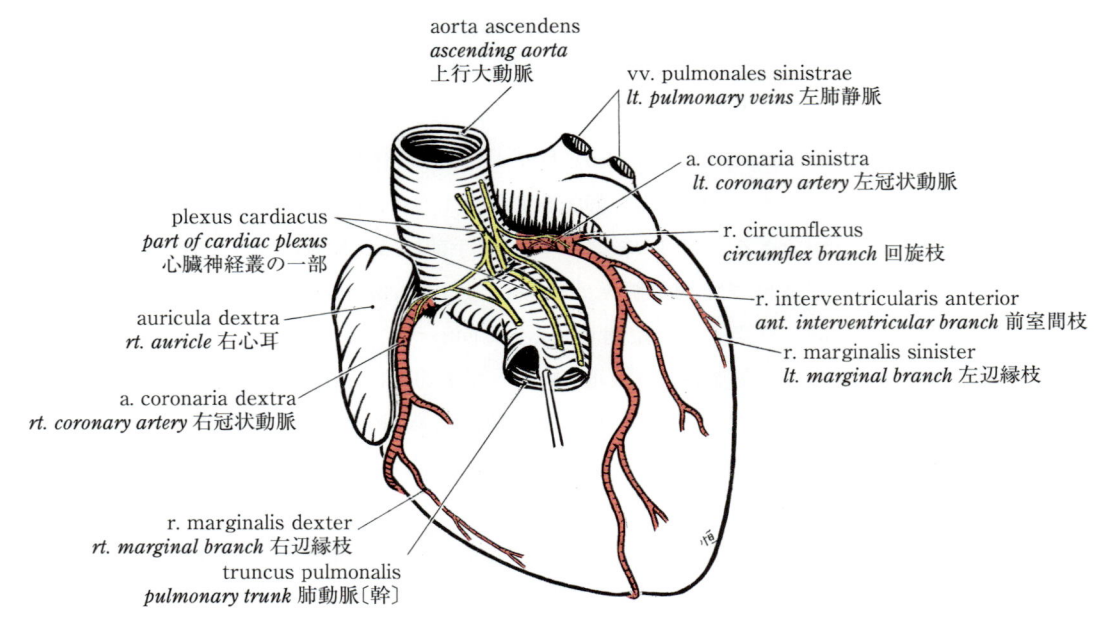

95. 冠状動脈と心臓神経叢 を前から見る
心外膜と脂肪を取り去ったところ.

冠状動脈に沿って走ることも見届けておくとよい(**図 95**).

　　心筋はポンプとして絶え間なく働くために，大量の酸素の供給を必要とするが，これに分布する冠状動脈の枝の間には 吻合が乏しいので，枝のどれかが動脈硬化などの影響で詰まると，たちまち その流域の心筋組織が 壊死 necrosis に陥り，心臓の活動は 大いに障害され，その場所と範囲の広さによっては 致命的になる．これが **心筋梗塞** myocardial infarction (*MI*) と呼ばれる病変である．冠状動脈の枝に一時的に痙攣が起こる場合にも **狭心症** angina pectoris と呼ばれる激しい胸痛と胸内苦悶感 の発作を招く．

　　なお，狭心症に ニトログリセリン *nitroglycerin* の舌下投与 (*p. 305*) が効果的であることは Sobrero (1846) 以来，一般人にもよく知られていたが，その作用物質が ニトログリセリンの発生する NO (一酸化窒素) であることが判明した (1986)．すなわち，この NO が 冠状動脈の壁の平滑筋を弛緩させ，動脈が拡張して心筋への酸素供給が増加し，狭心症の症状が緩解されるという．

　　なお，A. B. Nobel (1833〜1896) が ニトログリセリンと珪酸土を混ぜたダイナマイト *dynamite* を発見したのは 1866 年で，これによって莫大な財をなし，その遺産と遺言によって ノーベル賞が創設された (1896) ことは有名である．Nobel 自身も狭心症の患者であったという．

心臓を 胸壁へ投影すると

　　以上の解剖によって，心臓の四つの部屋がどこにあるかが，前よりもはっきりしただろうから，もう一度 心臓を胸腔内の正しい自然位に戻し 前胸壁をかぶせて，前胸壁への心臓各部の投影を考え，心臓の傾きや，ねじれを研究しよう．心臓の位置は，心底 basis cordis を後ろの方に倒し，更に やや右に倒れているので，心尖は 左前下方を向くことになる．したがって，生体では心室の収縮期に 心尖が左側で前胸壁にぶつかる (乳頭線の少し内側で 第 5 肋間のあたり)．これが **心尖拍動** apex beat である．

　　心臓の右のへりは ほぼ胸骨の右縁に接し，左のへりは 左第 5 肋間で乳頭線ないし鎖骨中央線 *midclavicular line* よりも 1〜2 横指ほど内側に寄っているのが 生体での打診所見の基準

とされるが，諸君の担当のご遺体では どうなっているだろうか？

　心臓は左側にあると思っている人が多いが，これは心尖拍動が左に触れられることから生じた誤解である．心臓は多少 左にずれているとはいえ，縦隔の中部で ほぼ正中に位置しており，胸骨の裏に存在することを理解しよう．

　心臓の大きさは，生体では心室の **収縮期** *systole* と **拡張期** *diastole* とで異なる．また心臓の位置も，呼吸運動に伴って横隔膜が上下するので，生体では絶えず移動しているわけである．深く息を吸い込むと，心臓は左右の肺に圧迫されるばかりでなく，横隔膜が下にさがるので，多少縦長になる．逆に息を深く吐いた時には，心臓は ずんぐり形になる．心臓の大体の大きさとか位置や形は 生体でも **打診〔法〕** *percussion* によって知ることができ，その変化が色々な病気の診断の一つの手掛かりになる．心臓の打診境界（濁音界）に関しては，姉妹書である 寺田・池田著「解剖学の手びき」*p. 198* を参照するとよい．

§ 41　心臓の内景

　血管の観察を終わった心臓で，心房と心室の筋層 すなわち **心筋層** myocardium の表面を完全に露出させる．

　ここで解剖方法は二つに分かれる．一つは 心房と心室を分離する方法で，他は 病理解剖で行なうように いきなり心臓の各部屋を開いて見る方法である．実習室にある遺体の半数では 分離法を，他の半数で 切開法（*p. 134*）をとって，互いに所見を分かちあうことをお勧めする．（例えば，奇数番号の解剖台では 分離法を，偶数番号の解剖台では 切開法をとるとよい．）

心房 と 心室 を分離する方法

　1）心室壁に分布する血管を心筋層から引き離す．冠状動脈の枝を末梢の方から はがして，大動脈からの起始の所まで 完全に心筋層から遊離させ，静脈も 冠状静脈洞とその枝を 心室壁と房室間溝から浮き上がらせておく．

　2）心房と心室の間を分け入って，房室間溝を埋める疎性結合組織をピンセットでほじっていき，最後に残った（左右の房室口 ostium atrioventriculare の直上の）心内膜 endocardium までも切ってしまえば，心房と心室の各筋層は 外まわりでは分離する．

　大動脈の根もとの後面と心房の筋層との間もピンセットで分け，最後に左右の房室口の間の部分で，心室中隔の上面になっている固い結合組織の板（**右線維三角** trigonum fibrosum dextrum, *rt. trigonum fibrosum,* 図 96，97）から 心房の筋層をメスで はがし取れば，心房と心室は完全に分離される．

　このとき心室の方には 動脈が，心房の方には 静脈が，それぞれ タコの足のように ぶら下がって 着いているだろう（図 96）

　　この方法で 房・室 を分離すると，心房の筋と心室の筋の間には つながりがないということが，よく理解できる．ただし 房・室 の心筋層をつなぐ唯一のものとして，直径 1 mm ほどの 刺激伝導系の筋束（**ヒス束** *bundle of His*）があるが，これは先ほど右線維三角の上面と心房筋の下面とをはがした時に，切れたわけである．図 97 では ヒス束の断面 が描かれているが，実際には はっきり見分けられない．

　3）右の房室口 ostium atrioventriculare dextrum の方から **右心房**（右房）atrium dextrum, *rt. atrium* の内面を観察しよう．

左右の心房を仕切る **心房中隔** septum interatriale, *interatrial septum* には 円形ないし長円形のくぼみがあって，そこでは中隔が薄くなっている．これが **卵円窩** fossa ovalis で，発生学でも臨床医学でも非常に大事なものである．卵円窩のへりは，やや高まった筋質で縁取られている．成人でも ここに斜め前上の方へ，左心房に通ずる小さい通路が開いていることが よくある．

ゾンデが通る程度の孔は 遺体の20％近くに見られる．卵円窩は 胎生期に左右の心房の間に大きく開いていた **卵円孔** foramen ovale の名残で，ここに生後になっても 大きい孔が残っていると 動脈血に静脈血が混ざり，時に重い症状を呈する．臨床では これを **卵円孔開存** patent foramen ovale と呼んでいる．

大腿前面の大腿筋膜にあいている「窓」である **伏在裂孔** hiatus saphenus (*p. 192*) のことを，古い解剖学名では 卵円窩 fossa ovalis と呼んでいたので，これと 心臓の卵円窩 を混同しないように．念のため．

4）**下大静脈** v. cava inferior, *inf. vena cave* の右心房への開口を観察しよう．鋭いヒダ状の **下大静脈弁** valvula venae cavae inferioris, *valve of inf. vena cava* は，卵円窩の前下端と連絡するように延びている．

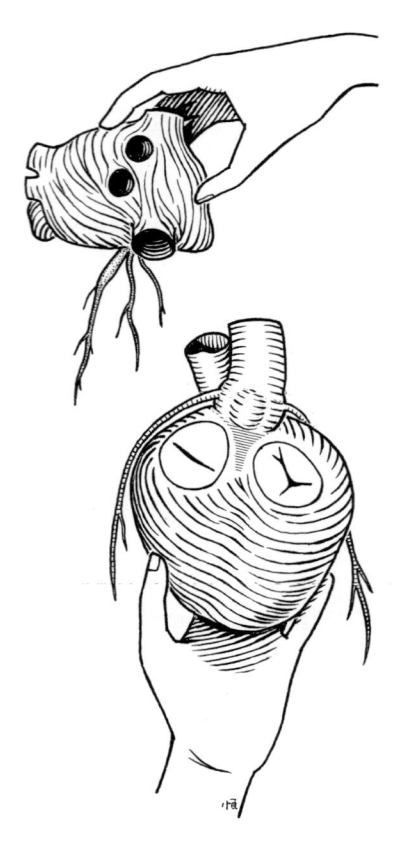

96．心房と心室を離す
斜影の部分が 右線維三角
trigonum fibrosum dextrum.

このヒダは胎生期には非常に大きくて，下大静脈からの血流を卵円孔へ導く働きをしていた．

冠状静脈洞の開口も観察しよう．この開口にも 痕跡的なヒダ（冠状静脈弁 valvula sinus coronarii）が存在する（図 94）．

5）心房の内面の凹凸を見ると，左右の心耳では，クシ状の筋の隆起（**櫛状筋** mm. pectinati, *pectinate muscles*）に富むのに対して，右心房の上・下大静脈開口付近と左心房では平滑である．櫛状筋の発達した部分が 本来の心房で，内面の平滑な部分は 発生の途中で二次的に心房へ取り込まれた 胎生期の **静脈洞** sinus venosus に相当する．

6）次に，**心室** ventriculus, *ventricle* の観察に 移ろう．左と右の房室口 ostium atrioventriculare sinistrum et dextrum と **房室弁** valva atrioventricularis, *atrioventricular valve*（左が **僧帽弁** valva mitralis, *mitral valve*, 右が **三尖弁** valva tricuspidalis, *tricuspid valve*）を上から見る（図 97）．僧帽弁の方が 三尖弁よりも高い位置にあることに注意しよう．

左心室（左室）の壁の厚さは 右心室（右室）の壁の2倍近くもあることにも注目しよう．

7）大動脈と肺動脈を はさみで切り詰めて，**動脈弁**（**大動脈弁** valva aortae, *aortic valve* と **肺動脈弁** valva trunci pulmonalis, *pulmonary valve*）を上から見る．両弁の三つの半月状の弁葉の向きに注目しよう．これは 1本の管が縦に割れて 大動脈と肺動脈〔幹〕ができ上ったという，発生の経過を物語っている（図 98）．

大動脈では 3枚の弁葉に対応して，壁に三つの著明な 丸い膨らみがあり，**大動脈球** bulbus aortae, *aortic bulb* と呼ばれる．前方の二つの球から左右の冠状動脈が起こっている（図 97）．

§ 41 心臓の内景　133

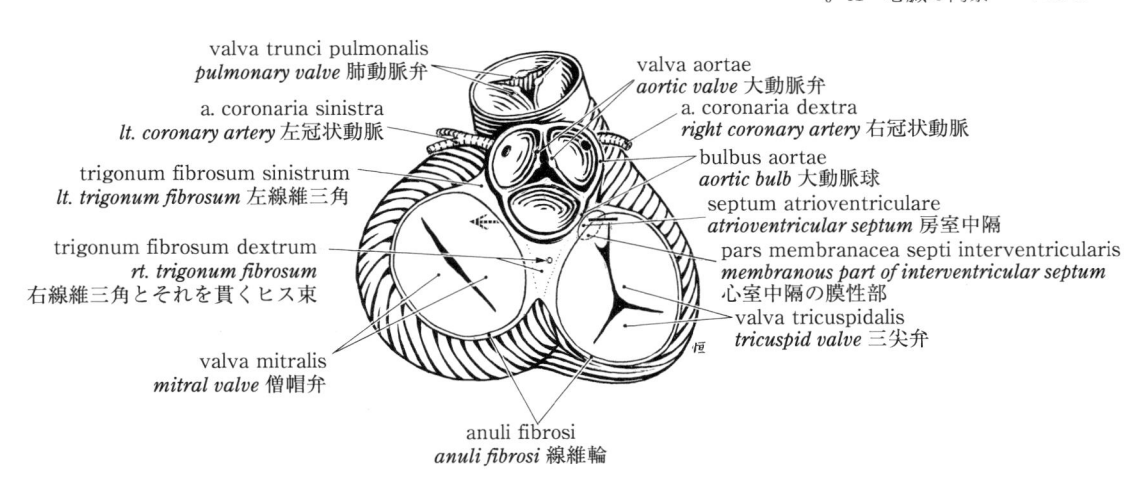

97．房室口と動脈弁を上から見る
右心房から房室中隔に通した針（矢印）は左心室に入る．

8) **心室中隔** septum interventriculare, *interventricular septum* を上から見ると，左右の房室口（左右の房室弁の心室中隔寄りの付着縁）と大動脈の間に挟まれて，三角形の固い結合組織の板（**右線維三角** trigonum fibrosum dextrum）がある．この三角が，側方では左右の房室弁の付着縁になっている固い結合組織（**線維輪** anuli fibrosi）に続き，前の方では大動脈の壁に続くことを見よう（図 97）．

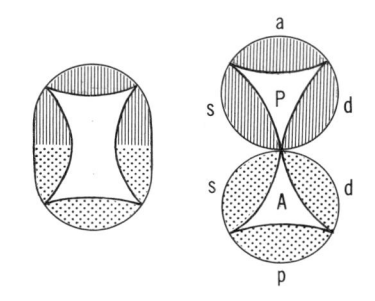

98．動脈弁の発生
左のように四つの隆起をもった１本の管が縦に二分して，右のような動脈弁の関係が生じた．
P：肺動脈，**A**：大動脈，**a**，**s**，**d**，**p** はそれぞれ 前・左・右・後 半月弁 valvula semilunaris anterior, sinistra, dextra, posterior.

　これらの強靱な一連の結合組織は，心臓の骨格ともいうべきものである．特に右線維三角はその要に当たり，ウシなどではその一部が骨組織になっている．右線維三角の上面には **房室結節** nodus atrioventricularis, *atrioventricular node* （**田原結節** Tawara node）が乗っていて，これから出発する **房室束** fasciculus atrioventricularis, *atrioventricular bundle*（**ヒス束** *bundle of His*）が この右線維三角を貫く（図 97, 103）．
　右線維三角の右下の方は **房室中隔** septum atrioventriculare, *atrioventricular septum* と呼ばれる部分（右心房と左心室の間の仕切りを作る部分で，筋層がないので光を透過する）に続くことを見よう．房室中隔の下縁は三尖弁の付着線であるが，この線より下方にも 筋層を欠く透光性の部分があり，これが **心室中隔の膜性部** pars membranacea septi interventricularis である（図 97, 102）．これらについては 切開法の所で もう一度説明する（*p. 136*）．

9) 左右の房室弁をメスで線維輪 anuli fibrosi から切り取り，パラシュートのヒモのようにこれを引いている **腱索** chordae tendineae も切って，左右の心室の内腔を上から見よう．この際には，ピンセットで血液を取り除く必要がある．**乳頭筋** mm. papillares, *papillary muscles* を上から見よう．

　心室の内面は凹凸が多く，**肉柱** trabeculae carneae という筋性（心筋線維からなる）の梁柱があり，それが特に発達して乳頭状になったものが **乳頭筋** である．

　心室中隔 septum interventriculare は 左心室がわで凹面，右心室がわで凸面になっている．左心室は 全体として ビヤ樽形をしており，その側面に ベレー帽のような右心室が抱き着いた

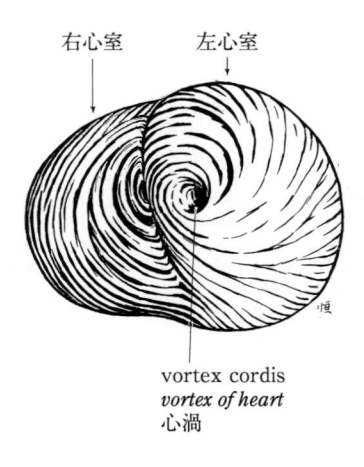

形である.

10) 心室の筋層を表層からピンセットで はがし取っていき，心筋線維の走行が層を追って変わっていく様子を見るとともに，心臓の捻転に伴う 全体の線維の大きな流れを理解しよう．左心室の筋が心尖部で見事な渦(心渦 vortex cordis)を作って 深層へ もぐり込むことを見よう(図99).

胎生期に 心臓のラセン状の捻転障害があると，①肺動脈の狭窄 と ②心室中隔の欠損 が起こり，更に二次的に ③大動脈騎乗 overriding of aorta (大動脈が心室中隔の上に乗る状態)と ④右心室の肥大 を合併した心臓の奇形を生ずる．これを ファロー四徴 Fallot tetralogy という.

11) 右心室の筋を左心室(心室中隔)から分離し，心室中隔から右心室の側壁へ流れ込む若干の肉柱，特に大動脈の直下から下外側へ下る，大きな梁状の筋束(中隔縁柱 trabecula septomarginalis, *moderator band* (図 100 の **M**))を切れば，左心室(＋大動脈)と右心室(＋肺動脈)は簡単に分離できる．この標本を 離したり合わせたりしているうちに，心臓の基本的な構造が最も端的に理解できるだろう.

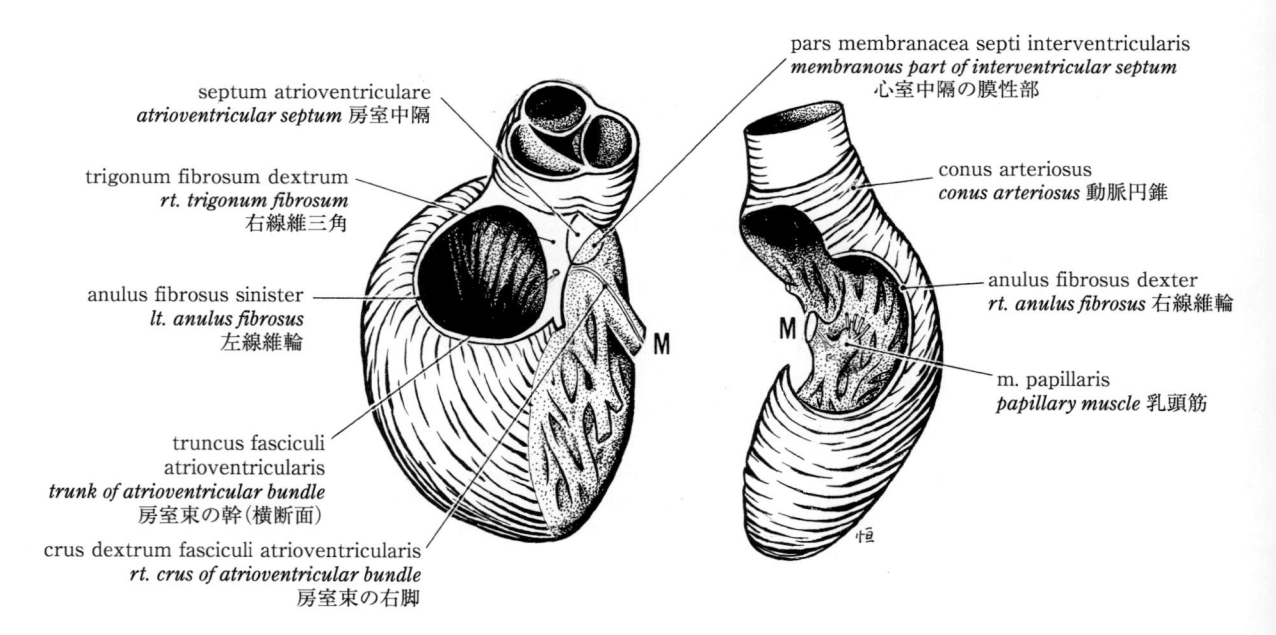

99. 心室の筋層の解剖を下から見たところ

100. 左右の心室を分離する
M は *moderator band*.

心臓の各部屋を切開する方法

図 101 に示す破線に沿って，血液の流れる順序に 心臓の壁を切り開く．すなわち，まず左図のように 右心房で下大静脈の開口から右心耳の先端へかけてハサミを入れ，次に 右心室 → 動脈

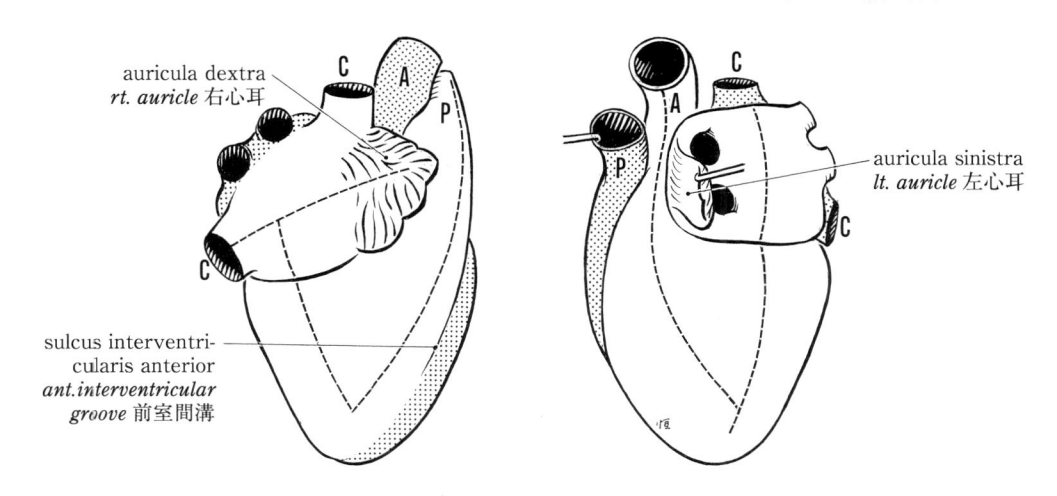

101. 破線に沿って切り開く
左図：右房・右室の開き方．（左房・左室は点影にしてある．）
右図：左房・左室の開き方．（右房・右室は点影にしてある．）
A：大動脈，**P**：肺動脈〔幹〕，**C**：上・下大静脈．

円錐 conus arteriosus（図 100 参照）を経て 肺動脈〔幹〕を切り開く．次に 右図のように 左心房 → 左心室 → 大動脈 へ切開を進める．心室を切開する時は，心室中隔に平行に（すなわち室間溝に沿って）割を入れる気持ちでするとよい．

1）左右の **心房**（左房・右房）atrium sinistrum et dextrum の内面観，諸静脈の開口を観察する．心房中隔 septum interatriale, *interatrial septum* では **卵円窩** fossa ovalis に注意しよう．これを光に透かして見よう．これらについては p.132 に詳しく述べたから，そこを読みながら観察するとよい．

2）右の房室弁すなわち **三尖弁** valva tricuspidalis, *tricuspid valve* をよく観察する．心室壁から「竹の子（筍）」のように延びる **乳頭筋** mm. papillares, *papillary muscles* と その先に付いた丈夫な **腱索** chordae tendineae が三尖弁を引いている様子を調べよう．右心室の内面には **肉柱** trabeculae carneae がよく発達している．

右心室から肺動脈が始まる所への移行部は 大きな円錐形をしているので，**動脈円錐** conus arteriosus と呼ばれる．**肺動脈弁** valva trunci pulmonalis, *pulmonary valve* を観察しよう．

3）左の房室弁すなわち **僧帽弁** valva mitralis, *mitral valve* を観察し，それに付く **腱索** と 左心室の **乳頭筋** を見よう．左心室の内面にも 肉柱がよく発達している．右心室（右室）と左心室（左室）の壁の厚さが どのくらい違うかを調べてみよう（p.132）．

大動脈の根元で，**大動脈弁** valva aortae, *aortic valve*, **大動脈球** bulbus aortae, *aortic bulb* および そこから発する左右の **冠状動脈** a. coronaria dextra et sinistra, *rt. & lt. coronary arteries* を見よう．これらの説明は p.133 を見てほしい．

4）左右の心房は **心房中隔** septum interatriale によって，また心室は **心室中隔** septum interventriculare によって仕切られている．発生の途中で この二つの中隔が心臓を左右に縦割りする時，図 **102 A** のように 食い違いが生じるために，できあがった心臓には 右心房と左心室を境する小部分が存在する．これが **房室中隔** septum atrioventriculare, *atrioventricular*

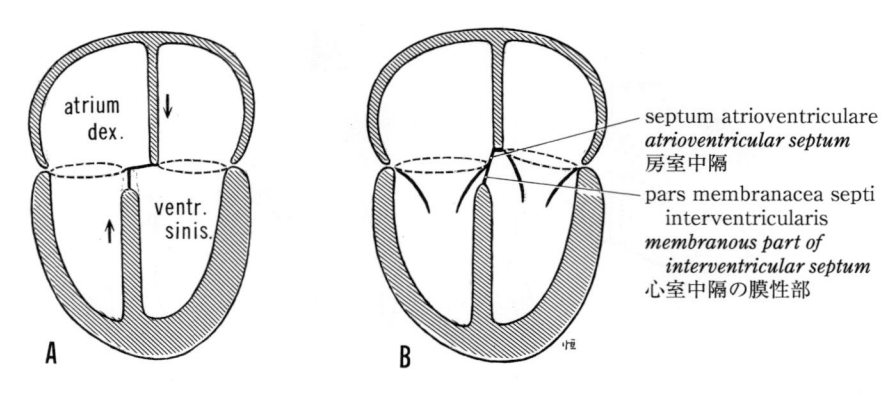

102. 心臓の中隔の構成
心房中隔の下降と 心室中隔の上昇は 左右に食い違う．
また心室中隔の最上部は 筋層を欠いた状態で完成する．
そのため二つの膜性の部分が生じる． A は そのことの説明図．
B は 実際の心臓に近づけた模型図．

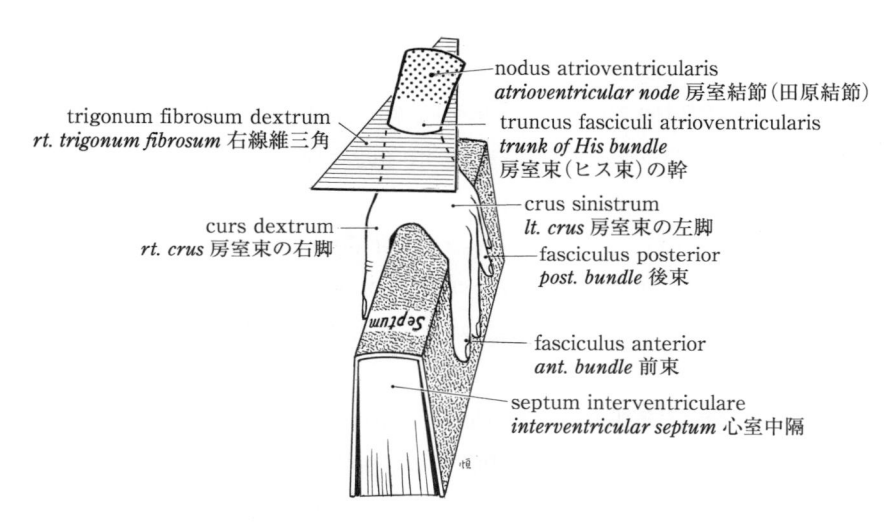

103. 刺激伝導系の房室部の位置を示すモデル
中隔部を 前上方から見る．

septum である．房室中隔には筋層がないので，心臓を光にかざして，右心房から見れば，三尖弁の中隔への付着縁の直上に 半円形の明るい窓が見え，その向こう側は 左心室であることがわかる．ここで三尖弁を切り取ってやると，その付着縁より下方にも半円形の透光性の窓が続き，全体として一つの窓を作っていることがわかる．この下半分は 明らかに 心室中隔に属するので，**心室中隔の膜性部** pars membranacea septi interventricularis, *membranous part of interventricular septum* と呼ばれる．

　要するに 心臓の中隔には，上下からの会合の食い違いによって，筋層を欠く部分が 生じており，それが 房室中隔＋心室中隔膜性部 である（図 102 B）．

　5）右線維三角に乗るようにして **房室結節** nodus atrioventricularis, *A-V node*（田原結節 *Tawara node*）が存在し（図 103），ここから出る **房室束** fasciculus atrioventricularis（ヒス束

His bundle) が 心室中隔膜性部の後下縁から心内膜のすぐ下層を走るはずである．しかし肉眼的に確認するのは困難なので，**図 103** を参照しながら 実物の心臓について **刺激伝導系** *conducting system* の概念を理解しておけばよい．

心臓の各部屋と 各弁の 前胸壁への投影

　ここで，もう一度 解剖済の心臓を胸腔内の正しい自然位に戻し，前胸壁も 必要に応じて かぶせて，心臓の各部屋と各弁の 前胸壁への投影を考えてみる．

　肺動脈弁が最も胸骨に近い位置にあり，**三尖弁** が ほとんど垂直ないし 20°右斜め上の方に傾いている．**右心房**と**右心室** が 前胸壁に向かって たすき掛け に位置している．**左心房**は 深部の正中にあって，肺静脈が カニの足のように左右から入っている．**僧帽弁・三尖弁・大動脈弁** の位置は，どのあたりになるだろうか？

　心臓の各部屋の「ねじれ」を，ここで立体的に把握しておこう．

> 以上の観察は，臨床で **心エコー**（心臓超音波検査）*echocardiography* の際の基礎知識となる．
> また，心音の聴診部位に関しては，姉妹書である 寺田・池田著「解剖学の手びき」*p. 199〜201* を参照するとよい．

§ 42　縦隔の深部

　縦隔 mediastinum を埋める器官として，既に 胸腺・横隔神経・心膜・心臓 などを解剖した．ここでは，心臓の陰になって見えなかった，または 見えにくかった諸器官の観察をする．

反回神経 と 動脈管索

　1) 右側の **反回神経** n. laryngeus recurrens, *recurrent nerve* は，右鎖骨下動脈を回るので，迷走神経から分枝する所は既によく剖出してあるはずである．反回神経を分枝したあとの **右**の **迷走神経** n. vagus, *vagus nerve* の本幹を なるべく下の方までたどっておく．

　2) 左側の **反回神経** n. laryngeus recurrens は，右よりもはるかに下で迷走神経から分かれ，大動脈弓 arcus aortae を回っていることは，既に見た通りである．そのすぐ右側に **動脈管索** lig. arteriosum がある（その存在は既に *p. 126* で観察したはずである．**図 91**）．これは左肺動脈 a. pulmonalis sinistra と大動脈弓を連絡する 結合組織性の索である．この索が わかりにくい時は，肺動脈〔幹〕の断端から その内腔をのぞき込み，左肺動脈の上壁の内面をたどっていくと，動脈管索が出る場所に相当して へそのような凹みがあること を目印にするとよい．動脈管索を作っている組織の性状は，普通の結合組織と どのように違うだろうか？　また 動脈管索が大動脈弓に連絡する位置は，左鎖骨下動脈の根元の対向面 ないし これよりやや遠位であることに注意しよう．

> 胎生期には肺で呼吸が行なわれないので，肺動脈に入る血液の大部分が **動脈管** ductus arteriosus（ボタロ管 *Botallo duct*）を経由して大動脈に流入している（**図 104**）．出生と共に この動脈管は閉塞し（最初は管の壁の筋層の収縮による機能的閉塞が起こり，次第に 結合組織によって 管の内腔が埋められて器質的閉塞になり），結合組織によって置き換えられる．これが動脈管索である．
> 　動脈管の閉塞は，出生直後の呼吸開始と共に肺が急激に広がり，このために肺動脈に陰圧がか

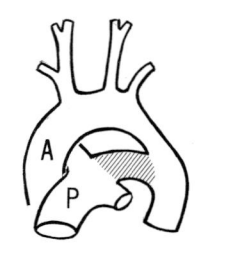

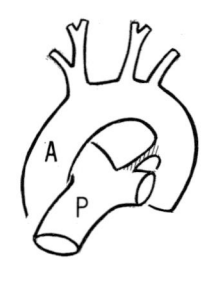

かって，大動脈からの血液が動脈管内を逆流して，その道をふさぐことが主因であるように従来信じられていた．最近では，むしろ 動脈管壁の平滑筋が真っ先に収縮して動脈管の機能的閉塞が起こり，これが 口火となって，肺動脈から肺に入る血液量が 急に増大し，「オギャー」という 第1啼泣 first crying が始まる と考える学者が多いようである．

動脈管が大動脈に連絡する場所は，胎生期では成体での感じよりは ずっと下で，大動脈が左の鎖骨下動脈を分枝した所よりも末梢寄りである（図104）．

104. 出生直前（左）と 生後3～4ヵ月（右）の動脈管（斜線の部分）〔Pattenによる〕
A：大動脈　　P：肺動脈〔幹〕

心臓神経叢

1) 既に p.124 で剖出した，心臓に分布する諸神経を復習する．**心臓神経叢** plexus cardiacus, *cardiac plexus* のうち，大動脈弓の前面と その直下にある神経叢には，左の迷走神経の下頸心臓枝 rr. cardiaci cervicales inferiores と左の交感神経幹からの 上心臓神経 n. cardiacus cervicalis superior が入っている．動脈管索のすぐ右側には，境界不明瞭な **心臓神経節** ggll. cardiaca, *cardiac ganglia* が見られる．

　　心臓神経叢は 自律神経系に属するので，構成する神経線維が細く，また 神経の吻合も繊細である．脳脊髄神経系に属する頸神経叢や腕神経叢とは 構造や外観が全く違うことを念頭に置きながら 心臓神経叢を剖出する必要がある．

2) 大動脈と肺動脈〔幹〕を共通に包む心膜の折れ返り部 を切り，上行大動脈 aorta ascendens, *ascending aorta* の断端を上の方に持ち上げながら，上行大動脈と肺動脈との間をピンセットで分けて入ると，大動脈弓の裏側に 心臓神経叢の深部が現われる．ここには 1)に述べた以外の すべての心臓への神経が入ってきている．すなわち 左右の交感神経幹からの 中・下心臓神経と 右交感神経幹からの 上心臓神経，左右の迷走神経からの 上頸心臓枝・下頸心臓枝（右のみ）・胸心臓枝 である．

3) 心臓神経叢からは，いよいよ心臓に行くべき枝が 互いに吻合しながら 主に冠状動脈に沿って走るが，神経線維が細いので これ以上の追究は容易ではない（図95）．心臓神経叢からは，更に肺根に沿って肺に分布する枝があることを確かめる．

気管 と 食道

1) 上大静脈 v. cava superior, *sup. vena cava* を 心膜に入る所で切断する．左右の肺動静脈と心膜とを，気管支 bronchus principalis の前面から はぎ取る．ここで **気管** trachea と，それが二分した **気管支** bronchus principalis, *principal or main bronchus* の前面が見渡せる．気管が気管支に分かれる所は **気管分岐部** bifurcatio tracheae, *bifurcation of trachea* と呼ばれる．右の気管支は 左よりも太く短く しかも急な傾斜で走っていることを見よう．このために，誤飲などで気管に入った異物は 右の気管支の方に すなわち 右肺の方に入りやすい．したがって 嚥下性肺炎 *deglutition pneumonia*（誤嚥性肺炎 *aspiration pneumonia*）は右肺に多い．

　　正中垂直線に対する傾斜角度は，右の気管支 23°，左の気管支 46° といわれる．

2) 気管分岐部の直下にあるリンパ節と結合組織を除去すると，下層に **食道** esophagus が

現われる．右側から気管を持ち上げ気味にして，その裏側にある食道の前面を剖出する．その際，右の迷走神経を下の方にたどって行くようにするとよい．（食道の内面の粘膜は $p.183$ で観察する．）

食道の英語名は ラテン名と同じ *esophagus* であるが，その発音は イサファガス となり，*so* のところに アクセントが置かれる．

食道には 次の3箇所に **生理的狭窄部** physiological constrictions があるが，ここでは 特に ② が外面からどの程度判別できるかを試みよう．

① 上狭窄部 *cricopharyngeal constriction*（食道の上端で 第6頚椎の高さ．切歯縁から 約15 cm の距離）；

② 中狭窄部 *bronchoaortic constriction*（気管分岐部の高さで，第4〜5胸椎に相当し，切歯縁からは 約25 cm）；

③ 下狭窄部 *diaphragmatic constriction*（横隔膜を貫く部位で，第11胸椎の高さ．切歯縁からは 約40 cm）．

これらの狭窄部は 健康人にも見られるので 生理的という形容詞がついているが，**食道癌** *esophageal carcinoma* の好発部位 でもあることは注意を要する．切歯縁からの距離 を特に付記したのは，内視鏡検査 *endoscopy* の時の目印になるからである．

3）左右の **反回神経** n. laryngeus recurrens, *recurrent nerve* を上の方にたどると，気管と食道に細い枝を出したのち，**下喉頭神経** n. laryngeus inferior, *inf. laryngeal nerve* と名前を変えて 気管と食道のわきを上行している．（正確には，反回神経は 輪状軟骨下縁の高さで 下喉頭神経と名前が変わる．）この神経の喉頭への分布は $p.287$ と $p.289$ で詳しく観察するから，ここでは喉頭の近くまでたどっておけばよい．

迷走神経

1）**右の迷走神経**を頚部から下の方にたどる．鎖骨下動脈の前面を横切って胸腔に入り，斜め後ろ下方に走って気管の右側に近付く．右の腕頭静脈と上大静脈の後ろを通り抜けて，右の肺根の後ろを横切っている．この付近の高さで右肺に行く細かい枝を何本か出したのち，主に食道の後面で細かい枝に分かれ，これらの枝が互いに吻合しながら食道に沿って下降していく．

2）**左の迷走神経**を頚部から下の方にたどる．左の総頚動脈と鎖骨下動脈との間を下降して大動脈弓の前面を横切り，左の気管支の後ろで左肺に行く枝を何本か出したのち，食道の前面に沿って下降する．食道では 神経叢の形で 右の迷走神経と吻合している．横隔膜の近くになると，これらは再び左右1本ずつの幹にまとまっている．右の迷走神経は 食道の後面を走り，左の迷走神経は 食道の前面を走る理由を，発生学的に考えてみよう．

胸大動脈と胸管

1）大動脈弓を左の方にたどると，これが 第4胸椎の椎体下縁の高さで **胸大動脈** aorta thoracica, *thoracic aorta* に移行している．気管支に接して走る細い **気管支動脈** aa. bronchiales, *bronchial arteries* が 胸大動脈から分枝する所も，ここで観察できる．

胸大動脈 aorta thoracica は 横隔膜を貫いた直後に腹大動脈 aorta abdominalis, *abdominal aorta* という名前に変わる．胸大動脈と腹大動脈とを総称して **下行大動脈** aorta descendens, *descending aorta* という．

2）右側から食道を持ち上げて，脊柱の前面を走る **奇静脈** v. azygos, *azygos vein* を観察する．これが各肋間の静脈を集めて，上大静脈 v. cava superior, *sup. vena cava* に注ぐことを確

かめる(図105)．奇静脈の こまかい観察は p.182 で行なう．

3) 奇静脈のすぐ左側に沿って縦走する **胸管** ductus thoracicus, *thoracic duct* を探す(図105)．胸管は人体最大のリンパ管で，4〜6mm もの太さがある．色は固定遺体では褐色を帯びていることが多い．胸管を上の方にたどってみよう．胸管は第4胸椎の高さぐらいまでは胸大動脈と奇静脈の間を上行するが，まもなく左側に曲がり出し，胸大動脈の裏を通り，左肺尖のあった場所から左鎖骨下動脈の基部の内側に現われて上行を続ける．左椎骨動脈 a. vertebralis の前面を横切ったのち，急に向きを下に変えて，後ろから左の静脈角に注ぎ込んでいる(図22)．次に 胸管を下の方にたどり，横隔膜 diaphragma の所まで見届けておく．胸管の全経過は p.182 で観察する．

横隔膜の上面

1) 食道 esophagus と左右の迷走神経を下にたどると，**横隔膜** diaphragma, *diaphragm* の上面に達する．ここでは左の迷走神経が 食道の前面に，右の迷走神経が 後面に回っていることを確かめよう．横隔膜は上方に凸のドームの形をした 骨格筋 である．心膜 pericardium の

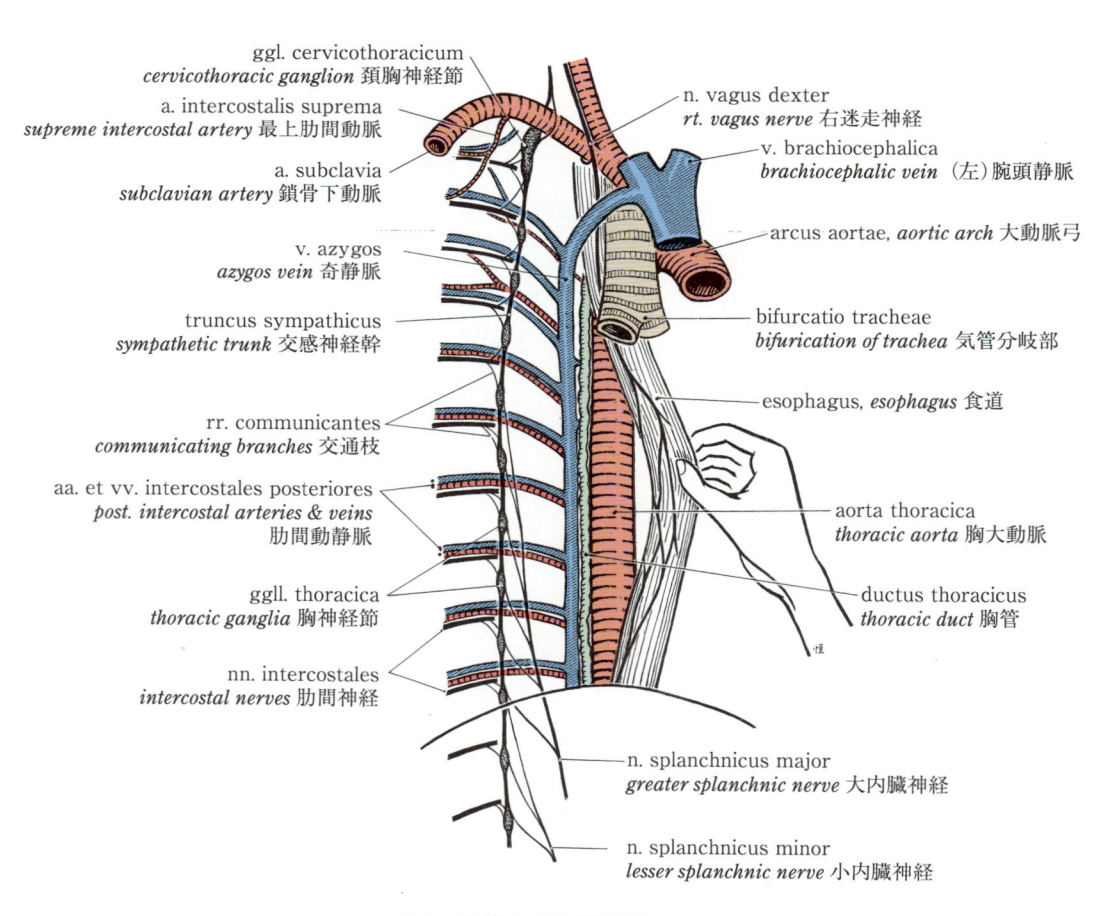

105．胸管 と 交感神経幹
右前方から見たところ．

底と横隔膜との関係を観察したのち，両者をはがしてみよう．横隔膜の **腱中心** centrum tendineum, *central tendon* が現われる．

> 食道は横隔膜を貫く所で生理的 狭 窄（下狭窄部 *diaphragmatic constriction* p.139 参照）を作り，ここでは食道壁の輪走筋層（平滑筋）が発達して 下部食道括約筋 *lower esophageal sphincter* (*LES*) として役立っている．この括約装置のおかげで 胃酸と胃の内容物が簡単には食道に逆流しないようになっている．しかし 老化によって括約装置の機能が低下すると，胃食道逆流 *gastroesophageal reflux* が起こりやすくなる（胸やけ *heartburn, pyrosis* の一因）．

2) 外側の方では 横隔膜と胸膜との関係 を復習しよう(*p.115*)．また左右の **横隔神経** n. phrenicus, *phrenic nerve* が 横隔膜に分布する様子 を細かく調べよう．横隔神経に伴行して **心膜横隔動脈** a. pericardiacophrenica, *pericardiacophrenic artery*（内胸動脈の枝）が横隔膜の上面（前半）に分布している．この分布域よりも やや後ろでは，**筋横隔動脈** a. musculophrenica, *musculophrenic artery* （これも内胸動脈の枝であるが，かなり下の方で分枝する）も 横隔膜の上面に達する．更に後ろの方では，横隔膜のすぐ上で胸大動脈から分かれる **上横隔動脈** aa. phrenicae superiores, *sup. phrenic arteries*（ごく細く 短く，存在しないこともある）を探してみよう．横隔膜の更に細かい観察は *p.185* 以下で行なう．

胸部の 交感神経幹

1) 後胸壁の内面を覆う壁側胸膜をはいで，胸内筋膜 fascia endothoracica に埋まって各肋間隙を走る **肋間動静脈** aa. et vv. intercostales posteriores, *intercostal arteries & veins* と **肋間神経** nn. intercostales, *intercostal nerves* を剖出する．

これとほぼ直交して 上下に縦走する **交感神経幹** truncus sympathicus, *sympathetic trunk* を探そう．交感神経幹には 各肋骨にほぼ相当して 小さな膨らみ がある．これが **胸神経節** ganglia thoracica, *thoracic ganglia* である．胸神経節の数は左右とも通常10〜12個だが，第1胸神経節は頚部の神経節と癒合して **頚胸神経節** ggl. cervicothoracicum（別名 **星状神経節** ggl. stellatum, *stellate ganglion*）を作っていることが多い．それぞれの胸神経節は細い吻合枝（**交通枝** rr. communicantes）によって 肋間神経と連絡していることを確かめよう（図 **105**）．

> 交感神経節と脊髄神経の間の交通枝には，**白交通枝** r. communicans albus, *white ramus*（有髄神経線維からなる節前線維）と **灰白交通枝** r. communicans griseus, *gray ramus*（無髄神経線維からなる節後線維）があり，これら両者は 交感神経幹の胸部で 最も明瞭に区別できる（*p.184*）．

2) 第5〜第10胸神経節からは内側下方に枝が出て，これらは次第に合流して **大内臓神経** n. splanchnicus major, *greater splanchnic nerve* となって 横隔膜の後ろ下方に隠れる．また 第9〜第11胸神経節から発した枝は 互いに合して **小内臓神経** n. splanchnicus minor, *lesser splanchnic nerve* となり，大内臓神経の後ろを これとほぼ伴行して下降する（図 **105**）．大内臓神経と小内臓神経は 腹腔で腹腔神経叢などに入る（*p.155*）．

=== きゅうけいしつ ===

イタリアのパドヴァ Padova（英語名 *Padua*）といえば 文芸復興の花が 華やかに咲きにおった町である．ここには 1222 年に創立されたという 由緒ある パドヴァ大学があるが，ベルギーが生んだ偉大な解剖学者ヴェサリウス Andreas Vesalius(1514〜1564, *p. 19*「きゅうけいしつ」も参照）も この大学の教授だった．

その弟子で，のちに師のあとを襲った コロンブス Realdus Columbus(1516〜1559)というイタリア人は，心室中隔に孔があいていないことを主張した人として有名である．当時は 左右の心室の血液は小さい穴で通じていると深く信じられていたのである．心臓の解剖に関するコロンブス の多くの業績は，のちの ハーヴェイ Harvey の血液循環説の基礎を作った．

もっとも心室中隔の穴の存在を否定した最初の人物は，ルネッサンスの先駆者ダヴィンチ Leonardo da Vinci(1452〜1519)で，蠟を心臓の中へ注入して鋳型を作り，これを実証したということであるが，彼の仕事は草稿のまま埋もれて，世人の認めるところとはならなかった．

*　　　*　　　*

やはりパドヴァ大学の解剖学教授だった ファブリチウス Hieronymus Fabricius(1537〜1619)は 静脈弁の発見者とされているが，当時最高のこの学者を慕って 全世界から駿秀が競い集まった．はるばる イギリスからやってきたハーヴェイ William Harvey(1578〜1657)もその一人だったのである．当時のパドヴァ大学には かの ガリレイ Galileo Galilei(1564〜1642)も 教授をつとめていたから，ハーヴェイは おそらく この偉人の講義もきき，若い胸を躍らせただろうといわれている．

=== 血液はめぐる ===

故郷に帰ったハーヴェイは，ロンドンで臨床家として大成するとともに，発生学や比較解剖学の大きな仕事をしたのだが，その大半は清教徒革命(1642〜1649)の戦火で失われてしまった．ただ 彼の 血液循環説だけが，燦然として今日に伝えられている．

当時は動脈には気体が通るとされていたことは「きゅうけいしつ」(*p. 122*)で述べた．一例をあげれば，医者は手首の脈拍を知ってはいたが，それは橈骨動脈の脈ではなく，動脈に伴行する静脈の拍動であると考えられていたのだ．そんな時代だったから，ハーヴェイの歴史的な著書 "Exercitatio anatomica de motu cordis et sanguinis in animalibus"（動物の心臓と血液の運動に関する解剖学的研究）が 1628 年に出版されるや，世人は彼を狂人扱いし，そのために彼の診療を求める患者は激減したと伝えられている．

腹　腔

§ 43　腹部内臓の位置

　ここで腹部に戻り，腹部内臓の互いの位置関係と，それらの 体表への投影位置 を調べる．この観察は 臨床的に重要だから，十分に時間をとって行なう必要がある．そして，内臓を眼で見るだけでなく，十分に触わることが大切である．将来，臨床で皮膚の上から内臓の病変などを 触診(しょくしん) palpate する時のことを考えながら．

浅在内臓の 自然位での観察

　1) **肝臓** hepar, *liver*, Leber の下縁と右肋骨弓との位置関係を復習しよう．正常な生体では，吸気の時に 肝臓の下縁が わずかに右の肋骨弓の下方に はみ出し，これを皮膚の上から触れることができる．肝臓の上縁は 横隔膜の円蓋に一致するが，肝臓と 右肺の下縁 との位置関係を復習しよう．（打診での 肺肝境界 p. 117）

　横隔膜の下に手を入れてみると，肝臓の上面の一部が 横隔膜に固く付いているのがわかる．したがって，呼吸時の横隔膜の上下運動に伴って，肝臓も生体では上下に動いている．**肝鎌状間膜**(かま) lig. falciforme hepatis, *falciform ligament of liver* が 肝臓を 左右の2葉 に分けていることを復習する．

　肝臓の下縁には **胆嚢**(たんのう) vesica fellea, *gallbladder*, Gallenblase が顔を出している．胆嚢が緑色に見えるのは，胆汁色素の ビリルビン *bilirubin*（暗赤色）が，ホルマリンで酸化されて ビリヴェルディン *biliverdin*（緑色）になったためである．この緑色は胆嚢が接触する周囲の組織にまで浸潤していることが多い．

　　　乳児の 緑色便(べん) *green stool* も，ビリルビンが酸化されて ビリヴェルディンに変わったためである．

　2) 肝臓の左葉を持ち上げて **胃** ventriculus, *stomach*, Magen を観察する．まず その位置を体表に投影してみる．左の肋骨弓とはどんな関係にあるか？　胃の前壁と後壁が左下方で互いに移行するへりが **大弯**(だいわん) curvatura major, *greater curvature* で，右上方で 互いに移行するへりが **小弯** curvatura minor, *lesser curvature* である．大弯には **大網**(だいもう) omentum majus, *greater omentum* の上縁が付着している．横隔膜の下に指を入れて，胃の入口である **噴門** cardia を探ってみよう．また，十二指腸 duodenum への移行部である **幽門** pylorus も探ってみる．

　　　胃の形は 生体と遺体とで かなり違う．また 生体では 次の諸要因によって絶えずその形と位置が変化している．①満腹の時と空腹の時(胃の充満度)，②胃壁の筋肉の緊張度，③胃壁の蠕(ぜん)動運

動の有無，④体位（立位・坐位・臥位），⑤呼気時と吸気時，⑥腹圧，⑦周囲の腸管の充満度 など．

3) **大網** omentum majus, *greater omentum* を上方にめくり返しながら，これが上皮性の薄い2枚の膜（腹膜）とその間を満たす脂肪や血管などで構成されていることを見届ける．大網の後面は上方では **横行結腸** colon transversum, *transverse colon* の表面に移行している．

横行結腸の走向と，ヘソとの位置関係を見よう．横行結腸の走向には個体差が多く，ヘソよりも上で ほぼ水平に走る個体もあれば，中央部が V字形 ないし U字形に下垂して 下腹部にまで達している個体もある．

4) 横行結腸の下の方には，**小腸** intestinum tenue, *small intestine* がとぐろを巻いている．ここで見えるのは **空腸** jejunum と **回腸** ileum だが，両者の区別は ここではできない．右の下腹部で **盲腸** cecum の大体の位置を見当付けよう．

深在内臓の 自然位での観察

1) 小腸を適当にかき分けて **盲腸** cecum を探す．盲腸は 結腸 colon の起始部に存在する行き止まりの突出物で，その下端は鼡径靱帯の中央よりも やや内側の方に向いていることが多い．盲腸には左の方から回腸 ileum が連絡している．ここは一般に **回盲部** *ileocecal junction* と呼ばれ，炎症・腫瘍・閉塞 などが起きやすく，いわば 人間の腸管の泣き所 ともいうべき場所である．この移行部で 小腸と大腸との外観上の違いが よくわかる．

2) 盲腸の下端には **虫垂** appendix vermiformis, *vermiform appendix* がぶら下がっている．虫垂の位置は変異に富み，盲腸の裏側に隠れていることもある．また炎症（虫垂炎 *appendicitis*）を起こしやすい場所なので，病的な癒着が見られることも珍しくない（*p. 159* 参照）．

虫垂の体表への投影位置は 臨床上 重要である．これを体表から見当付けるには 色々の方式があるが，**マックバーニー圧痛点** *McBurney point*（ヘソと上前腸骨棘とを結ぶ線上で，上前腸骨棘寄りの⅓の点）がいちばん有名である．

3) 盲腸 cecum から上の方に，結腸 colon をたどる．**上行結腸** colon ascendens, *ascending colon* は右の上腹部で左に屈曲（**右結腸曲** flexura coli dextra, *hepatic flexure*）して **横行結腸** colon transversum, *transverse colon* となり，これは左の上腹部で下に屈曲（**左結腸曲** flexura coli sinistra, *splenic flexure*）して **下行結腸** colon descendens, *descending colon* となり，**S状結腸** colon sigmoideum, *sigmoid colon* に続く．

臨床では診断の目的で結腸のX線検査（バリウム注腸 *barium enema*）を行なう．これは あらかじめ下剤で腸内を空にしてから 造影剤（バリウム）と空気を肛門から注入する方法で，X線像では結腸には健康人でも機能的な狭窄部位が何ヵ所かに見られることがある（図106の矢印）．臨床では，これらの各狭窄部に名前が付けられている．例えば，横行結腸部の狭窄は Cannon 点 というように．

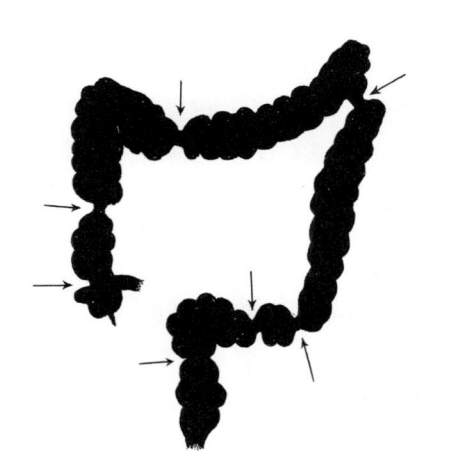

106. 大腸のX線像
矢印は 機能的狭窄部位
（小林敬雄：X線解剖学による）

4) 下腹部で **膀胱** vesica urinaria, *urinary bladder*, Harnblase を探す．膀胱は腹膜腔内に

あまり突出していないので，案外わかりにくい．殊に 尿がたまっていない時は 平たくしぼんでいる．

 5）女性の遺体では，膀胱の後ろに **子宮** uterus があり，その両側に **卵巣** ovarium, *ovary* があるが，これらは p.261 以下の項で観察するから，ここではあまりいじらないでおく．また，これらの更に後ろには **直腸** rectum があるはずだが，深いので ここではよく見えない．

 6）横隔膜の下面の左すみに 手を深く入れて，**脾臓** lien, *spleen,* Milz を触れてみよう．

§ 44 腹膜と腹膜腔

腸間膜

 1）空腸 jejunum と 回腸 ileum とを 手でつかみ出すと，それらが **腸間膜** mesenterium, *mesentery* によって後腹壁に固定されていることがわかる．図 107 でわかるように，腹壁を裏打ちする **壁側腹膜** peritoneum parietale, *parietal peritoneum* は 腸間膜を経て **臓側腹膜** peritoneum viscerale, *visceral peritoneum* となって内臓の表面を包んでいる．したがって腸間膜は必ず 2 枚の腹膜が背中合わせになっていて，その間の疎性結合組織の中に，内臓に分布する脈管と神経 が走っている．

 2）空腸と回腸とを まとめて両手でつかみ，それらの腸間膜が後腹壁へ付着する所（言いかえれば 壁側腹膜に移行する所）を観察する．この付着は **腸間膜根** radix mesenterii, *root of mesentery* と呼ばれ，左の上腹部（十二指腸空腸曲すなわち第 2 腰椎の高さ）から 斜めに正中線を横切って右の下腹部（回盲部すなわち右仙腸関節の高さ）に達している．腸間膜根の長さは 15 cm ほどで，この根の所で腹膜は いくらか厚くなっている．腸間膜が回腸と空腸に付着する縁の長さは実に数メートルにもなるから，腸間膜には途中でスカートのフレア *flare* のように 多くのヒダが できているわけである．

結腸間膜

 1）横行結腸も腸間膜を持っている．これを 特に **横行結腸間膜** mesocolon transversum,

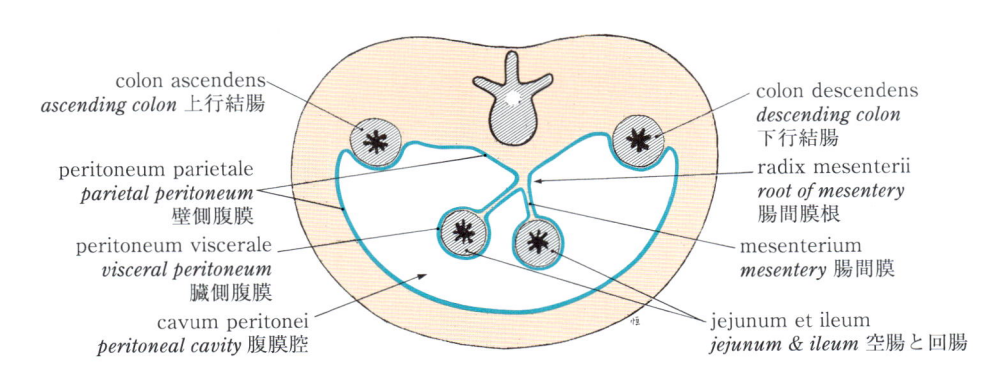

107．腹膜と腸管の関係 を示す横断模型図

transverse mesocolon という．この間膜の上面は 大網 omentum majus に さえぎられて ここでは見えない．横行結腸間膜の根は 後腹壁で ほぼ横に走っており，その長さは個体差に富む．次に S状結腸でも その間膜である **S状結腸間膜** mesocolon sigmoideum, *sigmoid mesocolon* を観察する．

2）上行結腸と下行結腸には間膜がないのが通例である．すなわち，これらは後腹壁に接して存在するので，壁側腹膜が腸間膜を経ずに すぐ臓側腹膜に移行している．

3）盲腸には 間膜は ほとんどないが，虫垂には **虫垂間膜** mesoappendix（図 111）という小さい間膜が存在する．

> 上行結腸と下行結腸は，胎生期には腸間膜を持っていたのだが，発生の途中で後腹壁に癒着するために 腸間膜がほとんど全部 消えてしまう．
> 腸間膜や結腸間膜の有無や その長さは，腸管の移動性を左右するので臨床的には重要である．例えば S状結腸や回腸では 腸間膜が長いので，腸間膜を軸として 捻転することがある．これが **腸軸捻症** axis rotation である．急に激しい腹痛が起こり，腹部膨満・悪心・嘔吐などの腸閉塞（イレウス）の症状が出る．腸捻転が 180°以内の場合には 内視鏡を用いて非観血的に整復できることがある（内視鏡的腸捻転整復術 endoscopic reduction of intestinal volvulus）．
> また 盲腸の間膜が長く伸びると，その移動性が 正常の範囲（上方 6 cm，内側方 2 cm まで）を越えて，**移動性盲腸** cecum mobile, *mobile cecum* という病的な状態になる．慢性便秘の原因となったり，腹痛の際に急性虫垂炎との鑑別が必要になる．

胃間膜

胃にも腸間膜に相当する **胃間膜** mesogastrium がある．しかし胃間膜は発生の途中で腸間膜と かなり違った変化を経るので，胃間膜の形は複雑になっている．まず 胃間膜の概念を理解しておこう．胃間膜には 次の 2 部分がある．すなわち，前腹壁内面の壁側腹膜から 胃の小弯に達する **前胃間膜** mesogastrium ventrale, *ventral mesogastrium* と，後腹壁の壁側腹膜から 胃の大弯に達する **後胃間膜** mesogastrium dorsale, *dorsal mesogastrium* である（図 108）．

1）**前胃間膜** mesogastrium ventrale の中には 肝臓 が介在するので，前胃間膜は肝臓より前の **肝鎌状間膜** lig. falciforme hepatis, *falciform ligament of liver* と，肝臓よりも後ろの **小網** omentum minus, *lesser omentum* とに分かれている．

肝鎌状間膜は 既に観察済みだが（p. 106, 143），壁側腹膜が ここで折れ返って臓側腹膜になり，肝臓の表面を包んでいることを復習しよう．

> 小網の左端部は 肝臓から外れるので，ここでは 小網が 胃と横隔膜を結ぶ形となる（小網の横隔胃部 pars phrenicogastrica）．

また手を肝臓の上面に沿って入れると，肝臓の上面の奥の方で指がつかえ，臓側腹膜は折れ返って 横隔膜の下面を覆うようになる．この折れ返りの部分が **肝冠状間膜** lig. coronarium hepatis, *coronary ligament of liver* である．肝臓の左右の辺縁の奥では，臓側腹膜は三角形の間膜（左と右の **三角間膜** lig. triangulare, *triangular ligaments*）で，再び壁側腹膜に移行する．

さて，肝臓の前縁を持ち上げると，肝臓の表面の臓側腹膜は下の方では小網 omentum minus を経て 胃の小弯 curvatura minor に達し，胃の臓側腹膜に移行している（図 108）．

2）次に **後胃間膜** mesogastrium dorsale は 胃の大弯 curvatura major から始まり，**大網** omentum majus, *greater omentum* となって エプロンのように垂れ下がる（図 109）．成人で

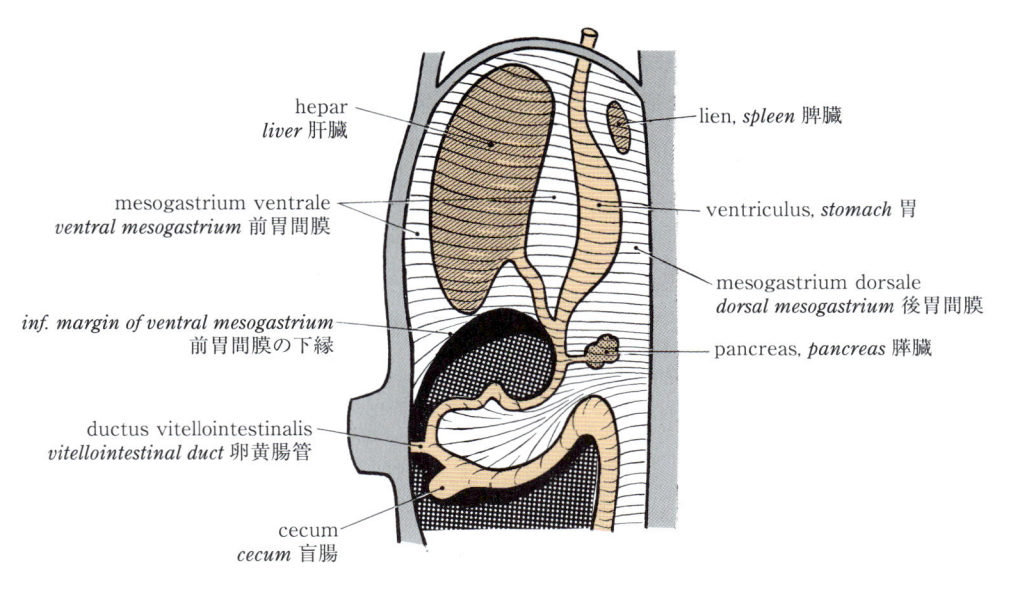

108. 胃と腸の回転が まだ起こらない時期（胎生6週ごろ）の胃間膜の様子を 左側から見る〔Kollmann をやや改変〕

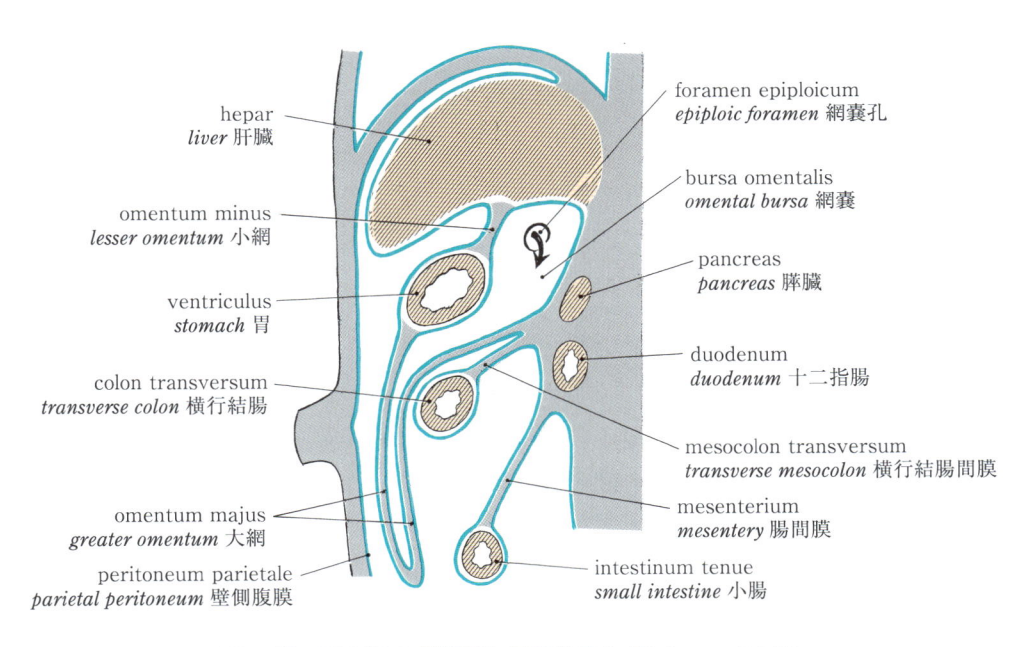

109. 腹の正中断で 胃間膜と網嚢を示す〔Kollmann による〕
　成人では 横行結腸間膜と大網後葉の間，および大網の前後両葉間が多少とも癒着している．図のような模式的な状態は 胎生5ヵ月の頃に見られる．

は 大網の後面は 上の方で横行結腸の前面に癒着し，横行結腸間膜の一部になって 後腹壁に向かう．

　胃の上端部では，後胃間膜は大網にはならずに，**胃脾間膜** lig. gastrolienale, *gastrosplenic ligament* となって脾臓の方に向かい，脾臓をくるんだのち 脾臓の後面の上端近くで **横隔脾ヒダ** lig. phrenicolienale, *phrenicosplenic ligament*（脾腎ヒダ lig. lienorenale）となって，横隔膜の真下の後腹壁の壁側腹膜に移行する．手を深く入れれば，胃脾間膜を触れることができる．横隔脾ヒダ は，ここでは触れられない（*p. 170* で切断，*p. 173* で切断面を観察．）

網　　嚢

　1）壁側腹膜が前腹壁から折れ返って間膜を作るのは，胃の所だけである．これを前胃間膜と呼ぶことは既に述べた．胎生の一時期には 小腸にも結腸にも 前間膜すなわち腹側の間膜（mesenterium ventrale, mesocolon ventrale）が存在するが，これらは発生の途中で消失してしまう．（何故か？）

　さて 発生の初期には 胃の周辺の腹膜腔 cavum peritonei, *peritoneal cavity* は 前胃間膜と後胃間膜によって 左右に真っ二つに分けられていたのだが，発生が進むにつれて 胃が回旋するために 右側の腹膜腔の方は 小網と胃の裏側に押し込まれて，狭い袋になってしまう．これが **網嚢** bursa omentalis, *omental bursa or lesser peritoneal sac* である．

　2）小腸と結腸には前間膜は存在しないから，前胃間膜 mesogastrium ventrale にはどこかに 下縁 がなければならない．この下縁が 肝鎌状間膜 lig. falciforme hepatis の自由縁と，小網 omentum minus の右縁である．

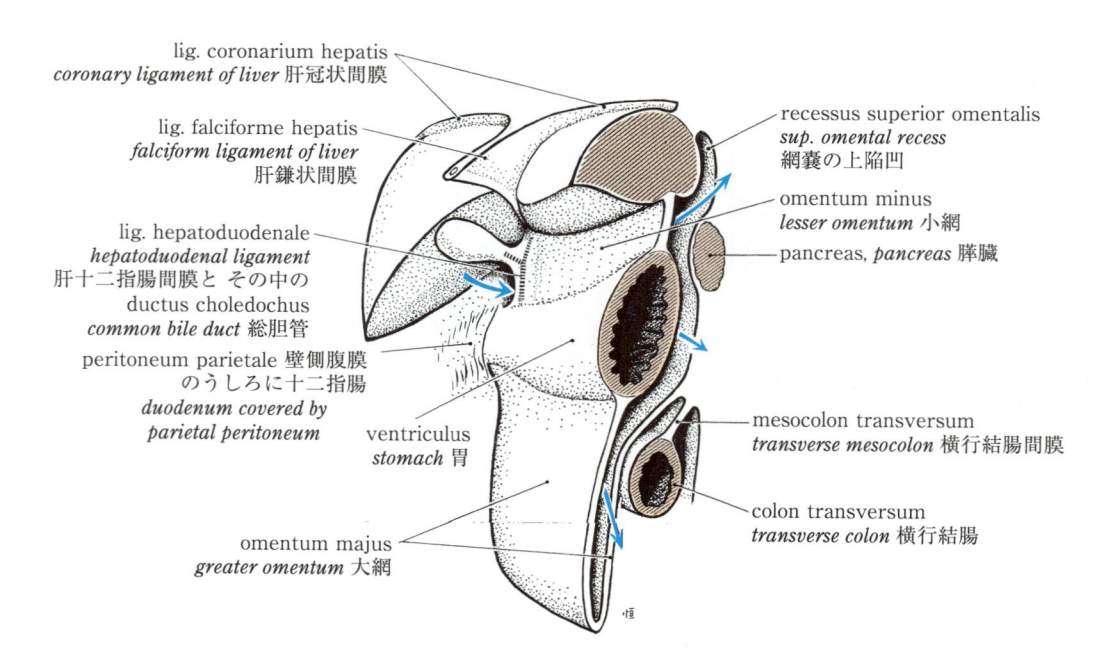

110.　網嚢 bursa omentalis の立体模型図
網嚢孔 foramen epiploicum に入れた矢印が 網嚢から頭を出した三つの矢印に通じている．しかし実際は 大網の両葉と横行結腸間膜の間は癒着している．

肝門のすぐ下で小網の右縁の所を見ると，小網の後ろがわに 右から左に（横に）指が楽に入る穴がある．これが **網嚢孔** foramen epiploicum, *epiploic foramen*（**ウィンスロー孔** *Winslow foramen*）と呼ばれるもので，ここから指を入れるとそこが **網嚢** bursa omentalis である（図 **110**）．

> 網嚢孔に小腸などが陥入する 網嚢ヘルニア *epiplocele* が 稀に見られることがある．

3) 小網は その右縁が特に厚くなっている．この肥厚部が **肝十二指腸間膜** lig. hepatoduodenale, *hepatoduodenal ligament* である．肝十二指腸間膜の表面の腹膜を薄くはいで，その中に **固有肝動脈** a. hepatica propria, *(proper) hepatic artery*, **門脈** v. portae, *portal vein*, **総胆管** ductus choledochus, *common bile duct*, 神経（主に迷走神経の枝）を剖出する．これらは いずれも肝臓に出入りするもので，動脈が 最も前にあり，右後ろに 総胆管が，左後ろに 門脈が 伴行しているはずである．

4) 肝十二指腸間膜の部分以外の 小網に 窓をあけ（血管を傷つけないように要注意），網嚢 bursa omentalis の広がりを観察する．網嚢孔 foramen epiploicum のそばの部分（網嚢前庭 vestibulum bursae omentalis）からは，肝臓（の尾状葉）の裏側の方に 裏穴（上陥凹 recessus superior omentalis）が 上行している．

網嚢の左の隅は脾臓で行き止まりになる．網嚢の下端は胃の裏側を通って横行結腸の上面に達し，その一部は 大網の中（前葉と後葉の間）に入り込んでいる（図 **110**）．

腹膜腔

1) 腹膜（壁側腹膜・腸間膜・臓側腹膜）は **腹腔** cavum abdominis, *abdominal cavity* の中で一つの閉じた空間を作っている．これが **腹膜腔** cavum peritonei, *peritoneal cavity* である（図 **107**）．腹膜腔の中には少量の液体があるだけで，理論的にはすべての腹部内臓は 腹膜腔外 *extraperitoneal* にある．（胸腔と胸膜腔 の概念の違い については，*p. 115* を参照すること．）

> 腹膜腔は 男性では完全に閉じているが，女性では 卵管の腹腔口（*p. 266*）の所で 外界に通ずる穴があいている．

2) 腹膜腔は 男性では 膀胱と直腸の間で深く下方に陥入している．この凹みを **直腸膀胱窩** excavatio rectovesicalis, *rectovesical pouch* という．女性では，この凹みは 子宮 uterus の存在のために 前と後ろに二分され，**膀胱子宮窩** excavatio vesicouterina, *vesicouterine pouch* と **直腸子宮窩** excavatio rectouterina, *rectouterine pouch* になっている（*p. 261*）．

> 直腸子宮窩は **ダグラス窩** *Douglas pouch* とも呼ばれ，立位でも背臥位でも腹膜腔の中で最も低い位置にあるので，腹膜腔内にたまる膿 *pus* はここに集まる．男性には ダグラス窩はないわけだが，便宜的に直腸膀胱窩のことを ダグラス窩と呼ぶこともある．
>
> ダグラス窩にたまった膿は 膣から膣円蓋 fornix vaginae（*p. 267*）に注射針を刺し入れれば，簡単に吸引排膿することができる（**ダグラス窩穿刺** *puncture of Douglas pouch*）．
>
> 壁側腹膜には 色々な凹凸や ヒダがある．そのうち臍の周囲のヒダや鼡径窩などは *p. 103, 106* で既に観察した．腸間膜の付け根や 腸管の屈曲部にも 腹膜の凹みや ヒダが多い．これらは腹膜の病的癒着その他の理由のために，必ずしもすべての遺体で明瞭に同定（識別）できるとは限らないが，時間に余裕があればどの程度 観察できるかを試みよう．
>
> 回盲部（図 **111**）では，回腸の末端近くから虫垂の根部にかけて張るヒダ（**回盲ヒダ** plica ileocecalis, **トリーヴス ヒダ** *Treves fold*）があり，これと虫垂間膜 mesoappendix との間に 凹

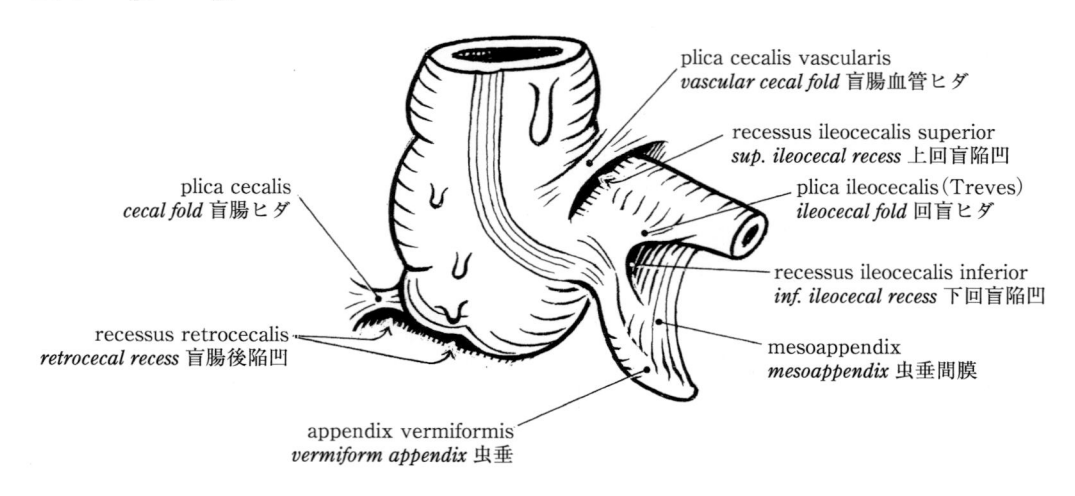

111. 回盲部の腹膜のヒダ〔Grant をやや変更〕

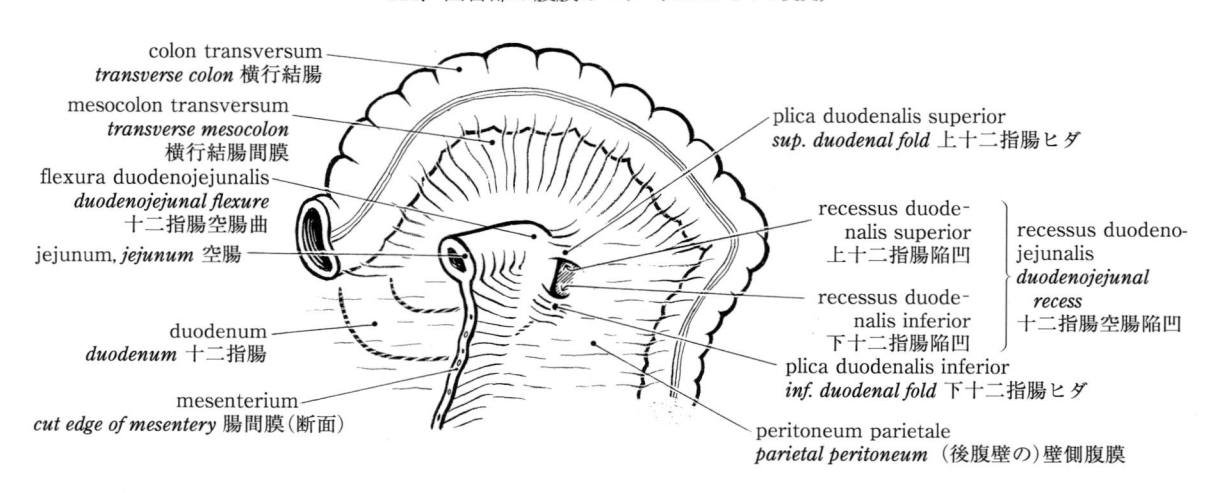

112. 十二指腸空腸曲の付近の腹膜のヒダ〔Cunningham をもとにして〕

み(下回盲陥凹 recessus ileocecalis inferior)がある．回腸が盲腸とつながる所には，盲腸に血管を導くヒダ(盲腸血管ヒダ plica cecalis vascularis)があり，これと回盲ヒダとの間には浅い凹み(上回盲陥凹 recessus ileocecalis superior)が存在することがある．盲腸の右側には短いヒダ(盲腸ヒダ plica cecalis)があって，この下から盲腸の裏側にかけて大きな凹み(盲腸後陥凹 recessus retrocecalis)がある．これらの凹凸は，虫垂切除 appendectomy の時に問題となり，特に回盲ヒダ(Treves fold)はよい指標になる．

　次に空腸を上の方に両手でたぐっていくと，十二指腸との境の屈曲(**十二指腸空腸曲** flexura duodenojejunalis, *duodenojejunal flexure*)に達する．この屈曲の左側に半月状の凹み(**十二指腸空腸陥凹** recessus duodenojejunalis, *duodenojejunal recess*)が存在し，その上縁と下縁は，十二指腸空腸曲と後腹壁を結ぶ上・下十二指腸ヒダで縁取られている(**図112**)．

　十二指腸空腸曲はふつう第2腰椎の高さに存在し，立位では十二指腸球部とほぼ同じ高さにある．

　上十二指腸ヒダの表面の腹膜をむくと，その下層には結合組織線維に筋線維が混ざった小さな束が剖出できる．これは**トライツ靱帯** Treitz ligament(十二指腸提筋 suspensory muscle of duodenum)と呼ばれるもので，十二指腸空腸曲を後壁側(正確には横隔膜の右脚)に固定する役目

をしている．

　十二指腸空腸曲はトライツ靱帯のために固定が強く，動かない部位である．
　外科手術の時に大網の後ろ上の方に手を深く入れて 十二指腸空腸陥凹と上十二指腸ヒダ（トライツ靱帯）を指先で触れ，そのすぐ右の腸管を引っ張って抵抗があれば，そこが空腸の始まりであることを確認できる．この操作は胃切除のあとで，胃の残部に小腸をくっつける手術（胃腸吻合 gastroenterostomy）の時に，小腸の oral-anal（どちらが口寄りで，どちらが肛門寄りか）の方向性を見定めるために必要である．

§ 45　腹部内臓に分布する 血管と神経

腸間膜の 血管と神経

　1）腸間膜 mesenterium, *mesentery* の表面（腹膜で構成されているので ごく薄い）を 適当な小範囲で丁寧にむいて，脂肪の中を走る血管や神経を剖出し，それらが腸管に分布する様子を観察する（**図113**, **114**）．またリンパ節を目印にして，リンパ管も探してみよう．これ以外の腸間膜の部分では 血管に沿って腹膜をむいて，空腸に分布する動脈（空腸動脈 aa. jejunales, *jejunal arteries*）と 回腸に分布する動脈（回腸動脈 aa. ilei, *ileal arteries*）の分枝や吻合の状態を観察したのち，これらを元の方すなわち **上腸間膜動脈** a. mesenterica superior, *sup. mesenteric artery* までたどる．これらに伴行する静脈（空回腸静脈 vv. jejunales et ilei）は，**上腸間膜静脈** v. mesenterica superior に集まる．回盲部付近に分布する動静脈（回結腸動静脈 a. et v. ileocolica）を腸間膜内から剖出し，これも上にたどると 上腸間膜動静脈に合流している．回結腸動静脈から

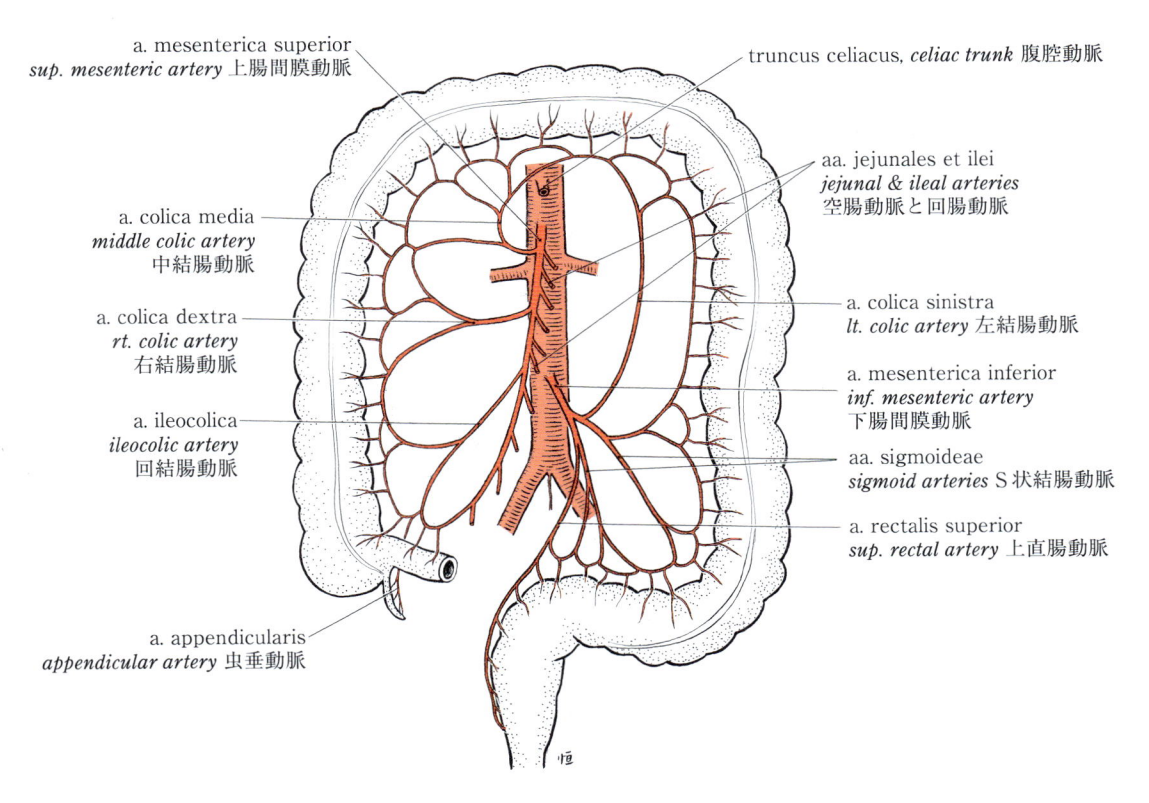

113. 上腸間膜動脈と下腸間膜動脈の結腸への分布〔Crouch をもとにして〕

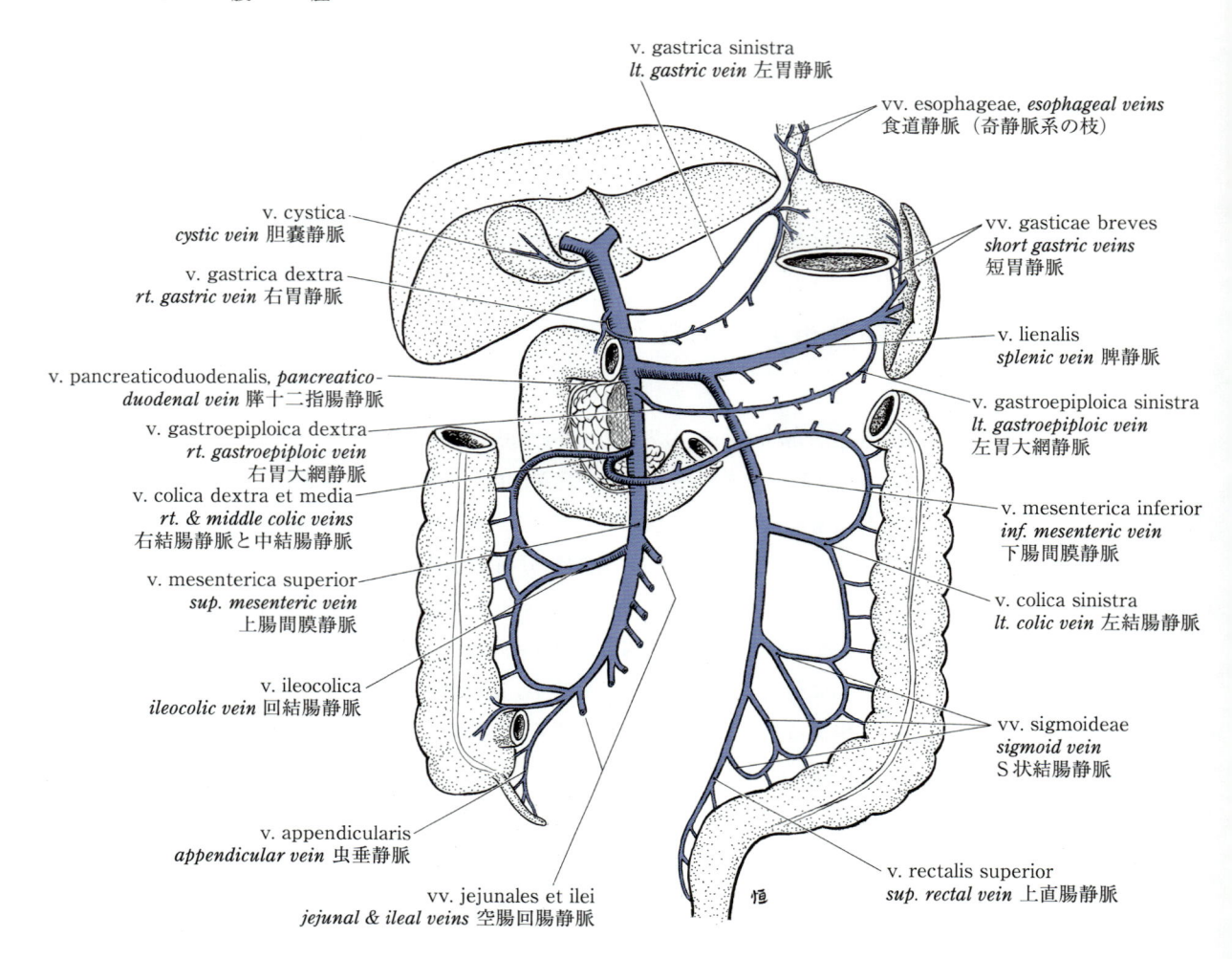

114. 門脈の枝

は, 虫垂に分布する血管(**虫垂動静脈** a. et v. appendicularis, *appendicular artery & vein*)が分かれて, 虫垂間膜の中を走っている. 上行結腸と横行結腸(の一部)に行く血管(右結腸動静脈 a. et v. colica dextra と 中結腸動静脈 a. et v. colica media)も 上腸間膜動静脈の枝である.

からだの脂肪は 皮下脂肪 subcutaneous fat と 内臓脂肪 visceral fat に大別されるが, 内臓脂肪型肥満の場合は 腸間膜内の脂肪の蓄積増加 が問題視される.
虫垂動脈は 1本のことが最も多いが(85%), 2本(9%), または 3本(4%)になっていることもある. 右結腸動脈は独立して上腸間膜動脈から分枝する場合(50%), 中結腸動脈と共通幹を作る場合(41%), 回結腸動脈から分枝する場合(9%)などの変異がある.
中結腸動脈の分布範囲は, 横行結腸のみ(66%), 横行結腸のほかに上行結腸の遠位部にも(13%), 横行結腸のほかに下行結腸の近位部まで広がる場合(18%) などがある.

2) 下行結腸(と横行結腸の一部)に分布する血管(左結腸動静脈 a. et v. colica sinistra), S状結腸への血管（S状結腸動静脈 aa. et vv. sigmoideae) と 直腸の上部へ行く血管 (上直腸動静脈 a. et v. rectalis superior)をそれぞれ元の方にたどると, これらは共通幹を作って上腸間膜動静脈よりもずっと下の方に集まる. これが **下腸間膜動静脈** a. et v. mesenterica inferior, *inf. mesenteric artery & vein* である.

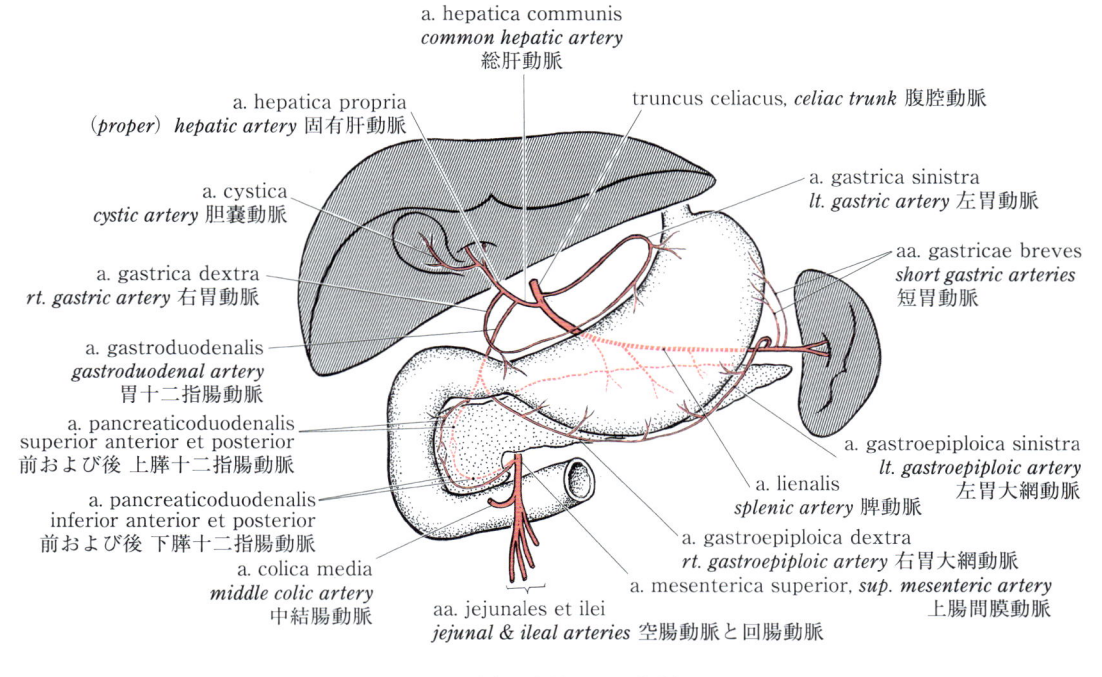

§45 腹部内臓に分布する血管と神経 153

115. 胃の周辺の動脈

（図中ラベル）
- a. hepatica communis / common hepatic artery / 総肝動脈
- a. hepatica propria / (proper) hepatic artery / 固有肝動脈
- truncus celiacus, celiac trunk / 腹腔動脈
- a. cystica / cystic artery / 胆嚢動脈
- a. gastrica sinistra / lt. gastric artery / 左胃動脈
- aa. gastricae breves / short gastric arteries / 短胃動脈
- a. gastrica dextra / rt. gastric artery / 右胃動脈
- a. gastroduodenalis / gastroduodenal artery / 胃十二指腸動脈
- a. pancreaticoduodenalis superior anterior et posterior / 前および後 上膵十二指腸動脈
- a. pancreaticoduodenalis inferior anterior et posterior / 前および後 下膵十二指腸動脈
- a. gastroepiploica sinistra / lt. gastroepiploic artery / 左胃大網動脈
- a. lienalis / splenic artery / 脾動脈
- a. colica media / middle colic artery / 中結腸動脈
- a. gastroepiploica dextra / rt. gastroepiploic artery / 右胃大網動脈
- a. mesenterica superior, sup. mesenteric artery / 上腸間膜動脈
- aa. jejunales et ilei / jejunal & ileal arteries / 空腸動脈と回腸動脈

3） 中結腸動脈 a. colica media, *middle colic artery*（上腸間膜動脈の枝）の分布範囲 と左結腸動脈 a. colica sinistra（下腸間膜動脈の枝）の分布範囲の境界は，横行結腸の中途であることが多いが，かなりの個体差がある．この境界は，外科手術で結腸の一部を切除する時（**結腸半切除術** *hemicolectomy*）に重要視される（図 113）．

4） 下腸間膜動脈を 更に元の方にたどると，伴行静脈から次第に離れて，**腹大動脈** aorta abdominalis, *abdominal aorta* に達する．腹大動脈に近付くにつれて，動脈の周囲にまつわりつく神経叢（下腸間膜動脈神経叢 plexus mesentericus inferior, *inf. mesenteric plexus*）が次第に密になる．

下腸間膜静脈 v. mesenterica inferior は **門脈** v. portae, *portal vein* の枝なので，同名動脈から次第に離れ，その左側を上行し続ける．これを 見える範囲で上の方までたどっておく．

5） 上腸間膜動脈 a. mesenterica superior を元の方にたどる．この動脈を取り巻く神経叢（上腸間膜動脈神経叢 plexus mesentericus superior）も次第に密になってくる．

6） ここで後腹壁の壁側腹膜を一部むきながら，十二指腸空腸曲の所から右の方に **十二指腸** duodenum の前面を剖出し，上の方では **膵臓** pancreas の前面も露出させておく．この時に大網が邪魔になれば，一部切り開いてもよい．上腸間膜動脈からは膵臓の下縁と十二指腸の間に沿って走る細い動脈（下膵十二指腸動脈 a. pancreaticoduodenalis inferior）が分枝して，十二指腸と膵臓に分布する．上腸間膜動脈は膵臓の裏側を通るが，ここでは膵臓の下縁の所まで追究しておけばよい（図 115）．上腸間膜静脈 v. mesenterica superior は ここまでは同名動脈の右側をほぼ伴行している．

下膵十二指腸動脈は その起始部の方からは探しにくい．上腸間膜動脈の第 1 番目の枝として，その本幹から分枝するのが正常（93%）だが，空腸動脈や中結腸動脈などから出ていることも珍し

くない．下膵十二指腸動脈は膵臓の頭の所で 上膵十二指腸動脈（胃十二指腸動脈の枝，*p. 155*）と吻合する（図115）．上膵十二指腸動脈を末梢まで追求し，この吻合から左にたどれば，下膵十二指腸動脈を確実に剖出することができる．

胃の周辺の 血管と神経

1) 胃の大弯 curvatura major, *greater curvature* に沿って 大網 omentum majus をはいで，その中にある動静脈を剖出する（図115）．この動脈は **左胃大網動脈** a. gastroepiploica sinistra, *lt. gastroepiploic artery* と **右胃大網動脈** a. gastroepiploica dextra が 中央で 吻合してできた動脈弓で，同名の静脈が伴行している．

これらの血管に沿って 小さなリンパ節が点々とあり，注意すれば これらを結ぶリンパ管も剖出できる．

胃大網動静脈が胃と大網へ分布する状態を観察しながら，右胃大網動静脈を右の方にたどり，幽門部の近くまで剖出しておく．また 左胃大網動静脈も 大弯に沿ってなるべく左上の方にたどっておく．

2) 胃の小弯 curvatura minor に沿って，小網 omentum minus を はいで，その中にある動静脈を剖出する．この動脈は **左胃動脈** a. gastrica sinistra, *lt. gastric artery* と **右胃動脈** a. gastrica dextra, *rt. gastric artery* が 中央で吻合してできた 動脈弓で，同名の静脈が伴行している．

左胃静脈と右胃静脈とは胃の小弯に沿って冠状に走るので，この両静脈を総称して **胃冠状静脈** v. coronaria ventriculi, *gastric coronary vein* と呼ぶ．左胃静脈は 噴門の近くで 食道静脈 vv. esophageae（奇静脈 v. azygos の枝）の末梢枝 と吻合する（図114）．この吻合は **門脈の側副路** の一つとして重要である（*p. 183*）．

これらの血管に沿って リンパ節が点在する．これらのリンパ節を結ぶリンパ管の走向は 臨床的に重要である（図116）．幽門に近い部位のリンパ管は 右胃動脈に沿い，更に 固有肝動脈に沿って小網の中を肝臓に向かう．それ以外のリンパ管は 左胃動脈に沿って走り，腹腔動脈の本幹の近くに達する（図116）．

胃癌 *gastric cancer* の転移 *metastasis* は主にリンパ行性 *lymphogenous* に起こるので，胃に所属するリンパ節と リンパ管の行方を よく理解しておくことが必要である．図116参照．

左胃動脈 a. gastrica sinistra を元の方にたどって行くと，深い所で **腹腔動脈** truncus celiacus, *celiac trunk* に達する．右胃動脈 a. gastrica dextra を幽門の方にたどると，多くの場合には **固有肝動脈** a. hepatica propria, *(proper) hepatic artery*（肝十二指腸間膜のところで剖出してある）と合流してから，**総肝動脈** a. hepatica communis, *common hepatic artery* となって 左後ろの方に走り，腹腔動脈の本幹に達する．

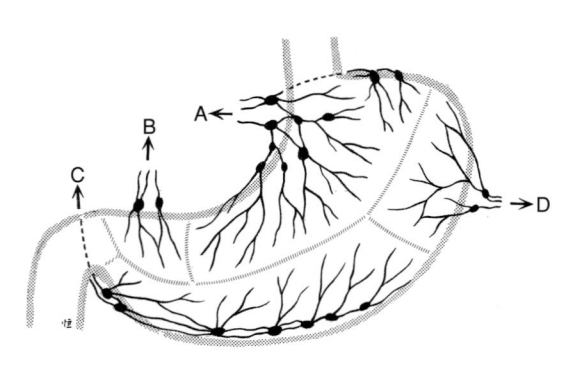

116. 胃の 所属リンパ節
A：左胃動脈に沿い 腹腔リンパ節へ
B：右胃動脈に沿い小網を通って 肝リンパ節へ
C：右胃大網動脈に沿い 腹腔リンパ節へ
D：胃脾間膜を通って 脾門へ

左胃静脈と右胃静脈 v. gastrica sinistra et dextra は 直接に 門脈 v. portae, *portal vein* に入る(図114).

3) 総肝動脈からは **胃十二指腸動脈** a. gastroduodenalis, *gastroduodenal artery* が下の方に分枝し，これは 幽門の後ろをくぐってから **右胃大網動脈** a. gastroepiploica dextra, *rt. gastroepiploic artery* と **上膵十二指腸動脈** aa. pancreaticoduodenales superiores, *sup. pancreaticoduodenal arteries* に分かれる(図115). 大弯の方から 右胃大網動脈を 右上の方にたどって，これが胃十二指腸動脈 a. gastroduodenalis の枝であることを確かめよう．上膵十二指腸動脈は 十二指腸に沿って下行し，膵臓の頭の近くで 下膵十二指腸動脈(上腸間膜動脈の枝)と吻合している．

上膵十二指腸動脈は 前枝(a. pancreaticoduodenalis superior anterior)と 後枝(a. pancreaticoduodenalis superior posterior)に分かれていることが多い．また 下膵十二指腸動脈も 前枝(a. pancreaticoduodenalis inferior anterior)と 後枝(a. pancreaticoduodenalis inferior posterior)に分かれている場合には，上・下膵十二指腸動脈の間の吻合は 膵頭の前面(arcus pancreaticoduodenalis anterior)と 膵頭の後面(arcus pancreaticoduodenalis posterior)の 2ヵ所に見られる(図115).

4) 腹腔動脈 truncus celiacus を更によく剖出すると，その左壁からは かなり太い **脾動脈** a. lienalis, *splenic artery* が分枝して，胃の裏側を横切って脾臓 lien, *spleen* に向かっている．この脾動脈からは膵臓 pancreas に分布する枝も出ている．大弯の所で剖出した左胃大網動脈を 更に奥の方にたどると，胃脾間膜 lig. gastrolienale, *gastrosplenic ligament* の中を通ってこの脾動脈に達する．脾臓のすぐそばで，脾動脈からは別の小さな枝(短胃動脈 aa. gastricae breves, *short gastric arteries*)が胃底部に分布している(図115).

脾動脈に ほぼ伴行する かなり太い静脈が **脾静脈** v. lienalis, *splenic vein* だが，これを右にたどると **門脈** v. portae, *portal vein* に注ぎ込んでいる．

腹腔動脈の分枝の様式は 変異に富む．例えば a. gastrica sinistra accessoria が 固有肝動脈から出るもの(9%)，a. hepatica accessoria が 左胃動脈から(10%) または上腸間膜動脈から出るもの(4%)などがある．
胃に分布する動脈は 臨床的に(特に 胃切除 *gastrectomy* の際に)大切だから，受持ちの遺体が示す 腹腔動脈の分枝様式を 模型図にまとめてみるとよい．興味のある人は，正村静子ほか：腹腔動脈分枝に関する研究．解剖学雑誌，66：452〜461，1991を参照するとよい．

5) 脾動脈・左胃動脈・総肝動脈 の共通幹になっている **腹腔動脈** truncus celiacus, *celiac artery or trunk* を更に根元まで追究し，**腹大動脈** aorta abdominalis, *abdominal aorta* まで到達させよう．腹腔動脈は 腹大動脈の枝の中で最も太いが，長さは 1〜2 cm にすぎない．

腹腔動脈の周りを密に取り囲んでいる神経叢が **腹腔神経叢** plexus celiacus, *celiac plexus* である．腹腔神経叢には右迷走神経の枝と，胸部(*p. 141*)からおりてきた左右の **大・小内臓神経** n. splanchnicus major et minor, *greater & lesser splanchnic nerves* が入ってくる．胸部で剖出した これらの神経を引っ張って，その走向を見当付けながら ここまでたどるとよい．
また，腹腔神経叢の中で神経細胞が集まって，**腹腔神経節** ggl. celiacum, *celiac ganglion* (別名 **太陽神経節** ggl. solare, *solar ganglion*)という 灰白色ないし灰赤色の しこりを構成している．腹腔神経節は 腹腔動脈の起始部の両側に 1個ずつあるが，自律性(交感性)の神経節なので，知覚性神経節のような膨らみは示さない．

6) ここで **門脈** v. portae, *portal vein* の分枝をまとめてみる(図114). **上腸間膜静脈** v.

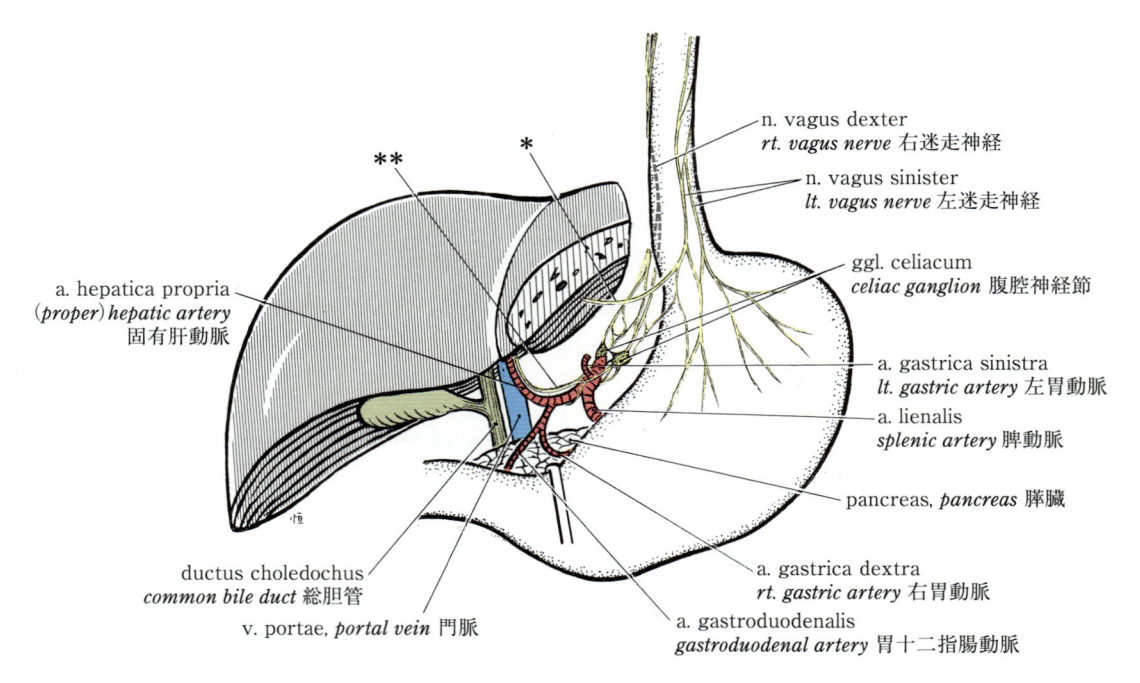

117. 胃と肝臓への迷走神経の分布
右迷走神経の胃後面への分布は省略してある．
＊左迷走神経から肝臓への枝，＊＊腹腔神経叢から肝臓への枝．

mesenterica superior, *sup. mesenteric vein* を上にたどり，これが十二指腸下部の前面を越え，膵臓の裏側を通って門脈に入ることを見る．**下腸間膜静脈** v. mesenterica inferior, *inf. mesenteric vein* を上にたどると，膵臓の裏側を通って多くの場合 **脾静脈** v. lienalis, *splenic vein* に合流する(64%)が，脾静脈に入らずに 上腸間膜静脈 に合流することもある(32%)．脾静脈が 門脈に入る所も観察する．**右胃静脈・左胃静脈** v. gastrica dextra et sinistra が 門脈に入るのを復習する．

7) これらの枝を見たのち，門脈の本幹が肝臓に入る付近までたどる．このとき同時に **固有肝動脈** a. hepatica propria と **総胆管** ductus choledochus, *common bile duct* も剖出しながら進むとよい．固有肝動脈からは **胆嚢動脈** a. cystica, *cystic artery* という細い動脈が右上の方に分枝して 胆嚢に分布している．これと伴行する **胆嚢静脈** v. cystica は 門脈の枝である．

固有肝動脈の周りには 神経叢(肝神経叢 plexus hepaticus, *hepatic plexus*)が まつわり付きながら肝臓に向かっている．この神経叢は 下の方では 腹腔神経叢に続いている．

胆嚢動脈の起始は 個体差に富み，固有肝動脈の右枝から分枝する例(83%) が最も多いが(図115)，その左枝から分枝することもあり (6%)，胃十二指腸動脈から出る例もある．また 胆嚢動脈の長さや走り方にも個体差が多い．胆嚢動脈は 胆嚢を摘出する手術(胆嚢摘除 *cholecystectomy*)の時に 結紮 *ligate* する必要があるので，その変異や走向が問題になる．

8) **迷走神経** n. vagus, *vagus nerve* を胸部から続けて追究する．

左の**迷走神経**は，食道と一緒に 横隔膜を貫いたのち，噴門 cardia の前面で 神経叢を作り，そこから かなり太い枝が 小網の中を通って 肝門 porta hepatis, *portal fissure* の はるか左で肝臓に入る(**図117**)．別の何本かの枝は 腹腔神経叢に参加し，また細い数本の枝が 胃の前面に

放散している．

　右の **迷走神経**は，食道と共に横隔膜を貫き，噴門の後面ないし右側面で神経叢を作り，左のものより早く腹腔神経叢に入り，その枝の一部は 胃の後面に，また相当数の枝は 肝十二指腸間膜 lig. hepatoduodenale を通って肝門から肝臓に入って行く（**図 117**）．

§ 46　空腸 と 回腸 と 結腸

腸管を切り出す

　1）**十二指腸空腸曲** flexura duodenojejunalis, *duodenojejunal flexure* の所で腸管を 2 cm ほどの間隔を置いて 2ヵ所で結紮し，その間で腸管を切断する．2ヵ所で結ぶのは，腸の内容物が こぼれるのを防ぐためである．糸は丈夫なタコ糸がよい．

　S状結腸の下端でも 同じように 2ヵ所で結紮して，その間で腸管を切断する．

　2）腸間膜の中を走っていた血管と神経を 腸壁に近い場所で切断して，腸管を 空腸の上端からS状結腸まで一続きにして 腹腔外に取り出す．上行結腸や下行結腸では 腸間膜が存在しないから，後腹壁の 壁側腹膜や血管 との連絡を切りながら，これを前の方に引きはがす必要がある．

結腸 と 小腸 の区別

　結腸 colon と小腸 intestinum tenue, *small intestine* とは太さだけでは区別できない．両者の鑑別のためには，結腸だけに存在する 次の1）2）3）の 3特徴が目印になる．

　1）結腸の表面には 分節状にくびれがあって，くびれとくびれの間は膨らんでいる．この膨らみが **結腸膨起** haustra coli, *sacculation* である．

　2）結腸の表面には 幅1cm ほどの 白い ヒモ状のものが縦走している．これは 腸壁の縦走筋層が特によく発達した部分で，**結腸ヒモ** teniae coli, *tenia of colon* と呼ばれる．

　　　結腸ヒモには **間膜ヒモ** tenia mesocolica（横行結腸間膜が横行結腸の後壁に付く所にあり，上行結腸と下行結腸では その後ろ内側壁にある），**大網ヒモ** tenia omentalis（大網が横行結腸の上前壁に付く所にあり，上行結腸と下行結腸では その後ろ外側面にある）と **自由ヒモ** tenia libera（横行結腸の下面 と 上行結腸・下行結腸の前面 にある）の3本がある．

　これらの結腸ヒモは すべて盲腸の虫垂根部から始まっていることに注意する．外科手術の時に虫垂を探すには，結腸ヒモを たどればよい．3本の結腸ヒモの下端は 直腸で次第に放散して，表面に凹凸を示さない平坦な縦走筋になってしまう（腹腔に残っている直腸で観察しよう）．

　3）結腸の表面には，殊に結腸ヒモの近くに脂肪のふさが沢山ついている．これが **腹膜垂** appendices epiploicae, *epiploic appendices* と呼ばれるもので，臓側腹膜のヒダである．

　　　大腸 intestinum crassum, *large intestine*, Dickdarm（盲腸・虫垂・結腸・直腸 の総称）と 小腸 intestinum tenue, *small intestine*, Dünndarm とを肉眼的に区別することは，腹部の外科手術の時に非常に大切なことである．上述の結腸の 3特徴のうちで，特に 結腸ヒモ が重要視される．
　　　epiploica という語は ギリシャ語の epiploon の形容詞形である．epiploon は omentum と全く同じで，「脂肪性の膜」という意味である．

空腸 と 回腸

1) **空腸** jejunum の上断端の近くと，回盲部付近の **回腸** ileum とを比べてみれば，その外観にかなりの差がある．空腸は回腸よりもやや太く，やや壁が厚く，色が多少濃い（血管に富むため）．けれども両者は次第に移行しているので，空腸と回腸の境界を見定めることは もちろん不可能である．空腸と回腸の長さの比が ほぼ2対3であることを参考までに付記しておく．

　　回盲部から 1 m 以内（平均 50〜60 cm）上の方の回腸の壁には，1〜2％の頻度で異常突出が見られることがある．これは **メッケル憩室** Meckel diverticulum と呼ばれ，胎生期の卵黄腸管 ductus vitellointestinalis（卵黄管 ductus vitellinus 図 108）が閉鎖消失しないで残ったものである．臨床的には，この憩室の大部分は生涯無症状で経過するが，まれに急性炎症を起こしたり，ヘルニア（Littre hernia）や 絞扼性イレウス strangulation ileus の原因となることがあり，特に メッケル憩室炎は虫垂炎と同じような症状を示すので注意を要する．

2) 空腸と回腸を合した長さを計って見よう．日本人成人での平均値は 4〜7 m（身長の約4倍）である．腸管の長さは 生体では これよりも短いことを念頭におく必要がある．ここで結腸の長さも計測しておく．日本人成人の平均値は 1〜2 m（ほぼ身長に等しい）である．

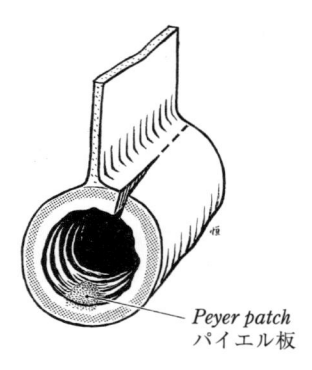

腸管の内面

1) 腸間膜が腸管に付く近くで，腸管を縦にハサミで切り開く．この際，小腸では腸間膜の付着部の近くに沿って切り開くべきで（**図 118**），決して 腸間膜付着の対向面に ハサミを入れてはならない．それは 後述のパイエル板が 約8割では腸間膜の付着線の向かい側（対向面）に存在するからである．回盲部と虫垂は まだ切開しないでそのままにしておく．切開した腸管は，水道の蛇口の下で その内容物を静かに洗い流す．

　　腸管内面の粘膜は，死後変化のために粘膜上皮がくずれて消失していることがある．死後の注入固定までに経過した時間，気温，腸内の内容物（やガス）の多少などが，この死後変化の進行の程度に影響する．後述の粘膜面のヒダや絨毛などは，条件のよいご遺体について観察するとよい．

118. 腸間膜の付着縁に沿って腸壁を切る　― Peyer patch パイエル板

2) 小腸の粘膜の表面には，**輪状ヒダ** plicae circulares, *circular folds* （**ケルクリング ヒダ** *Kerkring folds*）という横に走る ヒダが数多く存在する（ヒダの全数は約 800 といわれる）．切開した断面で，このヒダが小腸では粘膜だけの隆起で 筋層には達していないことを確かめる．名前は 輪状ヒダとなっているが，これらの ヒダが腸管の全周を輪状に完走していることは まれで，多くは その周の 1/2〜2/3 を走るにすぎない．輪状ヒダ は 空腸では数も多く，丈も高いが，回腸では次第に数が少なく丈も低くなり，回盲部では ほとんど消失している．

粘膜面をよく見ると，その表面はビロード状である．これは **腸絨毛** villi intestinales, *intestinal villi* という微細な突起が多数にあるためである．

腸絨毛を ルーペで観察すると，これらの絨毛は空腸では 木の葉のように幅が広いが，回腸では 円錐形ないし指先形 をしている（図 119）．また絨毛と絨毛の間の粘膜面には，**腸腺** gll. intestinales, *intestinal glands*（リーベルキューン腺 *Lieberkühn gland*）の開口が ポツポツと穴をあけているのが見えるだろう．

再び肉眼で小腸の粘膜面を見渡し，**孤立リンパ小節** folliculi lymphatici solitarii, *solitary lymph nodules* が 直径 1～1.5 mm の 小さな点状の高まり として点在することを見る．回腸では 孤立リンパ小節のほかに **集合リンパ小節** folliculi lymphatici aggregati (**パイエル板** *Peyer patches*) が 腸間膜付着の対向面に存在する．パイエル板は 卵円形ないしワラジ形の，低い高まりで，ブツブツした表面を示す (図 120)．パイエル板の所では，輪状ヒダが途切れていることも，それを見付けるよい目印になる．パイエル板は 空腸では見当たらない．

　　パイエル板の数は変異に富み (約 250 個)，老人になると減少する (約 100 個)．個々のパイエル板は 栄養のよい人ほど大きく，栄養不良 (特に癌) の場合は 小さくなる．パイエル板は **腸結核** *intestinal tuberculosis* や **腸チフス** *typhoid fever* の時には著明な潰瘍を形成するので，病理学的に重要である．
　　リンパ小節 folliculi lymphatici, *lymph follicles or nodules* というのは，そのラテン名と英語名が示すように，粘膜組織内に 多数のリンパ球 が寄り集まっただけのもので，決してリンパ節 lymphonodi, *lymph nodes* (器官としての構造を示す) の小型のもの ではないことを理解しておく必要がある．
　　免疫抗体を作る主役であるリンパ球が，パイエル板などのリンパ小節で必要に応じて増殖することは注目に値する．それは 消化管の壁という いわば外界 (腸の内腔は外界の続き) に接する最前線に，生体防衛反応の先兵が存在することになるからである．

3) 結腸には 輪状ヒダも 腸絨毛も存在しないので，その粘膜面は 小腸よりも平滑である．先程 外面で観察した 結腸膨起 haustra coli の間のくびれ に相当して，内面に **結腸半月ヒダ** plicae semilunares coli, *semilunar folds* がある．このヒダは 小腸の輪状ヒダと違って 筋層まで含めての起伏である ことに注意しよう．結腸の内面にも **孤立リンパ小節** folliculi lymphatici solitarii は 多数に見られるが，集合リンパ小節 (パイエル板) は 見当たらない．

4) 回盲部で **虫垂** appendix vermiformis, *vermiform process or appendix* の形や位置をよく観察する．特に結腸ヒモ tenia と虫垂との関係が大切である．上行結腸に入れてある切開を多少下の方に延ばして，盲腸の内面から 回腸との連結部 (**回盲口** ostium ileale, *ileal orifice*) を観察する．回盲口は 盲腸の後内側壁に開口しているが，その口には クチビルのような **バウヒン弁** *Bauhin valve* が存在する．この弁を 盲腸と上行結腸との便宜的な境界 とするのが習わしである．

　　虫垂の粘膜は リンパ小節に富んでいるので，扁桃と同様に 炎症を起こすことが多い．これが **虫垂炎** *appendicitis* である．虫垂炎は 頻度が高いうえに，進行すると すぐ虫垂の壁が破れて，穿孔性腹膜炎 *perforative peritonitis* を起こすので，臨床的には特に重要視される．解剖実習室でもそのつもりで，虫垂の観察は 注意深くするようにしよう．

5) 切開を 更に下の方に延ばし，虫垂の内腔が盲腸に開く口 (**虫垂口** ostium appendicis vermiformis, *orifice of vermiform appendix*) を観察する．ここにも不完全ながら 弁のようなシワがあることが多い．虫垂口の方からハサミを入れて，その壁が 内腔に比べて厚いことを見ながら虫垂を縦に切開し，その内容物を見る．次に内容物を洗い流して虫垂の粘膜を観察すると，その内面にはリンパ小節が密集して，まるで 全体が パイエル板のように思われる外観を呈している．

　　回盲弁は盲腸が充満すると閉じるので，盲腸ないし上行結腸内の内容物が 回腸に逆流するのを防いでいるが，この逆流防止は 回盲弁の内部にある輪走筋が 括約筋として作用するほかに，回盲口が 盲腸壁を斜めに貫いて走っていることが役立っているといわれる．
　　回盲口の所では，乳児などで 回腸が裏返しになりながら 盲腸の方にもぐり込むことがある．これを **腸重積** *intussusception* といい，絞扼性イレウス *strangulation ileus* の症状を示す．

160 腹　腔

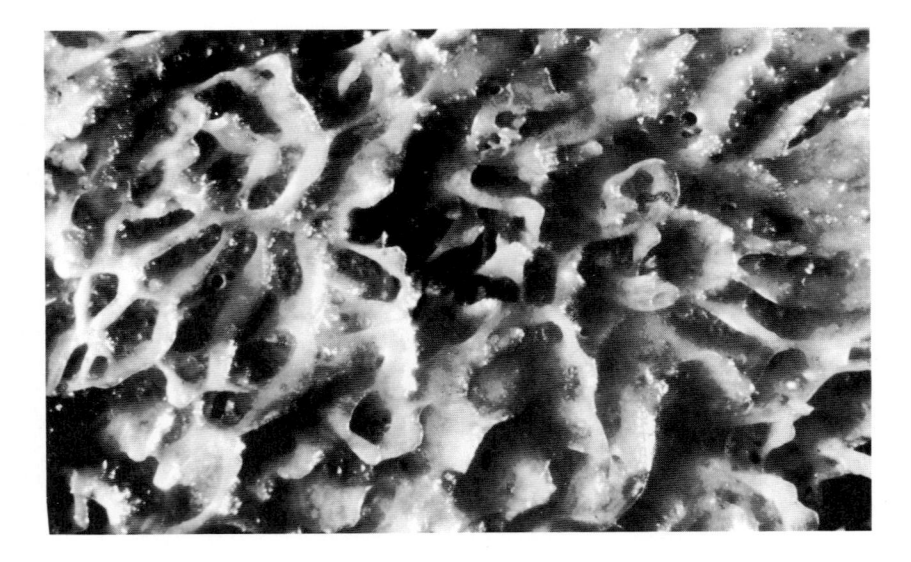

十二指腸　（幅広い絨毛）

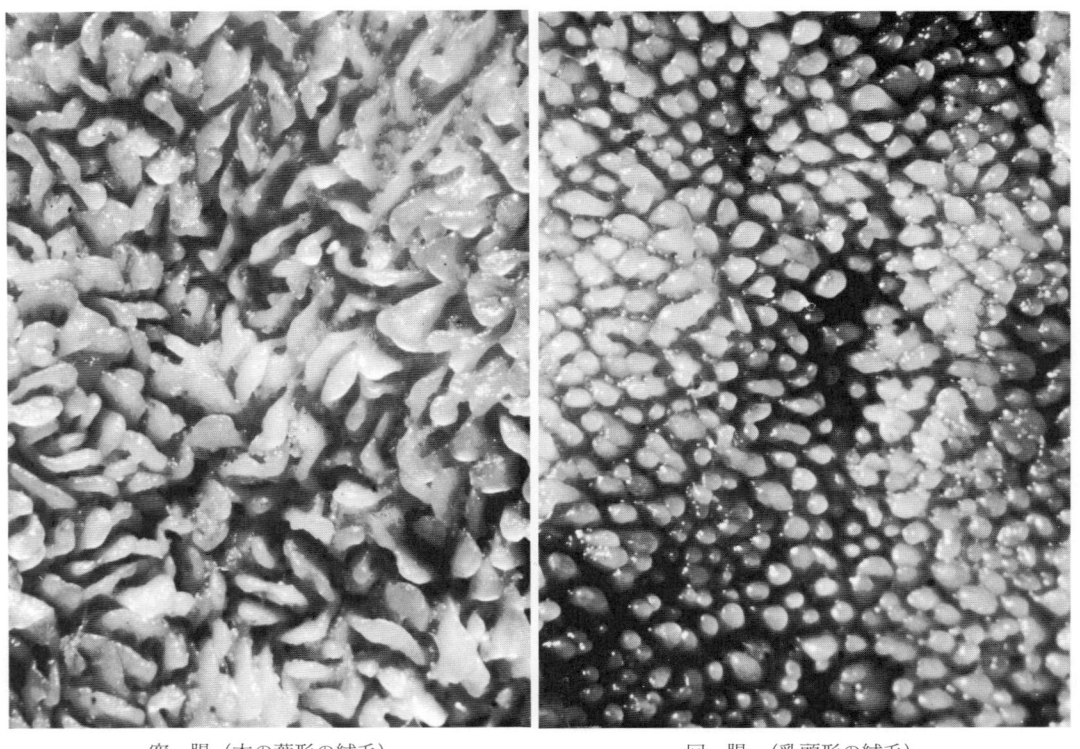

空　腸（木の葉形の絨毛）　　　　　　回　腸　（乳頭形の絨毛）

119. 小 腸 の 内 面 （20倍）

§46 空腸と回腸と結腸 *161*

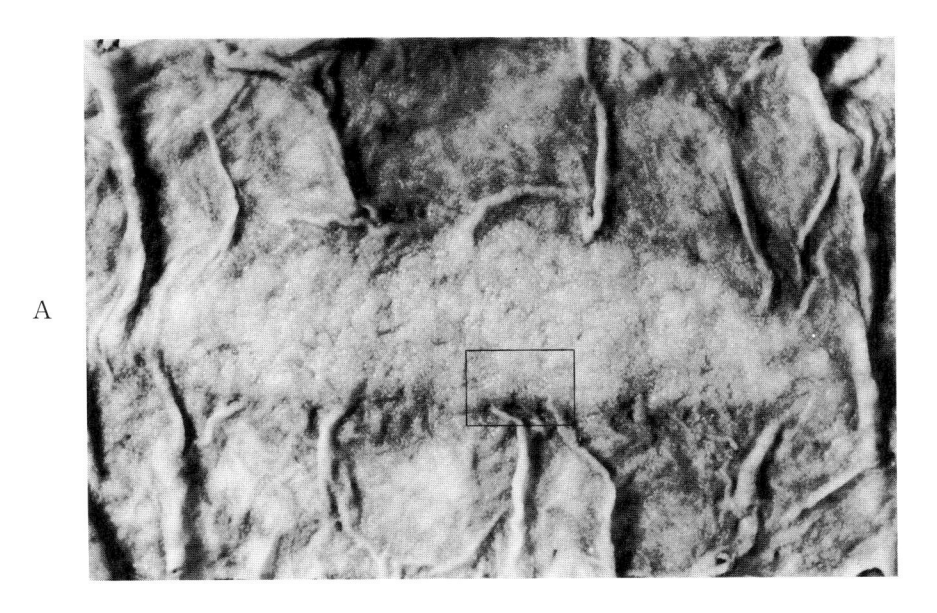

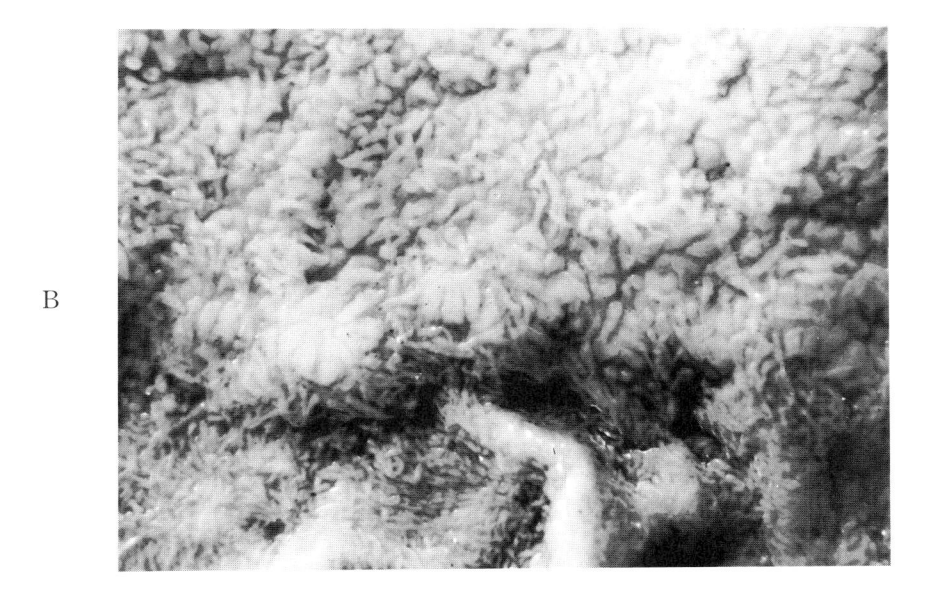

120. パイエル板は このように見える
Aは，かなり大きいパイエル板(2倍)．Bは，その一部を拡大(10倍)．
B図の上 2/3 が パイエル板の組織，下 1/3 は 絨毛を持った 普通の回腸粘膜．

腸管の壁

　時間に余裕があれば，適当な場所で腸管の内面の方から，腸壁の各層を鋭いピンセットで はがし，組織学的構造が肉眼ないしルーペで どこまでわかるかを調べる．いちばん内面には **粘膜** tunica mucosa, *mucous membrane* があり，これをはぐと 細い血管を含む疎性結合組織の **粘膜下組織** tela submucosa, *submucosa* がある．その更に下には平滑筋組織から成る **筋層** tunica muscularis, *muscular coat* が見える．筋層には **輪層** stratum circulare と **縦層** stratum longitudinale の2層があり，前者が内面寄りに走っている（内輪外縦）．筋層の次は，腸管の外面を覆う臓側腹膜 すなわち **漿膜** tunica serosa, *serous membrane* である．

　漿膜 tunica serosa とは 体腔 celoma, *celom* の内面を覆う 中胚葉性の上皮 の総称である．人体には 胸膜 pleura, 心膜 pericardium, 腹膜 peritoneum の3種があり，それぞれ 胸膜腔 cavum pleurae, 心膜腔 cavum pericardii, 腹膜腔 cavum peritonei という3体腔の 内面を裏打ちしている．これらの3体腔は もともと共通につながっていたこと，そして それらがどのように3部分に分かれることになったか については，発生学の教科書で学んでほしい．組織学で 腸壁の 各層 を記載する場合には，臓側腹膜といわずに 漿膜 と呼ぶのが慣習になっている．

　時間に余裕があれば，腸管の外面からもピンセットで腸壁をほじり，以上とは逆の順序で 各層を観察する．漿膜すなわち腹膜上皮の層 と 筋層との間には 疎性結合組織の層（漿膜下組織 tela subserosa, *subserosa*）がある．

　結腸の腹膜垂 appendices epiploicae の所では，この漿膜下組織が豊富で しかも脂肪組織を 含んでいることを見る．また結腸では 筋層の外縦層が凝集して 3条の **結腸ヒモ** tenia coli を作っていることも確かめる．

　回盲部では，回腸の筋層と盲腸の筋層が どのように移行しているかを調べてみる．外縦層は回盲弁と無関係に移行するが，内輪層は 回盲弁の中にまで入り込んでいる．

§ 47 胃

胃を切り出す

　1）胃と脾臓の間にある **胃脾間膜** lig. gastrolienale, *gastrosplenic ligament*（一部は *p. 155* で血管剖出のために破いてある）と，食道のすぐ左側で 胃と横隔膜の間にある **胃横隔間膜** lig. gastrophrenicum, *gastrophrenic ligament* とを観察する．これらの間膜は どれも 後胃間膜 mesogastrium dorsale の一部を構成している．

　2）噴門 cardia のすぐ上で，横隔膜の下面に接して 食道を二重に結紮する．このとき 左右の迷走神経の本幹を一緒に縛り込まないように注意する．二つの結紮の間で 食道を切断する．

　3）幽門 pylorus のやや十二指腸寄りの所を二重に結紮し，二つの結紮の間で十二指腸の初部を切断する．

　4）胃に分布する血管と神経を確認しながら切っていき，胃脾間膜や胃横隔間膜も切断して胃を取り出す．大網 omentum majus は 胃に付けたままでよい．

胃の外景

　1）胃の **噴門** cardia に続く部分は，左上の方に膨れ出して **胃底** fundus ventriculi と呼ばれる．胃底は **胃体** corpus ventriculi に続き，次いで **幽門部** pars pylorica（臨床では **幽門洞**

pyloric antrum という）を経て，**幽門** pylorus という 十二指腸との境界に達する．これらの各部は すべて便宜的な区分で，互いの境界は はっきりしない．既に p.143 と p.154 とで観察した **小弯** curvatura minor, *lesser curvature* と **大弯** curvatura major, *greater curvature* を復習する．小弯には，胃体と幽門部との境に浅いくびれ（角切痕 incisura angularis, *angular notch*) が見られることがあるが，これは生体のX線像では非常に はっきりしている（図 121）．

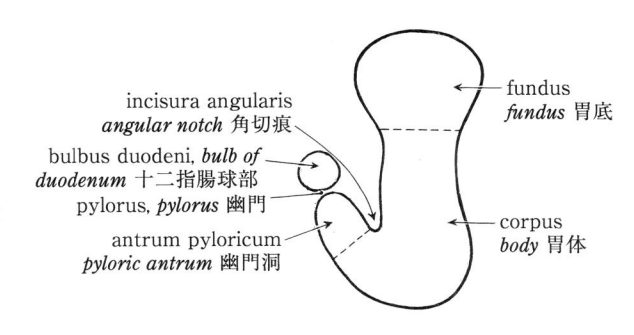

121. 胃と幽門付近の X 線像による区分
これらの名称は臨床家の慣用によるもので，
必ずしも解剖学名とは一致しない．

2) 胃の表面で 臓側腹膜と 前・後胃間膜 mesogastrium ventrale et dorsale との折れ返りを観察する．次いで 臓側腹膜（すなわち漿膜）と 漿膜下組織をはいで，**胃の筋層**の外面を剖出する．ここで露出されるのは **縦層** stratum longitudinale で，幽門部の前後壁と小弯の所では特に厚くなっている．

胃 の 内 景

1) 結紮糸を切り，大弯に沿ってハサミを入れて胃を切り開く．胃の内容物を観察してからこれを除去し，内面をそっと水洗いしてから，胃の重さを量る．なお 胃の容量の 日本人成人での平均値は 2〜2.5 *l* だという．

2) 胃の内面で，**粘膜** tunica mucosa の表面の性状を観察する．噴門の所では 食道の粘膜（重層扁平上皮）と 胃粘膜（単層円柱上皮）との境界が，鋸歯状の線として くっきりと見分けられることが多い．食道粘膜の方が白っぽく見える．

粘膜面には 何条かのシワ（胃粘膜ヒダ plicae gastricae）があり，これらは小弯の所では 主に縦走している．食道から下りてきた食物は，この小弯に沿った 縦走のヒダをたどって 胃腔の下部に達するとされているので，この部分は **胃道** *gastric pathway*, Magenstraße と呼ばれ，胃潰瘍 *gastric ulcer* や 胃癌 *gastric cancer* の好発部位である．

生体でもX線検査によって，胃の内腔の輪郭（**図 121**）や 粘膜のヒダまで調べることができ，また内視鏡 *endoscope* や 胃カメラ *gastrocamera* を使えば，更に細かい内面観が観察できる．これらの所見は 胃潰瘍や胃癌の診断に 大きな役割を果たしている．諸君の解剖中の 胃の内面にも，これらの病変がないか 調べてみよう．

時間に余裕があれば，胃底の任意の場所で小領域の粘膜をほじり，粘膜固有層 lamina propria mucosae にある 胃腺（胃底腺 *fundic glands*）や リンパ小節を求めてみる．これには ルーペが必要である．

これらの下層には 薄い平滑筋組織の層（粘膜筋板 lamina muscularis mucosae），次いで粘膜下組織 tela submucosa を経て 筋層 tunica muscularis が存在するが，これらが どの程度わかるかを調べる．

3) 幽門の所では筋層は その輪層が特に肥厚して括約筋の働きをしており，**幽門括約筋** m. sphincter pylori, *pyloric sphincter* と呼ばれる．切開した時の断面で その厚さを観察しよう．

乳児で 幽門括約筋が痙攣性 spastic に収縮して，幽門の狭窄が起こることがある．この痙攣性収縮を **幽門痙攣** pylorospasm といい，幽門括約筋が異常に発達して肥厚する狭窄を(**先天性肥厚性**)**幽門狭窄症** (*congenital hypertrophic*) *pyloric stenosis* という．(*p. 165* のきゅうけいしつ参照．)乳児の肥厚性幽門狭窄症に対して行なわれる手術法としては，粘膜を損なわずに漿膜下の筋層だけを切開する **幽門筋切開** *pyloromyotomy*(ラムステット手術 *Ramstedt operation*)が有名である．幽門筋切開は，最近では腹壁を大きく切開しないで 腹腔鏡 *laparoscope* を使って手術することが多くなった(Bufo 他 1998, Downey 1998)．

幽門の開閉は，胃や十二指腸の粘膜の刺激によって反射的に行なわれる．これが **幽門反射** *pyloric reflex* である．

胃腺から分泌される **胃液** *gastric juice* は空腹時には 10～50 cc 胃の中にたまっていて，ふつう無色透明でpH 1.6～2.0 の強酸性を示す．その重要成分は塩酸とペプシンである．人体の中でこのような強い酸性を示す場所は，胃と腟 *vagina* だけである．

胃の筋層

胃の筋層は 最外層の **縦層** *stratum longitudinale*, 中間層の **輪層** *stratum circulare*, と 最内層の **斜線維** *fibrae obliquae* で構成される．時間に余裕があれば，これらを胃の外面と内面から剖出する．既に露出してある縦層を 外面からむしると，その下に輪層が現われる．この層が幽門で特に発達して 括約筋のようになっていることを再び確かめる．最内層の斜線維は 内面から剖出した方がよい．この斜線維は 主に胃体部だけにあり，幽門部と幽門にはない．

§ 48 肝　　臓

肝臓の取り出し

1) 肝臓と腹膜との関係を復習してから，まず **肝鎌状間膜** lig. falciforme hepatis, *falciform ligament* を前腹壁から折れ返る所で切る．この際，**肝円索** lig. teres hepatis, *round ligament of liver* がヘソまでつながったまま，肝臓の方に残るようにする．

肝冠状間膜 lig. coronarium hepatis, *coronary ligament* と左右の **三角間膜** lig. triangulare, *triangular ligament* を 横隔膜の下面に移行する所で それぞれ切ると，それより後ろでは 肝臓は結合組織を介して直接に横隔膜に接している(**無漿膜野** area nuda, *bare area*)．この両者を指ではがしていく．

2) **胆嚢管** ductus cysticus, *cystic duct* と **総肝管** ductus hepaticus communis, *hepatic duct* が合流して **総胆管** ductus choledochus, *common bile duct* になることを確かめる．この合流部よりもやや下の方で総胆管を切断し，これに伴行する **固有肝動脈** a. hepatica propria, *(proper) hepatic artery* と **門脈** v. portae, *portal vein* も同じ高さで切断する．

3) 肝臓の後ろ下縁に接して **下大静脈** v. cava inferior, *inf. vena cava* を切断する．この時に下大静脈のすぐ右側に接して存在する右の **副腎**(腎上体) gl. suprarenalis, *adrenal gland* を傷つけないように注意する．(副腎の観察は *p. 177* で行なう．) また 肝臓の上面にも深く手を入れて，肝臓を横隔膜から更に引きはがし，ここでも下大静脈 v. cava inferior を切断する．これで 下大静脈を一部抱き込んだままの肝臓 が取り出せるはずである．

4) 取り出した肝臓の重さを量ってみよう．日本人成人での平均値は 男性 1,100～1,300 g, 女性 900～1,100 g である (体重の約 1/45)．

肝臓は 36〜40歳頃が最も重くて，その平均値は 男性 1,500 g，女性 1,300g にもなるが，以後は 加齢と共に直線的に減少するという（片山ら 1990）．様々な原因で肝臓が異常に大きくなった状態を **肝腫大** hepatomegaly という．

================ きゅうけいしつ ================

　pylorus というギリシャ語は pyle(門)の ouros(番人) つまり 門番という意味である．ガレノス Galenos(西暦 180 年頃) が このような愉快な喩えを考え出したのだそうだ．

　実は 今日の医学知識に照らしても，胃の入り口の噴門 cardia（これは「心臓」という意味のギリシャ語で，心臓に近いことから来ているらしい）よりも，出口の幽門の方が「胃の門番」と呼ばれるに ふさわしいようだ．

　幽門が狭くなって通りが悪くなると，胃に納まった物も吐き出さなければならない．後天的な 幽門 狭窄もあるが，重要な病気としては 先天性幽門狭窄症 *congenital pyloric stenosis* がある．生まれながらに 幽門括約筋が こんもりと発達し，「幽門のオリーブ」の名がある．そのため 生後 2〜3 週から，飲んだミルクを激しく吐いてしまう．「噴水様の嘔吐」と呼ばれる．外科手術で，幽門括約筋を切開して 広げなければ救えないことが普通である．それにしても，ただでさえ狭い幽門に，どうして「オリーブの実」が出来なければならないのか？ この病気の本当の原因は分かっていない．

　　　　＊　　　　＊　　　　＊

================ 胃 の 門 番 ================

　さて もう一つ，幽門が「門番」の名にふさわしい理由を紹介しよう．腸管には 口から入ってきた栄養物や毒物を味わい分けて，それに対応するための指令（ホルモン）を出すセンサー細胞が，上皮の中に配備されている．このセンサー細胞が，胃では幽門の付近（臨床家が幽門前庭と呼ぶ部分）に集中しているのだ．

　つまり 食べた物や飲んだ物は，食道から噴門を通過し，胃体で こねまわされて 幽門前庭に達して初めて，その化学成分の検査を受ける．幽門は，まさに 胃の，というより胃と腸管全体の門番といえるのではなかろうか？

　この幽門前庭のセンサー細胞を喜ばせるのは，スープ（肉汁エキス中のアミノ酸）と お酒（エタノール）である．G細胞 *G cell* というセンサー細胞が これらの物質を感知して，ガストリンというホルモンを分泌する．そして 放出されたガストリンは，血液と共に体内をまわって，胃液（特に胃酸）や膵液を分泌させ，消化吸収活動の連鎖を始動させる．日本料理でまず 杯に口をつけてから少しずつ料理に手を出すとか，西洋料理で食前酒が出たり，食事の最初にスープが出るのは，合理的なこと といえる．

肝臓の 外形

　1）肝臓の各面が どんな器官に接していたかを考える．上面は 主として横隔膜のドームに相当して円い表面になっている．下面は 胃・十二指腸・横行結腸・右腎・右副腎 などの内臓に接するので凹凸に富み，全体としては へこんでいる．また下面に **胆嚢** vesica fellea, *gall-bladder* が へばり付いている．

　2）肝臓の外表面は 大部分の場所では 臓側腹膜（**漿膜** tunica serosa）に覆われて光沢があるが，その上面の後部には 腹膜に覆われない 裸の部分（**無漿膜野** area nuda, *bare area*, 前頁参照）があり，ここでは 肝臓の周囲の疎性結合組織（線維膜 tunica fibrosa）を介して 肝実質が露出している．

　3）肝臓を上から見ると，肝鎌状間膜を境として肝臓は **右葉** lobus hepatis dexter, *rt. lobe* と **左葉** lobus hepatis sinister, *lt. lobe* に分かれている．右葉が左葉よりも はるかに大きい（約 4 対 1）ことに注意しよう（何故か？）．

　　この表面からの両葉の区分は，肝臓の内部での 血管と胆管の左右の分枝の流域 とは必ずしも一致していない．また外科的に肝臓の部分切除を行なう際に必要なので，肝臓は更に細かい **肝区域** *hepatic segments* に区分される．その1例として 肝内の門脈枝の 分枝・走向を基準にした肝

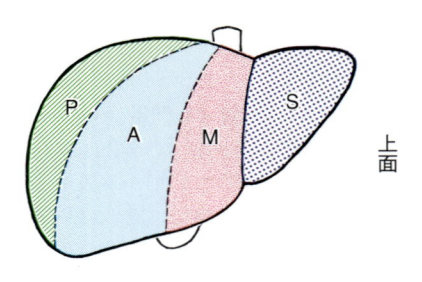

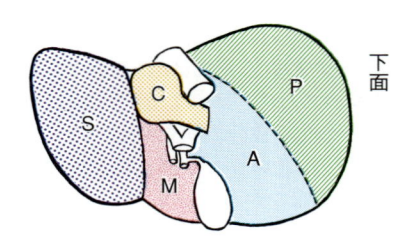

区域を 図 122 に示す．

　肝区域の区分法としては，Starzl(1975) や Couinaud(1954)の方法も用いられる（クイノー肝区域）．いずれも 3 本の肝静脈（右肝静脈の 1 本と，左肝静脈が分岐して 2 本）が 各肝区域の間の主な境界になり，各々の中心部分へ 門脈と固有肝動脈の枝が入る．また 外科の臨床で 肝臓を左右の両半に分ける境界として重要視されるのは 下大静脈の右縁から胆嚢を結ぶ **カントリー線** *Rex-Cantlie line* で，これは 図 122 の上面の **M** と **A** の間の境界線に相当する．すなわち，狭義の右葉とそれ以外の部分 の境になる．

　4）肝の下面では H字状の溝によって，(広義の)右葉に **方形葉** lobus quadratus, *quadrate lobe* と **尾状葉** lobus caudatus, *caudate lobe* が更に区別される．このH字の横の棒に当たる溝が **肝門** porta hepatis, *portal fissure* で，ここに 固有肝動脈・門脈・総肝管 が出入りしている．方形葉と狭義の右葉の間の くぼみには **胆嚢** vesica fellea, *gallbladder* がある．また尾状葉と狭義の右葉との間のくぼみには 下大静脈 v. cava inferior がはまり込んでいる(**図 123**)．

　時間に余裕があれば，任意の場所で 肝臓の表面の漿膜（臓側腹膜）を はいで，肝実質の表面を細かく観察すると，直径 1～2 mm の多角形の **肝小葉** lobuli hepatis, *hepatic lobules* が認められる．しかし 各小葉間の境界は，ルーペを使っても それほど明瞭ではない．これは小葉間を埋める結合組織すなわち グリソン鞘（*p. 168*）が 人類ではあまり発達していないためである．（ブタでは非常に明瞭．）

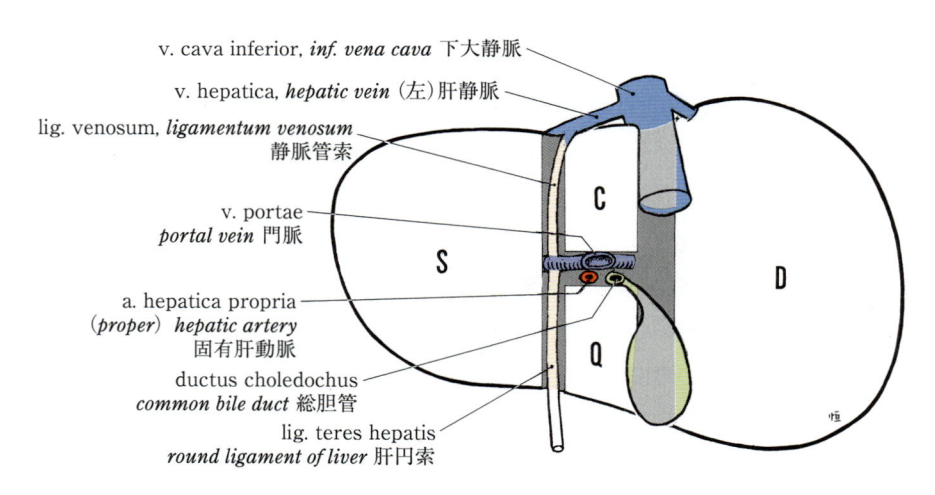

122. 門脈の枝を基準にした 肝区域〔奥平による〕
 S：外側区域＝左葉
 M：内側区域（方形葉を含む）
 C：尾状葉
 A：前区域
 P：後区域

123. 肝臓の下面にあるH形の溝と それを埋めるもの（後ろ下方から見る）
 S：lobus sinister 左葉　　**D**：lobus dexter (狭義の)右葉
 C：lobus caudatus 尾状葉　**Q**：lobus quadratus 方形葉

肝　門

1) **肝門** porta hepatis, *portal fissure* の所で，結合組織を取り除きながら ここに出入りする固有肝動脈・門脈・総肝管 が肝実質に入り込む所まで追究する．この際，神経線維が豊富に走っていることにも注意し，また時間に余裕があれば 動静脈に伴行する リンパ管も剖出してみよう．

　　総肝管 ductus hepaticus communis は すぐに **右肝管** ductus hepaticus dexter と **左肝管** ductus hepaticus sinister に分かれて肝臓内に入る．なお，総肝管と総胆管 ductus choledochus は発音が似ているので混同しないように注意しよう．

2) 肝鎌状間膜 lig. falciforme hepatis を破りながら，その中を走る白い結合組織の **肝円索** lig. teres hepatis（臍静脈の遺残）を肝臓の左葉と方形葉の間の溝の中にたどり，これが肝門で門脈(の左葉への枝)に達することを確かめる(**図124**)．

　　肝円索に沿って走る ごく細い２〜３本の静脈は，既に腹壁の所で述べた **臍旁静脈** vv. paraumbilicales, *paraumbilical veins* だが，これも門脈に注ぎ込むことを確かめてみよう．臍旁静脈の意義については *p. 106* を復習する．

3) 左葉に分布する門脈の枝からは，**静脈管索** lig. venosum という 白い結合組織性の索が出て，尾状葉と左葉の間にある溝の中を走って 左側の **肝静脈** v. hepatica, *hepatic vein* に連絡している(**図124**)．この索は 胎生期の **静脈管** ductus venosus (**アランチウス管** *Arantius duct*)の遺残である．

　　胎生第7週以後の胎児では，胎盤で十分に酸素を取り入れた血液は臍静脈 v. umbilicalis を通って肝臓の方に向かう．この血液の一部は 門脈を経由して肝臓の中に入るが，大部分は **静脈管** を介して 肝静脈 → 下大静脈 → 右心房 へと進む．

4) 肝臓の上面後部では，２〜３本の **肝静脈** vv. hepaticae, *hepatic veins* （の断端）を観察しよう．肝静脈だけは肝門を通らない．念のため．

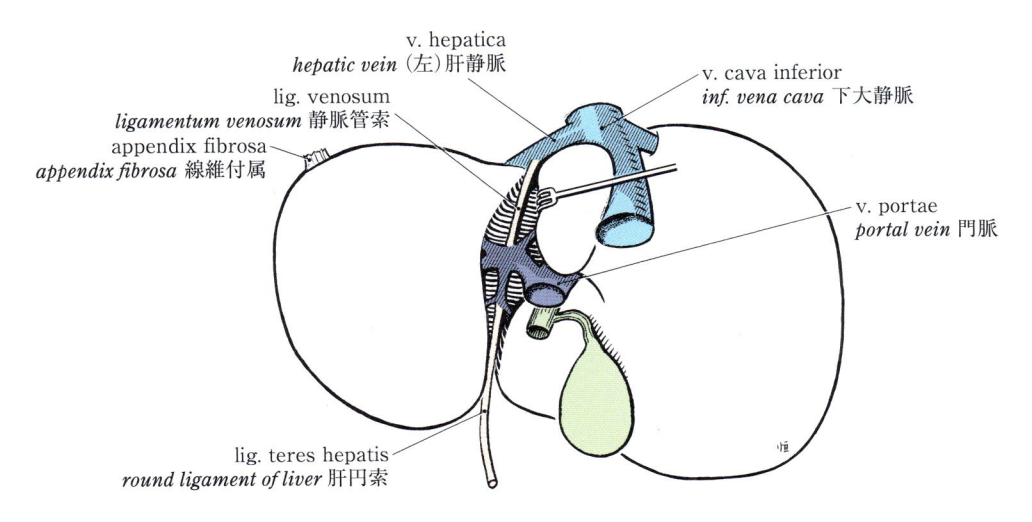

124. 成人の肝臓で 肝円索と静脈管索を剖出したところ

胆　　嚢

1）まず**胆嚢** vesica fellea, *gallbladder* に分布する動静脈を確かめる (p. 156). **胆嚢動脈** a. cystica, *cystic artery* がどこから分枝しているかを復習したのち，その胆嚢壁への分布を調べる．

2）胆嚢の表面の臓側腹膜（漿膜）をはぎ，胆嚢の太い方の端（底 fundus vesicae felleae）と肝臓との癒着の状態を調べる．胆嚢はここから左上後ろの方に延びて，肝門に向かうに従って次第に細くなり，**胆嚢管** ductus cysticus, *cystic duct* に移行する．

3）胆嚢を切り開いてみよう．中には濃縮された胆汁 *gall* が入っているはずである．緑の色は biliverdin であることは既に述べた (p. 143). 時に**胆石** *gallstone* が認められることがある（胆石症 cholelithiasis). 胆嚢の内面の様子は特異で，粘膜に細かいヒダが不規則に多数走って，縮緬に似ている．

　　　胆石はその成分によってビリルビン胆石，コレステロール胆石と希小胆石に三大別され，更に何種類かに分類できるが，詳細は病理学書で学んでほしい．大きさは砂粒大から鶏卵大まで様々で，形や色も変化に富む．実習室では 40 歳以後の女性遺体に多く見られるが，その頻度は数％以下である．従来は日本人の胆石は過半数がビリルビン胆石だったが，最近では食物や生活環境の変化に伴ってコレステロール胆石が多くなっている．
　　　胆石の治療には経口的胆石溶解薬で石を溶かしたり，衝撃波で体外から胆石を破砕する *extracorporeal shock wave lithotripsy* (ESWL) があるが，最近では 腹腔鏡 *laparoscope* を用いる非開腹手術が主流になりつつある．

4）**胆嚢管** ductus cysticus を切開して，その内面の性状を見る．胆嚢管は直径が約 3 mm の細い管で弓状に走り，長さは 3〜4 cm. その始部には粘膜面に 5〜12 個の半月状の**ラセンヒダ** plica spiralis, *spiral folds* があるが，総胆管 ductus choledochus に近い部分では内面は比較的平坦である．ラセンヒダは，胆嚢管を引っ張ると多少はっきりする．

　　　胆嚢管のラセンヒダの作用には不明の点が多い．一般にからだの中にある管は一方通行になっているが，胆嚢管だけは二方通行である．すなわち肝臓から胆嚢に送られてくる胆汁の通る方向と，胆嚢で濃縮された胆汁が逆に総胆管へ送られる方向の二つがあるわけで，これらの両胆汁の交通整理にラセンヒダが役立っているという説もある．

肝臓の内部構造

　　時間に余裕があれば，**肝門**の所から，肝実質の一部をピンセットで崩しながら，肝臓内の胆管系と血管系（特に門脈の枝）の関係をできるだけ細かく剖出してみよう．胆管・門脈・固有肝動脈のそれぞれの枝は互いに伴行しながら，最後には肝小葉 lobuli hepatis の間の結合組織の中を走って行く．胆管とこれら動静脈を共通に包むゴワゴワした感じの結合組織が，**グリソン鞘** *Glisson sheath*（管周線維被膜 capsula fibrosa perivascularis）である．

　　グリソン鞘に共通に包み込まれる胆管・門脈・固有肝動脈のそれぞれの枝は，一まとめにして**門脈三分岐**（門脈三つ組）*portal triad* と総称される．またグリソン鞘を構成する結合組織は，肝門部では肝臓の表面の線維膜に移行する．

　　時間の許す範囲で**肝静脈**の方からも肝実質をほじって，肝静脈の肝内 *intrahepatic* での枝分れの様子を剖出する．門脈の枝と肝静脈の枝とが，2 本の木のからみ合った根のような，あるいは組み合わせた両手の指のような関係（図 125）で肝臓内に分布していることが，興味深く観察できる．

　　肝静脈の主枝は肝区域 (p. 166) の境界を走る．すなわち，左の肝静脈は図 122 の S（左葉）と

M（内側区域）の境となる．右の肝静脈は，深部で **A**（前区域）と **P**（後区域）の境になっている．また，肝門から入る 門脈と固有肝動脈 の枝は，各肝区域の中心に向かう．実習時間に余裕があれば，これらの 肝区域 の境を研究してみるとよい．

任意の場所で肝臓の断面を作り，ルーペで観察する．実体顕微鏡を使うと，小葉間動静脈 aa. et vv. interlobulares や，小葉間胆管 ductuli interlobulares, 更には 中心静脈 v. centralis, *central vein*（肝静脈の枝）まで観察することができる．なお1個の肝小葉の大きさは 直径 0.7〜2.0 mm で，立体的には 多角形（4〜7角形）をした稜柱体である．

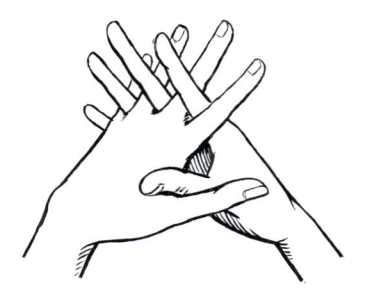

125. 門脈の枝と肝静脈の枝 の関係

§ 49 十二指腸・膵臓・脾臓

十二指腸 と 膵臓 と 脾臓 の取り出し

1）**脾動静脈** a. et v. lienalis, *splenic artery & vein* を脾臓 lien, *spleen* の所まで きれいに剖出する．脾動静脈からは 膵臓 pancreas に分布する細い枝が何本か出ている．

2）**胃十二指腸動脈** a. gastroduodenalis, *gastroduodenal artery* と その枝である上膵十二指腸動脈 a. pancreaticoduodenalis superior, **上腸間膜動脈** a. mesenterica superior, *sup. mesenteric artery* とその枝の下膵十二指腸動脈 a. pancreaticoduodenalis inferior, **上腸間膜静脈** v. mesenterica superior とその枝の 膵十二指腸静脈 vv. pancreaticoduodenales などをもう一度確認し，それらの末梢分布をよく見ておく（図 126）．

3）**総胆管** ductus choledochus, *common bile duct* の位置とその走向を 再確認しておく．

4）**総肝動脈** a. hepatica communis と **脾動脈** a. lienalis, *splenic artery* をそれぞれ伴行する静脈と共に基部で切断する．これらの血管や総胆管を着けたまま 十二指腸・膵臓・脾臓 を

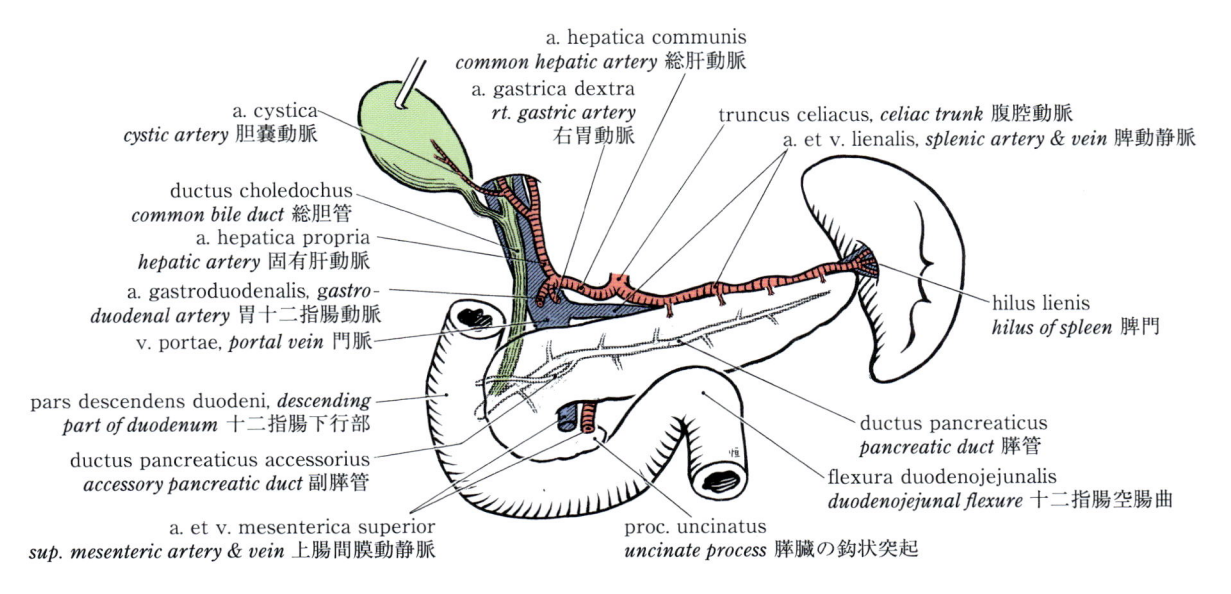

126. 膵 臓 と そ の 周 辺

一まとめにして取り出す．このとき 十二指腸と膵臓とは 結合組織に埋まって後腹壁に接しているが，脾臓には 間膜（横隔脾ヒダなど，p. 148）が存在するので，これらを切断する．

十二指腸

1) 膵臓と脾臓を着けたままの **十二指腸** duodenum で，まず その外形を観察する．十二指腸は 胃の幽門に続いて まず右に向かって横に走り（上部 pars superior），下の方に屈曲して（上十二指腸曲 flexura duodeni superior），右の腎臓の内側縁に沿って 第3～4腰椎の高さまで下行し（下行部 pars descendens, *descending part*），急に左へ屈曲して（下十二指腸曲 flexura duodeni inferior），それから左に進んで（水平部 pars horizontalis および上行部 pars ascendens, *ascending part*），鋭い屈曲（十二指腸空腸曲 flexura duodenojejunalis）を示して 空腸 jejunum に移行する．十二指腸はその前面だけが腹膜（漿膜）に覆われている．（腹膜後器官の一つ，p. 175 参照．）

2) 十二指腸の長さを測ってみよう．普通は 25 cm 前後であるが，果たして 12 横指あるかどうか，自分の指を使って調べてみよう．

3) 両端の結紮糸を切り，外縁に沿って縦に十二指腸を切り開く．内容物を水道の蛇口の下で そっと洗い流し，粘膜の表面を観察する．

十二指腸の上部では 粘膜面は わりに平滑だが，水平部と上行部には 空腸と同様の **輪状ヒダ** plicae circulares, *circular folds* がある．下行部の内側壁（左壁）の粘膜には **十二指腸縦ヒダ** plica longitudinalis duodeni, *longitudinal duodenal fold* という 縦に走る 粘膜ヒダがあり，このヒダの下端は多少隆起して **大十二指腸乳頭** papilla duodeni major, *major duodenal papilla*（ファーター乳頭 *Vater papilla*）を作っている．この乳頭に総胆管と膵管が開くことは次頁で観察する．大十二指腸乳頭よりも約2 cm 上で やや前寄りの粘膜には 円い小さな乳頭（**小十二指腸乳頭** papilla duodeni minor）が存在するはずである．これは今の段階では はっきりしないが，p. 171 で副膵管を剖出する時に，その開口として確かめることができる．

4) 粘膜面は 空腸や回腸と同じように ビロード状である．これは **腸絨毛** villi intestinales, *intestinal villi* が存在するためである．

ルーペで観察すると，十二指腸の絨毛は 空腸の絨毛より はるかに幅が広く，ひらひらとした 木の葉 の形になっている（図 119）．

膵　臓

1) **膵臓** pancreas の形は 全体として ピストルに似ていて，その握りのところが **頭（膵頭）** caput pancreatis, 銃身のところが **体（膵体）** corpus pancreatis, その銃口の近くが **尾（膵尾）** cauda pancreatis である．膵臓の頭は十二指腸の下行部に接し，ピストルの銃口は脾門に狙いを定めている格好である．膵頭の先端は 一部が左の方に延び出して，上腸間膜動静脈 a. et v. mesenterica superior の後ろに回っている．この延び出しの部分が **鈎状突起** proc. uncinatus, *uncinate process or lesser pancreas* である（図 126, 127）．

2) ここで 膵臓に分布する動脈をまとめて理解しよう．主として膵頭に分布する 上・下膵十二指腸動脈 a. pancreaticoduodenalis superior et inferior（p. 155）の枝のほかに，膵体には 脾動脈 a. lienalis, *splenic artery* の枝が上の方から何本も入り（p. 169），上腸間膜動脈からの

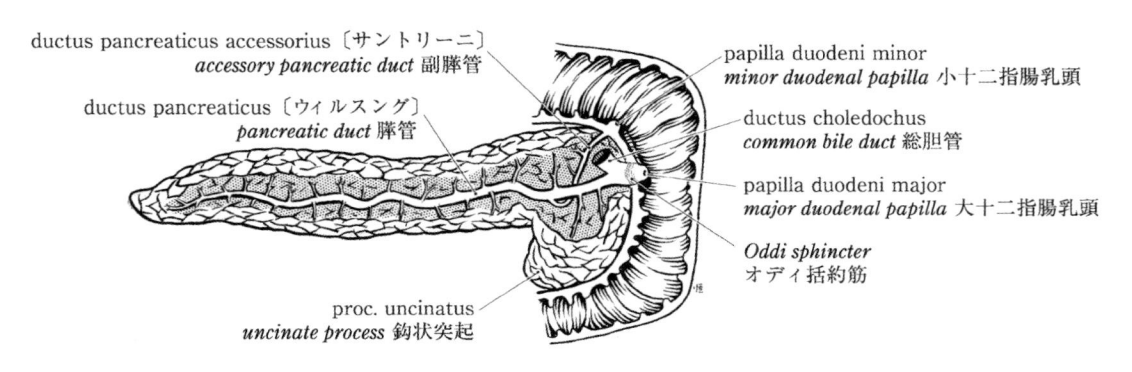

§ 49 十二指腸・膵臓・脾臓　*171*

```
ductus pancreaticus accessorius〔サントリーニ〕    papilla duodeni minor
accessory pancreatic duct 副膵管                 minor duodenal papilla 小十二指腸乳頭
ductus pancreaticus〔ウィルスング〕
pancreatic duct 膵管                             ductus choledochus
                                                common bile duct 総胆管
                                                papilla duodeni major
                                                major duodenal papilla 大十二指腸乳頭
                                                Oddi sphincter
                                                オディ括約筋
                proc. uncinatus
                uncinate process 鈎状突起
```

127. 膵臓を<u>後面から</u>ほじって膵管を出したところ

　枝も下の方から分布している．

　3）膵臓は 十二指腸と同じように 腹膜後器官(*p. 175* 参照)で，前面の一部が腹膜に覆われるだけである．膵臓を包む結合組織性の被膜をむくと，膵臓実質の表面が鱗状に見えてくる．膵臓の色は 固定遺体では黄褐色だが，生体では灰淡紅色である．

　4）十二指腸下行部の内面で **大十二指腸乳頭** papilla duodeni major を再確認し，**総胆管** ductus choledochus, *common bile duct* の断端から ゾンデを入れて，その先端が 乳頭に出てくることを確かめる．

　5）ゾンデをそのまま放置して，<u>背側から</u>膵頭の実質をピンセットでほじって，**膵管** ductus pancreaticus, *pancreatic duct* を剖出する(**図 127**)．次々と ニシンの骨のように合流する 圧平された白い管を，ゾンデに沿った膵組織の中に剖出すればよい．この膵管が，総胆管と合流して大十二指腸乳頭に開くことを確かめる(膵管と総胆管は合流せずに 別々に大十二指腸乳頭に開くこともある)．

　　　総胆管が膵頭の中を走ることは 臨床的にも重要なことである．膵臓の癌が膵頭にできると，総胆管が閉塞されて黄疸が起こる．老人の黄疸の1/4は 膵臓癌によるものといわれている．
　　　MRIを用いて総胆管と膵管を撮像することが可能である(MR胆管膵管造影 *MR cholangio-pancreatography*)．

　時間に余裕があれば，脾静脈 v. lienalis, *splenic vein* を膵臓の後面からはがし取り，その溝に沿って膵組織をほじりながら，膵管を膵尾の方まで追究する．膵管には 細い枝が ムカデの足 のように出ている．

　大十二指腸乳頭の周囲で，十二指腸の粘膜をはぐと，平滑筋が総胆管と膵管の開口の周りを輪状に取り巻いて 胆汁と膵液の混合を防いでいる(**オディ括約筋** *Oddi sphincter*，胆膵管膨大部括約筋)．

　　　膵管の中の膵液は，まだ蛋白質を消化する力はないが，胆汁と混ざると活性化する．したがって，オディ括約筋が痙攣的に収縮したり，先天的に膵管と総胆管とが大十二指腸乳頭の開口よりも かなり前で合流していると(**膵管胆道合流異常** *pancreaticobiliary malunion*)，活性化した膵液が胆道や膵管に逆流して，その壁を刺激する．このため胆道が膨らんだり，急性膵炎 *acute pancreatitis* や 急性膵壊死 *acute pancreatic necrosis* を起こすことがある．このような合流異常は，白人よりも日本人に多く，女性の方が男性よりも多い．また胆道癌や胆嚢癌の患者では，合流異常が5～10%の高率で見つかることも分かっている．

　膵頭には別に **副膵管** ductus pancreaticus accessorius, *accessory pancreatic duct* という細い管があり，小十二指腸乳頭 papilla duodeni minor に開口している．副膵管も膵臓の<u>背面から</u>

剖出した方がよい．副膵管の起始部すなわち左端部は 膵管と連絡していることが多い（図127）．

膵臓は発生学的には 二つの原基 primordium から生じる．すなわち十二指腸から前の方に延び出す 腹側膵臓 ventral pancreas と，後ろに延び出す 背側膵臓 dorsal pancreas とである（図128）．腹側膵臓の導管が ウィルスング管 Wirsung duct で，背側膵臓の導管が サントリーニ管 Santorini duct である．これら二つの膵臓は 次第に癒合して1個の膵臓になるが，サントリーニ管は途中でウィルスング管に吻合する形で合流し，大十二指腸乳頭に開く．これが（主）膵管である．サントリーニ管の残部は細くなって退化し，副膵管となって小十二指腸乳頭に開く．腹側膵臓のところからは，更に前方に肝臓の原基が延び出すので，その導管である総胆管は必ず膵管と関係をもち，副膵管と関連することは絶対にない．

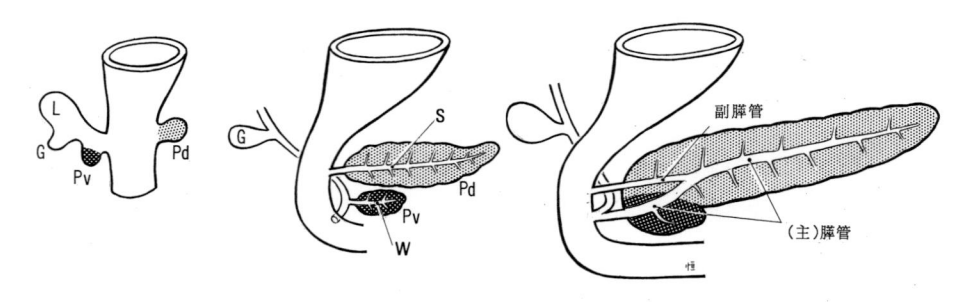

128. 膵臓の発生の あらまし
Pv：腹側膵臓　　W：ウィルスング管　　L：肝臓の原基
Pd：背側膵臓　　S：サントリーニ管　　G：胆嚢の原基

━━━ きゅうけいしつ ━━━

ペルージャ Perugia といえば，サッカーで有名な中部イタリアの山岳都市．フォンターナ・マッジョーレという丸い噴水を中心に，中世都市の面影を濃厚に残している．この町に生まれた オディ Ruggero Oddi (1864-1913) は，ペルージャ大学医学部の4年生のとき，ある教授の指導のもとに，イヌの胆嚢を取り除く実験をしていた．胆嚢がなくなれば，胆汁は腸に自由に流れるだろうと予想したが，総胆管が大きくふくらんで，多量の胆汁がたまり，水柱圧6メートルに達しても流れ出ようとしない．こうして総胆管の終末に括約装置があるだろうとの仮説に達したオディは，その部分を解剖して 括約筋が実在することを確認した．イヌのほか 数種の哺乳類，そしてヒトにも，彼が1887年の論文に「総胆管括約筋」と呼び，後世の人が「オディ括約筋」と呼ぶことになる輪状筋を見いだした．

この一連の研究でオディの名声は高まり，30歳の若さでジェノヴァ大学の教授に抜擢される．しかし輝かしい将来を期待されたのも束の間，大学の内紛に巻き込まれて職を辞す．

運命の狂ったオディは，アフリカのコンゴで

━━━ 故郷に忘れられた オディ ━━━

植民地の医師として再起をはかるが，挫折してベルギーに移住し，いかがわしい薬の販売にかかわって…と転落の人生を49歳で閉じた．

弘前大学の小野慶一教授（当時）は胆道の研究で名高い外科学者．オディの業績を慕って，1983年にペルージャを訪れたが，オディの事跡は全く不明だった．ペルージャ大学医学部にさえ，括約筋で有名な オディが町の出身だと知る人はいなかった．そこで，ペルージャ市に在住の臼杵 淑さんの力を借りて，教会や役場の古文書を調べ，オディの出自と後半生の数奇な運命（上記）を明らかにした．1988年には 世界消化器病学会を説得して，「オディ括約筋発見 百年記念シンポジウム」をローマで開催した．いま，ペルージャの町にある「オディ広場」は，1984年にオディ生誕120年を記念して，小野先生が市役所を口説いて創らせたものである．

古い歴史を大切にするはずのヨーロッパで，日本人が忘れられた人物を掘り出し，町おこしにも貢献した珍しい美談である．

詳しくは ミクロスコピア 6巻1号と20巻2号（小野慶一）を．

脾　臓

1）**脾臓** lien, *spleen*, Milz の後ろ上面は凸で，横隔膜に面し，前下面は凹で 胃・左の腎臓・左結腸曲 などに接している．前上方の縁は鋭くて凸弯し，2〜3個の切れ込みがある．後ろ下方の縁は 鈍くて直線に近く，切れ込みは ほとんど認められないので，取り出した脾臓でも その前縁と後縁の区別がつく．

    脾臓が病的に腫大して（巨脾 *splenomegaly*），肋骨弓の下に顔を出す時は，切れ込みのある前上方の縁が下方に出てくるわけで，この切れ込みを皮膚の上から触れることによって，腫瘤 *tumor* が 脾臓であることが判別される．

    脾臓は感染症（脾炎 *splenitis*）などで単独に腫大することもあるが，肝硬変などの肝疾患による肝臓腫大に伴うことが多い（**肝脾腫大** *hepatosplenomegaly*）．門脈の枝が脾臓に分布していることを考えれば，門脈圧が亢進した時（*portal hypertension*），脾臓が腫れ上がることは容易に理解できる．

2）脾臓と腹膜との関係を復習しよう．胃と脾臓の間の**胃脾間膜** lig. gastrolienale, *gastrosplenic ligament* と 体幹後壁の壁側腹膜と脾臓の間の **横隔脾ヒダ** lig. phrenicolienale, *phrenicosplenic ligament* の切断面を調べる．腹膜に覆われていない部分が **脾門** hilus lienis, *hilus of spleen* で，ここに 脾動静脈 a. et v. lienalis が出入りしている．

3）脾臓だけを切り取って，その重さを量ってみよう．脾臓の大きさは個体差に富み，同一個体でも 収縮している時と 拡張している時とでは 大きさも重さも ずいぶん変わるのである．日本人成人での平均値は 男性 80〜140 g，女性 70〜120 g である．

4）脾臓の表面の薄い腹膜（**漿膜** tunica serosa）をむくと，下に固い結合組織の被膜（**線維膜** tunica fibrosa）が現われる．線維膜は 膠原線維と弾性線維で構成されるが，顕微鏡的には 平滑筋線維も含まれている．脾臓が自由に大きさを変えられるのは，これらの線維のおかげである．

5）鋭いメスで 脾臓の断面を作る．線維膜からは **脾柱** trabeculae lienis, *trabeculae of spleen* という結合組織性の多数の柱が内部に延び出て，脾臓の内部の支えになっている．脾柱の間を満たす 血液に富んだ軟質の部分が **脾髄** pulpa lienis, *pulp of spleen* である．遺体によっては，この脾髄の大部分を占める **赤脾髄** *red pulp* の中に点在する，0.2〜0.7 mm の大きさの **白脾髄** *white pulp*（脾リンパ小節 folliculi lymphatici lienales）が肉眼またはルーペで区別できることもある．

    脾臓の付近には 時として 脾臓と同様の組織構造をもつ **副脾** lien accessorius, *accessory spleen* という小さな塊が1個または数個も見られることがある（10〜20％）．これは外観がリンパ節に似ているが，リンパ管とは直接連絡がなく，また内部には血液が詰まっているので 暗赤色に見える．この副脾と **血リンパ節** *hemolymph node, hemal node* との異同については議論が多い．

§ 50　腎臓と副腎

腎臓 と 副腎 を共通に包む被膜

1）腹膜後器官（*p. 175*）である **腎臓** ren, *kidney*, Niere と **副腎**（腎上体）gl. suprarenalis, *adrenal gland*, Nebenniere の所で後腹壁の腹膜を注意深く薄くはぐと，その下に腹膜下結合組織が膜状になったものが現われる．これが **腎筋膜** *renal fascia*（ジェロタ筋膜 *Gerota fascia*）

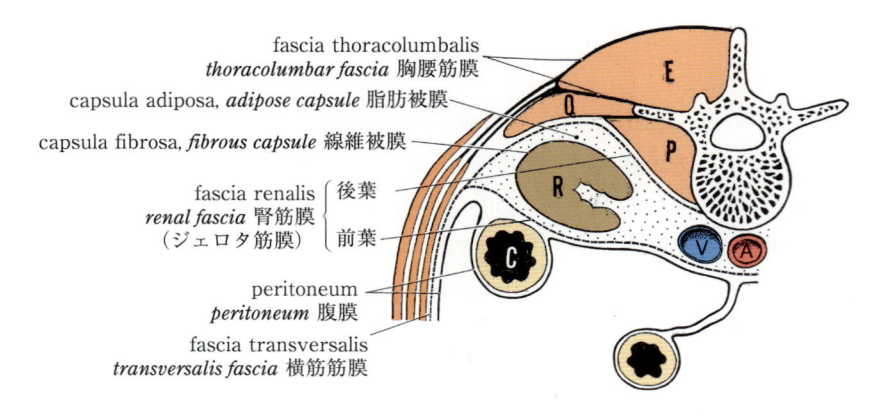

129. 腎臓の被膜の 横断模型図〔Gerota と Jamieson をもとにして〕
A：腹大動脈　　C：上行結腸　　E：脊柱起立筋　　P：大腰筋
Q：腰方形筋　　R：腎　臓　　V：下大静脈

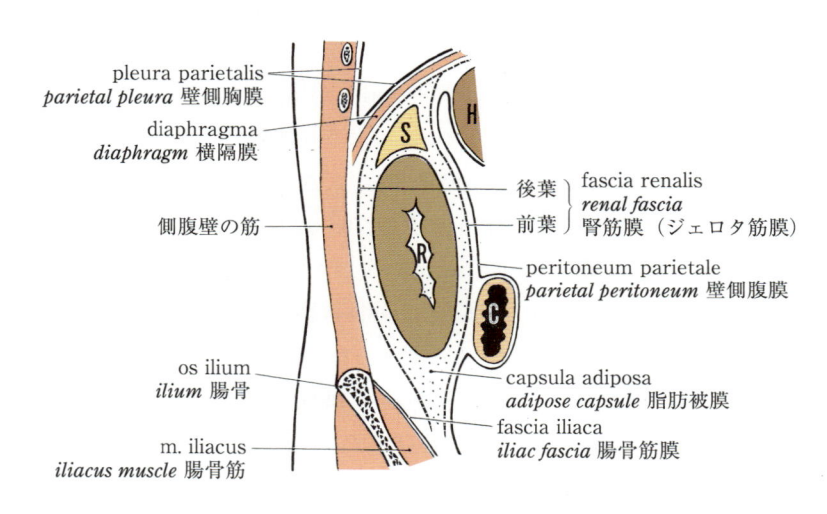

130. 腎臓の被膜の 縦断模型図〔Gerota による〕
右の腎臓で斜め前頭断して 外側から見たところ
C：結腸　　H：肝臓　　R：腎臓　　S：副腎

と呼ばれるもので，前葉と後葉に分かれて腎臓と副腎を共通に包んでいる．左右の腎筋膜の前葉は内側方に向かって延び，腎動静脈の前を通ったのち 腹大動脈の前面を越えて 互いに他側のものと連絡している（図129）．副腎の上では腎筋膜の前葉と後葉とが くっついている．前葉の下端は 腸骨筋膜 fascia iliaca, *iliac fascia* の所で不明瞭に終わっている（図130）．

2）腎筋膜の前葉を破ると，多量の脂肪組織が腎臓と副腎を取り巻いている．これが **脂肪被膜** capsula adiposa, *adipose capsule* で，前述の腎筋膜の 前葉と後葉の間 を満たしている．

　　腎筋膜と その前面の腹膜とは，腎臓を原位置に固着するのに役立っている．この固着が ゆるんだり，脂肪被膜内の脂肪が急激に減少したりすると，腎臓は 生理的範囲（5 cm）を超えて 立位で 1.5 椎体以上も移動するようになる．これが **遊走腎** *movable kidney* である．女性に多く，右側の腎臓に多く，血尿 *hematuria* や尿白尿 *proteinuria* が出ることがある．

腹膜後器官　　腹膜後器官 *retroperitoneal organs* とは，後腹壁の壁側腹膜よりも後ろの方にある諸器官をいう．ふつう 十二指腸・膵臓・腎臓・副腎・尿管・腹大動脈・下大静脈・交感神経幹 などがこれに属する．

　　上行結腸や下行結腸などは 後腹壁への埋まり方がごく浅いから，腹膜後器官とはいわない．その前面の腹膜を 臓側腹膜と見なすからである．膀胱などは その上面が腹膜に覆われているだけで 深く腹壁に埋まっているが，腹膜腔の下の方にあるので 腹膜後器官 とはいわない．

　　腹部の内臓は 理論的にはすべて 腹膜腔外 *extraperitoneal* に存在するわけだから，腹膜後器官を特別扱いにするのは 単に実地上の便宜のためにほかならない．すなわち 臓側腹膜によって ほとんどその全周を包まれている 胃・空腸・回腸・横行結腸など と 腹膜後器官とを比較すると，外科手術の時の到達方法が かなり違い，また 炎症などの病変の広がり方に大差があるからである．

腎臓 と 副腎 を自然位で観察

1）**脂肪被膜** capsula adiposa, *adipose capsule* を構成する脂肪を取り去って，腎臓と副腎の表面を露出させる．このとき脂肪と一緒に 副腎まで取ってしまわないように注意する．脂肪の量には かなりの個体差がある．

2）左側の腎臓は 第12胸椎から第2～3腰椎の高さにわたって存在し，右腎は 左腎よりも 1 cm ばかり低い位置にあることが多い．

　　内科医は 右腎が左腎より低いことを やかましくいうが，その通りのことは 50％だけで，左右同高が 25％，逆に 左が右より低い場合が 25％もあるといわれる．実習室の各遺体で調べてみよう．

3）今 解剖中の遺体では 腹腔は ほとんど空になっているはずだが，腎臓が元来どのような器官と接していたかを考えてみよう．右腎の前面は 肝臓の下面・十二指腸下行部・右結腸曲 などに接し，左腎の前面は 膵臓・脾臓・左結腸曲 などに接していたはずである．これら隣接器官との接触が，それぞれ腹膜を介しての接触なのか，または結合組織を介しての直接の接触なのか を考えることを忘れてはならない．

4）左右の腎臓の上内側端には，**副腎**（腎上体）gl. suprarenalis, *adrenal gland* が 帽子のように かぶさっている．しかし，副腎と腎臓との間には 少量の脂肪（脂肪被膜の一部）があって，両者を隔てている．

　　副腎の外面の色は黄色に近い．形は左右で少し違い，右の副腎は三角形に近いが，左のものは半月形に近い．右の副腎は 下大静脈 v. cava inferior, *inf. vena cava* のすぐ右側にある．

5）左右の腎臓の内側縁からは **尿管** ureter が下に延びている．腹膜・腎筋膜・脂肪被膜を適当に取り除きながら，尿管をやや下の方までたどっておく．腎臓を離れた尿管は 腹膜のすぐ裏を走っていることに注意しよう．下方での 尿管の走行の詳細は *p. 229* で観察する．

腎臓の奇形の一つとして，左右の腎臓の下端が正中で癒合して，馬の蹄鉄のような形をしていることがまれにある(0.2～0.3%)．これを**馬蹄腎** *horseshoe kidney* という．左右の連絡は腎臓の実質で行なわれていることが多いが，時には結合組織性の線維だけのこともある．連絡部は ふつう腹大動脈と下大静脈の前面にまたがり，また左右の尿管は この連絡部の前を通っていることが多い．

MRI・CT・超音波などを使った腹部の臨床検査の際に，生体でも 馬蹄腎の存在 が偶然に発見されるようになった(Strauss 他 2000)．

尿管 ureter には，**生理的狭窄部**が 次の3ヵ所 に認められる．これらの狭窄部は 尿管結石 *ureteral calculus* が ひっかかりやすいので，臨床的には重要である．
① 腎盤から尿管に移行する部分 (*upper isthmus*)
② 尿管が総腸骨動脈 a. iliaca communis と交叉する部分 (*lower isthmus*)
③ 膀胱壁の中を通過する部分 (*intramural constriction, p. 251*)．

腎臓と副腎 に分布する 血管と神経

1) 腎門 hilus renalis, *renal hilus* から腎臓外に出た **腎静脈** v. renalis, *renal vein* は，下大静脈に注ぎ込んでいる．左側の腎静脈からは ほぼ直角に **左精巣静脈** v. testicularis sinistra, *lt. testicular vein* (女性では **左卵巣静脈** v. ovarica sinistra, *lt. ovarian vein*) が下の方に分枝している．この静脈に伴行する 細い **左精巣(卵巣)動脈**を同定して，これを できるだけ腹大動脈からの起部の方にたどって確かめておく(*p. 180* 参照)．

右の腎静脈は，すぐそばの下大静脈に流入する．しかし 左の腎静脈は 上腸間膜動脈と腹大動脈の間を通って下大静脈に注ぐので，左の腎静脈がこれら2動脈に挟まれて圧迫を受け，クルミがクルミ割り器に挟まったようになって，その部分の静脈の内圧が高まり，尿路に接する部分に赤血球が出て，ピンク色や赤い色の血尿が 激しい運動後などに出ることがある．これを**ナットクラッカー現象**(くるみ割り現象) *nutcracker phenomenon* という．予後は ふつうは良好である．

腎静脈の後ろには，**腎動脈** a. renalis, *renal artery* があり，腎門に向かっている．腎動脈は腎門以外の腎表面から腎実質に入ることが珍しくない．腎動脈は片側で2本以上存在することもある(20%)．左右の腎動脈をそれぞれ腹大動脈までたどる．腎動脈には 多数の神経線維の網目が からみついている(腎神経叢 plexus renalis)．この神経叢は 腹大動脈壁の神経叢(腹大動脈神経叢 plexus aorticus abdominalis)に移行するが，腎動脈の起始部には 神経細胞の集まった神経節(大動脈腎動脈神経節 ggl. aorticorenale)が見られる．この神経節には **小内臓神経** n. splanchnicus minor, *lesser splanchnic nerve* が入ってきていることが多い．

2) 副腎に分布する動脈は その起源が三つある(**図135**)．下横隔動脈 a. phrenica inferior から分枝するもの(上副腎動脈 a. suprarenalis superior)，腹大動脈から直接に分枝するもの(中副腎動脈 a. suprarenalis media)と，腎動脈から分枝するもの(下副腎動脈 a. suprarenalis inferior)だが，どれも細い何本もの動脈である．これらの動脈には比較的発達した神経叢(副腎神経叢 plexus suprarenalis)がまつわりついている．副腎を出た静脈(副腎静脈 v. suprarenalis)は 右側では直接に下大静脈に流入するが，左側では 左の腎静脈に注ぎ込んでいる．

腎臓 と 副腎 の取り出し

1) 周囲の器官との位置関係をよく見ながら，腎臓を 副腎と共に 切り出す．それには腎臓に行く腎動静脈 a. et v. renalis と 副腎に行く動静脈と神経を 適当な所で切り，尿管 ureter を 腎臓から数 cm 下で切ればよい．

腎臓と副腎を取り去ったあとの脂肪被膜を清掃すると，腎筋膜 renal fascia の後葉が剖出できる．その広がりを観察しよう．

2）腎臓と副腎を共通に覆っている脂肪被膜 capsula adiposa は，既に p. 175 でかなり取り除いてあるが，取り出した腎臓と副腎の表面で脂肪組織を清掃する．

3）左右の **副腎** gl. suprarenalis, *adrenal gland* の重さを別々に量る．日本人成人での平均値は 左右とも 男性 6〜9g, 女性 5〜8g である．副腎の形や 血管と神経が侵入する様子を観察したのち，断面を作ってみよう．表層の **皮質** cortex と内層の **髄質** medulla とが，肉眼でもはっきり区別できる．皮質は黄色でかなり固いが，髄質は暗褐色で軟らかい．

> 副腎の皮質と髄質は 発生学的な起源が全く別で，また その作用（分泌するホルモン）も違う．
> 副腎皮質は 性腺原基のすぐ近くの腹膜上皮に由来し，泌尿生殖器系と密接に関連して発生する．副腎髄質は 交感神経系の神経節細胞と同様に神経堤 *neural crest* に由来する細胞が，あとで副腎髄質に入り込んできたものである．分泌するホルモンは，皮質が ステロイドホルモン，髄質が アドレナリン（エピネフリン）である．

4）左右の **腎臓の重さ** を量る．日本人での平均値は 男性 120〜150g, 女性 110〜140g である．

次いで 腎臓を 表面から観察してみよう．腎臓の表面は，白くて半透明の **線維被膜** capsula fibrosa, *fibrous capsule* で覆われている．

遺体の血管の状況によっては，クモが足を開いて へばり付いたような **星状細静脈**（ほし） venulae stellatae, *stellate venules* が見事に見える（図131）．これは腎実質の表層の血液を いったん線維被膜の直下に集めて 再び深層へ送る細い静脈である．ピンセットで線維被膜をむいてみよう．星状細静脈は 更に はっきり見える．ルーペでも観察する．

> 腎臓の表面には，また大小不定（通常 5mm 以下）の水泡状の斑点が見えることがある（図131）．これは **腎嚢胞**（のうほう）*renal cyst* と呼ばれる異常で，発生の途中で尿細管が うまく連絡しそこね，それにもかかわらず糸球体から産生された尿が，組織内に漏れて たまったものといわれている．腎嚢胞をピンセットで開いて見ると，アメ色のコロイド状の物質が出てくる．この嚢胞が大小無数に多発すると，**多嚢胞腎** *polycystic kidney* の状態になって腎実質が圧迫され，腎不全に移行する．

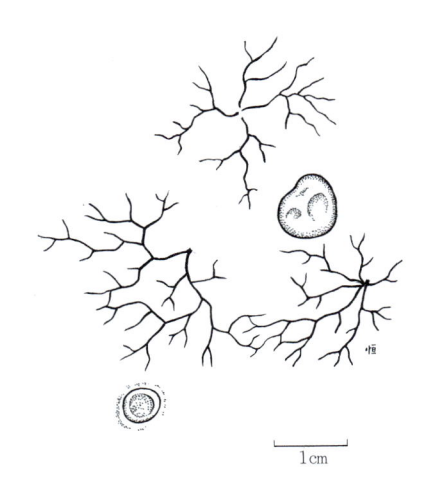

131. 腎嚢胞と星状細静脈の 1 例
腎臓の表面を 肉眼で見たところ．

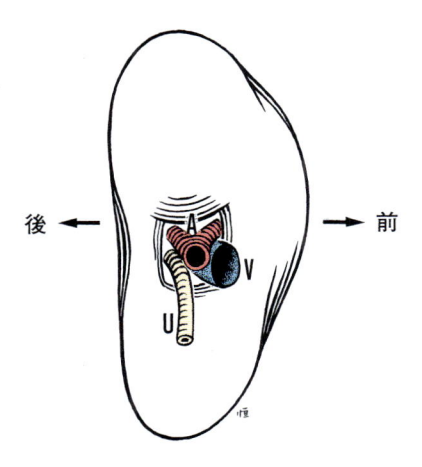

132. 腎臓は 前後両面の弯曲の違いや，腎門に出入りするもの の前後関係から 左右が鑑別できる．
図は 左の腎臓．

5) **腎門** hilus renalis, *renal hilus* から腎動静脈・神経・尿管 が侵入する様子を観察し(**図 132**)，これらと共に脂肪被膜の脂肪が腎臓の奥深く入り込むことを見る．いわば腎臓の中へ食い込んだ このほら穴が **腎洞** sinus renalis, *renal sinus* だが，その観察は次項と *p. 179* で行なう．

> 最近では 生体腎移植がよく行なわれるようになったが，移植腎は異所性 *ectopic* に右腸骨窩に移植され，その腎動脈と腎静脈が それぞれ被移植者の内腸骨動脈と外腸骨静脈に吻合され，移植腎の尿管が膀胱に吻合される．

腎臓の内部の観察

取り出した腎臓では 断面を作って観察する．時間に余裕があれば，左右どちらかの腎臓で断面を作らずに ピンセットで ほじって解剖しよう(次頁)．

1) 腎臓の断面(前頭断がよい)では 次のことを見る(**図133**)．

脂肪で埋まった **腎洞**を観察し，特に腎洞と腎実質との境界線が どこを走るかを確かめる．

尿管は **腎盤**(腎盂ともいう)pelvis renalis, *renal pelvis* となって広がり，腎盤は6～9条に分岐して，**腎杯** calices renales, *renal calices* となって終わり，ここに **腎乳頭** papilla renalis, *renal papilla* が頭を突っ込んでいる．腎実質では，腎乳頭を先端とする **腎葉** lobus renalis, *renal lobe* と，その間に介在する **腎柱** columna renalis, *renal column* が区別できる．

腎葉を見ると，表層の約1/3の部分はチョコレート色の顆粒状で，深層の2/3の部分は白っぽくて，乳頭へ向かって何本もの すじが走っている．前者が **皮質** cortex で，主として糸球体 glomeruli と 曲尿細管 tubuli renales contorti から成る．後者が **腎錐体** pyramis renalis, *renal pyramid* と呼ばれる **髄質** medulla で，主として直尿細管 tubuli renales recti

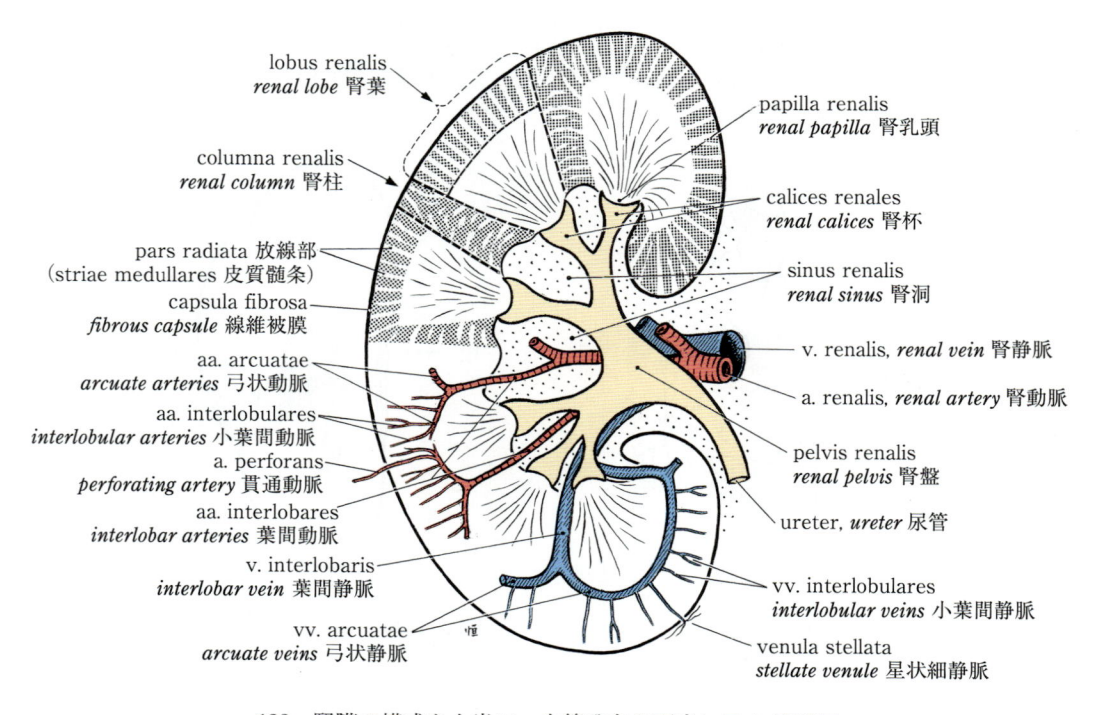

133. 腎臓の構成を上半に，血管分布を下半に示す 模型図

と ヘンレのワナ Henle loop と 集合管 collecting duct とで構成される．表層の糸球体に達するために皮質の中へ延び出した 髄質系の管 は，束をなしているので，肉眼でも **放線部** pars radiata (**皮質髄条** striae medullares) として認められる．

腎柱の方は チョコレート色で，すべて皮質と同じ組織で構成されている．

腎門から侵入する腎動静脈の枝が 割面でどのように現われているか？　腎洞から腎実質に放射状に入り込むのが **葉間動静脈** aa. et vv. interlobares, *interlobar arteries & veins* で，これが皮質と髄質の境のあたりで分かれて，アーチ状の **弓状動静脈** aa. et vv. arcuatae, *arcuate arteries & veins* を出している．更にこれから **小葉間動静脈** aa. et vv. interlobulares, *interlobular arteries & veins* が皮質へ放散する．

腎葉 lobus renalis は 一つの腎錐体 pyramis renalis と これにかぶさる皮質 で構成される．また **皮質小葉** lobulus corticalis とは，1条の放線部 pars radiata を芯とし，その周囲の皮質組織(曲部 pars convoluta)を一まとめにした単位で，小葉と小葉の間を 小葉間動静脈が走る．

時間に余裕がある場合は，片側の腎臓で 断面を作らずに 次のような解剖を行なう．

腎臓の前面または後面から，腎門のへりを ピンセットで崩して，次第に **腎洞** sinus renalis を開放していく．腎洞を埋める柔らかい脂肪を取り去れば，腎動静脈 a. et v. renalis と **腎盤** pelvis renalis, *renal pelvis* が現われてくる．

pelvis とは，水盤とか洗面器とかいう意味である．解剖学名の pelvis には 骨盤と腎盤との 2 種類があるから，腎盤の時には pelvis renalis としないと混同する危険がある．また calices は calix (コップの意味) の複数形である．

腎盤の壁を末梢へ剖出していくと，ふつうは上下の二股(ふたまた)，時に上中下の三つに分かれ，それぞれが 更に 2～4条に分かれて，その先は 朝顔の花のように広がっている．この部分が **腎杯** calices renales, *renal calices* である．腎洞の中へ突出してきた **腎乳頭** papilla renalis, *renal papilla* が 腎杯に頭を突っ込んでいる様子(**図 134**)は，このような解剖の進め方をした時に 最もよく理解できる．

腎洞から腎実質へ侵入する葉間動静脈を追究して，その枝を できるだけ細かい所まで 剖出すれば，前項に述べた腎臓の血管分布の様式が 更に立体的に理解できる．

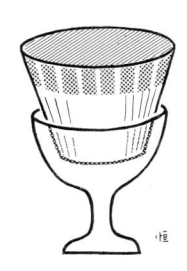

134．逆さにした プディング
腎葉と腎杯との関係を理解するために．
(プディングの全体が腎葉，白い部分が錐体で，点影の部分が皮質である．)

§51　後胸壁 と 後腹壁

胸大動脈 と 腹大動脈 の概観

1) 胸部では **動脈管索** lig. arteriosum を切断して，肺動脈〔幹〕を 心膜と一緒に取り除く．**胸大動脈** aorta thoracica, *thoracic aorta* は 第4胸椎の椎体下縁の高さで 大動脈弓 arcus aortae の続きとして始まり，初めは食道の左側を走っているが，次第にその後ろに回り，横隔膜を貫いて **腹大動脈** aorta abdominalis, *abdominal aorta* に移行する．

胸大動脈と腹大動脈 を総称して **下行大動脈** aorta descendens, *descending aorta* という．

2) 胸大動脈の内臓枝としては，2～3本の **気管支動脈** aa. bronchiales, 数本の食道動脈

rr. esophagei, 2～3本の心膜枝 rr. pericardiaci があるが，どれも細い枝ばかりである．

　3）胸大動脈の壁側枝には 第3～11肋間隙に分布する **肋間動脈** aa. intercostales posteriores, *(post.) intercostal arteries* があり，第12肋骨の下に分布するものは **肋下動脈** a. subcostalis, *subcostal artery* と呼ばれる．第1・第2肋間隙に分布する 肋間動脈は 鎖骨下動脈の枝の 肋頚動脈 truncus costocervicalis から分かれ出た **最上肋間動脈** a. intercostalis suprema, *supreme intercostal artery* に由来する．（最上肋間動脈は3％の頻度で直接に胸大動脈から枝分かれする．）下位の肋間動脈の起始部は 右側では 食道や静脈に妨げられて見にくいが，左側では その起始を容易に剖出できる．胸大動脈の壁側枝には更に，横隔膜に分布する **上横隔動脈** a. phrenica superior, *sup. phrenic artery* がある．上横隔動脈は，細くて短いので探しにくい．

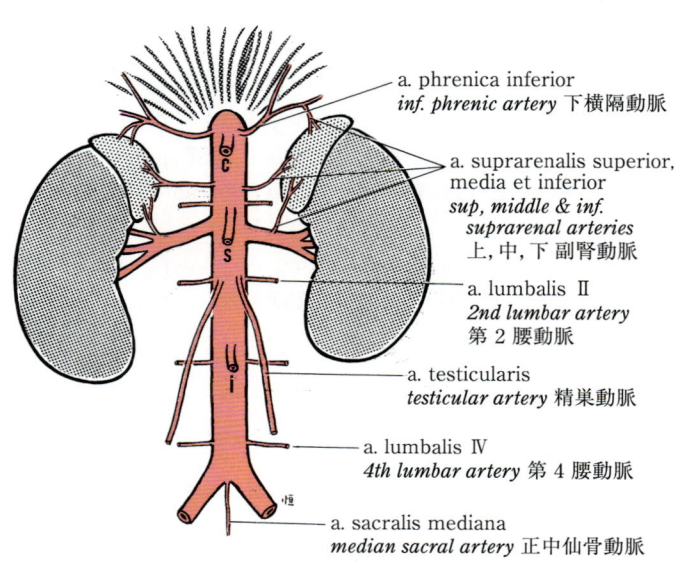

　4）腹部では後腹壁の壁側腹膜を適当にはぎながら，**腹大動脈** aorta abdominalis, *abdominal aorta* の経過と内臓枝を観察する（図135）．

　腹大動脈は 腹部のかなり深いところにあるが，やせた人が背臥位の時に，腹部の皮膚の上から 腹大動脈の脈拍を触れたり見たりできることがある．これを **腹脈** *abdominal pulse* という．

　腹大動脈の内臓枝としては，横隔膜を貫いた直下で すぐに分枝する **腹腔動脈** truncus celiacus, *celiac trunk or celiac artery*（無対）の断端があり，その1～2 cm 下では **上腸間膜動脈** a. mesenterica superior, *sup. mesenteric artery*（無対）の断端，そのやや下では 先程 観察した **腎動脈** a. renalis, *renal artery*（有対）が，更に下に **精巣動脈** a. testicularis, *testicular artery*（女性では **卵巣動脈** a. ovarica, *ovarian artery*）という 有対性の細い枝が分かれ（まず精巣静脈を同定してから，これに伴行する精巣動脈を探すとよい），その下に **下腸間膜動脈** a. mesenterica inferior（無対）の断端が見える．これらの内臓枝には 無対性のものが多いことは注意を要する．

　腹大動脈の壁側枝（大部分が有対性）としては，横隔膜のすぐ下で分枝して横隔膜に分布する **下横隔動脈** a. phrenica inferior と，第1～第4腰椎体の高さで水平に分枝する 4対の **腰動脈** aa. lumbales, *lumbar arteries* とがある．腹大動脈は 正中線よりも少し左に片寄って走っているので，右側の腰動脈は 左側のものよりその経過が長い．

　5）腹大動脈を更に下にたどると，第4腰椎体の高さで左右の **総腸骨動脈** a. iliaca com-

135. 腹大動脈 の枝
c : truncus celiacus, *celiac trunk* 腹腔動脈
s : a. mesenterica superior, *sup. mesenteric artery* 上腸間膜動脈
i : a. mesenterica inferior, *inf. mesenteric artery* 下腸間膜動脈

munis, *common iliac artery* に分かれる．この分岐部の所からは **正中仙骨動脈** a. sacralis mediana, *median sacral artery* という細い無対性の小枝が出て，骨盤の後壁に沿って下行している．

> 正中仙骨動脈は 発生学的にも 比較解剖学的にも 大動脈の本幹の一部なので，INA では aorta caudalis という立派な名前が付けられていた．

6）総腸骨動脈は まもなく，主に骨盤内に分布する **内腸骨動脈** a. iliaca interna, *internal iliac artery* と，主に骨盤外（下肢）に分布する **外腸骨動脈** a. iliaca externa, *external iliac artery* に分かれる．内腸骨動脈の枝は *p. 247* で，外腸骨動脈の末梢は *p. 198* 以下と *p. 247* で観察するから，ここでは総腸骨動脈が 内腸骨動脈と外腸骨動脈に分かれる所まで たどっておけばよい．

下大静脈 と 奇静脈系 の概観

1）腹部では **下大静脈** v. cava inferior, *inf. vena cava* の枝は ほとんど腹大動脈の枝に伴行している．ただ 動脈と違う点は，腹腔動脈・上腸間膜動脈・下腸間膜動脈 の流域の静脈血が **門脈** v. portae, *portal vein* の方に流れ込むので，下大静脈の内臓枝は 肝静脈・腎静脈・副腎静脈・精巣（卵巣）静脈 などに限られることである．

2）**腰静脈** vv. lumbales, *lumbar veins* を上下に連絡する **上行腰静脈** v. lumbalis ascendens, *ascending lumbar vein* は下の方では普通は **総腸骨静脈** v. iliaca communis と連絡しているが，上の方では横隔膜の後ろの透き間を通って胸腔に入り，右側では **奇静脈** v. azygos, *azygos vein* となり，左側では **半奇静脈** v. hemiazygos, *hemiazygos vein* となっている．

3）奇静脈は胸椎体の右前に接して，右の **肋間静脈** vv. intercostales posteriores の血液を集めながら上行し，第4胸椎の高さで急に前に曲がって **上大静脈** v. cava superior, *sup. vena cava* に注ぎ込む（図 **136**）．

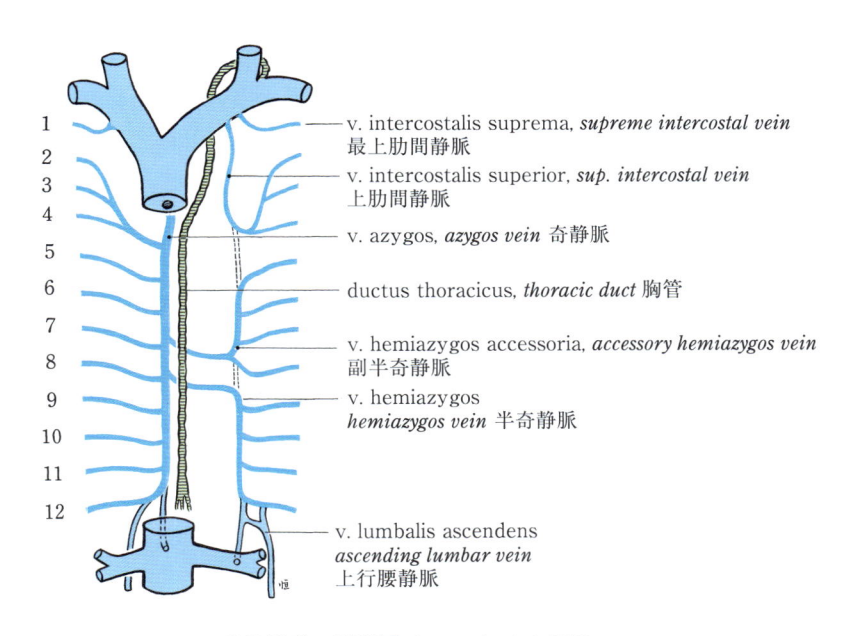

136．奇静脈系の模型図〔Grant を やや変形〕

4) **半奇静脈** v. hemiazygos は 左側の上行腰静脈の続きとして 横隔膜の後ろの透き間を通って胸腔に入り，胸椎体の左前に接して上行するが，第8～第9胸椎の高さで右上の方に屈曲して脊柱の前を横切り，胸大動脈と食道の後ろを通って奇静脈に合流する．半奇静脈は左側の 第8または第9以下の 肋間静脈を受ける．

5) 左側の上位の肋間静脈は **副半奇静脈** v. hemiazygos accessoria, *accessory hemiazygos vein* に注ぎ込んでいる．副半奇静脈は 下の方では半奇静脈に，上の方では 左の上肋間静脈 v. intercostalis superior sinistra（左腕頭静脈の枝）に連絡する．副半奇静脈には 特に変異が大きい．

6) 奇静脈・半奇静脈・副半奇静脈（上行腰静脈）を総称して **奇静脈系** *azygos system* といい（図 136），肋間静脈の本幹であるとともに，大静脈系 *caval system* に 通過障害が起こった場合の 側副路の一つ として重要である．

奇静脈系は変異に富み，奇静脈・半奇静脈・副半奇静脈 が全部そろって存在するのは 約50％だけで，上記のどれか一つが欠如する場合（30％）や，奇静脈だけが存在する場合（20～35％）もある．

7) 食道静脈 vv. esophageae, *esophageal veins*，気管支静脈 vv. bronchiales, *bronchial veins*，心膜静脈 vv. pericardiacae，横隔静脈 v. phrenica, *phrenic vein* なども，みな奇静脈系に注ぎ込む．従って 胸大動脈の 内臓枝と壁側枝（肋間動脈）の流域の静脈血は，大部分が奇静脈系に注ぎ込むのである．

azygos というラテン語は，a（否定）zygos（2頭の牛の首にわたす軛すなわち対をなすもの），つまり 対をなさない という意味である．奇静脈の奇は，偶数に対する奇数の奇であって，奇妙の奇ではない．

胸管の 全経過

1) 頸部と胸部で剖出した **胸管** ductus thoracicus, *thoracic duct* を下の方にたどる．胸管は大動脈と一緒に横隔膜を貫いている．胸管は 腹腔内では第2腰椎の高さで多少膨らんで，**乳糜槽**(にゅうびそう) cisterna chyli, *cisterna chyli* となり，ここに腸間膜からの **腸リンパ本幹** trunci intestinales, *intestinal lymphatic trunks*（腸の絨毛から吸収された脂肪も ここに運び込まれる）や腎臓・副腎などからの **腰リンパ本幹** trunci lumbales, *lumbar lymphatic trunks* を受ける．腹腔神経叢 plexus celiacus や 腹腔神経節 ggl. celiacum を適当に取り除いて，乳糜槽を探してみる．しかし 乳糜槽が はっきりした膨らみを作っていることは 案外に少ない．

胸管と乳糜槽は 1647 年に ペケ Jean Pecquet（1622～1674）によって発見された．
胸管は系統発生学的にも個体発生学的にも，本来は左右1対の管である．哺乳類（人類を含む）でも 当初は左右1対存在するが，発生の途中で 通常は右側胸管の上1/3 と左側胸管の下2/3 が消失し，残った右側の下2/3 と 左側の上1/3 の連結によって 単一（無対性）の胸管が発生するという（足立・木原1953，小谷1990）．このように，人類では ふつう無対性だが，左右1対が残存することがあり（下等脊椎動物では有対性の存在が正常型），また無対で1本だけの場合でも 右静脈角に流入することがまれにはある．

2) 右腰リンパ本幹を求めるには，下大静脈を前の方に浮かせて その裏を探せばよい．左の腰リンパ本幹は 腹大動脈のすぐ左側に見つかる．左右の腰リンパ本幹の外側には，**交感神経幹** truncus sympathicus, *sympathetic trunk* の腰部 が上下に走って，複数の腰神経節 ggll. lumbalia を 縦に連絡している．

§51 後胸壁と後腹壁　*183*

3）腹腔内の乳糜槽から始まり 頚部で左の静脈角に注ぐまでの 胸管の全経過を よく観察してから，胸管を なるべく長くつなげて切り出す．それを ハサミで縦に切り開き，内腔や弁の様子を調べよう．どの部分に弁が多いか？

> 胸管の弁の数は 成人では 10〜20個が普通である．弁の数は 胎児や新生児では多く，年をとるほど少なくなるという．これらの弁は 胸管の上1/3に（静脈角への開口に近いほど）多い．弁の9割までは 2弁葉から成り，残りが 単葉，3葉，4葉である．

食道 と 胸大動脈 の切り出し

1）**食道** esophagus, *esophagus* の下部にある静脈（**食道静脈** vv. esophageae, *esophageal veins*）は 食道の粘膜下で 左胃静脈 v. gastrica sinistra, *lt. gastric vein*（門脈系に属す）と吻合して静脈叢を作る．食道静脈は奇静脈系に注ぎ込むから，この吻合は肝硬変 *hepatic cirrhosis* などで 門脈系に循環障害が起こって 門脈圧が亢進した場合の 側副循環路の一つ として大切である（*p. 154* 参照）．

> 門脈系の静脈には 静脈弁がほとんどないので 逆流が容易で，門脈圧亢進 *portal hypertension* の時に 左胃静脈から食道粘膜下の食道静脈へ流れ込む血流が多いと，**食道静脈瘤** *esophageal varix* を起こし，更に進むと これが破裂して 食道の内腔に急激な大出血を起こし，失血死を招くことがある．遺体の食道の内腔に 大量の出血塊 が存在する時には，食道静脈瘤の破裂 を考え，肝臓に 肝硬変や肝癌 などの病変がないか を調べてみよう．

2）食道に分布する動静脈を確かめてから，食道と左右の迷走神経を気管分岐部の高さで切断する．このとき反回神経 n. laryngeus recurrens, *recurrent nerve* は 切らずにその場に残す処置をとる．食道の断端を下にめくり返して，食道を後胸壁からはぎ取り，その下端部を横隔膜の穴から引き出して，食道を取り出す．食道は漿膜に包まれず，結合組織性の **外膜** tunica adventitia だけにくるまっていることに注意する．取り出した食道で 生理的狭窄部（*p. 139*）はわかるか？

3）食道の外面には縦走する筋層が見える．食道を縦に切り開いて，内面の様子を調べよう．**食道の粘膜** は重層扁平上皮でおおわれているので，その表面観 は 胃や腸の粘膜とはかなり違う．粘膜には 縦走するヒダが数本見られる．（気管分岐部の高さよりも上の食道粘膜は *p. 286* で観察する．）

> 時間に余裕があれば，鋭いピンセットで 食道のかなり厚い粘膜をほじり，その下層に縦走する薄い平滑筋層を求める．これが **粘膜筋板** lamina muscularis mucosae である．消化管のなかで粘膜筋板がいちばんよく発達しているのは 食道だから，よく観察しておくとよい．粘膜筋板をはぐと，微細血管に富む **粘膜下組織** tela submucosa を経て，輪走する **筋層** tunica muscularis, *muscular coat* に達する．輪筋層の更に外方が，外面から見えた 縦走の筋層である．

> 食道の輪走筋は 食道下端部では 特によく発達していて，**下部食道括約筋** *lower esophageal sphincter*（LES）と呼ばれる（*p. 141* 参照）．そのしまり具合は 消化管ホルモンの巧妙なコントロールを受けている．

5）**胸大動脈** aorta thoracica, *thoracic aorta* を気管分岐部の高さと 横隔膜のやや上 とで切断し，肋間動脈の起始部を切りながら これを取り出す．大動脈の太さを 自分の親指の太さと比較して実感を記憶しておくとよい．壁の厚さは どのくらいあるか？

6）大動脈の外面は **外膜** tunica externa s. adventitia という結合組織の層から成る．外観を細かく観察すると，ごく細い動脈が縞模様のように見える．これは大動脈の壁そのものを養

う血管で，**脈管の脈管** vasa vasorum と呼ばれる．このような血管は 何も大動脈に限って存在するものではないが，あまり細い血管には存在しない．大動脈の外壁には かなり太い「脈管の脈管」を見つけることができる．

大動脈を縦に切り開き，内容物を洗い流して 内面を調べてみる．内面は かなり光沢のある**内膜** tunica intima で覆われている．内膜は 顕微鏡的には **内皮** endothelium という 上皮組織が主成分になっている．内膜を薄くはぐと，その下層には 非常に強靱で弾性に富む **中膜** tunica media がある．

老齢の遺体では 大動脈に **動脈硬化** arteriosclerosis が見られることが多く，この場合は 内膜 tunica intima や 中膜 tunica media に，脂肪沈着（アテローム形成 atheroma formation）や石灰沈着 などの病的変化が認められる．

肋間神経 など

1) **内肋間筋** mm. intercostales interni, *internal intercostals* を内面から観察する．その筋束の後縁は 肋骨角 angulus costae の所で終わり，それよりも内側では **内肋間膜** membrana intercostalis interna, *internal intercostal membrane* という結合組織性の膜に移行して 脊柱に達している．

内肋間膜は 胸椎横突起の下縁と下位肋骨頚の上縁を結ぶ靱帯 に付着する．

下位の肋間では，脊柱に近いところで内肋間筋の筋束の一部が 肋骨を乗り越えて 2肋間にまたがっている．これを **肋下筋** mm. subcostales, *subcostal muscles* と呼ぶ．

2) **肋間神経** nn. intercostales, *intercostal nerves* は 内肋間膜よりも前（内肋間膜と胸膜の間）を走るが，肋骨角よりも外側部では 肋間動静脈と共に内肋間筋の裏に隠れる．また肋間神経を 逆に脊柱の方にたどると，内肋間膜の内側端にある靱帯と胸椎体との間にある穴を通って後ろの方に走り，背方からくる胸神経の後枝 r. dorsalis と合する．この解剖は *p. 90* で脊髄神経節 ggl. spinale が剖出してある肋間 で行なうとよい．ここで 肋間神経が 胸神経の前枝 r. ventralis であること，また 肋間神経と交感神経幹との関係，脊髄神経節との位置関係 などをよく観察しよう．

肋間神経と交感神経幹の間の交通枝 rami communicantes には，**白交通枝** *white rami* と **灰白交通枝** *gray rami* とがある（*p. 141*）．前者は 節前線維 *preganglionic fibers* からなるもので，肋間神経（第1だけは しばしば欠如）から 交感神経幹に入るもの．後者は 節後線維 *postganglionic fibers* からなるもので，交感神経幹から出て再び肋間神経に入り，体壁の筋や血管などに分布するものである．交感神経幹でニューロンを変えずに 幹神経節をす通りした節前線維が，交感神経幹から出て，肋間神経と交通せずに腹部内臓に分布するものがある．これらが 大内臓神経と 小内臓神経 n. splanchnicus major et minor にほかならない．

時間に余裕があれば，同じ肋間で肋骨と胸椎との連絡（**肋椎関節** artt. costovertebrales, *costovertebral joints*）を見る．肋骨と胸椎横突起の連結（**肋横突関節** art. costotransversaria, *costotransverse joint*）は 既に *p. 87* で背方から観察ずみだから，ここでは 肋骨頭と胸椎体の連結（**肋骨頭関節** art. capitis costae, *capitular joints*）を前面から剖出すればよい．関節包の前面には 放射状に走る小さな靱帯がある．呼吸運動に伴って起こる 肋骨と胸椎との間の運動 を考えながら，肋骨を動かしてみよう．靱帯と関節包を破って，肋骨頭関節を開放し，関節頭（肋骨頭 caput costae）と関節窩（胸椎体の肋骨窩 foveae costales）を観察する．

§ 52 横隔膜 と 腰神経叢

横隔膜の 起始 と 停止

横隔膜 diaphragma, *diaphragm* が横紋筋線維から成る 骨格筋 であることを念頭において，上面では胸膜と心膜の残りを，下面では腹膜の残りをむきながら，その起始と停止を観察する．

1）横隔膜の停止は，その中央部を占める **腱中心** centrum tendineum, *central tendon* である．腱中心は胸郭下口の全周から起こる筋束の腱膜が中央に集まってできていて，その輪郭は クローバーの葉に似ている（図137）．三つの葉のうちの 真ん中の葉に相当する部分の上には，心膜を介して心臓が乗り，左右の葉に相当する部分の上には 胸膜を介して肺が乗っていたわけである．右の葉と 真ん中の葉との間には，下大静脈が通る **大静脈孔** foramen venae cavae, *opening for inf. vena cava* がある．腱中心を構成する腱線維は 色々の方向に交錯して走っている．

2）横隔膜の起始のうち，胸骨剣状突起と腹直筋鞘後葉から起こる部分（胸骨部 pars sternalis, *sternal part or origin*）と 肋骨弓から起こる部分（肋骨部 pars costalis, *costal part or origin*）とは，既に *p. 111* で切断してある．

3）腰椎体からの起始（腰椎部 pars lumbalis, *lumbar origin* の一部）は 左右の2脚がある．**左脚** crus sinistrum, *lt. crus* は第1〜第3腰椎体から，**右脚** crus dextrum, *rt. crus* は第1〜第4腰椎体から，椎体前面の前縦靱帯 lig. longitudinale anterius と密着して 腱の形で起こって上行している．

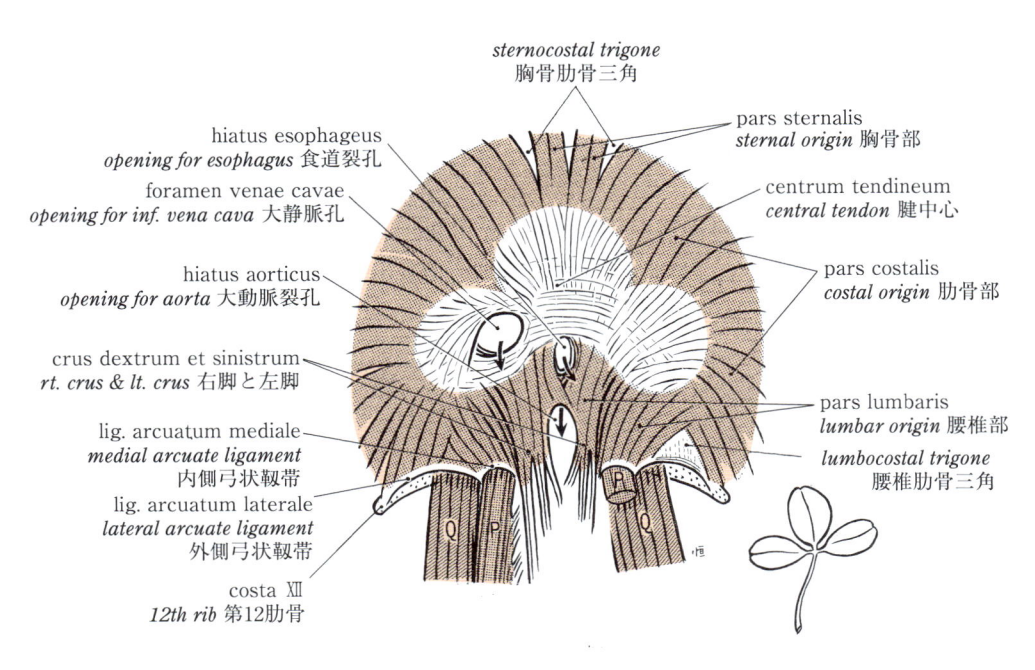

137．横隔膜を 前下の方から見る
P：大腰筋　　Q：腰方形筋

左脚と右脚は 大動脈の前で一部交叉して，第1腰椎体との間に **大動脈裂孔** hiatus aorticus, *opening for aorta* という穴を作っている．これらの交叉した筋束は，腱中心との間に もう一つの間隙を挟んでいる．これが 食道の通る **食道裂孔** hiatus esophageus, *opening for esophagus* である(図137)．

4) 左脚と右脚の外側方では，第1腰椎体と第1腰椎の肋骨突起とをアーチ状に結ぶ腱弓(**内側弓状靱帯** lig. arcuatum mediale, *medial arcuate ligament*)と，第1腰椎肋骨突起と第12肋骨先端をアーチ状に結ぶ腱弓(**外側弓状靱帯** lig. arcuatum laterale, *lateral arcuate ligament*)とから腱の形で起こった筋束が上行して 腱中心に達している．内側弓状靱帯は，**大腰筋**と**小腰筋** m. psoas major et minor の前をまたぎ，外側弓状靱帯は **腰方形筋** m. quadratus lumborum をまたいでいる(図137)．

横隔膜の腰椎部と肋骨部の間には，外側弓状靱帯の上の方に 三角形の間隙があることが多い．これを **腰椎肋骨三角** lumbocostal trigone という．また横隔膜の肋骨部と胸骨部の間にも三角形のすきまが見られることが多く，これを **胸骨肋骨三角** sternocostal trigone という．胸骨肋骨三角を上腹壁動静脈が通ることが多い．これらの両三角は 横隔膜の構造上の弱点で，特に 左側では下に肝臓が存在しないので，ここを通って腹部内臓が 腹膜をかぶったまま胸腔内に侵入するのが **横隔膜ヘルニア** diaphragmatic hernia である．先天性の横隔膜ヘルニアで代表的なものは **ボクダレック ヘルニア** Bochdalek hernia で，横隔膜の後ろ側方部の形成不全のために 新生児期に発症し，左側に多く，片側の胸腔が 腹腔内臓器で充たされていることすらある．
最近の CT などを用いた検査では，軽度のボクダレックヘルニアは想像以上に多いが，無症状で成人期を過ごす人も多いという(Mullins 他 2001)．

横隔膜を貫くもの

1) **大動脈裂孔** hiatus aorticus では，**大動脈** aorta, *aorta*(胸大動脈と腹大動脈の移行部)のほかに，それにまつわる **交感神経叢**(大動脈神経叢 plexus aorticus, *aortic plexus*)と，**胸管** ductus thoracicus, *thoracic duct* などが通る．

2) **大静脈孔** foramen venae cavae には **下大静脈** v. cava inferior, *inf. vena cava* が通る．右の横隔神経の小枝も ここを通っている．

3) 食道裂孔には **食道** esophagus と左右の **迷走神経** n. vagus, *vagus nerve* が通る．

4) 内側弓状靱帯の後ろを **大腰筋・小腰筋** m. psoas major et minor のほか，右では **奇静脈** v. azygos, *azygos vein*(大動脈裂孔を通ることもある)，左では **半奇静脈** v. hemiazygos, *hemiazygos vein* が通る．**交感神経幹** truncus sympathicus も ここを通ることが多い．また左右の **大・小内臓神経** n. splanchnicus major et minor, *greater & lesser splanchnic nerves* は，それぞれ 左脚と右脚を貫いていることが多い．

横隔膜に分布する血管と神経

1) 胸大動脈から分枝する **上横隔動脈** a. phrenica superior, *sup. phrenic artery*, 腹大動脈の枝の **下横隔動脈** a. phrenica inferior, *inf. phrenic artery*, 内胸動脈の枝の **筋横隔動脈** a. musculophrenica, *musculophrenic artery* と これらに伴行する静脈を復習し(*p. 112, 141, 176, 180*)，横隔膜への分布の状態を観察する．

2) **横隔神経** n. phrenicus, *phrenic nerve* の 横隔膜への分布の状態を復習する(*p. 141*)．
横隔神経には運動線維(横隔膜の筋線維に分布する)のほかに，固有知覚線維(横隔膜内の筋紡

錘・腱紡錘などからの興奮を中枢に伝える)が 40%も含まれるという.

3) ここで横隔膜の作用を考える. 横隔膜は 上に向かって凸の ドーム状の筋板だが, これが収縮すると その凸弯度が減って腱中心は下降し, 胸腔が広げられ(吸気), 腹腔は狭められる(腹圧). したがって, 横隔膜は吸気の時に働く 呼吸筋 の一種であり, また腹圧を加える時にも役立つ.

後腹壁内面 の筋

1) 横隔膜の内側弓状靱帯の後ろを走る **大腰筋** m. psoas major は 浅 と 深 の 2頭 を持つ. 浅頭は第12胸椎〜第4腰椎の椎体と椎間円板から起こり, 深頭は全腰椎の肋骨突起 proc. costarius から起こる (起始はここではまだ見えない). これら2頭の間には 腰神経叢 plexus lumbalis の枝が何本も走っているから, これらの神経を切らないように注意して観察を進めなければならない. 大腰筋は 下の方では腸骨筋と共に 鼡径靱帯の後ろをくぐって **腸腰筋** m. iliopsoas の一部となって大腿に達するが, その詳細は *p. 200* で観察する.

> 腸腰筋は 股関節で下肢(大腿)を前方に挙げるための 最も強大な屈筋で, 歩行を可能にし, 体幹を前屈したり, 背臥位から上半身を起こすのに役立つ. したがって, 老人での寝たきり予防には 腸腰筋(特に大腰筋)の筋肉トレーニングが大切である. 最近では MRI の断面画像によって 大腰筋の量(断面積)が測れるようになった. この断面積は 直接に 大腰筋の 等尺性収縮力 *isometric strength* と関連するという (Raty 他 1999).

2) 大腰筋の前面には, **小腰筋** m. psoas minor が 40〜50%の頻度で存在する. この細長い筋は, 上位腰椎の椎体から起こり, その腱は 腸骨筋膜の表面の筋膜(腸骨筋膜)に放散しながら 恥骨櫛 pecten ossis pubis に終わる (すなわち 小腰筋は 骨盤の外には出ない).

3) 腸骨稜 crista iliaca の下の方には, **腸骨筋** m. iliacus が腸骨筋膜 fascia iliaca に包まれて存在する. 表面を斜めに走る何本もの神経を傷つける危険があるので, ここでは腸骨筋膜はまだ はがないでおく.

4) 横隔膜の外側弓状靱帯の後ろを走って下行する **腰方形筋** m. quadratus lumborum を観察する. この筋は第12肋骨から起こり, 腸骨稜の後部に停止する 文字通り 方形の筋である. ここでは その表面だけを見ておけばよい.

> 腰方形筋は胴体を側屈する時にかなり強力に働く. 両側のものが同時に収縮すれば, 固有背筋と拮抗して 胴体の前屈を助ける. これらの運動には 大腰筋や側腹筋群も協力するが, 腰方形筋の作用は からだのバランスをとるために大切である.

腰神経叢

腰神経叢 plexus lumbalis, *lumbar plexus* は, 第12胸神経 と 第1〜第4腰神経 の前枝 r. ventralis, *primary ventral ramus* によって構成される神経叢である. その本体は 大腰筋の中に隠れてまだ見えないが, まず 腰神経叢から出てくる枝 を観察しよう (図 **138**).

1) **腸骨下腹神経** n. iliohypogastricus, *iliohypogastric nerve* と **腸骨鼡径神経** n. ilioinguinalis, *ilioinguinal nerve* は既に (*p. 99*) 前腹壁で 腹横筋と内腹斜筋の間で一部観察した. ここでは 両神経が大腰筋の外側縁から現われて (腸骨鼡径神経は 約70%の頻度で大腰筋を貫いている), 腰方形筋の前を斜めに下行しているのが見える. 腸骨下腹神経を下の方にたどると, 腰方形筋の外側縁の近くで腹横筋の起始腱膜を貫いて, 腹横筋と内腹斜筋の間に入り込んでいる.

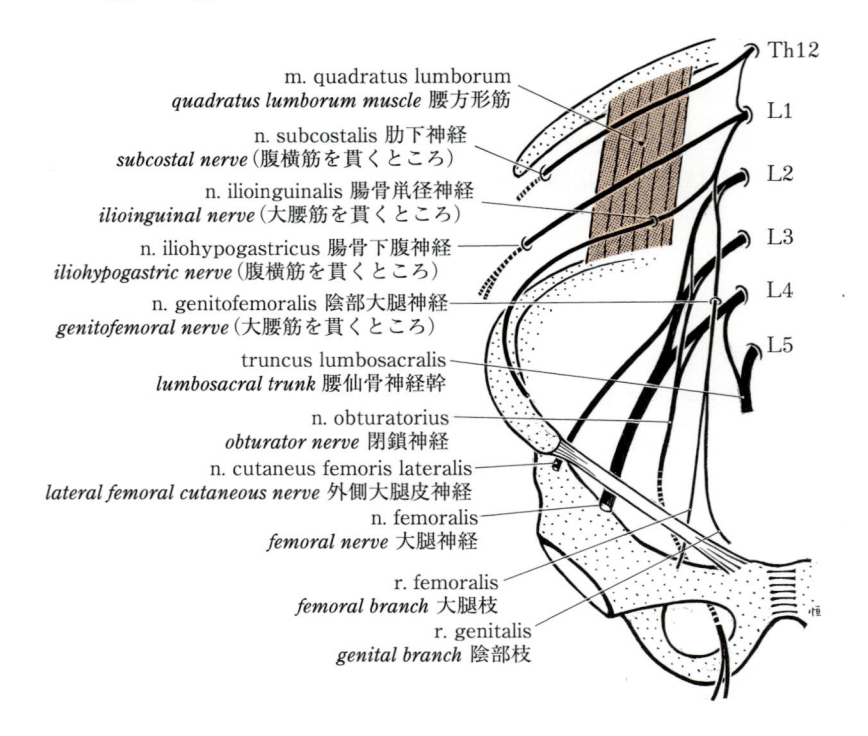

```
                                 m. quadratus lumborum                          Th12
                                 quadratus lumborum muscle 腰方形筋
                                 n. subcostalis 肋下神経                         L1
                                 subcostal nerve（腹横筋を貫くところ）
                                 n. ilioinguinalis 腸骨鼡径神経                   L2
                                 ilioinguinal nerve（大腰筋を貫くところ）
                                 n. iliohypogastricus 腸骨下腹神経                L3
                                 iliohypogastric nerve（腹横筋を貫くところ）
                                 n. genitofemoralis 陰部大腿神経                  L4
                                 genitofemoral nerve（大腰筋を貫くところ）
                                                                                L5
                                 truncus lumbosacralis
                                 lumbosacral trunk 腰仙骨神経幹
                                 n. obturatorius
                                 obturator nerve 閉鎖神経
                                 n. cutaneus femoris lateralis
                                 lateral femoral cutaneous nerve 外側大腿皮神経
                                 n. femoralis
                                 femoral nerve 大腿神経
                                 r. femoralis
                                 femoral branch 大腿枝
                                 r. genitalis
                                 genital branch 陰部枝
```

138. 腰神経叢の一つの型〔大内による〕
（この型どおりの例は 約30％に見られるにすぎない．）

腸骨鼡径神経は 下の方では しばらく腸骨稜に沿って走ってから，腸骨稜の前端近くで腹横筋を貫き，同筋と内腹斜筋の間にもぐり込む．なお 腸骨下腹神経は 浅鼡径輪の少し上で皮下に現われて 下腹部の皮膚に分布するが，腸骨鼡径神経は 鼡径管の中を通って 精索の外側方で浅鼡径輪をくぐりながら皮下に現われ，陰嚢（女性では大陰唇）と大腿上部内側面 の皮膚に分布している（その末梢分布は ここでは観察できない）．

腸骨下腹神経と腸骨鼡径神経は 癒合して共通幹を作っていることもあり，また 別々に出てくる場合でも 両者が腸骨稜の近くで吻合することがある．

2）上記2神経の上方では，**肋下神経** n. subcostalis, *subcostal nerve* が やはり腰方形筋の前面を 斜めに走って，まもなく腹横筋を貫いている．

肋下神経は 腰神経叢には属さないが，これと密接な関係がある．

3）ほぼ 第3腰椎の高さで，**陰部大腿神経** n. genitofemoralis, *genitofemoral nerve* が 大腰筋を貫いて その前面に現われる．この神経は かなりの急角度で下降して，鼡径管に入る枝（**陰部枝** r. genitalis, *genital branch*）と，鼡径靱帯の下をくぐって大腿前面の皮膚に行く枝（**大腿枝** r. femoralis, *femoral branch* — p. 193）とに分かれる．この神経の陰部枝は，男性では精索 funiculus spermaticus, *spermatic cord* に沿って下り，精巣挙筋と陰嚢の皮膚（肉様膜 tunica dartos）に分布する．女性では 子宮円索 lig. teres uteri に沿って下り，大陰唇の皮膚に分布する（p. 232, 256）．

陰部大腿神経の 陰部枝と大腿枝 が高位分岐し，別々に大腰筋を貫く例が 約45％に見られる．腰神経叢 plexus lumbalis の構成様式は 非常に変異に富む．これを要約すると，

(1) 肋下神経と腸骨下腹神経の間に過剰枝が存在するもの(34%);
(2) 腸骨下腹神経と腸骨鼠径神経の間に過剰枝が存在するもの(10%);
(3) 腸骨鼠径神経の欠如(16%);
(4) 陰部大腿神経の陰部枝が通常よりも外側寄り(上前腸骨棘付近)で腹壁に侵入(4%);
(5) 陰部大腿神経の大腿枝が通常よりも外側寄り(上前腸骨棘付近)で大腿に達するもの(14%)
などである. これらの変異は 各神経の起始・経路・分布の 連続的な「ずれ」によって起こり,その「ずれ」がひどい場合には,各神経の同定 identification が困難になる.〔河西達夫:解剖学雑誌 32:262-277,1957 による.〕

4) ほぼ腸骨稜の高さで大腰筋の外側縁から現われる **外側大腿皮神経** n. cutaneus femoris lateralis, *lateral femoral cutaneous nerve* は,腸骨筋膜の下層で腸骨筋の前面を斜めに横切り,上前腸骨棘 spina iliaca anterior superior の近くに達する.その末梢は *p. 193* で観察する.

5) 腸骨稜の下の方で 大腰筋の外側縁から現われる **大腿神経** n. femoralis, *femoral nerve* は,腰神経叢の枝のなかで最も太い.大腿神経は 大腰筋と腸骨筋の間の溝を下降して深部に隠れる.大腿神経からは 上記の両筋に分布する細い枝が出ている.(大腿神経の末梢は *p. 201* 以下で観察する).

6) 最も深いものとしては,大腰筋の内側縁から **閉鎖神経** n. obturatorius, *obturator nerve* が現われて,同筋の内側を下降し,内腸骨動脈 a. iliaca interna の背後を通って 小骨盤の奥深くに隠れる.(その末梢は *p. 194, 247, 270* で観察する.)

7) これらの腰神経叢の枝を それぞれ元の方にたどりながら,大腰筋の浅頭をむしり取って,腰神経叢の全貌を剖出しよう(**図 138**).腸骨下腹神経と腸骨鼠径神経は 主に L_1 から神経線維を受け,陰部大腿神経は L_1 と L_2 から,外側大腿皮神経は $(L_1) L_2$ と L_3 から,大腿神経は $L_1 \sim L_4$ から,閉鎖神経は $L_2 \sim L_4$ から 神経線維を受けていることを観察しよう.

閉鎖神経の内側深くに,L_4 と L_5 からの枝が合流してできた **腰仙骨神経幹** truncus lumbo-sacralis, *lumbosacral trunk* も見える.

8) $L_4 \sim S_3$ の前枝は,**仙骨神経叢** plexus sacralis, *sacral plexus* を作るわけだが,S_1 以下の前枝は 骨盤内の奥深くにあるので *p. 249* と *p. 270* で観察する.腰仙骨神経幹は「腰神経叢と仙骨神経叢を結ぶもの」ということができる.

9) 大腰筋を更にむしると,今までは見えにくかった **腰動静脈** aa. et vv. lumbales, *lumbar arteries & veins* や **上行腰静脈** v. lumbalis ascendens, *ascending lumbar vein* の始まりの部分も剖出できる.

下半身 の 切り離し

1) 第3腰椎を同定し,その高さで,腹大動脈 aorta abdominalis,下大静脈 v. cava inferior,腰神経叢 plexus lumbalis などを 次々に切断する.このとき 腰神経叢の枝の断端には,それぞれ 色糸などで目印を付けておくとよい.

2) 第3腰椎と第4腰椎の間の 軟骨性の **椎間円板** discus intervertebralis を注意深く同定して確認し(腰椎体の骨質と間違えないように! 椎間円板は腰椎体よりも膨らんでいる.),線維軟骨で構成される椎間円板にメスを入れて切断し,腰方形筋も この高さで横に切断する.背部の軟組織を切り,第3・4腰椎の 関節突起間の連結 を離断すれば,下肢が付いたままの

骨盤部が 上半身から切り離される．この作業は，2人以上で協力して行なった方がよい．

　3）ここで **椎間円板** discus intervertebralis, *intervertebral disk* の断面を観察する．断面の中央よりも 少し後ろに寄った所には，軟らかく ブヨブヨした部分がある．（若い人ほど明瞭だが，老人では かなり固くなっている．）これが **髄核** nucleus pulposus, *pulpy nucleus* で，胎生期の **脊索** *notochord* の名残である．

　髄核の周囲には 線維軟骨の線維束が 一見 同心円状に輪走している．これが **線維輪** anulus fibrosus, *fibrous ring* である．髄核と線維輪とは その性状が互いに徐々に移行しているので両者の境界は必ずしも はっきりはしない．線維輪は外周部に近付くにつれて，線維成分が増して固くなっている．

　第2・第3腰椎の間の 椎間円板を外面から観察する．線維輪を構成する線維が 二つの椎体の間を斜めに交叉して走っていることがわかる．

　　　椎間円板は 各椎体の間にかかる圧力に耐え，衝撃を和らげる クッションの働きをしている．若い人の髄核は，生体では半流動性のゼリーのような状態で，その働きは，線維輪というゴム袋に入れられた水，すなわち 水枕 に例えることができる．弾性と耐圧性を兼ね備えた，まことに心憎い仕掛けではないか．
　　　線維輪が退行変性を起こして もろくなると，髄核の組織が外方に飛び出してしまうことがある．水枕が破れたようなこの状態を **椎間板ヘルニア** *disk herniation* という．髄核は 椎間円板の中心よりも少し後ろの方にあるので，椎体の後面で後縦靱帯の外側の所から脊柱管内に飛び出ることが多く，脊髄神経の根が圧迫されることになる．このヘルニアは第4〜第5腰椎間に多いので，症状としては **坐骨神経痛** *sciatica* や 下肢の皮膚の知覚障害 などが現われる．
　　　椎間板ヘルニアの診断は MRI で容易に確定できるが，症状を示さないヘルニア像が意外に多いことは注意を要する．ヘルニア塊の自然吸収も MRI でしばしば確認できる．

========== きゅうけいしつ ==========

　中国には古くから 五臓六腑説 というのがあって，我が国でも蘭学導入の以前には 専らこれが信奉されていた．「臓」というのは魂を容れる内臓（西洋医学流にいえば 実質性臓器）で，心・肺・肝・腎・脾 の五つ，「腑」は物を容れる中空の内臓（西洋医学流にいえば 中空性臓器）で，胃・小腸・大腸・胆嚢・膀胱・三焦 の六つが数えられていた．

　さて この三焦というのは，まことに得体の知れないものである．西洋医学でいう膵臓がこれに当たるのだろうという人もあるが，中国の古い医書に「三焦は有名にして無形」と説明されていることから見ても，また 三焦が中空性臓器に仲間入りしていることから見ても，中国人の空想の産物であるとの見方が強い．

　　　　＊　　　　＊　　　　＊

　それはともかく，膵臓は腹膜の後ろにあってなかなか見えにくく，特に動物では脂肪とまぎらわしいこともあるから，昔の中国や日本の医学では これが見逃されていたのだろう．

========== 五臓六腑 ==========

　ラテン語の pancreas の pan というのは「すべて，全体」という意味で，creas は「肉」という意味である．（生化学で学ぶ creatin も これから来ている．）つまり全体が肉の塊のような感じを表わした言葉だが，日本ではこの意味を「膵」という字を作字することによって表現した．月はいわゆる「にくづき」で 肉の意，萃は 集めるという意味である．

　この種の新造文字の傑作は，何といっても宇田川玄真が 19世紀初頭（文化年間）に作字したといわれる「腺」という字だろう．これらのメイド・イン・ジャパンの漢字は，中国に逆輸入されて 中国古来の漢字と並んで通用しているのである．

　漢字の新作ではないが，日本で案出された用語の傑作としては，杉田玄白によって考案された「神経」にとどめを刺すであろう．神気の経脈 という意味で，この舶来の新概念を表現したものだが，日本だけでなく，広く漢字通用国に流布されるようになった．

下　肢

§53　下肢の皮静脈と皮神経

体表の観察

1）骨格標本とも照合しながら，以下の骨部を観察する．これらは生体の皮膚の上からも容易に触れられるから，自分のからだでも触れてみるとよい．

2）**上前腸骨棘** spina iliaca anterior superior, *ant. sup. iliac spine* と **恥骨結節** tuberculum pubicum, *pubic tubercle* とを結ぶ **鼡径靱帯**(そけい) lig. inguinale, *inguinal ligament* が腹部と大腿の境界線を作っている．上前腸骨棘から内側下方へ大腿のほとんど全長を斜めに走る**縫工筋**(ほう)(こう) m. sartorius の隆起が，遺体によってはよく見え，または触れることができる．

大腿の上部の外側面では **大転子** trochanter major, *greater trochanter* の位置も見ておくとよい．

> 臨床的に大転子の位置を知るためには，**ローザー・ネラトン線** *Roser-Nélaton line* というものを想定する．これは外側面から見て上前腸骨棘と坐骨結節(次頁)を結んだ線のことで，股関節で大腿を約45°曲げた場合に，大転子の先端はちょうどこの線上にある．しかし大転子も坐骨結節も点ではなく，ある広さを持った面なので，あまり正確な方法ではない．
>
> 老人などのために廊下や階段に「手すり」をつける時には，その最もよい高さとして大転子が目安になる．杖の握りの高さも大転子に合わせることが多い．

3）膝の前面では，**膝蓋骨** patella の位置や形を触れてみる．その下の方には **脛骨粗面**(けいこつ)(そめん) tuberositas tibiae, *tibial tuberosity* がやや高くなっている（図139）．膝の両側面で **大腿骨の内側顆** condylus medialis femoris, *medial condyle of femur* と **外側顆** condylus lateralis femoris は比較的触れやすいが，これらと **脛骨の内側顆** condylus medialis tibiae・**外側顆** condylus lateralis tibiae との境は，固定遺体でははっきりしない．脛骨の外側顆の後ろ外側には **腓骨頭**(ひこつとう) caput fibulae, *head of fibula* がある．

4）下腿の前面では，**脛骨前縁** margo anterior tibiae, *ant. margin of tibia* が皮下の浅い所に稜線状に触れられる．足首の両側面には，脛骨の **内果**(ないか)（ウチクルブシ）

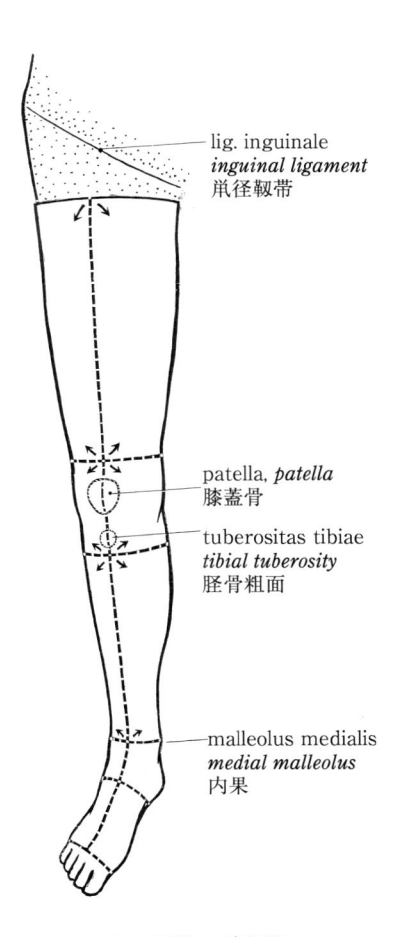

139. 下肢の皮切り

malleolus medialis, *medial malleolus* と 腓骨の **外果**(ソトクルブシ) malleolus lateralis, *lateral malleolus* とが 膨れ出ている．

　5）下半身を裏返しにして，後面を観察しよう．殿部の膨らみの下には **殿溝** sulcus gluteus, *gluteal groove* という皮膚の溝が横に走っている．殿部で **坐骨結節** tuber ischiadicum, *ischial tuberosity* を触れてみる．

　　坐骨結節は 生体の直立位では 骨盤の最下位にあり，椅子に腰をかける場合には 椅子の座面に接する骨部である．

　6）膝の後面には **膝窩** fossa poplitea, *popliteal space or fossa* がある．足首の後面では，**踵骨腱** tendo calcaneus（アキレス腱 *Achilles tendon*）を 皮膚の上からつまむことができる．踵を作っている骨は **踵骨** calcaneus（踵骨隆起 tuber calcanei）である．

大腿前面 の 皮切り

　下半身を背臥位に戻し，**図139** を参考にしながら大腿前面の皮切りをする．外陰部の皮膚はまだ むいてはならない．皮下組織の中に次の皮静脈と皮神経を剖出する．

　1）既に *p. 9* と *p. 95* で一部観察した **浅腹壁静脈** v. epigastrica superficialis, *superficial epigastric vein*, **浅腸骨回旋動静脈** a. et v. circumflexa ilium superficialis, *superficial circumflex iliac artery & vein* などを復習し，これらをなるべく下の方までたどっておく．鼡径靱帯の内側端の下で，外陰部に向かってほぼ横に走る **外陰部動静脈** aa. et vv. pudendae externae, *external pudendal arteries & veins* を剖出する．

　2）大腿の内側面の皮下を膝の高さから上行し，大腿上部の前面に現われる かなり太い静脈が **大伏在静脈** v. saphena magna, *great saphenous vein* である（**図140**）．大伏在静脈は鼡径靱帯の下 約2横指の所で，大腿筋膜 fascia lata にある穴（伏在裂孔 hiatus saphenus）を通って深部の大腿静脈 v. femoralis に入る（これは *p. 198* で見る）．

　3）伏在裂孔の近くには，*p. 95* で観察した 大小様々の リンパ節（**浅鼡径リンパ節** lnn. inguinales superficiales, *superficial inguinal lymph nodes,* **図140**）があって，互いにリンパ管で連絡している．大きめのリンパ節について よく観察すると，細くて多数にある 輸入リンパ管 vasa afferentia と 太くて1本だけの 輸出リンパ管 vas efferens も区別できる．

　4）浅鼡径リンパ節や 疎性結合組織を取り除いて，**伏在裂孔** hiatus saphenus, *saphenous opening*（旧名は 卵円窩 fossa ovalis）の輪郭を確認する（**図140**）．大伏在静脈は 伏在裂孔に入る直前で，浅腹壁静脈・浅腸骨回旋静脈・外陰部静脈 などを受けている．

　伏在裂孔は **大腿筋膜** fascia lata にある窓で，ここを大伏在静脈が通っているが，なお多数の リンパ管が，この窓を埋める 疎性結合組織（**篩状筋膜** fascia cribrosa）の 篩の目 を通っている．

　伏在裂孔の辺縁は同一平面上にはなく，立体的な ラセンを描いていることも興味深い．外側の辺縁は 比較的明瞭で 半月状になっているが（鎌状縁 margo falciformis, *falciform margin*），内側の辺縁は あまり はっきりしないことが多い（**図140**）．

　　　大伏在静脈は2〜3本に分かれて走っていることが案外多い．特に 大腿の前面と 内側の 静脈
　　網が集まって1本の過剰静脈となり，大伏在静脈のわきを走って 伏在裂孔の近くで大伏在静脈に

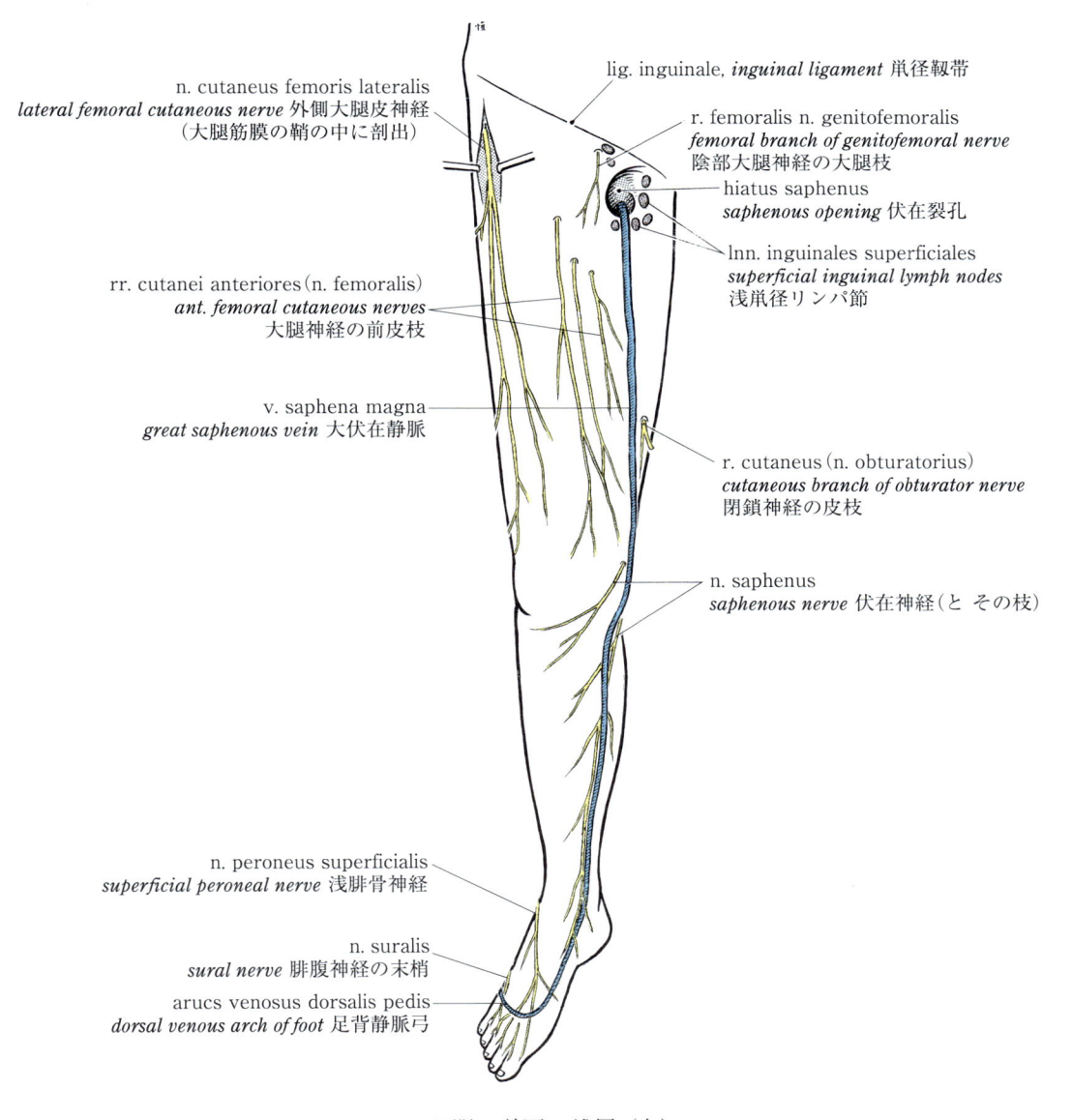

§ 53 下肢の皮静脈と皮神経　*193*

[図140: 下肢の前面の浅層（右）。主なラベル：
- n. cutaneus femoris lateralis / lateral femoral cutaneous nerve 外側大腿皮神経（大腿筋膜の鞘の中に剖出）
- lig. inguinale, inguinal ligament 鼠径靱帯
- r. femoralis n. genitofemoralis / femoral branch of genitofemoral nerve 陰部大腿神経の大腿枝
- hiatus saphenus / saphenous opening 伏在裂孔
- lnn. inguinales superficiales / superficial inguinal lymph nodes 浅鼠径リンパ節
- rr. cutanei anteriores (n. femoralis) / ant. femoral cutaneous nerves 大腿神経の前皮枝
- v. saphena magna / great saphenous vein 大伏在静脈
- r. cutaneus (n. obturatorius) / cutaneous branch of obturator nerve 閉鎖神経の皮枝
- n. saphenus / saphenous nerve 伏在神経（と その枝）
- n. peroneus superficialis / superficial peroneal nerve 浅腓骨神経
- n. suralis / sural nerve 腓腹神経の末梢
- arcus venosus dorsalis pedis / dorsal venous arch of foot 足背静脈弓]

140. 下肢の前面の浅層（右）

注ぐものを **副伏在静脈** v. saphena accessoria, *accessory saphenous vein* という (33%). このほか, 大伏在静脈がその走行の途中で 2〜3本に重複する場合 (40〜50%) もある.

5) *p. 188* で剖出した **陰部大腿神経** n. genitofemoralis, *genitofemoral nerve* の **大腿枝** r. femoralis, *femoral branch* を下の方にたどると, 伏在裂孔を通ったり, または その上の方の大腿筋膜を貫いたりしながら, 大腿前面の上部に現われてくる (図 **140**).

6) すでに腹腔内 (*p. 189*) で剖出してある **外側大腿皮神経** n. cutaneus femoris lateralis, *lateral femoral cutaneous nerve* を下の方にたどる. 上前腸骨棘よりも下では, 強靱な筋膜（大腿筋膜の一部）の鞘の中を走っている (図 **140**). その鞘をメスで縦に開きながら, この神経の枝を先の方まで追究する. 外側大腿皮神経は 主に大腿外側の皮膚に分布するが, その下端は膝の近くにまで達している.

7）このほか大腿の前面で **大腿神経** n. femoralis の枝（**前皮枝** rr. cutanei anteriores, *ant. femoral cutaneous nerves*）が 何本も皮下に現われる．その大部分は 縫工筋 m. sartorius による隆起線の少し上で筋膜を貫いている（図140）．大腿の内側面では **閉鎖神経** n. obturatorius, *obturator nerve* の皮枝も見られる．

殿部 と 大腿後面・下腿後面 の皮切り

1）下半身を裏返しにして，殿部の残りの皮膚と 大腿後面の皮膚をはぐ．この時には 肛門 anus の周囲と，会陰 perineum の正中部 2 横指ぐらいの部分の皮膚は むいてはならない．殿溝 sulcus gluteus の所の皮膚は むきにくいが，その理由は p. 197 で述べる．

2）大殿筋 m. gluteus maximus の下縁の中央から 膝窩の方へ向かって 大腿後面の中央を **後大腿皮神経** n. cutaneus femoris posterior, *post. femoral cutaneous nerve* が筋膜下を走り，その多数の枝が筋膜を貫いて皮下に出ている（図141）．大腿筋膜 fascia lata を縦に切り開きながら，この神経を末梢まで追究しよう．

後大腿皮神経は 大殿筋の下縁を回って 2～3本の かなり太い枝(下殿皮神経　nn. clunium

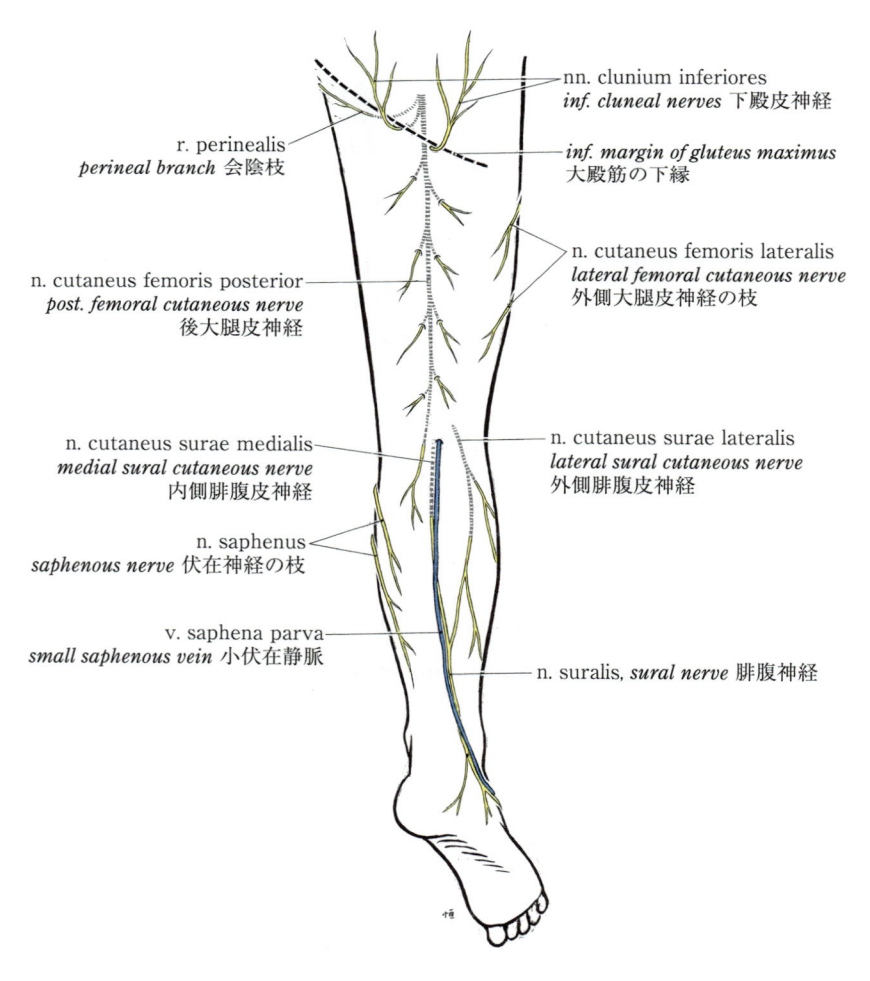

141．右下肢の後面の 皮神経

inferiores, *inf. clunial nerves*）を 殿部の皮膚に送っている．また 大殿筋の下縁を 内側上方に会陰へ向かう枝（会陰枝 rr. perineales）も剖出できる（図 141）．

3) 下腿の後面の皮膚をはぐ．膝窩 fossa poplitea の下部からは，**小伏在静脈** v. saphena parva, *small saphenous vein* という皮静脈が皮下に現われ，下腿後面の中央を下降して，足首の外側から足背の方に向かっている（図 141）．

下腿後面の皮下には，図 141 のように **内側・外側腓腹皮神経** n. cutaneus surae medialis et lateralis, *medial & lateral sural cutaneous nerve*（前者は 脛骨神経の枝，後者は 総腓骨神経の枝）がある．これらを それぞれ下の方にたどると，下腿の下部で両神経の枝が吻合して **腓腹神経** n. suralis, *sural nerve* が形成される．腓腹神経は ほぼ小伏在静脈に沿いながら，外果 malleolus lateralis の下を回って 足背の方に向かう．

腓腹神経の形成様式は 変異に富んでいる．内側腓腹皮神経の直接の延長が 腓腹神経となり，これに外側腓腹皮神経から細い吻合枝が合流する例（図 141 及び 図 142 の C）もあるが，逆に この吻合枝の方が太くて，外側腓腹皮神経の直接の延長が 腓腹神経のようになっていることもある（図 142 の B）．また 内側・外側腓腹皮神経が ほとんど同じ太さである場合（図 142 の A），内側腓腹皮神経だけから腓腹神経が構成される場合（図 142 の D）もある．

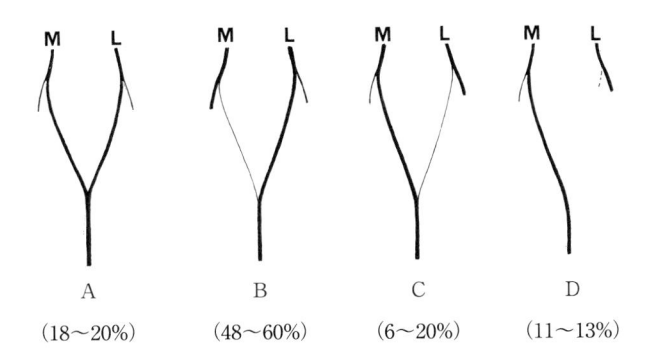

142. 腓腹神経の構成模式図
（右の下腿を 後ろから見た場合）
M：n. cutaneus surae mediails
L：n. cutaneus surae lateralis

A (18〜20%)　B (48〜60%)　C (6〜20%)　D (11〜13%)

下腿前面 と 足背 の皮切り

1) 図 139 を見ながら 下腿前面の皮膚をはぐ．このとき 膝蓋骨のすぐ下の皮下にある **皮下滑液包** bursa subcutanea, *subcutaneous bursa* の存在に注意しよう．また 下腿前面は 下腿後面に比べて皮下脂肪の量が少ないことにも気付くだろう．図 139 を参照しながら，足背の皮膚も はいでおく．

2) 下腿内側面の皮下では，すでに大腿で剖出した **大伏在静脈** v. saphena magna, *great saphenous vein* の続きを下の方にたどる．足背では小伏在静脈との間に静脈網（足背静脈網 rete venosum dorsale pedis）と **足背静脈弓** arcus venosus dorsalis pedis, *dorsal venous arch of foot* を作っている．

3) 下腿では大伏在静脈に伴行する皮神経がある．これが **伏在神経** n. saphenus, *saphenous*

nerve（大腿神経の枝で，大腿では深部を走る）であって，下の方では 足首の所で内果 malleolus medialis の前を回って足の内側に向かう（図 140）．伏在神経は 上の方では ほぼ膝の高さで筋膜を貫いて深部に隠れてしまう．

　4）外果の前上の方で，**浅腓骨神経** n. peroneus superficialis, *superficial peroneal nerve* が下腿筋膜を貫いて皮下に現われる．この神経は足首の所で2枝に分かれ，足背と指に分布している（図 143）．

　また外果の下を回って足背に現われる **腓腹神経** n. suralis, *sural nerve* は，足背の外側半から小指の外側縁にかけて分布する（図 143）．浅腓骨神経と腓腹神経の間には吻合があり，両者の分布範囲は 非常に変異に富む．

　第1指と第2指の間の股よりも やや上では，**深腓骨神経** n. peroneus profundus, *deep peroneal nerve* が 筋膜を貫いて皮下に現われ，第1指と第2指の対向縁に分布する（図 143）．

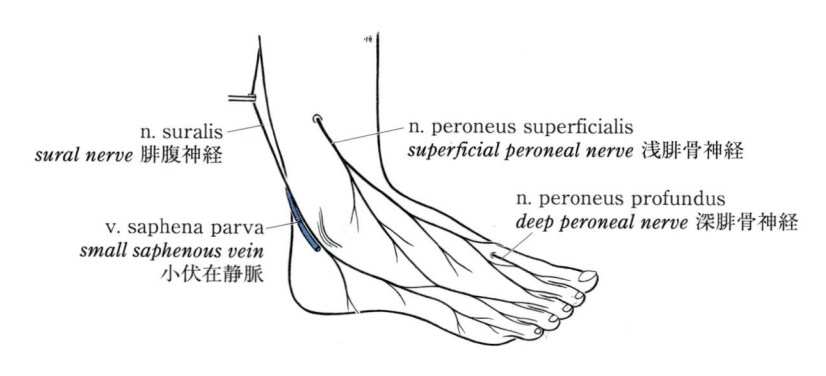

143. 足背の皮神経 の分布の1例

　5）下腿の全面を覆う筋膜は **下腿筋膜** fascia cruris, *crural fascia* と呼ばれ，上の方では大腿筋膜 fascia lata に，下の方では 足背筋膜 fascia dorsalis pedis に移行している．下腿筋膜は 下腿前面で 脛骨 tibia の骨膜と一部癒着している．

　足首から足背基部にかけて，下腿筋膜は靱帯のように肥厚して，その下層を走る伸筋群の腱をおさえる「包帯」の働きをしている．足首の前面を横に走る肥厚が **上伸筋支帯** retinaculum mm. extensorum superius, *sup. extensor retinaculum*（下腿横靱帯 lig. transversum cruris），足背の基部にある「く」の字形の肥厚が **下伸筋支帯** retinaculum mm. extensorum inferius（十字靱帯 lig. cruciforme）である．これらは 下腿筋膜そのものの 部分的肥厚にすぎないので，その辺縁は あまり明瞭ではない．多くの図譜に描かれている 包帯のような感じのものは，その辺縁をメスで人工的に切ってあるわけである．

§ 54　大腿筋膜 と 大殿筋

大腿筋膜

1）大腿の前面で **大腿筋膜** fascia lata, *fascia lata* を観察する．上部にある **伏在裂孔** hiatus saphenus, *saphenous opening* を復習する．今までの皮神経の剖出の時に既に理解されたように，大腿筋膜は 1枚の膜 ではなく，結合組織の線維が何層も重なったものである．したがって 伏在裂孔も 単に平面的な窓ではなく，立体的なラセン状の辺縁を持っていることを観察しよう（**図 140**）．

2）大腿筋膜は 大腿の外側面では特に肥厚していて，上前腸骨棘の付近と脛骨外側顆を結ぶ靱帯のような役割をしているので，この肥厚部は **腸脛靱帯**（ちょうけい）tractus iliotibialis, *iliotibial tract* と呼ばれる．

> 他の関節の補強靱帯（例えば 膝関節の前・後十字靱帯など）が断裂損傷した時に，これらの靱帯を再建する手術が行なわれる．この時に，患者自身からの組織材料として，腸脛靱帯 tractus iliotibialis の一部を切り出して ロール状に巻いて束にしたもの が使われることがある．

3）大腿筋膜は大腿の外側と内側とで深部に進入して，伸筋群と屈筋群とを区切る **筋間中隔** septum intermusculare, *intermuscular septum* となって大腿骨の骨膜に達するが，その剖出は 後にしよう．

大殿筋 など

1）大腿筋膜は大腿の後面も覆っているが，その上部は **大殿筋** m. gluteus maximus の表面をも包んでいる．体表で観察した皮膚の溝である **殿溝**（でんこう）sulcus gluteus, *gluteal groove* に相当する場所では，大腿筋膜に横走線維が多量にあって筋膜が厚くなり，その線維の一部は真皮に食い込んでいる．この部分の皮膚が はぎにくかったのは そのためである．

2）大殿筋の表面の筋膜（その上部は既に *p. 20* で はいである）をはぎ，大殿筋を露出させる．大殿筋は非常に粗い筋線維束の集合で，各線維束の間に厚い筋膜が侵入して仕切っている．

大殿筋の下縁と 殿部の膨らみの下縁（すなわち殿溝）とは一致しないことがわかる．大殿筋の上縁よりも上では，大腿筋膜の裏面には すぐに **中殿筋** m. gluteus medius が存在する．（中殿筋の剖出は *p. 205* で行なう．）

3）大殿筋の大部分は深い所で大腿骨に停止するが（**図 152**），一部は大腿筋膜，特に腸脛靱帯に停止している．大殿筋の起始は 広範囲にわたるが，ここでは 腸骨の後内側部と仙骨・尾骨の外側縁から

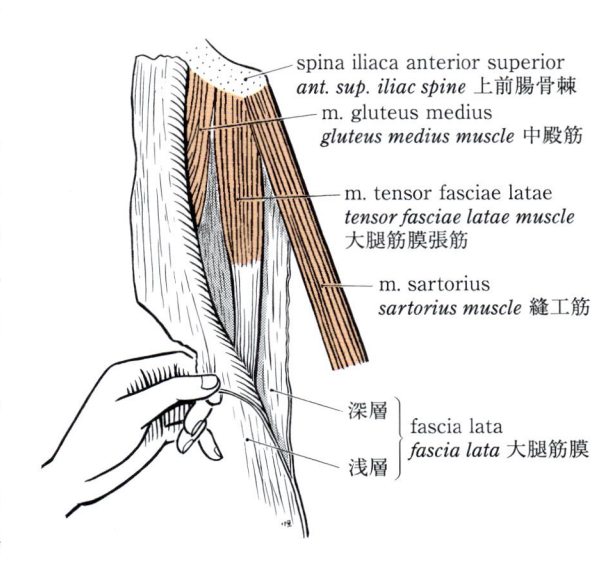

144．大腿筋膜張筋の剖出（右）

198　下　　肢

　　4）腸脛靱帯の上半をはぐと，下層に **大腿筋膜張筋** m. tensor fasciae latae という扁平な筋が現われる．この筋は縫工筋の上前腸骨棘からの起始のすぐ外側から起こり，腸脛靱帯の裏面に停止している．筋の裏側へも大腿筋膜の深葉が入り込んでいるから，この筋は大腿筋膜によって前後の両面を挟まれていることになる（図144）．

　　　　大腿筋膜張筋は 発生学的に 中殿筋 m. gluteus medius と同じ原基からできる兄弟の筋で，神経支配も 同じ上殿神経 n. gluteus superior である．大腿筋膜張筋が中殿筋と癒合して，上肢の三角筋 m. deltoideus に似た形の 単一の筋 を作っていることも 時に見られる．

　　5）大腿筋膜張筋の後上方で筋膜をはいで **中殿筋** m. gluteus medius の一部を剖出する．中殿筋の後縁部は大殿筋に覆われているので，ここでは観察できない．また中殿筋の前縁部は大腿筋膜張筋に覆われるが，後者を上に浮かせれば ある程度 その走向を見ることができる．

§ 55　大腿前面の深層

大腿管

　　1）**縫工筋** m. sartorius を包んでいる大腿筋膜の鞘を開いて，縫工筋を全長にわたって剖出する．縫工筋は大腿筋膜張筋と並んで上前腸骨棘から起こり，大腿の前面を斜めに内側下方に走って，大腿骨内側顆の後ろを経て 脛骨上端の内側面に停止している．

　　　　縫工筋の筋線維束は ほとんど平行に走っているから，収縮の長さは大きいが，力は あまり強くないことが想像できる．縫工筋は股関節で大腿骨を屈曲し，外転・外旋させるほか，下腿を屈曲して少し内旋させる．すなわち，自分の足の裏を前の方からのぞいたり，片足を膝の上に乗せたり，あぐらをかく時などに役立つ．

　　　　sartorius というラテン語は sartor（仕立て屋，洋服屋）の形容詞である．西洋の昔の仕立て屋は あぐらをかいて裁縫をしたものらしく，その時に縫工筋が皮下に著明に盛り上がることから命名されたといわれる．日本名の 縫工筋は その意訳である．

　　2）縫工筋の上半の内側で大腿筋膜をはぎ，**大腿動脈**と**大腿静脈** a. et v. femoralis, *femoral artery & vein* を剖出する．これらは丈夫な結合組織でできた共通の鞘（大腿鞘 *femoral sheath*, 図145）に包まれて走っているので，この鞘を切り開く必要がある．大腿静脈の方が 内側を走り，これに **大伏在静脈** v. saphena magna, *great saphenous vein* が注ぎ込んでいる．静脈の外側を走る大腿動脈は 浅腹壁動脈 a. epigastrica superficialis を 上の方に分枝している．大腿静脈の内側には 1〜3個のリンパ節（深鼠径リンパ節 lnn. inguinales profundi, *deep inguinal lymph nodes*）がある．大腿動静脈は，下の方では縫工筋の内側縁に達する所まで たどっておけばよい．

　　　　遺体の防腐固定のために 防腐剤を大腿動脈から注入することが多いので，その場合には片側の大腿動脈に その傷跡が見られる．

　　3）深鼠径リンパ節を取り除くと，大腿静脈の内側に **大腿輪** anulus femoralis, *femoral ring* が剖出できる（図145）．前縁が鼠径靱帯，外側縁が大腿静脈（正確には *femoral sheath*），後縁が恥骨筋膜 fascia pectinea（恥骨筋を覆う筋膜），内側縁は **裂孔靱帯** lig. lacunare, *lacunar ligament*（鼠径靱帯の一部が 恥骨結節の近くで 後ろ下方に延び出た 三角形の靱帯で，**ギンベルナート靱帯** *Gimbernat ligament* とも呼ばれる）によって囲まれる 卵円形の穴が 大腿輪である（図147）．

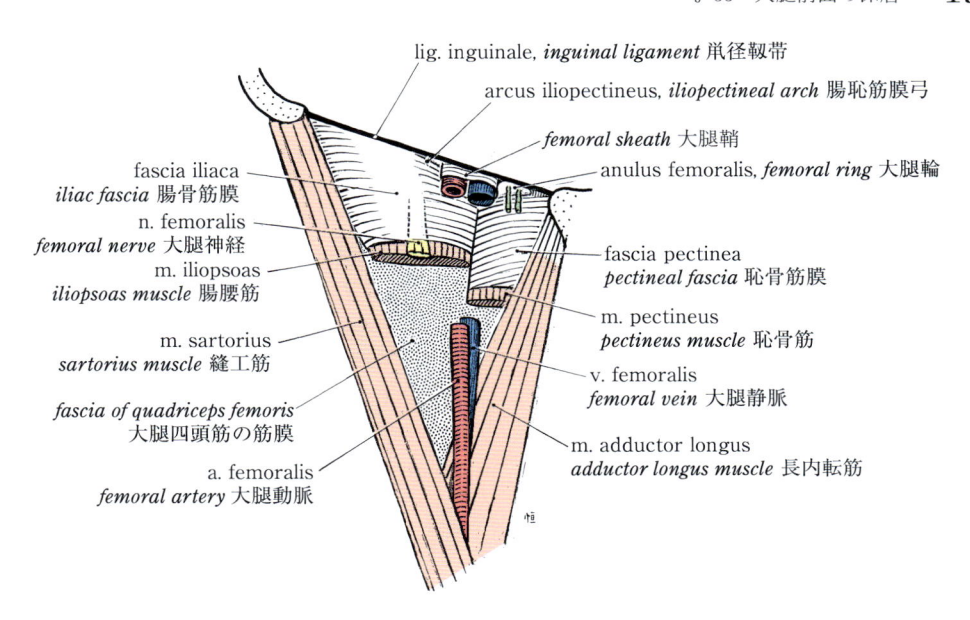

145. 大腿三角・大腿輪 などの模型図(右)

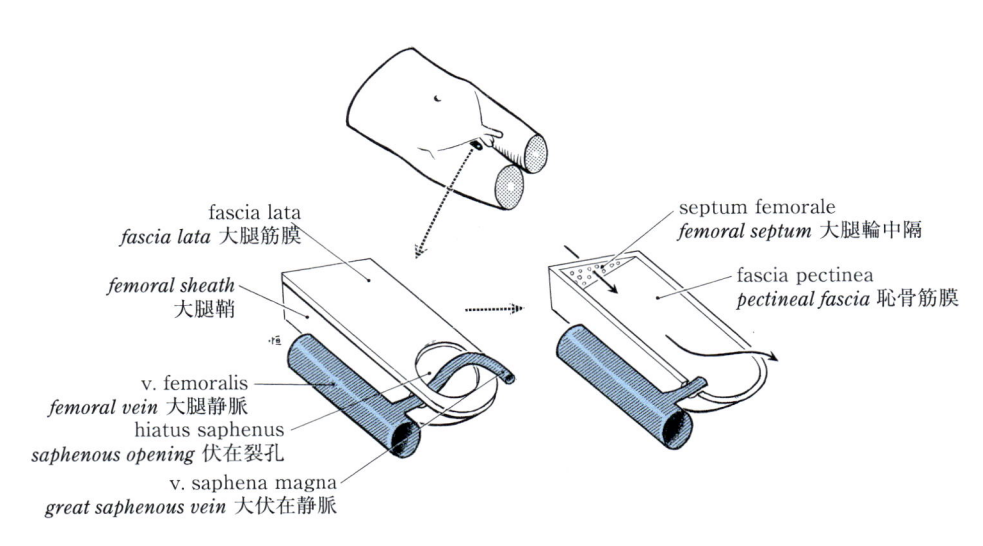

146. 大腿管の構成を，便器のような妙な器物で表現してみた
左下図の ふたを取ったのが 右下図，右下図の矢印は 大腿ヘルニアの出てくる方向を示す．

　大腿輪は脂肪に富んだ軟らかい結合組織の塊(大腿輪中隔 septum femorale, *femoral septum*)でふさがれており，この中隔をリンパ管が一群になって貫いている．この結合組織の向うがわは，壁側腹膜で裏打ちされただけで腹膜腔に面している．

　この大腿輪から大腿静脈の内側に沿って恥骨筋膜と大腿筋膜の間を下だり，伏在裂孔に開く通路が **大腿管** canalis femoralis, *femoral canal* である．大腿管は，腹腔内の臓器(主に大網または小腸)が 壁側腹膜に包まれたまま 腹腔の外に押し出される **大腿ヘルニア** *femoral hernia* の通路として重要である．

　大腿管の壁が 何によって出来ているかは 図 146 に模型的に示してある．しかし大腿管は正

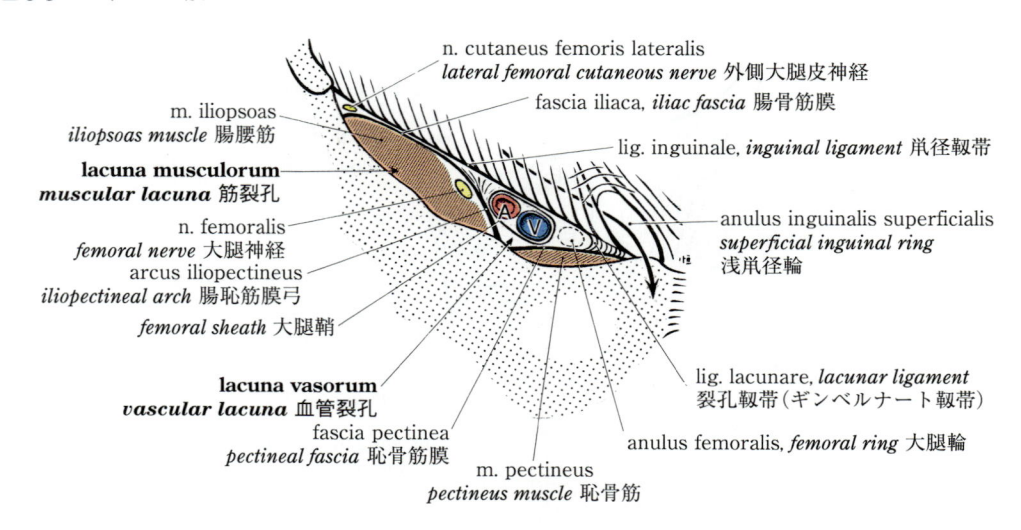

147. 鼡径管と大腿管（右のものを下から見る）
鼡径管に矢印を入れてある．

常の状態では トンネル状の空間は作らない つぶれた透き間で，大腿ヘルニアの時に 臓器が出てくると 初めて立派な管状の通路になるわけである．

　　鼡径ヘルニアが男児に多いことと対照的に，大腿ヘルニアは中年以後の経産婦に多い．これは女性では鼡径管が狭いために，ヘルニアが起こる時は 大腿管の方に通路を求めやすいからである．
　ここで，p. 99 で観察した **鼡径管** canalis inguinalis, *inguinal canal* と **大腿管** canalis femoralis, *femoral canal* との位置関係を よく理解しよう．両者は 鼡径靱帯というガードの 上 と 下 で 立体交叉をしている（図 147）．
　4）大腿動脈の後ろ外側には筋膜（**腸骨筋膜** fascia iliaca, *iliac fascia*）に覆われた **腸腰筋** m. iliopsoas がある．腸腰筋は p. 187 で観察した腸骨筋 m. iliacus と大腰筋 m. psoas major とが癒合して，鼡径靱帯の後ろを通って大腿に現われたものである．
　腸腰筋を覆う腸骨筋膜は，前面では鼡径靱帯の外側半に癒着しているが，腸腰筋の内側縁の所では，鼡径靱帯と腸恥隆起 eminentia iliopubica, *iliopubic eminence* を結ぶ 筋膜弓を作る．これが **腸恥筋膜弓** arcus iliopectineus, *iliopectineal arch* である（図 147，148）．
　5）鼡径靱帯と寛骨との間の空間は 腸恥筋膜弓によって二分される．すなわち 外側半が **筋裂孔** lacuna musculorum, *muscular lacuna* であり，内側半が **血管裂孔** lacuna vasorum, *vascular lacuna* である（図 148）．筋裂孔には腸腰筋と大腿神経が通り，血管裂孔には大腿動静脈が通る．また血管裂孔の最内側のすみが 大腿である．以上のことを 図 145，147，148 によって理解しよう．筋裂孔の全貌は p. 247 で明瞭になる．

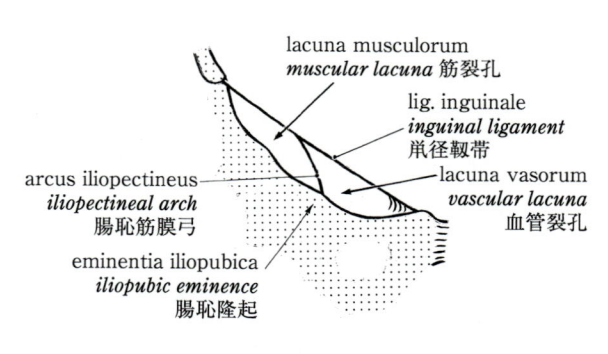

148. 筋裂孔と血管裂孔
（図 147 と比較しよう）

大腿三角とその周辺

1）大腿前面上半の内側寄りの大腿筋膜をはぐと，**長内転筋** m. adductor longus が現われる．長内転筋は扁平な腱の形で恥骨結節から起こり，恥骨筋 m. pectineus の下縁に沿って下降するが，その停止（大腿骨後面の粗線 linea aspera）はここでは観察できない．

2）鼡径靱帯・縫工筋内側縁・長内転筋外側上縁 の三者によって囲まれる三角形の領域は**大腿三角** trigonum femorale, *femoral triangle*（**スカルパ三角** *Scarpa triangle*）と呼ばれる．大腿三角の底面は，腸腰筋の表面の腸骨筋膜 fascia iliaca と 恥骨筋の表面の筋膜とが内外側から会合して，峡谷状の凹み（腸恥窩 fossa iliopectinea, *iliopectineal fossa*）を作っている．この凹みの底を大腿動静脈 a. et v. femoralis が上下の方向に走っている（図 145）．

大腿三角は生体でも皮膚の上から見当付けられる．ここを大腿動静脈が走り，その奥に股関節の関節頭（大腿骨頭 caput femoris, *head of femur*）が触知できる．**股関節脱臼** *hip joint dislocation* で大腿骨頭が転位すると，大腿三角を皮膚の上から押さえた時に 骨頭の抵抗を触れなくなる．

生体での大腿動脈の脈拍は，大腿三角の中で鼡径靱帯のほぼ中央から その下方 2～3 cm のところまでよく触れる．

3）大腿内側の大腿筋膜をはいで，細長い**薄筋**（はくきん） m. gracilis を剖出する．この筋は長内転筋の起始のすぐ内側で恥骨結合の外縁から起こり，大腿の内側面を下降して脛骨の上端で縫工筋の停止部の後ろに停止している．

4）再び大腿三角に戻り，大腿動脈の外側で，腸腰筋を覆う腸骨筋膜をはいで**大腿神経** n. femoralis, *femoral nerve* を求める．大腿神経からは *p. 194* で観察した皮枝（**前皮枝**（ぜんひし） rr. cutanei anteriores, *ant. femoral cutaneous nerves*）が数本出ている．ここで縫工筋への枝（同筋の上内側部から筋に入り込む），恥骨筋への枝（大腿動静脈の背後を通って恥骨筋の前面に達する）を確かめておく．

大腿四頭筋と内転筋管

1）縫工筋の筋腹を十分に浮かせて，筋腹の中央で同筋を切断し，下層をこわさないように注意しながら断端を上下にめくり返す．このとき 縫工筋の裏側から この筋に入る血管・神経と，この筋を貫く皮神経が観察できる．

2）更に筋膜をはいで**大腿四頭筋**（よんとう） m. quadriceps femoris を剖出する．まず下前腸骨棘から起こって膝蓋骨に向かう ほぼ紡錘形の **大腿直筋** m. rectus femoris を見定める（大腿直筋は股関節の関節包からも起始するが，もちろんここではまだ見えない）．この筋の両側の後ろには，**外側広筋**（こうきん） m. vastus lateralis と **内側広筋** m. vastus medialis が一部分見えている．結合組織を取り除きながら大腿直筋の外側縁と内側縁を清掃し，内側縁から同筋に入る血管と神経（大腿神経の枝）を観察する．

3）大腿直筋を裏側の結合組織からはがして 筋腹の裏に手が入るように浮かせ，筋腹の中央で輪切りにして，断端を上下にめくり返す．大腿直筋の裏には **中間広筋** m. vastus intermedius が内側広筋と外側広筋の間に見えるが，中間広筋と内側・外側広筋との境界は あまり明瞭ではない．

4）大腿の内側で薄筋の筋腹を内側の方に浮かせると，長内転筋の下縁の所で **大内転筋** m. adductor magnus の腱膜が下りてきて，内側広筋の内側面にへばり付く．そのために，この腱膜の内方に大腿動静脈が通る管ができている．これが **内転筋管** canalis adductorius, *adductor canal*（ハンター管 *Hunter canal*）である（図150）．このトンネルの出口（内転筋腱裂孔 hiatus tendineus adductorius, *adductor hiatus* ── 図149）は p. 204, 209 で観察する．

内転筋管の入口より上の方でも，既に大腿動静脈は 長内転筋・縫工筋・内側広筋 で囲まれたトンネルを通っている．そして このトンネル（筋性内転筋管 canalis adductorius muscularis, *muscular adductor canal* ともいう）を上方に抜けた場所が，大腿三角の底を作っている 腸恥窩 fossa iliopectinea である．

5）大腿三角から 内転筋管の入口に至るまで，大腿動静脈 a. et v. femoralis とその枝をきれいに剖出しよう．鼡径靱帯の下 3 横指の高さで，大腿動脈からは **大腿深動脈** a. profunda femoris, *deep femoral artery* という太い枝が外側後方に分枝する．大腿深動脈は 内側と外側へ筋枝を1本ずつ（内側・外側大腿回旋動脈 a. circumflexa femoris medialis et lateralis）出したのち，3本ほどの **貫通動脈** aa. perforantes, *perforating arteries* となって大腿の後面の筋に向かっている（図149）．大腿静脈 v. femoralis の枝は 動脈の枝に ほぼ伴行している．

内側大腿回旋動脈は大腿動脈から直接に分枝していることも珍しくない（35%）．この動脈は筋に分布するほか，深部に入る枝は 外側方にまわって 大腿骨頭と寛骨臼 acetabulum にも分布し，また その一枝は 外閉鎖筋 m. obturatorius externus の腱に沿って上行して 閉鎖動脈 a. obtur-

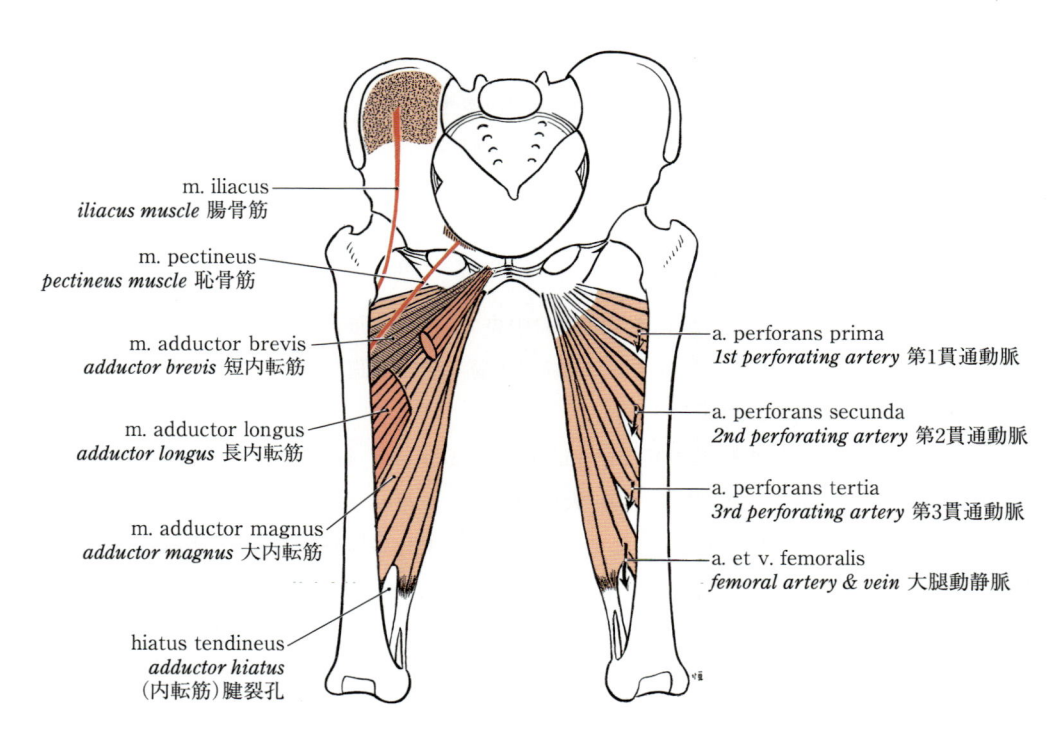

149．内転筋群を前から見る
左は 大内転筋だけを残したところ．
右では 同時に腸骨筋と恥骨筋の起始停止を示した．

§ 55 大腿前面の深層　203

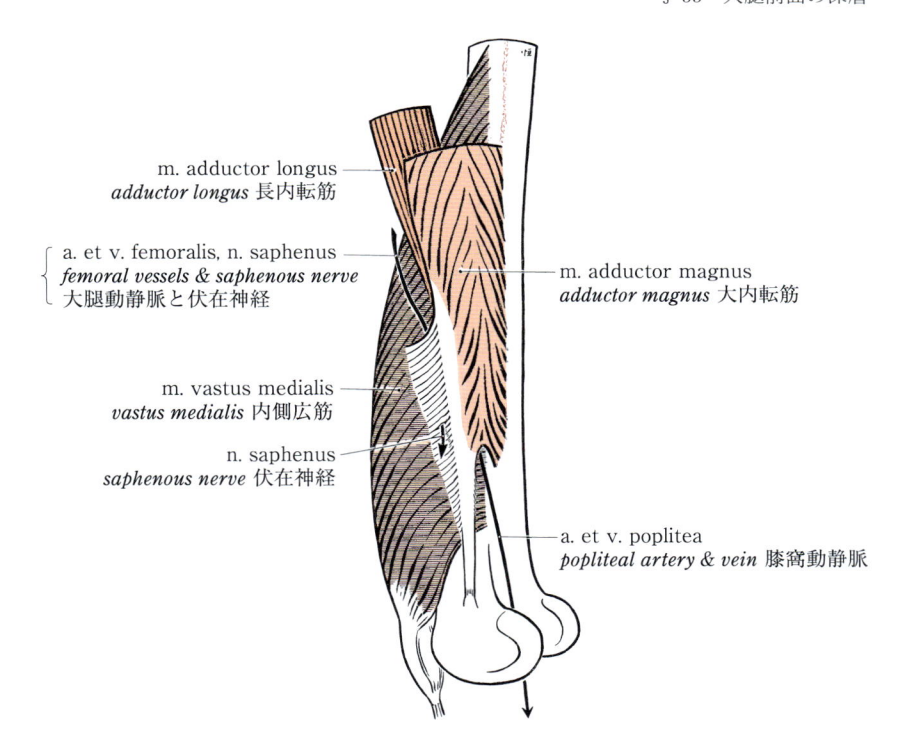

150. 内転筋管の構成 を示す半模型図
右のものを 内側やや後ろから見たところ. 図 151 と対照しよう.

atoria や下殿動脈 a. glutea inferior の枝と吻合する(p. 205, 247). 成人では 内側大腿回旋動脈が大腿骨頭を養う ほとんど唯一の動脈 であることは, 臨床的に重要である.
　外側大腿回旋動脈は まもなく上行する枝と下行する枝に二分する. 上行枝の一枝は 大腿筋膜張筋の裏側で 上殿動脈 a. glutea superior の枝と吻合する(p. 205, 247). これらの吻合は, 肩甲骨背面での動脈吻合(図37)と同様に, 大腿動脈の側副路 として大事なものである.

6) 大腿神経の枝のうちで, 大腿動脈に沿って下降するものを求める. これが **伏在神経** n. saphenus, *saphenous nerve* である. 伏在神経は 大腿動脈の外側に沿って 一緒に内転筋管に入り込むが, 途中で大腿動脈と別れて 内転筋管の外へ出てくる(**図 150**).

　大内転筋 m. adductor magnus の腱膜を内側広筋から切り離して内転筋管を開き, 大腿動静脈と伏在神経を更に下の方に追究する. 膝の少し上方で大腿動脈からは膝関節とその周囲に分布する枝(下行膝動脈 a. genus descendens)が出る. さきに下腿内側の皮下(p. 195)で剖出した伏在神経を引っ張ってみて, これが どこで浅在性となるか を調べる.

7) 大腿四頭筋の四つの頭(大腿直筋・内側広筋・外側広筋・中間広筋)が共通の腱で **膝蓋骨** patella に停止することを観察する. これらの腱束の一部は膝蓋骨の前面を越えて脛骨(脛骨粗面 tuberositas tibiae)に停止している. これが **膝蓋靱帯** lig. patellae, *patellar ligament* である. 内側広筋と外側広筋の腱線維の一部は, 膝蓋骨を経ずに その両側を回って脛骨に停止する.

　　生体で 膝蓋靱帯を皮膚の上からたたくと, 大腿四頭筋が反射的に収縮する(**膝蓋腱反射** *knee jerk, patellar reflex*). この反射の中枢は 第2～第4腰髄にあるが, 腱－腰髄－大腿四頭筋 からなる反射弓の どこかが障害されると, 反射が減弱する(脚気や脊髄炎など). また, 反射中枢よりも上位の部位が障害されると, 反射中枢への抑制が減退して, この腱反射は亢進する(脳出血や上部脊髄腫瘍など).

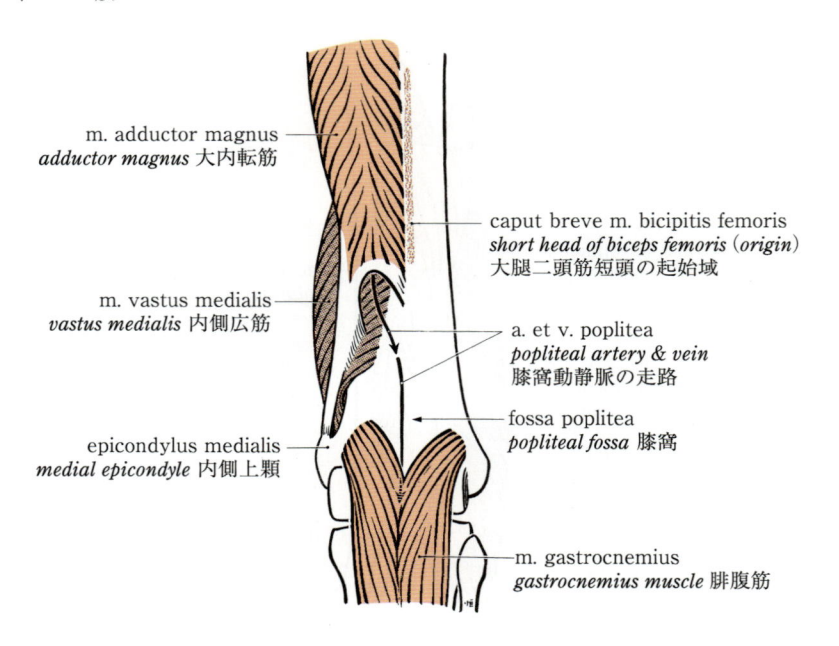

151. 内転筋管の出口（右あしを 後ろから見る）
図 150 と対照して見よう．

　膝蓋骨は，いわば大腿四頭筋の腱の中に埋め込まれているわけで，人体の中で最大の種子骨である．patella というのは もともと 皿とか フライパンのようなもの の意味で，わが国でも俗に「膝のお皿」などというのと思い合わせると，洋の東西を問わず，人間の連想は変わらないものである．
　クラブ活動などで スポーツを盛んにしている少年(11〜15歳)で，膝の 2〜3 cm 下が 腫れて 運動や正座の時に痛む病気がある（**オスグッド・シュラッター病** Osgood-Schlatter disease）．これは骨の急成長期に 筋や腱の伸びがついていけず，走ったり跳んだりするたびに 膝蓋靱帯の停止部に強い力がかかるためである．脛骨粗面の骨端が剥がれて舌状に突出したり，炎症を起こしたりするが，スポーツを休めば 数ヵ月から数年で自然になおる．

　8）長内転筋を筋腹で切断すると，**短内転筋** m. adductor brevis と **大内転筋** m. adductor magnus が現われる（図149）．両者は 一塊に なっているが，指で容易に分離できる．既に切開してある 内転筋管を 下の方にたどると，大内転筋の停止腱が アーチを作って大腿骨の下端に付いている．このアーチによって，**腱裂孔**（内転筋腱裂孔）hiatus tendineus (adductorius)，*adductor hiatus* と呼ばれる 内転筋管の出口 ができている（図150, 151）．大腿動静脈が このトンネルを抜けた所の広場が 膝窩 fossa poplitea だが，そこの解剖は あとにしよう．(*p. 210, 212*)

§ 56　殿部の深層

梨状筋 と その周辺

　1）**大殿筋** m. gluteus maximus の上縁と下縁を見極めて，筋腹の中央よりも 2 横指ほど外側の所で大殿筋を切断し，下層に注意して断端を左右にめくり返す．このとき停止に近い所では，大転子 trochanter major と大殿筋に挟まれて かなり大きな **滑液包** bursa が存在する．

§ 56 殿部の深層　205

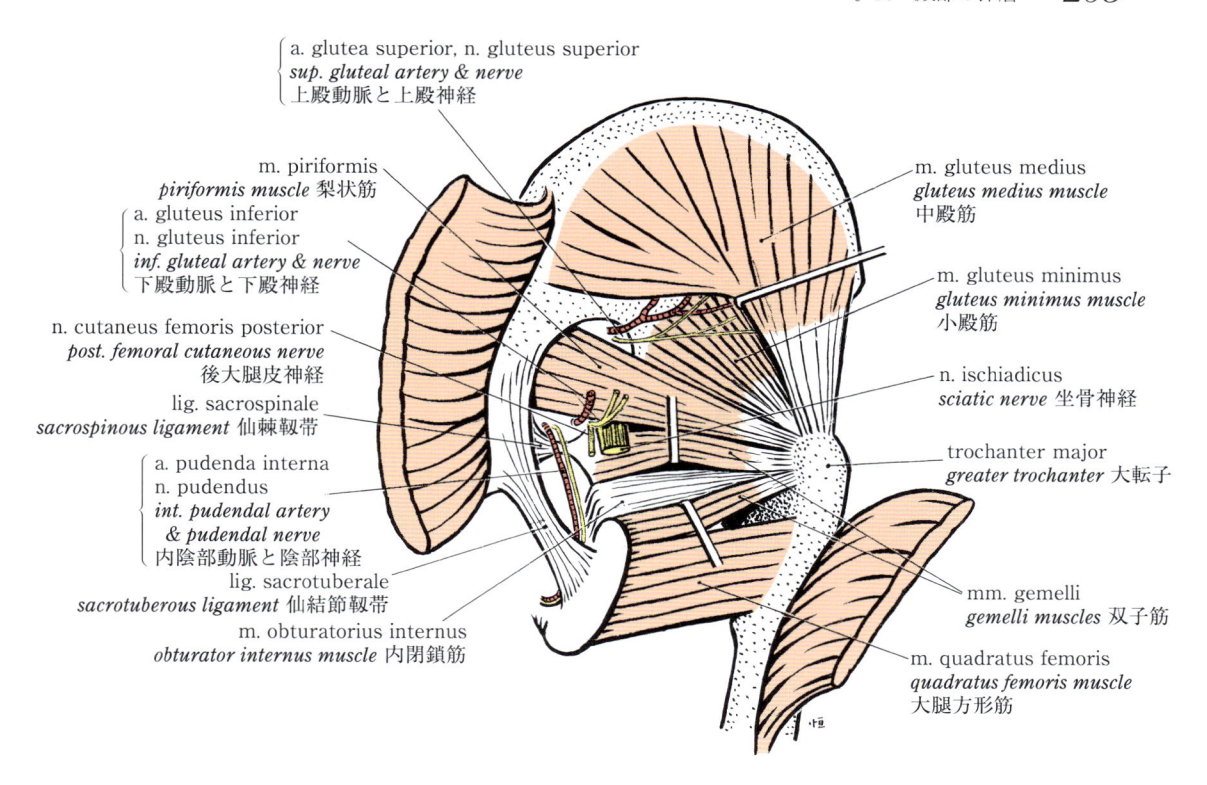

152．梨状筋とその周辺

2）大殿筋の下層の疎性結合組織を清掃すると，**中殿筋** m. gluteus medius の全貌が現われる（図152）．中殿筋の表面の筋膜を破ると，大殿筋の下断端を更に外側の方に めくり返すことができて，視野が広がる．また 大殿筋の上断端の裏側から同筋に入る血管と神経を なるべく温存しながら，坐骨結節からも はがしておく．中殿筋の起始（腸骨）と停止（大転子）を観察する（図156）．

　　中殿筋（と小殿筋）は，両脚で立っている時は弛緩している．しかし 歩行の時には 両側の中殿筋は交互に収縮する．すなわち 体重のかかった側の中殿筋が収縮して，骨盤が他側に傾かないように 水平に保つのである（p. 271 トレンデレンブルグ徴候 参照）．したがって 人類の二足歩行のためには 中殿筋の存在が重要である．大腿を外転するばかりが 中殿筋の任務ではない．

3）中殿筋の下縁に接して起こる**梨状筋** m. piriformis を剖出しよう（図152）．梨状筋の起始は骨盤の内面なので p. 270 で観察するが，大転子への停止は中殿筋の下部を少しめくり返せば見ることができる．梨状筋は 大坐骨孔 foramen ischiadicum majus を横切って孔を二分し，梨状筋上孔 foramen suprapiriforme と 梨状筋下孔 foramen infrapiriforme を作るが，それは p. 246 で観察すればよい．梨状筋の上から出ている **上殿動静脈** a. et v. glutea superior, *sup. gluteal artery & vein*（内腸骨動静脈の枝）と **上殿神経** n. gluteus superior, *sup. gluteal nerve*（仙骨神経叢の枝）とは，梨状筋上孔を通って来たものである．また 梨状筋の下から出ている **坐骨神経** n. ischiadicus, *sciatic nerve*（親指ぐらいの太さ），**後大腿皮神経** n. cutaneus femoris posterior, *post. femoral cutaneous nerve*, **下殿動静脈** a. et v. glutea inferior と **下殿神経** n. gluteus inferior は，梨状筋下孔を通って来たものである（図152）．下殿神経が大殿筋に分布し，上殿神経が中殿筋を支配することを確かめよう．

4）**坐骨神経** n. ischiadicus, *sciatic nerve* は人体の中で最も太い神経である．坐骨神経は梨状筋の下から殿部に現われ，まっすぐ下降して大腿下部で総腓骨神経 n. peroneus communis, *common peroneal nerve* と 脛骨神経 n. tibialis, *tibial nerve* に分かれるが (p. 208)，この二分が殿部で既に始まっていることもかなり多い（坐骨神経の高位分岐）．

坐骨神経は 必ずしも梨状筋の下から出るとは限らず，両者の位置関係には かなりの変異がある．特に図153のように，坐骨神経の半分（主として総腓骨神経を作る要素）が 梨状筋を貫く例は 15～20％の頻度で最も多く見られる．

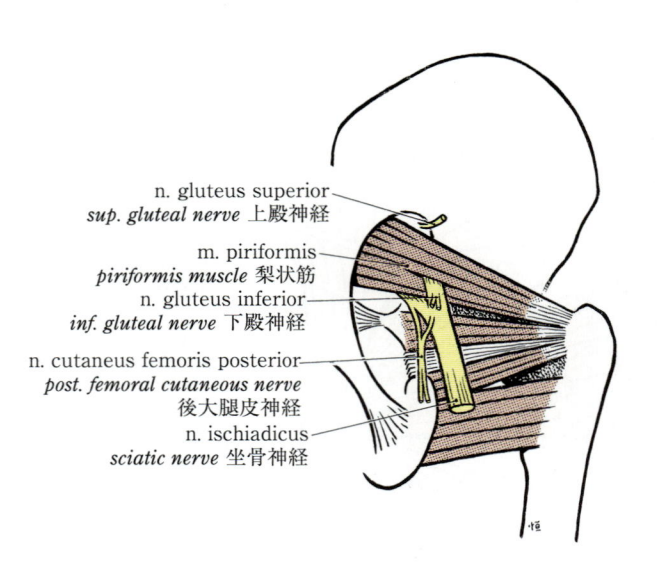

153. 最もしばしば遭遇する 坐骨神経の梨状筋貫通様式の変異〔大内による〕

5）中殿筋を筋腹で切断して，断端を上下にめくり返すと，**小殿筋** m. gluteus minimus が現われる．小殿筋は 形態も機能も 中殿筋を小型にした感じである（中殿筋の協力筋）．上殿神経の枝が 小殿筋に分布している．

大腿骨を 外旋する筋群

1）大殿筋に分布する血管と神経を適当に切りながら，大殿筋の上断端を更にめくり返す．付近の静脈も取り去りながら，結合組織を取り除き，坐骨神経の前（深い方）を横に走る **上・下双子筋** m. gemellus superior et inferior, *sup. & inf. gemelli* を求める．両筋は一見ひと塊になっているが，その間に割って入ると **内閉鎖筋** m. obturatorius internus, *obturator internus* の腱が白く見えてくる（図152）．これらの3筋は 大転子の内側下方で 大腿骨（転子窩 fossa trochanterica）に停止する．（大腿骨を外旋する 3筋の作用を理解しよう —— 図 154）．

2）下双子筋の下の方には，**大腿方形筋** m. quadratus femoris がある（図152）．（大腿方形筋は 約2％の頻度で欠如する．）大腿方形筋の裏の深層に **外閉鎖筋** m. obturatorius externus, *obturator externus* を探す．内閉鎖筋と外閉鎖筋 の走向は わかりにくいので，骨格標本と 図154 とを参照して，ここでよく理解しておこう．（外閉鎖筋の完全な剖出は，p. 246 で行なう．）

これらが 大腿骨を外旋 *rotate laterally* する筋群である．

大殿筋は 筋肉内注射 *intramuscular injection* の場所によく選ばれるが，注射の時には 深部の坐骨神経などの神経や血管を傷つけないように注意が必要である．大殿筋のどのへんに注射針を刺したら最も安全かを，遺体について検討してみよう．また 筋肉注射が原因となって 大殿筋の拘縮症 *contracture* を起こすことがある．注射の禁忌部位として **グロス三角** *Gross triangle* が有名である．ここは 坐骨神経が大坐骨孔から殿部に出てくる地点と一致するといわれる．この三角の定義は複雑なので 医学辞典などを参照してほしい．

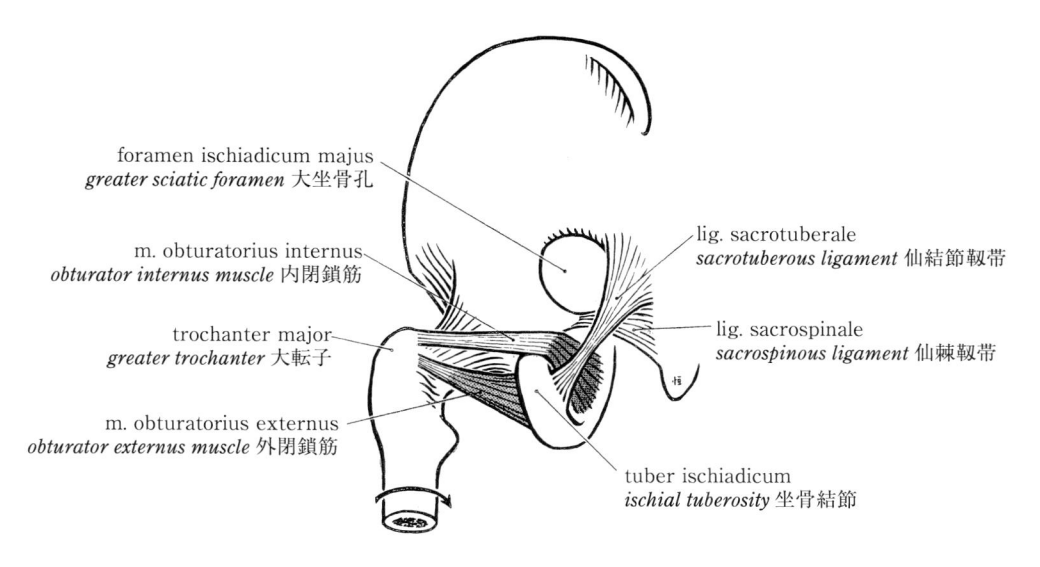

154. 内・外閉鎖筋 は大腿骨を外旋する
骨盤の左半を，後ろ やや下から見る．

§57 大腿後面の深層

屈 筋 群

1) 大腿後面と膝窩の筋膜(大腿筋膜の続き)をむく．この筋膜は膝窩の所でかなり厚くなっている．まず **大腿二頭筋** m. biceps femoris を剖出する．その **長頭** caput longum, *long head* は 坐骨結節 tuber ischiadicum, *ischial tuberosity* から起こり，**短頭** caput breve, *short head* は大腿骨下半の後面(粗線 linea aspera)から起こっている．二頭の筋腹は 合して強い腱となって外側に流れ，膝の外側で腓骨頭 caput fibulae, *head of fibula* に停止する(図 **155**)．

> 大腿二頭筋の長頭は 坐骨神経の脛骨神経部で支配され，短頭は その腓骨神経部の支配を受けている．従って 発生学的由来は 両頭それぞれ別で，長頭は 屈筋系に属し，短頭は 伸筋系(殿筋群に近い)に属する．

2) 大腿後面の内側寄りで，**半腱様筋** m. semitendinosus と **半膜様筋** m. semimembranosus を剖出する．半腱様筋は幅が狭い細長い筋で，大腿二頭筋のすぐ内側を走り，筋膜のほとんど中央に 腱画がある．半膜様筋は大部分が半腱様筋に覆われ，上半は広い腱膜状である．両筋は共に坐骨結節から起こるが，腱は内側の方に流れて，膝の内側で脛骨に停止する．半膜様筋の更に内側には，*p. 201* で剖出した **薄筋** m. gracilis が走っている．

大腿二頭筋の腱と 半腱様筋・半膜様筋の腱は 外側と内側から **膝窩** fossa poplitea, *popliteal fossa* を囲んでいる．この状態は，生体の皮膚の上からも 容易に触れられるから，自分の膝窩で確かめておこう．

> これら 大腿二頭筋・半腱様筋・半膜様筋 の腱は 英語で *hamstring*(膝腱)といい(女性では弱い)，三つの筋を総称して *hamstring muscles*(膝屈曲筋群)と呼ぶ．これは畜産の方から出た言葉だが，飼育などの都合でウシなどの *hamstrings* を切って，身動きの不自由な家畜を作ることができる．また家畜のこのような状態を *hamstringed* または *hamstrung* という．

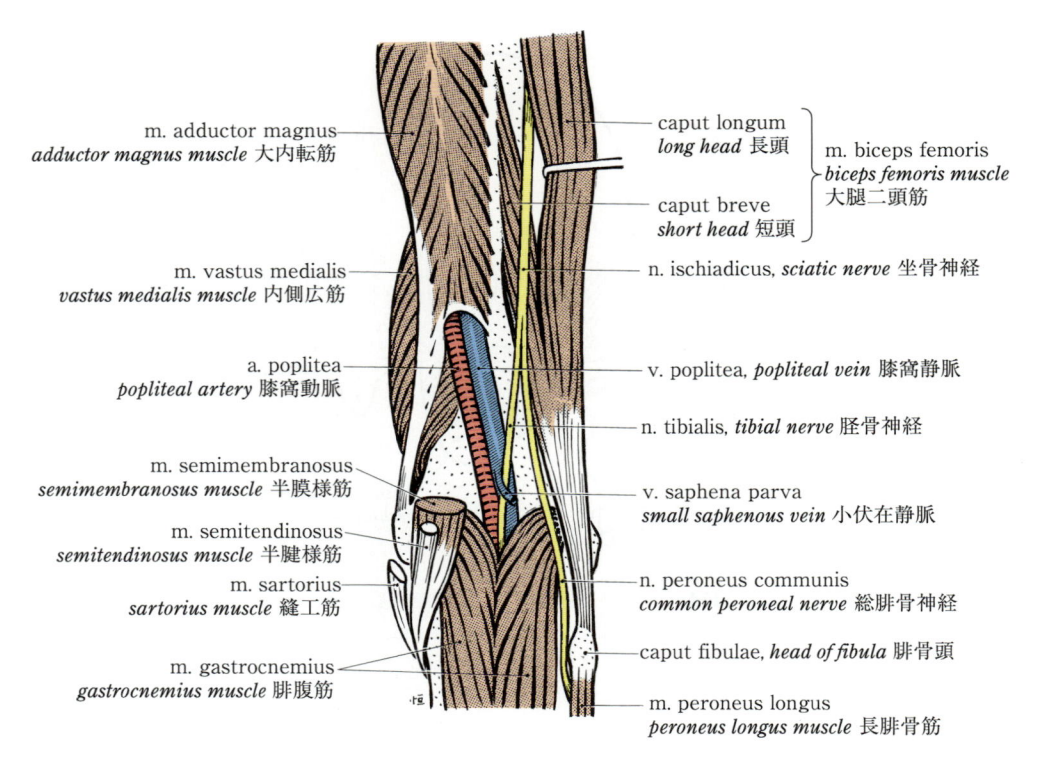

155. 膝窩のへりと内容を構成する主なメンバー（右の膝窩）

　半腱様筋・半膜様筋・薄筋・縫工筋 の脛骨への停止部は，これら 4 筋の腱が集まって鵞鳥の足に似た形を作るので，**鵞足** pes anserinus と呼ばれる．

坐骨神経 の経路

　1) **坐骨神経** n. ischiadicus, *sciatic nerve* を梨状筋の下縁から下の方にたどる．坐骨神経は大転子と坐骨結節を結ぶ線の内側⅓に近い所を直交して，大腿二頭筋の長頭と短頭の間をくぐりながら大腿の後面を下だり，膝窩の近くで **脛骨神経** n. tibialis, *tibial nerve* と **総腓骨神経** n. peroneus communis, *common peroneal nerve* とに分かれている．以上の観察の際には，大腿二頭筋の長頭をその筋腹で切断してもよい．

　2) **総腓骨神経** n. peroneus communis は 下腿への皮神経を出しながら，大腿二頭筋の停止腱の後内側縁に沿って 腓骨頭の後面に達し，ここで 下腿筋の下層に もぐり込む．脛骨神経 n. tibialis は 膝窩を縦に下降して下腿筋群の下層にもぐり込む．p. 196 で剖出した **腓腹神経** n. suralis, *sural nerve* などの皮神経と，脛骨神経・総腓骨神経 との関係を ここで再び確かめよう．また，これら両神経から大腿屈筋群に分布する筋枝 も剖出する．

　　坐骨神経は 比較的浅く長い経路を走るので，外傷・圧迫・寒冷 など外部からの影響を受けやすく，その神経痛は **坐骨神経痛** *sciatica* として知られている．その場合には 坐骨神経の経路に沿って殿部から下肢後面に 圧痛点 *tender point*（圧迫すると痛む点）があるので，遺体で その経路をよく観察しておくことが望ましい．
　　坐骨神経痛の原因の約 80％は，腰椎部の椎間板ヘルニア（p. 190）なので，腰椎の MRI が原因の診断に役立つ．

§ 57 大腿後面の深層 209

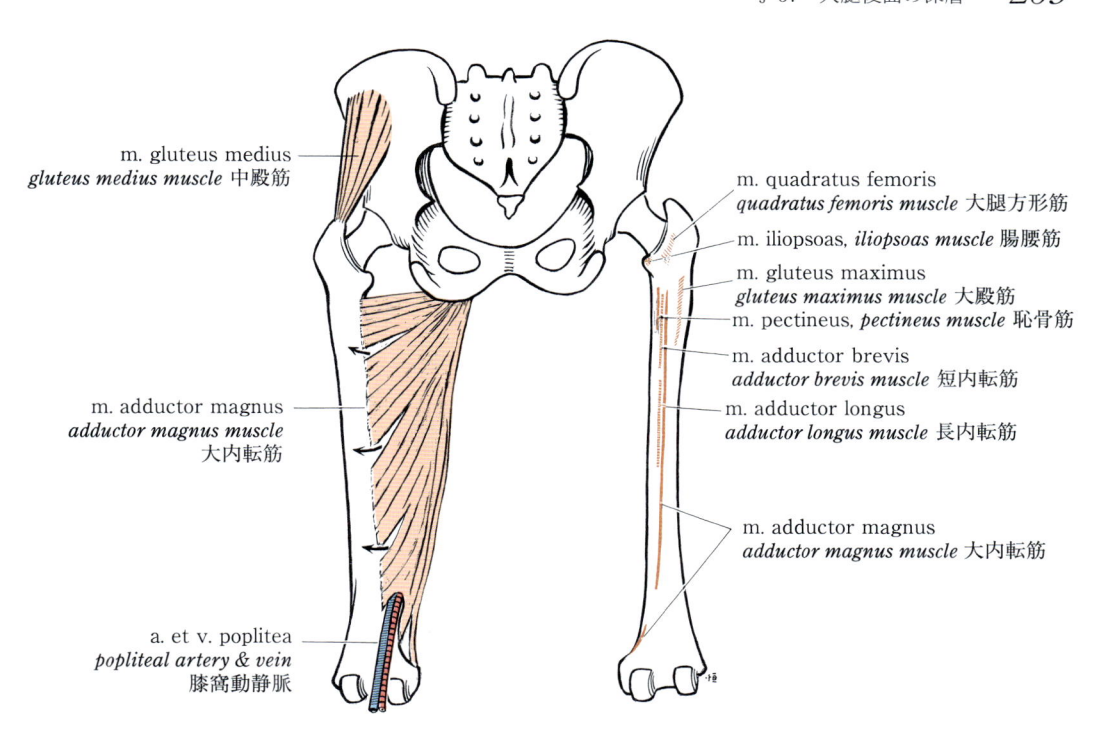

156. 大内転筋を 後ろから見る
中殿筋は その拮抗筋．右では主な筋の停止を示す．
矢印は aa. perforantes 貫通動脈．

大内転筋

1）ここで **大内転筋** m. adductor magnus の停止をよく観察する．大腿前面から一部追究してあるが(*p. 202*)，大内転筋の大腿骨への停止は アーチ状の腱弓を作り，この腱弓と骨との間に **（内転筋）腱裂孔** hiatus tendineus (adductorius), *adductor hiatus* を作っている．ここが 内転筋管 canalis adductorius, *adductor canal* の出口で，大腿動静脈 a. et v. femoralis がここを通って 大腿の後面に現われる（**図149, 151, 155, 156**）．

大腿動静脈は 腱裂孔を通った直後に **膝窩動静脈** a. et v. poplitea, *popliteal artery & vein* と名前が変わる．小伏在静脈 v. saphena parva が 膝窩静脈に注ぐことを確かめよう（**図155**）．

2）大内転筋の全貌を 後ろから観察する（**図156**）．その起始の一部は 坐骨結節から起こり，扇状に広がって大腿骨の後面（粗線 linea aspera）と 内側上顆に停止している．粗線への停止部と内側上顆への停止部の間が，先ほど観察した腱裂孔を作る 腱弓である．

> 大内転筋の上端部の筋束は 第1貫通動脈を通す裂け目のために やや独立した外見を示すことがあり(89%)，この場合は **小内転筋** m. adductor minimus と呼ばれる．

3）大内転筋を貫いて大腿の後面に現われる2～3本の動脈は，*p. 202* で観察した **貫通動脈** aa. perforantes, *perforating arteries* の末梢である．これらの動脈は 主に大腿後面の筋に分布するが，上方と下方の貫通動脈からは大腿骨を養う枝が深部に向かっている．

大腿骨の切断

　大腿骨の切断は，この項以下 男性では p. 237, 女性では p. 256 までの間なら 何時 行なってもよい．大腿以下の解剖にそれほど支障がなければ，むしろ遅く切断した方が，全体のつながりを理解するのに都合がよい．

　1) 大殿筋の停止の下端の高さで，大腿二頭筋の長頭 (既に切断した人もあろう)・半腱様筋・半膜様筋・薄筋・坐骨神経・大内転筋 などを 次々に切断して 大腿骨を露出する．

　2) この高さに相当して，大腿前面でも 筋・血管・神経 などの軟組織をメスで ほぼ水平に切り，メスの先が大腿骨に達するようにしておく．

　3) ノコギリで **大腿骨** femur を切断する．大腿骨の断面では，**骨膜** periosteum, **緻密質** substantia compacta, *compact substance*, **髄腔** cavum medullare, *marrow cavity*, **骨髄** medulla ossium, *bone marrow* を観察する．

　切り離された骨盤部は，p. 229 まで手を付けないから，被覆を十分にして 乾燥を防ぐ．

§ 58　膝窩と下腿後面

腓腹筋 と 膝窩

　1) 下腿後面の筋膜 (下腿筋膜 fascia cruris) をはぎ，**腓腹筋** m. gastrocnemius を剖出する．腓腹筋には 2頭があり，その一つは 大腿骨の内側上顆から起こり (内側頭 caput mediale), 他の一つは外側上顆から起こっている (外側頭 caput laterale). これら両頭と大腿二頭筋・半腱様筋によって囲まれる 菱形のくぼみが **膝窩** fossa poplitea, *popliteal fossa* である (図 151, 155).

　　　腓腹筋の外側頭は 内側頭よりも小さいことが多い．

　2) 腓腹筋の起始部を下層から浮かせて，膝窩で腓腹筋の二頭の間に，**膝窩動静脈** a. et v. poplitea と **脛骨神経** n. tibialis を復習する．これらは すぐ深部にもぐり込んでいる．また，これらの血管に沿って数個のリンパ節 (膝窩リンパ節 lnn. poplitei) がある．

　　膝窩動脈の脈拍は，膝を伸ばした状態では 生体の皮膚の上から ほとんど触れられないが，膝窩の中央に 2〜3本の指を押し入れながら，被検者の膝を十分に屈曲させると 膝窩の筋膜がゆるむので，膝窩の中央の上内側隅に 脈拍 をかすかに触れるようになる (図 155).

　3) 腓腹筋の両頭は 下腿の中央部で腱に移行する．この腱には 下層の ヒラメ筋 m. soleus (次項で観察) の腱が加わって 踵骨 calcaneus に停止する．これが **踵骨腱** tendo calcaneus (**アキレス腱** tendo Achillis, *Achilles tendon*) である．

　　　gastrocnemius とは cneme (下腿) の gaster (おなか) という意味である．また, soleus というのは 魚の シタビラメ (カレイ目ササウシノシタ科) である．

ヒラメ筋 など

　1) 腓腹筋の両頭を起始の近くで別々に切り (図 157 の破線部), 下層に **ヒラメ筋** m. soleus を求める (図 158). このとき 裏側から腓腹筋に分布する 血管と神経 を観察しておく．

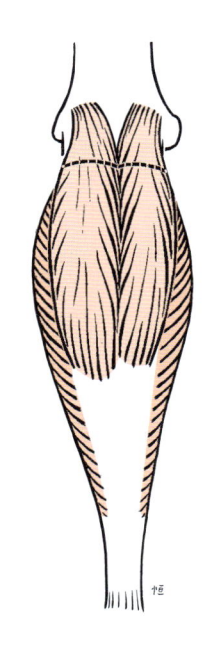

**157. 右あしの 下腿三頭筋の
解剖手順（１）**
破線の所で 腓腹筋の両頭を切る．

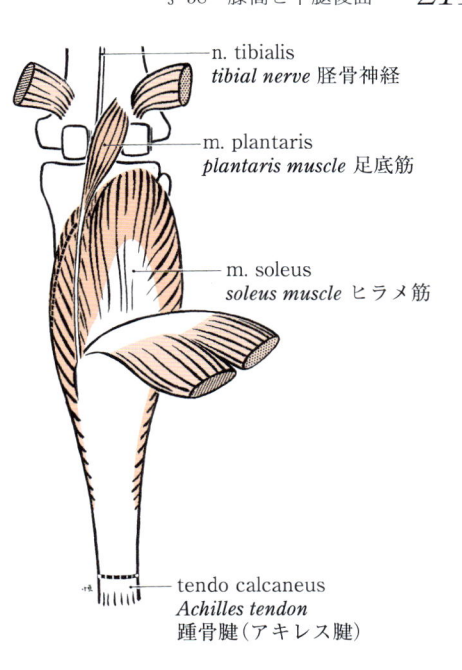

**158. 右あしの 下腿三頭筋の
解剖手順（２）**
腓腹筋をひるがえし，
次に ヒラメ筋の脛骨からの起始と
アキレス腱を 破線で切る．

　大腿骨の後面や腱裂孔 などから起こって，腓腹筋に加わる 異常筋（**第 3 腓腹筋** m. gastrocnemius tertius）が，5％の頻度で 腓腹筋とヒラメ筋の間に介在する．

　2）腓腹筋の外側頭の裏に **足底筋** m. plantaris を探す（**図 158**）．足底筋は大腿骨の外側上顆と膝関節の関節包から起こる小さな筋で，すぐに細長い銀白色の腱となって下行し，アキレス腱の内側縁に加わっている．この腱は あまりにも細くて長いので，神経と間違える おそれがある．

　　足底筋は約 10％の頻度で欠如するが，この筋がなくても機能的には全く支障がない．足底筋が存在する時は その腱は細いながらも かなり長いので，臨床では腱移植の材料として 足底筋の腱を切除して利用することがある．また足底筋の腱が アキレス腱に合流せずに 直接に踵骨に停止する場合もある（42％）．

　3）足底筋の筋腹を浮かせて，ヒラメ筋の起始（脛骨と腓骨の間に張る腱弓）を観察する．ヒラメ筋と腓腹筋を合わせて **下腿三頭筋** m. triceps surae と呼ぶ．

　4）周囲の結合組織を取り除きながらアキレス腱を浮かせ，踵の少し上で切断する（**図 158**）．アキレス腱の断面を観察しよう．多数の小腱束で構成されていることがわかる．

　5）ヒラメ筋の 腓骨から起こる小部分を，骨から はがしながら，腓腹筋とヒラメ筋を一緒に上の方にめくり返す．次に 脛骨から起こる ヒラメ筋の起始を弓形に切断して（**図 158** の破線部），腓腹筋とヒラメ筋を更に外側上方に大きくめくり返す（**図 159**）．このとき 裏側からヒラメ筋に入る血管や神経は，観察しながら切っていくとよい．

　　ヒラメ筋の裏面には，この筋の腱性結合組織から起こる 羽状筋の形をした 小さな筋束が存在し，アキレス腱に加わることが多い．

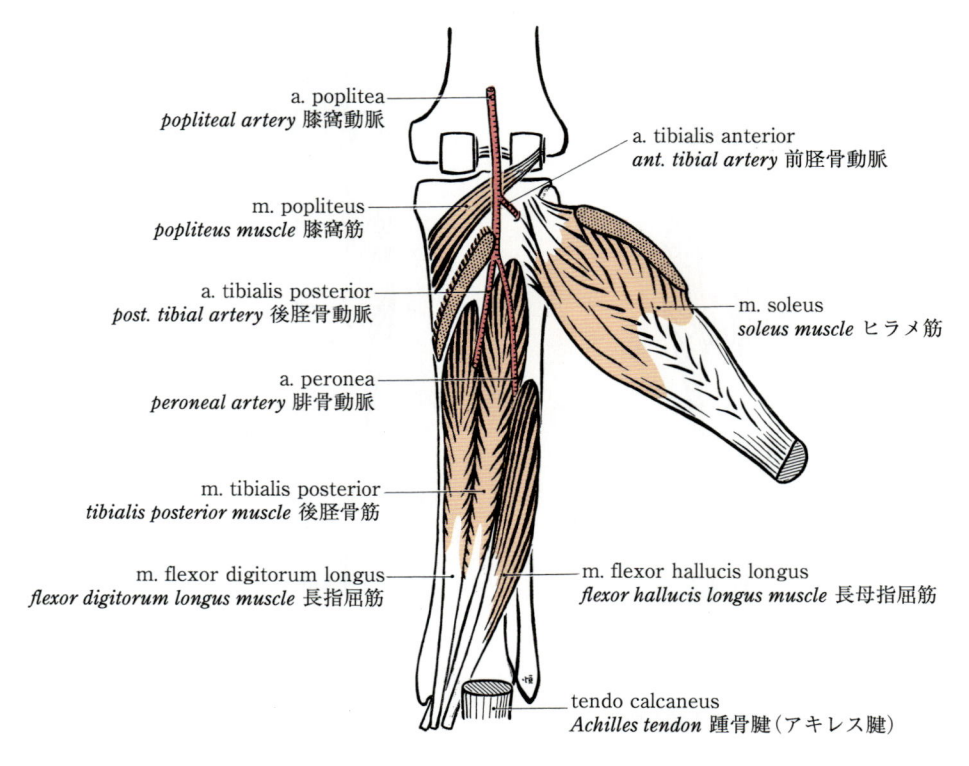

159. 右あしの下腿三頭筋の解剖手順（3）
ヒラメ筋をめくり返して その下層を剖出．

6）膝窩動静脈と脛骨神経を浮かせながら，**膝窩筋** m. popliteus を剖出する（図159）．この平たい三角形の筋は，大腿骨外側顆と膝関節包から起こり，内側下方に放散して脛骨の後面に停止している．

　　下腿から起こる筋は すべて足の骨格に停止するが，膝窩筋は大腿骨から起こって下腿（脛骨）に停止しており，大腿の筋に属すべきである．
　　膝窩筋は 上肢の円回内筋 m. pronator teres（p. 54）と相同だといわれる．けれども 下肢では回内・回外運動はないから，膝窩筋は 膝の屈曲と下腿の内旋 を助けるにすぎない．

膝窩動脈の枝 など

1）**膝窩動脈** a. poplitea, *popliteal artery* を下の方にたどる．膝窩動脈は膝関節に分布する枝を膝窩内で左右に出したのち，膝窩筋の下縁の高さで **前脛骨動脈** a. tibialis anterior, *ant. tibial artery* と **後脛骨動脈** a. tibialis posterior, *post. tibial artery* に分かれる．その2横指ほど下で 後脛骨動脈から **腓骨動脈** a. peronea, *peroneal artery* が分枝する（図159）．（後脛骨動脈は 約2〜5％の頻度で欠如する．）膝窩静脈 v. poplitea の枝は 動脈に伴行している．前脛骨動脈は p. 214 で剖出する．

　　後脛骨動脈の脈拍は，生体でも内果の後ろ下方 およそ2 cm の所に容易に触れる（p. 222 の図 164）．腓骨動脈の脈拍は 全く触れられない．

2）**脛骨神経** n. tibialis, *tibial nerve* を下の方にたどる．脛骨神経は膝窩動脈に沿って下るが，膝窩動脈が二股に分かれたあとは 後脛骨動脈に伴行している．脛骨神経からは 腓腹筋・

ヒラメ筋・足底筋・膝窩筋 に分布する筋枝が出ている（一部は既に切れている）．

3）下腿の後面で **長指屈筋** m. flexor digitorum longus（FDL），**後脛骨筋** m. tibialis posterior，**長母指屈筋** m. flexor hallucis longus（FHL）を剖出する（**図159**）．腓骨動脈は 長母指屈筋を貫いて深部に入っている．

これら三つの筋の起始と筋腹は 脛骨・腓骨 および その間に張る骨間膜の後面に へばり付いているが，3筋の腱を足首の方に辿ると，内果の後ろで屈筋支帯 retinaculum mm. flexorum, *flexor retinaculum*（破裂靱帯 lig. laciniatum, *laciniate ligament*）のかげに隠れる．これら3筋の停止は ここではまだ見えないので，遺体の足の母指や他の指を動かしてみて，それぞれの同定を試みよう．主として足根骨に停止する 後脛骨筋だけは，指の運動とは無関係である．なお 脛骨神経と後脛骨動静脈は，屈筋支帯よりも深層で内果を回って 足底に向かっている．

―――― きゅうけいしつ ――――

アキレス Achilles とは，ホーマー Homer の叙事詩 イリアド Iliad の 主人公で ギリシャの英雄である．彼が将来トロイとの戦で戦死するだろう という予言を聞いた 母のテーティス Thetis（海の女神）は，赤ん坊のアキレスを スティックス河（冥界の川）の聖流に浸して 不死身のからだとした．けれども そのとき母親がアキレスの足首をつかんでいたので，踵の所だけが魔法の水にぬれず，彼の 唯一の 泣きどころ になってしまった．立派に成人したアキレスは，トロイ戦争でギリシャ軍に加わって，数々の武功を立てたが，トロイの王子 パリス Paris が放った矢が アキレスの踵を射抜き，さすがの彼も倒れた というのである．

　　　＊　　　＊　　　＊

降って1693年にベルギーの解剖学者 P. Verheyen が切断された自分の足を解剖しながら，イリアドの故事を思い起こして，踵骨腱のことを 初めて アキレス腱と名付けたといわれる．

　　　＊　　　＊　　　＊

―――― アキレス腱 ――――

階段を登ったり，登山をしたりしている時，アキレス腱は大変な力で緊張している．そんな時に 後ろからこの腱が打たれると 案外簡単に切れてしまう．（**アキレス腱断裂** *Achilles tendon rupture*）また バスケットボールなどをしていてジャンプしようとする時，下腿三頭筋が急激に収縮してアキレス腱が切れてしまうこともある．断裂時には 踵を棒で打たれたように感ずる．下腿三頭筋を手でつかんでも足首の関節（距腿関節）の足底屈が見られないこと（トンプソン把持試験 *Thompson squeeze test*）や，断裂部に凹みがあることで診断できる．しかし アキレス腱が切れていても 後脛骨筋や足指の屈筋群によって，座位で足首を足底屈することは可能である．

マラソンや水泳などの激しい運動をすると「ふくらはぎ」が引きつって すごく痛むことがあるのは 諸君も先刻 経験ずみのことだろう．俗に 腓返り *cramp in the calf* というが，これは 腓腹筋の強直性の痙攣である．

§ 59　下腿の前面 と 足背

下腿の 伸筋群

1）下腿の前面と足背の 筋膜をはぐ．このとき 下腿の上半では，筋が筋膜の裏側から起こっているから，はぐ時には注意を要する．下腿の筋膜が 脛骨前面の骨膜 に癒合していることも観察する．また 下腿の両側面では，この筋膜は 屈筋群と伸筋群を仕切る **筋間中隔** septum intermusculare, *intermuscular septum* を脛骨と腓骨に送っている．

足首と足背では，p. 196 で観察した 上・下伸筋支帯 retinaculum mm. extensorum superius et inferius をその場に残すようにする．なお 浅腓骨神経 n. peroneus superficialis, *superficial peroneal nerve* を，筋膜を はぎながら なるべく上の方までたどっておく．

2）脛骨の前外側にある 前脛骨筋 m. tibialis anterior を観察する．前脛骨筋の停止腱は，上・下伸筋支帯の裏をくぐって足背に向かっている．伸筋支帯を，その直下の滑液鞘に注意しながら適当に切り，前脛骨筋の立派な腱が 内果の前で足背に向かい 内側楔状骨 os cuneiforme mediale, *medial cuneiform* に達するまでたどっておく．

　　前脛骨筋は，後述の 長指伸筋・長母指伸筋 と共に足首を背屈するが，坂を登る時にも酷使される．登山のあとで 前脛骨筋が痛くなったのを経験した人もあるだろう．

3）前脛骨筋の筋腹のすぐ外側には 長指伸筋 m. extensor digitorum longus(EDL)がある．この筋の停止腱は 上伸筋支帯をくぐってから 4 腱に分かれ，下伸筋支帯の裏を通って足背に出て，第 2〜第 5 指の背面で 腱膜になっている．

足背では 長指伸筋の第 5 腱 ともいうべきものが，第 5 中足骨（ときに第 4 中足骨にも）の背面に停止している．これが 第 3 腓骨筋 m. peroneus tertius の腱である（図 160）．この腱を上の方にたどり，第 3 腓骨筋の筋腹が 長指伸筋の筋腹 と癒合していて，両者の境が明瞭でないことを見よう．

　　第 3 腓骨筋は 日本人では 4〜8％の頻度で欠如する．この筋の腱は生体でも 皮膚の上から観察できる（母指で爪先立ちをして 第 5 指を十分に背屈させてみるとよい）．その存否は人類遺伝学で問題とされ，また 二足歩行の進化とも関係しているという（Eliot 他 2000）．

4）下腿の下半部で，前脛骨筋腱と 長指伸筋腱 との間に 長母指伸筋 m. extensor hallucis longus(EHL) の腱を探し，これを上の方にたどって その筋腹を観察する．長母指伸筋の腱は 伸筋支帯をくぐって足背に出て，母指の背面で 腱膜状になり，大部分が母指の基節骨に付いている．

深腓骨神経で支配される 以上の伸筋群は 足首を背屈する時に働くが（特に前脛骨筋が重要），足背で伸筋支帯をくぐる時に，滑液鞘 vagina synovialis tendinis, *tendon sheath* に包まれているから，滑液鞘の観察も忘れてはならない．

5）足背では 長母指伸筋腱の外側（小指寄り）で，この腱と短母指伸筋腱の間に 足背動脈 a. dorsalis pedis, *dorsalis pedis artery* を剖出しよう．これを上の方にたどると，足首から上では 前脛骨動脈 a. tibialis anterior, *ant. tibial artery* と名前が変わり，長母指伸筋と前脛骨筋の筋腹の間を走っている．これと伴行する神経が 深腓骨神経 n. peroneus profundus, *deep peroneal nerve* である．

　　前脛骨動脈は 足首の上伸筋支帯の所で長母指伸筋の下をくぐって その外側に出るため，一時脈を触れなくなるが，足背では 長母指伸筋と長指伸筋の腱の間で 足背動脈として はっきり脈拍を触れる．

　　前脛骨動脈が弱小で，足背動脈が 腓骨動脈 a. peronea に接続している場合もある（7％）．

腓骨筋群

1）長指伸筋の筋腹 の外側方で 長腓骨筋 m. peroneus longus と 短腓骨筋 m. peroneus brevis を観察する．長腓骨筋は 腓骨上部の外側面から起こり，そのすぐ下で 腓骨から起こる

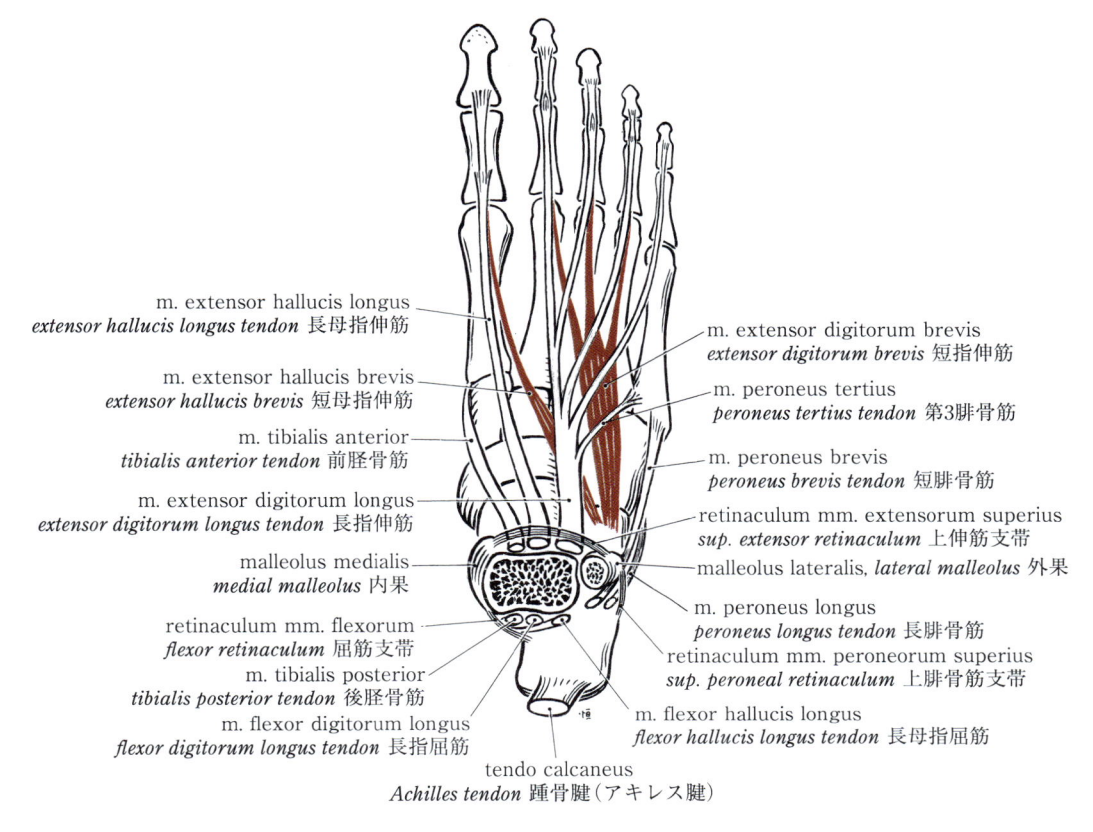

160. 足背の筋の模型図
脛骨と腓骨を下端の近くで切断してある.

短腓骨筋の起始腱の外側を下っている．下腿の下部では 両筋の腱は外果 malleolus lateralis を後ろから下方に回って 足に向かう．

2) この時 これらの腱は 外果から踵骨に張る支帯(下腿筋膜が肥厚したもので，上腓骨筋支帯 retinaculum mm. peroneorum superius という)をくぐっている（図 160）．この支帯をくぐる所では，両筋の腱は それぞれ別の滑液鞘に包まれている．短腓骨筋の腱をたどると，第 5 中足骨の基底に付いているが，長腓骨筋の腱は 足底に向かって隠れる．

短腓骨筋の腱が 小指(の中節または末節)にまで達している場合（**小指腓骨筋** m. peroneus digiti quinti）が 16〜22% に見られる．また 短腓骨筋腱の分束が 第 3 腓骨筋腱の近くで 第 5 中足骨に停止する変異を **第 4 腓骨筋** m. peroneus quartus と呼ぶ(12%)．更に 長・短腓骨筋 の間を走って，足根骨に停止する **副腓骨筋** m. peroneus accessorius が存在することもある．

足背の筋 と 血管・神経

1) 長指伸筋・第 3 腓骨筋・長母指伸筋 の腱を十分持上げて，その下層に **短指伸筋** m. extensor digitorum brevis と **短母指伸筋** m. extensor hallucis brevis を剖出する．両筋は踵骨の背面から起こっている（図 160）．短母指伸筋の腱は 母指の背面で 長母指伸筋の腱と共に腱膜を作る．短指伸筋は 3 腱に分かれ，第 2〜第 4 指の背面で長指伸筋腱と共に腱膜を作っている．この腱膜は 指の基節骨の基底部で三分し，中央のものが 中節骨の基底に，両側のものは再び

合して末節骨の基底に付いている．短指伸筋は 小指(第5指)へ腱を送ることがある(9%)．

時間に余裕があれば，短母指伸筋と短指伸筋とを筋腹で切断し，断端をめくり返して その下層に **足背動脈** a. dorsalis pedis, *dorsalis pedis artery* の枝と **深腓骨神経** n. peroneus profundus, *deep peroneal nerve* の枝を剖出する．足背動脈は足根骨に分布する小さい枝を左右に出したのち，中足骨の基底の近くで **弓状動脈** a. arcuata, *arcuate artery* を外側方(すなわち小指の方)に出す．弓状動脈からは 3本の枝が出て中足部を縦走し，指の股の近くで それぞれ二分して指に分布している．弓状動脈を出したあとの足背動脈の本幹は，そのまま第1中足骨と第2中足骨の間に沿って縦走して 母指と第2指に分布するが，途中で第1中足骨中央のやや近位で深枝(深足底枝 r. plantaris profundus)を足底に送っている．

日本人では弓状動脈が10%以上の頻度で欠如し，また存在する場合でも 細いことが多い．

各中足骨の間には **背側骨間筋** mm. interossei dorsales が見えている．

2) ここで，**浅・深腓骨神経** n. peroneus superficialis et profundus, *superficial & deep peroneal nerves* から 下腿の筋や足背の筋に分布する筋枝 を確かめながら，その全経過を概観しよう．

総腓骨神経の麻痺(**腓骨神経麻痺** *peroneal paralysis*)の患者は，かなり屢々見られる．この時は前脛骨筋・長指伸筋・長母指伸筋の麻痺のために 足首と指の背屈が不能になり，腓骨筋群の麻痺のために 足の外側縁が持ち上がらなくなる(**垂れ足** または **下垂足** *drop foot*)．したがって 大腿を異常に高く挙上して 足先と足の外側縁を引きずって歩くので (**鶏歩** または **アヒル歩行** *steppage gait*)，一見して それと診断できる．また下腿と足の外側面の皮膚に 知覚障害も現われる．これと同じ症状は 慣れない正坐を続けた時に，しびれが ひどく切れると，一時的に現われるから 経験した人もあろう．

老人になると足の爪先が持ち上げにくくなり，つまずき易くなるが，この つまずきの原因の一つは，中殿筋の筋力の老人性劣化で 骨盤を水平に保ちにくくなり，歩行時に 振り出した足先から 着地しがちになるためともいう (*p. 271* トレンデレンブルク歩行 を参照)．

§ 60 足 底

足のうら の皮切り と 足底腱膜

1) 足底の皮膚は 手掌と同じような特徴を持つ(*p. 61*)．特に 表皮 epidermis が厚いことと，**皮膚支帯** retinacula cutis が発達していること，起立歩行の時のクッションの役をする脂肪が皮下に多いことは，手掌よりも はるかに著しい特色になっているから，それを念頭において，皮はぎを進めよう．1枚のまとまった皮膚片として はがすことは無理だから，小片にして少しずつ はげばよい．

皮膚支帯とは 下層の骨膜や腱膜から起こって 真皮の裏側に付く，固い膠原線維の索である．

2) 皮下の脂肪組織を取り除いて，銀白色に光る **足底腱膜** aponeurosis plantaris, *plantar aponeurosis* の表面を剖出する．この腱膜は踵骨(踵骨隆起)から起こって，すぐに2部に分かれ，外側の部分は足底筋群(特に小指外転筋)の表面を包んで第5中足骨に付いている．内側の部分は足底の中ほどで5束に分かれ，第1～第5指に向かっている．足底腱膜の第2～第5指への分束の近くで **横束** fasciculi transversi, *transverse fascicles* が存在することは，手掌の場合(図48)と同じである．なお 各指の股(付け根)の近くには，横に走る線維(浅横中足靱帯 lig. metatarseum transversum superficiale)が存在する．

§60 足底　217

3）足底腱膜の5束のうち，小指に向かう第5束のすぐ外側には　外側足底動脈・神経 a. et n. plantaris lateralis, *lateral plantar artery & nerve* が走っていることに注意する．また母指に向かう第1束のすぐ内側には　内側足底動脈・神経 a. et n. plantaris medialis の枝が走っている．

> 足底腱膜は　もともと足底筋 m. plantaris の停止腱だが，人類では足底筋の発達が弱くて踵骨に停止してしまっているので，足底腱膜だけが独立して存在する形になっている．下腿の後面にある小さな筋が　なぜ 足底筋と呼ばれるのかという疑問も，これで解けるだろう．

足のうら の筋群 と 血管・神経

1）足底腱膜を薄くはぐと，まず中央部に **短指屈筋** m. flexor digitorum brevis の筋腹が現われる．この筋は足底腱膜の内面と踵骨隆起の下面から起こり，その先端は 4腱に分かれて第2〜第5指の中節骨に向かっている．これらの腱は 指の足底面では 強靱な線維鞘 vagina fibrosa tendinis, *fibrous sheath* に包まれている．短指屈筋の筋腹の 内側と外側に沿って走る血管と神経 を剖出しておく．

> 足の 短指屈筋 m. flexor digitorum brevis は，手の 浅指屈筋 m. flexor digitorum superficialis に相当する．

2）短指屈筋の内側方には **母指外転筋** m. abductor hallucis がある（**図 161**）．母指外転筋の腱をたどると，種子骨を介して 母指の基節骨の基底 に停止しているのがわかる．

3）短指屈筋の外側方では **小指外転筋** m. abductor digiti minimi を観察する．小指外転筋は踵骨隆起と足底腱膜の外側部から起こって，第5中足骨と小指の基節骨の基底に停止している（**図 161**）．

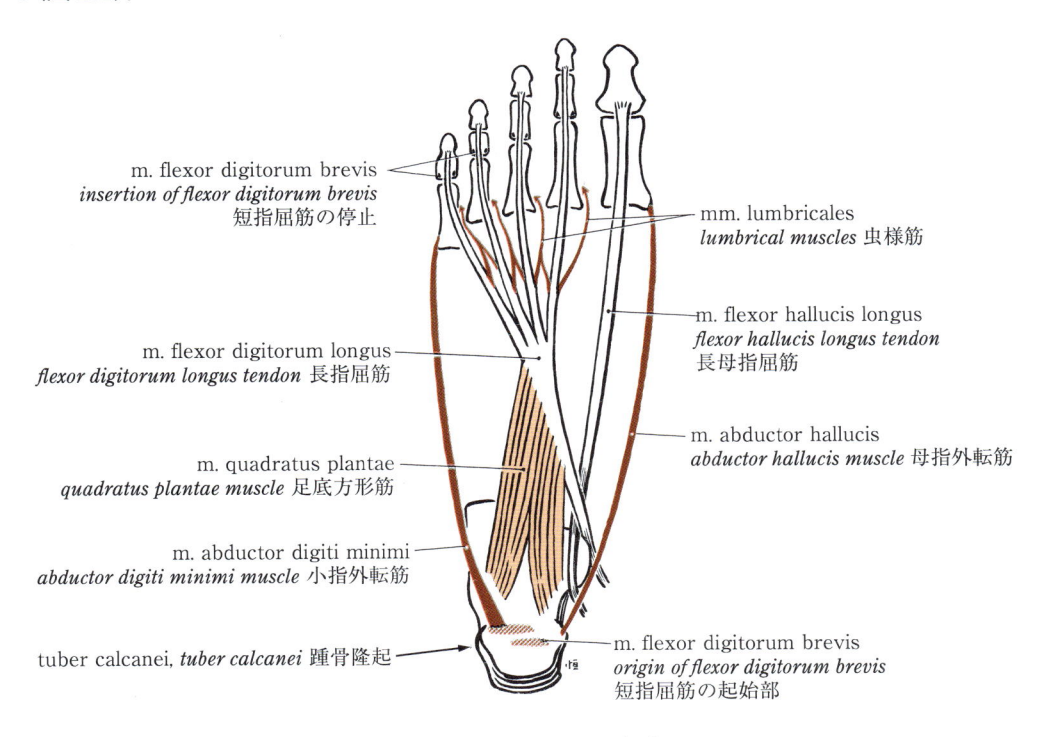

161. 足底の筋 の模型図（1）
短指屈筋を 取り除いたところ．

4) 短指屈筋の筋腹を起始の近くで切断し，支配神経(内側足底神経の枝)を観察しながら断端をめくり返す．その下層で **外側足底動静脈** a. et v. plantaris lateralis, *lateral plantar artery & vein* と **外側足底神経** n. plantaris lateralis を剖出する．これらの枝も なるべく末梢までたどっておく．

> 日本人では 外側足底動脈の方が 約80%の頻度で 内側足底動脈より太い(足立1928)．

5) 母指外転筋を踵骨の近くで切断し，この筋の起始の下層に **内側足底動静脈・神経** a., v. et n. plantaris medialis, *medial planter artery, vein & nerve* の本幹を剖出する．これらの枝をなるべく末梢まで追求する．

足のうら の深層の筋群

1) 内側足底神経の下層に **長指屈筋** m. flexor digitorum longus の腱を探す．内果の後ろの方で屈筋支帯 retinaculum mm. flexorum を切開すると，長指屈筋の腱が滑液鞘に包まれて出てくる．この腱を足底に追究すると，4束に分かれて第2～第5指の末節骨に向かっている．

> 長指屈筋の腱が母指にも行くことがあり(2～10%)，第5指に行く腱が欠如することもある．

長指屈筋の腱の途中からは 4個の **虫様筋** mm. lumbricales, *lumbrical muscles* が起こり，第2～第5指の基節骨の内側面で 指の背面の腱膜に移行している．(起始も停止も 腱膜！)

2) 踵骨の内側面と下面から起こった **足底方形筋** m. quadratus plantae は長指屈筋の腱に停止している．結合組織を取り除いて，足底方形筋の全貌を剖出しよう．この筋は長指屈筋の副頭 と考えることもできる．

3) 長指屈筋腱の更に深層で，これと交叉して母指に向かうのが **長母指屈筋** m. flexor hallucis longus の腱で，やはり滑液鞘に包まれている．この腱を母指の末節骨の基底まで追究し，次いで 逆に元の方にたどる．脛骨神経と後脛骨動脈の下の方で 屈筋支帯を切り，長母指屈筋の腱を下腿で剖出してある筋腹まで追究しよう．

> 長母指屈筋の腱は 母指のほかに 第2～第3指へ(60%)，または 第2～第4指へ(27%)も達することがある．哺乳類では 長母指屈筋も長指屈筋も すべての指に腱を送っているのが原型といわれる．

4) 足背で剖出した **長腓骨筋** m. peroneus longus の腱を足背の外側縁までたどり，更に足底では 小指外転筋を筋腹で切断しながら，長腓骨筋の腱を足底の中央まで剖出しておく．

5) 小指外転筋の断端を 指先の方に めくり返すと，その下層に **短小指屈筋** m. flexor digiti minimi brevis が現われる(図162)．この筋を 第5指の基節骨まで追究しよう．

> 短小指屈筋の外側の分束を 以前は **小指対立筋** m. opponens digiti quinti と呼んだ．

6) 母指外転筋を停止の近くで切断し，下層に **短母指屈筋** m. flexor hallucis brevis を求める．この筋を 起始(内側・中間楔状骨 およびその付近の靱帯)から 停止(種子骨と母指基節骨)まで剖出する．

7) 長母指屈筋と長指屈筋の腱を それぞれ足底の中央で切断し，虫様筋を着けたまま その断端を指先の方にめくり返して，**母指内転筋** m. adductor hallucis を観察する．母指内転筋には2頭があり，その一つは足底中央部の骨と靱帯から起こり(斜頭 caput obliquum, *oblique head*)，もう一つは第2～第4中足骨の頭から起こって(横頭 caput transversum, *transverse head*)，両頭と

§ 60 足底　*219*

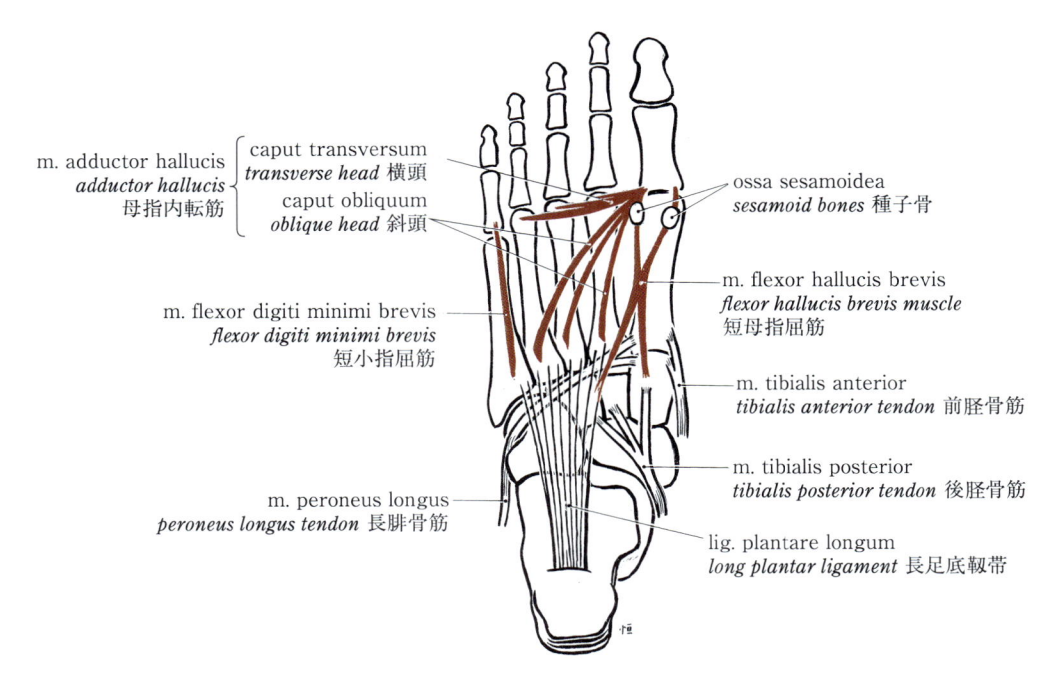

162. 足底の筋の模型図（2）
深層の筋を示す．ただし骨間筋は省略してある．

も 種子骨を介して母指の基節骨に停止している（図 162）．

母指内転筋の横頭は，まれに欠如する．また 斜頭が第2指に過剰筋束を送ることがある．

足のうら の最深層

1）**外側足底動脈** a. plantaris lateralis, *lateral plantar artery* を末梢までたどる．動脈の走向に沿って 母指内転筋の斜頭 を切断すると，外側足底動脈は **足底動脈弓** arcus plantaris, *plantar arch* を作って足背動脈の深足底枝と連絡していることが観察できる．この足底動脈弓からは中足骨と指に分布する枝が出ている．

2）足底動脈弓の枝を浮かせて，下層に **底側骨間筋** mm. interossei plantares を観察する（図163）．次いで骨間筋を適当に取り除きながら，足底の中央まで剖出してある **長腓骨筋** m. peroneus longus の腱を 更に末梢まで追究する．踵骨隆起から起こって 前の方に走る強大な靱帯（**長足底靱帯** lig. plantare longum, *long plantar ligament*）の裏をくぐった長腓骨筋の腱は，足底の内側縁で 第1・第2中足骨の基底と 内側楔状骨に付いている（図162）．

3）長足底靱帯の内側には 部厚く幅の広い靱帯（底側踵舟靱帯 lig. calcaneonaviculare plantare）があり，踵骨（載距突起 sustentaculum tali）と舟状骨を結んでいる．そのほか 各足根骨の間には 小さな靱帯が多数あるが，これらは 名前にこだわらずに 観察しておけばよい．

底側踵舟靱帯は かなり厚く（内側縁では 4～5 mm もある），また 弾性線維を多量に含んでいるので，**ばね靱帯** *spring ligament* とも呼ばれる．

4）足根骨と中足骨が 足底で 縦方向と横方向に作るアーチを 観察し，直立位でのアーチの

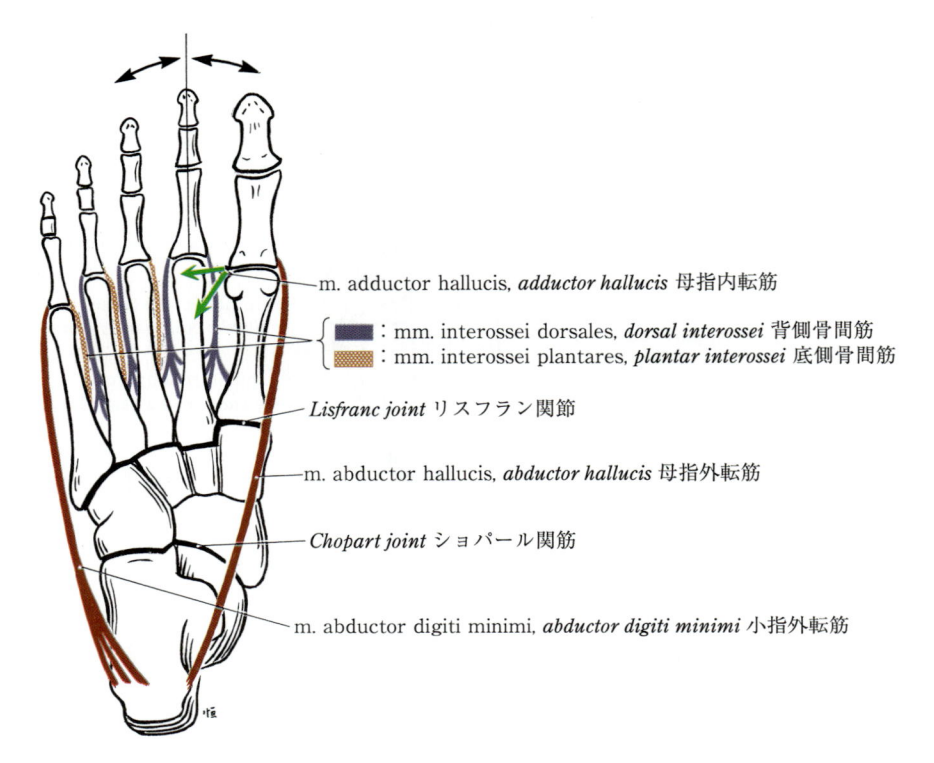

機能的意義を考えよう．特に 縦方向のアーチ（縦足弓 arcus pedis longitudinalis, *longitudinal foot arch*）が低くなったものが，いわゆる **扁平足** *flatfoot* である．また 横方向のアーチ（横足弓）が低いものを **開排足**（開張足）metatarsus latus, *splay foot* といい，足の親指が「くの字」に曲がる 外反母趾 hallux valgus の原因の一つになる．

163. 足の指の 内転と外転 に関与する筋
　　　　外転筋は ■，内転筋は ■．
　内転・外転の軸が 足指では 第2指（手指では 第3指，図 55, 56）．

§ 61　下腿の 最深層

脛骨 と 腓骨 の後面

　この項目は，時間に余裕がある時に観察しよう．
　長指屈筋 m. flexor digitorum longus の起始を よく観察し，これを脛骨の後面から はがし去る．ここで **後脛骨筋** m. tibialis posterior が 脛骨・腓骨の後面と 骨間膜から起こっている状態が観察できる．後脛骨筋の腱を末梢にたどり，これが屈筋支帯をくぐって足底に出て数本の腱束に分かれて，足根中足関節（リスフラン関節 Lisfranc joint, *p. 227*）の中央部と その付近に停止することを見よう．
　長母指屈筋 m. flexor hallucis longus が骨間膜とそれに接する腓骨の後面から起こることを見ながら，これを起始から はがし取る．次に 後脛骨筋も起始からはがして，**下腿骨間膜** membrana interossea cruris, *crural interosseous membrane* の後面を露出させる．

このとき **腓骨動脈** a. peronea, *peroneal artery* の経過を よく観察する．腓骨動脈は 脛骨神経の小枝を伴って下行するが，骨間膜の下縁にある穴の所で，前面に向かう枝を出している．腓骨動脈が外果の下で 踵骨の外側と後ろ に分布して終わっていることを見届けよう．

脛骨と腓骨 の前面

この項目は，時間に余裕がある時に観察しよう．

前脛骨筋 m. tibialis anterior の起始を 脛骨の外側面と骨間膜の前面に探し，これを起始から少しずつ はがし取る．**前脛骨動脈** a. tibialis anterior, *ant. tibial artery* と これに伴行する **深腓骨神経** n. peroneus profundus, *deep peroneal nerve* の経過がよく見える．

長指伸筋 m. extensor digitorum longus の起始を 脛骨上部・腓骨前縁・骨間膜 で観察し，これを起始からはがし取る．また **長母指伸筋** m. extensor hallucis longus も骨間膜と腓骨内側からはがして，**下腿骨間膜** membrana interossea cruris の前面を露出する．骨間膜の上縁の穴からは 前脛骨動脈が現われ，下縁の穴からは 腓骨動脈 a. peronea の枝が出てきて，それぞれ最終的には 足背に分布することを見よう．

腓骨の外側面では，更に **長・短腓骨筋** m. peroneus longus et brevis の起始を観察する．

下肢の 血管と神経 のまとめ

1）**大腿動脈** a. femoralis, *femoral artery* とその枝，**膝窩動脈** a. poplitea, *popliteal artery* とその枝である **前・後脛骨動脈** a. tibialis anterior et posterior, *ant. & post. tibial arteries* や **腓骨動脈** a. peronea, *peroneal artery* などの全経過を概観して，その分布域を考える（図 **164**）．大腿の後面には 主に 大腿深動脈 a. profunda femoris, *profunda femoris artery or deep femoral artery*，下腿前面と足背には 主に 前脛骨動脈，足底には 後脛骨動脈が分布する というように，下肢の部位に分けて考えることも大切である．また 下腿の動脈には 変異が多い．

生体の下肢で 皮膚の上から 脈拍をよく触れる動脈は，大腿動脈・前脛骨動脈・足背動脈 である．膝窩動脈は 膝を曲げないと触れず，腓骨動脈は 全く触れない．

2）下肢の静脈は，動脈に ほぼ伴行するが，動脈の走向と関係のない 皮静脈の模様も ここで思い出しておこう．

> 特に下腿と足では 動脈に伴行する静脈が非常に細い．これは 動脈の流域の毛細血管に達した血液のかなりの部分が，伴行静脈を通らずに 皮静脈を経由して 膝窩静脈または大腿静脈に回収されてしまうからである．

3）下肢の神経は 腰神経叢の枝である **大腿神経** n. femoralis, *femoral nerve* と **閉鎖神経** n. obturatorius, *obturator nerve*，ならびに 仙骨神経叢の枝である **坐骨神経** n. ischiadicus, *sciatic nerve* が主体である．これらの 皮膚と筋への分布を，実際に神経の経路を 遺体で追いながら総括的に理解しよう．個々の筋の神経支配などの こまごましたことよりも，各神経が どの筋群を支配するか，または その神経が麻痺した時に，どのような筋群の作用が侵されるか という理解の仕方が 将来 臨床で役に立つ．

皮膚の神経支配に関しては，それぞれの神経が どこに分布するかということも，伝達麻酔 *conduction anesthesia* などで問題になるが，一定の皮膚の知覚域が 脊髄のどの辺の高さと関連しているか という知識も 内科的には大切である．

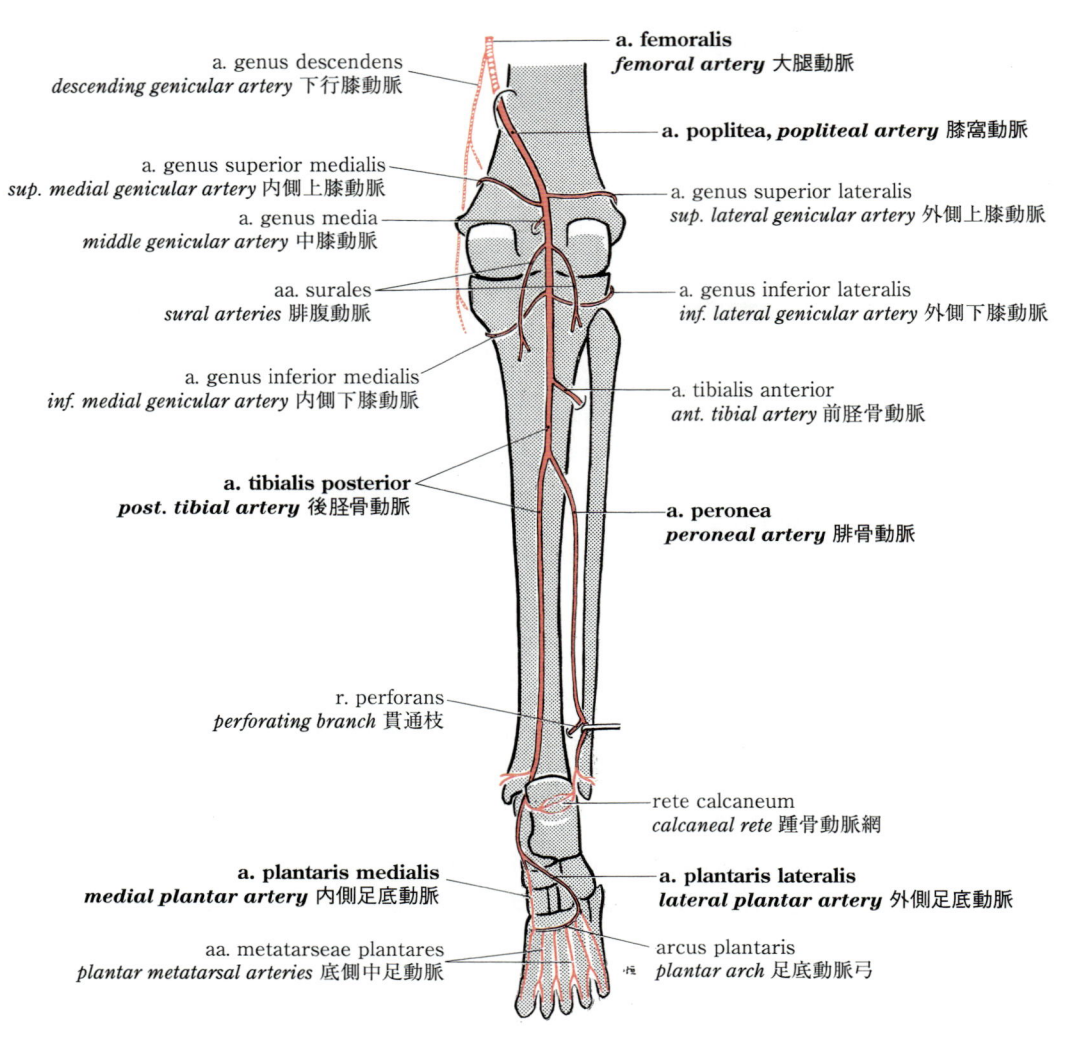

164. 膝窩から足底までの動脈の概況（後面）

§ 62 膝の関節

関節包 の剖出

1）内側広筋 m. vastus medialis と外側広筋 m. vastus lateralis の 下端部の下縁 に沿って 結合組織を取り除き，両筋が膝蓋骨を介して，または直接に 脛骨に停止することを復習する．大腿直筋を なるべく下まで メスではがし（膝蓋骨の上方2横指まで），中間広筋 m. vastus intermedius に縦にメスを入れ，これが大腿骨の前面から起こることを確認したのち，その深層を構成する筋束が膝蓋骨には行かずに 膝関節包の上縁に付くことを見よう（この筋束は **膝関節筋** m. articularis genus と呼ばれる）．この時に 大腿四頭筋腱の内面と大腿骨前面の間にある 滑液包が破れるので，ねっとりとした液が出てくる．この滑液包は 下の方では 膝関節腔と連絡している．

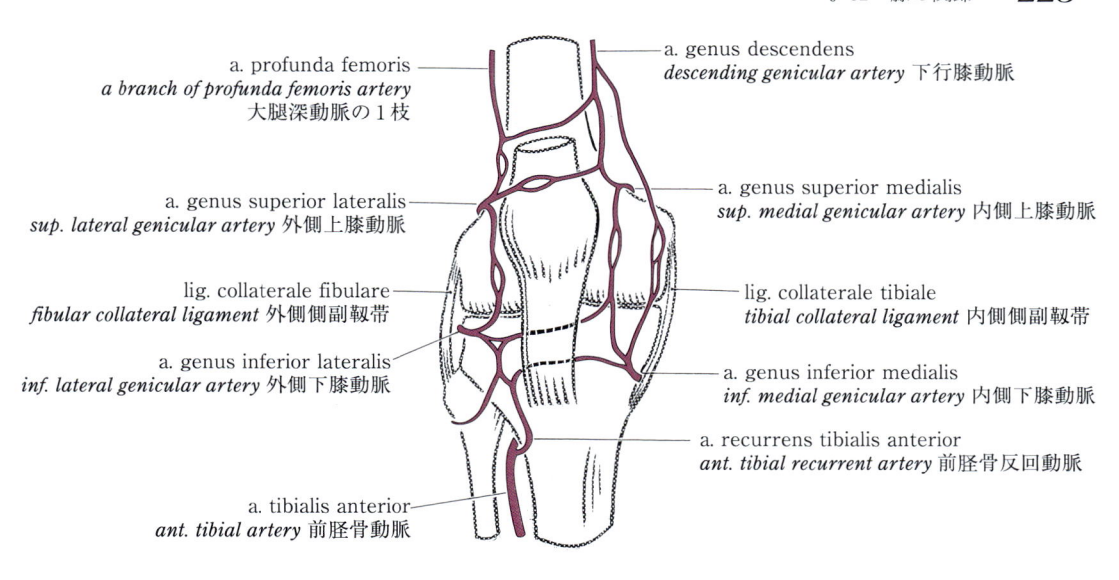

§ 62 膝の関節   *223*

```
a. profunda femoris              a. genus descendens
a branch of profunda femoris artery   descending genicular artery 下行膝動脈
大腿深動脈の1枝

a. genus superior lateralis       a. genus superior medialis
sup. lateral genicular artery 外側上膝動脈   sup. medial genicular artery 内側上膝動脈

lig. collaterale fibulare         lig. collaterale tibiale
fibular collateral ligament 外側側副靱帯   tibial collateral ligament 内側側副靱帯

a. genus inferior lateralis       a. genus inferior medialis
inf. lateral genicular artery 外側下膝動脈   inf. medial genicular artery 内側下膝動脈

                                  a. recurrens tibialis anterior
                                  ant. tibial recurrent artery 前脛骨反回動脈

a. tibialis anterior
ant. tibial artery 前脛骨動脈
```

165. 膝関節周辺の 動脈吻合〔Gray による〕
右の膝を 前から見る．

2）大腿二頭筋の短頭の起始部を 大腿骨から はがし取る．大腿二頭筋の腱の大部分が 腓骨頭に停止することを見たのち，腱の一部が脛骨の外側顆に停止するのを切断する．大腿二頭筋を除去すると，下層に **外側側副靱帯** lig. collaterale fibulare, *fibular collateral ligament* が現われる（**図 165**）．この靱帯は 大腿骨の外側上顆と腓骨頭を結んでいる 幅5mm弱の円柱状の線維束で，膝を曲げると たるむ．膝では 関節包と癒着しない唯一の靱帯である．

3）膝の内側面で 半腱様筋と半膜様筋の腱を 関節包から はがす．これらの腱が脛骨に停止する所は そのまま残しておいてよい．下層には **内側側副靱帯** lig. collaterale tibiale, *tibial collateral ligament* が存在するが，大腿骨の内側上顆と 脛骨の内側顆を結ぶ この靱帯は 幅が広く，むしろ関節包が局所的に厚く固くなったものなので，その辺縁は **図 165** のように明瞭には 剖出できない．内側側副靱帯は，膝を曲げても それほどたるまない．

4）ここで膝関節に分布する動脈を観察しよう．大腿動脈から分枝するもの，膝窩動脈の枝と前脛骨動脈の枝などがあり，これらの互いの吻合は 側副循環路として大切である（**図 165**）．

5）関節包を外から囲む 関節外靱帯は，外側側副靱帯以外は すべて関節包の線維膜と癒着している．膝窩動静脈 a. et v. poplitea と脛骨神経 n. tibialis を膝窩の少し下で切断し，腓腹筋や足底筋などの断端と一緒に十分に上の方にめくり返して，膝窩筋の上方に **斜膝窩靱帯** lig. popliteum obliquum, *oblique popliteal ligament* を剖出する．この靱帯は，脛骨内側顆の後面から膝関節の後ろを上外側方に横切り，腓腹筋外側頭の起始部あたりに達している．この靱帯が 半膜様筋の停止腱から線維束を受けることを見よう．

斜膝窩靱帯の外側下方には，腓骨頭の先端から上に延びて 大腿骨外側顆の背面に達する輪郭不鮮明の靱帯（弓状膝窩靱帯 lig. popliteum arcuatum）がある．この靱帯の内側縁で，膝窩筋の腱が膝関節から出ている．（膝窩筋の腱は 膝関節の中を走ることに注意.）

膝関節腔 を開く

1）内側広筋・外側広筋・中間広筋 を膝蓋骨の上3横指ぐらいの高さで横切断し，大腿直筋の腱と共に下断端を前下方にめくり返す．このとき 膝関節筋 m. articularis genus はその場に残す．

2）関節包が大腿骨の前面に付く線の近くで，関節包を横の方向に切開し，次いで膝蓋骨に沿って関節包を縦に切って関節腔を開く．このとき，関節包が **線維膜** membrana fibrosa, *fibrous capsule* と **滑膜** membrana synovialis, *synovial capsule* の 2層で構成されることにも注意しよう．

3）膝をできるだけ曲げて，大腿四頭筋の断端を膝蓋骨と一緒に前下方に引っ張り，関節腔の内面の観察に移る．

膝関節腔 の内景

1）大腿骨の下端（内側顆・外側顆・膝蓋面）と膝蓋骨 のそれぞれの関節面を観察し，これらの表面が関節軟骨で覆われていることを見る．

脛骨上端の関節面の上には **内側半月** meniscus medialis, *medial meniscus* と **外側半月** meniscus lateralis, *lateral meniscus* という線維軟骨性の板が乗っている．それぞれの半月の内縁は 自由縁になっているが，外縁は 関節包（線維膜）に癒着している．内側半月と外側半月の 形と大きさの違いをよく観察しよう．

> 内側半月と外側半月は スポーツ外傷で断裂することがある（半月板断裂 *meniscus rupture or meniscal tear*）．10～20歳代の男性に好発．関節鏡下で診断と手術ができる．

2）関節軟骨以外の場所では，関節腔の内面は関節包の滑膜 membrana synovialis で覆われ，その外にある線維膜 membrana fibrosa との間には脂肪が沈着している．特に膝蓋骨の下縁から大腿骨の顆間窩 fossa intercondylaris に達する滑膜のヒダ（膝蓋下滑膜ヒダ plica synovialis infrapatellaris）と，その左右の 平たい滑膜ヒダ（翼状ヒダ plicae alares, *alar folds*）の所では 脂肪が富豊である．

3）関節内靱帯：膝蓋下滑膜ヒダの滑膜の表面を はいで **前十字靱帯** lig. cruciatum anterius, *ant. cruciate ligament* を剖出しよう．この靱帯は 脛骨上端の前面から起こり，斜めに後ろに上って大腿骨の外側顆の内面の後部に付いている（図166）．

この付着部のすぐわきの大腿骨内側顆の外側面には，**後十字靱帯** lig. cruciatum posterius, *post. cruciate ligament* が一部見えるが，この靱帯は大部分（特に下半）が前十字靱帯の裏側にあるので，

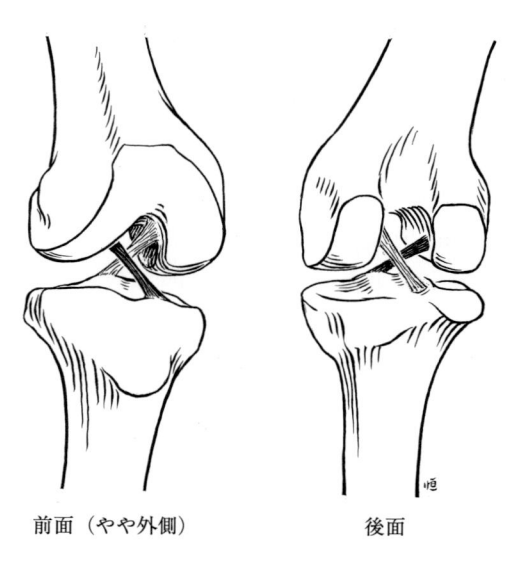

前面（やや外側）　　後面

166. 右膝の 前十字靱帯（黒色）と後十字靱帯（白色）

ここでは 全貌は観察できない．

4）翼状ヒダの表面の滑膜を破り，脂肪を取り除いて，半月の 前縁と内側縁を明らかにする．外側半月の前縁と内側半月の前端部 とを結ぶ線維束が **膝横靱帯**（しつおう）lig. transversum genus, *transverse genicular ligament* で，脛骨上端の前面を横切っている．

5）膝を伸ばして，関節包の後面でも 外側寄りの所に割を入れる．関節腔内で **膝窩筋** m. popliteus の起始を大腿骨の外側顆に求める．また **後十字靱帯** lig. cruciatum posterius を後ろから観察し，これが<u>脛骨上端の後面</u>から起こり，前十字靱帯と斜めに交叉して 大腿骨内側顆の内面前部に付くことを確かめる（図 **166**）．

　　前十字靱帯は 脛骨の前面から，後十字靱帯は 脛骨の後面から 起こることに注意しよう．前者は 大腿骨が後ろにずれるのを防ぎ，後者は 大腿骨が前にずれる（または脛骨が後ろにずれる）のを防ぐ．これらの靱帯は スキーやサッカーなどのスポーツ中に断裂 *rupture* することがある（**膝十字靱帯断裂**）．特に前十字靱帯はジャンプの着地失敗時に膝をねじった際に断裂しやすい．

膝関節の運動

1）膝関節の主な運動である 屈伸をさせて，この時に それぞれの骨の関節面と半月が どのように触れ合いながら動くかを観察し，膝蓋骨 patella の存在意義も考えてみよう．

2）膝を曲げると，外側と内側の側副靱帯がゆるみ，脛骨が いくらか回旋できるようになる．このことは 自分の膝でも実験してみるとよい．スキーの滑降や馬術で 膝を曲げる理由の一つは ここにある．この両靱帯を関節包の残部と一緒に切断すると，膝関節は 急にグラグラになる．側副靱帯の重要性が これでよくわかる．

3）最後に膝蓋骨の下で **膝蓋靱帯** lig. patellae, *patellar ligament* を下の方にたどり，これが 脛骨粗面に付く状態を見届ける．

　　膝関節が炎症を起こすと，関節腔内には滲出液が異常に多量にたまる．このとき膝蓋骨を指で圧迫すると 大腿骨の前面にコツコツと接触するが，指を離すと 再び浮き上がる現象が起こる．これを **膝蓋跳動**（ちょうどう）*pattellar tap* といい，診断学上重要な触診技術である．

§ 63　足 の 関 節

足首の関節

1）足首を屈伸させて **距腿関節** art. talocruralis, *talocrural joint* の位置の見当を付ける．これは 脛骨・腓骨の下端と 距骨 talus との間の関節である．

2）足首の前面で 前脛骨筋・長母指伸筋・長指伸筋 の腱を切り，前脛骨動静脈と深腓骨神経を適当な場所で切断して，結合組織を取り除きながら 距腿関節の関節包の前面を露出する．

3）足首の後面では，後脛骨筋の腱と後脛骨動静脈・脛骨神経を 内果の少し上で切断して，長母指屈筋・長指屈筋 の腱を屈筋支帯から引き抜く．またアキレス腱の下断端を なるべく下の方に（踵（かかと）の方に）めくり返し，その下層にある結合組織を取り除く．

足首の後外側面では，長腓骨筋・短腓骨筋 の腱を 外果の少し上で切断し，腓骨筋支帯を切りながら 断端を下の方にめくり返す．結合組織を取り除いて，距腿関節の後面が はっきり見

えるようにする．

　4）距腿関節の関節包は前面と後面で薄く，内側と外側では厚い．後脛骨筋の腱を母指の方にめくり返すと，足首の内側（内果の後下方）に三角形をした関節包の肥厚が剖出できる．これは **内側靱帯** lig. mediale, *medial ligament* または **内側三角靱帯** lig. mediale deltoideum, *medial deltoid ligament* と呼ばれ，内果と足根骨（距骨・踵骨・舟状骨）を結んでいる．

　5）足首の外側面では，外果と足根骨を結ぶ 3種の線維束の形で 関節包が肥厚している．すなわち外果から前の方に横走して距骨に付くもの（前距腓靱帯 lig. talofibulare anterius, *ant. talofibular ligament*），外果から後ろに横走して距骨に付くもの（後距腓靱帯 lig. talofibulare posterius），外果から後ろ下の方に斜めに走って 踵骨に付くもの（踵腓靱帯 lig. calcaneofibulare, *calcaneofibular ligament*）である．これらの名前を 解剖実習時に丸暗記する必要はない．

　　　内側靱帯（内果と足根骨を結ぶ）ならびに 前・後距腓靱帯と踵腓靱帯（外果と足根骨を結ぶ）は足首の **捻挫** *distorsion or sprain* の時に 損傷を受けることが多い．

　時間に余裕があれば，足首を足底側に屈して，関節包の前面を横に切開し，距腿関節の関節腔を開く．ゾンデで関節腔の広がりを探ってみよう．次いで 足首を足背側に屈して，関節包を 後ろからも切開する．関節腔内では 半透明で幅の広い滑膜ヒダが 脛骨と腓骨の間に走っている．まだ足首は大きくは ぐらついていないだろう．

　時間に余裕があれば，関節包の外側と内側の肥厚部を次々に切って，関節を完全に切り離し，関節頭（距骨）と関節窩（脛骨と腓骨）の関節面を観察する．関節包の外側と内側の肥厚部が，足首をぐらつかせないように固定していたことを理解しよう．

　　　talus というラテン語には サイコロの意味がある．昔のローマ人は，馬の距骨を サイコロとして使ったという．
　　　距腿関節包の外側部の肥厚（靱帯）は かなり強靱なので，スキーで転倒して 足首をねじった時に，腓骨の外果の下端部が この靱帯に引っ張られて 剥離骨折 *avulsion fracture* を起こすことがある．
　　　また 最近のスノーボードの流行により，距骨の外側突起 proc. lateralis tali の骨折が注目されている（Platz 他 2000，Boon 他 2001）．

脛骨と腓骨の下端部の連結

　1）脛骨と腓骨の下端部は 滑膜性の連結（関節）を作らずに，互いに 靱帯結合の形で連結している（**脛腓靱帯結合** syndesmosis tibiofibularis, *tibiofibular syndesmosis*）．

　2）はずした距腿関節の内側から，脛骨と腓骨の下端部間の接触の状態を観察する．足首の前面と後面とで両骨を結合している靱帯（前・後脛腓靱帯 lig. tibiofibulare anterius et posterius, *ant. & post. tibiofibular ligaments*）は，上の方では下腿骨間膜に移行している．

足根骨の間の関節

　1）足底と足背の筋肉や血管・神経を取り除き，足根部を動かしながら **足根骨** ossa tarsi, *tarsal bones* のそれぞれの同定を試みよう．骨格標本も参照するとよい．

　第1列には **距骨** talus, **踵骨** calcaneus, **舟状骨** os naviculare, *navicular* が並び，第2列目には **内側楔状骨** os cuneiforme mediale, *medial cuneiform*, **中間楔状骨** os cuneiforme intermedium, **外側楔状骨** os cuneiforme laterale, *lateral cuneiform*, **立方骨** os cuboideum, *cuboid* がある（図 166）．

2）これらの足根骨の間には，それぞれ靱帯を持つ関節が存在するが，特に **横足根関節** art. tarsi transversa, *transverse tarsal joint*（**ショパール関節** Chopart joint）に注意する．これは，踵骨と立方骨の間の関節（踵立方関節 art. calcaneocuboidea, *calcaneocuboid joint*）と距骨と舟状骨の間の関節 の総称である（図 **163**, **167**）．

3）足背面で **二分靱帯** lig. bifurcatum, *bifurcating ligament*（踵舟靱帯 lig. calcaneonaviculare と踵立方靱帯 lig. calcaneocuboideum の総称）を切断すると，ショパール関節が容易に開かれることを見る．外科ではこの靱帯を ショパール関節の「鍵」 *key ligament* とみなしている．

指 の 関 節

1）第1〜第5中足骨と足根骨 との間には それぞれ関節がある．この 足根中足関節 artt. tarsometatarseae, *tarsometatarsal joint*（**リスフラン関節** Lisfranc joint）は ショパール関節ほど 一直線状には走っていない（図 **163**, **167**）．靱帯を切って 関節を開いて見よう．

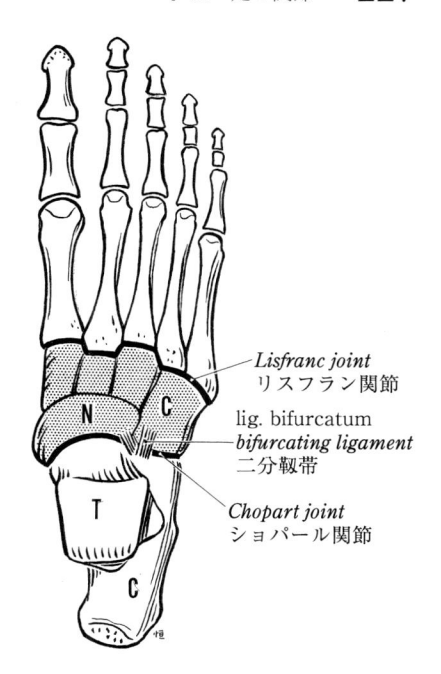

167. ショパール関節と その鍵に なっている 二分靱帯
（足背面）

時間に余裕があれば，任意の1本の指で，中足骨と基節骨の間の関節（中足指節関節 art. metatarsophalangea, *metatarsophalangeal joint*）と，基節骨・中節骨・末節骨の間の関節（指節間関節 artt. interphalangeae pedis, *interphalangeal joint*）を簡単に観察する．どれも 蝶番関節で，側副靱帯 lig. collaterale, *collateral ligament* が存在する．

　　ショパール関節 と リスフラン関節は，凍傷や壊疽に侵されたり 車にひかれたりして つぶれた足部の切断 *amputation* をする場所である．François Chopart（1743-1795），Jacques Lisfranc（1790‐1847）は共にパリの外科医．
　　足の母指が 中足指節関節で外側（小指側）に屈曲し，母指が「くの字」形になる変形を **外反母趾** hallux valgus という．この関節の内側方の皮膚に 母指の基節が突出して，皮下に滑液包炎 *bursitis* の腫脹を生ずる．これを **バニオン** *bunion* という．外反母趾は女性に多いが，横足弓の減少や，先端の狭いハイヒール靴 などが原因と考えられている．欧米では 外反母趾そのものを バニオン ということが多い．

===== きゅうけいしつ =====

いままで西洋の解剖学の歴史めいたことに何度も触れたので，ここでは日本の解剖学の歩みを断片的に振り返ってみよう．

日本書紀の巻の14に，雄略天皇の御代(AD 459)に栲幡皇女があらぬ不倫の疑をかけられて五十鈴川に投身自殺をした事件のことがのっている．天皇は人をつかわしてその遺体を探し，「割ッテ視タマウニ，腹中物アリ，水ノ如シ．水中ニ石アリ，コレニヨッテソノ罪ヲソソガシムコトヲ得タリ」とある．つまり妊娠ではなく腹水症のようなものだったのである．これが日本での解剖の最初の記録である．

*　　*　　*

それはさておき，人体の構造を調べる目的で日本で最初の人体解剖をした人は山脇東洋である．ときに1754年(宝暦4年)，京都の西郊の刑場での「腑分け」で，十数年にも及ぶ彼の奔走が漸く実って官許を得たのだった．東洋はそのときの所見を「蔵志」として出版している(1759)．

*　　*　　*

降って1771年(明和8年)に杉田玄白たちの有名な「骨ヶ原の腑分け」がある．玄白はふとしたことから，ターヘル・アナトミアというオランダ語の解剖書を手に入れた矢先に，腑分けの報せを受け取ったのである．当時の腑分け

===== 解体新書 のことなど =====

というのは，身分の低い非人が死体を切り開くのを見学するだけだったが，玄白は持参したターヘルの図と実物とが実によく一致していることに驚きの目を見張った．その帰り道に，一緒に腑分けを見た前野良沢や中川淳庵などとターヘル・アナトミアの翻訳をする決心を固め，かの「解体新書」(1774)が血の出るような苦心の末に世に出ることになったのである．その辺の消息は，杉田玄白の著した「蘭学事始」に詳しく記されているから，一読をおすすめする．

*　　*　　*

1970年代から実習遺体は篤志献体が主流になっている．医学の進歩を念じ，医学生が解剖学を十分に勉強して立派な医者になってほしいという悲願をこめて，進んで献体された篤志家のご遺体を解剖させていただく学生諸君は，個人の尊厳と死の厳粛を学ぶことにもなろう．

ところで篤志解剖の第1号は美幾という34歳の女性で，その解剖は明治2年8月14日に東京医学校(東京大学の前身)で行なわれた．著者(H.T.)も東京小石川の植物園のすぐそばの念速寺にある「美幾女の墓」に墓参したことがあるが，彼女の生いたちや，篤志解剖を申し出るに至ったいきさつが，渡辺淳一氏の小説「白き旅立ち」(新潮社)に描かれている．

骨　盤

§ 64　膀胱 とその周辺

尿管 と 膀胱

1) 腹膜と 膀胱・直腸・子宮（女性のみ）との関係を復習し，男性では **直腸膀胱窩** excavatio rectovesicalis, *rectovesical pouch*, 女性では **膀胱子宮窩** excavatio vesicouterina と **直腸子宮窩** excavatio rectouterina, *rectouterine pouch*（ダグラス窩 *Douglas pouch*）を再び観察する．女性では子宮の間膜である **子宮広間膜** lig. latum uteri が子宮の両側方に延びて，体壁の壁側腹膜に移行することに注意しよう．膀胱は男女とも その上面だけが腹膜に覆われている．

2) 膀胱の上面の腹膜をはぎ，**正中臍ヒダ** plica umbilicalis mediana の中を下行してくる **正中臍索** lig. umbilicale medianum, *median umbilical ligament*（尿膜管 urachus の遺残）と膀胱との関係を観察する．

3) **尿管** ureter の断端で その断面を観察する．尿管の壁は 平滑筋層が発達しているので，内径のわりに厚い．粘膜のヒダのために内腔は菊の花状に見える．断端から 2 cm ぐらいの所まで 尿管を縦に切り開き，粘膜の内面を見る．縦に走るシワが見える．

4) 尿管が腹膜の裏側で大腰筋の前面を走ることを確認しながら 腹膜をはいで 尿管を膀胱までたどる．女性では途中で卵巣や卵管などに妨げられるが，卵巣と卵管の周囲の腹膜はまだはいではならない．尿管の外側で男性では **精巣動静脈** a. et v. testicularis, *testicular artery & vein*, 女性では **卵巣動静脈** a. et v. ovarica, *ovarian artery & vein* を探しておく．これらの動静脈が 尿管の前で 鋭角を作って尿管と交叉することを観察しよう（臨床的に重要）．

5) 正中臍索のすぐわきで，**膀胱** vesica urinaria, *urinary bladder* の上面を矢状方向に切開する．内部に入っていた 尿 urine を取り除いてから，膀胱の内面を観察しよう．左右の尿管 ureter の開口（**尿管口** ostium ureteris, *ureteral orifice*）は わかるか？ 左右の開口は互いに何 cm ぐらい離れているか？ 尿管口に ゾンデを入れてみると，尿管（の 壁内部）は 膀胱の壁をまっすぐには貫かず，相当の距離を膀胱壁の中で斜めに走ることがわかる．斜走の機能的な意義を考えよう（*p. 251*）．尿管口がよくわからない時は，*p. 251* または *p. 264* で観察するとよい．

尿道の開口（**内尿道口** ostium urethrae internum, *internal urethral orifice*）は無対性で，ほぼ正中に存在する．この内尿道口と左右の尿管口を結ぶ三角形が **膀胱三角** trigonum vesicae, *vesical trigone*（リュートー三角 *Lieutaud triangle*）で（**図184，192**），この部分だけは 粘膜の性状が他の部分と少し違う．（その詳細は *p. 251* と *p. 264* で観察する．）

　　尿管 ureter と 尿道 urethra は ラテン名でも日本名でも 互いによく似ているから，両者を混同しないよう注意する必要がある．

6）腹膜をはぎながら，**精管** ductus deferens を 深鼠径輪から膀胱後面の近くまでたどる．女性では **子宮円索** lig. teres uteri, *round ligament of uterus* を 深鼠径輪から内側後方にたどり，これが子宮広間膜の中を走って子宮に向かうのを見る．

骨盤壁の 血管 と 神経

1）下腸間膜動静脈から分枝する **上直腸動静脈** a. et v. rectalis superior, *sup. rectal artery & vein* を下の方にたどり，直腸に分布することを見る．

2）総腸骨動静脈 a. et v. iliaca communis が **外腸骨動静脈** a. et v. iliaca externa, *external iliac artery & vein* と **内腸骨動静脈** a. et v. iliaca interna に分かれることを復習する．これらの動脈の壁には，交感性の神経叢(腸骨動脈神経叢 plexus iliaci, *iliac plexus*)が まつわりついている．

3）外腸骨動静脈は 鼠径靱帯を くぐって 大腿動静脈 a. et v. femoralis に移行する．内腸骨動脈の枝は *p. 247* で観察するから，ここでは 臍動脈と閉鎖動脈だけを確認すればよい．

臍動脈索 lig. umbilicale mediale を元の方にたどると，次第に管腔を有する動脈になり，これが **臍動脈** a. umbilicalis, *umbilical artery* として内腸骨動脈から分枝している．

さきに *p. 189* で剖出した **閉鎖神経** n. obturatorius, *obturator nerve* に伴行する **閉鎖動脈** a. obturatoria, *obturator artery* を探し，これを内腸骨動脈までたどる．閉鎖動脈は閉鎖管 canalis obturatorius に入り込む直前で，恥骨の方に枝(恥骨枝 r. pubicus)を出している．この枝は下腹壁動脈 a. epigastrica inferior の恥骨枝 r. pubicus と吻合している．

> 閉鎖動脈恥骨枝と下腹壁動脈恥骨枝との吻合が太く，逆に本来の閉鎖動脈がごく細くて，閉鎖動脈の本幹が 下腹壁動脈から出るような形になった 破格を **死冠** corona mortis と呼ぶ．これは裂孔靱帯 lig. lacunare のすぐ外側を走るので，むかし 大腿ヘルニアの手術の時に 恐れられていたものである．死冠の出現頻度は 日本人では 15%前後だが，白人では 30%を越える．
> 死冠に伴行する静脈が 同時に死冠的になって 恥骨上枝を乗り越えていることは注意を要する (Gilroy 他 1997, Berberoglu 他 2001)．

4）腹大動脈と下大静脈とを，総腸骨動静脈の基部と共に 椎骨の前面から少し引きはがす．このとき 椎骨を養う血管が観察できる．下層で 交感神経幹の骨盤部 を観察する．

脊柱は第5腰椎体と仙骨の間の椎間円板のあたりで急に屈曲して，そこには前の方に突出した **岬角** promontorium, *promontory* ができている．岬角は骨盤入口の後壁になっている．

ここから解剖方法は 男女で別になる．女性遺体の解剖をする学生は *p. 254* の §65 f 以下を行なう．(65 f の f は *female* の略．)

§65 m　男性の外陰部 と 精巣

陰嚢 と 精索

1）**陰嚢** scrotum の表面を観察する．陰嚢の皮膚は 色が浅黒く，表面には 細かい シワが沢山ある．正中には縦に走る隆線がある．これを **陰嚢縫線** raphe scroti, *scrotal raphe* といい，

前の方では陰茎の下面の縫線に続き，後ろでは会陰の縫線に続いている．また陰嚢の皮膚には**陰毛** pubes, *pubic hair* がまばらに生えている．

陰嚢を手でつかんで，内部にある精巣を触れてみよう．左の精巣が右よりも低い位置にあることが多い(何故か？)．

2) 陰嚢の皮膚をごく薄くむいて，平滑筋線維から成る **肉様膜** tunica dartos を剖出する．肉様膜の層はやや赤味を帯びて表面が「ちりめん」のように見える(固定の状態によっては黄白色に見えることもある)．陰嚢の皮膚に小ジワ が多いのは，この肉様膜の存在による(**図 168**)．

> 肉様膜の平滑筋線維は，外気温に合わせて弛緩・収縮して 陰嚢の皮膚を伸展・収縮させ，熱の放散を調節して 精巣の温度を精子発生に適した温度に保つ(*p. 235*, きゅうけいしつ)．
>
> dartos は もともと「皮をはがれた」という形容詞である．この用語は西暦100年(AD)に早くもルーフス Rufus によって 陰嚢の肉様膜に用いられた．

3) 肉様膜をはぐと，**外精筋膜** fascia spermatica externa という筋膜に覆われて，**精巣挙筋(挙睾筋)** m. cremaster が透けて見える．この筋は 目の粗い籠 のような形のもので，板のような層を作っているわけではない(**図 169**)．精巣挙筋は 陰嚢のつけ根の方から探すとよい．外精筋膜と精巣挙筋を上の方にたどると，これが精索 funiculus spermaticus, *spermatic cord* の表面を構成しながら 浅鼠径輪 anulus inguinalis superficialis に達することがわかる．精巣挙筋は *p. 97* で見たように，内腹斜筋の分束である．外精筋膜の下には 陰嚢を養う血管と神経 (外陰部動静脈・腸骨鼠径神経・陰部大腿神経の陰部枝)が走る．

> 健康な生体で大腿上部の内側をこすると，精巣挙筋が反射的に収縮して，同側の精巣が上昇する．これを **精巣挙筋反射(挙睾反射)** *cremasteric reflex* といい，内科診断学で問題にされる．この反射の中枢は 脊髄の L_1 と L_2 の高さに存在するので，この部位で脊髄が障害を受けたり，錐体路障害の時は，精巣挙筋反射は起こらなくなる．また この反射の消失は，停留精巣 *cryptorchism*

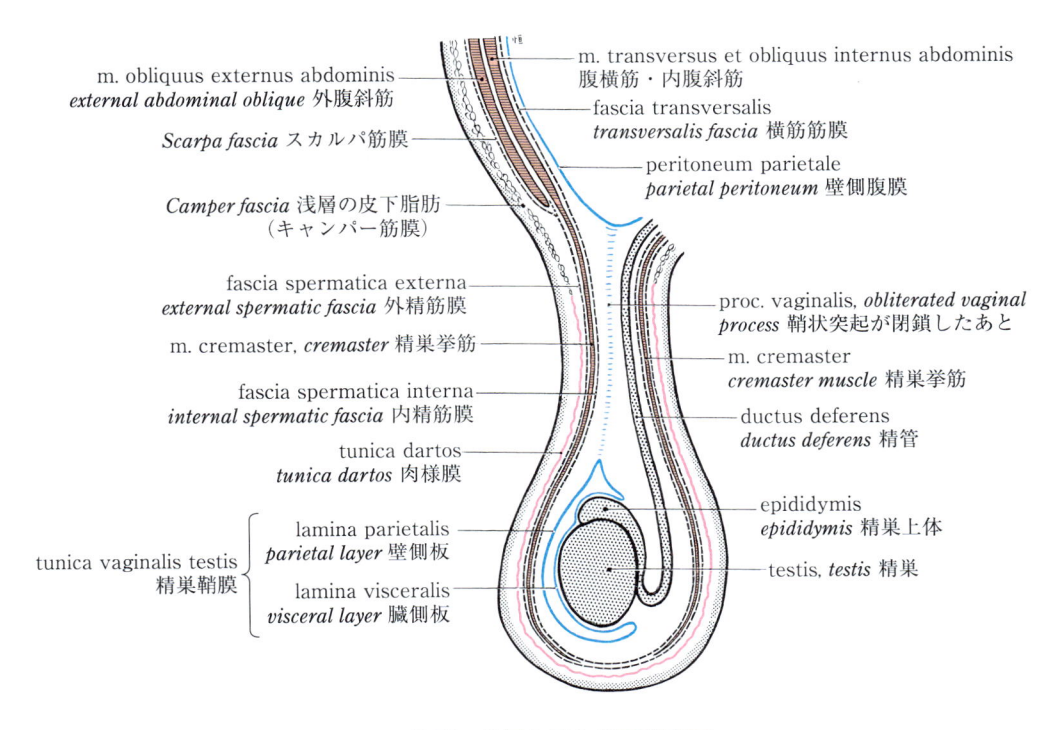

168. 陰嚢の各層を示す 断面模型図

の診断にも有用である(Caeser 他 1994)．

　4）精巣挙筋の下層には **内精筋膜** fascia spermatica interna, *internal spermatic fascia* がある．これは 横筋筋膜 fascia transversalis の延長である(*p. 105* 参照)．

　外精筋膜と内精筋膜とは 表と裏からピッタリと精巣挙筋を挟んで，全体としてサンドイッチのような1枚の膜を作っている．しかし このサンドイッチを3層に分けることは難しいから，図169のように 1層としてはいで，表と裏から観察する方がよい．

　内精筋膜の下層には精巣に分布する精巣動脈 a. testicularis が走るが，これに伴行する精巣静脈 v. testicularis は，精索では 静脈叢（蔓状静脈叢 plexus pampiniformis, *pampiniform plexus*）を作っている．

　　　　蔓状静脈叢の中の静脈血が「うっ血」congestion を起こすと 静脈叢が膨隆して，**精索静脈瘤** *varicocele* と呼ばれる状態になることがある．長時間にわたって立仕事をした時などに 健康人にも起こり得るが，右側には ほとんど起こることはなく，90%以上が左側に起こり，横臥すると軽快する．（なぜ左側に好発するのか？　静脈血の回収路の面から，その理由を考えてみよう．）

　5）皮膚で観察した陰嚢縫線に相当して，深部では陰嚢を左右の2部屋に分割する **陰嚢中隔** septum scroti, *scrotal septum* という結合組織性の仕切りがある．陰嚢中隔には肉様膜の深層の平滑筋線維も加わっていて，後ろの方では陰茎の基部に達している．

　6）陰嚢では内精筋膜の下層に 白くて固い膜 が出てくる．これが 精巣 testis と 精巣上体 epididymis を包む **精巣鞘膜** tunica vaginalis testis の，壁側板 lamina parietalis である．この膜を縦に切開すると，精巣鞘膜の臓側板 lamina visceralis に覆われた 精巣と精巣上体が現われる(図169)．

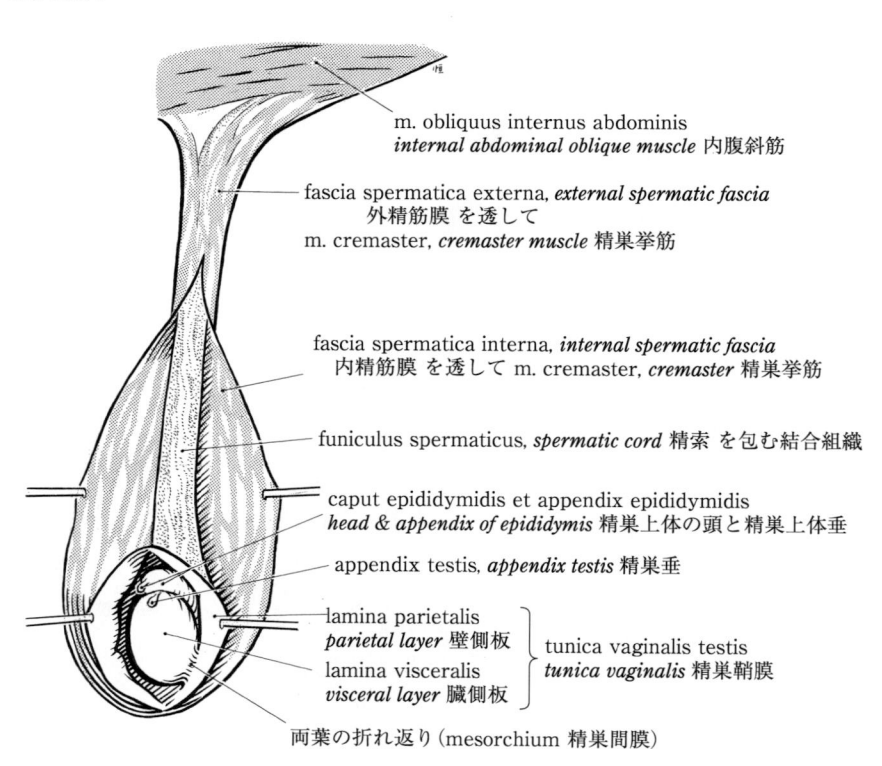

169．陰嚢の各層の開き方
陰嚢の肉様膜は取り去ってある．

精巣鞘膜の壁側板と臓側板とは一続きのもので，後ろの方で折れ返って **精巣間膜** mesorchium として互いに移行している．壁側板と臓側板で形成される袋の上端が トンガリ帽子のように細くなっていることに注意する（図 168，169）．見えなければゾンデを入れてみよう．

　　腹腔内に発生する精巣は 胎齢が進むにつれて 鼠径管を通って陰嚢に降りてくる（**精巣下降** *descent of testes*）．このとき精巣を覆っていた腹膜の部分も一緒に伸び出して，腹膜の **鞘状突起** proc. vaginalis, *vaginal process* というものを作る．鞘状突起の先の方の，精巣を包んでいる部分は 終生残存して精巣鞘膜となっている．しかし突起の くびの部分は，やがて ち切れて結合組織で埋められてしまう．いわば腹膜腔の出店が精巣の所に残って，本店との連絡が断たれた状態である．この離断が遅れて，生後になっても 腹膜腔との連絡が残っていると，先天性の **鼠径ヘルニア** *inguinal hernia* の原因となる．
　　精巣鞘膜が炎症を起こすと，その内腔に滲出液が充満して陰嚢は大きく膨れる．これを **陰嚢水腫（陰囊水瘤）** *scrotal hydrocele* という．また 精巣捻転症 *testicular torsion* などでも 陰嚢の急性腫脹が起こる（Ringert 1998）．

精巣 と 精巣上体

1）精巣鞘膜の壁側板を十分に開いて，その臓側板に覆われたままの **精巣（睾丸）** testis, Hoden と **精巣上体（副睾丸）** epididymis, Nebenhoden の外形を観察する（図 169）．精巣上体は 独立の器官というよりは 精巣の輸送路の一部 といった方が適当であり，精巣の上面から後面にかけて えり巻きのようにへばり付いている．精巣の上面は精巣上体と密着しているが，後面では 精巣上体との間に 透き間（精巣上体洞 sinus epididymidis）がある．

　　精巣の上端で 精巣上体の頭部のすぐ下には，長卵円形の小体 が着いていることがある．これは **精巣垂** appendix testis と呼ばれ，ミュラー管 *Muellerian duct* の上端部の遺残で，学童期から思春期に 捻転 *torsion* を起こすことがある．また，精巣上体の頭部そのものにも同様の小体がある．これは **精巣上体垂** appendix epididymidis で（図 170），ウォルフ管 *Wolffian duct* 上端の中腎細管の遺残で，出現頻度は約 30% である．

2）**精索** funiculus spermaticus, *spermatic cord* の被鞘（外精筋膜・精巣挙筋・内精筋膜）をはぎ，疎性結合組織と脂肪を取り除きながら，その内容を構成する **精管** ductus deferens ならびに **精巣動脈** a. testicularis, *testicular artery* と **蔓状静脈叢** plexus pampiniformis, *pampiniform plexus* とを浅鼠径輪から精巣上体の近くまでたどる．精巣上体の頭部の高さの精索中には，蔓状静脈叢の表層や間隙に米粒大の黄白色の小体（**精巣傍体** paradidymis）が見いだされることが多いから，注意して探してみよう．精管を指でつまんで，その固さを調べる．このよ

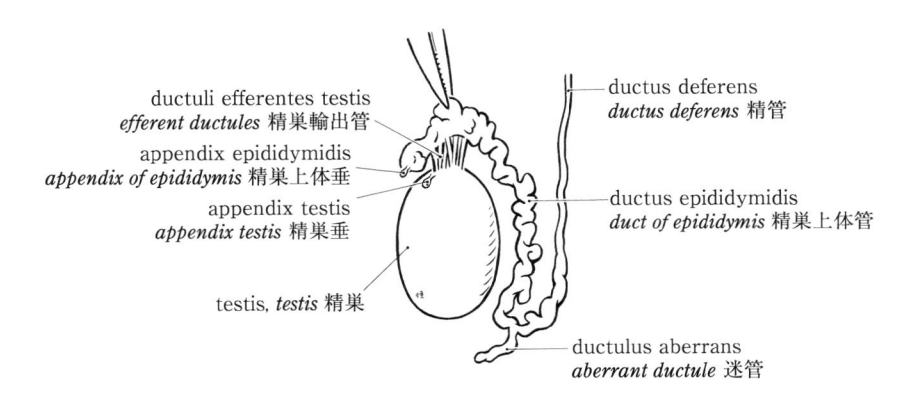

170．精巣上体の解剖

うに固いのは 部厚い平滑筋層が存在するためである．

精巣傍体は 精巣輸出管よりも尾方の 中腎細管の遺残である．

3) **右側**の精巣上体では，その表面の精巣鞘膜臓側板をむいて，迂曲する **精巣上体管** ductus epididymidis とその続きである **精管** ductus deferens を剖出する（図170）．精巣上体管には 盲管状の突出部（迷管 ductuli aberrantes, *aberrant ductules*）が 2〜3本 認められる．精巣上体の頭部では 十数本の **精巣輸出管** ductuli efferentes testis, *efferent ductules* が精巣から出てきて，精巣上体管に流入する．精管の詳細は *p. 246* で観察する．

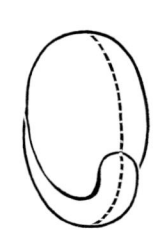

171．精巣の切り方

4) **左側**の精巣上体では，その 頭部・体部・尾部 を横切断し（精巣は まだ切らない）．精巣上体管の断面が 蜂の巣状になっていることを観察する．

5) 精巣の表面の精巣鞘膜臓側板を薄くむくと，下層に強靱な結合組織からなる **白膜** tunica albuginea が現われる．図171の破線に沿って，精巣と精巣上体の断面を作る．精巣の断面では，白膜の結合組織が **精巣中隔** septula testis となって 精巣の中に入り込み，十数個の **精巣小葉** lobuli testis, *lobules of testis* に分けている．精巣の後縁の近くでは，精巣中隔は 互いに集まって **精巣縦隔** mediastinum testis を形成し，精巣動静脈が ここを出入りしている．

精巣小葉を満たしている実質は，迂曲した **精細管** tubuli seminiferi, *seminiferous tubules* であり，これらは精巣縦隔内の **精巣網** rete testis に注ぎ込んでいる．精巣網からは 先ほど観察した 精巣輸出管が出る．

時間に余裕があれば，細いピンセットを使って 1本の精細管を引きずり出してみよう．水の中で行なうと 多少は やりやすい．

6) 精細管で作られた **精子** spermium, *spermatozoon* が，精巣網 → 精巣輸出管 → 精巣上体管 を経て精管に達する経路を概観し，精巣・精巣上体・精索 の相互の関係を理解しよう．

陰　　茎

1) **陰茎** penis の外形を観察する．陰茎の根元（**陰茎根** radix penis, *root of penis*）は 恥骨弓から起こり，陰茎の本体（**陰茎体** corpus penis, *body of penis*）の先の方の部分は **陰茎亀頭** glans penis, *glans of penis* と呼ばれる．亀頭の先端には **外尿道口** ostium urethrae externum, *external urethral orifice* が開口している．陰茎の背面（下垂位では前面）は **陰茎背** dorsum penis, *dorsum of penis* と呼ばれ，その反対面が **尿道面** facies urethralis, *urethral surface* である．

陰茎の皮膚は陰嚢と同様に色素に富み，皮下脂肪がない．亀頭の基部を輪状に取り巻く皮膚は **包皮** preputium, *prepuce* と呼ばれ，小児では亀頭を覆っている．包皮は亀頭の表面の皮膚に移行する．亀頭の尿道面の正中には **包皮小帯** frenulum preputii, *frenulum of prepuce* という 皮膚のヒダが，包皮と外尿道口の辺縁を結んでいる．

包皮が亀頭を覆ったままで，亀頭を越えて翻転できないものを **包茎** phimosis という．白人には日本人よりも包茎が多い．程度の強い包茎は手術で治す必要がある．ユダヤ人社会，イスラム教徒などの一部では 割礼 *circumcision* といって，男児の包皮を切り取る儀式が行なわれている．

2) 陰茎体の皮膚をごく薄くむくと，輪状に走る平滑筋線維の層が剖出できる．これが陰茎

§ 65 m 男性の外陰部と精巣

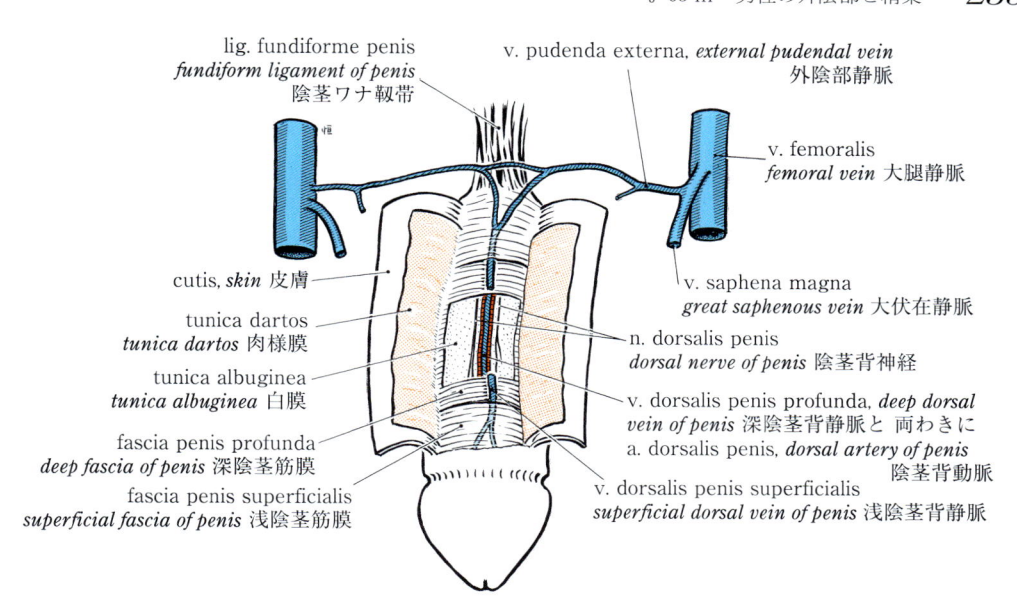

図の各部名称（上から）:
- lig. fundiforme penis / fundiform ligament of penis / 陰茎ワナ靱帯
- v. pudenda externa, external pudendal vein / 外陰部静脈
- v. femoralis / femoral vein / 大腿静脈
- cutis, skin / 皮膚
- v. saphena magna / great saphenous vein / 大伏在静脈
- tunica dartos / tunica dartos / 肉様膜
- n. dorsalis penis / dorsal nerve of penis / 陰茎背神経
- tunica albuginea / tunica albuginea / 白膜
- v. dorsalis penis profunda, deep dorsal vein of penis / 深陰茎背静脈と両わきに
- fascia penis profunda / deep fascia of penis / 深陰茎筋膜
- a. dorsalis penis, dorsal artery of penis / 陰茎背動脈
- fascia penis superficialis / superficial fascia of penis / 浅陰茎筋膜
- v. dorsalis penis superficialis / superficial dorsal vein of penis / 浅陰茎背静脈

172. 陰茎背（下垂位の前面）の解剖
図は少し模式化して描いてあるが，丁寧に解剖すれば
これに似た状態は作ることができる．

── きゅうけいしつ ──

testis というラテン語はもともと証人という意味で（testify, testimony などの英語も同じ語源），精巣の存在が 男性であることの証しとなるから，精巣の意味に用いられるようになったといわれる．またローマ法では，精巣を持たない者は 法廷で証言をする資格がなかった ともいわれる．

また別の説では，testis は testum という言葉から来ており，これはむかし西洋の錬金術師が使った つぼである．高貴な金属を得ようとした秘術の道具の名を，その形と神秘性の連想のゆえに，精巣の名としたというのである．かのファウスト博士が homunculus（homo 人間の縮小形でコビトという意味）を製造しようとした試験管も，やはりそんなつぼであったろうと思われる．試験管といえば test-tube の test は，実はこの testum のことであって，もとは 試すという意味はない．管状になった 錬金つぼ ということである．

　　　　＊　　　＊　　　＊

epididymis という名は，舌を かみそうになるし，うっかりするとどこが i でどこが y かわからなくなる．しかしそれも語源を知れば解消することである．epi は「上」で，didymis は didymoi「双生児」というギリシャ語である（di は二, 双）．ギリシャの古い解剖学では精巣を双生児に例えて didymos と呼んでいたのである．

この双子（ふたご）は陰嚢の揺りかごの中に揺られているが，それは 精子形成の適温が 体温よりも少

── ゆりかごのふたご ──

し低いところにあるためであるとされている．また陰嚢の皮下にある肉様膜は，皮膚に無数の細かいシワを作るが，これも体熱の放散面積を増して温度を下げる ラジエーターの役 をしている（p. 231）．

動物には繁殖期以外は精巣を腹腔の中に大事にしまっておくものが少なくない．また犬はケンカをする前に精巣を精巣挙筋の働きでしまい込むことができる．繁殖期の動物の陰嚢を腹腔内の温度に暖めてやると，精巣で精子が形成されなくなる．ボランティアの青年をつのって人間で実験した学者があるが，首から下を43℃の高温にさらすと，精子形成能が数日間も低下したという．熱い風呂が好きな日本人は，みんな男性不妊症（男性に原因がある不妊症）になってしまいそうだが，そうでもないのは，この実験結果がオーバーなのか，日本人が強いのか？ともあれ，熱湯（あつゆ）・長湯（ながゆ），そして若い男性の電気毛布は，子作りには危険なようだ．

　　　　＊　　　＊　　　＊

cremaster というのはギリシャ語の kremannymi（ぶら下げる）から来ており，ガレノスが解剖学名として導入したのだそうである．今でもスペインの船乗りは，ハンモックのことを cremastras と呼ぶそうである．

scrotum の語源は scortum（革）と関係があり，「革の袋」という意味である．昔は 心膜のことを scrotum cordis と呼んだ時代があったという．

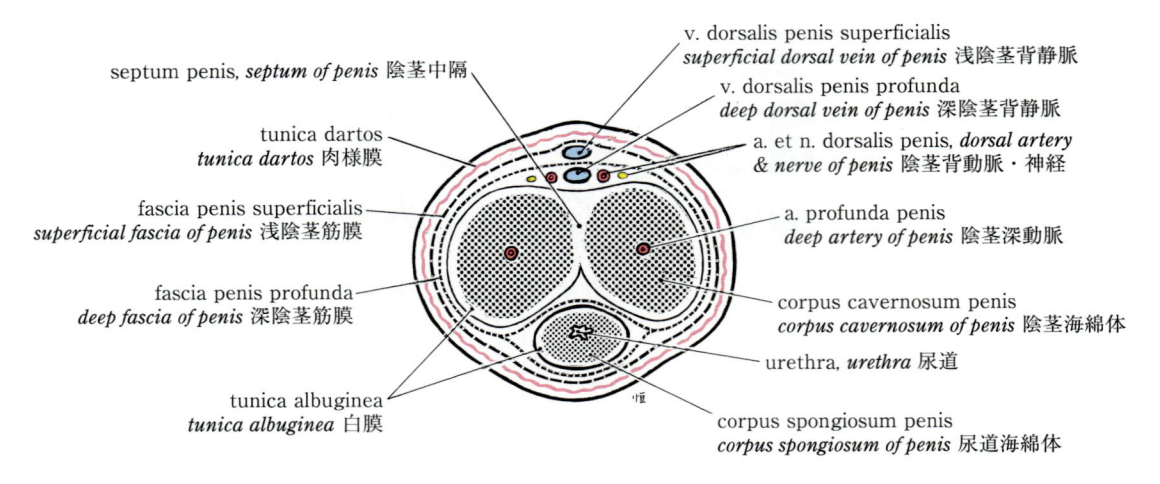

173. 陰茎の断面模型図

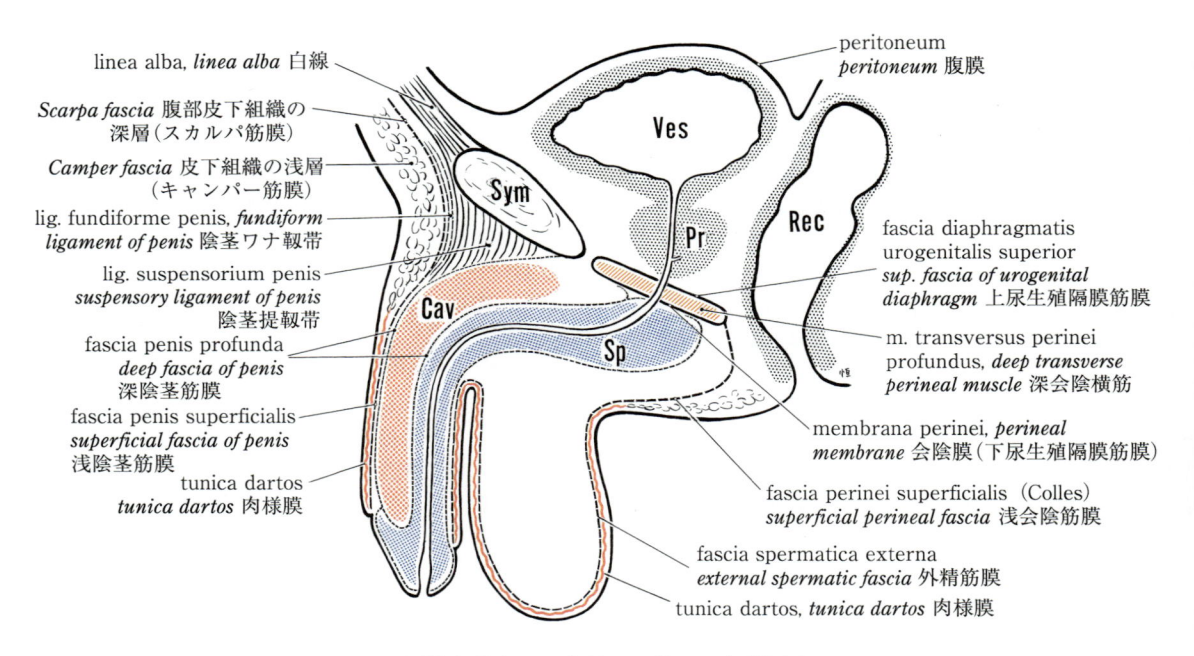

- septum penis, *septum of penis* 陰茎中隔
- tunica dartos *tunica dartos* 肉様膜
- fascia penis superficialis *superficial fascia of penis* 浅陰茎筋膜
- fascia penis profunda *deep fascia of penis* 深陰茎筋膜
- tunica albuginea *tunica albuginea* 白膜
- v. dorsalis penis superficialis *superficial dorsal vein of penis* 浅陰茎背静脈
- v. dorsalis penis profunda *deep dorsal vein of penis* 深陰茎背静脈
- a. et n. dorsalis penis, *dorsal artery & nerve of penis* 陰茎背動脈・神経
- a. profunda penis *deep artery of penis* 陰茎深動脈
- corpus cavernosum penis *corpus cavernosum of penis* 陰茎海綿体
- urethra, *urethra* 尿道
- corpus spongiosum penis *corpus spongiosum of penis* 尿道海綿体

174. 男性生殖器の正中断で、特に尿生殖隔膜と外陰部・会陰の筋膜を示す〔Morris をもとにして〕

Ves：膀胱　　Pr：前立腺　　Sym：恥骨結合　　Rec：直腸
Cav：陰茎海綿体　　Sp：尿道海綿体

- linea alba, *linea alba* 白線
- Scarpa fascia 腹部皮下組織の深層（スカルパ筋膜）
- Camper fascia 皮下組織の浅層（キャンパー筋膜）
- lig. fundiforme penis, *fundiform ligament of penis* 陰茎ワナ靱帯
- lig. suspensorium penis *suspensory ligament of penis* 陰茎提靱帯
- fascia penis profunda *deep fascia of penis* 深陰茎筋膜
- fascia penis superficialis *superficial fascia of penis* 浅陰茎筋膜
- tunica dartos *tunica dartos* 肉様膜
- peritoneum *peritoneum* 腹膜
- fascia diaphragmatis urogenitalis superior *sup. fascia of urogenital diaphragm* 上尿生殖隔膜筋膜
- m. transversus perinei profundus, *deep transverse perineal muscle* 深会陰横筋
- membrana perinei, *perineal membrane* 会陰膜（下尿生殖隔膜筋膜）
- fascia perinei superficialis（Colles）*superficial perineal fascia* 浅会陰筋膜
- fascia spermatica externa *external spermatic fascia* 外精筋膜
- tunica dartos, *tunica dartos* 肉様膜

の **肉様膜** tunica dartos で，陰茎の基部では 陰囊の肉様膜 と連絡がある．肉様膜の下層には陰茎背の ほぼ正中を **浅陰茎背静脈** v. dorsalis penis superficialis, *superficial dorsal vein of penis*（外陰部静脈の枝）が走っている（図172，173）．

　3）陰茎根の所では p. 95 で剖出した **陰茎ワナ靱帯** lig. fundiforme penis, *fundiform ligament of penis* という線維束が白線 linea alba と恥骨結合の表層の結合組織から起こり，二分して 陰茎根の両側から その尿道面に回り込んで陰囊中隔についている．このワナ靱帯の深層

には，白線 linea alba の延長ともいうべき強靭な結合組織が，恥骨結合から起こって陰茎根の深陰茎筋膜に付いている．これが **陰茎提靭帯** lig. suspensorium penis, *suspensory ligament of penis* である（図172，174）．

4）陰茎ワナ靭帯を派出した残りの 腹部の皮下結合組織は，下に延びて 陰茎の肉様膜の下層で **浅陰茎筋膜** fascia penis superficialis という疎な結合組織層を作り，浅陰茎背静脈を覆っている．この 疎性結合組織を取り除いて，浅陰茎背静脈を浮かせると，下層には やや強靭な **深陰茎筋膜** fascia penis profunda, *deep fascia of penis*（**バック筋膜** Buck fascia）がある．（図172，173，174）．

深陰茎筋膜は，陰茎根の所では 陰茎提靭帯の裏側で恥骨結合の下縁に付着する（図174）．

5）陰茎背で深陰茎筋膜をはぐと，下層に **陰茎背動脈** a. dorsalis penis, *dorsal artery of penis*（内腸骨動脈の枝），**深陰茎背静脈** v. dorsalis penis profunda, *deep dorsal vein of penis*（内腸骨静脈の枝）と **陰茎背神経** n. dorsalis penis, *dorsal nerve of penis*（陰部神経の枝）が剖出できる（図172，173）．静脈の両わきに動脈が，更にその外側に 神経が並んで走っているのが普通である．

なお陰茎の尿道面には 会陰神経 nn. perineales, *perineal nerves*（陰部神経の枝）の末梢が 後ろの方から分布している．包茎 *phimosis* の手術の時には，陰茎背神経と共に この会陰神経の枝も麻酔する必要がある．

6）陰茎背では これらの血管と神経を浮かせて，**白膜** tunica albuginea という強靭結合組織で左右共通に包まれた **陰茎海綿体** corpus cavernosum penis を剖出する．

7）陰茎の尿道面で深陰茎筋膜をはぎ，やはり白膜に包まれた **尿道海綿体** corpus spongiosum penis を剖出する．この白膜は 陰茎海綿体の白膜 とは独立している．

この両者の白膜の間を分けると，尿道海綿体を陰茎海綿体から容易に分離させることができるが，それは p. 242 にゆずることにしよう．

静脈内注射の代わりに，陰茎に注射をする 海綿体内注射 *intracavernosal injection* という手技があることも 知っておくとよい．

§ 66 m　男性の会陰

会陰部 の 浅い層

1）**会陰部** regio perinealis, *perineal region* とは 恥骨結合の下縁・尾骨の先端・左右の坐骨結節 を結ぶ ほぼ菱形の領域をいう．この領域は，左右の坐骨結節を結ぶ線よりも前の 泌尿生殖部 regio urogenitalis と，この線より後ろの 肛門部 regio analis の2部に分けられる．

会陰 perineum というのは，そのドイツ語 Damm が端的に示すように，本来は消化器系の出口 と 泌尿生殖器系の出口 の間をせき止めるダムのことで，男性では尿道と肛門の間，女性では腟と肛門の間 の狭い領域をいうが，普通は上述の 会陰部 と同義に用いる場合が多い．

2）陰嚢の基部の皮膚と共に，会陰部の皮膚を尾骨の先端まではぐ．このとき **肛門** anus の周囲の皮膚は特に注意して薄くはぎ，**外肛門括約筋** m. sphincter ani externus, *external anal sphincter* を剖出する．この筋は肛門を楕円形に取り巻いて 皮膚（真皮）に付いているが，後ろ

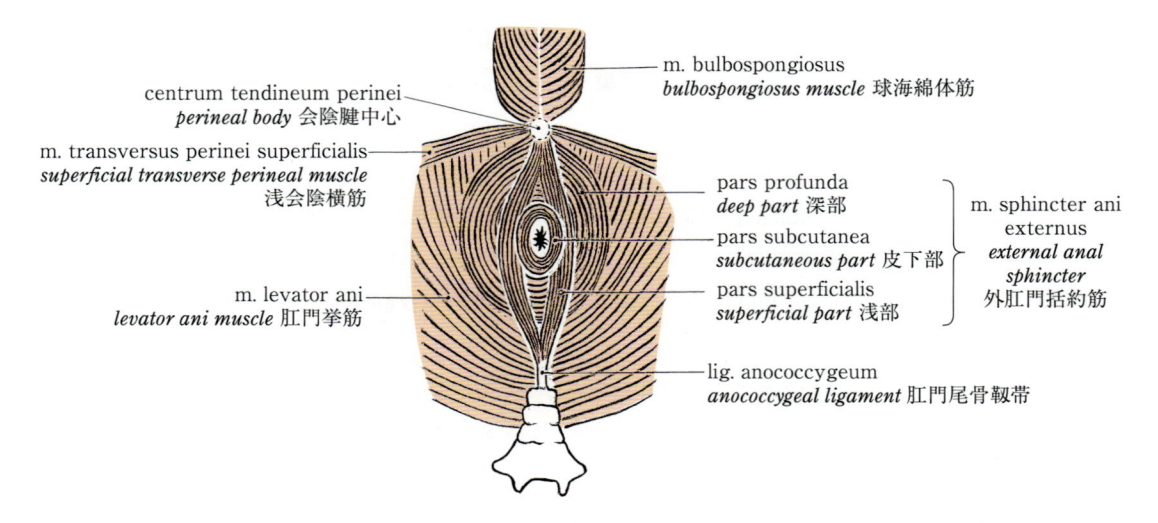

175. 外肛門括約筋 を中心として

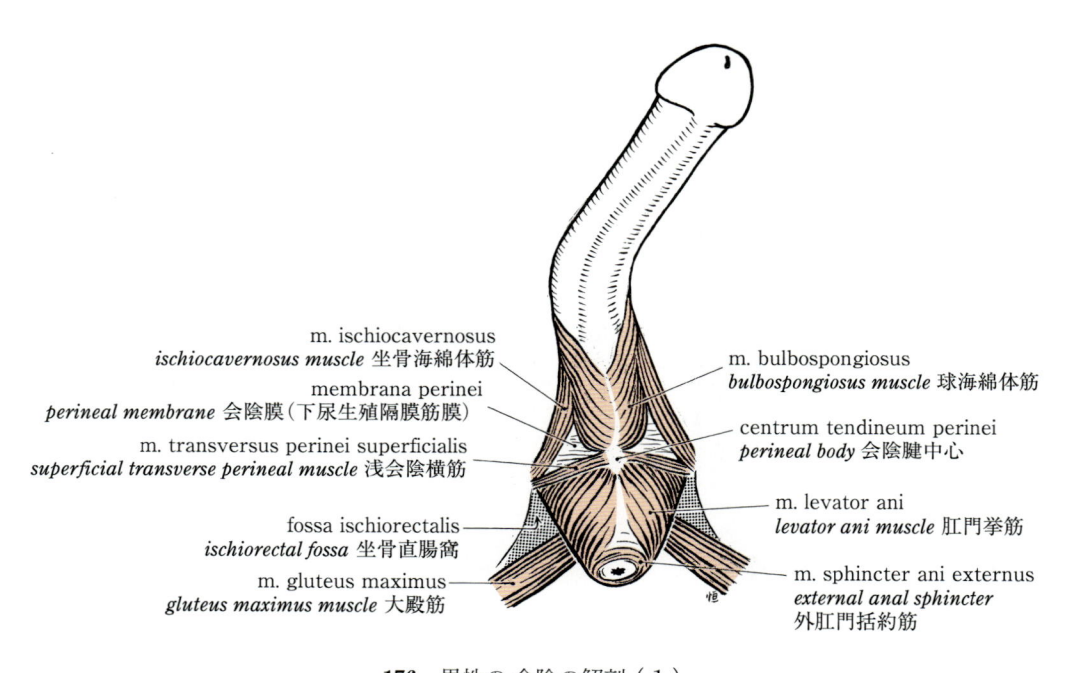

176. 男性の 会陰の解剖（1）

の方では腱性になって 尾骨の背面にも付く．（外肛門括約筋の断面は *p. 254* で観察する．）

外肛門括約筋は 皮筋の一種で，消化管の出口を守る門番ともいえよう．消化管の入口である口唇を括約する 口輪筋 m. orbicularis oris (*p. 278*) とも類似点が多い．

外肛門括約筋は **皮下部** pars subcutanea, *subcutaneous part,* **浅部** pars superficialis, *superficial part,* **深部** pars profunda, *deep part* の 3 部に分けられる（図 175）．

3）肛門の両側と前の方で，皮下の疎性結合組織（腹部の皮下組織の深層〔スカルパ筋膜〕の延長で，**浅会陰筋膜** fascia perinei superficialis と呼ばれる—図 174）を取り除くと，下層には 会陰に分布する血管と神経（会陰動脈 a. perinealis, 会陰神経 nn. perineales）が剖出でき，これらからは陰嚢に

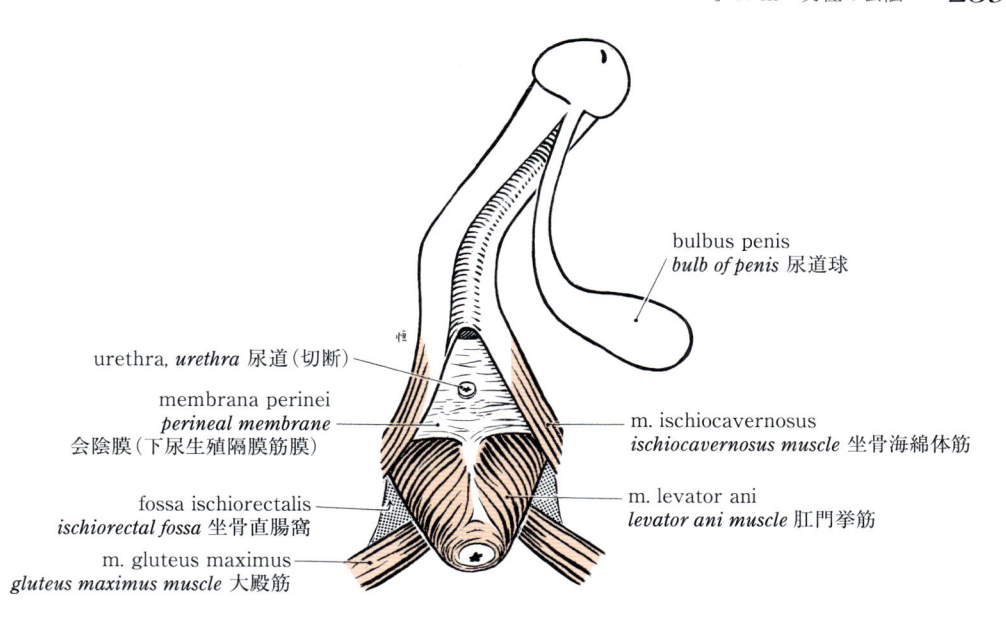

177. 男性の会陰の解剖（2）
尿道を切って尿道球を引き起こすと
尿生殖隔膜の下面がよく見えるようになる．

分布する枝が出ている．

また p. 194 で剖出した 後大腿皮神経 n. cutaneus femoris posterior から分枝して，坐骨結節の前を通って 会陰部に達する小さな枝（会陰枝 rr. perineales）もたどってみよう．

4）陰嚢の基部で陰茎の尿道海綿体の後ろへの延長部を探し，これを取り巻く **球海綿体筋** m. bulbospongiosus を剖出する（図 176）．この筋は，尿道海綿体と陰茎海綿体 とを共通に包む深陰茎筋膜から起こり，左右の筋が尿道海綿体の根部で その正中に一線状に付いている．球海綿体筋の後端は，外肛門括約筋の前端と共に 固い結合組織の しこり を作っている．（**会陰腱中心；会陰体** centrum tendineum perinei, *perineal body,* 図 175）

　　会陰腱中心の位置は 肛門の前 約 2.5 cm が普通だが，必ずしも常に明瞭に見られるとは限らず，また 男性よりも女性の方が発達がよい（p. 256）．

5）会陰腱中心から左右に横走して，恥骨下枝に達する **浅会陰横筋** m. transversus perinei superficialis, *superficial transverse perineal muscle* の剖出を試みてみよう（図 176）．浅会陰横筋は 発達が弱いことが多く，また約 30％ もの頻度で欠如する．

6）再び陰嚢の基部で，陰茎海綿体の後ろへの延長部を求める．これは 左右の脚（**陰茎脚** crus penis, *crus of penis*）に分かれて恥骨下枝に付くが，**坐骨海綿体筋** m. ischiocavernosus が この陰茎脚を取り巻いている（図 176，177）．

7）球海綿体筋と坐骨海綿体筋の間の 脂肪と疎性結合組織 を取り除くと，下層に強靱な結合組織の膜が現われる（図 176）．これが深会陰横筋 m. transversus perinei profundus の下面（下から見れば表面）を覆う筋膜で，**会陰膜** membrana perinei, *perineal membrane*（下尿生殖隔膜筋膜 fascia diaphragmatis urogenitalis inferior）と呼ばれ，後述の尿生殖隔膜 diaphragma urogenitale の一部を作っている．

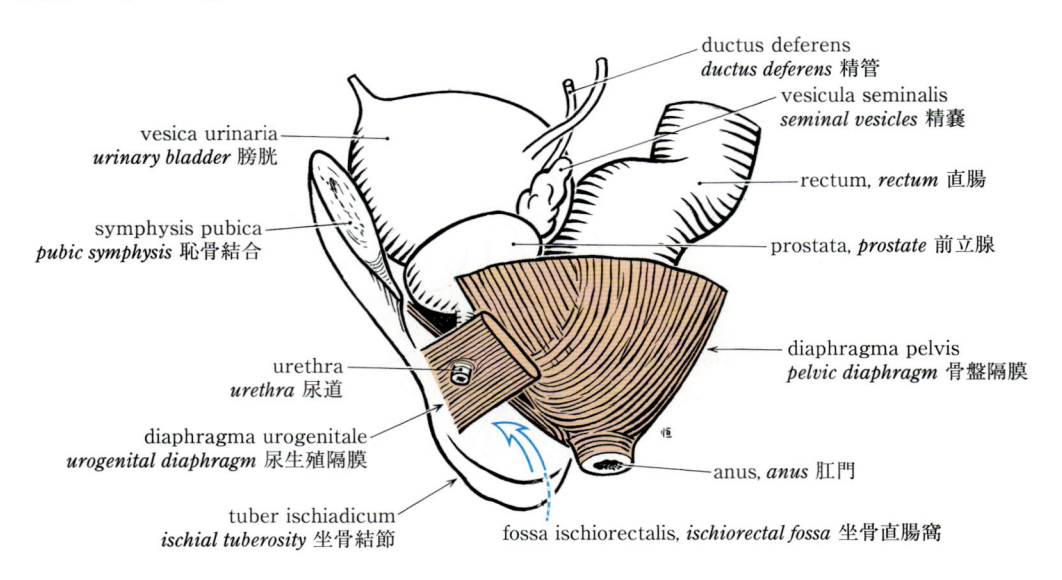

178. 男性の 骨盤隔膜・尿生殖隔膜及び骨盤内臓の
位置関係を示す半模型図
左の寛骨を切り去り，左前下方から見たところ．図188を参照しよう．

8) 球海綿体筋をむしり取ると，尿道海綿体の根元が 玉ネギのように膨らんでいる のが見える．これが **尿道球** bulbus penis, *bulb of penis* である．図177 のように尿道を 会陰膜と尿道球の間で メスを使って横切断し，尿道球を引き離せば 会陰膜の全貌が見えるようになる．

浅会陰筋膜(図174)と会陰膜との間の空間は **浅会陰隙** spatium perinei superficiale, *superficial perineal pouch* と呼ばれ，球海綿体筋・坐骨海綿体筋・浅会陰横筋・血管・神経 で埋められている．

9) 肛門の左右の両側で多量の脂肪と結合組織を十分に取り除きながら，肛門に分布する血管や神経を求め，これらを既に剖出してある会陰動脈 a. perinealis, 会陰神経 nn. perineales と一緒に元の方にたどる．肛門の両側には，**坐骨直腸窩** fossa ischiorectalis, *ischiorectal fossa* (図176～179) という深いくぼみがあって，粗大な脂肪組織で埋められている．上述の血管と神経を残すようにしながら 脂肪と結合組織を丹念に取り除いて，このくぼみの内側の壁を作る **肛門挙筋** m. levator ani の表面を露出しよう(図176, 177)．肛門挙筋は 半開きの傘を逆さに立てたような形で，その外側のへりの所に坐骨直腸窩を作っている(図178)．坐骨直腸窩の側壁を作る筋膜は，内閉鎖筋の表面の筋膜(閉鎖筋膜 fascia obturatoria, *obturator fascia*) である．

坐骨直腸窩にある脂肪組織は，肛門管を支持し，糞便によって肛門管が拡張できるような 空間の余裕を与える働きがある．

尿生殖隔膜

1) まず図174, 178 によって **尿生殖隔膜** diaphragma urogenitale, *urogenital diaphragm* の概念を理解しよう．尿生殖隔膜の主体になっているのは **深会陰横筋** m. transversus perinei profundus で，その上面と下面を覆う筋膜と共に 骨盤の出口の 前の半分をふさいでいる．

2) 深会陰横筋の下面を覆う筋膜である 会陰膜 membrana perinei の広がりを調べよう．その後縁は 肛門の前で深部に折れ返り，深会陰横筋の上面を覆う筋膜(次頁)に移行する．

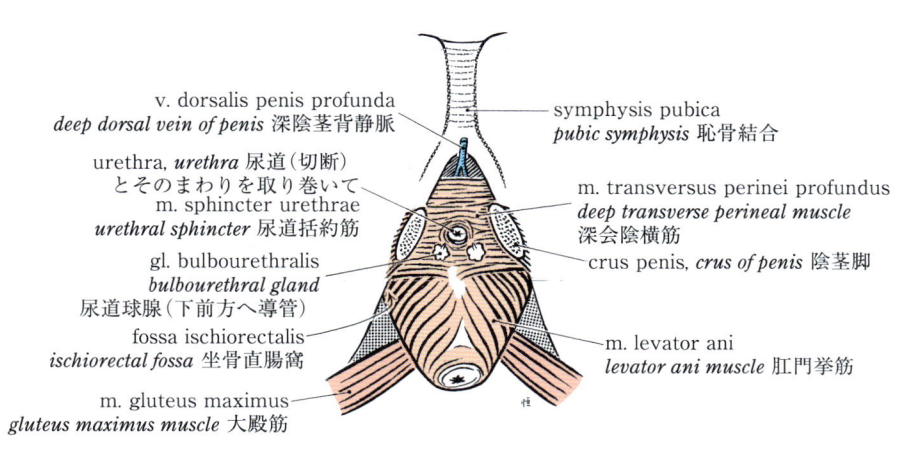

179. 男性の会陰の解剖（３）
会陰膜をはぎ，陰茎も切断．深会陰横筋と それに半ば埋もれた
尿道球腺を剖出してある．女性の 図189 と比較しよう．

３）会陰膜をはいで，**深会陰横筋** m. transversus perinei profundus, *deep transverse perineal muscle* を剖出する．尿道の後ろ外側で，この筋質の中に埋っている **尿道球腺** glandula bulbourethralis, *bulbourethral gland*（**カウパー腺** *Cowper gland*）を掘り出してみよう（**図179**）．これは 左右１対の 小豆大ないしエンドウ豆大の黄白色の固い塊である．注意すれば その導管の剖出も不可能ではない．

　　尿道球腺が分泌する アルカリ性の粘液は **精液** sperma, *semen or seminal fluid* の一成分になる．

深会陰横筋の筋線維の一部は 尿道の周りで輪状に走り，**尿道括約筋** m. sphincter urethrae, *urethral sphincter* を形成している（**図179**）．

４）坐骨直腸窩 fossa ischiorectalis の奥深くに入れた指を，前の方に（恥骨の方に）進めていくと，指先は深会陰横筋の裏を更に前に進むことができる．すなわち 坐骨直腸窩は 前の方では 尿生殖隔膜によって「ふた」をされている格好である（**図178**）．

５）会陰膜の前端と恥骨結合の内面との間には 透き間があり，ここを 深陰茎背静脈 v. dorsalis penis profunda が通って現われ，陰茎に向かうことを確かめる（**図179**）．

６）深会陰横筋を一部 はぎ取ると，深層に この筋の上面を覆う筋膜（上尿生殖隔膜筋膜 fascia diaphragmatis urogenitalis superior, *sup. fascia of urogenital diaphragm*）が見えてくる．この筋膜と深会陰横筋と会陰膜（下尿生殖隔膜筋膜）とが **尿生殖隔膜** diaphragma urogenitale を構成しているわけである．上・下尿生殖隔膜筋膜は 隔膜の前縁と後縁で 互いに移行している（**図174**）．尿道が 尿生殖隔膜を貫いていることを理解しよう．

　　上・下尿生殖隔膜筋膜で包まれる空間のことを **深会陰隙** spatium perinei profundum, *deep perineal pouch* と呼ぶ．この空間は 深会陰横筋・尿道の一部・尿道球腺 によって占められている．

骨盤隔膜

１）まず予備知識として**図178**で **骨盤隔膜** diaphragma pelvis, *pelvic diaphragm* の概念を

つかみ，骨盤隔膜と尿生殖隔膜との関係を理解しよう．肛門挙筋 m. levator ani と尾骨筋 m. coccygeus と，これらの上面と下面を覆う筋膜とが 骨盤隔膜を構成し，骨盤の出口の「ふた」をしている．前の方では骨盤隔膜と尿生殖隔膜が重なり合って，二重に「ふた」をしていることにも注意しよう．

2）坐骨直腸窩の中の 脂肪と結合組織 を完全に取り除いて，**肛門挙筋** m. levator ani を露出し，この筋が 主に内閉鎖筋膜から弓状の線（腱弓）の形で起こる ことを観察する．肛門挙筋は骨（恥骨下枝と坐骨棘）からも起こっている．この筋の停止は直腸下部（肛門）に付いて，文字どおり肛門を引き挙げるが，また 外肛門括約筋と尾骨の間の靱帯や 尾骨にも付いている．

肛門挙筋と共に骨盤隔膜を作る **尾骨筋** m. coccygeus は，仙棘靱帯 lig. sacrospinale の裏に密着しているので，ここでは まだ観察できない．

> 哺乳動物にはシッポを動かす筋群がある．ところが人間の尾椎は互いに癒合して小さな尾骨になっており，また直立位をとるために骨盤の形が変わってしまい，本来シッポを動かすべき筋が骨盤内臓を下から支える役目をすることになった．これが骨盤隔膜である．ちなみに下等哺乳類での肛門挙筋の起始は 恥骨櫛 pecten ossis pubis である．
>
> 尿生殖隔膜と骨盤隔膜を構成する筋群（深会陰横筋・尿道括約筋・肛門挙筋・尾骨筋）は 骨盤内臓を下から支える **骨盤底** pelvic floor の重要要素となるので，まとめて「骨盤底筋」と通称される．特に産褥期 puerperal period に骨盤底を修復するために行なう「骨盤底トレーニング」pelvic floor exercise（キュッと肛門をすぼめて引き上げ 肛門挙筋などを鍛える体操）は，老人男性も含めて 軽度の尿失禁 urinary incontinence の予防と治療に有効である．

3）肛門に分布する 血管・神経と，会陰動静脈・会陰神経 を元の方にたどると，これらは集まって **内陰部動静脈** a. et v. pudenda interna, *internal pudendal artery & vein*, **陰部神経** n. pudendus, *pudendal nerve* になる．内陰部動静脈と陰部神経は，坐骨直腸窩の外側壁に接して **陰部神経管** canalis pudendalis, *pudendal canal*（アルコック管 *Alcock canal*）の中を走る（図182）．陰部神経管は 内閉鎖筋膜の一部が 管状に肥厚したもの である．

再び 陰茎で

1）陰茎海綿体の根もと（陰茎脚 crus penis）が恥骨に付く所で，これを坐骨海綿体筋と一緒に切断する（図179）．正中部で 深陰茎背静脈と伴行する動脈や神経を切り，陰茎提靱帯を完全に切断すれば，陰茎が切り離される．

2）陰茎海綿体と尿道海綿体との間を ピンセットで陰茎脚の方から陰茎亀頭へ向かって はがしていくと 両者は容易に分離され，最後に亀頭の裏面中央と陰茎海綿体の先端の間の靱帯様の結合を切ると 図180のような状態に分解される．左右の陰茎海綿体の間には **白膜** tunica albuginea が入り込んでいる（陰茎中隔 septum penis, *septum of penis*）．

3）**陰茎海綿体** corpus cavernosum penis を横切断して，その断面を観察しよう（図173）．白膜に包まれて，

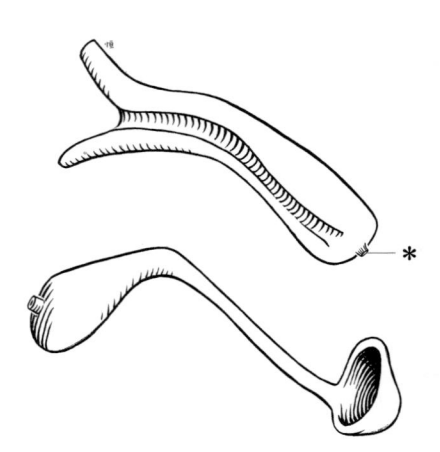

180．分解された 陰茎
＊は 陰茎海綿体の先端と亀頭の裏面を結んでいた 靱帯様の結合組織．

海綿によく似た組織がある．これは結合組織と平滑筋の線維からなる細かい支柱(小柱 trabeculae)と それらの間の無数の小腔(洞 cavernae)とから成り，この小腔は血液を満たしている．海綿体の中心部には **陰茎深動脈** a. profunda penis, *deep artery of penis* の断面が見える．

　　　海綿体の小腔には 動脈血が流れ込み，この血液は 白膜の直下を走る静脈に回収される．S_2S_3 の副交感神経要素の興奮によって，陰茎深動脈の末端枝(ラセン動脈 *helicine artery*)の平滑筋がゆるむと，海綿体の小腔(洞)への動脈血の流入が急に増え，しかもそこから静脈への流出は白膜に圧迫されて抑えられるので，海綿体は血液で充満されて固く大きくなる．これが陰茎の **勃起** *erection* である．(下欄の **きゅうけいしつ** 参照．)

4) **尿道海綿体** corpus spongiosum penis も切って，その断面を観察しよう．ここの白膜は陰茎海綿体の白膜より はるかに薄い．海綿体の小腔(洞)も陰茎海綿体よりも小さくて狭いので，目が細かく見える．中心部には **尿道** urethra の断面が見える(**図173**)．尿道の粘膜には ヒダ が多いので，その断面は ヒトデのような形になっている．

　　　陰茎海綿体と尿道海綿体は 日本名では両方とも「海綿体」になっているが，ラテン名では前者を corpus cavernosum，後者を corpus spongiosum と使い分けている．cavernosum は caverna

========== **きゅうけいしつ** ==========

ギリシャから中世へかけて陰茎の勃起は，空気(ないし 霊気)が送り込まれることによってふくれるのだと説明されていた．大量の血液が流入して勃起が起こることを言い出したのは，ダヴィンチ Leonardo da Vinci (1452—1519) である．彼の草稿に次のような記述が見える．

「陰茎が堅い時には 太くて長く，そして重い．また柔らかい時には 細くて短く，そして軽い．陰茎が 勃起するのは 肉が盛り上がるのでもなければ，空気が入ってくるのでもなくて，それは血管の血液 のためである．わたしは 陰茎が勃起したままで死んでいた死人で これを確かめた．わたしが見たのは首吊りの死人の解剖だったが，概して首をくくられて死んだ人間はこういう状態になっているものである．その陰茎はコチコチに固くなっており，内部の肉が真赤に見えるほど大量の血液が詰まっていた．しかし，こういう状態ではない死体では，内部は洞窟のようになっている．肉の盛り上がりは，空気のためであって，ちょうど マリのように 大きく固くなるのだ という人があるが，空気ではこんな重さと固さになるはずはなく，かえって肉は軽くなるはずである．」

自身の観察をもって学説の権威を一蹴したこの文を読むと，自ら「経験の弟子レオナルドダヴィンチ」Leonardo da Vinci disciepolo della sperientia と名乗った，彼の意気込みが見えるような気がする．

しかし さすがの彼も，陰茎の勃起の更に深い機構については さじを投げたらしく，むしろ芸術家の目で 次のように述べている．

========== **Penis この不思議な男** ==========

「こいつは しばしば自己固有の智慧を備えており，人間の意志が これを呼び起こそうとしても 言うことをきかず，自己流に行動する．そして人間のお許しだとか思案などには一向に頓着なく，意の向くままに勝手に寝たり起きたりするのである．だから往々にして人間が眠っている時に起きていたり，人間が目覚めている時に眠っていたりする．……どう考えても，こやつには やはり 魂と自身の智慧があるらしい．」
(秋元 寿恵夫 著：レオナルド・ダヴィンチの解剖手稿 による)

*　　　*　　　*

ダヴィンチ以来500年，勃起のメカニズムの研究も長い眠りについていたが，近年になって研究が にわかに進展した．陰茎海綿体の小腔を茄子(なす)びに喩(たと)えれば，その「へた」のように ラセン動脈(螺行動脈) a. helicina という 屈曲する小動脈がついている．この ラセン動脈のまわりに，平滑筋をゆるめる作用で知られる VIP (血管作動性腸管ポリペプチド *vasoactive intestinal polypeptide*) と 酸化窒素(NO)を含む神経が大量に集合している．おそらく 体の中で，小さなターゲットに対してこれほど密に神経が殺到するところはないだろう．

さて，性的興奮によって，脳から骨盤内のこの神経に「信号物質を放出せよ」の指令が来ると，神経の末端から VIPとNO が放出され，ラセン動脈が ゆるんで 血液が海綿体に充満し，静脈は白膜の下に圧迫されて 血液の逃げ場がふさがり，海綿体の血圧が上昇して，勃起が起こるのである．

(空洞)に富んだという意味で，spongiosum は spongia(海綿，スポンジ)の形容詞である．従って両者の語感は ラテン名では かなり違うわけで，後者の方が細かくて繊細な感じである．ちなみに BNA でも INA でも，陰茎海綿体を corpus cavernosum penis, 尿道海綿体を corpus cavernosum urethrae と呼んでいた．

§67 骨盤の切半

骨盤の切半というと，いかにも真半分に断ち割るように聞こえるが，骨(軟骨)だけを正中で切り，軟部は 正中よりも 左に寄った場所で切るのである．

まず 骨だけを切る

1) 大腿上部の前面で 長内転筋 m. adductor longus(p. 204 で既に切断してある)，恥骨筋 m. pectineus, 短内転筋 m. adductor brevis, 大内転筋 m. adductor magnus を復習する．短内転筋と恥骨筋の間から，閉鎖神経 n. obturatorius の枝と閉鎖動静脈 a. et v. obturatoria の枝が現われている．これらの血管と神経を上にたどりながら，恥骨筋の筋腹を切断して断端をめくり返すと，その下層に **外閉鎖筋** m. obturatorius externus, *obturator externus muscle* が剖出できる．

2) 腹直筋鞘(の前葉)と白線 linea alba とを 恥骨結合 symphysis pubica と恥骨結節 tuberculum pubicum から はがし取る．ここで 恥骨結合の左右両側から起こる筋 の起始を確認しよう．薄筋・長内転筋・短内転筋・大内転筋 を起始から はがして，恥骨結合を露出させる．

骨膜や結合組織をむいて恥骨の骨質と，恥骨結合の線維軟骨を露出する．恥骨結合の上と下には それぞれ靱帯があって，これを補強している．

> 恥骨結合は 軟骨性の連結 の一種である．線維軟骨の部分は 女性では男性よりも幅が広く，また厚くなっている．妊娠の末期になると，この軟骨はいくらか軟らかくなり恥骨結合がゆるんで，分娩時に産道が広がるという．この変化はモルモットなどで著しく，恥骨結合をゆるめる *relaxin* というペプチドホルモンも動物では証明されている．ちなみに symphysis は syn(一緒に)physis(生える)，すなわち「癒合したもの」という意味である．

3) 恥骨結合の正中に メスを入れて，これを切断する．この時に 勢い余って 後ろの方の前立腺 prostata(女性では膀胱)を 切ってしまわないように 注意する必要がある．恥骨結合が切れても，左右の寛骨は あまり グラグラにはならない．

次に骨盤の後面では，腰椎から尾骨の先までの椎骨を のこぎりで切半する．この場合も前の方の骨盤内臓にまで，のこぎりの刃が達しないように気を付ける．特に仙骨部では 直腸を切らないよう注意しよう．これで骨盤の左右両半が グラグラになっただろう．

骨盤内臓は 右に寄せて

骨盤内臓を右に寄せて 骨盤の切半をするために，次の処置をとる．

1) 膀胱の左側で これに分布する血管と神経を切る．膀胱と前立腺・精嚢(女性では子宮)を 更に右側に寄せ，左の精管(女性では子宮円索)を切断する．

2) 尿生殖隔膜をなるべくきれいに剖出する努力をし，これを，できるだけ 左側の端で 切断する．

3）左の肛門挙筋の上面を覆う筋膜をはぎ，肛門挙筋が閉鎖筋膜から弓状に起こっていることを　上方からも確かめる．なお坐骨棘から起こって　仙骨の下部と　尾骨の外側縁に付く筋束が **尾骨筋** m. coccygeus だが，尾骨筋は仙棘靱帯と表裏一体になっていて，その剖出は *p. 270* で行なう．肛門挙筋を起始に近い所で その起始の腱弓に平行に メスを入れて切る．

　4）左の総腸骨動脈を，腹大動脈の少し外側で切断する．

　5）左側に残存する軟組織を切り，膀胱・前立腺・子宮・直腸 などの骨盤内臓を 右の方に付けた状態で，骨盤の切半を完了させる．

大坐骨孔 と 小坐骨孔

　1）大殿筋 m. gluteus maximus の断端を上にめくり返して はがしていくと，仙骨外側縁と坐骨結節を結ぶ扇形の **仙結節靱帯** lig. sacrotuberale, *sacrotuberous ligament* が出てくる．大殿筋は この靱帯の後面からも起こっているから，注意して はがないと，この仙結節靱帯を傷付けるおそれがある．

　2）背方から **内陰部動脈** a. pudenda interna, *internal pudendal artery* と **陰部神経** n. pudendus, *pudendal nerve* を探し，これが仙結節靱帯の上外側方を通って骨盤内に入り，坐骨直腸窩（*p. 242*）で見た 陰部神経管 canalis pudendalis（アルコック管）を通ることを確かめる．

　3）骨盤の左半で **内閉鎖筋** m. obturatorius internus, *obturator internus* の腱を上双子筋 m. gemellus superior と下双子筋 m. gemellus inferior の間で復習する．この腱を内側方にたどると，内閉鎖筋の筋腹が小坐骨切痕を回って骨盤に入り，坐骨直腸窩で見た内閉鎖筋となることがわかる．

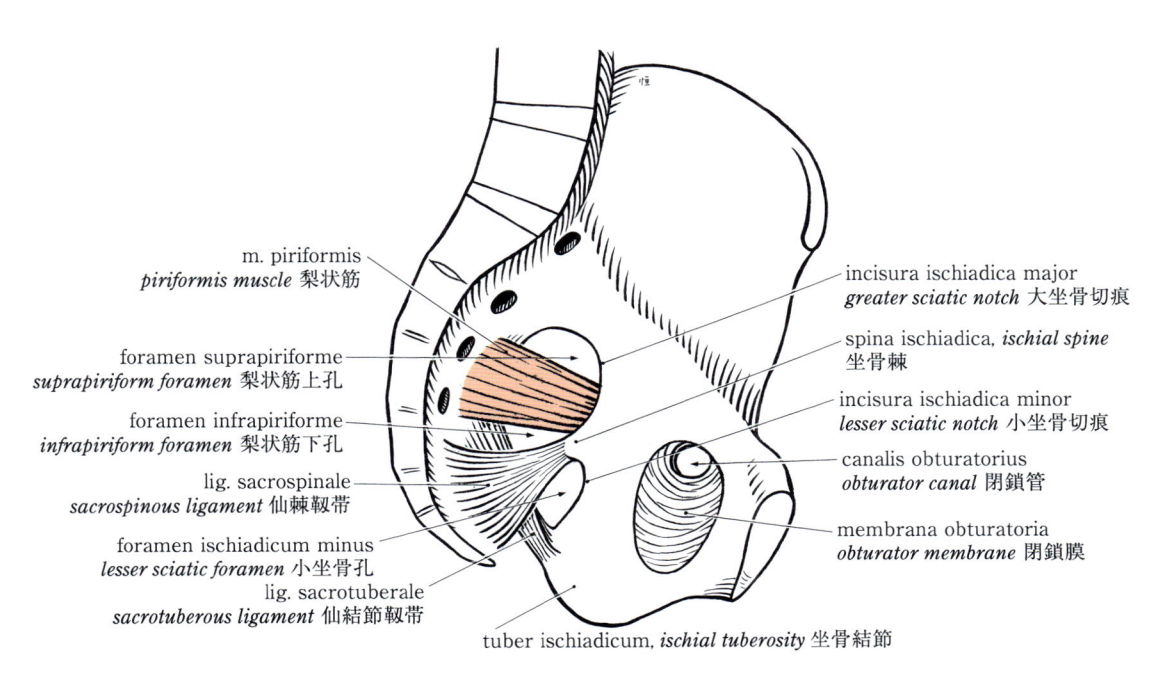

181．骨盤（左半）の内壁
図 **182** と照合しながら見よう．

4）大腿方形筋 m. quadratus femoris を筋腹で切って **外閉鎖筋** m. obturatorius externus, *obturator externus* をなるべく露出させ，この筋の起始から停止までの走向を，図 154 を参照しながら観察する．このとき閉鎖動脈と閉鎖神経に注意しよう．

5）内陰部動脈と陰部神経とを坐骨神経と共に上の方にたどっていくと，上双子筋の起始の内側に かなり幅の広い靱帯が見える．これが 坐骨棘と仙骨下端・尾骨の側縁 を結ぶ **仙棘靱帯** lig. sacrospinale, *sacrospinous ligament* である（図 181）．

6）仙棘靱帯と 腸骨（大坐骨切痕）と仙骨 とで囲まれる通路が **大坐骨孔** foramen ischiadicum majus, *greater sciatic foramen* である．大坐骨孔の中央を **梨状筋** m. piriformis が通って，梨状筋上孔と梨状筋下孔 に分けることは，既に述べた（*p. 205*）．内陰部動脈と陰部神経を坐骨神経と共に 更に上に たどって，これらが大坐骨孔（のうちの梨状筋下孔）を通って 骨盤内に達することを確かめる．

7）仙棘靱帯と仙結節靱帯と坐骨（小坐骨切痕）で囲まれる通路が **小坐骨孔** foramen ischiadicum minus, *lesser sciatic foramen* である．ここには 内閉鎖筋・内陰部動静脈・陰部神経などが通っている．

§ 68 m   男性の 骨盤内臓 の位置

骨盤の右半で

1）肛門挙筋 m. levator ani の上下の両面を露出させて，まず 尿生殖隔膜との立体関係 を理解する（図 178）．

2）肛門挙筋と 膀胱 vesica urinaria, 前立腺 prostata, 直腸 rectum との関係を見たのち，これらの内臓の 相互の位置関係を観察しよう．

3）**前立腺** prostata, *prostate gland* は 膀胱の直下に接している 栗の実に似た 固い器官で，固い被膜に覆われている．その前端は 恥骨結合の裏の近くにまで達している．また 後面は 直腸下部の前壁に接する．尿道がほぼ垂直に前立腺を貫いていることも見ておこう（図 174）．

　　　生体で 前立腺の大きさや固さを調べるには，肛門から指を（手掌面を前上方に向けて）差し入れて，直腸下部の前壁を探ればよい．泌尿器科で日常茶飯に行なう診察法だから，諸君も遺体について 前立腺と直腸との関係を そのつもりで よく調べておくとよい．
　　　前立腺の大きさは，臨床的に直腸経由の超音波断層法 *ultrasonotomography* を用いて計測することができる．

4）*p. 234* で剖出した**精管** ductus deferens を前の方にたどっていくと，膀胱の後壁にへばり付きながら前立腺に近付くと 急に膨れて径を増す．これを精管の **膨大部** ampulla という（図 183）．

　　　精管の全体の長さは 約 35 cm である．

前立腺の上では，精管膨大部のすぐ下外側方に **精嚢** vesicula seminalis, *seminal vesicles* がやはり膀胱下部の後壁に へばり付いている．精嚢の表面は ひどくデコボコしている．精管と精嚢とは，共通の管（射精管 ductus ejaculatorius, *ejaculatory duct*）となって，前立腺を貫いて尿道に向かうが，その詳細は *p. 251* で観察する．

骨盤の左半で

1) 左半には内臓はないが，**肛門挙筋** m. levator ani の断端を調べて その起始をよく観察する．特に内閉鎖筋との関係が大切である．尾骨筋との関係も復習しよう．

2) 閉鎖動静脈 a. et v. obturatoria と 閉鎖神経 n. obturatorius が通る **閉鎖管** canalis obturatorius, *obturator canal* の 位置と形を観察する（図 181，182）．

§ 69 骨盤の血管と神経

骨盤の血管と神経は 骨盤の左半と右半の両方で，互いに その欠を補いながら観察する．

外腸骨動脈

1) 左の **外腸骨動脈** a. iliaca externa, *external iliac artery* を総腸骨動脈からの分枝部から末梢の方にたどる．外腸骨動脈の起始部では，尿管 ureter がその上（前面）を交叉して走り，遠位部では精巣動脈 a. testicularis（女性では卵巣動脈 a. ovarica）が その上（前面）を乗り越えて走っている．外腸骨動脈は 鼠径靱帯の裏で血管裂孔 lacuna vasorum を通り抜け，**大腿動脈** a. femoralis, *femoral artery* と名前を変えて下肢に分布する．鼠径靱帯の近くで **下腹壁動脈** a. epigastrica inferior, *inf. epigastric artery* が枝分かれする所を確かめる．下腹壁動脈の恥骨枝と閉鎖動脈の恥骨枝 との間の吻合も復習しよう（p. 230）．

2) 左の **大腿輪** anulus femoralis, *femoral ring* を骨盤内から観察する．この大腿輪をふさいでいる結合組織の膜には篩のように小穴があって，そこをリンパ管が貫いて通っているのも見える．大腿輪の外側にある大腿静脈 v. femoralis，更にその外側の大腿動脈 a. femoralis との位置関係を観察して，ここで **血管裂孔** lacuna vasorum, *vascular lacuna* の概念を完全に理解しよう（p. 200）．

また 腸骨筋と大腰筋が，大腿神経と一緒に **筋裂孔** lacuna musculorum, *muscular lacuna* を通ること，筋裂孔と血管裂孔との間には 腸恥筋膜弓 arcus iliopectineus, *iliopectineal arch* が仕切りを作っていること などが，骨盤内からも よく観察できる（p. 200）．

内腸骨動脈 と その枝

内腸骨動脈 a. iliaca interna, *internal iliac artery* の枝分かれの状態は 非常に変異に富み，主に体壁に分布する **壁側枝** *parietal branches* と，骨盤内臓に行く **臓側枝** *visceral branches* の 2 種類がある．

1) まず，壁側枝から見ていこう．内腸骨動脈から 真先に外側後方に分枝する細い動脈が，**腸腰動脈** a. iliolumbalis, *iliolumbar artery* で，これは腸骨と腰部の体壁に分布する．

閉鎖動脈 a. obturatoria, *obturator artery* は 約半数の遺体では 内腸骨動脈から直接分枝しているだろう．

上殿動脈 a. glutea superior, *sup. gluteal artery* は内腸骨動脈から分枝すると，第 5 腰神経

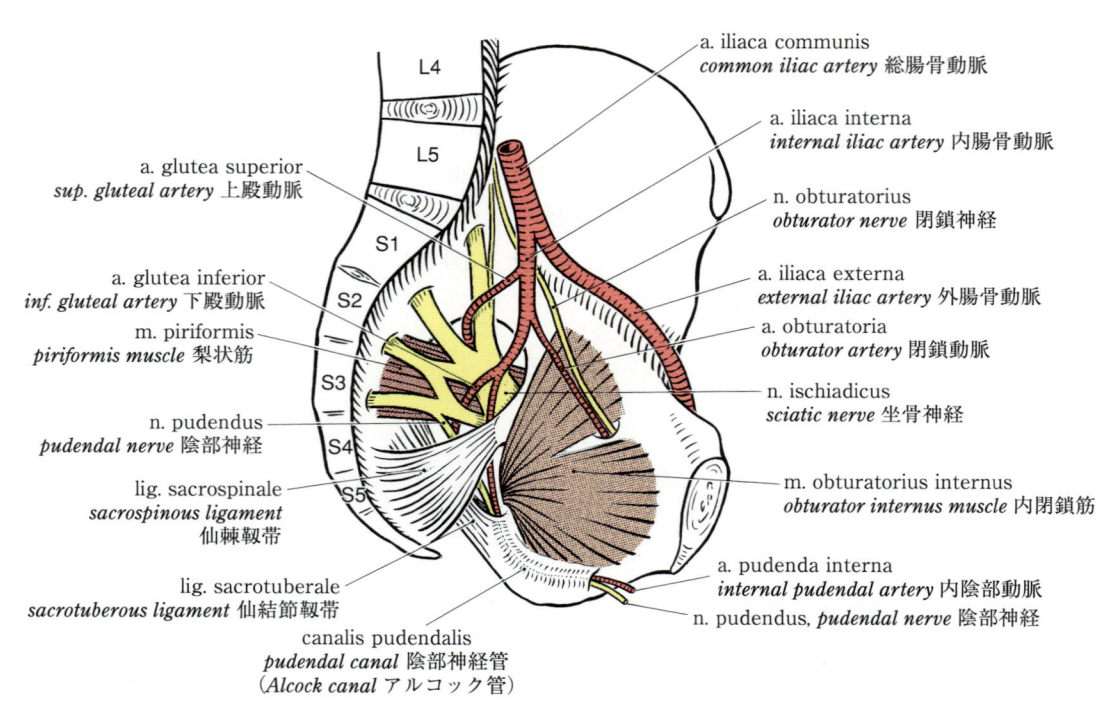

182. 骨盤内壁(左)の神経と動脈

と第1仙骨神経の間を走り，必ず 梨状筋の上で 大坐骨孔を通って骨盤外に出る．上殿動脈を殿部の方からも観察する．

　下殿動脈 a. glutea inferior, *inf. gluteal artery* は多くの場合，S_2 と S_3の間を走り，梨状筋の下で 大坐骨孔を通って骨盤外に出ている．

　内陰部動脈 a. pudenda interna, *internal pudendal artery* は下殿動脈と分かれて，梨状筋の下で 大坐骨孔を通って，ひとまず骨盤外(仙棘靱帯 lig. sacrospinale の裏面)に出たのち，また反転して 小坐骨孔をくぐって 再び骨盤内に入る(**図182**)．それ以後の末梢分布は，既に観察してある．

　2) 次に臓側枝を観察しよう．p. 230 で剖出した **臍動脈索** lig. umbilicale mediale, *medial umbilical ligament* を元の方にたどって行くと 内腸骨動脈に達する．この経路が **臍動脈** a. umbilicalis であるが，どこから索状になっているか をよく確かめる．臍動脈からは 膀胱に行く枝(**上膀胱動脈** aa. vesicales superiores, *sup. vesical arteries*)が 何本か出ている．

　膀胱に分布するものとしては，なお 内腸骨動脈から **下膀胱動脈** a. vesicalis inferior, *inf. vesical artery* が出ている．そのすぐ後ろには，直腸に行く **中直腸動脈** a. rectalis media, *middle rectal artery* がある．

　　　下膀胱動脈の起始は変異に富み，臍動脈の根部から(31%)，内腸骨動脈から(27%)，内陰部動脈から(21%)，閉鎖動脈から(17%)，下殿動脈から(5%)起こる．

　内陰部動脈から分かれて直腸下部に分布する **下直腸動脈** a. rectalis inferior, *inf. rectal artery* も確かめよう．この時に 伴行する静脈(**中直腸静脈** vv. rectales mediae, *middle rectal veins* と **下直腸静脈** vv. rectales inferiores, *inf. rectal veins*)も見ておくとよい．これらの静

脈は直腸の粘膜下で 上直腸静脈(下腸間膜静脈の枝で門脈系に属する)と吻合するが, この吻合は 門脈系の側副循環路 の一つとして大切である.

下直腸動脈は 内陰部動脈から(69%), または 下殿動脈から(14%) 起こる.

男性では精管動脈 a. ductus deferentis, *deferential artery* という細い動脈が内腸骨動脈から直接に, または下膀胱動脈の枝として出て, 精管の壁に分布している. 女性では これに相当してかなり太い **子宮動脈** a. uterina, *uterine artery* が出て, 尿管の前を交叉してから, 子宮広間膜 lig. latum uteri の中の子宮傍組織にくるまれながら 迂曲して子宮壁を上って行く.

妊娠中には子宮の大きさが増すとともに, 子宮動脈も太くなって, 内腸骨動脈で最大の枝となる. また **子宮摘出** *hysterectomy* の時には 子宮動脈を結紮するが, この際に 尿管 ureter を誤って傷つける危険がある. 従って 尿管と子宮動脈との位置関係が 臨床的には重要視される.

以上の内腸骨動脈の枝には 同名の静脈(**内腸骨静脈** v. iliaca interna, *internal iliac vein* の枝)が伴行するが, 末梢では静脈叢を作っている場所が多い.

3) 腹大動脈から直接分かれ出る **精巣動脈** a. testicularis, *testicular artery* (女性では **卵巣動脈** a. ovarica, *ovarian artery*) の末梢の分布を見極める. 精巣動脈は伴行静脈と共に深鼠径輪の近くで精管と落合い, 精管に沿いながら鼠径管を通って精巣に達する.

卵巣動脈は 尿管と共に総腸骨動静脈の前を横切って, 卵巣間膜の中を走って卵巣に達する. 卵巣動脈からは 卵管に分布する細い枝が多く出ており, また 子宮動脈の枝とも吻合がある.

骨盤内 の 神経叢

1) 内腸骨動脈の枝にまつわりついている神経叢は **自律神経系** *autonomic nervous system* に属する. 解剖図譜には 実にきれいに この神経叢を示す図が出ているが, 実際には なかなかこのようには剖出できない.

直腸と膀胱の外側にある 複雑で不明瞭な 自律神経系の神経叢(**骨盤神経叢** plexus pelvinus, *pelvic plexus*)は, 仙骨神経 nn. sacrales(S_2〜S_4)の枝を経てくる 副交感性の神経線維 (**骨盤内臓神経** nn. splanchnici pelvini, *pelvic splanchnic nerves*, 別名 **勃起神経** nn. erigentes)のほかに, 交感神経幹の仙骨神経節 ggll. sacralia, *sacral ganglia* からくる 交感性の神経線維(**仙骨内臓神経** nn. splanchnici sacrales, *sacral splanchnic nerves*) も混じっている. 骨盤神経叢は骨盤の右半で観察しよう.

骨盤内臓神経は 陰茎の勃起に関係するが, 膀胱と直腸の収縮にも関与する.

2) 次に脳脊髄神経系の神経叢に移ろう. S_1〜S_3 の前枝は L_4, L_5 の前枝と共に **仙骨神経叢** plexus sacralis, *sacral plexus* を作る (*p. 189*).

坐骨神経 n. ischiadicus, *sciatic nerve* を元の方にたどり, これが仙骨神経叢の最大の枝であることを突き止める (**図 182**).

上殿神経 n. gluteus superior, *sup. gluteal nerve* と **下殿神経** n. gluteus inferior, *inf. gluteal nerve* も それぞれ元の方へたどって, これらが 仙骨神経叢の枝であることを観察する. また 後大腿皮神経 n. cutaneus femoris posterior も 仙骨神経叢から出ている.

陰部神経 n. pudendus, *pudendal nerve* は, 坐骨神経よりも下で 陰部神経叢(S_2〜S_4)から出ている.

正常とは？　今まで諸君が解剖を進めてきて，血管や神経の 走向・分枝の状態とか 筋などに色々な変異や破格を見いだしたことだろう．そして これに対応して，**正常** *normal* という言葉も何度も耳にし，また 口に出したことと思う．けれども 正常とは 一体何か？ と開き直られると，ちょっと戸惑うことが多い．

正常という言葉を厳密に定義づけることは なかなか難しい．ここでは その概念を少し掘り下げて考えてみることにしよう．

正常には二つの意味がある．その一つは「われわれの生命の維持に好都合な構造や機能」を指していう．すなわち 病的 *pathological* に対する 生理的 *physiological* という言葉に近い．胃の粘膜に癌組織がないのが 正常であり，結核の病巣が見られないのが 正常の肺である．

正常のもう一つの意味は，「統計的な標準」ということである．すなわち 異常 *abnormal* に対する 正常 *normal* ともいえよう．指は5本あるのが 正常であり，肋骨は12対あるのが 正常である．

日本人の成人の9割近くは，少なくとも1本は虫歯を持っている．虫歯が存在することは 第2の意味では 日本人成人としては普通のことなので 正常であるけれども，第1の意味では 正常ではなく 病的である．

統計的な意味で正常からずれている状態を，**変異** *variation* または **破格** *anomaly* という．この場合には，どこまでが正常で，どこからが変異 ないし 破格であるかを決めにくいことが多い．平均値の標準偏差 *standard deviation*（σ または SD と略す）を求めて，「±2σ の範囲内が 正常 *normal*，±2〜3σ の範囲が 変異 *variation*，±3σ を越えたものを 破格 *anomaly* とする」ということで，大体は間違いないけれども，これは 特に普遍的な定義 というわけではない．

§70 m　男性の 骨盤内臓

膀胱 と 前立腺 など

1) 尿生殖隔膜を取り除く．前立腺と肛門挙筋の間の結合組織を分け，膀胱に行く血管や神経を全部切って，膀胱と前立腺を 尿管や精管と一緒に骨盤壁から取り出す．

尿で充満した膀胱が膨張できるための余地として，恥骨結合の後面と 膀胱前面の間には 疎性結合組織で満たされた空間（**恥骨後隙** spatium retropubicum, *retropubic space* または **レチウス腔** *Retzius space*）が存在する．また前立腺を取り巻く 比較的疎な結合組織は，前立腺の後面（と精囊・精管膨大部などの後面）と直腸との間では 幅広く索状になっているが，これは臨床方面では **デノンヴィリエ筋膜** *Denonvilliers fascia* と呼ばれている．これらの構造物は，みな 骨盤内臓の手術の時に問題にされる．

2) **膀胱** vesica urinaria, *urinary bladder*, Harnblase の外面を観察しよう．上面だけを覆っている腹膜をはぎ，平滑筋線維で構成される 筋層を見る．尿管 ureter は どこから この筋層に入り込んでいるか？

§ 70 m 男性の骨盤内臓 *251*

膀胱の内面では，左右の 尿管の開口（**尿管口** ostium ureteris, *ureteral orifice*）と 正中の 尿道の開口（**内尿道口** ostium urethrae internum, *internal urethral orifice*）を結ぶ **膀胱三角** trigonum vesicae, *vesical trigone* を復習する（図184）．尿管の開口部の近くでは 粘膜面がいくらか 高まっているだろう．膀胱三角部の粘膜には，膀胱が空の時でも シワがない．また ここの粘膜は ほかの部分よりも色が少し濃く見える．

　　膀胱の筋層が非常に厚い状態は，前立腺肥大（p.252）の結果であることが多い．この場合，排尿後に膀胱内の尿が出きらないで 膀胱内に残る．これを **残尿** *residual urine* という．

　　時間に余裕があれば，膀胱の粘膜をはいで，粘膜下組織の下にある筋層を露出させる．カゴ状の筋束が見える．内尿道口の所では，この筋層は輪状に尿道を取り巻いて 平滑筋性の括約筋（膀胱括約筋 m. sphincter vesicae）を形成するが，その状態は 断面で観察できる（次頁）．

尿管 ureter にゾンデを入れ，このゾンデに沿って 筋層を切り開いて，尿管が かなりの距離を斜めに筋層の中を走っていること（図184）を確かめる．

　　尿管の開口には 弁はないが，それでも 一たん膀胱内に入った尿は 尿管には 逆流しない．それは尿管（壁内部）が 斜めに 膀胱の筋層を貫くので，膀胱が膨らむにつれて その筋層が尿管を締め付ける役目をするからである．

　　尿は尿管から絶えずダラダラと膀胱に入るわけではない．生体で尿に色がつく色素をあらかじめ注射しておいて，**膀胱鏡** *cystoscope* で 膀胱の内腔に開いている尿管口を観察すると，10〜20秒おきに 尿がどっと噴出してくるのがわかる．

3）膀胱下部の後面で **精管膨大部** ampulla ductus deferentis, *ampulla of ductus deferens* と **精嚢** vesicula seminalis, *seminal vesicle* を更に明瞭に剖出しよう．両者の合流部を下方にたどりながら，前立腺の実質を少しほじると，**射精管** ductus ejaculatorius も剖出できる（図183の右半）．

　　射精管の長さは 約2cmである．

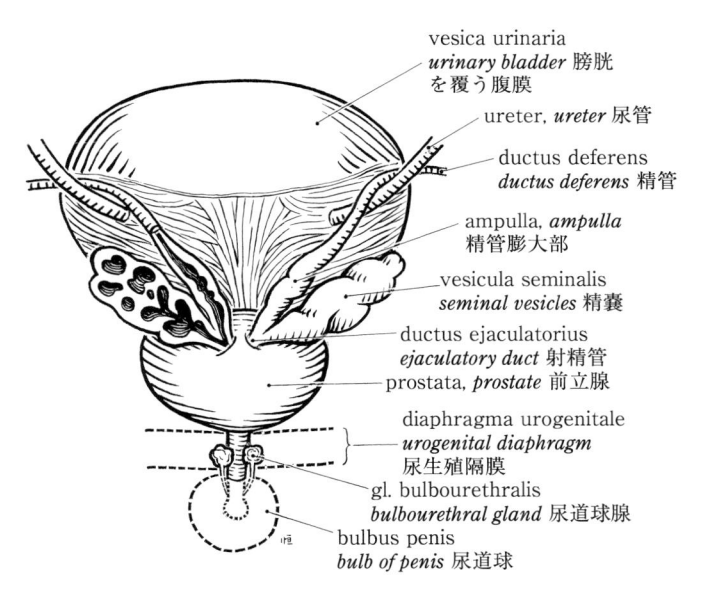

183. 精嚢などの解剖
45歳．後ろから見る．破線の部分は，諸君のご遺体では 既に取り去られている．

精管膨大部と精嚢をメスで切開して，その内面を観察する．両者共に内腔は管状で，沢山の曲がりくねった入江（憩室 diverticulum）が見られる（図183の左半）．

　　精嚢は 昔は精子をためておく袋 と考えられていたが，これは正しくない．粘膜面にある腺からの粘性の分泌物が 精液の大部分を形成するが，この分泌液に含まれる 果糖が 精子の運動を盛んにして 男性の生殖能力を高め，この果糖量が少ないと 精子無力症 *asthenozoospermia* の原因になる（Gonzales 他 2001）．

4）尿道にゾンデを入れ，それを目標にして 前立腺の一部と共に 尿道の前壁をクサビ状に

メスで切り取る(図184). まず **前立腺** prostata, *prostate gland* の断面を観察しよう. 強靱な結合組織の被膜に覆われる前立腺は, 外周に近い部分は色がやや暗く見え(いわゆる **外腺** *exogland*), 中心部は白っぽい(いわゆる **内腺** *endogland*).

　前立腺(殊にその内腺)は, 老人になると 肥大することが多い(**前立腺肥大** *prostatic hypertrophy*). この時には尿道が圧迫されるので, 排尿の際の 尿線 *urinary stream* が細くなり, 特に夜間の排尿回数が増し, 膀胱の筋層も肥大して, 残尿の量も更に多くなる. 前立腺肥大は加齢に伴う 内腺 *endogland* の過形成 *hyperplasia* である. これに反して, **前立腺癌** *prostatic cancer* は 外腺 *exogland* にできる. 家族性前立腺癌の関連遺伝子は 第1染色体にあるという (2002).

　prostata は pro(前に)stata(立つもの) という意味である. 古代ギリシャでは 偉い人の前に立って護衛する人を prostates といったそうである. 前立腺を初めて記載し, prostates と名付けたのは, アレキサンドリア学派のエラシストラトス Erasistratus(BC 310—250)である. 前立腺が膀胱の前に立って これを守っている と考えたのだろう. 日本では, 以前には 摂護腺 と呼ばれていたが, ギリシャ語の直訳の 前立腺 が現在では正式の用語になっている.

男性の尿道

　1) 尿道前壁の切開を上に延ばして, 内尿道口の所で膀胱括約筋 m. sphincter vesicae の断面を観察する(図184). これは 膀胱の筋層の一部だから, 輪郭は はっきりしていない. また 膀胱括約筋 という名前そのものも, 1965年改訂の PNA からは姿を消している.

　2) 内尿道口のすぐ下で, **尿道** urethra が ほぼ垂直に前立腺を貫く. (この部分を, 尿道の **前立腺部** pars prostatica, *prostatic urethra* という.) さきにクサビ形に入れた割の所で, 尿道内面の後壁を見ると, 正中に 内尿道口の所から縦に下る 1本の ヒダがある. これが **尿道稜** crista urethralis, *urethral crest* といわれるもので, 途中で卵円形に膨れて **精丘** colliculus seminalis, *prostatic colliculus* を作っている. 精丘の中央には **前立腺小室** utriculus prostaticus, *prostatic utricle* の開口が1個小さく見える. この開口の左右にある 針で突いたような小さな穴が, 左右の **射精管** ductus ejaculatorius, *ejaculatory duct* の開口である(図184).

　前立腺小室は, 胎生期のミュラー管の下端部の名残で, 女性の子宮ないし腟の一部に相当する.

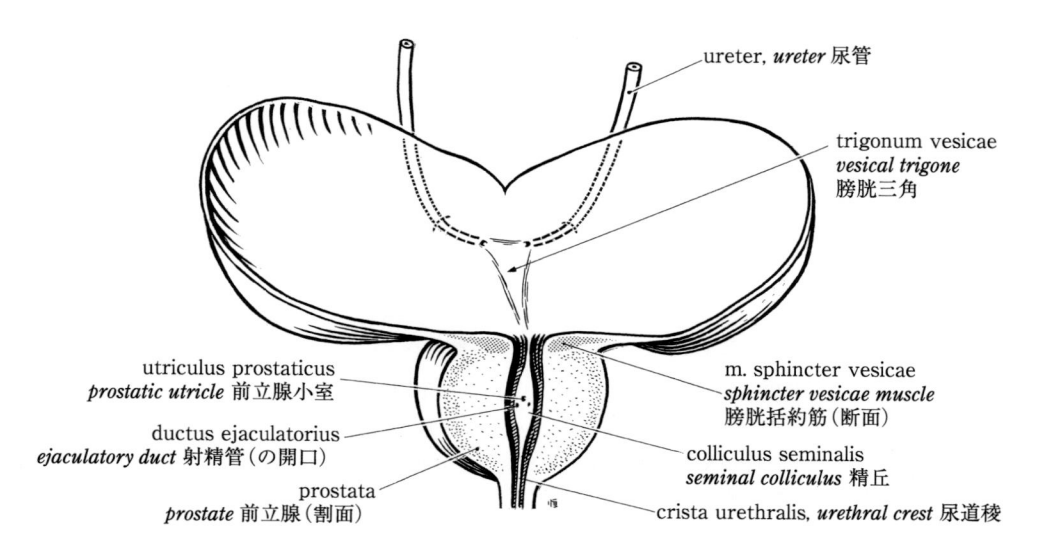

184. 男性の膀胱と尿道を 前から開いたところ
　　　女性の 図192 と比較しよう.

実際には 何の役目もしていない．utriculus は uterus の縮小形である．
　尿道稜は内尿道口で尿道が括約される時に大いに役立つ．尿道稜がなければ膀胱括約筋が働く時に，もっと大きな力を必要とするだろう．ゴムホースを締め付けて水を止める時に，ホースの中に 細いマッチ棒が1本あれば どんなに楽に締められるか を考えてみるとよい．

3）前立腺の下の方では，尿道は尿生殖隔膜を貫きながら（尿道の **隔膜部** pars membranacea, *membranous urethra*），前の方に向けて ほぼ直角に近い角度で屈曲する．尿生殖隔膜のところでは，深会陰横筋の一部が輪状に尿道を取り巻いて **尿道括約筋** m. sphincter urethrae, *urethral sphincter* を作っていたことを思い出しておこう（p. 241）．

4）尿生殖隔膜（正確には 会陰膜）よりも下では，尿道は 尿道球 bulbus penis の中に入り，更に 尿道海綿体 corpus spongiosum penis に包まれながら 陰茎の中を走って（尿道の **海綿体部** pars spongiosa, *penile urethra*），亀頭の先端で外尿道口に開くことは p. 234 で観察ずみである．

直腸 と 肛門

1）骨盤の右半で，肛門挙筋と尾骨筋が直腸に付く様子を復習してから，これらの両筋を骨盤壁と直腸壁の中間で切断する．直腸へ行く血管と神経を それぞれ確かめながら切っていき，直腸と肛門 を取り出す．

2）**直腸** rectum が肛門に移行する少し前で，特に前の方に大きく膨れている．ここを直腸の **膨大部** ampulla recti, *rectal ampulla* という．

3）直腸と肛門の前壁を正中で切り開き，内容物を取り去って内面を観察しよう（**図184**）．粘膜面を見ると 直腸上部には1～3条の横走のヒダ（直腸横ヒダ plicae transversales recti, *transverse rectal folds*）が存在する．

下部に行くにつれて このヒダは消えて **直腸膨大部** ampulla recti という膨らんだ部分になり，その下端は再び縮まって かなり幅広い厚ぼったい 縦走のヒダが現われる．これが **肛門柱** columnae anales, *anal columns* である．それぞれの肛門柱は肛門に近付くにつれて幅が広

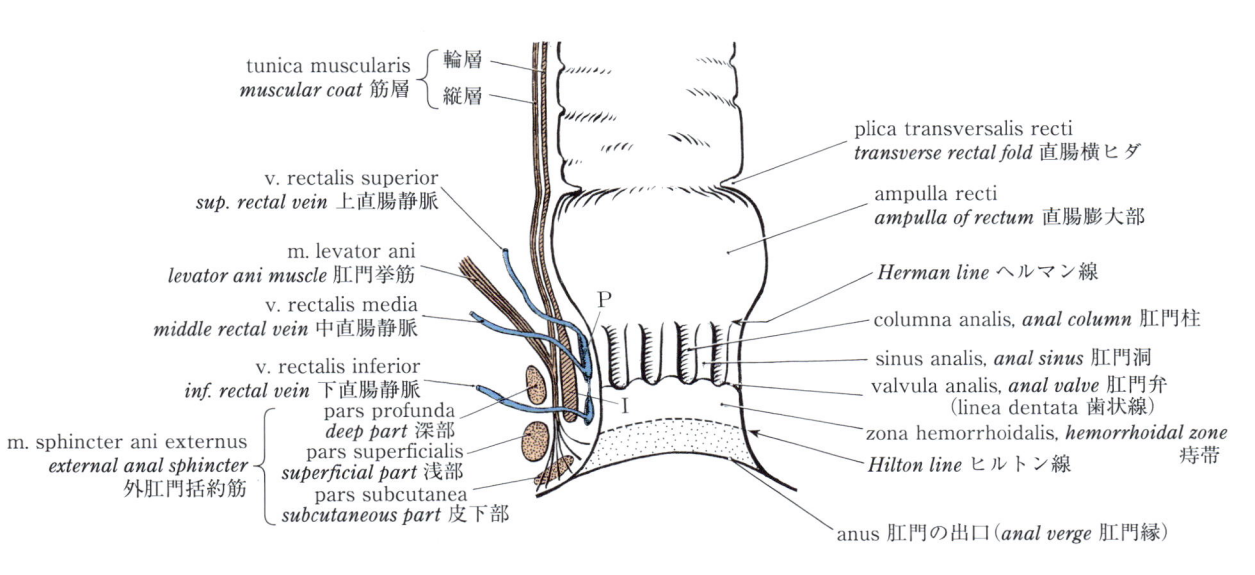

185. 肛門管の模式図
　I は 内肛門括約筋，　　P は 直腸静脈叢

くなり，ついには 隣のものとつながってしまう．このようにして生じた 輪状のヒダを **肛門弁** valvulae anales, *anal valves* と呼ぶ．肛門柱の間に挟まれた くぼみが **肛門洞** sinus anales, *anal sinuses* である．

また 肛門弁より下の領域は 皮膚と粘膜との移行部で，ここは **痔帯**(じたい) zona hemorrhoidalis, *hemorrhoidal zone* と呼ばれる．ここでは 下層の静脈叢が透けて見えている．更に下の方の，皮膚で囲まれる出口の部分が **肛門** anus (肛門縁 *anal verge*) である．

　　直腸膨大部の下端 すなわち肛門柱の上端の部分はくびれているので，**ヘルマン線** *Herman line* (*ano-rectal ring*)と呼ばれる．また，肛門柱の下端 すなわち肛門弁による くびれの部分は **櫛状線**(歯状線) linea dentata, *pectineal line* と呼ばれる．痔帯の下端部には 生体では 少し白く見える **ヒルトン線** *Hilton line* が不明瞭に認められる．ヘルマン線または櫛状線から 肛門の出口までの 2～4 cm の領域が，**肛門管** canalis analis, *anal canal* である(図 185)．しかし，これらの境界線は，注入固定遺体では 必ずしも明瞭に観察できるとは限らない．特に死後の処置として 脱脂綿が大量に肛門管に詰め込まれている場合は，各種のヒダも不明瞭になってしまう．

　4) 直腸の粘膜をむいてみよう．直腸の上部では，比較的厚い粘膜の下層に，粘膜下組織を介して 輪走する筋層が現われる．

　肛門柱の粘膜下には 上直腸静脈(門脈系に属す)と 中直腸静脈(内腸骨静脈の枝)の吻合によってできた静脈叢(**直腸静脈叢** plexus venosus rectalis, *rectal venous plexus*)が剖出できる．ここの吻合は 門脈系の側副循環路 の一つになっている．痔帯の粘膜下にも 発達した静脈叢がある．この静脈叢は 主に下直腸静脈の枝でできているが，上の方では 直腸静脈叢とも連絡がある(図 185)．

　　直腸静脈叢や その下方の痔帯の静脈叢が鬱血(うっけつ)を起こして，静脈が イボのように拡張した状態を **痔核**(じかく) *hemorrhoid* という．排便の時などに ここが破れて出血して初めて気付く患者が多い．俗に「ジ」といわれているものには，以上の 痔核(イボジ)のほかに **裂肛**(サケジ) *anal fissure* という 肛門部の皮膚の 亀裂・裂創や，**痔瘻**(じろう) *anal fistula* という瘻孔(肛門管の内面 と 肛門周囲の皮膚表面を結ぶ 病的なトンネル状の連絡)がある．

　5) 直腸と肛門の縦断面で，**外肛門括約筋** m. sphincter ani externus, *external anal sphincter* の断面を観察する．肛門の出口の皮下 にあるものと，かなり上の方で 肛門管を締めるものとが存在する．

　内肛門括約筋 m. sphincter ani internus, *internal anal sphincter* というのは，直腸下部の筋層(輪状層)が肥厚したものだから，平滑筋線維からなり，また 輪郭も はっきりしない．

　6) 直腸の外面に眼を移そう．S状結腸の **結腸ひも** teniae coli, *tenia of colon* が直腸に近付くにつれて幅広く広がり，直腸では一様の厚さの縦走筋層になってしまうことを確かめる．また これと肛門挙筋や 外肛門括約筋との関係 も調べるとよい．

§ 71 は *p. 270*

§ 65 f　女性 の 外陰部

大陰唇 と 小陰唇

　1) **大陰唇** labium majus pudendi, *labia majora* は 男性の陰嚢に相当する．その皮膚の性

状も 陰嚢に似て色が浅黒く，陰毛 pubes, *pubic hair* も 生えているが，陰嚢と違って 左右のものが 正中で癒合しないで，分かれている．この 左右の大陰唇の間の裂け目を **陰裂** rima pudendi, *vulvar slit* という．

　　　左右の大陰唇と，その間の陰裂を総称して **陰門** vulva という．

　左右の大陰唇は 陰裂の前と後ろで つながっている．前の方でつながった 左右の大陰唇は，恥骨結合の表面にある **恥丘**（ちきゅう） mons pubis（俗に ビーナスの丘 mons veneris）という皮膚の高まりに移行している．（恥丘では 皮下脂肪組織がよく発達している．）後ろでは 大陰唇は次第に高まりが低くなり，肛門の 1〜2 横指 前で 左右のものが連絡する．

　2）大陰唇の内側には **小陰唇**（しょういんしん） labium minus pudendi, *labia minora* がある．小陰唇の皮膚も色素に富むが，毛は生えていない．

　　　大陰唇 と 小陰唇は，英語では複数形で呼ぶ習慣があり，「ラビア マジョーラ，ラビア ミノーラ」と発音する．

　3）左右の小陰唇が前の方で会合する所に **陰核** clitoris（男性の陰茎に相当する）がある．陰茎と同様に，陰核も 脚 crus, 体 corpus, 亀頭 glans があるが，いま顔を出しているのは 亀頭（正確には **陰核亀頭**（きとう） glans clitoridis, *glans of clitoris*）の部分である．小陰唇の皮膚の一部が陰核を前の方から抱きかかえているのが **陰核包皮**（ほうひ） preputium clitoridis, *prepuce of clitoris* である．陰核亀頭の後面には **陰核小帯**（しょうたい） frenulum clitoridis, *frenulum of clitoris* という 1 対の皮膚の ヒダ が付いている．

腟 の 前庭

　1）左右の小陰唇で囲まれた領域を **腟前庭**（ちつぜんてい） vestibulum vaginae, *vestibule* という．ここには 腟 vagina, Scheide の出口（**腟口**（こう） ostium vaginae）があり，その前の方に **尿道** urethra の出口（**外尿道口** ostium urethrae externum, *external urethral orifice*）がある（図 **186**）．

　尿道の出口は 星形または小さな裂け目になっていることが多く，生体ではわかりやすいが，固定遺体では なかなか見付けにくい．既に開いてある膀胱の内面で まず 内尿道口 ostium urethrae internum, *internal urethral orifice* を確かめて，そこからゾンデを入れて，前庭のどこに出るかを見るとよい．

　　　尿道の出口の外側方に 小さな穴が左右一つずつ見えることがある．これは後に述べる **尿道傍管** ductus paraurethralis（*p. 264*）の開口で，性病の一つである **淋疾**（りんしつ） *gonorrhea* の時に 淋菌 gonococcus がここに潜むことが多いので，臨床的には重要である（図 **192**）．

　2）腟の出口は，処女では **処女膜** hymen という皮膚の膜で一部分が「ふた」をされている（図 **186, 195**）．経産婦では この処女膜は大部分ちぎれてなくなっている．これが一部残っているものを 処女膜痕 carunculae hymenales というが，固定遺体では はっきりわからない．

　　　腟前庭は，胎生期の **尿生殖洞** sinus urogenitalis, *urogenital sinus* の名残りである．泌尿路と生殖路の出口が ここに開いているのも 当然だろう．

§ 66 f　女性の会陰

会陰部の浅い層

1）会陰 perineum と 会陰部 regio perinealis, *perineal region* の用語の概念を，*p. 237* で まず理解しよう．

2）陰核包皮の皮膚を はいで，**陰核** clitoris を剖出する．更に前の方の皮膚を 少し はぎながら，陰核の体 corpus が すぐ左右の脚 crus に分かれて，恥骨の方に向かうのを観察する．陰核脚は あまり側方にまで追究しなくてもよい．

3）小陰唇と前庭の皮膚は そのままその場に残して，小陰唇よりも外側で 会陰の皮膚を 尾骨の所まではぐ．このとき 肛門 anus の周りの皮膚も 輪状に残さなければならない．

大陰唇は男性の陰嚢と相同の器官である．大陰唇の皮下の浅い所には，陰嚢の肉様膜 tunica dartos に相当する平滑筋線維が ほんのわずか存在するが，はっきりしないことが多い．子宮円索 lig. teres uteri を浅鼡径輪からたどってきて，これが大陰唇の皮膚の方へ放散しているのを 見ておく．また 大陰唇の皮下には脂肪があることにも注意しよう（陰嚢には皮下脂肪はない）．

4）肛門 anus のすぐ周りの皮下で，**外肛門括約筋** m. sphincter ani externus, *external anal sphincter* を剖出する（図186）．外肛門括約筋は 肛門を取り巻いて皮膚（真皮）に停止するが，後ろの方では 腱性になって 尾骨の背面にも 付いている（図175）．

5）肛門の左右で皮下の疎性結合組織を取り除くと，下層には会陰に分布する血管と神経（会陰動脈 a. perinealis と 会陰神経 nn. perineales）が出てくる．これらからは 大陰唇や 小陰唇に分布する枝も 出ている．また *p. 194* で剖出した 後大腿皮神経 n. cutaneus femoris posterior の会陰への枝を，坐骨結節の前の方から 会陰部まで たどってみる．

6）大陰唇の皮下の 脂肪と疎性結合組織を取り去ると，**球海綿体筋** m. bulbospongiosus が 現われる（図186の右半）．この筋は 腟の辺縁に沿って走る幅2横指ほどの薄い筋で，前の方では陰核に停止し，後ろの方では外肛門括約筋の前端と共に 固い結合組織（**会陰腱中心；会陰体** centrum tendineum perinei, *perineal body*）に終わっている．球海綿体筋は 女性では 腟の出口を括約する働きもある．

　　　女性の会陰腱中心は男性よりも発達しているが，これは女性では会陰腱中心が骨盤内臓の最終的支持点として重要だからである．出産の際に会陰腱中心が引き伸されたり 断裂したりすると，腟の後壁の下部が支持できなくなり，腟口から腟壁脱出（腟脱 *vaginal prolapse*）を 起こすことがある．

7）球海綿体筋の後端と外肛門括約筋の前端との会合部（会陰腱中心）から 左右に横走して 恥骨下枝に達する **浅会陰横筋** m. transversus perinei superficialis, *superficial transverse perineal muscle* の剖出を試みてみる（図186）．浅会陰横筋は 発達が弱いことが多く，また 約30％の頻度で欠如する．

8）球海綿体筋の外側方で **坐骨海綿体筋** m. ischiocavernosus を剖出する．この筋は 次頁で観察する 陰核の脚 crus clitoridis を薄く包みながら走っているが，坐骨結節と恥骨下枝から 起こって 陰核の脚に放散して停止する．女性では男性の同名筋よりは発達が悪い．

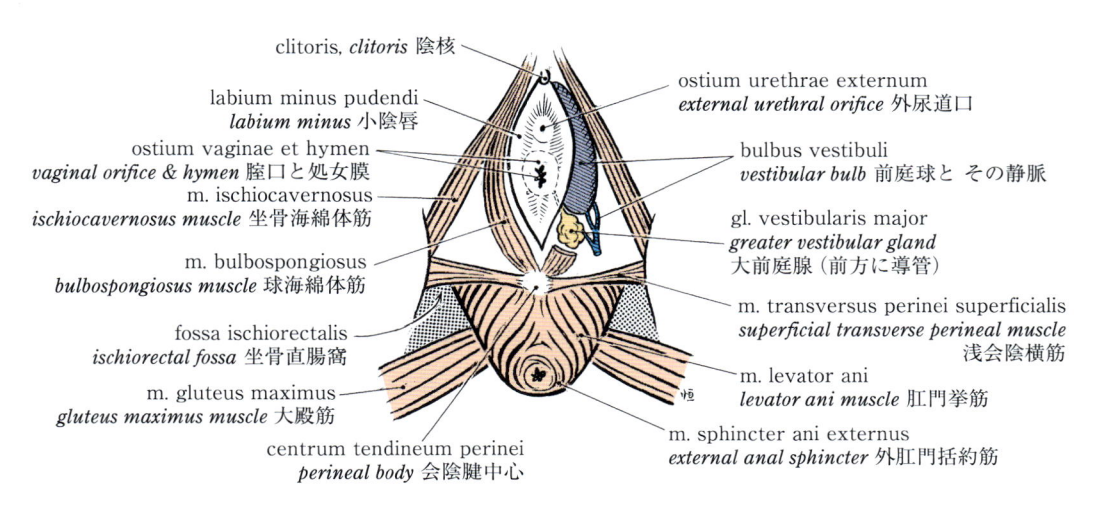

186. 女性の会陰の解剖（１）
左側で球海綿体筋を切り取って，前庭球と大前庭腺を剖出してある．
男性の会陰（図176）と対照しながら見よう．

9) 球海綿体筋と坐骨海綿体筋の間の脂肪と疎性結合組織を取り去っていくと，下層に強靱な結合組織の層が現われる．これが **会陰膜** membrana perinei, *perineal membrane*（図 187）と呼ばれるもので，この会陰膜の裏側（上）には 深会陰横筋 m. transversus perinei profundus (*p. 259* で剖出) がある．

　　会陰膜は 深会陰横筋とともに 尿生殖隔膜 diaphragma urogenitale (*p. 259*) の一部 を作るので，**下尿生殖隔膜筋膜** fascia diaphragmatis urogenitalis inferior, *inf. fascia of urogenital diaphragm* ともいう．

浅会陰横筋を取り除いて，会陰膜の後縁が 腟前庭の後縁より少し後ろの線で 深部に折れ返っていることを確かめよう．

10) 肛門の左右両側で 多量の脂肪と結合組織線維を 時間をかけて精力的に取り除いて，肛門に分布する 血管や神経を同定し，これらを 先ほど剖出した会陰動脈や会陰神経と共に 元の方に辿っておく．

肛門の両側には **坐骨直腸窩** fossa ischiorectalis, *ischiorectal fossa* という 深いくぼみがある（図 186～188）．上述の血管と神経を その場に残しながら，脂肪と固い結合組織線維を丹念に取り除いて奥に進み，坐骨直腸窩の内側壁を作る 半開きの傘 のような形の **肛門挙筋** m. levator ani と，坐骨直腸窩の外側壁を作る 内閉鎖筋の筋膜（閉鎖筋膜 fascia obturatoria, *obturator fascia*）とを露出する．

坐骨直腸窩の奥深くに入れた指を 前に（恥骨の方に）ずらせていくと，指先は腟の側壁に沿って会陰膜と深会陰横筋の裏を 更に前の方に進むことができる．すなわち 坐骨直腸窩は前の方では 尿生殖隔膜の裏（上）に延長している（図 188）．

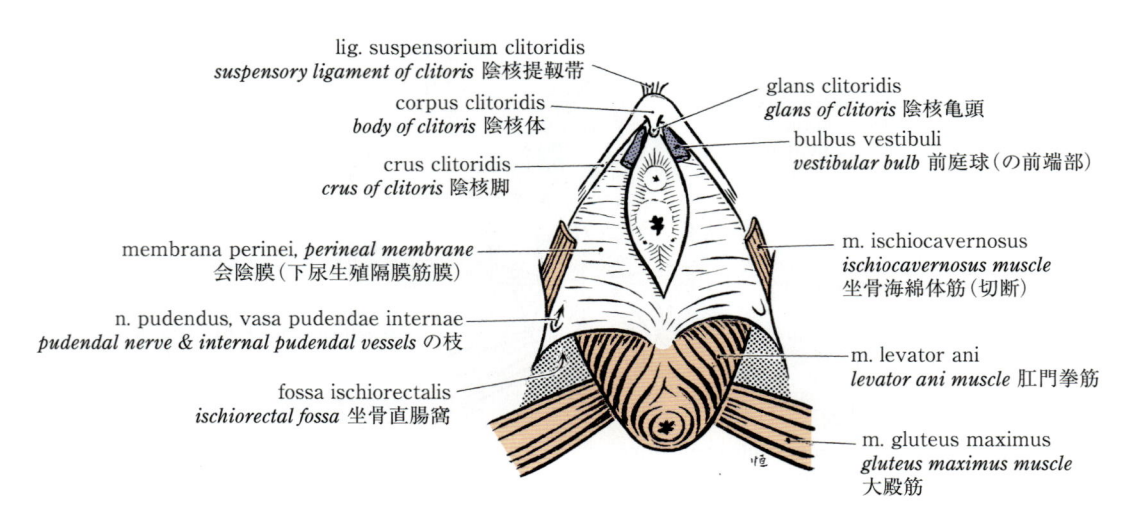

187. 女性の 会陰の解剖（２）
前庭球と浅会陰横筋の下に 尿生殖隔膜の下面が剖出されたところ．

前庭球 と 陰核

1）球海綿体筋 m. bulbospongiosus を薄くはぐと，**前庭球** bulbus vestibuli, *vestibular bulb* という卵円形の大きな塊（長さ 約3cm，幅 約0.8cm）が 腟の両側に剖出できる（図186 左半）．これは男性の尿道球 bulbus penis に相当するもので，主に静脈血をいれる 海綿状の 勃起組織 *erectile tissue* である．

2）前庭球の後端で **大前庭腺** gl. vestibularis major, *greater vestibular gland*（バルトリン腺 *Bartholin gland*）の剖出を試みてみよう．これは赤褐色で小豆大の塊で，よく注意すれば斜め前内側方に出る導管も観察できることがある．この導管は 腟の出口のすぐ後ろわきで腟前庭に開くが，その開口は ちょっと固定遺体では見付けられない．

このほかに，**小前庭腺** gll. vestibulares minores, *lesser vestibular glands*（スキーン腺 *Skene gland*）という小型の腺が 数個 この付近に存在するはずだが，これらは 肉眼では剖出できない．
大前庭腺は 男性の尿道球腺 に相当するもので，前庭球が性的興奮による充血によって勃起し（膨らみ），球海綿体筋も収縮すると 大前庭腺の粘液が腟前庭をうるおして，性交 coitus を滑らかにする．
大前庭腺は 思春期に急速に発育し 閉経後は退縮するが，時として炎症を起こし（バルトリン腺炎 *bartholinitis*），片側の腟前庭に 小球状の「しこり」や 発赤を認めることがある．

3）坐骨海綿体筋を一部むしり取って，**陰核の脚** crus clitoridis, *crus of clitoris* を露出する（図187）．体表に現われていた陰核（亀頭）は 氷山の一角にすぎず，意外に大きい脚が埋もれていたことに驚くだろう．左右の脚が 恥骨下枝（と坐骨枝）に付くことを確かめる．正中部では **陰核提靱帯** lig. suspensorium clitoridis, *suspensory ligament of clitoris*（陰茎提靱帯よりはるかに発達が弱い）が，恥骨結合部から起こって陰核の体に放散して付いている．

陰核提靱帯と左右の陰核脚を根もとの近くで切断し，陰核に分布する血管（深陰核背静脈 v. dorsalis clitoridis profunda など）も切って，陰核を取り出す．

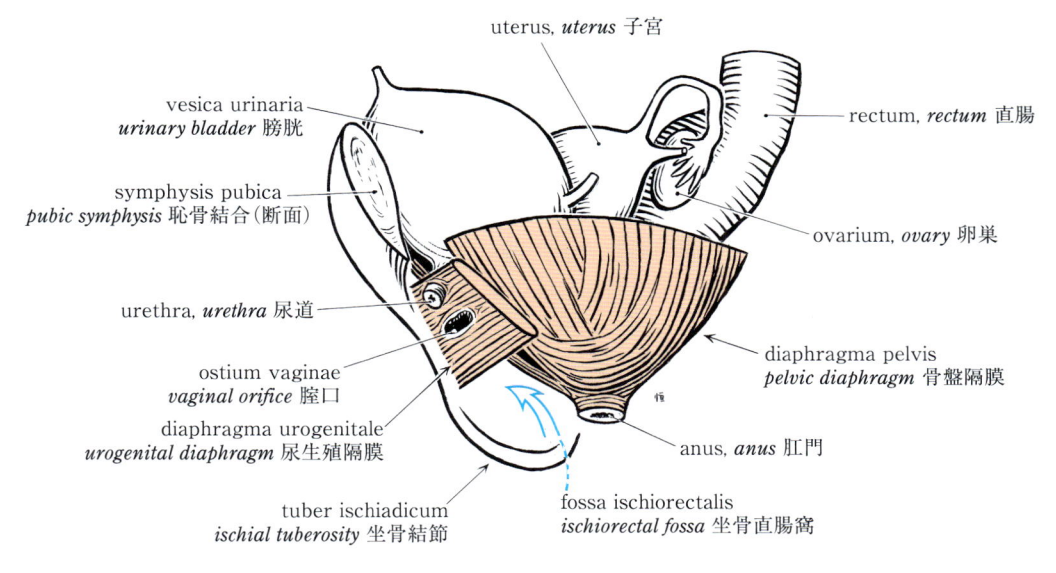

**188．女性の 骨盤隔膜・尿生殖隔膜・骨盤内臓
の位置関係を示す 半模型図**
左の寛骨を取り去り，左前下方から見たところ．図178と対照しよう．

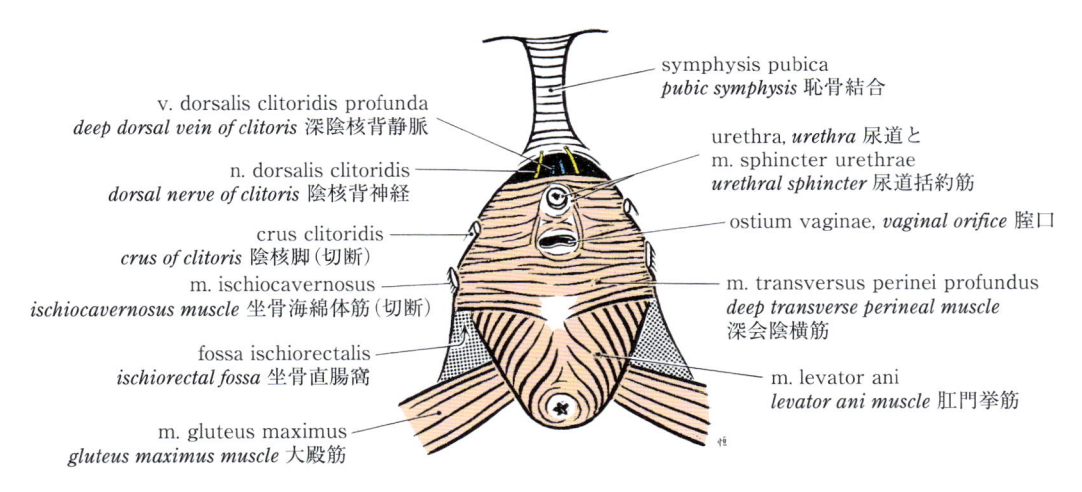

189．女性の 会陰の解剖（３）
会陰膜をはいで 深会陰横筋を剖出したところ．
男性の 図179 と比較するとよい．

4） 陰核 clitoris の本体は，陰茎海綿体 corpus cavernosum penis の縮小型ともいうべき，左右の **陰核海綿体** corpus cavernosum clitoridis から成る．したがって，陰核も勃起器官の一種である．適当な所で断面を作って 海綿体の構造を観察しよう．男性の尿道海綿体 corpus spongiosum penis に相当するものは 陰核にはなく，やや離れて尿道の周囲に わずかだけ存在する．

尿生殖隔膜

1） まず，図188によって **尿生殖隔膜** diaphragma urogenitale, *urogenital diaphragm* の

概念を理解しておこう．尿生殖隔膜の主体になっているのは **深会陰横筋** m. transversus perinei profundus, *deep transverse perineal muscle* で，その上面と下面を覆う筋膜と共に，骨盤の出口の 前の半分を ふさいでいる．

2) 前庭球を取り去って会陰膜(下尿生殖隔膜筋膜)の広がりを観察したのち，これをはいで深会陰横筋 m. transversus perinei profundus を剖出する(図189)．深会陰横筋の筋線維は，尿道の周りでは輪状に走り，**尿道括約筋** m. sphincter urethrae, *urethral sphincter* を形成している．尿道よりも後ろでは，深会陰横筋の筋線維は 腟 vagina を取り巻いている．

3) 深会陰横筋を一部むしり取ると，深層に この筋の裏(上面)を覆う筋膜(上尿生殖隔膜筋膜 fascia diaphragmatis urogenitalis superior, *sup. fascia of urogenital diaphragm*)が見えてくる．この筋膜と深会陰横筋と会陰膜(下尿生殖隔膜筋膜)とが 尿生殖隔膜を構成している．上・下尿生殖隔膜筋膜は 隔膜の前縁と後縁で 互いに移行している．女性では 尿道と腟が 尿生殖隔膜を貫いていることを理解しよう(図188, 189)．

　　上・下尿生殖隔膜筋膜で包まれる空間のことを **深会陰隙** spatium perinei profundum, *deep perineal pouch* と呼ぶ．この空間は，深会陰横筋 と 尿道及び腟の一部 が満たしている．

骨盤隔膜

1) まず図188 によって，**骨盤隔膜** diaphragma pelvis, *pelvic diaphragm* の概念をつかみ，骨盤隔膜と尿生殖隔膜との関係 の予備知識を得ておく．肛門挙筋 m. levator ani と 尾骨筋 m. coccygeus と これらの上面と下面を覆う筋膜とが 骨盤隔膜を形成し，骨盤の出口をふさいでいる．泌尿生殖部では，骨盤隔膜と尿生殖隔膜とが 上下に重なっていることにも注意しよう．

2) 坐骨直腸窩の 脂肪と結合組織 を更に取り除いて，**肛門挙筋** m. levator ani の下面の筋膜を露出し，この筋が 主に内閉鎖筋膜から 弓状の線(腱弓)をなして起こることを観察する．この筋は 骨(恥骨下枝と坐骨棘)からも起こっている．肛門挙筋は 直腸下部(肛門)に停止して，文字どおり肛門を引き挙げる．また この筋は 肛門尾骨靱帯 lig. anococcygeum, *anococcygeal ligament* (図175)や 尾骨にも停止している．

肛門挙筋と共に骨盤隔膜を作る **尾骨筋** m. coccygeus は，ここでは 仙棘靱帯 lig. sacrospinale の裏側になって見えないので，骨盤を切半してから p. 270 で観察することにしよう．

3) 肛門や腟に分布する血管と神経を，会陰動静脈・会陰神経と一緒に元の方にたどると，これらは集まって **内陰部動静脈** a. et v. pudenda interna, *internal pudendal artery & vein* と **陰部神経** n. pudendus, *pudendal nerve* になる．内陰部動静脈と陰部神経は，坐骨直腸窩の外側壁を作る 内閉鎖筋膜の肥厚部に包まれて走る．この筋膜肥厚部の線維性トンネルを **陰部神経管** canalis pudendalis, *pudendal canal* (**アルコック管** *Alcock canal*)という(図182)．

骨盤底トレーニング *pelvic floor exercise* のことは，p. 242 の説明を参照しよう．

§ 67　骨盤の切半

男性と共通だから，p. 244〜246 によって解剖を進める．

§ 68 f　女性の骨盤内臓の位置

骨盤の右半で

1) 腹膜 peritoneum と 卵巣 ovarium や 子宮 uterus との関係を観察しよう．

腹膜が子宮の前と後ろとで，それぞれ **膀胱子宮窩** excavatio vesicouterina, *vesicouterine pouch* と **直腸子宮窩** excavatio rectouterina, *rectouterine pouch* (**ダグラス窩** *Douglas pouch*) を作っていることを復習する．この腹膜は 子宮の側面で幅広い大きなヒダを作って体壁の壁側腹膜に移行する．これが **子宮広間膜** lig. latum uteri, *broad ligament of uterus* である．なお直腸子宮窩は，左と右の両外側方に開放しているが，ここでは子宮下部と直腸下部を外側から抱くようにして 腹膜のヒダが骨盤壁から棚状に延び出ている．これが **直腸子宮ヒダ** plica rectouterina, *rectouterine fold* で，内部に 仙骨子宮索 *sacrouterine ligament* (図 **191**) がある．

子宮広間膜は **卵管** tuba uterina, *uterine tube or oviduct* と **卵巣** ovarium, *ovary* までも包み込んで，これらの器官を養う血管と神経のために，それぞれ ヒダを作っている．卵管の所で折れ返る ヒダが **卵管間膜** mesosalpinx，卵巣の所で折れ返るヒダが **卵巣間膜** mesovarium で，残りの子宮広間膜が直接子宮に接している部分が **子宮間膜** mesometrium である．すなわち 子宮広間膜 lig. latum uteri は，上述の 三つの間膜 の総称ともいえる (図 **190**)．

2) **子宮円索** lig. teres uteri, *round ligament of uterus* も子宮広間膜の中を走っている (図 **190**)．広間膜をむきながら子宮円索を子宮の方にたどってみよう．子宮上部の側壁に達するだろう．また 子宮がわの卵巣の端の所で 子宮広間膜(卵巣間膜)をむくと，結合組織性の短い索が現われる．これが卵巣と子宮を結ぶ **固有卵巣索** lig. ovarii proprium, *ligament of ovary* である (図 **193**)．

> 子宮広間膜・子宮円索・固有卵巣索 は，ラテン名ではみな ligamentum と呼ばれているが，子宮広間膜だけは 腹膜のヒダで，後二者(平滑筋線維を含んだ結合組織索)とは 本態がまるきり違うことに注意しよう．日本名ではligamentumを すべて「靱帯」としないで，「間膜」や「索」として使い分けているのは賢明である．

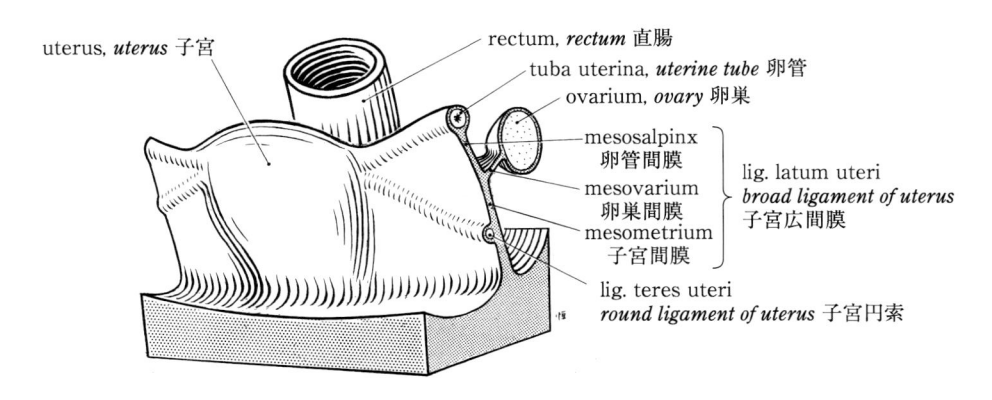

190. 子宮広間膜の構成を示す 模型図
斜め前から見る．

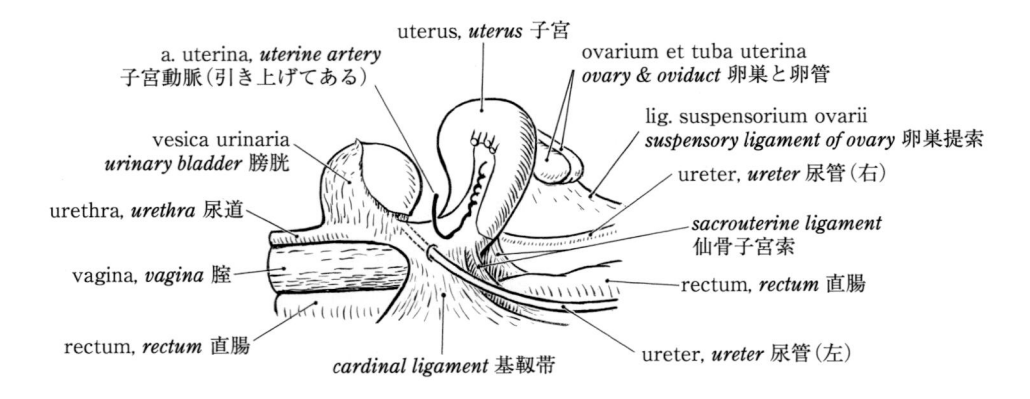

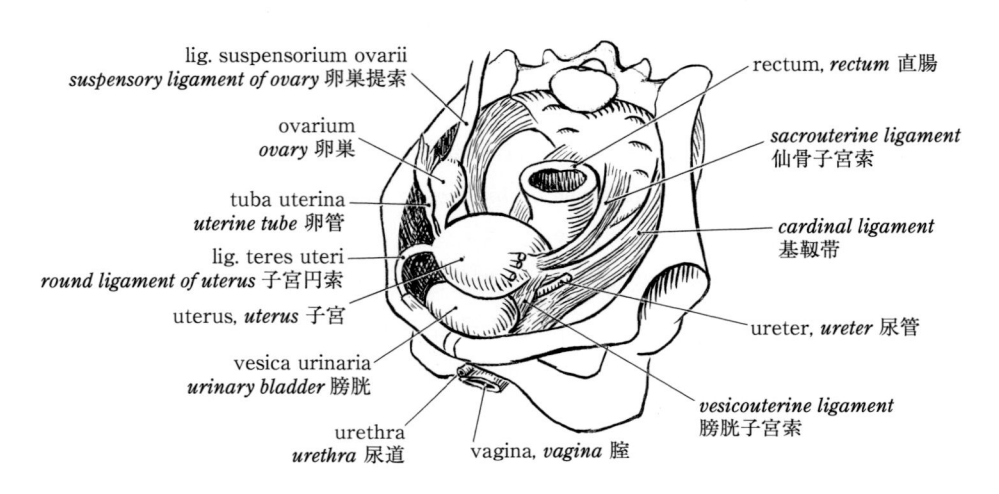

191. 子宮の支持装置（上の図は 左側面）〔小林 隆 による〕
ラテン名がついていない 靱帯と索は 境界不鮮明な結合組織の
線維束なので，この図のように明瞭には剖出できない．

　　固有卵巣索と 子宮円索 を合したものが，男性の 精巣導帯 gubernaculum testis（ハンター導帯 Hunter gubernaculum）に相当し，胎生期の **卵巣下降** descent of ovaries に関与する．女性では子宮が介在するために，卵巣が鼡径管を通れず，腹腔外に出られなかったいきさつが，これでよく理解できると思う（p. 106 参照）．

　3）卵巣動静脈 a. et v. ovarica を壁側腹膜を通して上から下の方にたどると，これらに沿って走る **卵巣提索** lig. suspensorium ovarii, *suspensory ligament of ovary*（漿膜下の結合組織が肥厚して束状になったもの）が，卵巣の上端に達するのが認められることもある（図 191）．

　4）子宮広間膜の基部をむくと，中には血管や神経と平滑筋線維を含む結合組織がある．この結合組織は子宮下部の周りを包んでおり，**子宮傍組織** parametrium と呼ばれる．

　　子宮傍組織の中には，次の 3種類の結合組織線維束（子宮支帯と総称）が走っている（図 191）．
　①**基靱帯** *cardinal ligament*（マッケンロート靱帯 *Mackenrodt ligament*）：子宮の下端部（子宮頚）と腟上端部の前壁と後壁を覆っている筋膜が 両外側縁で互いに会合し，扇状に広がって肛門挙筋と尾骨筋の上面の筋膜に付くもので，子宮支帯の最も主要な部分である．
　②**仙骨子宮索** *sacrouterine ligament*：直腸子宮ヒダを構成する腹膜をはぐと現われる線維束で，子宮頚から起こり，骨盤の側壁に沿って弯曲して走り，仙骨内面の骨膜に付くもの．
　③**膀胱子宮索** *vesicouterine ligament*：膀胱子宮窩の腹膜に覆われて存在し，膀胱の後面と子宮の前面を連結する．

これらの結合組織の索は，子宮円索・固有卵巣索・卵巣提索と共に 子宮とその付属器 adnexa（卵巣・卵管など）の支持装置を構成し，子宮摘出 hysterectomy などの手術の際に重要視される．
子宮傍組織は 炎症（**子宮傍組織炎** *parametritis*）を起こしやすい場所でもあり，また 傍組織内に埋まって存在するリンパ節には 子宮癌 *uterine cancer* の転移が起こる．

5）腹膜を一部かぶったままの 子宮の位置と形を観察する．子宮は全体として前に傾き（**前傾** *anteversion*），また子宮自身の形も 前に屈曲（**前屈** *anteflexion*）している のが正常である．

子宮の傾きや屈曲が正常と逆の状態になったものが **子宮後傾屈症**（いわゆる 子宮後屈）*retroversioflexion of uterus* ないし **子宮後傾症** *retrodeviated uterus* で，子宮の支持装置がゆるむと起こる 頻度の高いものである．正常婦人の約 20% が子宮後屈で，可動性のある場合は 合併症がない限り無症状で，生理的とみなされる．しかし治療の必要がある場合に，子宮円索 lig. teres uteri を浅鼠径輪の所で皮下に捕え，これを引っ張って短縮して，付近に固定する手術（アレキサンダー・アダムス手術 *Alexander-Adams operation*）が古く（1882 年）から有名だったが，最近では子宮後屈に対する手術をすることは少ない．

6）子宮と 腟・膀胱・直腸 との位置関係を調べる．また **肛門挙筋** m. levator ani の上面と下面を露出させて，これと上述の諸器官との関係を観察する．尿生殖隔膜との立体的な位置関係も，ここでよく理解するとよい．

骨盤の 左半で

1）左半には内臓はないが，肛門挙筋の断端を調べて その起始をよく観察する．特に内閉鎖筋との関係が大切である．尾骨筋 m. coccygeus との関係も見る．

2）閉鎖動静脈 a. et v. obturatoria と 閉鎖神経 n. obturatorius が通る **閉鎖管** canalis obturatorius, *obturator canal* の 位置と形 を観察する．

§ 69　骨盤の血管 と 神経

男性と共通だから，*p. 247～250* によって 解剖を進める．

§ 70 f　女性の 骨盤内臓

骨盤内臓の 取り出し

1）骨盤の右半で，膀胱・子宮・腟・直腸 の周囲の結合組織と神経叢を十分に取り除き，内腸骨動静脈から これらに分布する血管を適当に切って，骨盤隔膜 diaphragma pelvis, *pelvic diaphragm* の上面を 完全に露出する．

2）右側の肛門挙筋と尾骨筋の 起始と停止 を注意深く観察し，更に左右の肛門挙筋が前の方でV字形に開いた部分と 尿道・腟・尿生殖隔膜 との関係を調べる．

3）右側の肛門挙筋を 骨盤壁と直腸壁との中間の所で横に切っていき，肛門挙筋の後端部（尾骨の先端に付く部分）と尾骨筋は 骨盤壁の方に残すようにする．更に 尿生殖隔膜が右の恥骨枝から起こる所を切り，骨盤内臓に分布する 血管と神経を 適当に切断すれば，膀胱・子宮・腟・卵巣・直腸 などを 一まとめにして 取り出すことができる．

4）取り出した骨盤内臓で，腟の後壁と直腸との間の結合組織を取り除く．また前の方へ向かう肛門挙筋のV字状の筋束を，やや強引に尿生殖隔膜から分離すると，直腸と肛門を泌尿生殖器から分けることができる．

膀胱と尿道の後面と腟との間の結合組織を上の方から分けていき，泌尿器と生殖器をほとんど完全に分離する．腟の周りには静脈叢が発達している．

再び膀胱で

1）まず **膀胱** vesica urinaria, *urinary bladder*, Harnblase の外面を観察しよう．上面だけを覆っている腹膜をはぎ，周りの結合組織を取り除くと，平滑筋線維で構成される **筋層** が露出できる．膀胱の前上端には 尿膜管 urachus の遺残である **正中臍索** lig. umbilicale medianum, *median umbilical ligament* が付いている．**尿管** ureter はどのあたりから膀胱の筋層に入り込んでいるか？

2）膀胱の内面では，左右の尿管の開口部（尿管口 ostium ureteris, *ureteral orifice*）と 正中にある尿道の開口（内尿道口 ostium urethrae internum, *internal urethral orifice*）とを結ぶ **膀胱三角** trigonum vesicae, *vesical trigone* を復習する（図192）．尿管の開口部の近くでは粘膜面がいくらか高まっている．膀胱三角部の粘膜には，膀胱が空の時でもシワがない．また，ここの粘膜は三角部以外の粘膜に比べて色が少し濃く見える．

3）膀胱の粘膜をはいで，粘膜下組織の下にある筋層を露出させる．カゴ状の筋束が見える．尿管にゾンデを入れ，これに沿って筋層を切り開き，尿管がかなりの距離を斜めに筋層の中を走っていることを確かめる．

女性の尿道

1）**尿道** urethra にゾンデを入れ，それを目標にして尿道の前壁を全長にわたって正中で切り開く．

内尿道口の近くの割面では，膀胱の筋層はどのような形で走っているか？ 膀胱括約筋 m. sphincter vesicae（図192）という用語は，PNA で削除された．

2）女性の尿道の長さは 3～4 cm ほどしかなく，男性に比べてはるかに短い．これは男性の尿道の海綿体部 *penile urethra* が女性の尿道には存在しないからである．尿道の後壁には，内尿道口の所から正中を縦に下だる **尿道稜** crista urethralis, *urethral crest* があることは男性と同じだが，この稜線は下に行くにつれて細く低くなってしまう（図192）．

3）尿道が尿生殖隔膜を貫く所では，深会陰横筋の一部が輪状に尿道を取り巻き **尿道括約筋** m. sphincter urethrae, *urethral sphincter* を作っていることを復習する（図192）．

> 男性でも女性でも尿道にはコックが2ヵ所ある．内尿道口にある膀胱括約筋と尿生殖隔膜の尿道括約筋がそれである．前者は平滑筋で随意には開け閉めできないが，後者は横紋筋なので随意的に動かせる．
> 尿道の粘膜には **尿道腺** gl. urethralis, *urethral gland* が散在して，その導管は時に独立して腟前庭に開く，これが **尿道傍管** ductus paraurethralis, *paraurethral duct*（スキーン管 Skene duct）（図192）で，淋疾の時に淋菌の巣になることは，既に p. 255 で述べた．女性の尿道腺は男性の前立腺（の一部）と相同であり，男性の尿道腺は女性の小前庭腺に相当する．

4）腟前庭に開く **外尿道口** ostium urethrae externum, *external urethral orifice* を観察す

§ 70 f　女性の骨盤内臓　265

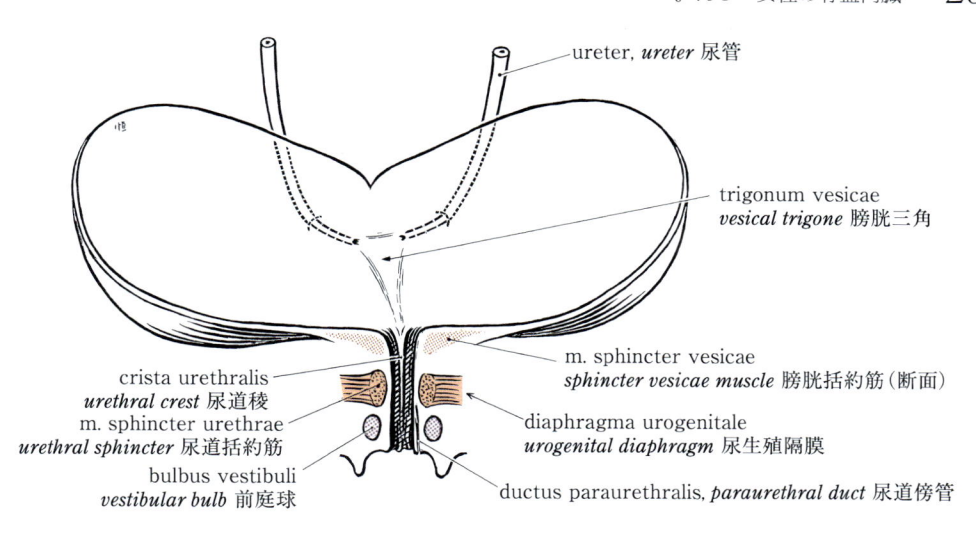

192. 女性の膀胱と尿道を 前方から開いたところ
男性の 図184 と比較しよう．

る．この出口の所には 球海綿体筋に由来する筋束が輪走している．

卵巣 と 卵管（子宮付属器）

卵巣・卵管と これに関連する腹膜のヒダ などを総称して **子宮付属器** adnexa uteri, *uterine adnexa or uterine appendages* と呼ぶ．

1）**卵巣** ovarium, *ovary* は男性の精巣と相同 *homologous* の器官である．老人では萎縮してしまっているが，若い女性の卵巣の外観は 驚くほど精巣によく似ている．

2）卵巣と腹膜との関係を復習しよう．卵巣を包んだ腹膜は **卵巣間膜** mesovarium となって子宮広間膜 lig. latum uteri の一部を作っている．子宮に近いがわの卵巣間膜を完全にむいて，**固有卵巣索** lig. ovarii proprium, *ligament of ovary*（図193）を はっきり剖出する．卵巣間膜（2枚の腹膜）が卵巣に付くところ，すなわち 腹膜に覆われていない部分が **卵巣門** hilus ovarii, *hilus of ovary* である．

3）卵巣の表面には，青白くて半透明の **胞状卵胞** vesicular ovarian follicle（**グラーフ卵胞** *Graafian follicle*）が見える（図193，老人の卵巣にはない）．胞状卵胞は，成熟の度合によってその大きさは様々である．排卵のあとの胞状卵胞は **黄体** corpus luteum に変わる．黄体は，卵巣の表面からも見えるが，あとで割面を作った時に確かめられる．

4）卵巣の遊離縁から門 hilus に向かって割を入れ，卵巣の割面を観察しよう（図194）．若い遺体なら **胞状卵胞** や **黄体**，また 黄体が更に瘢痕化してできた **白体** corpus albicans を見ることができる．

　　排卵された卵が受精をして 妊娠が成立すると，黄体は 更に大きくなって（妊娠黄体 corpus luteum graviditatis），妊娠を持続させるのに必要な 黄体ホルモン（プロジェステロン *progesterone*）を出す．
　　古代ローマの時代，ニワトリの産卵の世話をする 奴隷のことを ovarius と呼んだ．この言葉を女性の卵巣に採用したのは，ずっと降って ステンセン Stensen（ステノ Steno）(1660) であるという．それまでは 卵巣は testis muliebris（女性の睾丸）と呼ばれていた．

5）**卵管** tuba uterina, *oviduct or uterine tube or Fallopian tube* と腹膜の関係を復習しよう．卵管を包んだ腹膜は **卵管間膜** mesosalpinx となって，子宮広間膜の一部を作っている．

卵管は卵巣の近くで漏斗状に膨れている．ここを **卵管漏斗** infundibulum tubae uterinae, *infundibulum of oviduct* といい，そのへりには イソギンチャクの触手のような ふさ(**卵管采** fimbriae tubae, *fimbriae of oviduct*)が何本も付いている．漏斗をつまみ上げて，卵管の腹膜腔への開口（**卵管腹腔口** ostium abdominale tubae uterinae, *abdominal ostium of oviduct*）を探してみよう（図 193）．この小さな穴は 卵管采の ヒダの間に隠れて 案外に見付けにくい．

卵管漏斗は内側方で卵管の **膨大部** ampulla に続き，これを更に内側の方にたどると，子宮のすぐ近くで また細くなって（卵管の **峡部** isthmus），子宮の内腔に連絡する．

卵管間膜の中には，卵巣に近いところに **卵巣上体** epoöphoron という，熊手の先のような形の小さな器官が埋まっている．これは男性の 精巣上体 epididymis に相当するものである．図 193 に示されているような立派な卵巣上体は，若い遺体でないと見付けにくい．また付近に存在するはず

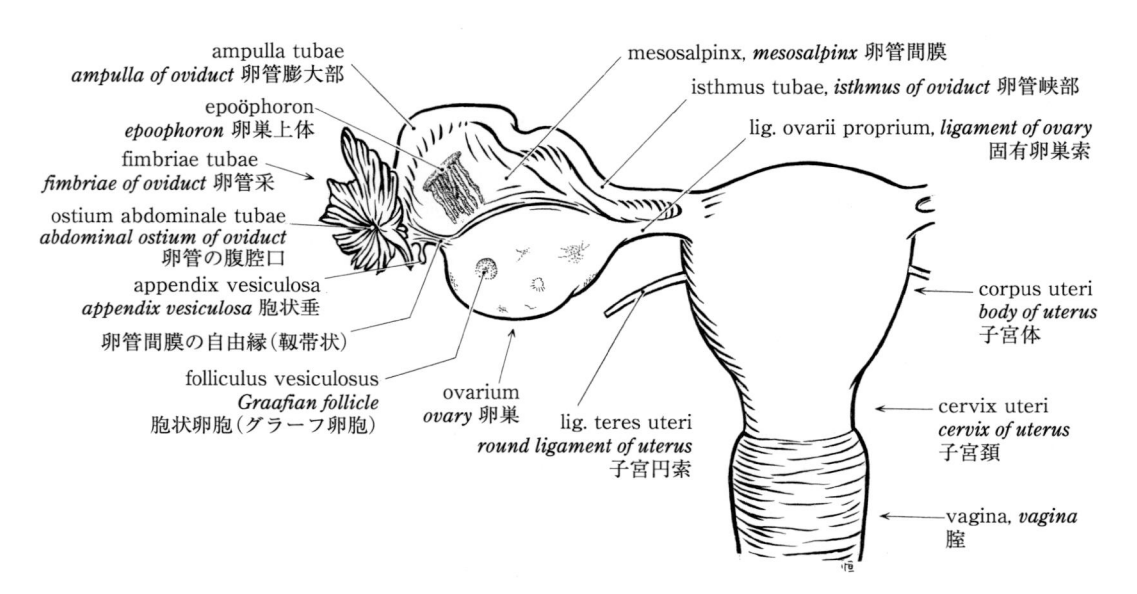

193．20 歳の処女の 子宮・卵管・卵巣
老人では これとはかなり違って見える．

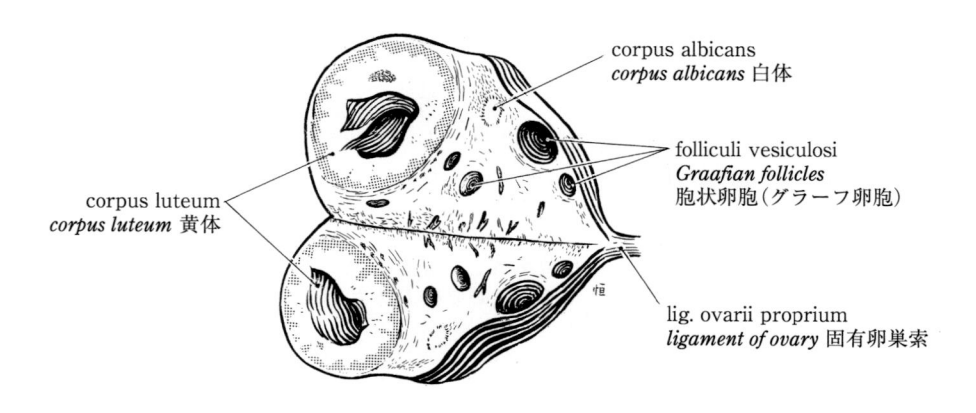

194．20 歳の処女の 卵巣の割面

の 卵巣傍体 paroöphoron（ウォルフ管の一部の名残り）は，肉眼では剖出できないほど小さく退縮してしまっている．

卵管を覆っている 腹膜と卵管間膜とを はいで，卵管を露出させる．卵管を縦に切り開いて，その内面の粘膜にある無数の細かいヒダを観察する．このヒダは膨大部では特に発達している．

排卵されて腹膜腔に放出された卵は，卵管の腹腔口から卵管の中に入る．この時には，卵管采はぴったりと卵巣の表面にへばり付く（卵管間膜内の平滑筋束の収縮による）．卵管に入った卵は，卵管の粘膜上皮にある繊毛の働きと 卵管壁のうごめきで 子宮腔に送られ，腟を経て体外に排出される．またタイミングよく精子と出会った場合は，卵管膨大部で受精をし，受精卵は卵割を進めながら子宮の方に進み，準備が整っている子宮粘膜に着床して，妊娠が成立するのである．

mesosalpinx の salpinx は ギリシャ語で ラッパ（トランペット）という意味である．卵管の全体の形は たしかにラッパに似ているし，日本でも 卵管のことを 喇叭管と呼んだ時代があった． *salpingitis*（卵管炎），*salpingography*（卵管造影），*hydrosalpinx*（卵管留水症）など，salpinx という語は卵管に用いられることが多い．しかし salpinx は 耳管のためにも使われ，耳管炎のことも *salpingitis* という（*p. 307*）．念のため．

子宮と腟

1) **子宮** uterus は，丸く膨らんだ **子宮体** corpus uteri, *body of uterus* と，やや細くなった **子宮頸** cervix uteri, *cervix of uterus* とに区分されるが，これらは便宜上の区分であって，境界がはっきりしているわけではない．子宮体のうち，左右の卵管付着部を結んだ線よりも上の部分を，**子宮底** fundus, *fundus of uterus* という．また 子宮頸の下半は 腟 vagina の中に頭を突っ込んでいるので，腹膜腔からは見えない．ここを 子宮頸の **腟部** portio vaginalis, *vaginal portion* という．腟の中に指を深く入れて，この部分を触れてみよう．

子宮頸の腟部のことを，産婦人科などでは portio と略称する．portio は英語の *portion* と同じで「部分」という意味だから，理論的には portio だけいうのはおかしいが，面白い習慣である．

2) **子宮間膜** mesometrium と子宮との関係 を復習してから，鋭いピンセットで 子宮表面の腹膜（**子宮外膜** perimetrium）をはぐ．子宮の表面には 疎性の漿膜下組織が存在しないので，非常に はぎにくいだろう．**子宮筋層** myometrium の表面を露出し，少なくとも一部で この子宮筋層をよくほぐして複雑な平滑筋線維束の走向を観察する．またここで **子宮円索** lig. teres uteri, *round ligament of uterus* がどのようにして子宮に付いているかを確かめる．

uterus という ラテン語は uter（ヤギの皮で できた袋）と関係があるらしい．myometrium の metra も子宮（または 母）のことである．子宮の ギリシャ語は hystera で，*hysterosalpingography*（子宮卵管造影術）などという用語で使われる．いわゆる ヒステリー hysteria は，昔は 子宮と関係があると思われたために付けられた名前である．

3) 腟と子宮とは 単純に上下につながっているのではなく，子宮は前に傾き，逆に 腟の内腔の中軸は かなり後ろに傾いている．そのために 腟の前壁は 後壁よりも約 1 横指も短い．

腟 vagina の後壁を正中よりもやや右か左に寄って切開して（後壁の代わりに，側壁を切開してもよい），内腔を見よう．上部には子宮頸の腟部 portio vaginalis が頭を突っ込んでいるのがわかる．腟の天井は これを取り巻いて **腟円蓋** fornix vaginae, *fornix of vagina* を作っている．この円蓋は 腟部の後ろで 特に奥深く，上の方は **直腸子宮窩** excavatio rectouterina, *rectouterine pouch* (**ダグラス窩** *Douglas pouch*) に接する．

子宮頸の腟部の後ろで，腟円蓋に注射針を刺せば，ダグラス窩にたまった膿や血液を容易に採取することができる．産婦人科で よく行なう方法である（ダグラス窩穿刺，*p. 149*）．

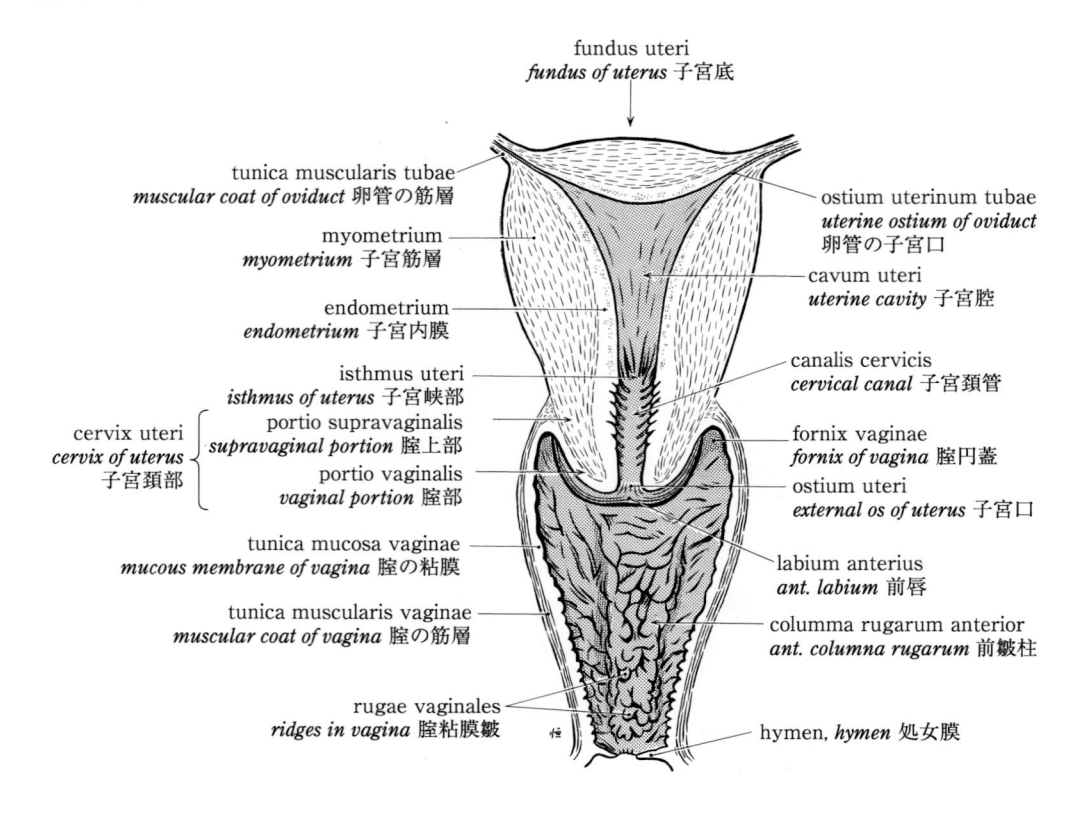

```
                        fundus uteri
                        fundus of uterus 子宮底
tunica muscularis tubae
muscular coat of oviduct 卵管の筋層                ostium uterinum tubae
                                                 uterine ostium of oviduct
           myometrium                            卵管の子宮口
           myometrium 子宮筋層
                                                 cavum uteri
           endometrium                           uterine cavity 子宮腔
           endometrium 子宮内膜
                                                 canalis cervicis
           isthmus uteri                         cervical canal 子宮頚管
           isthmus of uterus 子宮峡部
                                                 fornix vaginae
cervix uteri   portio supravaginalis             fornix of vagina 腟円蓋
cervix of uterus supravaginal portion 腟上部
子宮頚部        portio vaginalis                   ostium uteri
               vaginal portion 腟部                external os of uterus 子宮口

           tunica mucosa vaginae                 labium anterius
           mucous membrane of vagina 腟の粘膜      ant. labium 前唇

           tunica muscularis vaginae             columna rugarum anterior
           muscular coat of vagina 腟の筋層         ant. columna rugarum 前皺柱

           rugae vaginales
           ridges in vagina 腟粘膜皺              hymen, hymen 処女膜
```

195. 20歳の処女の 子宮と腟
老人では これとかなり違った所見を呈する.

子宮頚の腟部の先端には **子宮口**(こう) ostium uteri, *external os of uterus* が開いている．この開口の形は お産をしたことのない婦人では 円形または卵円形だが，経産婦では 短い横一文字の形をしている．後者の場合では，子宮口の前と後に口唇(くちびる)のような高まりが はっきり見える．

腟内面の前壁と後壁には それぞれの正中を縦に走る高まり(皺柱(すうちゅう) columnae rugarum)がある．皺柱は前壁の下部では特によく発達している．そのほか粘膜一面に複雑な突出(腟粘膜皺(しわ) rugae vaginales, *ridges in vagina*)が 無数にある(図 195)．

  腟粘膜皺と皺柱は 若い女性ではわかりやすいが(図 195)，お産の回数を重ねるたびに，また 老人になるにつれて はっきりしなくなる．殊に死後処置として 腟に綿を詰め込んだまま固定された遺体では，なおさらのことである．
  正常の状態では腟の内腔は前後に圧平されていて，前後の皺柱がほとんど触れ合わんばかりになっている．けれども腟壁はかなり弾力性があり，お産の時には赤ん坊の頭を通せるほどに広がり得るのである．腟の粘膜は重層扁平上皮で覆われている．

4) **子宮** uterus の上壁と側壁とを 前頭方向に切開する．まず 内腔(**子宮腔**(くう) cavum uteri, *uterine cavity*)を観察しよう．

子宮腔は 前後に圧平されており，驚くほど狭い．卵管の内腔が子宮腔と連絡していることを確かめる．子宮腔は頚管に移行する所では，特に狭くなっている(子宮峡部 isthmus uteri)．それより下では，子宮頚の内腔は管状に近い(**子宮頚管** canalis cervicis uteri, *cervical canal*)．子宮口 ostium uteri も断面でよく観察できる(図 195)．左右の卵管の子宮への開口部と 子宮

口を結ぶと，二等辺三角形に近い形になる．

断面で **子宮筋層** myometrium の厚さや性状を見る．体部の筋層では静脈叢が筋線維の間を走っている．子宮体と子宮頸では 筋層にどんな違いがあるか？ 卵管の筋層との関係は？ 腟の筋層との関係は？ 子宮の内面で かなり厚い粘膜（**子宮内膜** endometrium）をむいてみる．子宮内膜の厚さや性状は月経周期の時期によって大差がある．

子宮内膜の炎症が **子宮内膜炎** *endometritis* で，多くは腟を経由して病原菌が入り込む．
これとは別に，子宮内膜の特徴を持った組織が 本来の子宮内膜以外の場所（子宮体部の筋層やダグラス窩・卵巣等の骨盤腹膜）に存在する病変を **子宮内膜症** *endometriosis* といい，意外に頻度の高いものである．月経周期に一致して 出血や月経痛など 種々の症状を呈する．

直腸 と 肛門

（男性と共通なので，*p. 253～254* の **直腸と肛門** によって解剖する）．

―――― きゅうけいしつ ――――

性行為による女性の快感は，陰核によるものと，腟によるものがある．ところが 陰核と腟の性感のメカニズムは 全くと言っていいほど違っている．

陰核は「ミニ・ペニス」と言えるが，この小さな器官に 男のペニスに劣らないほど多量の知覚神経が分布していると言えば，陰核が機械的刺激を受けることによって，いかに豊富な信号を脳に送るかが想像できるだろう．実際，組織学の切片標本で陰核の神経を見ると，上皮直下の多数の自由終末のほか，固有層には 陰部神経小体 *genital corpuscles* という特殊な触・圧覚受容器があり，陰核海綿体の白膜の上面にはファーター・パチニ小体（振動感覚の受容装置）が 沢山に配備されている．

一方，腟の刺激によって，性感 特に絶頂反応（オルガスム）が起こるメカニズムについては，ほとんど何もわかっていなかった．

産婦人科医の話によると，腟口の一部分を除けば，腟は機械的な刺激には鈍感らしい．メスで切っても 鉗子でつまんでも，患者は 痛みを訴えないという．組織学的にも，腟壁に豊富な知覚神経が分布している様子はなく，終末装置のようなものは 全く見られない．

それでは 性交による腟の快感は どこから来るのだろうか？ 最近の研究によると，その答えは，腟の前方を走る尿道にありそうだ．免疫組織化学の発達によって，尿道の固有層と 更に上皮の中に，知覚神経（*substance P* と CGRP という，いずれも 知覚神経に特徴的な信号物質を含む）が，想像を絶するほど密な網を作っていることが分かってきた．

―――― 快感は 尿道にあり ――――

それに加えて 上皮の中には，セロトニン（5HT）というアミンを分泌する，神経細胞に似た性状の細胞（*paraneuron*）が沢山に分布している．このパラニューロンは，上皮の中に樹枝状に突起を延ばし，その分布と形態から見て，圧迫される，引き伸ばされる，といった機械的な刺激を受ける 機械受容器 *mechanoreceptor* と推定される．

＊　　＊　　＊

ここで 腟の局所解剖学を 見直してみよう．腟は 前後に圧平されたトンネルで，その前壁には前皺柱という土手が，盛り上がっている．この土手の壁のすぐ向こうに尿道が走っているのだから，土手を圧すことは 尿道に 変形や機械的刺激を加えることになる．こうして 尿道の上皮内のパラニューロンが セロトニンを放出し，それによって刺激された知覚神経が興奮して，性的快感を起こすのだろう，というのが 近年注目を集めている仮説である．

この仮説は 形態学者の憶測にとどまらず，生理学的実験からも支持されている．例えば，ノースウェスタン大学（シカゴ）の生理学者は，雌ラットの尿道に生理的食塩水を入れると，一定のオルガスム反応を起こすことが出来るが，代わりにセロトニン溶液を入れると，反応の閾値が著しく下がる（オルガスムが起こり易くなる）ことを報告している．

［参照］ K. E. McKenna et al.：Modulation by peripheral serotonin of the threshold for sexual reflexes in female rats. Pharmacol. Biochem. Behav. 40：151～156, 1991.

§71 骨盤壁の筋と股関節

骨盤壁の 筋 と 神経

1) 坐骨棘から起こり仙骨下部と尾骨外側縁に停止する **尾骨筋** m. coccygeus を剖出する. その裏側には, **仙棘靱帯** lig. sacrospinale, *sacrospinous ligament* が接している.

2) **内閉鎖筋** m. obturatorius internus, *obturator internus muscle* を起始から停止まで確認する. また仙骨の前面では **梨状筋** m. piriformis の起始を確かめる (図 181, 182).

3) 骨盤後壁の血管を適当に取り除いて, **仙骨神経叢** plexus sacralis, *sacral plexus* を復習し, その根を元の方にたどって前仙骨孔 foramina sacralia pelvina まで到達させる (図 182).

4) 前仙骨孔のすぐ内側で仙骨の前面を下だる **交感神経幹** truncus sympathicus, *sympathetic trunk* を求める. **仙骨神経節** ggll. sacralia はわかるか？ 交感神経幹を尾骨の方までたどると, 左右の神経幹が互いに正中に近付いてきて, 左右のものが一緒になって **不対神経節** ggl. impar という小さな神経節を作るが, 骨盤の切半のされ方によっては わかりにくいかもしれない.

股関節の まわりの 筋

1) 骨盤の外の方から, **外閉鎖筋** m. obturatorius externus, *obturator externus muscle* を復習し, その起始から停止までを確かめる. 閉鎖管 canalis obturatorius を通ってくる 閉鎖動静脈 a. et v. obturatoria と 閉鎖神経 n. obturatorius もよく観察しておく.

2) **大殿筋** m. gluteus maximus の 大腿骨への停止を確かめ, 大殿筋の下断端を 骨から はがし去る. **中殿筋** m. gluteus medius と **大腿筋膜張筋** m. tensor fasciae latae も取り去る.

3) 坐骨結節 tuber ischiadicum の所で, 大腿二頭筋 m. biceps femoris, 半膜様筋 m. semimembranosus, 半腱様筋 m. semitendinosus などを, 起始の近くで切断して 取り去る.

4) 上双子筋 m. gemellus superior と 下双子筋 m. gemellus inferior の起始と停止を確認して, 筋腹で切断する.

5) 大腿の内転筋群は既に取り去ってあるから, 恥骨筋 m. pectineus を取り去れば 外閉鎖筋 m. obturatorius externus の全貌がよく見えてくる.

股 関 節

1) 梨状筋と 内・外閉鎖筋とを停止の近くで切断し, その下層にある幅広い **坐骨大腿靱帯** lig. ischiofemorale, *ischiofemoral ligament* と やや細い **恥骨大腿靱帯** lig. pubofemorale, *pubofemoral ligament* を観察する. これらは 股関節 art. coxae の関節包を 後ろと下から補強する靱帯である.

2) 小殿筋を取り去り, 腸腰筋を取り除きながら **腸骨大腿靱帯** lig. iliofemorale, *iliofemoral ligament* を剖出する. これは 下前腸骨棘から起こって 大腿骨上部の前面に停止する ほぼ三角形 (逆 Y 字形) をした 強力な靱帯で, 股関節の関節包の前面を補強している.

腸骨大腿靱帯は人体最大の靱帯で，上半身が股関節より後ろへ傾くのを防ぐバンドの役目をしている．つまり直立のバランスをとるためには，腸腰筋（特に大腰筋）と共に不可欠のものである．なお上半身が股関節で前へ傾くのを防ぐものとしては，大殿筋が最も重要である．腸骨大腿靱帯の三角形は両側辺が厚くて中央部が薄いので，英仏では **V字靱帯**，または **Y字靱帯** *Y-shaped ligament* と呼んでいる．

なお，骨盤が左右に傾くのを防ぐ筋は，中殿筋（と小殿筋）である（*p. 205* 参照）．

大腿骨を色々な方向に動かして，これらの靱帯の働きを観察する．そして後面で坐骨大腿靱帯と恥骨大腿靱帯の間の所が，補強が最も弱いことを理解しよう．このように股関節の関節包は 後面が最も弱いので，外傷性の股関節脱臼 *hip dislocation* の時には，大腿骨頭は後ろの方に脱臼しやすい．

3）骨盤と大腿骨を結ぶ靱帯と関節包を ぐるりと切り，**股関節** art. coxae, *hip joint* の関節腔を開く．

関節頭である大腿骨頭 caput femoris の先端には長さ約3cmの 関節内靱帯（**大腿骨頭靱帯** lig. capitis femoris, *ligament of femoral head*）が付いていて，これが 関節窩（**寛骨臼** acetabulum）の切痕部に付着しているのが見える．大腿骨頭靱帯の表面は 滑膜で覆われている．

寛骨臼は その辺縁に線維軟骨性の **関節唇** labrum acetabulare, *acetabular labrum* が取り巻いて その深さを増している．実際に大腿骨頭に接触する 関節窩の軟骨面は，半月状の **月状面** facies lunata, *lunate surface* といわれる部分である．それが と切れている所が切痕部で，ここには横に走る靱帯（寛骨臼横靱帯 lig. transversum acetabuli）があって 切痕部を埋めており，大腿骨頭靱帯も ここに付いている．寛骨臼の中心部（寛骨臼窩 fossa acetabuli）の組織をほじってみよう．ここには 滑膜に覆われた脂肪 が詰まっている．

　大腿骨頭靱帯は 大腿骨頭を寛骨臼につなぎ留める役目もさることながら，実は 血管を導くための靱帯である．まだ骨端軟骨が存在する子供の時代には，大腿骨頭はこの靱帯の中を通ってきた血管で養われる．ところが 骨端軟骨が消失するに従って この血管は萎縮を始め，おとなでは大腿骨の頚部の根元から骨に入る別の血管（内側大腿回旋動脈 a. circumflexa femoris medialis の枝）によって 大腿骨頭も養われる状態になる．おとな，殊に老人の **大腿骨頚部骨折** *femoral neck fracture* は，骨頭への血流が絶たれるために まことに治りにくいものである．

　股関節は関節窩も深く，関節包も強靱であるうえに，強大な筋肉の保護を受けているので脱臼することは肩関節より少ないが，寛骨臼の形成不全による **先天性股関節脱臼** *congenital hip dislocation* は一時は かなり頻度が高かった．その整復治療には パヴリック装具 *Pavlik harness* が有名である．

　股関節脱臼の時には，大腿骨頭が寛骨臼からはずれて 多くは後ろ上の方に転位するので，同側の中殿筋と小殿筋は たるんでしまって，収縮しても力を出せない．そのために 病側の下肢に体重をかけて起立すると，健側の骨盤が ガクンと下がる．これを **トレンデレンブルグ徴候** *Trendelenburg sign* という．この状態で歩行すると 腰が交互に落ちて，アヒルのような歩き方になる（トレンデレンブルグ歩行 *Trendelenburg gait*）．

仙骨と腸骨の関節

時間に余裕があれば，仙骨と寛骨（腸骨）を結ぶ靱帯を 十分に剖出してから切断し，**仙腸関節** art. sacroiliaca, *sacroiliac joint* を観察する．

仙腸関節の前下半部には関節腔があるが，その他の部分では 仙骨と腸骨は 線維性に連結されている．

まず関節腔を開き，次いで仙骨と腸骨の間の分離を試みよう．メスで線維を切るだけでは，両骨の分離は不可能に近いことがわかる．

あ た ま

§72 くびの深層

血管とその枝

1）遺体を背臥位にして，頸部で **総頸動脈** a. carotis communis, *common carotid artery* を上にたどり，これが 内頸動脈と外頸動脈 に分かれることを復習する (p. 28).

　　総頸動脈が 内頸動脈と外頸動脈 に分かれる高さは 変異に富む．その分岐は 普通は 甲状軟骨の上縁（第3頸椎と第4頸椎の間）の高さだが，これより高い位置で分岐する場合には（高位分岐），あとで観察する 外頸動脈の枝の起始部や 頸動脈小体の観察が 多少やりにくくなる．

2）次いで **外頸動脈** a. carotis externa, *external carotid artery* から 次の枝が分かれ出るのを見る．

（1）**上甲状腺動脈** a. thyreoidea superior, *sup. thyroid artery*：甲状腺の上端から甲状腺に入っている．また上甲状腺動脈からは **上喉頭動脈** a. laryngea superior, *sup. laryngeal artery* が分枝して 喉頭に向かう．

（2）**顔面動脈** a. facialis, *facial artery*：下顎骨の下縁（下顎角の前 約2cmのところ）で剖出するとよい．この顔面動脈を元の方にたどると 顎下腺の上をまたいで（時には顎下腺を貫いて），外頸動脈に達する．

　　顔面動脈の脈拍は 生体の皮膚の上から よく触れられる．自分の顔で 下顎骨の下縁（の上方に向かって やや凹んでいる所）で 触れてみるとよい．

（3）**舌動脈** a. lingualis, *lingual artery*：舌下神経 n. hypoglossus にほぼ伴行し，舌骨のすぐ上で深部に入り込む．これらの動脈に伴行する 静脈も見よう．

　　舌動脈は約20％の頻度で 顔面動脈と共通幹（舌顔面動脈 truncus linguofacialis, *linguofacial trunk*）を作る．

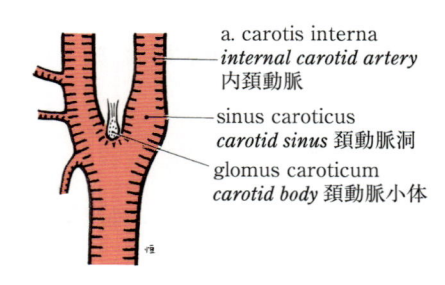

196. 頸動脈洞と頸動脈小体
右のものを裏側から見る．上から神経の束が入るところを示してあるが，神経の詳細は 図204（p. 283）を見よ．

a. carotis interna
internal carotid artery
内頸動脈
sinus caroticus
carotid sinus 頸動脈洞
glomus caroticum
carotid body 頸動脈小体

　時間が許せば，内頸動脈と外頸動脈との分岐点を裏側から解剖して，**頸動脈小体** glomus caroticum, *carotid body* を剖出する．これは米粒大の淡褐色の塊りで，動脈の壁に密着し（図196），細い数本の神経が上から分布しているのがわかる（図204）．これらの神経の元は p. 283 で見るから，切らないでおく．内頸動脈の始まりの部分は少し膨らんでいる．この膨らみは **頸動脈洞** sinus caroticus, *carotid sinus* と呼ばれ，血圧の変化（特に血圧上昇による動脈壁の拡大伸張）を感受して，血圧調節反射に関与する場所である．ここにも 主に 舌咽神経の枝である 数本の細い神経（頸動脈洞神経 *sinus nerve*）が来ている（図196，204）．

　頸動脈小体は 1742年にハレル（Haller）とトラウベ

(Traube)によって発見されたが，その働きについては長いあいだ不明であった．1924 年になってハイマンス(C. Heymans)らの研究によって，これが血液中の酸素と炭酸ガスの分圧の変化によって興奮し，反射的に呼吸を変化調節させる 化学受容器 chemoreceptor であることがわかった．組織像としては 動静脈吻合 arteriovenous anastomosis がたくさん集まった間隙に，類上皮細胞 epitheloid cells が増殖した所見が見られる．

頸動脈洞に存在する受容器(圧受容器 baroreceptor)と同類のものが，大動脈弓・腕頭動脈・肺動脈 などにも存在する．

4）**椎骨動脈** a. vertebralis, *vertebral artery* の 鎖骨下動脈からの起始と その走行をたどり，第 6 頸椎の横突孔 foramen transversarium に入る(94%)ことを確かめておく．これに伴行する **椎骨静脈** v. vertebralis, *vertebral vein* は，第 7 頸椎 の横突孔に入るのが通例である．

椎骨静脈 v. vertebralis は，頸部では椎骨動脈 a. vertebralis に伴行して横突孔を貫いて走るが，両者は 末梢の分布範囲が違うことを注意すべきである．すなわち 椎骨動脈は 頭蓋内に入って脳に分布するが，椎骨静脈は 脳からの静脈血は受けず，頭蓋腔外 extracranial の静脈血だけを受ける (p. 86)．

脳神経の復習

次の脳神経を できるだけ元の方へたどり，それぞれに 色糸などで 目印をつけておく．

1）胸鎖乳突筋と僧帽筋を支配する **副神経** n. accessorius, *accessory nerve*.
2）総頸動脈の後ろ外側に沿う **迷走神経** n. vagus, *vagus nerve*.
3）**頸神経ワナ** ansa cervicalis の上根(上行枝)を 上にたどって見つけられる **舌下神経** n. hypoglossus, *hypoglossal nerve*.

血管 と 神経 の切断

1）**奇静脈** v. azygos, *azygos vein* が上大静脈に注ぐ直前で これを切断する．**最上肋間動脈** a. intercostalis suprema, *supreme intercostal artery* を肋頸動脈 truncus costocervicalis から切り離す．鎖骨下動脈よりも下で **交感神経幹** truncus sympathicus, *sympathetic trunk* を切断しておく．横隔神経 n. phrenicus と後斜角筋 m. scalenus posterior も適当な所で切断する．

2）頸部内臓全体を大動脈弓と共に前の方へ持ち上げて，咽頭の後ろへ手を差し入れ，疎性結合組織を分けながら，頸椎(と椎前筋群)から引き離す．この 咽頭の後ろの透き間(**椎前隙** spatium praevertebrale, *prevertebral space*)は，下の方では胸郭内の 縦隔 mediastinum に続いているので(図 197)，炎症の波及経路として臨床的に重要である．

頭部の切り離し

これから本来の頭部に入るが，そのために 頭部を胴体からはずす処置が必要になる．これには色々な方法があるが，環椎と軸椎の間を 次の順序に従って はずすことにする．これには，かなりの 時間と労力 が必要である．

1）後頭下の筋群を，後頭骨と頸椎から むしり取って清掃し，骨を露出させて，後頭骨と各椎弓を結ぶ靱帯様の膜(**後環椎後頭膜** membrana atlanto-occipitalis posterior, *post. atlanto-occipital membrane* と **黄色靱帯** lig. flavum)を観察する(図 198)．また 環椎(の外側塊)の上縁に沿って横に走る **椎骨動脈** a. vertebralis, *vertebral artery* が，後環椎後頭膜を貫いて 大後頭孔の方に向かうのを確認しておく．

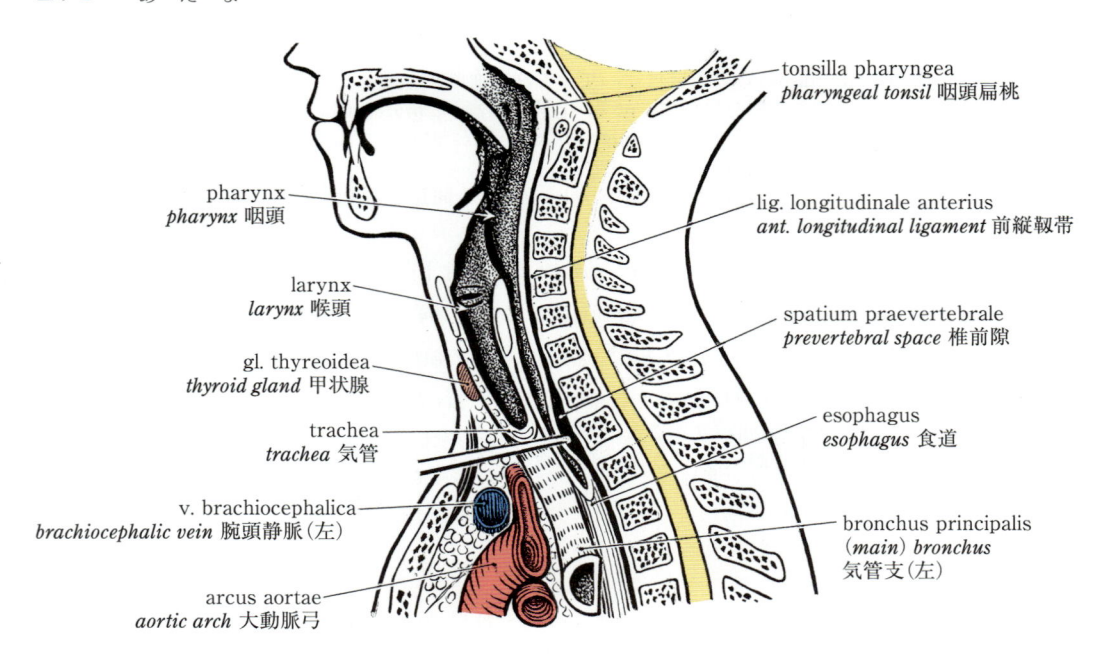

197. 椎前隙を正中断で示す 半模型図
〔勝又の図をもとにして〕（**図201** も 参照）

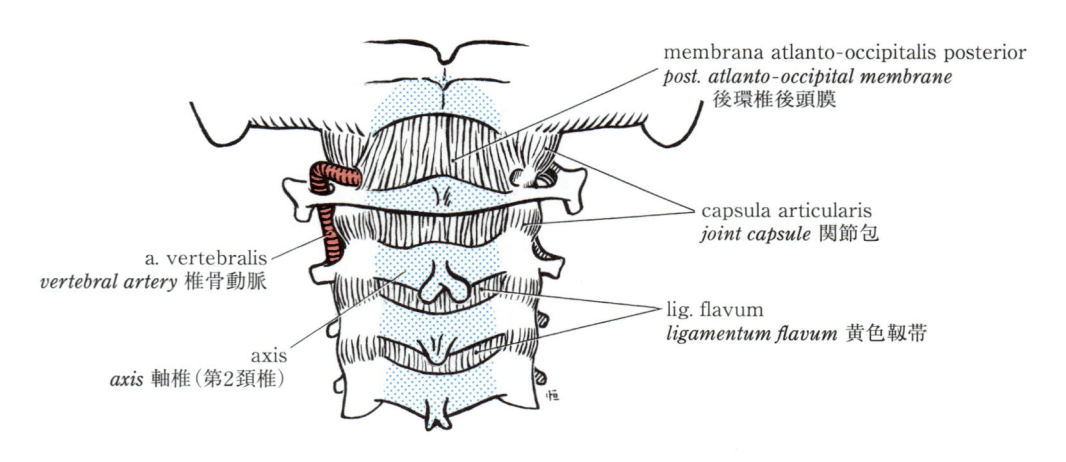

198. 頭部の 切り離し手順（１）
細かく点を打ったところは 取り除く部分.

　2）ノミで第１頸椎（環椎）と上位頸椎の椎弓を切り，棘突起と一緒に除去すれば，硬膜上腔を埋める疎性結合組織と静脈叢の向こうに，**脊髄硬膜** dura mater spinalis, *spinal dura mata* が現われる（**図199**）．

　3）硬膜を傷つけないようにして，骨鉗子で **大後頭孔** foramen magnum のへりを約１cm だけ後ろの方に削って，大後頭孔の径を広げる．

　　この操作によって視野が広がるので，頭と頸をつなぐ膜や靱帯の観察，ひいては頭部の切り離しが容易になる．この方法の採用にあたっては 名古屋大学の 酒井 恒 名誉教授の示唆に負うところが多い．

4）削り広げた大後頭孔の部分の脳硬膜 dura mater encephali, *cranial dura mata* と，その下方への延長である **脊髄硬膜** dura mater spinalis を 第3頚椎の高さまで 広く切り開いて第1～第3頚神経の根を切り，残存する脊髄を取り出す．

==== きゅうけいしつ ====

くびを切る．くびを締める．くび吊り．ギロチン…．くびは人命をおびやかす物騒な場所，人体で最も危険な部分である．頚椎は華奢にできていて，簡単な事故で骨折や捻挫を起こし，その中を通る脊髄が破損すると不治の障害を起こす．内頚動脈は かみそり1枚で切れるところを走っているし，またそれを押さえれば脳の血流が不足する．ヒトでは椎骨動脈というバイパスが太いので，内頚動脈を圧迫しても効果は劇的ではないが，ウマやヤギではバイパスが細いので，内頚動脈を圧迫するとたちまち昏睡状態に陥る．carotisとはギリシャ語のkaros（深い眠り）から来ている．

気道も首をしめられれば閉鎖する．自殺の半数を占めるという首吊り（縊死）では，気道と血管の閉塞のほかに，頚動脈洞と迷走神経の圧迫によって反射的に心停止が起こる．

　　　　　＊　　　　＊　　　　＊

こんな危険なくびが，どうして存在するのだろう．それは危険性を補って余りあるメリットが，このくびれた構造にあるからだろう．動物の進化をみると，それがよく分かる．

サカナはくびがない．くびに当たる部分は太くて，頭の骨がかぶさり，胸びれとくっついている．左右に大きなえらが張っている．太いくびそのものの中には心臓と肝臓が収まっている．サカナを解剖してみればよいのだが，「皿の上の解剖」なら今晩にもできるかもしれない．煮魚や焼き魚を食べるとき，箸で心臓を探し出してみてほしい．思いのほか高いところ—口のすぐ下に，心臓が見つかるだろう．そして肝臓の上半分も，くびの中におさまっていることを確認しよう．

魚類の一部が上陸をはたすと，えらが不要になり，胸びれが頭の骨から引き離され，くびれができる．そして胸びれが発達して上肢になり，這い歩く両生類が誕生した．くびができたので，あたまが胴体とは別に動くようになった．カエルは頭上をとぶ虫を，ヒョイと舌でとらえることができる．

爬虫類では，不完全ながら後ろを振り向くこ

==== くびの由来 ====

ともできるようになる．哺乳類では頭はいっそう自由に動かせるようになった．感覚器と口を搭載する頭部を，大きな胴体と別に動かす性能を獲得することによって，動物は敵や餌を見つけて立ち向かうことが容易になり，生存競争に勝ち残ってきたのだろう．

しかし，いちばん立派なくびを持っているのは鳥類だろう．魚をとる鵜のくびのしなやかで敏速な動きは，まさに芸術である．フクロウやミミヅクは，くびを180°回転して真後ろを見ることができる．近年の研究では，彼らは目よりむしろ耳が敏感にできていて，音の来る方へ頭を回し，左右の耳に入る音波の差によって，獲物が発する音の方向と距離を特定する．こうなると，くびは精密機械の一部である．

　　　　　＊　　　　＊　　　　＊

造物主の大きな手（進化の力）がサカナやイモリのくびを握ってギューッとくびれさせたと想像しよう．その勢いで上肢があたまから離れ，胸から伸び出すことになる．くびの中にあった心臓と肝臓は，胸の中に押し下げられる．—と言うとあまりに乱暴だが，ここは「きゅうけいしつ」だから，まあいいだろう．えらに代わって呼吸器として肺が発達するが，これも心臓の両わきに押し込まれるから，肝臓はいっそう下の方へ，腹の領域にまで追いやられる．

諸君は解剖実習で，次の一連の事実を目にして不思議に思ったことだろう．上肢の全体が胸神経でなく，頚神経で支配されていること，心臓が脳や頚部の自律神経から支配されていること，心臓の下面にある横隔膜が，頚神経叢の枝（横隔神経）を長々と引きずっていることなど．これらの現象は，くびがくびれたことによって，元来くびにあったこれらの体部が，胸や腹に追いやられたことを示している．

そして，この進化の過程（系統発生）は，胎児のからだの中でおこる個体発生でも，見事に繰り返えされている．

　　参考：山田宗睦ほか：頚は何のためにあるか．風人社，1995

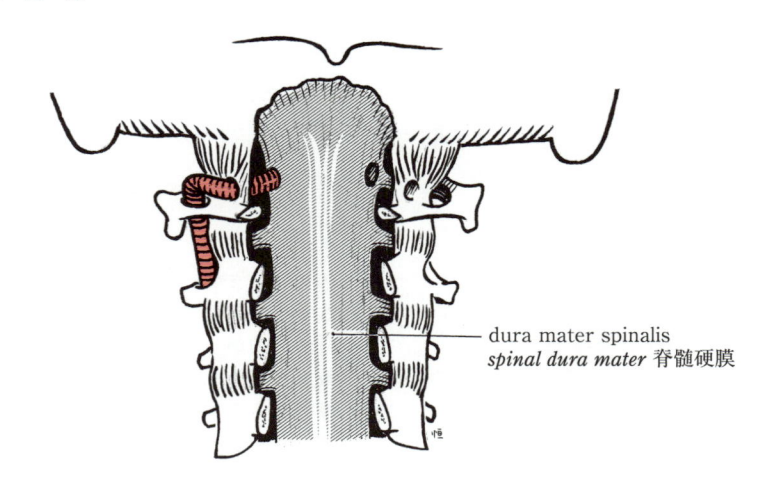

199. 頭部の切り離し手順（2）
椎弓を切り，大後頭孔の後縁をかじり取ったところ．

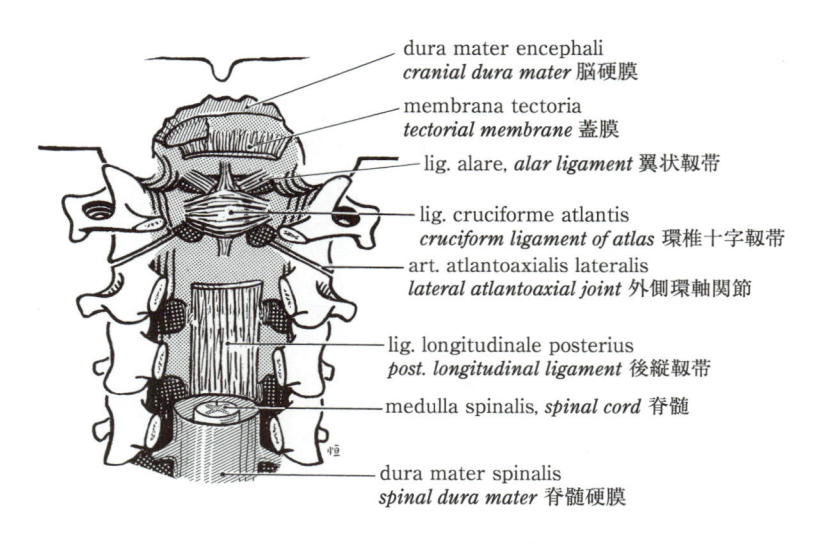

200. 頭部の切り離し手順（3）
脊髄と硬膜を切り取ったところ．

5）脊柱管 canalis vertebralis の前壁に接着する脊髄硬膜を下の方からめくり返すと，各椎骨の椎体後面を縦に連結する **後縦靱帯** lig. longitudinale posterius, *post. longitudinal ligament* が下層に現われる（図200）．

　　40歳以後に，頚椎の後縦靱帯が異常に骨化する難病がある（**頚椎後縦靱帯骨化症** ossification of post. longitudinal ligament of cervical spine）．脊柱管が狭められて骨化した靱帯が脊髄を圧迫するので，肩や頚が異常に凝ったり痛んだり，指先がしびれたりする．更に進んで脊髄神経の根が圧迫されるようになると，手が動かなくなったり，字が書けなくなったり，手や指の知覚鈍麻が進行する（p. 85 のバルソニー病も参照）．

　硬膜を更に上にはがしていくと，後縦靱帯は次第に広くなり，大後頭孔の少し上の高さで，後縦靱帯の延長が **蓋膜** membrana tectoria, *tectorial membrane* となって硬膜と癒合している（図200, 201）．この癒合を調べるには，蓋膜と硬膜の間の透き間（**硬膜上腔** cavum epidurale,

§72 くびの深層　*277*

epidural space)に ゾンデ を入れて，上にたどるとよい．大後頭孔の前縁を少し越えたあたりで，ゾンデが行き止まりになる．ここが 蓋膜と硬膜の癒合場所に相当する．

硬膜上腔 cavum epidurale は 脊柱管の中だけにあって，頭蓋腔内では硬膜上腔は存在しない（図201）．蓋膜 membrana tectoria とは 硬膜上腔の蓋をする膜 という意味である．tectoria は tectum（蓋，尾根）の形容詞．

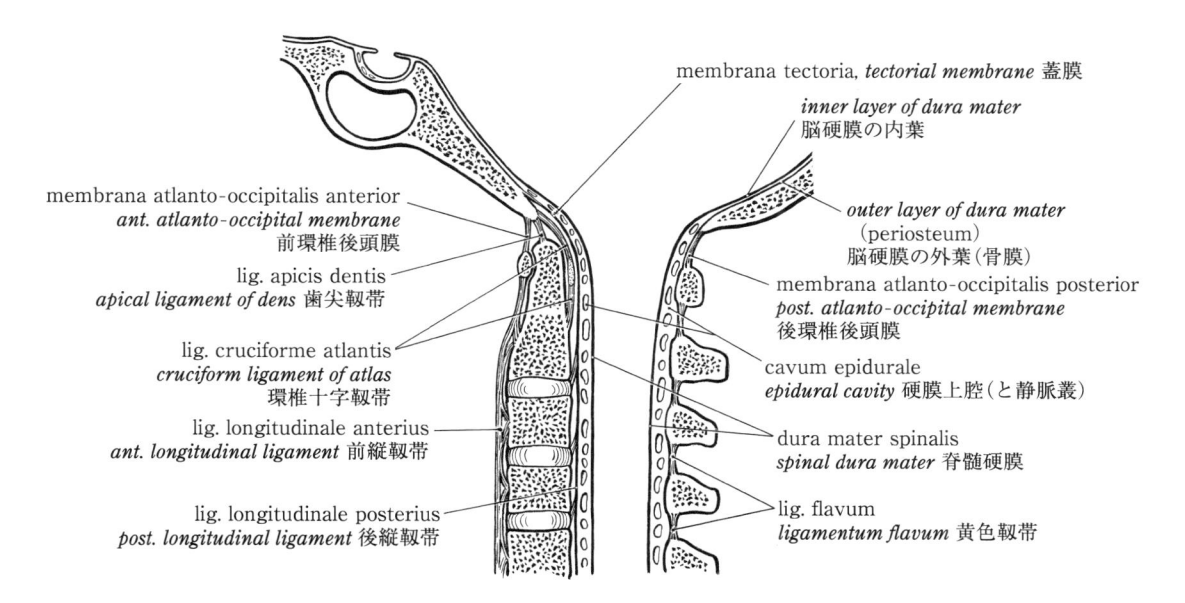

201. 頭蓋と脊柱の連絡（正中断 模型図）
特に 硬膜上腔や 蓋膜などに注意しよう．

6）**後縦靱帯** lig. longitudinale posterius, *post. longitudinal ligament* を下から十分にめくり返し，軸椎 axis の歯突起 dens の周囲の靱帯を観察する（図200）．すなわち 歯突起の後面に接して横に走る 環椎横靱帯 lig. transversum atlantis と，縦に走る 縦束 fasciculi longitudinales を見よう．この両者を総称して **環椎十字靱帯** lig. cruciforme atlantis, *cruciform ligament of atlas* という．首をぐるぐる回してみて，その運動の時，後頭骨と環椎の間は あまり動かないで，環椎と軸椎の間が よく動くことを確かめる．

7）環椎と軸椎の間の関節（外側環軸関節 art. atlanto-axialis lateralis）を露出し，関節包を後ろからメスで開いて，外側環軸関節を半ば はずす．

8）環椎横靱帯 lig. transversum atlantis を切り，更に縦束 fasciculi longitudinales の下行脚を切ると，軸椎の **歯突起** dens が露出する．

9）前の方から中斜角筋 m. scalenus medius と肩甲挙筋 m. levator scapulae の 環椎横突起からの起始部を切り，**頚長筋** m. longus colli の上端部と **頭長筋** m. longus capitis を確認してから，これらを環椎のすぐ下で切断する．横突孔を貫いて上行する椎骨動脈を 環椎と軸椎の間で切断し，外側の方から 環椎と軸椎の間の関節包を切る．

10）歯突起の上端と 後頭骨の下面を結ぶ **歯尖靱帯** lig. apicis dentis, *apical ligament of* *dens*（図 201）と，歯突起の外側面と後頭顆を結ぶ **翼状靱帯** lig. alare, *alar ligament*（図 200）を確認してから それぞれ後ろの方から切断すると，頭部が 頚部内臓と環椎を付けたままで 完全に軸椎からはずれる．

11）次に，はずれた頭部から 環椎 atlas を取り外すことになるが，環椎の位置の見当をつけてから，まず環椎と後頭骨の間に張っている 前頭直筋 m. rectus capitis anterior と 外側 頭直筋 m. rectus capitis lateralis を切断する．次いで環椎と後頭骨の間の連結，すなわち **環椎後頭関節** art. atlanto-occipitalis, *atlanto-occipital joint* の関節包を露出させて，その関節包と一緒に 前・後環椎後頭膜 membrana atlanto-occipitalis anterior et posterior（図 201）を切断すれば，環椎が後頭骨からはずれる．ここで 環椎と後頭骨の両関節面をよく観察しておく．

§ 73 顔 の 浅層

体表の観察

骨格標本も参照しながら 以下の 骨部を観察する．これらは生体でも よく触れられるから，自分のからだで確かめておこう．

目の周囲で **眼窩** orbita の辺縁の輪郭を触れてみる．

眉 supercilium, *eyebrow* の形，毛の走向などを見たのち，眉と ほぼ一致する 骨の高まり（眉弓 arcus superciliaris）を触れ，この眉弓を 内側へたどって 正中部の骨の高まり（眉間 glabella）を確かめる．

頬部では **頬骨弓** arcus zygomaticus, *zygomatic arch* を触れてみる．

顔の皮切り と 表情筋

顔面表情筋 *muscles of facial expression*（顔面筋 *facial muscles*）の解剖にあたっては，個々の筋の名称などにこだわらず，むしろ 表情筋の 本質的な構造と機能 に主眼を置くべきである．

表情筋というと 表情だけが問題にされがちだが，その本来の役目は 顔の４種類の窓（目・鼻・口・耳）の開閉であって，この働きは 動物（殊に哺乳動物）の生存にとって重要なものである．人間は たまたま これを感情の表現にも用いることができる というだけのことである．

構造の面では，表情筋は 深層の骨などから起こって 窓の周囲の皮膚に付いており（**皮筋** *cutaneous muscle*），筋線維の走向についていえば，窓を閉じる筋は輪状に，窓を開ける筋は放射状に走る原則がある．すべての表情筋は **顔面神経** n. facialis の支配を受けている．

1）口の周辺の皮はぎ：口唇の赤唇縁のへりに割を入れて その周囲の皮膚を薄くはぎ，口を同心円状に囲む **口輪筋** m. orbicularis oris と，口から放射状に走る筋群を剖出する（図 202）．

赤唇縁自身は そのままその場に残しておく．**広頚筋** platysma も くびから上にたどって顔面での起始を見る．**顔面動静脈** a. et v. facialis, *facial artery & vein* を くびから上の方へたどり，これが下顎底 basis mandibulae を越え，広頚筋の下層で何本かの枝を出しながら，迂曲して口角の外側方を上行するのを見る．

顔面動脈が迂曲して走るのは，その分布域が 表情筋や咀嚼筋の働きのために 可動性に富んでいることと関連している．

2）目の周囲の皮はぎ：眼瞼裂の周囲の皮膚を薄くはぎ，目を同心円状に取り巻く **眼輪筋**

§ 73 顔の浅層　*279*

m. orbicularis oculi を剖出する．睫毛(まつげ) cilia, *eyelashes* と 眉毛(まゆげ) supercilia, *eyebrows* の生えている部分は，むかずに その場に残しておく．

先ほど口の周辺で剖出した 顔面動静脈 a. et v. facialis を更に上にたどり，これが目がしらの近くで 眼角動静脈 a. et v. angularis, *angular artery & vein* になることを見る．眼窩の外側寄りの所では，眼輪筋を貫いて皮膚に分布する 細い神経が見られる．これは知覚神経で，三叉神経 n. trigeminus の枝である．

眼角動脈の吻合は 図 202 に示した．臨床では むしろ眼角静脈の吻合 の方が問題になる．顔面(特に目がしらや鼻背)の炎症が，静脈経由で眼窩から頭蓋内の脳へ移って，髄膜炎などを起こすことがあるからである．

3）鼻孔の周囲：鼻尖(びせん) apex nasi, *apex of nose*（鼻のあたま）と 鼻翼(びよく) ala nasi, *nasal ala*（こばな）の皮膚をむく時，そこに 脂腺 gl. sebacea がよく発達した人では，白い つぶつぶが 肉眼でも よく見えることがある．鼻の周囲の小さな筋(顔面表情筋の一部)も剖出する．

4）前頭部の皮膚をはいで眉と関連する小筋を見たのち，前頭筋 venter frontalis musculi occipitofrontalis を観察する（図 202）．前頭筋を上の方にたどりながら 前頭部の頭皮をはぎ，帽状腱膜 galea aponeurotica が前頭筋の腱 になっていることを見る．頭毛(とうもう，髪の毛，とうはつ 頭髪) capilli, *head hair* の毛根を 頭皮(とうひ) *scalp* の断面で観察しながら，頭頂部と後頭部の 頭皮をはぐ．帽状腱膜を 後ろにたどると，これが 後頭筋 venter occipitalis musculi occipitofrontalis に続くことがわかる．すなわち帽状腱膜は 前頭筋と後頭筋 の中間腱である．

PNA では，INA の m. frontalis ＋ 帽状腱膜 ＋ m. occipitalis を，一つの筋(二腹筋)とみなし

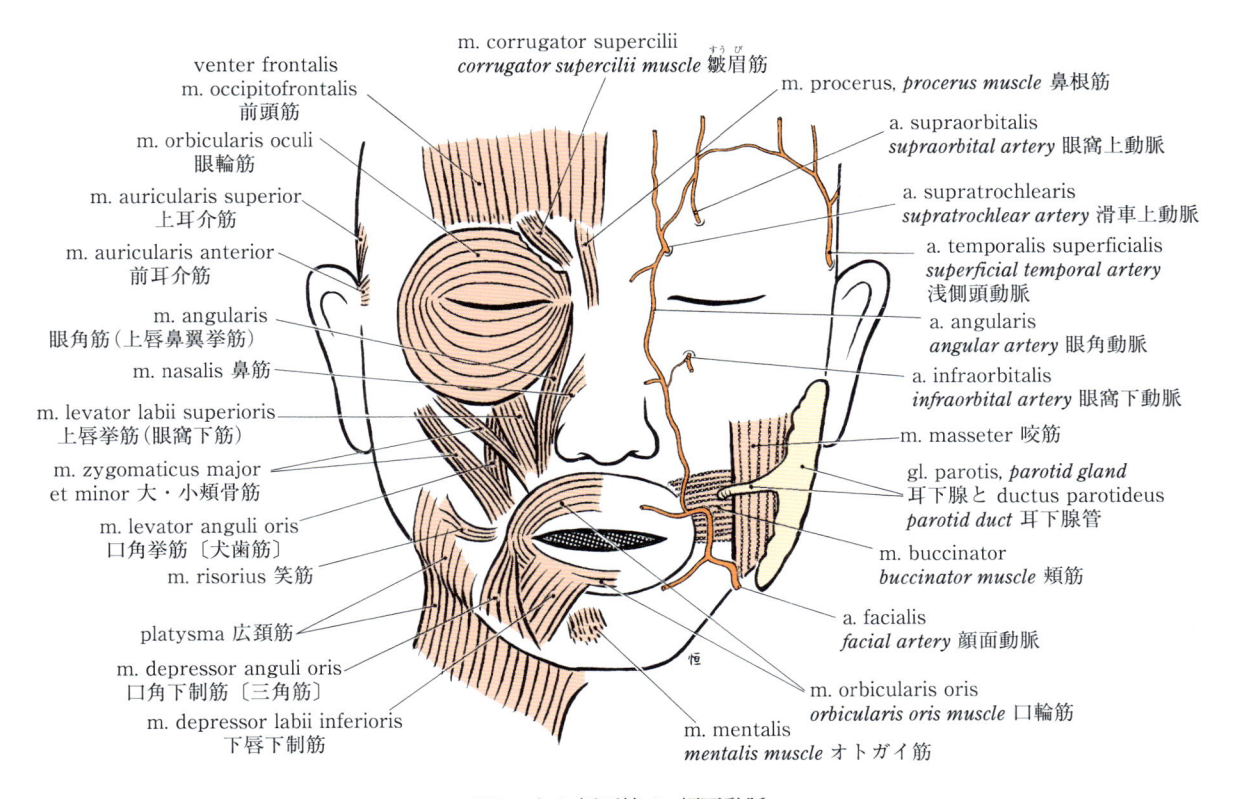

202. 主な顔面筋 と 顔面動脈
同時に 眼角動脈の吻合 と 耳下腺管を示した．

て，m. occipitofrontalis のような呼びにくい名前にしてしまった．日本名はその愚にならわず，元のまま 前頭筋・後頭筋 としてある．

頭皮・皮下組織・帽状腱膜 の三者は密に結合しているが，帽状腱膜と頭蓋骨膜 との結合はゆるく（帽状腱膜下層 subgaleal layer），両者は剥がれやすく，また血管が豊富なため 血腫を作りやすい（腱膜下血腫 subgaleal hematoma）．

5）耳のまわり：**外耳** auris externa, *external ear*，特に外耳孔の前にある皮膚を薄くはいで **浅側頭動静脈** a. et v. temporalis superficialis, *superficial temporal artery & vein* を探し，これの後縁に沿って走る **耳介側頭神経** n. auriculotemporalis, *auriculotemporal nerve*（下顎神経の枝）を剖出しておく．

浅側頭動脈の脈拍は，生体の皮膚の上からもよく触れられる．特に外耳孔の直前で著明で，注意すれば 動脈の走行を上の方に辿ることもできる．自分の顔で触れてみるとよい．

次いで 時間に余裕があれば，**耳介** auricula, *auricle* の周りの皮膚を薄くはいで，耳介から放散する **外耳介筋群** extrinsic auricular muscles（前耳介筋・上耳介筋・後耳介筋 m. auricularis anterior, superior et posterior）の剖出を試みよう．外耳をつまんで 前へ引っ張りながら，その裏側に付く靱帯（後耳介靱帯 lig. auriculare posterius）が，耳介を乳様突起につなぎ止める役目をしていることを理解しよう．（耳介の外形は p. 330 で観察する．）

耳下腺 と 顔面神経

1）耳下腺の厚い被膜（耳下腺筋膜 fascia parotidea）をはいで **耳下腺** gl. parotis, *parotid gland* の腺体を出し，その広がりを見る．一部は下顎角 angulus mandibulae の裏側にも入っている．被膜をはぐ時に **耳下腺リンパ節** lnn. parotidei, *parotid lymph nodes* にも注意する．

2）耳下腺の前縁から 咬筋 m. masseter を横切って頬部に達する **耳下腺管** ductus parotideus, *parotid duct*（ステンセン管 Stensen duct）を探し，それが **頬筋** m. buccinator を貫いて口腔に向かうのを見届ける（図202）．耳下腺管を 逆に 耳下腺の腺体内の方にたどると，何体もの枝を出して分岐しているのがわかる．（耳下腺管の開口は p. 304 で観察する．）

3）耳下腺をほじって，**顔面神経** n. facialis, *facial nerve* の枝が耳下腺を貫いて（耳下腺は支配しない）顔面に出て，各表情筋へ放散するのを見る．これらの顔面神経の枝を なるべく元の方までたどっておく．また p. 18 で剖出した 広頚筋 platysma への枝（顔面神経の頚枝 r. colli n. facialis）も 上にたどって，耳下腺の中で どこから分枝しているか を確かめる．

4）頬骨弓 arcus zygomaticus の下方の くぼみにある脂肪塊（**頬脂肪体** corpus adiposum buccae, *sucking pad or buccal fat pad*）は，普通の皮下脂肪とは違って，線維の少ない 水々しい脂肪組織からなり，イクラを詰めたような感じになっている．この 頬脂肪体は 適当に取り除いてよい．

5）既に一部を剖出した **耳介側頭神経** n. auriculotemporalis, *auriculotemporal nerve* も，なるべく元の下顎神経の方までたどっておく．（耳介側頭神経は p. 314 で 詳しく観察する．）

parotis という語は，para（傍）と otis（耳）との複合語で，耳の傍らにあるもの という意味である．17世紀のフランスの解剖学者 リオラン Riolan の命名である．耳下腺が ウイルス性の炎症を起こしたものが，お多福かぜ mumps（流行性耳下腺炎 *epidemic parotitis*）である．思春期以後に発症する 流行性耳下腺炎の約20％には 精巣炎を併発する（*mumpus orchitis*）．

舌骨上筋群 など

下顎骨（一部は側頭骨の茎状突起）から起こって 舌骨に停止する筋群を **舌骨上筋群** supra-

hyoid muscles という．具体的には，顎二腹筋・茎突舌骨筋・顎舌骨筋・オトガイ舌骨筋 の 4 対がある．舌骨上筋群は 舌骨下筋群(*p. 26*)と協力して，咀嚼の時に 下顎骨を引き下げる 働き をする．では，これらの筋を次々に剖出しよう．

1) まず **舌骨** os hyoideum, *hyoid bone* の位置を指先で触れて確かめたのち，**顎下腺** gl. submandibularis, *submandibular gland* の被膜をはがして，顎下腺の実質を露出させる．腺体 そのものは，ここでは取り去ってはならない．

2) 下顎角 angulus mandibulae の後ろで耳下腺をほじりながら，**下顎後静脈** v. retromandibularis, *retromandibular vein* を上の方にたどり，それが多くの場合(47%) **浅側頭静脈** v. temporalis superficialis, *superficial temporal vein* となることを見る．(浅側頭静脈が外頚静脈の方に流入する例も 25%の頻度で見られる．)

3) 次いで，**顎二腹筋の後腹** venter posterior m. digastrici, *post. belly of digastric* を剖出 し，その起始の近くで顔面神経 n. facialis の枝が この後腹に分布するのを確かめる(図 203 の B)．この筋を前にたどると 中間腱を経て **前腹** venter anterior, *ant. belly*（下顎神経の枝の 顎舌骨筋神経の支配）となり，下顎骨の内面に停止する．中間腱が 固い結合組織によって 舌骨 につなぎ留められている様子を観察しよう（図 203 のA）．顎二腹筋の前腹と後腹とは 神経支配 が違うが，その理由は *p. 282～283* を参照．

  顎二腹筋の前腹には 異常筋束が存在することがあり，特に 前腹の後部から分かれて 内側の顎 舌骨筋筋膜に停止する 余剰筋束(m. digastricomylohyoideus)が 20%の頻度で見られる．

  顎二腹筋の後腹と 肩甲舌骨筋の上腹(*p. 26*)と 胸鎖乳突筋の内側縁 で囲まれた三角形の領 域は 周囲から軽く凹んでおり，ここでは 総頚動脈が特に浅い所を通るので 生体の皮膚の上か ら 脈拍をよく触れることができ，**頚動脈三角** trigonum caroticum, *carotid triangle* と呼ばれる．

4) 顎二腹筋の後腹と並んで走る **茎突舌骨筋** m. stylohyoideus, *stylohyoid muscle* を剖出 し，起始の近くで支配神経(顔面神経)を確かめる(図 203 のB)．この筋の停止腱は 顎二腹筋の 中間腱よりも内側 すなわち深層 を通ることが多いが(60～90%)，中間腱の外側(浅層)を通っ たり(10%)，二分して中間腱を挟むこともある(5～20%)．

5) 顎二腹筋の前腹と後腹，ならびに下顎体 corpus mandibulae の間にできる三角形の領域 が **顎下三角** trigonum submandibulare, *submandibular triangle* で，**顎下腺** gl. submandibularis, *submandibular gland* が，この 顎下三角に存在することを確かめよう．

6) 下顎底 basis mandibulae に沿って走る血管(オトガイ下動静脈 a. et v. submentalis)と 神経(顎舌骨筋神経 n. mylohyoideus)を剖出し，その分布を できるだけたどっておく．

7) 顎二腹筋の中間腱を 前腹に近い所で切断し，前腹と後腹を めくり返す(図 203 のB)． 前腹の裏側で これに入る **顎舌骨筋神経** n. mylohyoideus, *mylohyoid nerve* の枝を確かめる． 舌骨と中間腱との連絡は よく観察してから切ってよい．

8) ここで **顎舌骨筋** m. mylohyoideus, *mylohyoid muscle* がよく見えてくる．周囲の結合 組織を取り去りながら 顎舌骨筋の外側方への広がりを確かめ，下顎骨からの起始も観察する．

  左右の顎舌骨筋は，全体として平たい三角形を作り，口腔の底になるので，**口腔隔膜** diaphragma oris, *oral diaphragm* の別名がある．顎下腺と舌下腺とは 顎舌骨筋で境されている．すなわち 顎 下腺は 口腔外 *extra-oral* に，舌下腺は 口腔内 *intra-oral* に存在する(*p. 304* 参照)．

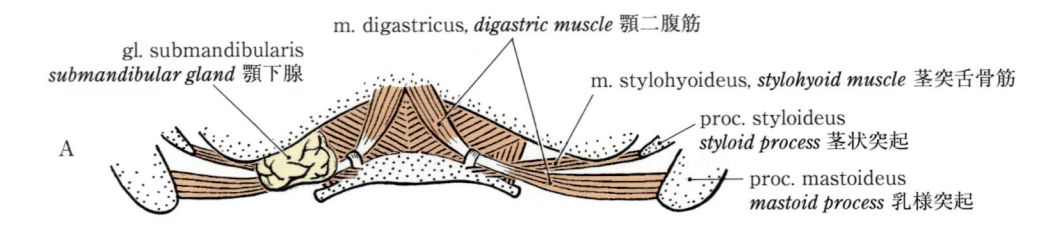

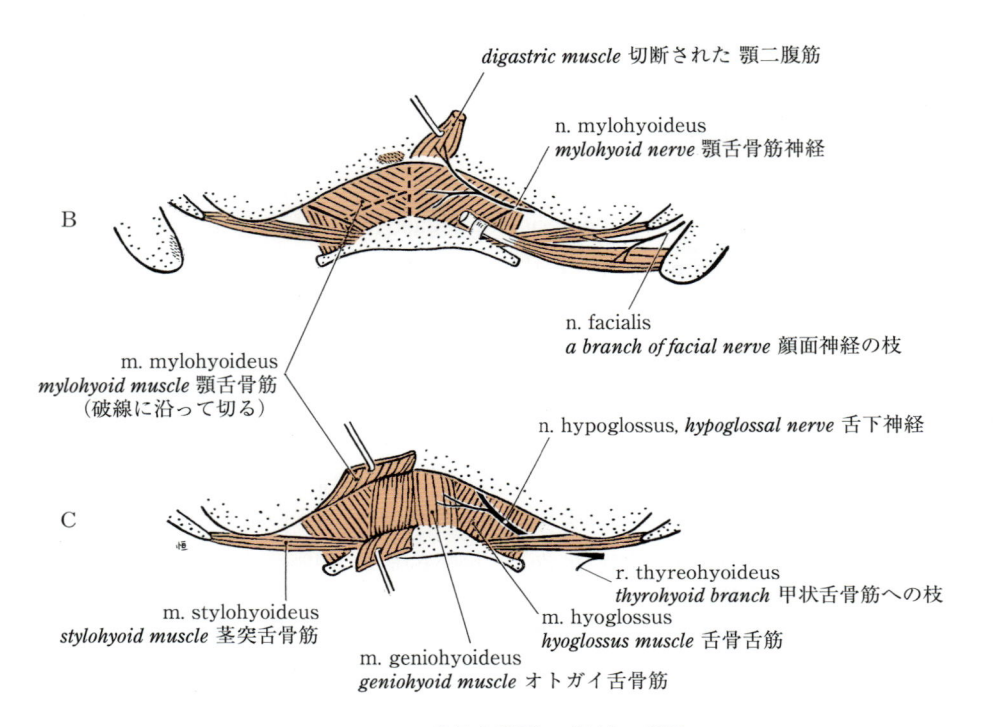

図の説明:

A
- gl. submandibularis *submandibular gland* 顎下腺
- m. digastricus, *digastric muscle* 顎二腹筋
- m. stylohyoideus, *stylohyoid muscle* 茎突舌骨筋
- proc. styloideus *styloid process* 茎状突起
- proc. mastoideus *mastoid process* 乳様突起

B
- *digastric muscle* 切断された 顎二腹筋
- n. mylohyoideus *mylohyoid nerve* 顎舌骨筋神経
- n. facialis *a branch of facial nerve* 顔面神経の枝
- m. mylohyoideus *mylohyoid muscle* 顎舌骨筋（破線に沿って切る）

C
- n. hypoglossus, *hypoglossal nerve* 舌下神経
- r. thyreohyoideus *thyrohyoid branch* 甲状舌骨筋への枝
- m. hyoglossus *hyoglossus muscle* 舌骨舌筋
- m. stylohyoideus *stylohyoid muscle* 茎突舌骨筋
- m. geniohyoideus *geniohyoid muscle* オトガイ舌骨筋

203. 舌骨上筋群の 解剖の手順
下顎のアーチの左右両半を 同一平面上に展開してある

---

9) 顎二腹筋の後腹をめくり返したあとで，茎突舌骨筋 m. stylohyoideus の後ろに **舌下神経** n. hypoglossus, *hypoglossal nerve*（図 203 の C）と **舌動静脈** a. et v. lingualis, *lingual artery & vein* を求める．また 今まで見えなかった 外頸動脈 a. carotis externa の枝（浅側頭動脈の基部，後頭動脈など）も見ておく．

10) 顎舌骨筋 m. mylohyoideus を 図 203 の B の破線に沿って切り開いて，その下層に出てくる **オトガイ舌骨筋** m. geniohyoideus, *geniohyoid muscle* を観察する．オトガイ舌骨筋は，下顎骨下縁の正中部から起こって，舌骨の前面に付く．

11) オトガイ舌骨筋 m. geniohyoideus の外側で，深部にある **舌骨舌筋** m. hyoglossus を求める．舌骨舌筋と茎突舌骨筋 m. stylohyoideus の間を **舌下神経** n. hypoglossus, *hypoglossal nerve* が走っている（図 203 の C）．この舌下神経の枝がオトガイ舌骨筋と舌骨舌筋 に入ることも確かめよう．

舌骨上筋群の神経支配は複雑である．顎二腹筋 m. digastricus の前腹（下顎神経の枝である 顎舌骨筋神経の支配）と後腹（顔面神経の支配）とは 支配神経が違うことは注意を要する．両者は

発生学的にも由来が違う，前腹は 顎舌骨筋・口蓋帆張筋などとともに 咀嚼筋と同類（鰓弓のうち 下顎弓 mandibular arch に属する筋）であり，後腹は 茎突舌骨筋・アブミ骨筋 などとともに 顔面表情筋と同類（鰓弓のうち 舌骨弓 hyoid arch に属する筋）である．ちなみに，咀嚼筋は 下顎神経で支配され，顔面表情筋は 顔面神経支配である．このように発生学的な由来を知れば，色々な筋の神経支配を 整然と理解することができる．

§74 咽　頭

咽頭の後壁 と 脳神経

1）後ろの方から咽頭 pharynx の外側に沿って結合組織を取り除きながら，頚部で剖出した太い血管や神経を上にたどる．

迷走神経 n. vagus, *vagus nerve* を上の方にたどり **下神経節** ggl. inferius, *inferior ganglion* (ggl. nodosum, *nodose ganglion*)にまで到達させる．この付近で 迷走神経の咽頭への枝も剖出しておく．

迷走神経と共通の鞘に入っている **副神経** n. accessorius, *accessory nerve* を上にたどる．これらと **内頚静脈** v. jugularis interna, *internal jugular vein* との位置関係に注意しよう．

茎突咽頭筋 m. stylopharyngeus を確かめ，茎突咽頭筋の後ろから外側方へ回る **舌咽神経** n. glossopharyngeus を求めて これを上にたどる．できたら舌咽神経の **下神経節** ggl. inferius (ggl. extracraniale)まで たどっておく．あとで(p. 316, 330) 舌咽神経が わからなくなる おそれが多いので，ここで 舌咽神経に色のついた糸を結んで 目印を残しておくとよい．なお舌咽神経の枝が **頚動脈小体** glomus caroticum, *carotid body* に分布していることを，ここで確認する(図204)．

　　　　頚動脈小体は，更に 迷走神経と交感神経からも 枝を受けている(図204)．

舌咽神経の咽頭への枝と 迷走神経の咽頭への枝は 互いに吻合して咽頭の側壁で **咽頭神経叢** plexus pharyngeus, *pharyngeal plexus* を形成している．（咽頭神経叢には，交感神経の枝 も加わっている．）

ここでは，茎突咽頭筋 m. stylopharyngeus と 茎突舌骨筋 m. stylohyoideus の間を深く解剖して，**茎突舌骨靱帯** lig. stylohyoideum(p. 305)を探しておくとよい．

前頁で剖出してある **舌下神経** n. hypoglossus を上にたどり，これが内頚動脈 a. carotis interna と 内頚静脈 v. jugularis interna の間をくぐって，迷走神経の後ろから内側に向かって走ることを突き止める．

頚部で剖出した **交感神経幹** truncus sympathicus, *sympa-*

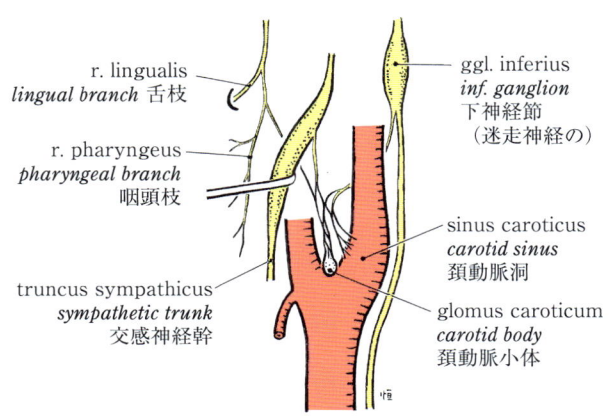

204. 頚動脈洞と頚動脈小体 に分布する神経の剖出の1例
右のものを 内側から見る．

thetic trunk を上にたどって **上頚神経節** ggl. cervicale superius, *sup. cervical ganglion* に達する．そこから上では交感神経幹は細くなって，**内頚動脈神経** n. caroticus internus, *internal carotid nerve* として 内頚動脈に沿って上行している．

2) **咽頭の筋層**を 咽頭収縮筋 というが，これを後ろの方から観察する．後ろと前から 舌骨（大角）と 甲状軟骨上端の位置を確認しておく．咽頭収縮筋は 起始によって 次の3群に分けられる．

(1) 甲状軟骨から起こるもの（下咽頭収縮筋 m. constrictor pharyngis inferior, *inf. constrictor*）
(2) 舌骨から起こるもの（中咽頭収縮筋 m. constrictor pharyngis medius, *middle constrictor*）
(3) 頭蓋骨（翼状突起とその付近）及び，翼状突起と下顎骨の間に張る結合組織索（頬筋と共通の起始部になる 翼突下顎縫線 raphe pterygomandibularis —p. 312）から起こるもの
（上咽頭収縮筋 m. constrictor pharyngis superior, *sup. constrictor*）．

これらの3群は すべて咽頭後壁の正中線（**咽頭縫線** raphe pharyngis, *pharyngeal raphe*）に停止している．そして(1)が(2)の上に一部重なり，(2)が(3)の上に一部重なっている．また(1)と(2)の間で **上喉頭神経** n. laryngeus superior, *sup. laryngeal nerve* の内枝 r. internus と **上喉頭動静脈** a. et v. laryngea superior, *sup. laryngeal artery & vein* が **甲状舌骨膜** membrana thyreohyoidea, *thyrohyoid membrane* を貫いて喉頭の中に入って行く．(2)と(3)の間では，茎突咽頭筋 m. stylopharyngeus と舌咽神経 n. glossopharyngeus の 舌へ行く枝が通る．茎突咽頭筋 m. stylopharyngeus を上にたどると，内頚動脈と外頚動脈との間を通過して，側頭骨の茎状突起 proc. styloideus に達する．

咽頭の筋層（下咽頭収縮筋）と食道の筋層が 互いにどのように移行しているかを見る．

咽頭の筋層としては 縦走の咽頭挙筋もあるが，これと協調して 上中下の咽頭収縮筋が 食物の嚥下の際に順々に収縮し，食物塊が咽頭の口部から食道に向けて送り出される．

咽頭 を 切り開く

咽頭 pharynx の後壁を正中で切り開く．食道と続けて下の方から ハサミで開くとよい．咽頭の天井（**咽頭円蓋** fornix pharyngis, *fornix of pharynx*）を確かめる．この付近の咽頭粘膜には あばた状の小さな塊りが多数見られる．これが **咽頭扁桃** tonsilla pharyngea, *pharyngeal tonsil* である．

咽頭の内腔すなわち **咽頭腔** cavum pharyngis, *pharyngeal cavity* は上から順に **鼻部** pars nasalis, *nasopharynx or nasal pharynx*；**口部** pars oralis, *oral pharynx*；**喉頭部** pars laryngea, *laryngeal pharynx* の 3部分に大まかに区分できるが，これらと 鼻腔・口腔・喉頭 との連絡口を見よう（図205）．

1) 咽頭の鼻部と鼻腔との境：軟口蓋 palatum molle の上に鼻腔の裏口すなわち **後鼻孔** choana が

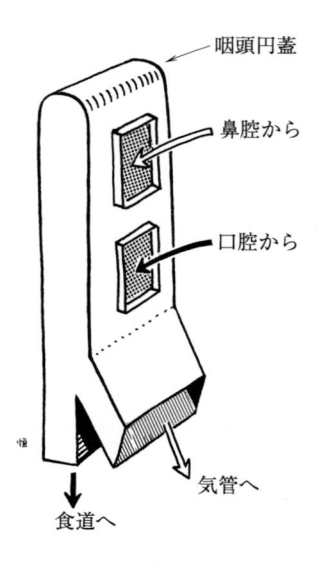

205. 咽頭はダストシュートのようなもの
上の投入口が後鼻孔，下の投入口が口峡である．

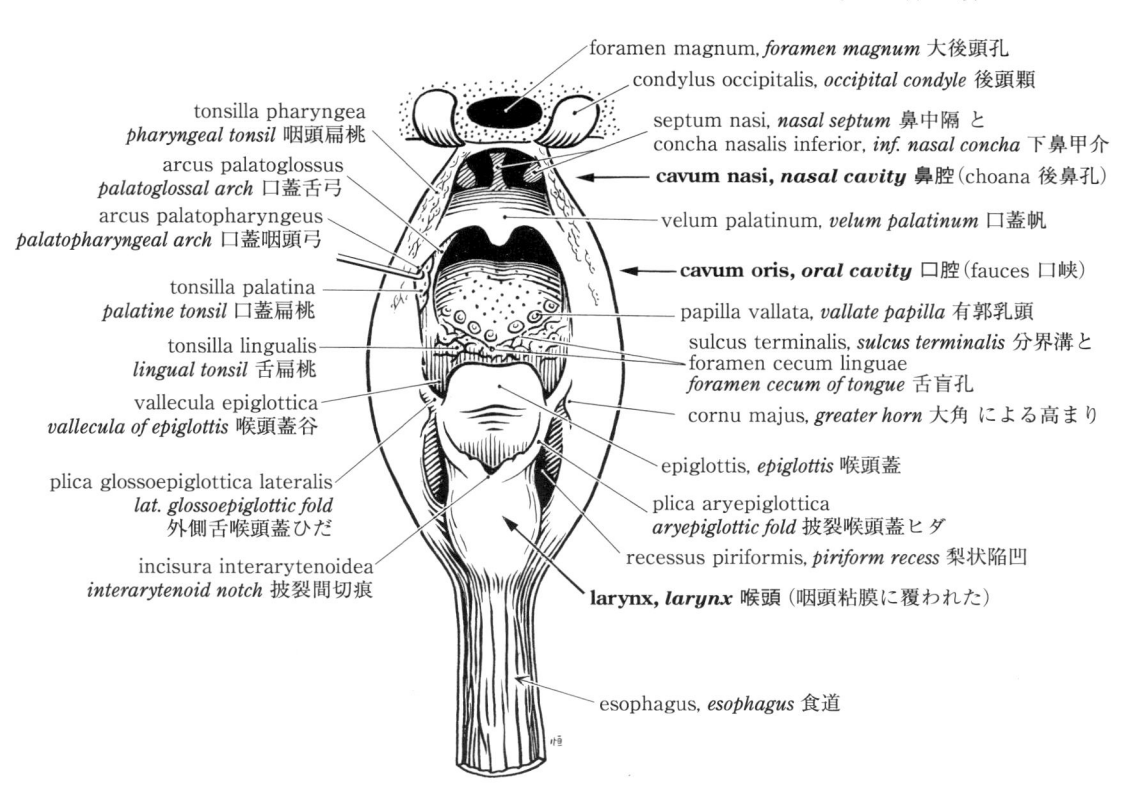

206. 咽頭の後壁を開いたところ

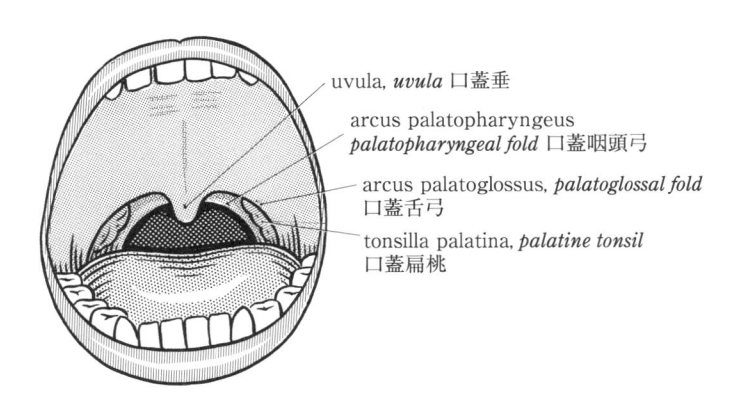

207. 友だちの口の中をのぞいて見よう

ある．ここに指を入れて **鼻中隔** septum nasi, *nasal septum* を触れてみる(図206)．

2) 咽頭の口部と口腔との境：口腔 cavum oris と咽頭との境の漠然とした領域を **口峡** fauces という．

中央で **舌根** radix linguae, *root of tongue* を観察する(図206)．その表面には **有郭乳頭** papillae vallatae, *vallate papillae* (7〜11個)がV字形の列になって並んでいる．有郭乳頭の列の後ろのV字形の溝が **分界溝** sulcus terminalis, *terminal groove* である．このV字の頂点に **舌盲孔** foramen cecum linguae を探してみよう．これらの後ろには，**舌扁桃** tonsilla lingualis, lingual tonsil が あばた状の表面を呈している．

舌盲孔は 甲状舌管の痕跡で，胎生期に この部分の上皮から甲状舌管が伸び出て 先端に甲状腺を形成したが，のちに甲状舌管は閉鎖し，舌の背面に 舌盲孔だけが残った．

舌根から 軟口蓋 palatum molle へと連なる粘膜のヒダ（**口蓋舌弓** arcus palatoglossus, *palatoglossal arch*）と，軟口蓋と咽頭とを連ねる粘膜のヒダ（**口蓋咽頭弓** arcus palatopharyngeus, *palatopharyngeal arch*）の間の凹みに，**口蓋扁桃** tonsilla palatina, *palatine tonsil*（老人では明瞭でない）が存在する（図 206, 207）．口蓋咽頭弓の付近は，口峡 fauces の中でも 特に狭いので **口峡峡部** isthmus faucium, *isthmus of fauces* という．

扁桃摘出 *tonsillectomy* の際には，以下の 5種類の動脈が 口蓋扁桃に分布していることを知っておく必要がある．
① 後ろ下から：顔面動脈 a. facialis から分枝する 上行口蓋動脈 a. palatina ascendens
② 前下から：顔面動脈の扁桃枝 r. tonsillaris
③ 後ろから：上行咽頭動脈 a. pharyngea ascendens の枝
④ 前から：舌動脈 a. lingualis の 舌背枝 rr. dorsales linguae
⑤ 上から：下行口蓋動脈 a. palatina descendens の枝の 小口蓋動脈 aa. palatinae minores.

軟口蓋の後縁には **口蓋垂** uvula が垂れ下がっている．軟口蓋の後半の部分（口蓋垂も含む）は 風に はためく帆のような運動をするので，特に **口蓋帆** velum palatinum と呼ばれる．

舌扁桃の更に後ろには，**喉頭蓋** epiglottis との間にヒダ（正中および外側舌喉頭蓋ヒダ plica glossoepiglottica mediana et laterales）と くぼみ（喉頭蓋谷 vallecula epiglottica）が見られる．

左右の 口蓋扁桃・舌扁桃・咽頭扁桃 などのリンパ組織は，口腔と鼻腔の裏門を取り囲むように配列しているので，**ワルダイエル咽頭輪** *Waldeyer ring*（咽頭リンパ組織環 *pharyngeal lymphatic ring*）と呼ばれている．このリンパ組織は 口や鼻からの感染に際して 炎症を起こしやすいので，臨床上重要である．

内科医が患者の口を アーンと開けさせて診察する，いわゆる 扁桃腺は 口蓋扁桃で（図 207），アデノイド *adenoid vegetations* と称して耳鼻科で切除したりするのは，咽頭円蓋の咽頭扁桃が増殖したものである．

3) 咽頭の喉頭部 と 喉頭との境：喉頭 larynx の入口との境には **喉頭蓋** epiglottis がある．ここから左右のヒダ（**披裂喉頭蓋ヒダ** plica aryepiglottica, *aryepiglottic fold*）が 後ろ内側方に走り，喉頭の入口の上縁を作っている．このヒダが正中で合する場所に，小さな切れ込み（披裂間切痕 incisura interarytenoidea）がある．喉頭の入口の両わきには 咽頭の側壁との間に（立体的には ピラミッド形の）大きな深いくぼみがあり，**梨状陥凹** recessus piriformis, *piriform recess* と呼ばれる（図 206）．左右の梨状陥凹は 下方で合わさって，輪状軟骨の下縁で食道に移行する．

飲食物が嚥下されると，喉頭に入るのを避けて 咽頭の両外側方を通過する（lateral food channel）が，梨状陥凹が この通路に相当する．よく魚の小骨が ここに引っ掛かったりするが，これとは別に 特に男性では 梨状陥凹は癌の好発部位で，最近 増加傾向にある 下咽頭癌 hypopharyngeal cancer の大多数は ここに生じる．

4) 食道との境：咽頭内面の粘膜には，**食道** esophagus の粘膜に移行するあたりから 急に縦走の粘膜ヒダが出現する．この移行部では 内腔も狭まっている（図 206）．

咽頭と食道との境（食道の第 1 狭窄）は，消化管の中で最も狭く，また広がりにくい．したがって，ここを通過できた物は 胃壁や腸壁にピンが刺さるような 特別なことがない限り，必ず無事に肛門から排出されるはずである．

時間に余裕があれば，咽頭後壁の切断面で，粘膜や筋層の状態を観察し，更に適当な場所で咽頭粘膜の表面をピンセットで はいで，粘膜の 厚さ・性状・粘膜下組織・筋層 などを調べてみる．

中咽頭収縮筋 m. constrictor pharyngis medius を筋腹で適当に切断し，茎突咽頭筋 m. stylopharyngeus の咽頭内の停止を追究してみよう．この際には，甲状軟骨 cartilago thyreoidea の方へは あまりたどらないでおく．

§ 75 甲状腺 と 気管

喉頭 の 切り出し

1）**舌骨下筋群** infrahyoid or strap muscles を切断して，喉頭に分布する血管と神経を観察しよう．

迷走神経の枝である **上喉頭神経** n. laryngeus superior, *sup. laryngeal nerve* の **外枝** r. externus, *external branch* が **上甲状腺動脈** a. thyreoidea superior, *sup. thyroid artery* とほぼ平行して走り，喉頭筋の一つ（**輪状甲状筋** m. cricothyreoideus, *cricothyroid muscle*）に分布する（図 208，210）．

上喉頭神経 n. laryngeus superior の **内枝** r. internus, *internal branch*（知覚性）は，**上喉頭動脈** a. laryngea superior と伴行しながら，甲状舌骨膜 membrana thyreohyoidea を貫いて，喉頭内面の粘膜に向かう（図 208，210）．

反回神経 n. laryngeus recurrens, *recurrent nerve* を下方からたどると，その主枝が輪状軟

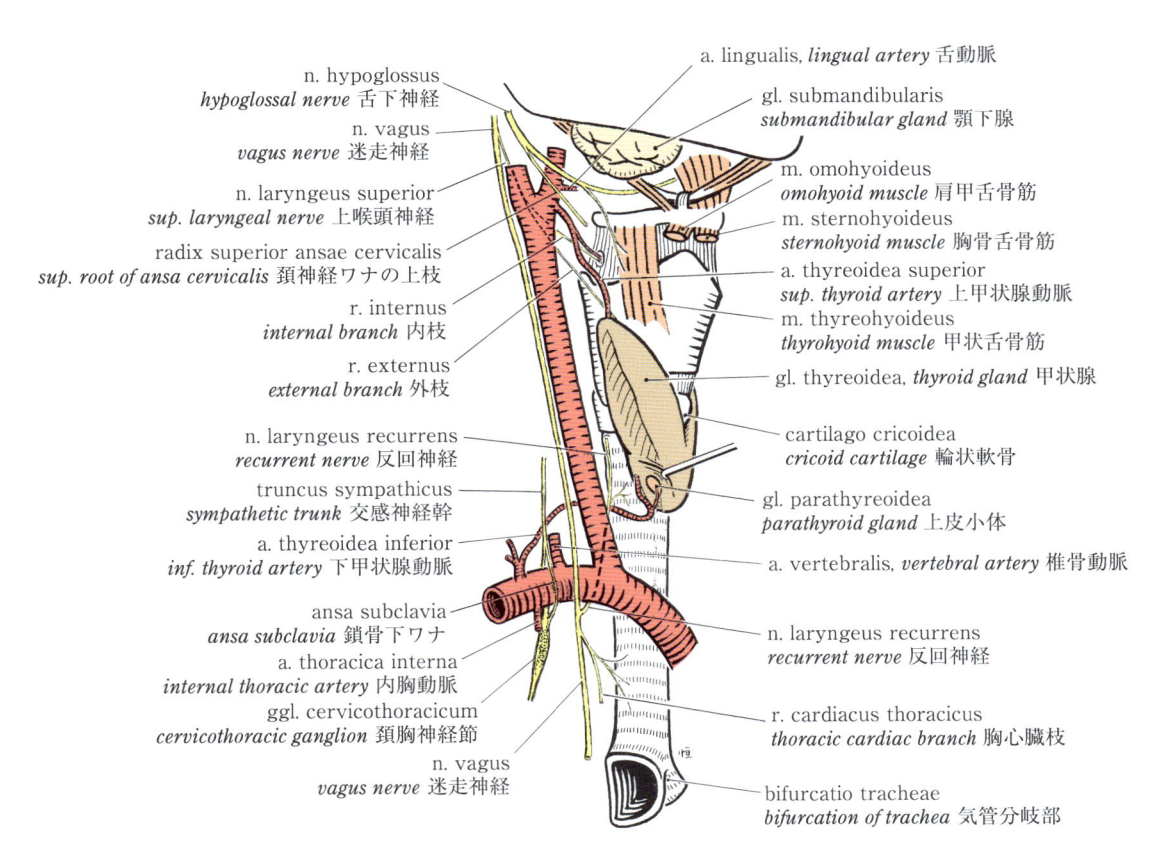

208. くびの深層

骨下縁の高さで **下喉頭神経** n. laryngeus inferior, *inf. laryngeal nerve* となって，下咽頭収縮筋よりも深層で 喉頭筋群に分布する．

2）次の順序に従って 喉頭を切り出す．

甲状舌骨筋 m. thyreohyoideus, *thyrohyoid muscle* を 筋腹で切断し，断端を舌骨まで めくり返すと **甲状舌骨膜** membrana thyreohyoidea, *thyrohyoid membrane* の全貌が露出する．甲状舌骨膜の性状や広がりを よく観察しよう．なお **甲状腺挙筋** m. levator gl. thyreoideae（舌骨と甲状腺とを結ぶ 小筋束）が存在する場合には，この筋束を舌骨の下で切断しておく．

上喉頭神経の内枝と外枝を 元の方にたどり，両者が合流する所を見たのちに 合流点（分岐点）よりも上の方で 上喉頭神経を切断しておく．

上甲状腺動静脈 a. et v. thyreoidea superior, *sup. thyroid artery & vein* を 適当な高さで 切断する．

甲状腺の下縁の高さで，**総頸動脈** a. carotis communis, *common carotid artery* を 迷走神経や交感神経幹などと一緒に切る．

喉頭蓋 epiglottis を 指で押し下げながら，咽頭の後壁からメスを入れて，舌根と喉頭蓋との間のつながり，及び 甲状舌骨膜を（舌骨の直下で）横に切断する．

これで 喉頭・気管・咽頭下部・食道・甲状腺・大血管 が一まとめになって，頭部から切り離されたわけである．（図210には 理解しやすくするために 舌骨を付けて画いてあるが，諸君のご遺体では 舌骨は付いていない．）

甲状腺

1）**甲状腺** gl. thyreoidea, *thyroid gland* に出入りする血管（上・下甲状腺動静脈）と神経（上喉頭神経外枝と下喉頭神経の枝）を 復習したのち，そのままの状態で左右の **葉** lobus sinister et dexter, *lt. & rt. lobes*，**峡** isthmus（第1～第3気管軟骨の前を横に走る），**錐体葉** lobus pyramidalis, *pyramidal lobe*（20%の頻度で欠如）などを観察する．

> 甲状腺は 舌根の上皮が落ち込んで生じた原基が，下の方へ伸び出して 現在見る位置に落ちついたものである．舌根の陥入部の名残が 舌盲孔であり，移動経路に尾を引いて残った原基が発達したものが，錐体葉である．尾の一部が筋組織になっているものを **甲状腺挙筋** m. levator gl. thyreoideae という（出現率 20～30%）．甲状腺挙筋が存在する場合は，舌骨または甲状軟骨から起こって 甲状腺に停止している．

2）次いで線維性の鞘（一部は *p.123* で 上皮小体 gl. parathyreoidea の観察のために はいである）をはいで，甲状腺の右葉と左葉が 甲状軟骨・**輪状軟骨**・上位の気管軟骨 に接していることを見ながら，甲状腺を 気管と喉頭から はがす．このとき靱帯様の結合組織が 何ヵ所かにあって，甲状腺が後壁（特に気管軟骨）に固定されているから，これらを切断する必要がある．

> 臨床で皮膚の表面から 甲状腺を触診する時には，**輪状軟骨** が大切な目印になる．すなわち，甲状腺の左右の両葉の上端が 輪状軟骨上縁の 0.5～1 cm 上 にあり，また峡は 輪状軟骨下縁の約 1 cm 下にあるのが普通である．しかし，男性では喉頭の位置が 女性よりも かなり低いので，輪状軟骨の高さが 男女で違うことに注意する必要がある．

3）取り出した甲状腺で その重さを測ったのち（正常値は 14～16 g で，20 g 以上は病的で **甲状腺腫** *goiter*），前面と後面の性状や形などを観察する．後面では *p.123* で見た **上皮小体** gl. parathyreoidea, *parathyroid gland* を復習する（図208）．甲状腺の峡 isthmus は，左右の両葉に比

べて薄い．表面の結合組織を更にむくと，腺に密着した被膜があり，これが 小葉間結合組織となって腺の内部に入り込むのがわかる．

4) 甲状腺の割面を作り，結合組織によって細かい **小葉** lobuli, *lobules* に分かれていることを見よう．小葉を構成する **小胞** folliculi, *follicles* は 最大 0.3 mm 程度で，肉眼では認めにくいが，それぞれの小胞を満たす **コロイド**(膠質) *colloid* は褐色に見える．これら割面の観察には ルーペも併用するとよい．

気　　管

1) 付着している大血管は除去する．**反回神経** n. laryngeus recurrens, *recurrent laryngeal nerve* を下からたどると，気管と食道に多数の枝を出したのち，**輪状軟骨** cartilago cricoidea, *cricoid cartilage* の下で喉頭の内部に入る(図208)．食道 esophagus を気管から離し，食道と咽頭の移行部の少し下で 食道を切断する．

2) **気管** trachea の全体の形を，輪状軟骨の直ぐ下から **気管分岐部** bifurcatio tracheae, *tracheal bifurcation* まで観察する．前面と側面は軟骨が存在するので凸面で，後面は軟骨がなくて扁平である．気管を両手で色々に曲げてみて，その屈曲性と弾力性を見る．感じが 伊勢エビの胴体 に似ている．軟骨間の結合組織のために，気管は上下の方向に 伸び縮みができる．

　　　気管の長さは，身長と相関しているという．

3) 気管の表層の結合組織を取り除いて，**気管軟骨** cartilagines tracheales, *tracheal cartilages* (16〜20個)を上から順々に剖出する．気管軟骨は 形や大きさがそれぞれ不揃いで，特に第1番目の軟骨が不規則な形をしている．第1番目の気管軟骨は，輪状軟骨の下縁と つながっていることもある(30〜40%)．気管分岐部の所では，軟骨の形や連結は どうなっているか？気管分岐部の直ぐ下で，左右の **気管支** bronchus principalis, *primary or main bronchus* を切断し，気管分岐部の内面も観察しよう．

　　　気管支鏡 *bronchoscope* で気管分岐部の内面を上から覗くと，左右の気管支を隔てる部分が 船の竜骨のように隆起している．これを **気管竜骨** (気管カリナ) carina tracheae, *tracheal carina* と呼び，咳嗽反射 *cough reflex* を起こす敏感な場所である．carina は 竜骨 *keel* だが，気管分岐部の別名としても使う．

4) 気管の後面を正中で縦に切開して，その内面を観察する．内面から見ても，後方の部分(膜性壁 paries membranaceus, *fibrous wall*)は平坦である．時間に余裕があれば，粘膜もはいでみる．粘膜上皮と軟骨との間にある **気管腺** gll. tracheales, *tracheal glands* を細かいブツブツとして認めることができる (ルーペを用いるとよい)．

　　　子供や病人などで，物がのどに詰まって呼吸困難になった時，その救急法として皮膚の上から気管の前壁(第2〜第4気管軟骨間)を正中で縦に切開する(**気管切開** *tracheotomy*)．その時に 切ると危険なものが 気管と皮膚との間にあるかどうかを，色々の高さで調べてみよう．

　　　しかし 気道を緊急に確保する方法としては，口から管(気管内チューブ *endotracheal tube*)を気道に挿入する **気管内挿管** *endotracheal intubation* の方が，一般に行なわれるようになっている．この際に気管内チューブが どのような経路で気管に到達するか，その途中の構造物(特に喉頭)をよく理解しておく必要がある．

§ 76 喉　頭

喉頭腔 を見おろす

1) 喉頭 larynx の入口から，喉頭腔 cavum laryngis, *laryngeal cavity* を そのままの自然位で，上の方から覗いて見る．この方向から見た所見は，耳鼻科の医師が患者の のどを 喉頭鏡 *laryngoscope* で覗く時の像（鏡像）と同じである（図 209）．

2) 喉頭蓋 epiglottis と披裂喉頭蓋ヒダ plica aryepiglottica とに囲まれて，喉頭前庭 vestibulum laryngis, *vestibule of larynx* があり，その奥には 2 種類のヒダがある．上の小さいヒダ（生体では 黄赤色）が 前庭ヒダ plica vestibularis (仮声帯 *false vocal cord*)で，左右の前庭ヒダによって作られる狭まりが 前庭裂 rima vestibuli である．下の大きいヒダ（生体では白色）が 声帯ヒダ plica vocalis (声帯 *vocal cord*)で，左右の 声帯ヒダによって作られる 狭まりが 声門裂 rima glottidis である．

> 声帯ヒダの長さの平均値は 日本人男性で 2.0 cm，女性で 1.5 cm，小児で 0.9 cm である．左右の声帯ヒダ とその間に挟まれた 声門裂を総称して 声門 glottis といい，声を出す装置を作っている．glottis という言葉はギリシャ語で，もともとフルートの吹き口 *nozzle* を意味していた．epiglottis は，glottis の 蓋 (epi：上) の意味である．

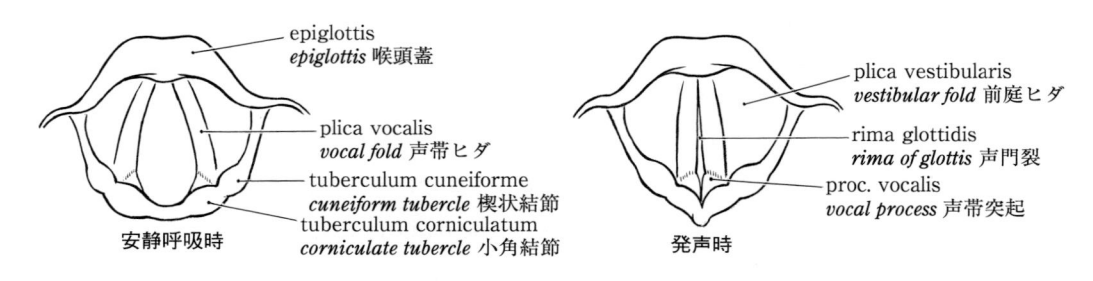

209. 喉頭鏡で見た 生体の喉頭

甲状軟骨など

1) 気管軟骨の上端から上に続く **輪状軟骨** cartilago cricoidea, *cricoid cartilage*, **甲状軟骨** cartilago thyreoidea, *thyroid cartilage*, **喉頭蓋軟骨** cartilago epiglottica, *epiglottic cartilage* が，それぞれ どれか を確かめる．

2) 甲状軟骨では胸骨甲状筋 m. sternothyreoideus の停止と甲状舌骨筋 m. thyreohyoideus の起始とを確認する．また下咽頭収縮筋 m. constrictor pharyngis inferior の 甲状軟骨・輪状軟骨 からの起始も見ておく（図 210）．これらの筋を咽頭粘膜から浮かせ，上喉頭神経の外枝を切らないように注意しながら，それぞれ起始の近くで切断する．下咽頭収縮筋の両切断端をめくり返すと，甲状軟骨の後縁が現われ，甲状軟骨の **上角** cornu superius, *sup. horn* と **下角** cornu inferius, *inf. horn* も確認できる．

> 甲状軟骨の上角は，日本人で約 1％，白人で数％の頻度で欠如する（多くは片側のみ）．この欠如は，喉頭の可動域を大きくできるが，誤飲 ないし 誤嚥 *aspiration* を伴いやすくなることは 注意を要する．また，上角の形も個体差に富み，まっすぐなもの，曲がったもの など 様々である．なお 甲状軟骨の上角は，イヌでは舌骨の大角と癒合している．

老人になると，喉頭の軟骨(特に甲状軟骨)は骨化することがあり，その骨化パターンには性差があるという．法医学的な資料として 甲状軟骨の骨化を X 線的に測定して 年齢判定に役立てる試みもある(杉山 他 1995)．

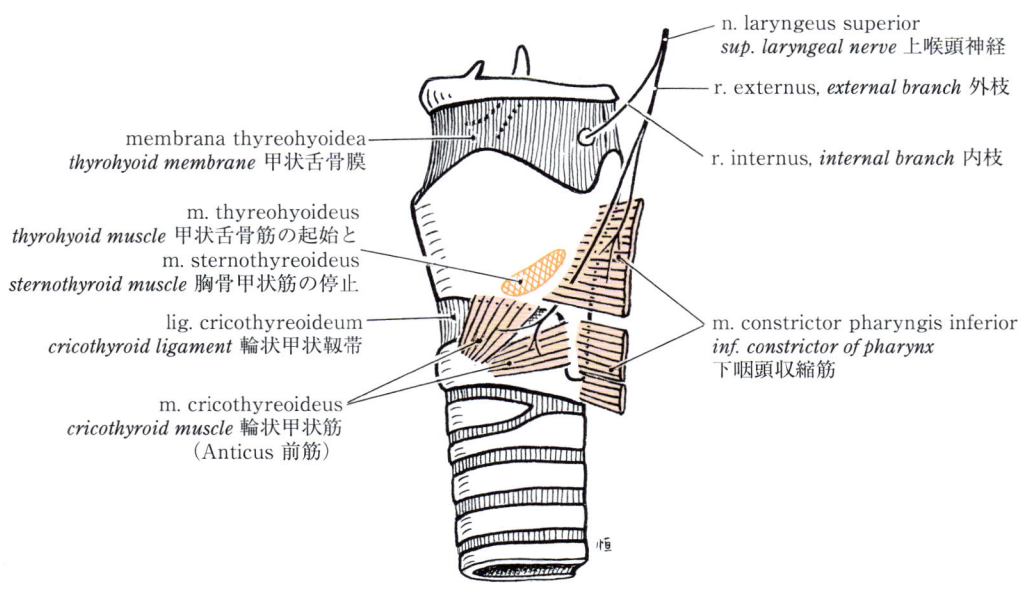

210．喉頭を側面から見る
諸君の ご遺体では，舌骨は付いていない．

喉頭の 側面で

　甲状軟骨と輪状軟骨を 互いに動かしてみる．左右の **輪状甲状関節** art. cricothyreoidea, *cricothyroid joint* を結ぶ線を軸として，甲状軟骨が輪状軟骨の上で 首を振るような運動をする(*cricothyroid rotation*)．この運動によって，声帯が緊張したり ゆるんだりするが(*p. 295* の**表1**)，この運動を起こす主役である **輪状甲状筋** m. cricothyreoideus, *cricothyroid muscle* (耳鼻科では **前筋** Anticus と略称)が，この時に どのように伸び縮みするかを見よう．輪状甲状筋は 両軟骨の前面の近くで上下に走る部分と，側面で斜めに走る部分 からなる．これら両部の割れ目を通って，**上喉頭神経の外枝** が この筋に分布する(図210)．輪状甲状筋以外の すべての喉頭筋が 反回神経(の最終枝である 下喉頭神経)で支配されていることは重要である(*p. 293*)．

喉頭の 後面で

　後ろの方から咽頭粘膜を通して **披裂軟骨** cartilago arytenoidea, *arytenoid cartilage* の位置を触れてみる．喉頭の入口より下の方で 咽頭の前壁を形成する咽頭粘膜をピンセットで取り除く．この時に反回神経の最終枝である **下喉頭神経** n. laryngeus inferior, *inf. laryngeal nerve* が 咽頭粘膜の すぐ裏に接して走っているから，傷つけないように注意する．咽頭粘膜の下に次の諸筋が現われる．

　1) **後輪状披裂筋** m. cricoarytenoideus posterior (耳鼻科では **後筋** Posticus と略称する)

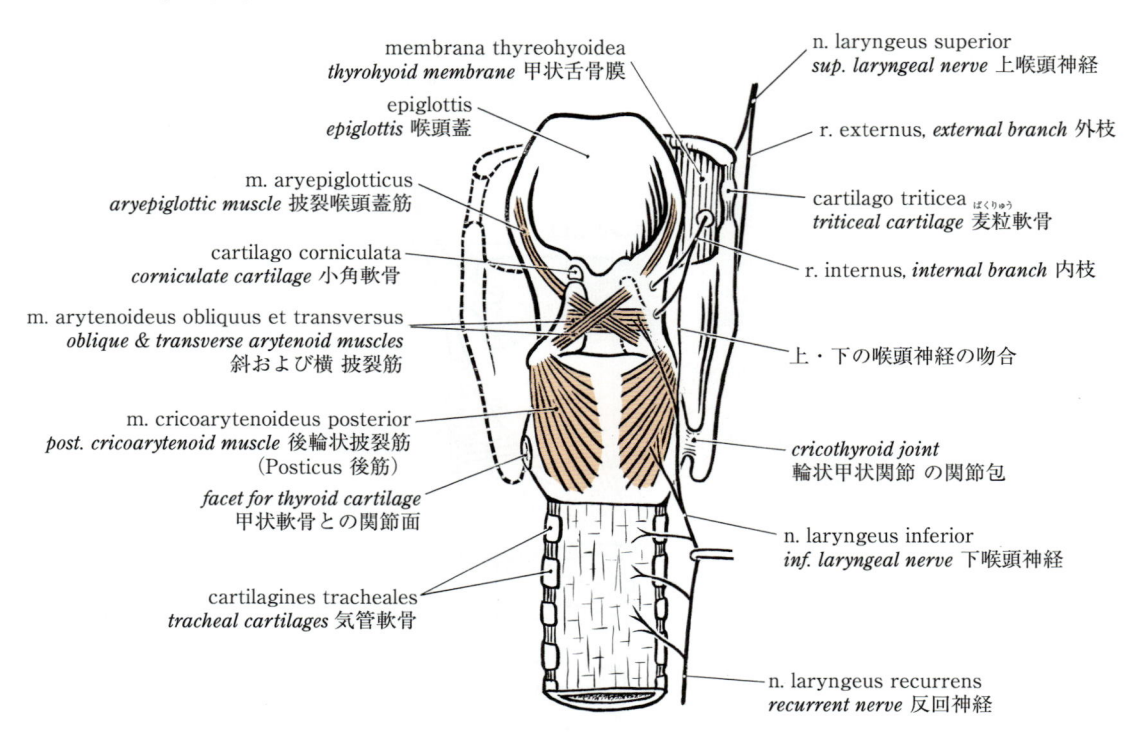

211. 喉頭を後ろから見る
破線は切り取られる左板.

が 輪状軟骨の後面から起こって，披裂軟骨の後端に停止している．下の方から 反回神経(の最終枝である下喉頭神経) の 1枝が この筋に入るのを見る．また 反回神経の小さい枝が，この近くで 上喉頭神経の内枝と吻合するのが見られる(図211)．声門を開ける作用があるのは，この後輪状披裂筋(後筋)だけであることに注意しよう (p. 295 の 表1).

2) 後輪状披裂筋の 上の方で，**披裂筋** m. arytenoideus (耳鼻科では **横筋** Transversus と略称)が左右の披裂軟骨を結んでいる．これは タスキ掛けに斜めに走る筋束と，単純に横に走る筋束とからなり，斜めに走るものの一部は上に延長して，披裂喉頭蓋ヒダの中を走り，喉頭蓋軟骨に達する(披裂喉頭蓋筋 m. aryepiglotticus) (図211).

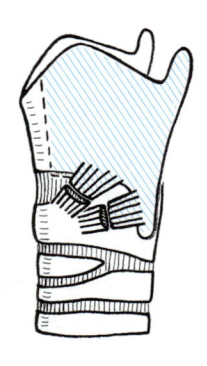

甲状軟骨を 一部分取り去って

左がわ(右でもかまわない)で，甲状軟骨の一部を切り取って 解剖を進める段取りとなるが，それには図212に示すように，輪状甲状筋を切断し，輪状軟骨と甲状軟骨を連絡する **輪状甲状関節** art. cricothyreoidea, cricothyroid joint の関節包を切り，甲状軟骨の左板または右板を 正中線から約 1cm 離れた所で垂直に切ればよい．その際に 甲状舌骨膜 membrana thyreohyoidea や，輪状軟骨と甲状軟骨を結ぶ膜(輪状甲状靱帯 lig. cricothyreoideum)の一部も 適当に切る必要がある．

ここで喉頭の側面に存在する次の諸筋が剖出できる(図213).

212. 甲状軟骨の切り取り方
斜影の部分を取り去る.

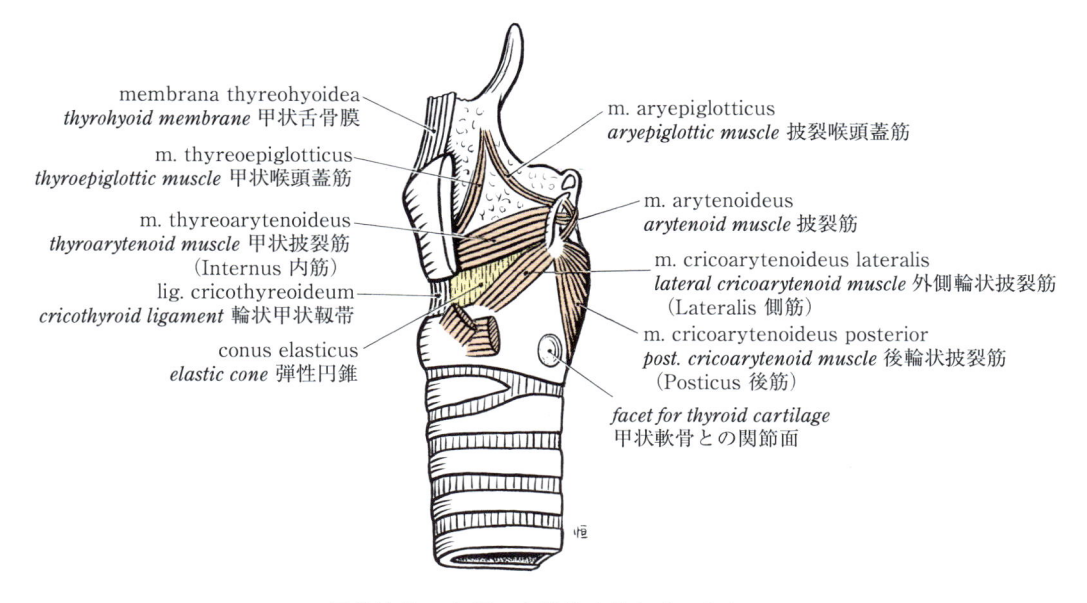

213. 甲状軟骨の 左板の大部分 を取り去ったところ

1) **外側輪状披裂筋** m. cricoarytenoideus lateralis（耳鼻科では **側筋** Lateralis と略称）は，輪状軟骨から起こって斜めに上行し披裂軟骨に停止している．

2) **甲状披裂筋** m. thyreoarytenoideus（耳鼻科では **内筋** Internus と略称）が，前者のすぐ上に見える．この筋の深部が，**声帯筋** m. vocalis だが，今は表面だけを見ておく．

3) **甲状喉頭蓋筋** m. thyreoepiglotticus と披裂喉頭蓋筋 m. aryepiglotticus が 更に上の方にある（図 213）．

> p. 287 で述べたように，輪状甲状筋以外の すべての喉頭の筋は，反回神経 n. laryngeus recurrens の支配を受けている．反回神経は 右では鎖骨下動脈，左では大動脈弓を回って はるばると登ってくるので，縦隔や下頚部での腫瘍などの時に，しばしば麻痺して **しわがれ声**（嗄声）hoarseness の原因の一つとなる．ただし選挙運動の時の しわがれ声は，喉頭筋の過労に基づく筋性のものであって，神経性麻痺とは原因が本質的に違う．

4) 外側輪状披裂筋 m. cricoarytenoideus lateralis と甲状披裂筋 m. thyreoarytenoideus の間の所で，下層にある弾力性の膜（**弾性円錐** conus elasticus, *elastic cone*）を剖出する．図 **216** と 図 **217** を見ると わかるように，弾性円錐の上端部は肥厚して **声帯靱帯** lig. vocale, *vocal ligament* となっているが，その観察は次頁で内面から行なうことにしよう．

喉頭の 内面で

図 **214** に示したように輪状軟骨後面の正中線で喉頭を縦に切り開き，既に切開してある気管後壁の割りにつなげる．割面で披裂筋 m. arytenoideus の断面を見たのち，輪状軟骨を押し開きながら まず喉頭内面の粘膜を観察する．

1) **前庭ヒダ** plica vestibularis, *vestibular fold*（生体では黄赤色）と **声帯ヒダ** plica vocalis, *vocal fold*（生体では白色）を確かめて，これら二つのヒダの間に深い凹み（**喉頭室** ventriculus laryngis, *laryngeal ventricle*, **モルガーニ洞** *Morgagni ventricle*）があることを見る．

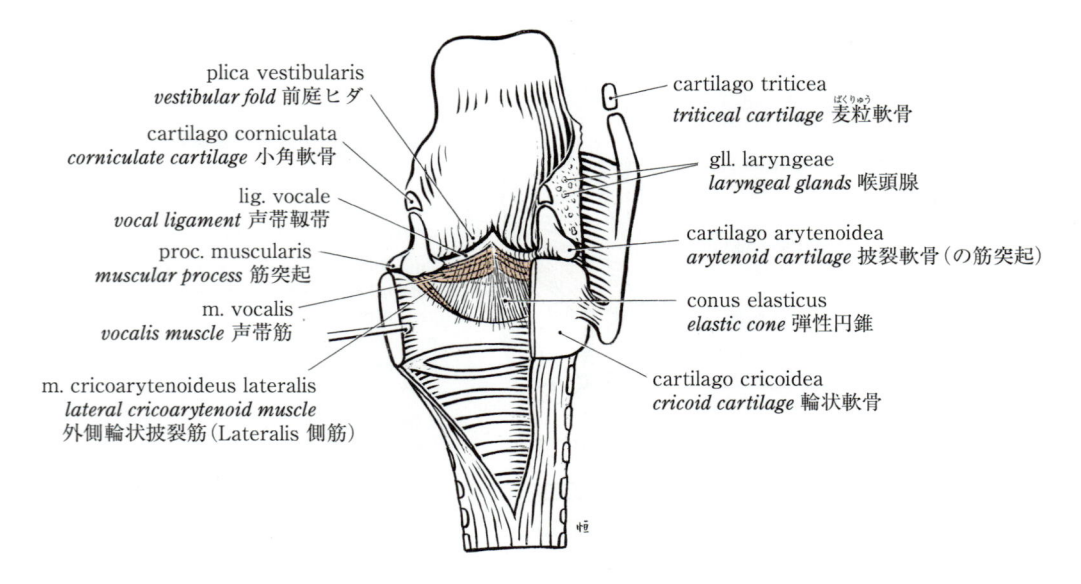

214. 喉頭を後ろから開いて内面を見る

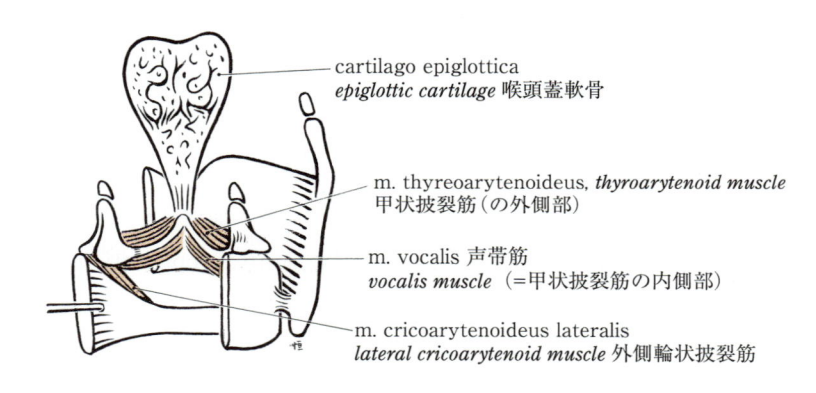

215. 弾性円錐を取り去って，最深部の喉頭筋を剖出したところ

2）声帯ヒダの粘膜を薄くはいで **声帯靱帯** lig. vocale, *vocal ligament* を剖出し，次いでその下の方の粘膜も注意深くはいで，**弾性円錐** conus elasticus の全面を露出する（図214）．声帯靱帯の後端は，披裂軟骨の **声帯突起** proc. vocalis, *vocal process* に付いている．披裂軟骨を，その全形がわかるように剖出しておく．

3）披裂軟骨の上端には **小角軟骨** cartilago corniculata, *corniculate cartilage* が現われる（図214〜217）．

4）弾性円錐の向こう側（外面）には，**声帯筋** m. vocalis（甲状披裂筋の深層）と **外側輪状披裂筋** m. cricoarytenoideus lateralis とが接している．図215のように弾性円錐を取り去って，これらの筋を内外の両面から完全に剖出してみよう．

5）後輪状披裂筋 m. cricoarytenoideus posterior を起始の近くで切断し，これを前の方にめくり返して指輪の形をした **輪状軟骨** cartilago cricoidea, *cricoid cartilage* の全面を露出させる．ここで披裂軟骨を後ろの方にたどって，輪状軟骨との間の関節（**輪状披裂関節** art. cricoarytenoidea, *cricoarytenoid joint*) を その関節包を破りながら観察する(**図216**). この関節では披裂軟骨が回旋運動 *rotation* と 横滑り *sliding* を行なって，声帯を色々に動かして発声に関与する．

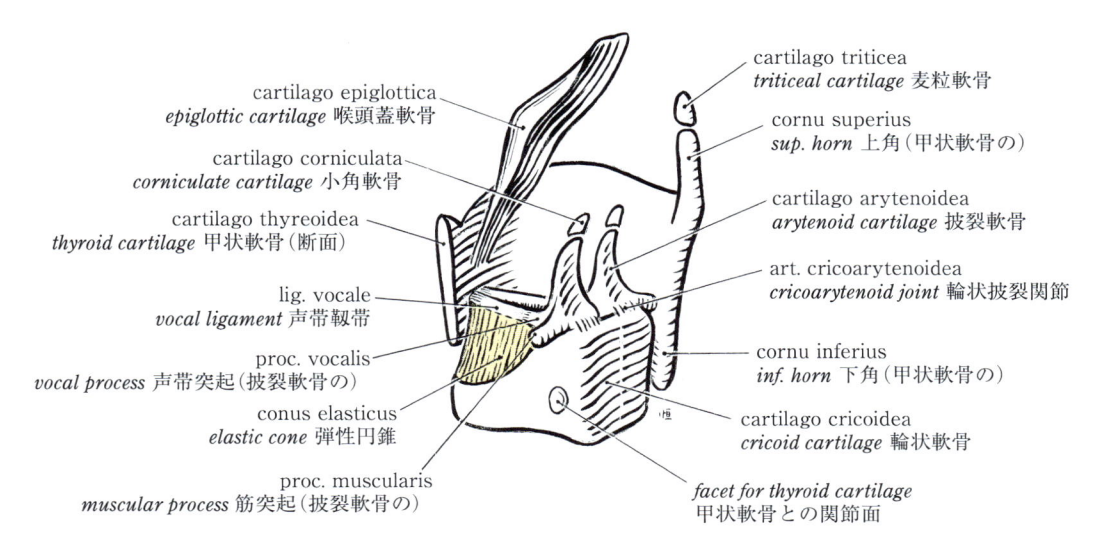

216. 喉頭の骨組み

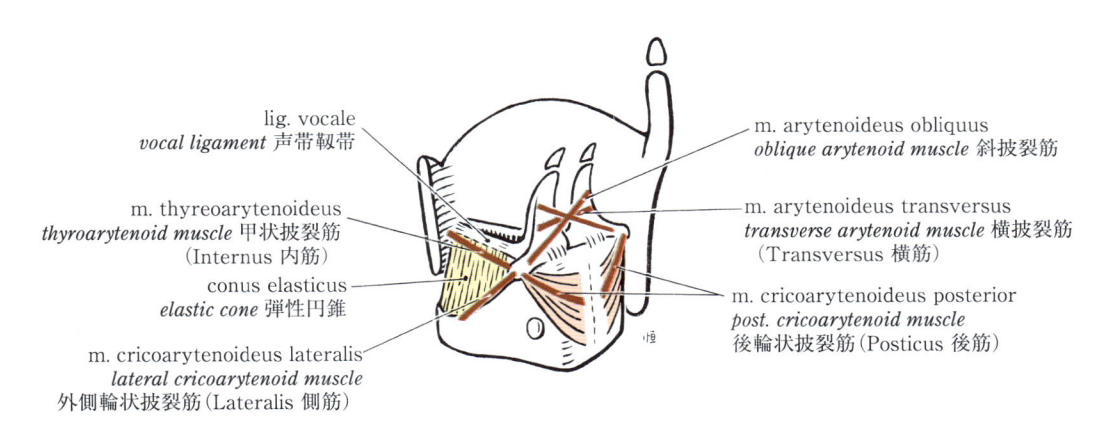

217. 披裂軟骨の筋突起に付く四つの筋
図216と対照しよう．

表 1. 喉頭筋の作用

筋　　　　名	略　　称		声帯を緊張させる	声帯をゆるめる	声門を閉じる	声門を開ける
m. cricothyreoideus　　　　輪状甲状筋	Anticus	前筋	○			
m. thyreoarytenoideus　　　　甲状披裂筋	Internus	内筋		○	○	
m. cricoarytenoideus lateralis　　　　外側輪状披裂筋	Lateralis	側筋		○	○	
m. arytenoideus obliquus　　斜披裂筋 m. arytenoideus transversus　横披裂筋	Transversus	横筋		○	○	
m. cricoarytenoideus posterior　　　　後輪状披裂筋	Posticus	後筋	○			○

きゅうけいしつ

昔のアラビアの医書では，のど仏 のことが pomum viri (viri は男，男の隆起という意味) と呼ばれていたが，これが西欧に導入され，旧約聖書の 創世記の物語 にかこつけて，pomum Adami という意味深長な名前に変えられた．

アダムがイブにそそのかされて禁断の木の実を口に入れた途端に，神の声あり，"アダムよ，おまえはどこにいるのか？"あわててのみ込んだ一片がのどにつかえたのが "Adam's apple"，pomum Adami だ というのである．そしてアダムと同じく罪深い後世の男性どもは，思春期になると罪の烙印として，のどの隆起が現われてくるのだというのである．

　　　　　＊　　　　＊　　　　＊

さて，のど仏が出てくる頃に **声変わり** voice mutation が起こる．そして男性は，女性より1オクターブぐらい低い声を出すようになる．これは男性では思春期に喉頭の軟骨が急激に発育して，声帯の長さが急に増すためであるといわれる．

ところで，生理学者の研究が進んで，声変わ

声変わり

りのもう一つの原因が解明されたので，紹介したい．時実利彦教授の「人間のからくり」(毎日新聞社) からの受け売りである．

輪状甲状筋 m. cricothyreoideus が収縮すると，甲状軟骨が前の方へ首を振って，声帯が引っ張られることはご承知であろう．さて この筋は子供と女性では常時緊張の状態にあって，声帯を張っているが，男性では思春期に入ると，性ホルモンの影響を受けて 急にゆるんでしまう．身も心も性に目覚める年ごろに，この筋だけが ── 時実氏の表現を借りれば ── 性に眠ってしまうのである．しかし，男性の輪状甲状筋も裏声を出す時は，女性や子供と同様の緊張状態に入るのであって，眠った筋も答うてば目覚めて，一時的な働きは するのである．

人間の声は，思考の表現手段として最も人間的なものである反面，異性を惹き付ける道具として 最も動物的な面 をも持っている．そう考えれば，発声器官の中に性ホルモンの支配を受ける筋があっても，驚くには当たらないかもしれない．

6）図 217 に示すように，披裂軟骨の外側に出た 筋突起 proc. muscularis, *muscular process* に4方向から集まっている筋 に注目して，それぞれが収縮した時に，声帯突起 proc. vocalis, *vocal process* が どのように動き，それに伴って 声帯と声門が どのように弛張開閉するかを考えてみよう（**表1**）．このことの理解が 喉頭の解剖では 最も大切なことである．

7）喉頭蓋 epiglottis の粘膜と結合組織を取り除き，**喉頭蓋軟骨** cartilago epiglottica, *epiglottic cartilage* を露出してみよう．喉頭蓋軟骨の後面は，お月様のように あばた面である（図 215）．この軟骨は弾性線維を多量に含んでいるので（弾性軟骨 *elastic cartilage*），色は黄色味を帯び弾性に富んでいる．白い色の，他の喉頭軟骨（硝子軟骨 *hyaline cartilage*）と比較観察してみるとよい．

甲状・輪状・披裂各軟骨は 25歳を過ぎた頃から石灰化が始まり，65歳以後の老人では，ほとんど骨のようになってしまう．

喉頭蓋 epiglottis は，それ自身が動いて喉頭の蓋をするわけではない．水や食物を のみ込む時には，喉頭が上に引き上げられて，喉頭蓋に突き当たって 気道の蓋が閉まるのである．

オトガイをやや上に向けて 唾をのみ込むと，喉頭の甲状軟骨が上の方に移動するのが 皮膚の上からよく見えるだろう．これは 嚥下の際には 舌骨上筋群の働きで 甲状軟骨が上前方に引き上げられるからである．この時に 舌骨下筋群は受動的に緊張させられるので，肩甲舌骨筋の下腹（p. 26, 図15）が 鎖骨中央部のすぐ上の大鎖骨上窩で，胸鎖乳突筋の後縁の すぐ外側で触れられる．特に 顔を横に向けて嚥下運動をすると 皮膚が緊張するので，肩甲舌骨筋の動きが見やすくなる．

§ 77　脳 出 し

この節は，まだ脳が取り出してない遺体でだけ行なう．

頭蓋骨 を切る

1）頭頂部から左右の耳の前に向かって **帽状腱膜** galea aponeurotica を横に切断する．その両断端を前後に十分めくり返して，骨（頭蓋冠 calvaria）を露出させる．

2）眉弓と外後頭隆起のやや上で，鉢巻き状に頭蓋冠を鋸で切る．この時には，**脳硬膜** dura mater encephali, *cranial dura mater* を切らないように注意する．鋸だけで骨を完全に切ってしまわないで，残りをノミで仕上げた方が安全である．殊に側頭部では 骨が薄いので，鋸が深く入りがちである．切り離された頭蓋冠を 上に持ち上げながら，力を入れて硬膜からはがせば，頭蓋冠を取り去ることができる．

硬膜 を切る

1）**上矢状静脈洞** sinus sagittalis superior, *sup. sagittal sinus* の位置を確かめ，その両側に沿って この静脈洞を正中に残すように 硬膜を切り，その切線の中央から外側へ横の割を入れて，断端を下にめくり返す．

2）硬膜の続きである **大脳鎌**(がま) falx cerebri を前頭部で切り，正中部に残存する硬膜片と一緒に後ろの方へ めくり返す．

脳 を取り出す

1）脳を左手で支えながら，前頭部で 右手を脳の下に差し入れて，**嗅 球**(きゅうきゅう) bulbus olfactorius, *olfactory bulb* を 頭蓋底から はがす．脳を 前の方から 更に起こしながら，視神経 n. opticus, 内頚動脈 a. carotis interna, 下垂体の漏斗 infundibulum, 動眼神経 n. oculomotorius, 滑車神経 n. trochlearis を 次々に左右で切断する．

2）小脳テント tentorium cerebelli を 両側ともその基部に沿って切り，脳を 更に引き起こしながら，三叉神経 n. trigeminus, 外転神経 n. abducens, 顔面神経 n. facialis, 内耳神経 n. vestibulocochlearis, 舌咽神経 n. glossopharyngeus, 迷走神経 n. vagus, 副神経 n. accessorius, 舌下神経 n. hypoglossus を切り，**小脳** cerebellum の下に手をかけて 脳をそっと取り出す．

§ 78　頭 蓋 の 内 面

脳硬膜 と 脳神経

1）脳硬膜の上面（頭蓋冠(とうがいかん) calvaria, *skull cap* に付着していた部分）で，上矢状静脈洞(し) sinus sagittalis superior の位置を確かめ，その表面から突出する 1～3 mm 大の カリフラワー のような **クモ膜顆粒** granulationes arachnoideales, *arachnoid granulations*（パキオニ顆粒 *Pacchionian bodies*）を観察する (*p. 344*, 図 **247**)．これらの顆粒に相当して，これに接する骨の方にも 浅いくぼみが見られる．

　　クモ膜顆粒は Antonio Pacchioni によって 初めて記載された（1705年）．その構造から考えて脳脊髄液 *cerebrospinal fluid* (*CSF*) を硬膜静脈洞へ排泄する器官 といわれてきたが，近年のアイソトープを用いての研究では，脳脊髄液がどこで作られて どこで排泄されるのかが，かえってわからなくなってきた．むしろ 脳室で新成される脳脊髄液の脈流 *pulsatile flow* が重要らしい (Greitz 1993, 1996)．クモ膜顆粒が ヒトに特有の器官であることも 不思議である．

2）**脳硬膜** dura mater encephali の大きなヒダである **大脳鎌**(がま) falx cerebri が正中に垂れ下

がっている．これを後ろにたどると，その一部が左右に広がって **小脳テント** tentorium cerebelli となり，後頭蓋窩の ひさしを作りながら，**トルコ鞍** sella turcica の前外側の隅（前床突起 proc. clinoideus anterior, *ant. clinoid process*）に達する．

3）大脳鎌の前端で，篩骨の内面への突出である **鶏冠** crista galli と，鶏冠の両側にある細長い凹み（**篩板** lamina cribrosa, *cribriform plate*）を観察する．この凹みの上に **嗅球** bulbus olfactorius が乗っていたわけである．

4）**内頭蓋底** basis cranii interna で，脳硬膜が付いたままの状態で 脳神経などの 切断端の位置を観察しよう．

できれば，晒した骨の頭蓋内面を観察して トルコ鞍の位置と形を 三次元的に確認したのち，トルコ鞍の所で **下垂体** hypophysis, *pituitary gland* の **漏斗** infundibulum, その前外側で **視神経** n. opticus, そのすぐ外側で **内頚動脈** a. carotis interna, *int. carotid artery*, そのやや後ろ外側方で **動眼神経** n. oculomotorius, *oculomotor nerve* の断端を確かめる．更に後ろの方で 太い **三叉神経** n. trigeminus, *trigeminal nerve*, その後ろ内側方で **外転神経** n. abducens, *abducens nerve*, その後ろ外側方で 一まとめになっている **顔面神経** n. facialis, *facial nerve* と **内耳神経** n. vestibulocochlearis (n. statoacusticus), *eighth nerve*, その後ろで束をなす **舌咽神経・迷走神経・副神経** n. glossopharyngeus, vagus et accessorius, *glossopharyngeal, vagus & accessory nerves*, 大後頭孔の外側縁に近く **舌下神経** n. hypoglossus, *hypoglossal nerve* の，それぞれの断端を注意深く 同定 *identify* する．

5）**中頭蓋窩** fossa cranii media では，**中硬膜動静脈** a. et v. meningea media, *middle meningeal artery & vein* が，脳硬膜の裏側に透けて見えている．

> 交通事故などで起こる **頭蓋底骨折** *skull base fracture* は，内頭蓋底の弱いところ，特に神経の出入りする色々な孔を結んだ線を中心にして生ずる．頭蓋底骨折は CT で診断されることが多いが，その骨折の場所によって 次のような神経症状が現れる（ローマ数字は 脳神経の番号）．
> 前頭蓋窩：骨折が篩骨の篩板に及べば 嗅覚障害（Ⅰ），視神経管に及べば 視力障害（Ⅱ）．
> 中頭蓋窩：外眼筋の麻痺（Ⅲ，Ⅳ，Ⅵ），三叉神経支配域の知覚障害（Ⅴ）．錐体部の骨折では，聴力障害（Ⅷ）や 顔面神経麻痺（Ⅶ）．
> 後頭蓋窩：脳神経 Ⅸ～Ⅻ の麻痺はまれである．

脳硬膜を はぐ

硬膜を任意の場所で はいでみると，これが 骨と癒着していることがわかる．すなわち 本来の硬膜（広義の脳硬膜の内葉）は 骨膜（広義の脳硬膜の外葉）と癒合しているが，これらの 2 葉が分離している所もある．ここが **硬膜静脈洞** sinus durae matris, *dural sinuses* が入っている場所である．

1）硬膜を適当に はぎながら，以下の 硬膜静脈洞を開く．

(1) 大脳鎌の上縁に沿って走る，無対性の **上矢状静脈洞** sinus sagittalis superior, *sup. sagittal sinus* を開くと，内面は光沢のある内皮 endothelium で覆われ，中に血液が ひも状に固まっている．**クモ膜顆粒** granulationes arachnoideales が 内面からも 吹出物のように多数突出しているのが見える．上矢状静脈洞に注ぐ 約 10 本の 細い静脈（**上大脳静脈** vv. cerebri superiores, *sup. cerebral veins*）も見える．

(2) 大脳鎌 falx cerebri の下縁に沿って，**下矢状静脈洞** sinus sagittalis inferior, *inf.*

sagittal sinus を切り開く．これは無対性のかなり太い **大大脳静脈** v. cerebri magna, *great cerebral vein* を受けたのちに，**直静脈洞** sinus rectus, *straight sinus* となって，大脳鎌と小脳テントの間を 後ろ下の方に走る．直静脈洞は，上矢状静脈洞と合流してから 左右に分かれて，**横静脈洞** sinus transversus, *transverse sinus* となる．横静脈洞は，頭蓋底で **S状静脈洞** sinus sigmoideus, *sigmoid sinus* を経て，頚静脈孔 foramen jugulare に達する．これらの経過を，次々に メスで開きながら見よう．

(3) 小脳テントの基部の中に埋まっている **上錐体静脈洞** sinus petrosus superior, *sup. petrosal sinus* を探し，これが錐体 pyramis の上縁に沿って走り，横静脈洞 sinus transversus に注ぐことを見よう．上錐体静脈洞を前の方にたどると，三叉神経の切断端のすぐ外側方で三叉神経をまたぎ，下垂体の左右にある **海綿静脈洞** sinus cavernosus, *cavernous sinus*（これはまだ開くな！）と連絡している．

(4) 海綿静脈洞の位置を<u>硬膜をはがさずに</u>確かめ，これがトルコ鞍（下垂体）の後ろで脳底静脈叢 plexus basilaris を経て **下錐体静脈洞** sinus petrosus inferior, *inf. petrosal sinus* に達することを硬膜を透かして見よう．左右の海綿静脈洞は，下垂体の 前と後ろで **海綿間静脈洞** sinus intercavernosi, *intercavernous sinuses*（開くな！）によって 互いに連絡している．

(5) **下錐体静脈洞** sinus petrosus inferior は，後頭骨と側頭骨（岩様部）の間の縫合のすぐ後ろの溝の中に存在するが，頭蓋腔内では S状静脈洞には入らずに，頚静脈孔の前壁に沿って頚静脈孔を通り，頭蓋腔の外で 内頚静脈 v. jugularis interna の初部に注ぐ（*p. 330* で剖出）．

(6) 中硬膜静脈 v. meningea media と海綿静脈洞とを連絡する **蝶形頭頂静脈洞** sinus sphenoparietalis という細い静脈洞が，前頭蓋窩と中頭蓋窩の境の稜線（蝶形骨小翼の後縁）に沿って走っている．

<small>硬膜静脈洞の内面は 血管と同じ内皮細胞 endothelial cells で覆われるが，中膜の平滑筋を欠く特異な静脈系である．静脈弁も存在しない．</small>

2) **滑車神経** n. trochlearis, *trochlear nerve* の断端を **動眼神経** n. oculomotorius, *oculomotor nerve* の外側で探す．滑車神経は 切れていることが多くて 見付けにくいが，小脳テン

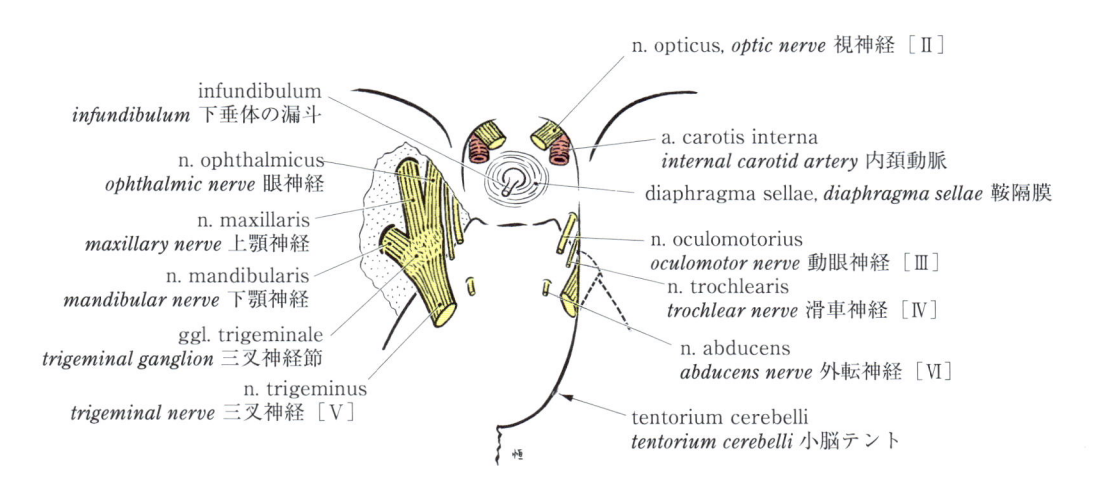

218. 頭蓋底の中央部 の内面
左半では 小脳テントを切り去り，硬膜を一部 はいである．

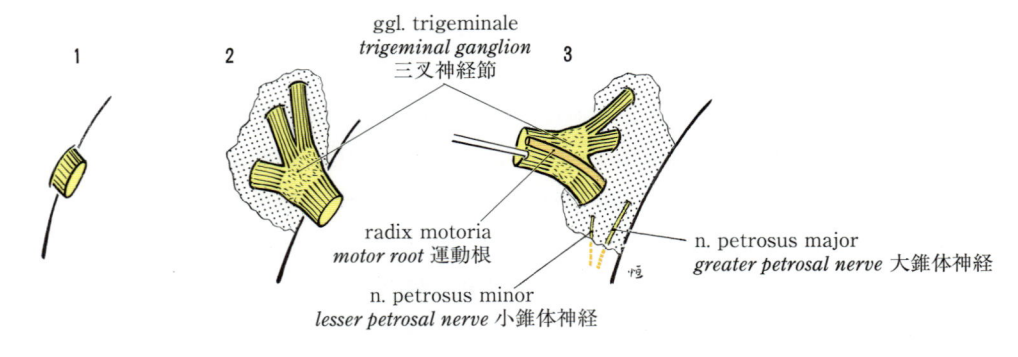

219. 三叉神経の根（左）の剖出順序
硬膜をはいで骨が露出した部分には，点を打ってある．

トが蝶形骨の小翼 ala minor に付く付近で硬膜内に埋まっている 滑車神経を，動眼神経の外側に沿って掘り出してみよう．

3) **三叉神経** n. trigeminus, *trigeminal nerve* を 硬膜をはぎながら前外側の方にたどると，**三叉神経節** ggl. trigeminale, *trigeminal ganglion*（半月神経節 *semilunar ganglion*）に達する（図218）．三叉神経節は硬膜に固く癒着しているうえに もろいので，メスで硬膜を丁寧に はぐ必要がある．三叉神経節から出る 3本の大きな枝，すなわち **眼神経** n. ophthalmicus, *ophthalmic nerve*, **上顎神経** n. maxillaris, *maxillary nerve*, **下顎神経** n. mandibularis, *mandibular nerve* を剖出し，後二者を それぞれ 正円孔 foramen rotundum と 卵円孔 foramen ovale まで追求する．眼神経は *p. 321* で眼窩を開いてから 追求するので，完全にたどる必要はない．

次いで 三叉神経節を外側の方に裏返し，その下面で 三叉神経節を素通りして下顎神経に合流する **運動根** radix motoria, *motor root*（小部 portio minor）という 独立した細い神経線維束を求める（図219）．これらの操作の際に三叉神経節の(殊に内側の)裏側の海綿静脈洞が破れて，血液が出る．三叉神経節の底面には **大錐体神経** n. petrosus major, *greater petrosal nerve* が後ろ外側から前内側の方に走っている．時間があれば，大錐体神経を，細心の注意を払って 一部 剖出しておくとよい．(これは一見して骨膜の切れ端のように見えるので，骨膜を剥がす時に注意．) 大錐体神経の全経過は *p. 339* で観察する．

　　　三叉神経節は 三叉神経の知覚性神経節であって，脊髄神経の 脊髄神経節 ggl. spinale に対応する．咀嚼筋・顎舌骨筋・顎二腹筋前腹 などを支配する 運動線維の束である 運動根が，三叉神経節を素通りするのは当然だろう．

4) 硬膜をはいで，**中硬膜動静脈** a. et v. meningea media, *middle meningeal artery & vein* を剖出する．このとき棘孔 foramen spinosum のすぐ後ろには，**大・小錐体神経** n. petrosus major et minor, *greater & lesser petrosal nerves* が硬膜の直下を走っているはずだから，このあたりの硬膜は *p. 336*（内耳）まで はがないでおく．

　　　交通事故などの頭部外傷で 側頭骨鱗部などが骨折すると，中硬膜動脈が破れ，出血した血液が頭蓋骨と硬膜の間に貯まってくる．これを **硬膜外血腫** extradural hematoma というが，中頭蓋窩あるいは脳の側頭葉の外表にかけて起こることが多い．

下垂体の 取り出し

1）**下垂体** hypophysis, *pituitary gland* の **漏斗** infundibulum の断端を確かめ，**トルコ鞍** sella turcica のどの範囲に下垂体が入っているか（下垂体窩 fossa hypophysialis）の見当を付ける（図218）．次いで その上に張っている硬膜（鞍隔膜 diaphragma sellae）をぐるりと切って，下垂体の周囲にピンセットを差し入れて，静脈叢の上に乗っている下垂体を，静脈叢の一部を着けたまま注意深く掘り出す．このとき下垂体の後部（後葉）は 骨膜と密着しているために こわれやすいから，骨膜と一緒に 骨から はがす気持でやるとよい．

2）取り出した下垂体で，**前葉** lobus anterior, *ant. lobe*（腺下垂体 adenohypophysis）と **後葉** lobus posterior, *post. lobe*（神経下垂体 neurohypophysis）が，表面からでも ある程度は区別できる．両葉の境には 浅い くびれがある．

時間に余裕があれば，下垂体を正中矢状断して，断面で前葉と後葉を区別し，それぞれの色や性状の差を調べる．両葉の境のあたり（**中間部** pars intermedia, *intermediate part*）には コロイドの塊も見える．漏斗の所では，前葉の一部がこれに添って上に延びている（**漏斗部** pars infundibularis, *infundibular part* または 隆起部 pars tuberalis）．これらの観察には 是非 ルーペを使用することをお勧めする．

§ 79　あたまの切半 と 口腔

あたまの切半は 図220 を参照しながら，軟部を メスで，骨を ノコギリで，切り分けていくのである．

後頭骨の切断

後頭部の 頭皮に正中で切れ目を入れて，これを前上の方に延ばす．大後頭孔の後ろの方で大

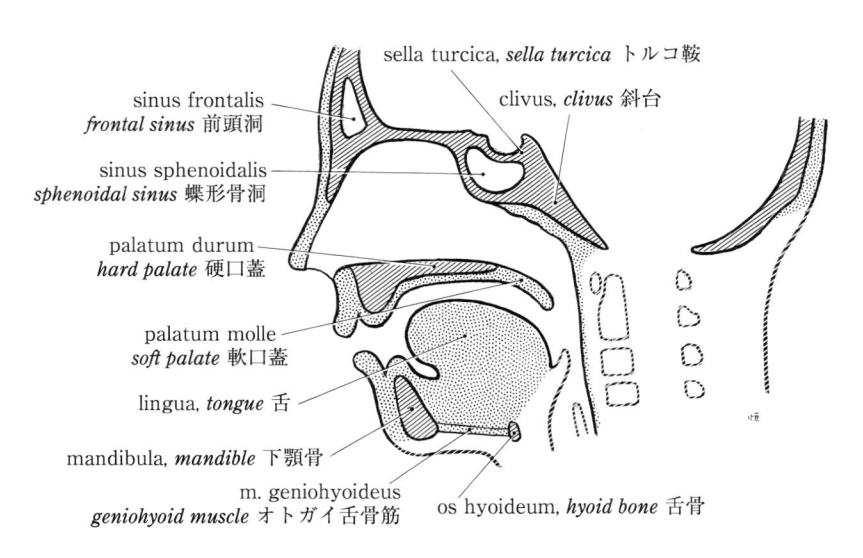

220．あたまの切半 のための 参考図
斜影の部分は ノコギリで，点影の部分は メスで切る．
既に取り去られた部分は 破線で示してある．

脳鎌 falx cerebri や 後頭部の脳硬膜を，正中よりも少し左の所で 前後の方向に切断する．大後頭孔の後ろにある後頭骨(後頭鱗 squama occipitalis)を，正中よりも少し左で 鋸で切半する．

舌骨と下顎骨の正中断

メスで下唇からオトガイまでの軟部を正中で切り，歯肉にも左右の中切歯の間で割を入れておく．舌骨上筋群(殊に オトガイ舌骨筋 m. geniohyoideus)と舌骨下筋群を正中で左右に開き，**舌骨**を骨鉗子で正中割断する．次に **下顎骨**を鋸で，**舌**その他の軟部 をメスで正中断する．

顔面の正中断

上唇・鼻・額 の顔面表情筋などの軟部に 正中でメスを入れ，軟口蓋や咽頭鼻部と咽頭円蓋も正中断する．次に 鋸で 顔面の骨を切断する．この際に，すでにメスで正中断されている舌の表面を 傷つけないように注意する．**鼻中隔** septum nasi, *nasal septum* は多くの場合，左右どちらかに偏在しているので，正中断した骨の どちらかに残るはずである．

口　腔

頭の切半面で **口腔** cavum oris, *oral cavity* を観察する．

1) 口腔の広がりを見る．**口唇**(くちびる) labia oris, *lips*(**上唇** labium superius, *upper lip* と **下唇** labium inferius, *lower lip*)と 歯列弓 arcus dentales で囲まれた場所が **口腔前庭** vestibulum oris, *oral vestibule* であり，歯列弓より内方の部分が **固有口腔** cavum oris proprium, *oral cavity proper* で，後ろは **口峡** fauces を経て咽頭に続く．

解剖学的な 口唇は，赤く見える部分(**赤唇縁** *vermilion border*)だけでなく，口腔前庭の前の方の，皮膚と軟組織 をさす．すなわち，2本の指先の間につまめる領域が 口唇である．

口腔前庭と固有口腔は 第3大臼歯の後ろで 互いに交通している．この交通は 上下の歯を く

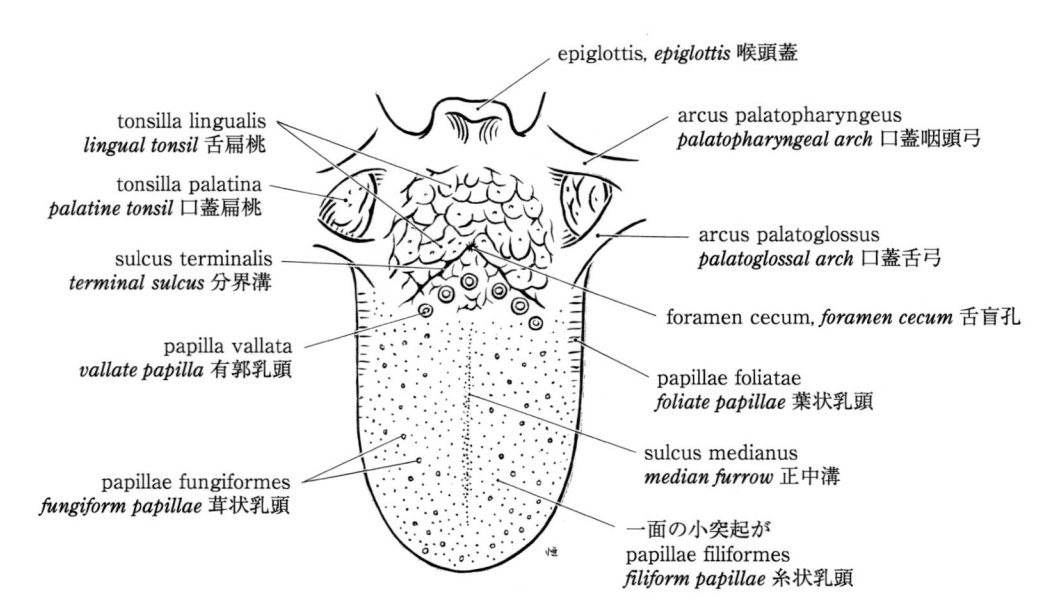

221．舌の背面
諸君のご遺体では 切半されているが．

いしばった時でも確保されているので，破傷風 tetanus などの際に 咬筋の強直性収縮のために顎関節が動かなくなる 開口障害(牙関緊急) trismus or lockjaw の時に，カテーテルで流動食を通す通路になる．

　　口狭のなかでも最も狭く，くびれた部分を 口峡峡部 isthmus faucium という (p. 292).

2) 口腔前庭では，まず上下の口唇の断面を観察する．皮膚と口腔粘膜とは その移行部分で厚さや性状が どのように変わっているか？ 口輪筋の付近には 動静脈(顔面動静脈の枝)の断面も見える．歯の観察は p. 315 と p. 316 で行なう．

3) 骨を主体とする **硬口蓋** palatum durum, *hard palate* と骨のない **軟口蓋** palatum molle, *soft palate* の断面を見たのち，p. 286 で観察した 口蓋垂・舌根・口蓋舌弓・口蓋咽頭弓・口蓋扁桃 などを復習する．

4) **舌** lingua, *tongue* で，次のものを観察しよう．

舌尖 apex linguae, **舌体** corpus linguae, *body of tongue*, **舌根** radix linguae, *root of tongue* が それぞれどのあたりか を見たのち，舌の上面すなわち **舌背** dorsum linguae, *dorsum of tongue* で各種の **舌乳頭** papillae linguales, *lingual papillae* を観察する（図 221）．p. 285 で既に見た **有郭乳頭** papillae vallatae, *vallate papillae* が舌根に並んでいる．これよりも小さい径 1 mm 前後の **茸状乳頭** papillae fungiformes, *fungiform papillae* が 舌背に点在している．また舌の外側縁には **葉状乳頭** papillae foliatae, *foliate papillae* が並んでいるはずだが，明瞭には観察できないことが多い．以上のほかに，舌背を一面に ビロードのように覆っているザラザラが，**糸状乳頭** papillae filiformes, *filiform papillae* である．

　　人間が死ぬ時に 舌は後ろの方に落ち込むので，解剖遺体の舌の位置は 生体とは かなり違う．

舌の下面で，正中に **舌小帯** frenulum linguae, *frenulum of tongue*（正中断の時に傷つけられている）と，その外側にある ヒダ（采状ヒダ plica fimbriata）を見届け，これら両者の間に透けて見える **舌静脈** v. lingualis, *lingual vein* を観察する．下顎の歯列弓とほぼ同じ方向に走る **舌下ヒダ** plica sublingualis, *sublingual fold* を前の方にたどると，**舌下小丘** caruncula sublingualis, *sublingual caruncle* という小さな高まりがある．ここに 舌下腺と顎下腺の導管の共通の開口がある（図 222）．

　舌小帯・采状ヒダ・舌下ヒダ・舌下小丘 などは，固定遺体では よく見分けられないことが多いが，生体では明瞭に識別できる．友人同士の口の中を覗き込んで，十分に観察しておくとよい．

222. 口底の解剖（1）
下顎の左半で，舌を右へ引いたところ．

舌の切半面を見ると **オトガイ舌筋** m. genioglossus が，舌の表面に向かって鉛直に走る筋線維群の主体を作っているのがわかる．そのほか，舌そのものの内部に起始停止する筋（内舌筋 *intrinsic lingual muscles*）の線維が 縦横に走っているのを見届ける．舌粘膜の下には **舌腱膜** aponeurosis linguae, *lingual aponeurosis* という固い結合組織の層があって，内舌筋に 起始

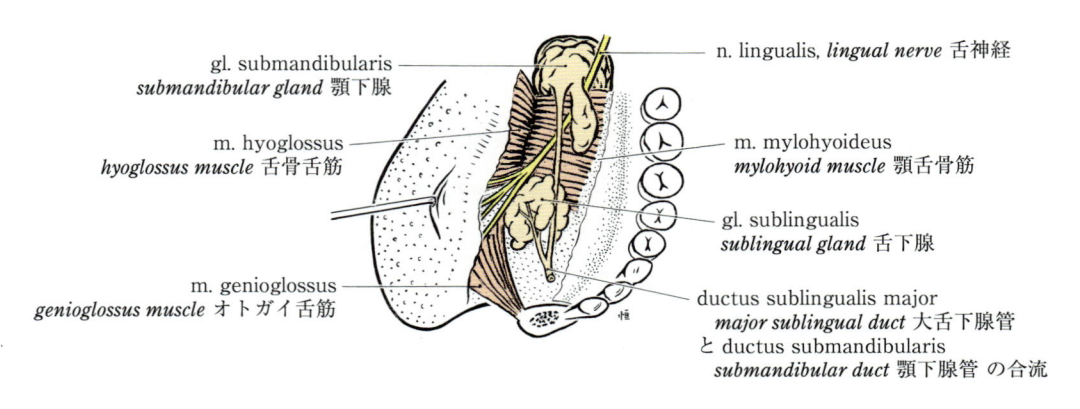

223. 口底の解剖（2）

と停止 を提供している．

　舌の外部に起始がある筋（オトガイ舌筋，舌骨舌筋，茎突舌筋など）を **外舌筋** extrinsic lingual muscles と呼び，起始と停止が両方とも舌の内部にある筋を **内舌筋** intrinsic lingual muscles という．内舌筋には，①舌背の粘膜下を縦走する筋線維群，②舌の下面近くを舌根から舌尖まで縦走する筋線維群，③横走する筋線維群，④舌体の中を垂直に上下に走る筋線維群 の4種類が存在する．

　5）舌を内側下方へ引き出して，舌下ヒダ plica sublingualis と舌の間にある溝で口腔粘膜をはがし，その下層にある **舌下腺** gl. sublingualis, *sublingual gland* と **顎下腺** gl. submandibularis, *submandibular gland*（腺体は顎舌骨筋の下方にある）を求める．それらの導管である **大舌下腺管** ductus sublingualis major, *major sublingual duct*（バルトリン管 *Bartholin duct*）と **顎下腺管** ductus submandibularis, *submandibular duct*（長さ 5〜6 cm）とを剖出し，これらが舌下小丘 caruncula sublingualis に開口する所までたどる（図223）．顎下腺管のすぐ下内側で **舌神経** n. lingualis, *lingual nerve* と **舌下動静脈** a. et v. sublingualis, *sublingual artery & vein* を掘り出し，更に深く進むと，内側では **舌骨舌筋** m. hyoglossus に，外側では **顎舌骨筋** m. mylohyoideus の上面にまで達する（図223）．

　　舌下腺は 顎舌骨筋（口腔隔膜）よりも上（口腔内）に，顎下腺は 同筋よりも下（口腔外）にあることを再認識しよう（p. 281）．

　6）頬の内面の粘膜で，上顎第2大臼歯に対向する面に 耳下腺管の開口が 小さな高まり（耳下腺乳頭 papilla parotidea）として認められる．この開口は，生体でも口を大きく開け，口唇の外側部を強く引っ張ると観察できる．

　　臨床では，耳下腺管の開口からカニューレを入れて 耳下腺唾液を採取したり，造影剤を注入して 耳下腺のX線撮影（唾液腺造影法 *sialography*）を行なう．

　7）オトガイ下部で，顎舌骨筋 m. mylohyoideus とオトガイ舌骨筋 m. geniohyoideus を復習し，**舌骨舌筋** m. hyoglossus を 舌までたどる．**顎下腺** gl. submandibularis も下の方からその全貌を剖出し，顎下腺管 ductus submandibularis に接続することを確かめる．この時に，**舌神経** n. lingualis も下の方から見える．

　口腔の内面では，口蓋舌弓の粘膜下に伏在している 口蓋舌筋 m. palatoglossus（その剖出は p. 308）の位置を見当づけ，ここで 舌の運動 を考えながら すべての外舌筋を概観する．

　　外舌筋は 舌の位置と形を変え，**内舌筋**は 主に舌の形を変える．舌を前に引き出すのは，オトガ

イ舌筋（中部・後部の筋束），また舌を後ろに引くのは オトガイ舌筋（前部の筋束）と 茎突舌筋である．舌を持ち上げるのは 茎突舌筋と口蓋舌筋であり，舌の外側縁を引き下げるのは 舌骨舌筋である．以上の舌の運動に関与する すべての筋は，**舌下神経** n. hypoglossus, *hypoglossal nerve* の支配を受ける（口蓋舌筋だけは例外で 迷走神経支配）．舌筋の仲間では オトガイ舌筋が最も強力なので，片側の **舌下神経麻痺** *hypoglossal palsy* の患者に舌を出させると，舌尖は 病側の方に 傾いて出ることになる．

8）茎突舌筋 m. styloglossus の剖出は *p. 316* で行なう．舌根と舌骨との間の結合組織を掘ると，*p. 283* で一部剖出した **茎突舌骨靱帯** lig. stylohyoideum, *stylohyoid ligament* が出てくる．この茎突舌骨靱帯は 茎突舌骨筋の内側で 茎突咽頭筋との間に存在する．更に掘り進むと，**舌動脈** a. lingualis を舌骨舌筋よりも内側に剖出することができる．この舌動脈を，舌骨舌筋と茎突舌骨靱帯の間を通り抜けながら 元の方にたどる．

口腔は粘膜下の毛細血管が豊富なので，錠剤の形で舌の下方に薬剤を与えることがある（舌下投与 *sublingual administration*）．舌下部の粘膜から吸収された薬剤は，小腸粘膜・門脈・肝臓 を経ずに直接に全身循環に入るので，迅速な薬効が期待され，肝臓での酵素の代謝による薬効消失（初回通過効果 *first-pass effect*）のある薬剤（ニトログリセリン，*p. 130* など）は，舌下投与が適している．

§ 80 鼻腔 と 咽頭鼻部

鼻中隔

1）**鼻中隔** septum nasi, *nasal septum* が付着している方の切半面で，まず鼻中隔の広がりを見る．次いで鼻中隔の粘膜を薄くはぎながら，篩板 lamina cribrosa（図225）の下で **嗅神経** nn. olfactorii, *olfactory nerves* と **前・後篩骨動静脈** a. et v. ethmoidalis anterior et posterior, *ant. & post. ethmoidal artery & vein*（眼動静脈 a. et v. ophthalmica の枝）を求める．前篩骨動脈に伴行する前篩骨神経は，眼神経 n. ophthalmicus の枝である．鼻中隔を後ろ上方から前下方に斜めに下って 切歯管 canalis incisivus（*p. 316*）に入る **鼻口蓋神経** n. nasopalatinus, *nasopalatine nerve* と，これに伴行する動脈（蝶口蓋動脈 a. sphenopalatina の枝）の剖出を試みよう（図224）．（なお 鼻中隔の前下部には，顔面動脈 a. facialis から分枝する 上唇動脈 a. labialis superior の枝も分布する．）

2）鼻中隔の前下端部の粘膜下には 毛細血管網が発達しているので，この場所は 鼻出血（鼻血）epistaxis, *nasal bleeding* の好発部位である（**キーセルバッハ部位** *Kiesselbach area* または **リトル部位** *Little area*）．

鼻血を止めるためには，出血側の鼻翼を 鼻中隔（の前下端部）に向かって 押しつけるとよい（McGarry 他 1993）．

3）粘膜を完全にはぎ取って，鼻中隔の骨組みを調べる（図225）．外鼻孔に近い所は 皮膚性（膜部 pars membranacea, *membranous part*），それよりも後ろは 軟骨性（軟骨部 pars cartilaginea, *cartilaginous part*），更に後ろの方は 骨性（骨部 pars ossea, *bony part*），になっている．その構成の詳細を 図225 に示す．

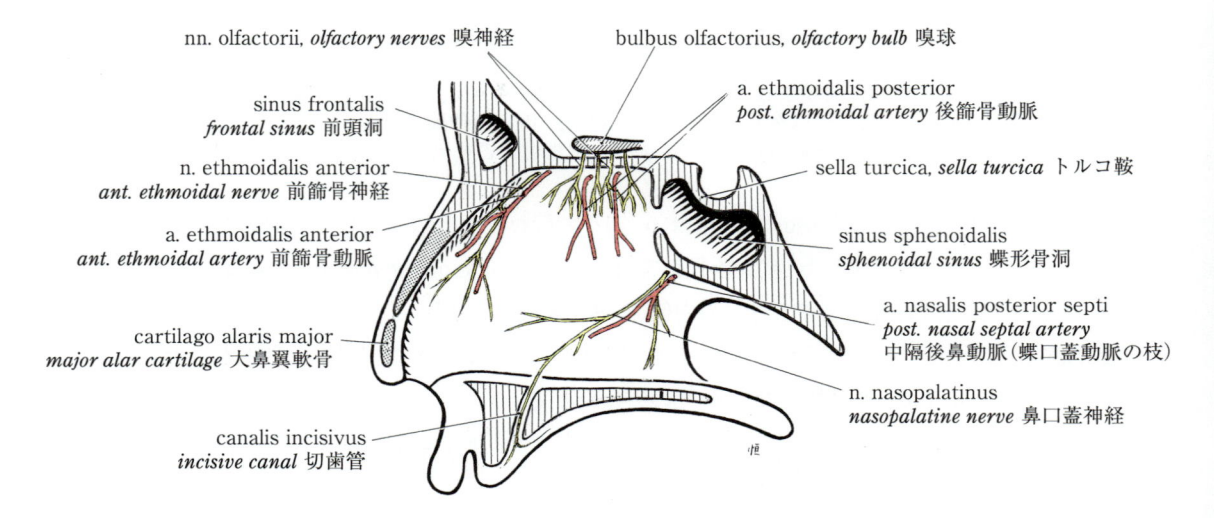

224. 鼻中隔の動脈と神経
嗅球は諸君のご遺体にはない．

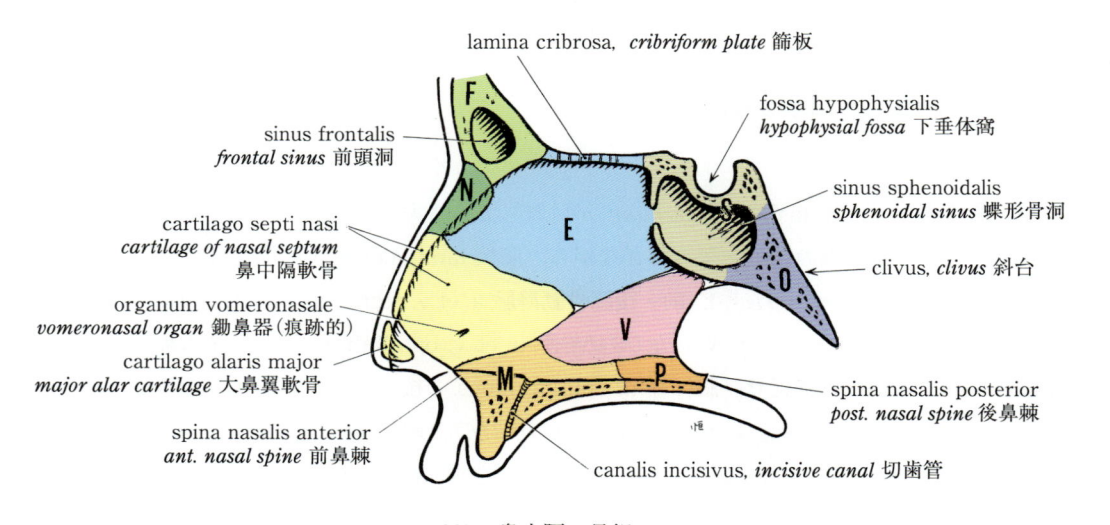

225. 鼻中隔の骨組み

E：os ethmoidale 篩骨
F：os frontale 前頭骨
M：maxilla 上顎骨
N：os nasale 鼻骨
O：os occipitale 後頭骨
P：os palatinum 口蓋骨
S：os sphenoidale 蝶形骨
V：vomer 鋤骨

鼻腔の側壁

　まず 晒した頭蓋で 鼻腔の側壁の「甲介と鼻道」の概念を理解する．上中下の鼻甲介と 上中下の鼻道は，骨格でも遺体(粘膜をかぶっている)でも 同じ名前で呼ばれる．遺体の鼻腔で 鼻中隔を除去して(鼻中隔が着いていない側では そのままでよい)，鼻腔の側壁を観察する．

　1) **外鼻孔** naris, *nostril* のすぐ後ろは **鼻前庭** vestibulum nasi, *nasal vestibule* で，そこには **鼻毛**(はなげ) vibrissae, *nasal hair* が生えている．鼻毛の生えている範囲や，個々の毛の

性状や方向などを調べ，皮膚と鼻腔粘膜との境界も見極めよう．皮膚の方が より白く見える．

2）鼻前庭の後ろの方では，鼻腔の側壁で 前後方向に棚のように隆起している **上・中・下鼻甲介** concha nasalis superior, media et inferior, *sup., middle & inf. conchae* と，それぞれの高まりの下の前後方向の凹み，**上・中・下鼻道** meatus nasi superior, medius et inferior, *sup., middle & inf. meatuses* を同定しよう．約60％の頻度で，上鼻甲介の 更に上方に **最上鼻甲介** concha nasalis suprema が存在する．

上鼻甲介と中鼻甲介は 篩骨の一部であるが，下鼻甲介だけは 独立した骨である．

各鼻道は後ろでは互いに一緒になって 共通の **鼻咽道** meatus nasopharyngeus, *nasopharyngeal meatus* を経て，**後鼻孔** choana の所で咽頭に開く．

　　上・中・下鼻甲介の内側端(すなわち稜線に相当するへり)は どれも鼻中隔には達していないので，上・中・下の鼻道は 鼻中隔の両側で 上下の方向に共通の腔所を作っている．これを **総鼻道** meatus nasi communis, *common nasal meatus* という．この空隙は後ろの方では鼻咽道に合流して 後鼻孔に達する．
　　ラテン名のconchaとは，巻貝とか貝殻を意味する ギリシャ語由来の名前で，英語では *turbinate* ともいう．なお, concha は 鼻甲介のほかに 耳甲介 concha auriculae と蝶形骨甲介 concha sphenoidalis にも使われる．みな 形が貝殻に似ているからだろう．

3）中鼻甲介の前端より上方の，嗅神経の分布する領域は **嗅部** regio olfactoria, *olfactory region* と呼ばれ，生体では鼻粘膜の他の部分(**呼吸部** regio respiratoria, *respiratory region*)に比べて 多少 黄色味を帯びている．

4）鼻腔の側壁の粘膜は，*p. 317* で はぐことになる．

副鼻腔

鼻腔の後ろ上の方に，**副鼻腔** sinus paranasales, *paranasal sinuses* の一つである **蝶形骨洞** sinus sphenoidalis, *sphenoidal sinus* の断面が見える．蝶形骨洞の広さには個体差があるが，いずれの場合でも，上壁は下垂体の入っていた凹み(下垂体窩 fossa hypophysialis)に接している．前頭骨の断面では **前頭洞** sinus frontalis, *frontal sinus* が見える(図225)．これらの副鼻腔から ゾンデを入れて，それぞれ どの鼻道に開口するか を調べてみよう．副鼻腔の詳細は，*p. 318, 321, 328* で観察する．

咽頭の鼻部

1）**後鼻孔** choana の後ろで，**耳管** tuba auditiva, *auditory or Eustachian tube* の開口部(**耳管咽頭口** ostium pharyngeum tubae auditivae, *pharyngeal orifice*)の位置を確かめる(図226)．この後ろには，耳管軟骨の突出のために生じた **耳管隆起** torus tubarius があり，また下の方には，口蓋帆挙筋 m. levator veli palatini のためにできた **挙筋隆起** torus levatorius がある．耳管隆起は下方に尾を引いて **耳管咽頭ヒダ** plica salpingopharyngea, *salpingopharyngeal fold*(内部には，耳管咽頭筋 m. salpingopharyngeus という弱小筋が存在する)に続く．咽頭の円蓋のあたりの粘膜面には **咽頭扁桃** tonsilla pharyngea, *pharyngeal tonsil* が散在する．咽頭扁桃の炎症による腫脹が いわゆる アデノイド *adenoid vegetations* であることは 既に *p. 286* で述べた．

　　風邪をひいた時や上気道の炎症のあとに **耳管炎** *salpingitis* を起こすと，耳管が詰まることがあ

る(**耳管狭窄** *tubal stenosis*). その治療法として, 外鼻孔から カテーテルを 耳管咽頭口に差し入れて, 空気を送り込む方法がある(**耳管通気法** *tubal inflation*). この時には, 耳管隆起が よい目印になる.

耳管は普段は軽く閉じていて, 嚥下の時だけ開くが, これがずっと開放したままになる病気もある(**耳管開放症** *open tube*). 原因は不明のことが多いが, 急にやせた時に耳管の囲りの脂肪が減ったり, 筋群が萎縮して起こるらしい. 空気の振動が鼓膜の裏側からも伝わるので, 自分の声が強く響く **自声強聴**(じせいきょうちょう) *autophony* という症状が出る. 臥位では症状が軽くなる.

耳管咽頭ヒダは, 鼻腔や副鼻腔のリンパ流が集まる経路に当たっているので, 炎症の影響を受けやすく, 耳鼻科で時に問題とされる.

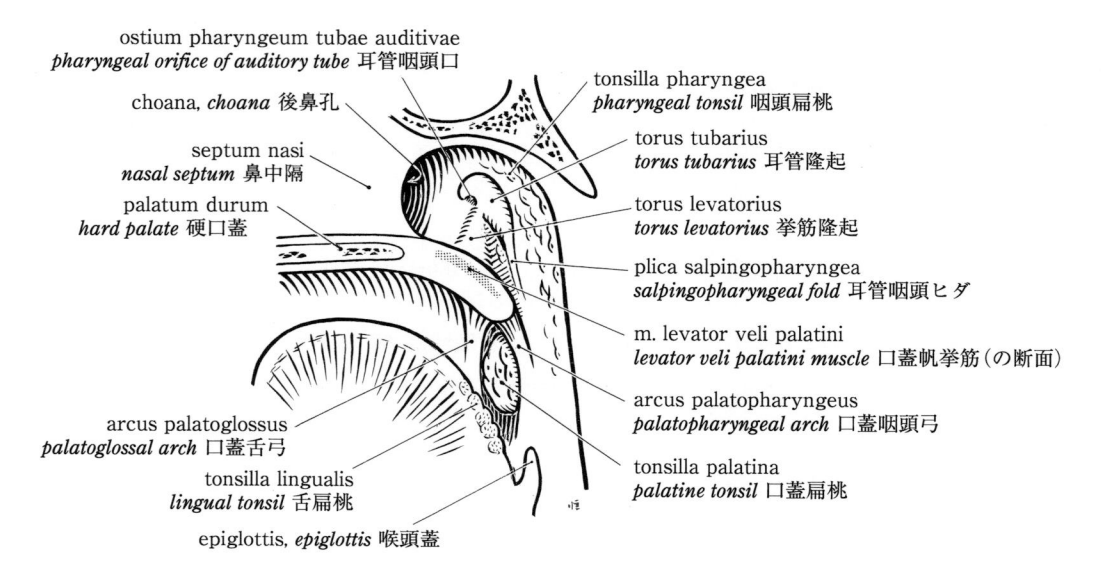

226. 咽頭鼻部の粘膜 の凹凸

2) 挙筋隆起の粘膜をはいで **口蓋帆挙筋** m. levator veli palatini を剖出し, これを軟口蓋までたどる(図 227).

口蓋帆挙筋の概念は 意外に分かりにくいので, 解剖学教科書や解剖図譜も参照して, 十分に予備知識を得ておくとよい.

また 口蓋咽頭弓の粘膜下に **口蓋咽頭筋** m. palatopharyngeus を探し, 口蓋舌弓の粘膜下には, **口蓋舌筋** m. palatoglossus を剖出する. 耳管隆起の粘膜を はいで, 耳管隆起が 耳管軟骨による高まり であることを確かめる.

3) 耳管咽頭口の前下の方で, さきに剖出した口蓋帆挙筋の前の方の粘膜を取り除き, 深在する **口蓋帆張筋** m. tensor veli palatini を探す(図 227). この筋は p. 316 で十分に剖出するはずだから, ここでは あまり下まで たどる必要はない.

4) 咽頭扁桃を取り去りながら **上咽頭収縮筋** m. constrictor pharyngis superior を内面から露出させる. この筋は上の方では腱膜(咽頭頭底板 fascia pharyngobasilaris)となって 外頭蓋底に付く(図 227). また上咽頭収縮筋は, 前の方では 翼状突起 proc. pterygoideus の内側板の下部に停止するはずだが, そこまでは 今は追求しない.

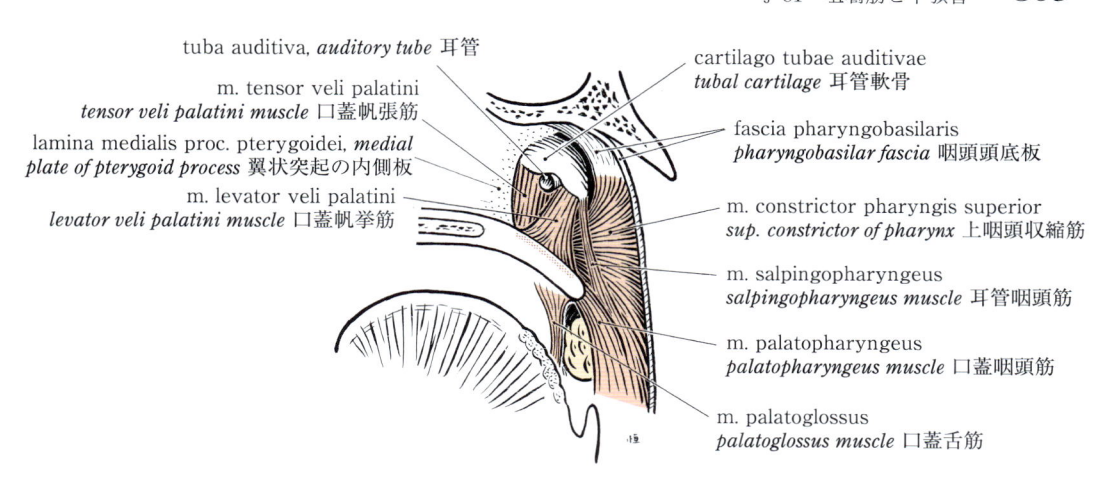

227. 咽頭鼻部の粘膜下の筋

(図の注記:
- tuba auditiva, *auditory tube* 耳管
- m. tensor veli palatini / *tensor veli palatini muscle* 口蓋帆張筋
- lamina medialis proc. pterygoidei, *medial plate of pterygoid process* 翼状突起の内側板
- m. levator veli palatini / *levator veli palatini muscle* 口蓋帆挙筋
- cartilago tubae auditivae / *tubal cartilage* 耳管軟骨
- fascia pharyngobasilaris / *pharyngobasilar fascia* 咽頭頭底板
- m. constrictor pharyngis superior / *sup. constrictor of pharynx* 上咽頭収縮筋
- m. salpingopharyngeus / *salpingopharyngeus muscle* 耳管咽頭筋
- m. palatopharyngeus / *palatopharyngeus muscle* 口蓋咽頭筋
- m. palatoglossus / *palatoglossus muscle* 口蓋舌筋)

=========== きゅうけいしつ ===========

耳管には ユースタキウス氏管 という名が広く用いられている．また，古くは「欧氏管」という名も一般によく用いられていた．しかし耳管は，実は彼の発見ではなく，その以前からよく知られており，アリストテレス Aristoteles さえも 鼓室と咽頭の連絡 を知っていたということである．とはいえ，欧氏の偉大さに けちを付けよう というのではない．

ユースタキウス Bartolommes Eustachius (1524-1574, ローマの解剖学教授)は緻密な解剖家で，歯の解剖学の創始者 とされているほか，副腎や外転神経を初めて記載し，イヌの胸管も発見している．

欧氏は かの ヴェサリウス Andreas Vesalius (1514-1564) と同時代の解剖学の巨星だった．しかし，この星の光にも中世の暗雲はあまりにも濃かった．1552年に完成した，彼の "Tabulae Anatomicae" の原図は，実に 160 年もの長きにわたって，ローマ法王庁の文庫に眠っていたのである．

=========== 欧氏のことなど ===========

ふとしたことで法王がこれを侍医に引出物として与え，この侍医から解剖学者モルガーニ Morgagni (1682-1771) の手に渡ったのが，この偉大な図譜が陽光を浴びるきっかけとなった．モルガーニは自身の註釈を付けて 1714 年に出版したが，これが 銅版で印刷された 最初の解剖図である．

ついでながら同年代のスペイン生まれの才子セルヴェト Miguel Serveto (1509-1553) はハーヴェイ W. Harvey (1578-1657) の血液循環説の先駆者で，肺循環を初めて正しく理解した人物として史上に名前を留めているが，彼が宗教改革者ジャン・カルヴァンに反対して書いた Restitutio Christianismi が，カトリックとプロテスタントの両方から 異端とみなされ，捕えられて 44 歳をもって 火あぶりの刑に処せられた．

---

§ 81 咀嚼筋 と 下顎管

ここで 顔面の外側部に戻って，**咀嚼筋** *muscles of mastication*（咬筋・側頭筋・外側翼突筋・内側翼突筋）などの解剖に入る．すべての咀嚼筋が 下顎神経（の運動神経線維）によって支配されていることを考えながら．

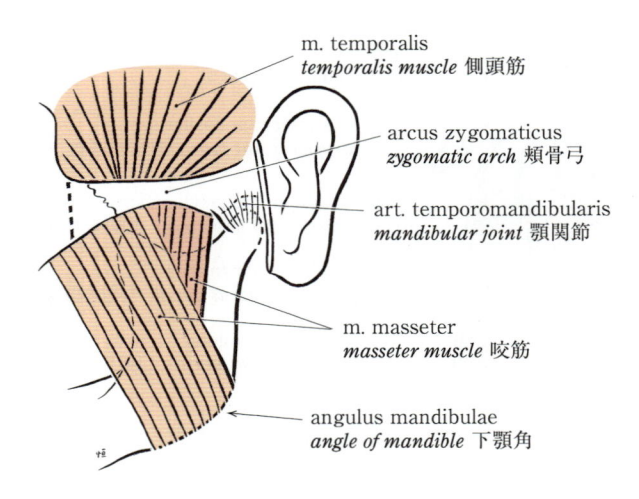

228. 下顎枝の表がわ の解剖手順（１）

咬筋

咬筋筋膜 fascia masseterica, *masseteric fascia* をよくはがして 咬筋 m. masseter を剖出し，その前縁と後縁を明確に出してから，起始と停止を見る．この際には，邪魔になる小血管や神経は切り取ってよい．図228に示したように，咬筋には 筋線維の走行が違う 浅部 と 深部 があることに注意しよう．

側 頭 筋

頬骨弓よりも上の方で 側頭筋膜 fascia temporalis, *temporal fascia* をはがして，側頭筋 m. temporalis を剖出する（図228）．側頭筋と頬骨弓との間の結合組織を取り除く．側頭筋を上にたどり，頭蓋骨からの起始を確かめる（脳出しのために 一部は既に切れている）．

外耳孔の高さで 浅側頭動脈から分枝する 中側頭動脈 a. temporalis media, *middle temporal artery* が 側頭筋膜を貫いて上行し，側頭筋に分布するのを見る．

側頭筋膜は 人工鼓膜の材料として耳鼻科の手術で使われることがある（本人のものを使う）．

咬筋 と 頬骨弓 を切る

１）筋腹の中央で，咬筋の浅深両部を２段階に分けて切断する（図229）．咬筋の下顎枝への停止筋束を切りながら，咬筋の下断端を 下顎角の近くまで はがしておく（図229）．

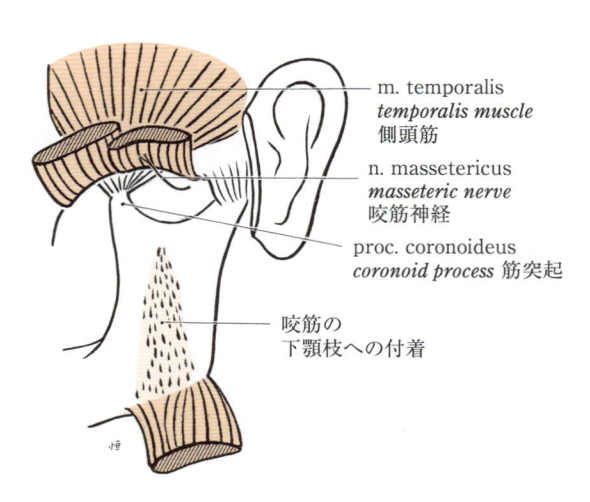

229. 下顎枝の表がわ の解剖手順（２）
咬筋を切って めくり返す．

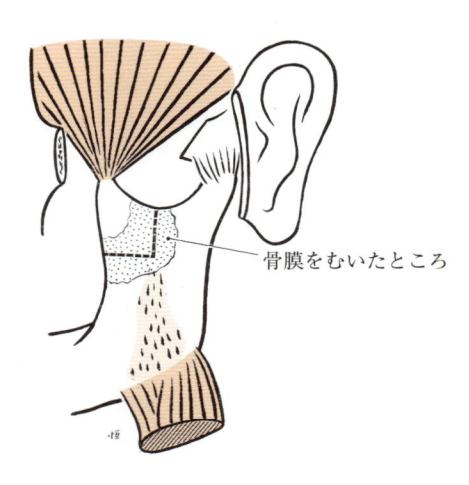

230. 下顎枝の表がわ の解剖手順（３）
頬骨弓を切ったところ．

2）咬筋の前縁から約 1cm 後ろで，**頬骨弓** arcus zygomaticus, *zygomatic arch* を 鋸で切断する（図 228 の破線）．次いで 咬筋の起始部の後縁のあたりでも，頬骨弓を 斜めに切断する（図 230）．この時には 最後まで鋸を使うと下層を傷つけやすいから，途中でノミを併用するとよい．また切断の場所が あまり後ろに寄りすぎると，顎関節を傷つける危険がある．

咬筋の深部が頬骨弓の裏からも起こることを見ながら，頬骨弓の骨片を咬筋の断端が着いたまま下層から はがし取る．下に現われる側頭筋膜をはがして，**側頭筋** m. temporalis が下顎骨の筋突起 proc. coronoideus に停止することを確かめる．側頭筋の 前縁と後縁の 結合組織を取り除いて，側頭筋の全貌を観察する．

ノミの使い方　今までの解剖でも かなりノミを使ってきたが，これからの 頭部の解剖の際には，特に慎重に ノミを使いこなす必要がある．

まず「ノミは骨を削るための道具であって，骨を割るためのものではない」ことを十分に理解しよう．すなわち，ノミの刃は 必ず骨の表面に<u>斜めに</u> ねかせるように当てて使うとよい．ノミの刃を骨の表面に垂直に立てて勢いよく木槌で打つと，思わぬ場所で 骨が割れたり 折れたりする結果になりかねない．

次に なるべく少しずつ骨を削ることである．特に眼窩や内耳などの解剖では 1～2 mm^3 ほどの骨片を削り取って行くことが要求される．このように，ノミでほんの少しずつ骨を削る場合には，それほど大きな音は出ないものである．ガンガンとすさまじい音をたてて木槌をふるっている学生は，骨を破壊していることを自ら示しているようなものである．

筋突起を切る

下顎骨の **筋突起** proc. coronoideus, *coronoid process* を，図 230 の破線の所でノミ（または電気鋸）を 慎重に使って切断する．切断に先立って，付近の骨膜を 少し裏の方まで はがしておくとよい．筋突起の切断の際には，下層にある血管や神経を傷つけやすいから，特に注意する．切断した筋突起と一緒に 側頭筋を上の方にめくり返して，裏側から側頭筋に分布する 血管と神経を見る（図 231）．

側頭筋の裏側で

1）**顎動脈** a. maxillaris, *maxillary artery* が外頚動脈 a. carotis externa から分枝することを確認してから，側頭筋の裏側で結合組織を取り除きながら **翼突筋静脈叢** plexus pterygoideus, *pterygoid plexus* と，これを縫って走る **顎動脈** a. maxillaris の枝とを探す．すなわち翼突筋静脈叢を適当に取り除きながら **深側頭動脈** aa. temporales profundae, *deep temporal arteries*，**頬動脈** a. buccalis, *buccal artery*，**後上歯槽動脈** a. alveolaris superior posterior, *post. sup. alveolar artery* などを 次々に剖出して，顎動脈が **眼窩下動脈** a. infraorbitalis,

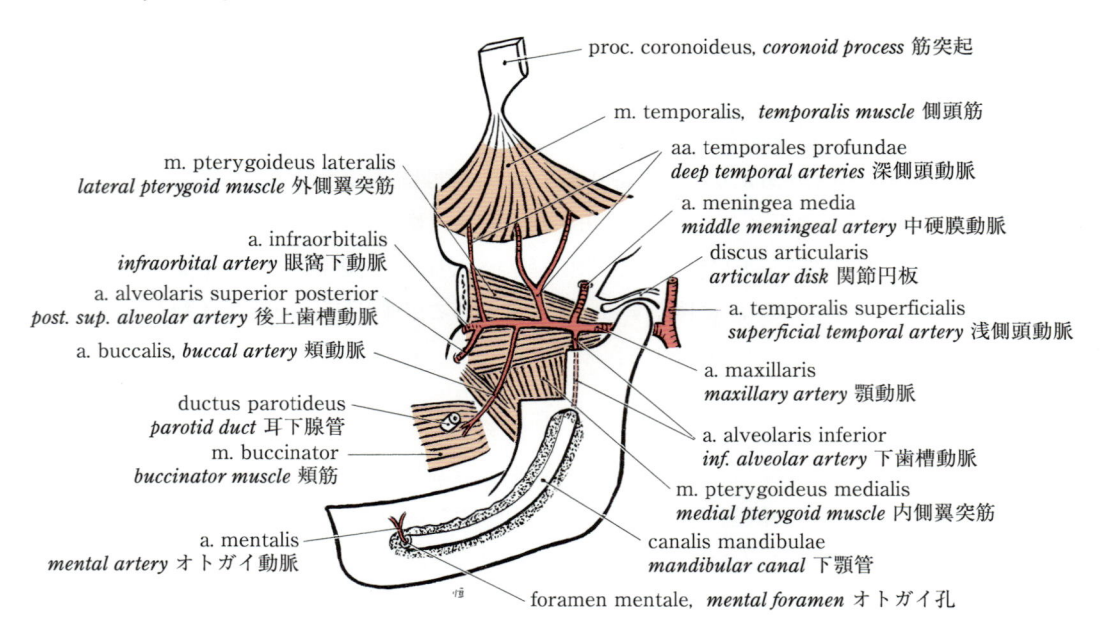

231. 下顎枝の裏側 の解剖手順（１）
図をわかりやすくするために 神経と静脈は省いてある．
時間に余裕がなければ，下顎管の剖出はしない．

infraorbital artery となって上顎骨にもぐり込むことを見る．**中硬膜動脈** a. meningea media, *middle meningeal artery* は深部へ入り込むから，*p. 314* で観察する方がよい．これらの血管の下層に **外側翼突筋** m. pterygoideus lateralis, *lateral pterygoid muscle* と **内側翼突筋** m. pterygoideus medialis, *medial pterygoid muscle* を探す（図231）．

　　顎動脈は 外側翼突筋の外側（すなわち表層）を走る場合が多いが（93％），同筋の内側（すなわち下層）を走る例も 6％の頻度で見られる．また，顎動脈が頬神経 n. buccalis の下層を通る例も 24％に見られる．
　　顎動脈に伴行すべき静脈が，太い単一の血管ではなく，静脈叢の形になっているのは，咀嚼運動の際の咀嚼筋の収縮瘤によって 静脈壁が圧迫されて 「うっ血」 congestion を起こすのを防ぐためである．

２）残存する頬脂肪体を完全に取り除いて，**頬筋** m. buccinator がどこから起こっているかを見る．側頭下窩にある脂肪を取り除いて，下顎骨のかげに隠れている **下歯槽動静脈・神経** a., v. et n. alveolaris inferior, *inf. alveolar artery, vein & nerve* を，一部分だけでも剖出しておくとよい（図231）．下顎孔 foramen mandibulae の所で後ろ下の方に下歯槽神経から分枝する **顎舌骨筋神経** n. mylohyoideus, *mylohyoid nerve* が認められる（図234）．

　　頬筋は 翼状突起と下顎体を結ぶ 結合組織索（翼突下顎縫線 raphe pterygomandibularis）から起こる．また この縫線からは 上咽頭収縮筋も起こる（*p. 284*）．
　　頬筋は 顔面表情筋に属するので 停止は皮膚であり，顔面神経で支配される．ラッパを吹く時に働き（*bugler's muscle*），食事の際には 食塊を上下の大小臼歯の間に押し込んで咀嚼を助ける．

下顎管 を開く

　　時間に余裕があれば，下顎体と下顎枝をノミで少しずつ慎重に削って，その中にある **下顎管**

canalis mandibulae, *mandibular canal* を剖出する(図230). これには かなりの時間と労力を必要とするが, 下顎骨の緻密質をノミで削り取ると, 海綿質の中に 更に薄い緻密質に包まれた 下顎管が出てくる(図232). 下顎管を ノミで注意深く開くと, 血管と神経を共通に包む 結合組織の鞘が出てくる. この鞘を除去して, **下歯槽動静脈** a. et v. alveolaris inferior と **下歯槽神経** n. alveolaris inferior とを識別しよう.

これらは, 前の方ではオトガイ孔 foramen mentale を貫き, **オトガイ動静脈** a. et v. mentalis, *mental artery & vein* と **オトガイ神経** n. mentalis, *mental nerve* となって 下顎骨の前面に現われる. 下歯槽動静脈 と 下歯槽神経が, 歯槽 alveoli dentales に(すなわち歯の方に)出す枝 を観察しよう.

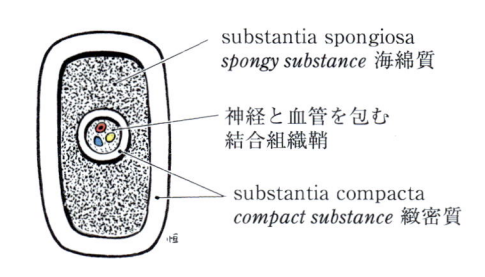

232. 下顎管の構造を示す横断模型図

- substantia spongiosa *spongy substance* 海綿質
- 神経と血管を包む結合組織鞘
- substantia compacta *compact substance* 緻密質

§ 82 顎関節 と 側頭下窩

顎関節

1) 下顎骨を動かしてみて **顎関節** art. temporomandibularis, *mandibular joint* の位置を確かめ, その関節包の表面を剖出する(図228〜230). 再び下顎骨を動かして, 関節頭(下顎骨の関節突起の先端)と 関節窩(側頭骨の頬骨突起にあるくぼみ)及び これら両者の間に介在する **関節円板** discus articularis, *articular disk* (図231)が, どこに存在するかの見当を付けたのち, 関節包を 関節円板の上と下とで別々に開く. 関節頭と関節窩が 円板を介して どのように接しているかを見て, この関節が運動する時の 関節頭の動き を調べる. また この運動の時に 4種類の咀嚼筋が, どのように緊張したり ゆるんだり するかも観察する(表2). 関節円板のおかげで, 顎関節は二重の関節になっている.

2) 下顎角よりやや上で下顎枝を切断して, これを関節突起と一緒に取り去る(図233). その際に **外側翼突筋** m. pterygoideus lateralis の起始をよく見てから, これを筋腹で(起始にやや近く)切断する.

次に 顎関節の関節円板を, 関節包から切り取って観察する. この関節円板は 中心部が薄くなっている 卵円形の線維軟骨板である.

表 2. 咀嚼筋 の 作用

	側頭筋	咬筋	外側翼突筋	内側翼突筋
下顎骨の挙上(歯をくいしばる)	○	○		○
下顎骨を前に引く			○	
下顎骨を後ろに引く	○			
オトガイを左右に振る	○		○	

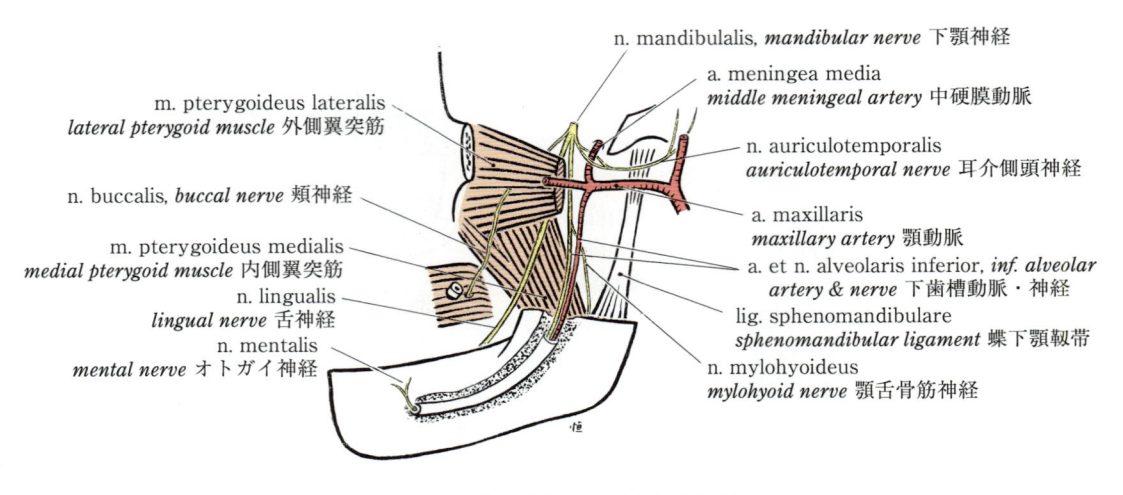

233. 下顎枝の裏側 の解剖手順（2）
時間に余裕がなければ，下顎管の剖出はしない．

側頭下窩

1）顎関節の後ろで 下顎神経の枝である **耳介側頭神経** n. auriculotemporalis, *auriculotemporal nerve* を元の方にたどっておく（図233）．また 耳介側頭神経 と 顔面神経の枝 との吻合を観察する．

2）**翼突筋静脈叢** plexus pterygoideus, *pterygoid plexus* を後ろの方にたどって，それが多くの場合は下顎後静脈 v. retromandibularis に注ぐことを確かめる．**顎動脈** a. maxillaris, *maxillary artery* を元の方にたどり，浅側頭動脈 a. temporalis superficialis との分岐点まで見届ける（図231，233）．

3）中硬膜動脈が分枝したすぐ末梢で，顎動脈の本幹を切断する．外側翼突筋も適当に切り取って視野を広げ，**下歯槽神経** n. alveolaris inferior, *inf. alveolar nerve* を上方にたどると，耳介側頭神経と合流する（図233）．

4）**舌神経** n. lingualis, *lingual nerve* も上にたどり，舌神経から後ろ上の方へ向かって分かれ，顎関節の後ろ（錐体鼓室裂 fissura petrotympanica）に向かう 細い **鼓索神経** chorda tympani の存在を注意深く確かめる（図234）．ここでは，鼓索神経が 中硬膜動脈の裏側に隠れる所まで追究しておけばよい（*p. 334* 参照）．

下顎骨 を取り去る

1）下顎角を持ち上げるようにしながら，その裏で **茎突下顎靱帯** lig. stylomandibulare, *stylomandibular ligament* と **茎突舌筋** m. styloglossus（*p. 316*）を観察する．

2）下顎角の裏で内側翼突筋の停止を確かめたのち，舌神経 n. lingualis を傷つけないように注意しながら この筋を下顎角から切り離して，残存する下顎骨を取り去る（図234）．ここで **舌神経** n. lingualis, *lingual nerve* と **顎舌骨筋神経** n. mylohyoideus, *mylohyoid nerve* の経過が一望に収められる．**顎舌骨筋** m. mylohyoideus が，大臼歯下方の下顎骨内面にある 顎舌骨

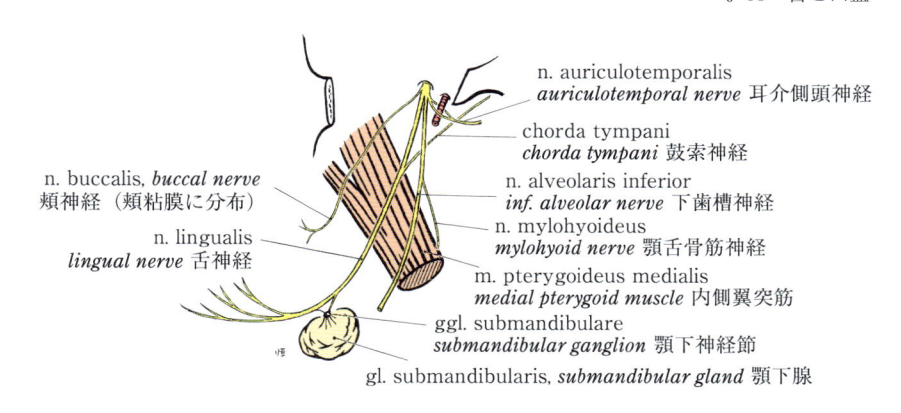

234. 下顎枝の裏側の解剖手順（3）

筋線から起始する様子も よく見える．

　3）舌神経を上から下まで辿る．顎舌骨筋と舌骨舌筋の間で丁寧に結合組織を取り除きながら，舌神経の枝を剖出し，**顎下腺** gl. submandibularis, *submandibular gland* の実質に半ば埋まっている **顎下神経節** ggl. submandibulare, *submandibular ganglion* を探す（図 **234**，**246**）．顎下神経節は 赤灰色または褐色を帯びた 米粒よりも小さな塊で，2～3本の細い枝によって舌神経と連絡している．顎下神経節から顎下腺へ入る神経の枝 も観察する．

　このほか 舌神経の枝としては，舌下腺と その付近の粘膜 に分布する **舌下部神経** n. sublingualis, *sublingual nerve* 及び 舌の粘膜へ分布する枝を見る．

　　　舌下部神経 n. sublingualis と 舌下神経 n. hypoglossus とは 日本名が似ているので，混同しないように注意する．
　　　顎下神経節は副交感性の神経節で，顔面神経 → 鼓索神経 → 舌神経 を経由してきた 副交感性の節前線維が，ここでニューロンを変え，節後線維は 顎下腺と舌下腺に達して，唾液分泌を支配する．顎下神経節には 知覚線維と交感性線維も連絡しているが，これらは神経節を素通りする．

歯 の 観 察

　下顎の歯列弓 arcus dentalis inferior で，**切歯** dentes incisivi, *incisors*, **犬歯** dens caninus, *canine*, **小臼歯** dentes premolares, *premolars*, **大臼歯** dentes molares, *molars* を，それぞれ同定しよう．

　下顎の任意の歯の **歯肉** gingiva をむいてみる．ここでは粘膜固有層が厚くて強靱なために，特殊な固さをもった組織になっており，骨に固く付着している．歯の周りの骨（**歯槽** alveolus）をノミで削って **歯根** radix dentis, *dental root* を出し，歯根尖孔 foramen apicis dentis に入る神経と血管 を掘り出してみよう．

§83 舌 と 口 蓋

舌を取り出す

　1）外舌筋である **オトガイ舌筋** m. genioglossus, **舌骨舌筋** m. hyoglossus などを，もう一度よく観察する．次いで茎状突起の下端と茎突下顎靱帯から起こり，斜めに下前内側の方に走っ

て 舌の外側縁に達する **茎突舌筋** m. styloglossus を探す．それに伴って **舌下神経** n. hypoglossus, *hypoglossal nerve*, **舌神経** n. lingualis, *lingual nerve*, **舌咽神経** n. glossopharyngeus, *glossopharyngeal nerve*（茎突咽頭筋の後縁に沿う，*p. 283* と *p. 330* 参照）など 舌へ入る神経を再確認し，これらを舌の中まで追究する．なお 舌咽神経が分かりにくい場合には，咽頭神経叢の方からも 上にたどって見るとよい．

舌動静脈 a. et v. lingualis, *lingual artery & vein* の全経過と 舌への分布を見る．

2）外舌筋（オトガイ舌筋・口蓋舌筋・舌骨舌筋・茎突舌筋）を次々に切り，舌に行く血管と神経も適当に切って 舌を取り出す．この時には，舌下神経の断端に色糸などで目印をつけて *p. 329* での解剖にそなえる．

  舌の **運動神経** は舌下神経 n. hypoglossus である．口蓋舌筋（迷走神経支配）を除く すべての舌筋は舌下神経の支配を受ける．舌の **味覚** を支配するのは，舌の前2/3 では，舌神経・顔面神経を経由する 鼓索神経 chorda tympani の線維，舌の後ろ1/3 では 舌咽神経である．舌咽神経は，舌の **一般知覚** も支配するが，舌の前2/3の一般知覚は 舌神経 n. lingualis である．

口　蓋

1）口蓋粘膜の表面をよく見ると 多数の小さな孔があるが，これらは **口蓋腺** gll. palatinae, *palatine glands* の開口であって，ピンセットの先で圧してみると 汁が出てくる．口蓋の粘膜をはぐと，炒り卵 のような組織が出てくる．これが口蓋腺の腺体である．

2）硬口蓋の後ろ外側の隅で蝶形骨の **翼突鈎** hamulus pterygoideus, *pterygoid hamulus* の高まりを 粘膜の表面から触れてみる．粘膜をはいで 口蓋腺の裏側に この翼突鈎を探し出し，これを 後ろ外側の方から前内側の方に ぐるりと回る **口蓋帆張筋** m. tensor veli palatini の腱を剖出する．*p. 308* で解剖した 口蓋帆張筋の 筋質部 と連絡をつけてみよう．（口蓋帆張筋は 嚥下 *swallowing or deglutition* の時に 耳管を開く作用がある．）口蓋帆張筋の 構造と働きの概念は かなりわかりにくいので，解剖学教科書と解剖図譜も参照して，予習しておく必要がある．

p. 307 で挙筋隆起 torus levatorius の粘膜下に剖出しておいた **口蓋帆挙筋** m. levator veli palatini の全貌を出し，特に 口蓋帆 velum palatinum への停止を見る．

3）硬口蓋の後縁の近くで，口蓋帆張筋の腱の前縁付近の粘膜下を思いきり深く探って，小口蓋孔 foramina palatina minora から出てくる **小口蓋動脈** aa. palatinae minores, *lesser palatine arteries* と **小口蓋神経** nn. palatini minores 及び，大口蓋孔 foramen palatinum majus から出てくる **大口蓋動脈** a. palatina major, *greater palatine artery* と **大口蓋神経** n. palatinus major を剖出する．また硬口蓋の前端部では **切歯孔** foramen incisivum, *incisive foramen* から出てくる 鼻口蓋神経 n. nasopalatinus（*p. 305* 参照）の枝が現われる（**図224**）．

4）上顎の歯列弓 arcus dentalis superior でも 下顎におけると同様に **切歯** dentes incisivi, *incisors*, **犬歯** dens caninus, *canine*, **小臼歯** dentes premolares, *premolars*, **大臼歯** dentes molares, *molars* を同定する．また 歯槽 alveolus を削って **歯根** radix dentis, *dental root* の数や形を観察しよう．

§84 副鼻腔 と 翼口蓋神経節

再び 鼻腔の側壁 と 副鼻腔

1）鼻腔の側壁の粘膜を薄くはいで，中鼻甲介と下鼻甲介の後端あたりから出てくる **動脈**（蝶口蓋動脈 a. sphenopalatina の枝）と **神経**（翼口蓋神経 nn. pterygopalatini の枝）を見る．また上鼻道の前端部で **前篩骨神経** n. ethmoidalis anterior, *ant. ethmoidal nerve*（鼻毛様体神経 n. nasociliaris の枝）と **前篩骨動脈** a. ethmoidalis anterior（眼動脈 a. ophthalmica の枝）を見る（図 235）．

> 鼻腔に分布する動脈には，内頚動脈から分枝するものと，外頚動脈から分かれるものとがある．内頚動脈系のものは，いったん頭蓋内に入った内頚動脈から分枝するもので，眼動脈 a. ophthalmica の枝として **前篩骨動脈** a. ethmoidalis anterior と **後篩骨動脈** a. ethmoidalis posterior が上から鼻腔に入る．これに反して 外頚動脈系のものは，一つは 顎動脈 a. maxillaris の枝として **蝶口蓋動脈** a. sphenopalatina が やや後ろから鼻腔に入り，他の一つは 顔面動脈 a. facialis の枝として **上唇動脈** a. labialis superior（または 眼角動脈 a. angularis）の小枝が 外鼻孔の近くから鼻腔に入る．これらの知識は耳鼻科の臨床で必要になる．

篩板 lamina cribrosa を貫いて，上鼻甲介の上の方の粘膜と上鼻道の側壁の粘膜に細かく分布する **嗅神経** nn. olfactorii, *olfactory nerves* の観察は重要である（図 235）．この神経の分布範囲が 鼻粘膜の **嗅部** regio olfactoria, *olfactory region* であって，嗅神経と嗅部の 鼻中隔での分布は，既に *p. 305* と *p. 307* で観察した．

> 風邪をひいたあとで 嗅覚障害 *smell disturbance* を起こすことがあるが，これは 嗅神経がウイルスに侵されたためである．なお，アルコールなどの ツーンとした刺激は三叉神経の鼻腔への知覚枝でも感ずることができるといわれる．

2）晒した頭蓋で 各副鼻腔の 位置と構造の概念 を十分に理解してから，遺体の中鼻甲介を削り取ると **篩骨洞** sinus ethmoidalis, *ethmoidal sinus* の一部が開放される．そして 中鼻道へ上から垂れ下がった膨らみ が見える．これが **篩骨胞** bulla ethmoidalis, *ethmoidal bulla* であ

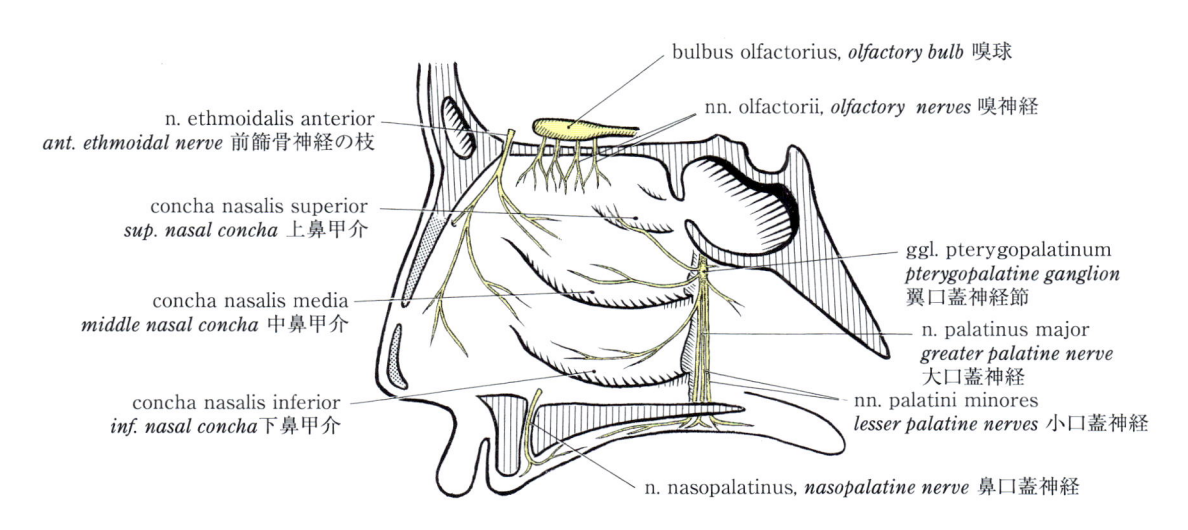

235. 鼻腔の側壁 の神経
後部では骨を削って 翼口蓋神経節と 大・小口蓋神経
を出してある．嗅球は 諸君のご遺体にはない．

り，その中には **篩骨洞の中部** cellulae mediae, *middle ethmoidal air cells* の一部が入っている．篩骨胞の前縁のかげに **半月裂孔** hiatus semilunaris と呼ばれる細長い透き間がある．その奥には **上顎洞** sinus maxillaris, *maxillary sinus* と **篩骨洞の前部** cellulae anteriores が開き，更に上から **前頭洞** sinus frontalis, *frontal sinus* の開口も ここに達している．（前頭洞と篩骨洞とは p. 321 で，また上顎洞の内腔は p. 328 で観察する．）

一方，上鼻道には **篩骨洞の後部** cellulae posteriores と **蝶形骨洞** sinus sphenoidalis, *sphenoidal sinus* が開口している．これらの **副鼻腔** sinus paranasales, *paranasal sinuses* が，みな 鼻粘膜の続き によって裏打ちされていることを確かめよう．

頭の折半面で **蝶形骨洞** の内腔と，その広がりを観察する．その上壁には p. 301 で取り出した **下垂体** hypophysis が，蝶形骨洞に近接して収まっていたことを復習する．

> 副鼻腔の粘膜が 化膿性の炎症を起こして慢性化し，副鼻腔の内部に 膿がたまった状態が いわゆる **蓄膿症**（慢性副鼻腔炎 *chronic sinusitis*）である．副鼻腔の開口は，前頭洞を除けば どれも膿が流れ出にくい位置にあり，いわば 風呂の湯舟の排水口が 底になくて 中途の高さに あいている状態である．
> 　三つの鼻道のうちで 中鼻道が最も複雑な構造をしており，したがって病変も起こりやすい．
> 　最近では 慢性副鼻腔炎に **内視鏡下手術** *endoscopic operation* が応用されるようになり，患者の負担が少ない治療ができるようになった．

3）下鼻甲介を少し削って，下鼻道の前 1/4 のあたりに開く **鼻涙管** ductus nasolacrimalis, *nasolacrimal duct* の出口を確かめよう．

翼口蓋神経節

1）軟口蓋と硬口蓋の境を メスで横に切断し，骨鉗子かノミで 硬口蓋の後端部を **大口蓋孔** foramen palatinum majus の方へ かじり取る．大口蓋孔から上へ向かって，下鼻甲介の後端近くの鼻腔外側壁の粘膜と薄い骨を 慎重に削りながら，**大口蓋管** canalis palatinus major, *greater palatine canal* を開いていく．（場合によっては下鼻甲介の後端部の粘膜を 5 mm ほど除去することが必要になる．）大口蓋管の中を走る **大・小口蓋神経** nn. palatini, *greater & lesser palatine nerves* と **下行口蓋動脈** a. palatina descendens, *descending palatine artery*（大・小口蓋動脈の共通幹）は，結合組織の共通の鞘の中に収まっている．

2）口蓋神経を注意深く更に上にたどっていくと，副交感性の **翼口蓋神経節** ggl. pterygopalatinum, *pterygopalatine ganglion* が 中鼻甲介の後端の高さで見つけられる（図 235）．しかし，知覚性神経節のような はっきりした膨らみを作るわけではないから，どこからどこまでが翼口蓋神経節であるか という判定は，難しい．（翼口蓋神経節の後ろにある **翼突管** canalis pterygoideus は，p. 338 で解剖する）．

> 翼口蓋神経節の位置は，蝶形骨洞 sinus sphenoidalis の大きさや形に左右されるので 多少の個体差がある．これは副交感性の神経節であって，大錐体神経 n. petrosus major (p. 339) を経由する分泌線維が ここでニューロンを変えて，頬骨側頭神経 n. zygomaticotemporalis（頬骨神経の枝）を経て眼窩に入り，涙腺の分泌 を支配する（図 246）．

§ 85 眼球を前から見る

眼瞼と結膜

上下の **眼瞼** palpebra superior et inferior, *upper & lower eyelids* を前から観察し，そのへりに生えている **睫毛**(まつげ) cilia, *eyelashes* を見る．上眼瞼をめくり返すと，その裏面は **眼瞼結膜**(tunica)conjunctiva palpebrarum, *palpebral conjunctiva* で覆われ，これを上にたどると **上結膜円蓋** fornix conjunctivae superior, *sup. conjunctival fornix* を経て，**眼球結膜**(tunica)conjunctiva bulbi, *bulbar conjunctiva* に移行し，更に角膜 cornea の上皮に続いている．上結膜円蓋は ここでは見にくいが，ピンセットの先を入れると行き止まる所が円蓋である．薄い透明な眼球結膜の下に，白い **強膜** sclera が透けて見えている．下眼瞼も下に引っ張って，その内面の結膜を見る．**角膜** cornea は 生体では透明だが，遺体では多少 濁っている．

涙　囊

内眼角(目がしら)angulus oculi medialis には **涙乳頭** papilla lacrimalis, *lacrimal papilla* という小さな高まりがあり，その頂点に 針で刺した程の 小さい穴(**涙点** punctum lacrimale, *lacrimal pore*)があいている．ここより少し鼻に寄った所の皮下で，**内側眼瞼靱帯** lig. palpebrale mediale, *medial palpebral ligament* を注意深く切って，その下にある **涙囊** saccus lacrimalis, *lacrimal sac* を剖出する(**図 236**)．この時に下鼻道にある鼻涙管の開口からゾンデを通して涙囊にまで到達させておくと，涙囊の位置がよくわかって解剖しやすい．

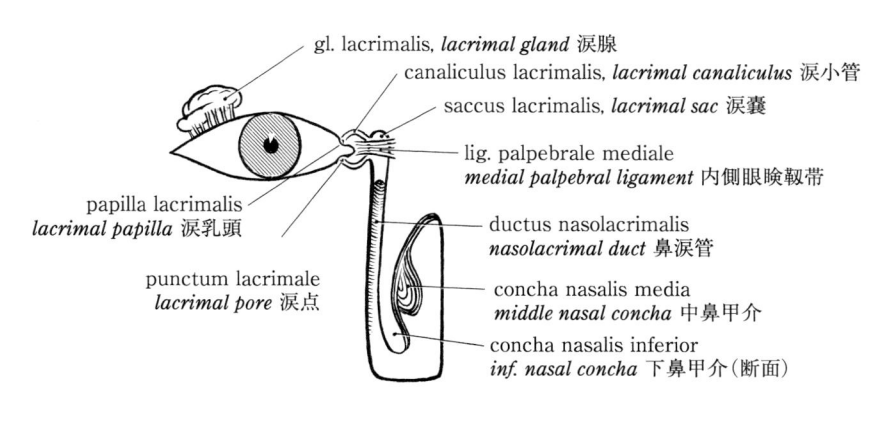

gl. lacrimalis, *lacrimal gland* 涙腺
canaliculus lacrimalis, *lacrimal canaliculus* 涙小管
saccus lacrimalis, *lacrimal sac* 涙囊
lig. palpebrale mediale *medial palpebral ligament* 内側眼瞼靱帯
papilla lacrimalis *lacrimal papilla* 涙乳頭
punctum lacrimale *lacrimal pore* 涙点
ductus nasolacrimalis *nasolacrimal duct* 鼻涙管
concha nasalis media *middle nasal concha* 中鼻甲介
concha nasalis inferior *inf. nasal concha* 下鼻甲介(断面)

236．涙器の構成 を示す模型図

瞼　板

1) 眼瞼の中にある **瞼板** tarsus, *tarsal plate* という固い結合組織の板を指でつまんでみる．大きいピンセットで上眼瞼を内外からつまんで 瞼板を強く圧縮すると，まつげの後ろで 白い粘稠なものが，チューブから出る練り歯みがきのように 何本も細く噴出してくる．これは瞼板の中に埋まって存在する **瞼板腺** gll. tarsales, *tarsal glands*(**マイボーム腺** *Meibomian gland*)

の脂肪性の分泌物である．

　　　　この瞼板腺の開口部が詰まって炎症を起こしたのが，**ものもらい** sty（麦粒腫 hordeolum）である．これは，瞼板という固い組織の中で起こるので，内圧の逃げ場がなくて 激しい痛みを起こす．

　2）目じり（外眼角 angulus oculi lateralis）の外側で，眼輪筋 m. orbicularis oculi を除去しながら，その裏にある外側眼瞼靱帯 lig. palpebrale laterale を剖出する．眼窩のへりと瞼板とを結合する **眼窩隔膜** septum orbitale, *orbial septum*（図237）も剖出してみよう．眼窩隔膜は眼窩の中の脂肪が 前へ飛び出てくるのを防ぐ 結合組織性の仕切りである．眼瞼の皮膚をむいて，**瞼板** tarsus, *tarsal plate* を1枚の板として剖出しよう．裏側の眼瞼結膜も削ってみる．瞼板を自分の上眼瞼で つまむように触ってみよう．（硬い！）

　　　　ossa tarsi, *tarsal bones* が 足根骨を意味するように，tarsus という解剖学名は，**瞼板**のほかに **足根**（あしくび）にも使われることに注意しよう．

　　上眼瞼では **上眼瞼挙筋** m. levator palpebrae superioris の腱膜が瞼板に付いている．この腱膜と瞼板との境は，ピンセットで上眼瞼を上下に動かしてみれば，そのたるみ方でわかる．

　　　　内側眼瞼靱帯と外側眼瞼靱帯は，それぞれ 目がしらと 目じりの所で 上瞼板と下瞼板を 眼窩の骨壁に固定する働きがある．

　3）はさみで 目じりを横へ1cm足らず切り開くと，上下の眼瞼が広く開く．ここで上下の **結膜円蓋** fornix conjunctivae superior et inferior, *sup. & inf. conjunctival fornix*（図237）が初めてよく見えるようになる．次いで上眼瞼で，瞼板と上眼瞼挙筋腱膜を切り離して，瞼板を取り出す．瞼板の表面を 鋭いピンセットで削ると，瞼板の中に埋まっている **瞼板腺** gll. tar-

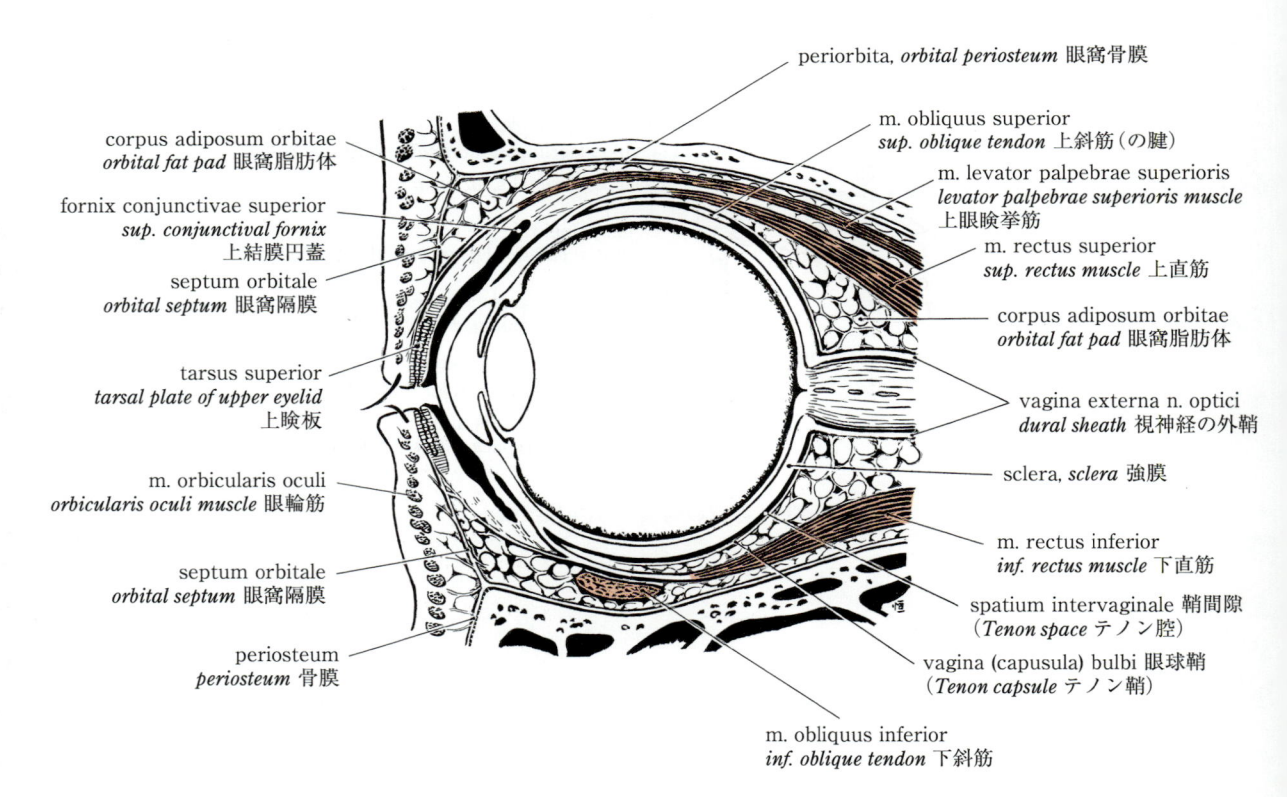

237. 眼球を包むもの
矢状断の半模型図．〔和佐野の図を もとにして〕

sales, *tarsal glands* が，すだれのように何列にも並んで見える．瞼板の裏側は平滑で 結膜に覆われている．

　　　眼球鞘 vagina bulbi(テノン鞘 *Tenon capsule*)は，眼球(角膜以外の部分)を すっぽりと包む薄い結合組織の膜である．この鞘と強膜 sclera との間には，鞘間隙(テノン腔 *Tenon space*)という透き間があり，眼球が滑らかに動けるようになっている(図237)．テノン鞘は視神経によって貫かれているが，また 眼筋の腱が強膜に付着する近くからは，鞘の延長部が 手袋の指 のように眼筋の腱も包んでいる．このことを念頭において 次頁以後の解剖を進めるとよい．

涙　腺

　あらかじめ 眼窩の上外側縁を構成する骨を，骨鉗子で少しだけ かじり取っておき，**涙腺** gl. lacrimalis, *lacrimal gland* を取り出さずに，その位置 in situ で 観察する(図236)．涙腺ははっきりした被膜には覆われていない．涙腺には 二つの部分があり，比較的小さい 下の部分(涙腺の眼瞼部 pars palpebralis, *palpebral portion*)が，上眼瞼挙筋の腱膜よりも眼球寄りにあり，大きい 上の部分(涙腺の眼窩部 pars orbitalis, *orbital portion*)は，この腱膜の上に乗っている．これらの2部分は 後ろ外側で つながっている．

　　　涙腺からは 6～12本の短くて細い 排出管 ductuli excretorii, *excretory ducts* が出て，上結膜円蓋の上外側部に開口している．

§ 86　眼窩の内容

眼窩の上壁 を開く (前頭洞 と 篩骨洞)

　1) 眼窩の天井を作る骨を，内頭蓋底の方からノミで削り取っていくと，まず **前頭洞** sinus frontalis が前内側の方に，**篩骨洞** sinus ethmoidalis が内側の方に現われる．ここでも副鼻腔の内面を覆う粘膜が よく観察できる．

　2) **前頭洞** sinus frontalis, *frontal sinus* の 大きさや広がりは 個体差に富み，眼窩の天井を完全に覆って かなり後ろの方まで延びていることもある．いずれにしても 前頭洞の下壁が眼窩にすぐ接していること，ならびに 前頭洞の後壁が 前頭骨(の内板 lamina interna)を介して すぐに頭蓋腔に接していることは 臨床的に重要なので，ここでよく観察しよう．

　3) **篩骨洞** sinus ethmoidalis, *ethmoidal sinus* は，他の副鼻腔とは違って単一の腔所は作らず，蜂の巣のような小さな胞の集合体である(骨学では 篩骨蜂巣 cellulae ethmoidales, *ethmoidal air cells* とも呼ばれる)．篩骨洞は，中鼻道に開く 前部 cellulae anteriores と中部 cellulae mediae，および 上鼻道に開口する 後部 cellulae posteriores に分けられる．篩骨洞の外側壁は，紙のように薄い 骨板だけで眼窩に接し，また その上内側方には 篩骨の篩板 lamina cribrosa が間近に存在することも よく観察しておく．

　4) 更に進んで眼窩の天井を作る薄い骨板を取り去ると，白くて大きな膜が現われる．この膜は **眼窩骨膜** periorbita, *orbital periosteum* (図237)と呼ばれるもので，普通の骨膜と違って骨に密着していないのが特徴である．この眼窩骨膜を 下層を傷つけないようにして 鋏で切り去ると，いよいよ眼窩の内容が出てくる．

眼窩の内容

1）脂肪組織(**眼窩脂肪体** corpus adiposum orbitae, *orbital fat pad*)(**図 237**)を 注意深く少しずつ取り去りながら，まず眼神経 n. ophthalmicus の枝である **前頭神経** n. frontalis, *frontal nerve* を剖出する．これを前の方にたどると 2つの枝(眼窩上神経 n. supraorbitalis と 滑車上神経 n. supratrochlearis)に分かれている(**図 239**)．ひどく痩せた時に目がくぼむのは，眼窩脂肪体の減少による．

2）前頭神経と眼窩上動静脈の下には薄い **上眼瞼挙筋** m. levator palpebrae superioris があり，これに一部覆われて **上直筋** m. rectus superior が姿を現わす．上眼瞼挙筋の内側には **上斜筋** m. obliquus superior, *sup. oblique muscle* があるが，**滑車神経** n. trochlearis, *trochlear nerve* が 上面から上斜筋に入るのを確かめよう．

3）眼窩の後端から更に後ろの方にある骨を 少しずつ取り除く．上眼窩裂 fissura orbitalis superior の上壁を ノミまたは骨鉗子で開くと，眼窩骨膜の続きである 厚い結合組織の鞘が現われ，これが一方では脳硬膜 dura mater encephali に移行しているのがわかる．次に，この鞘を注意深く メスで開きながら，既に前の方で剖出した **滑車神経** n. trochlearis, *trochlear nerve* と **前頭神経** n. frontalis, *frontal nerve* を後ろへたどり，中頭蓋窩での これらの神経の切断端まで追究しよう．

4）上眼瞼挙筋と上直筋とを 筋腹の中央よりも やや前で切って，その断端を 後ろにめくり返す．この時に 裏側から両筋に入る **動眼神経** n. oculomotorius, *oculomotor nerve* の枝を確かめる．これらの枝を元の方にたどり，動眼神経の本幹を上眼窩裂の所まで追究し，更に中頭蓋窩にある動眼神経の断端 にまで到達させよう．

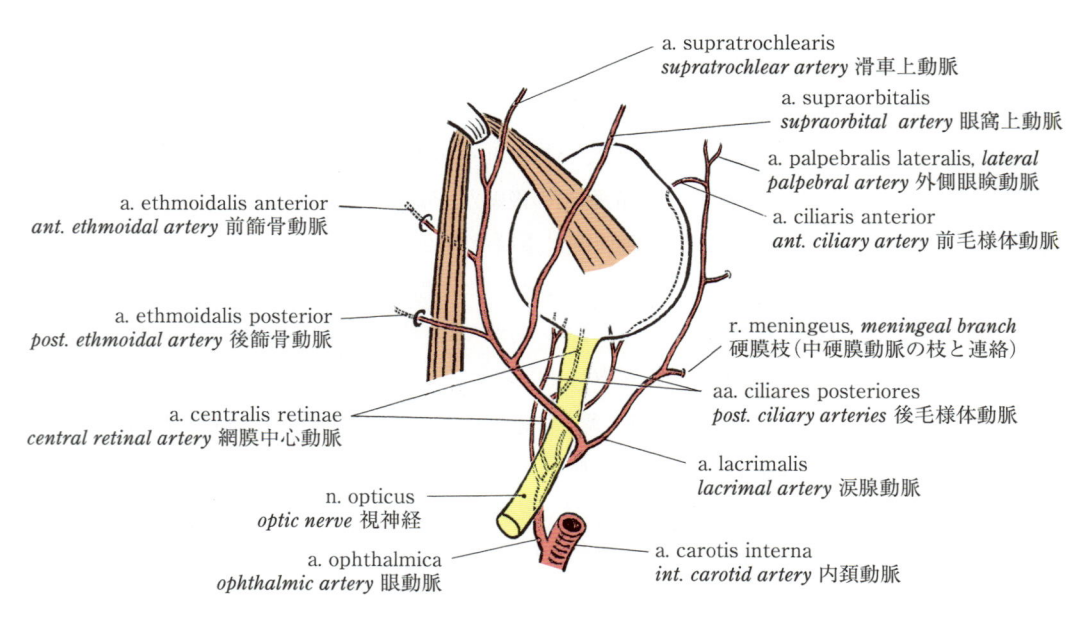

238. 眼動脈の分布（右眼）
〔Grantによる〕

§ 86 眼窩の内容　*323*

5）上斜筋 m. obliquus superior を 前の方に 滑車 trochlea までたどってから，上斜筋を筋腹で切ってめくり返すと，**鼻毛様体神経** n. nasociliaris, *nasociliary nerve* と その枝（前篩骨神経 n. ethmoidalis anterior，滑車下神経 n. infratrochlearis）が現われて，これらに伴行する **眼動静脈** a. et v. ophthalmica, *ophthalmic artery & vein* と その枝（前・後篩骨動静脈 a. et v. ethmoidalis anterior et posterior，滑車上動静脈 a. et v. supratrochlearis）も 容易に剖出できる（図 238，239）．これらの血管と神経の下に，**内側直筋** m. rectus medialis, *medial rectus* を同定する．

　　眼動脈 a. ophthalmica の分枝様式や走向は 変異に富む．

6）*p. 321* で前の方から露出させた **涙腺** gl. lacrimalis, *lacrimal gland* を上の方からも剖出する．この腺に向かって放散する **涙腺神経** n. lacrimalis, *lacrimal nerve* と これに伴行する **涙腺動脈** a. lacrimalis, *lacrimal artery* も観察する（図 238，239）．次に 眼窩の外側縁に沿って，奥深く脂肪をピンセットで取り去っていくと，**外側直筋** m. rectus lateralis, *lateral rectus* が見えてくる．

　　涙腺動脈は，眼動脈から分枝するのが正常だが，中硬膜動脈から分枝することも かなり多い．

毛様体神経節

1）鼻毛様体神経 n. nasociliaris を 元の方にたどって，鼻毛様体神経から分枝して 眼球へ向かって走る2本の **長毛様体神経** nn. ciliares longi, *long ciliary nerves* を見ておく．

2）視神経 n. opticus の外側で，外側直筋の内側面に接して，特に細心の注意を払いながら **毛様体神経節** ggl. ciliare, *ciliary ganglion* を剖出する．この神経節は 淡灰褐色をした前後径が約2mm の小判形の膨らみで，前と後ろへ 沢山の細い足を出している．すなわち 後ろから

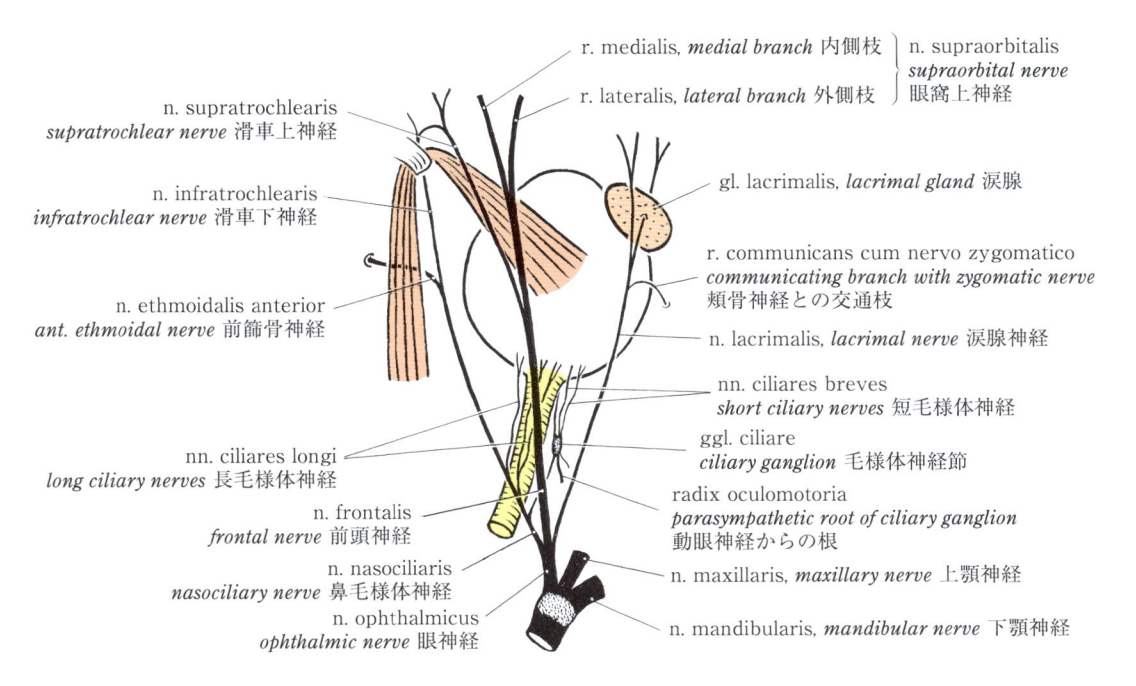

239．眼神経 の 分布（右眼）

は，鼻毛様体神経からの根(知覚線維)，動眼神経からの根(副交感性の節前線維)のほか，付近の血管壁の交感神経からも根(交感性の節後線維)を受けている．また毛様体神経節からは，前の方に5〜7本の **短毛様体神経** nn. ciliares breves, *short ciliary nerves* が糸のように細く伸び出ている(図239)．毛様体神経節を剖出する時には，真っ先に神経節を見付けようとはしないで，根や短毛様体神経の方から たどった方がよい．

　3) 長・短 毛様体神経と共に，多数の細い動脈(長・短後毛様体動脈 aa. ciliares posteriores longi et breves)が，視神経のまわりに沿って強膜を貫いて眼球に入る のを見る．これらは 眼球のなかで 脈絡膜・毛様体・虹彩 を養う．

　　毛様体神経節は 動眼神経に属する 副交感性の神経節 である．動眼神経を経て到来する 副交感性の節前線維が，ここでニューロンを替え，短毛様体神経となって 毛様体筋と瞳孔括約筋の運動 を支配する(図246)．瞳孔散大筋は，上頚神経節からの交感性節後線維を受けるが，この交感線維は毛様体神経節の中を素通りして，短毛様体神経を通って瞳孔散大筋に達する．
　　眼科手術の際に 注射針を眼球の後ろに刺し入れて，毛様体神経節を 遮断麻酔 *block anesthesia* することがある．鼻毛様体神経痛(シャルラン症候群 *Charlin syndrome*)の激痛発作に対する療法の一つでもある．

視 神 経

　1) 今までに観察した眼筋は，視神経 n. opticus, *optic nerve* を取り囲む 固い結合組織の輪(**総腱輪** anulus tendineus communis, *fibrous cuff*)から起こっている．このことを 視神経管 canalis opticus を構成する骨壁を削り取りながら観察しよう．総腱輪は 骨とも癒着していて，後ろの方では 脳硬膜に移行している．

　　総腱輪のあたりは眼窩の最も奥になるが，ここを **眼窩先端部**(眼窩漏斗部) *orbital apex* と呼ぶ．この狭い場所には，視神経管と上眼窩裂 を通過する 神経 (II・III・IV・V・VI) と動静脈が，眼筋の起始部と一緒に ひしめき合っている．従って 出血・炎症・腫脹 などが この部に起こると，これらの諸神経が圧迫されて 視力障害や全眼筋の麻痺，眼瞼・結膜・角膜・前頭部皮膚 の知覚障害などが同時に現われる．これを **眼窩先端部症候群** *orbital apex syndrome* という．

　2) 視神経管に接して眼動脈 a. ophthalmica から分かれ，眼球の後ろ 1 cm ぐらいの所で，視神経にもぐり込む 直径約 0.2 mm の細い **網膜中心動脈** a. centralis retinae, *central retinal artery* の剖出を試みよう(図238)．

　3) **視神経** n. opticus, *optic nerve* を眼球の後ろ 7〜8 mm の所で切断する．その断面で視神経が 硬膜に包まれていることを よく見ておく．視神経の断端を持ち上げながら，下層の脂肪を深く清掃していくと，**下直筋** m. rectus inferior, *inf. rectus* と それに分布する動眼神経の枝が見えてくる．眼球の後極を更に持ち上げると，**下斜筋** m. obliquus inferior, *inf. oblique* の眼球への停止部が 眼球の後ろ外側下面に へばり付いているのが認められる．下斜筋の停止部の近くには **渦静脈** vv. vorticosae, *vorticose veins*(眼球脈絡膜静脈 vv. chorioideae oculi)が存在するはずである(*p. 327*)．また，下直筋の外側縁を前の方に走る神経は，下斜筋に分布する 動眼神経の枝である．

外 転 神 経

　1) **外転神経** n. abducens, *abducens nerve* を外側直筋の所から 後ろに向かって元の方にたどる．外転神経が 動眼神経 と 眼神経 n. ophthalmicus の下にもぐり込む所で，ひとまず外転

神経の追究を中止する．

2）今度は 後頭蓋窩で，硬膜に入り込む所から 外転神経を前の方にたどってみる．外転神経は海綿静脈洞 sinus cavernosus の中を経て，内頸動脈 a. carotis interna のすぐ外側に添って走り，眼神経の内側から下にもぐり込む．ここで 外転神経をピンセットで引っ張ると，先ほど 前の方からたどったものと一致することがわかる．

§ 87 眼 球 な ど

眼球を取り出す

1）眼球の前面から，角膜外縁の 6〜8 mm 後ろの所で眼球結膜を輪状に切り，眼球結膜と強膜の間に ピンセットを進めて **強膜** sclera を露出させる．

強膜の上面で **上直筋** m. rectus superior, *sup. rectus* の停止を求め，上直筋の下に内側からもぐり込む **上斜筋** m. obliquus superior, *sup. oblique* の腱を見よう．上斜筋の腱を斜め上の方にたどって，これが前頭骨に付着する 幅が約 3 mm の固い線維軟骨性の輪（**滑車** trochlea）の中で 屈曲して 後ろに向かうことを確かめる．

2）眼球の外側面で **外側直筋** m. rectus lateralis, *lateral rectus* の停止を探す．眼球の下面では **下直筋** m. rectus inferior, *inf. rectus* の停止を見たのちに，その下で **下斜筋** m. obliquus inferior, *inf. oblique* の筋腹を剖出し，下斜筋を眼窩入口の下内側部までたどる．次に眼球の内側面で 内側直筋の停止を確かめる．

3）上から **内側直筋** m. rectus medialis, *medial rectus* と 外側直筋と 下直筋を，それぞれピンセットで引っ張って その作用を見たのち，順々に筋腹で切断する．前の方からは 下斜筋を筋腹で切断して，最後に 眼球に入る血管と神経を切って，眼球を取り出す．

> 角膜移植 *keratoplasty* のための アイバンク *eye bank* という機関があるが，ドナー（提供者）のご遺体から眼球全体を摘出する．その際に上述の手技が必要になる．

眼球の外景

取り出した眼球で 各眼筋の停止の位置をよく観察し，それぞれが 眼球の運動にどのように関与しているかを考える（**図 240**）．

眼球の **前極** polus anterior, *ant. pole*（角膜前面の中央），**後極** polus posterior, *post. pole* と **赤道** equator（眼球の前半部と後半部との境界の最大周囲）は それぞれどこに相当するかを見る．視神経の侵入部は 後極よりも内側にずれている．

> 眼球の赤道という概念は つかみにくいが，眼球と地球を対比した場合，眼球の前極を北極に，後極を南極 と見なせば，赤道の位置と方向が理解しやすくなる．

眼球の内景

眼球を 赤道面で横に切断する．この場合 まず鋏の先で眼球壁を破ると，中からゼリー状の **硝子体** corpus vitreum, *vitreous body* が一部飛び出てくる．鋏を赤道面に沿って進めて，眼

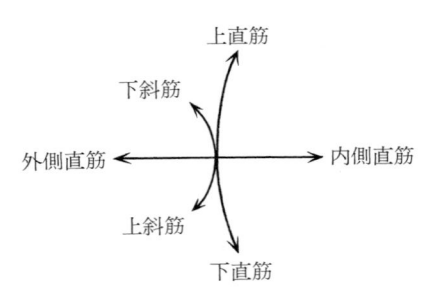

240. 各眼筋が働いた時の 角膜の頂点の運動（右の眼を前から見る）〔Hering〕

球を前後の両半に分割する．

硝子体は 後述の鋸状縁のところで，毛様体の上皮や近くの網膜に しっかりと輪状に癒着している（ここを硝子体の基底部 *vitreous base* という）．硝子体腔には生理的にも多少の線維の塊りが存在することがあるが，病的に糸屑状の混濁が発生すると **硝子体混濁** *vitreous opacity* と呼ばれ，自覚的には 蚊が飛んでいるように見える **飛蚊症** *myodesopsia* や，房状のものが チラチラ見えたりする．硝子体は 光を透すメディアとして働くほかは，網膜を内方から圧迫して，網膜の脳層が色素上皮層から剝がれる **網膜剝離** *retinal detachment*（*RD*）を防いでいる．硝子体混濁に硝子体の変性が合併すると，この網膜剝離の危険が増すことになる．

1）眼球の後ろ半分で：硝子体を少しずつ丁寧に取り除き，眼球の底（いわゆる **眼底** fundus oculi, *fundus of eyeball*）で **網膜** retina の表面を観察する．（注入固定された遺体では，網膜は部分的に はがれていることが多い．）視神経が眼球に侵入する場所に相当して 直径約 2 mm の白色の斑がある．これが **視神経円板** discus n. optici, *optic disk*（**視神経乳頭** *optic papilla*）であって，ここから網膜中心動脈の枝と細静脈が放散している．この像は生体でも検眼鏡 *ophthalmoscope* を使えば，角膜・水晶体・硝子体 を透かして よく観察でき，網膜の血管像や視神経円板の性状などが診断の目安になる（眼底検査 *fundoscopy*）．

眼底の動静脈の分枝状態は 個人ごとに違うので，バイオメトリクス生体認証 の手段の一つとして応用されている（*p. 335* のきゅうけいしつ参照）．

視神経円板の中心から約 4 mm 外側には **中心窩** fovea centralis という くぼみがある．この中心窩を中心として 直径 約 2 mm の範囲は，多少 黄色味を帯びているので **黄斑** macula, *macula lutea* と呼ばれる．

失明の主因の一つとして，最近増加している **老人性黄斑変性** *age related macular degeneration*（*AMD*）が注目されている（Bressler 2002, Lacour 2002）．物体を注視する時に焦点となるのは黄斑だから，この部分が変性を起こして 視野の中心部が見えなくなると 日常生活に大きな支障となる．

2）眼球の前半分で：硝子体を取り除いて 底を見ると 中央に **水晶体** lens がある．水晶体の周縁から数 mm の範囲に **毛様体** corpus ciliare, *ciliary body* が濃い黒色に見える．毛様体の外縁からは **網膜の視部** pars optica retinae, *optic part of retina* が始まるが，両者の移行部は鋸の歯のようになっているので，**鋸状縁** ora serrata と呼ばれる．鋸状縁から周辺にかけて黒い色が次第に薄くなるのは，メラニンを含む色素上皮 を覆っている網膜視部が次第に厚さを増すためである．なお鋸状縁の所では，硝子体が毛様体の表面に癒着している．

毛様体を細かく観察すると，**毛様体突起** proc. ciliares, *ciliary processes* が白く光って太陽のコロナのように放散している．水晶体を光の方に透かして後ろからながめると，水晶体の前面にある **虹彩** iris が **瞳孔** pupilla, *pupil* を囲んでいるのが透けて見える．網膜の視部を赤道面から そっとむいてみると，網膜は鋸状縁の所で下層に固着している．網膜をむいたあとには，色素上皮層 stratum pigmenti, *pigmented layer*（これも元来は 網膜の一部）と **脈絡膜** chorioidea, *chorioid or choroid* が現われるが，ここには 細い動脈の網が細かく見える．

3）再び眼球の後ろ半分で：眼球の後ろ半分で，網膜を 脈絡膜と共に 赤道面の所で強膜から

はいでいくと，4本の 渦静脈 vv. vorticosae, *vorticose veins* が脈絡膜に侵入する所がわかる．これらの渦静脈を引きち切りながら 更にはぎ続けると 中心窩の所で少し抵抗があり（これは血管と神経の侵入に起因している），ついには 視神経円板 すなわち 視神経の侵入部に達する．**強膜** sclera の内面（脈絡膜の色素が少し残っている）と外面（白色）を観察する．強膜は，眼球の後端部の外面では，視神経を取り巻く **硬膜** dura mater に移行している．強膜は，2本のピンセットで強く引っ張っても，ちぎれないほど強靱な膜である．

4）再び眼球の前半分で：**水晶体** lens をピンセットで取り出す．この時に 水晶体の外縁と毛様体との間には，**毛様小帯** zonula ciliaris, *ciliary zonule*（チン小帯 *Zinn zonule*）という微細なコラゲン様の線維（肉眼では見えない）が張っているために 多少の抵抗を感ずる．水晶体の色は 固定遺体では 琥珀色から黄褐色で 半透明（生体では無色透明）であり，両面が凸になっているが，後面の凸度が前面よりも強い．指先でつまんでみると，固定された状態でも比較的弾性があり，カメラのレンズより はるかに軟らかい．前面でも後面でも 中心から放射状に走る線が見えるが，これは **水晶体線維** fibrae lentis, *lens fibers* の縫い目である．中央で断面を作ると，弾性のある **水晶体包** capsula lentis, *capsule of lens* がわかる（厳密にいうと 表層にある被膜状のものは 水晶体包と水晶体上皮 epithelium lentis が一緒になっている）．割面では表層に近い **水晶体皮質** cortex lentis, *cortex of lens* と 中心にある **水晶体核** nucleus lentis, *nucleus of lens* の 大体の位置を見当付ける．次に，割面の所で 水晶体包から 順次 タマネギの皮をむくように 水晶体線維をむいてみる．

> 老人になると 水晶体の色は黄味がかってくる．そのために 濃紺と黒の色の見分けがつけにくくなる．これが更に進んで 水晶体が白濁すると，**白内障**（しろそこひ）*cataract* の状態になって霧がかかったように物が見えるようになる．白内障の本態は，活性酸素によって水晶体の主成分である クリスタリン *crystallin* という水溶性蛋白質が酸化されて，その分子配列が乱れて乱反射が起こるためともいう．白内障の遺伝子は第22染色体にある（Francis 他 2002）．白内障の手術は，超音波で水晶体の中身を どろどろにして吸い出し，かわりにアクリル製のレンズを入れる方法がとられ，外来で簡単に済む．
> ここで **眼の遠近調節** *accommodation*（ピント合わせ）の仕組み を理解しておこう．近い物を見る時には，毛様体筋（特に輪状線維）が収縮して 毛様小帯がゆるみ（毛様小帯の付着部が前の方に引かれるため），水晶体が自身の弾性によって膨らみ（球形に近付き），屈折率を増す（Helmholtz説）．長時間にわたって 細かい字を読んだ時の眼の疲労は，主に 毛様体筋の疲労である．また 中年以後に水晶体の弾性が減少すると，毛様体筋が収縮しても水晶体が十分に膨らまないため，近い所を見る時に ピントが合わせにくくなる．これが **老眼**（老視）*presbyopia* である．

カメラの絞によく似た **虹彩** iris を 前と後ろから観察する．眼球の前部を，子午線方向に鋏で切断する．その断面で，角膜と強膜との移行の状態，**前眼房** camera anterior bulbi, *ant. chamber* と **後眼房** camera posterior bulbi, *post. chamber* の位置，これらと虹彩や毛様体との関係を観察する．虹彩・毛様体・脈絡膜 を全体として はがして見ると，黒ぶどうの皮によく似ている．そのために 虹彩・毛様体・脈絡膜 は，総称して **葡萄膜** *uvea* と呼ばれる．

> 虹彩・毛様体・脈絡膜 の3者は 同時に炎症を起こしやすい．これが **葡萄膜炎** *uveitis* である．虹彩の模様（アイリス・パターン *iris pattern*）は 個人ごとに違うので，バイオメトリクス生体認証の手段の一つとして利用される（p. 335 の きゅうけいしつ参照）．

眼窩の下壁 と 上顎洞

1）ここで眼窩の下壁を解剖しよう．眼窩口の上縁の骨を削り取り，涙腺も取り去って眼窩

328　あたま

の下壁の解剖がしやすいようにする．眼窩の中に残っている疎性結合組織や脂肪をすっかり取り除く．**眼窩下溝** sulcus infraorbitalis, *infraorbital groove* の上を覆っている結合組織の膜（眼窩骨膜　periorbita　の一部）を切り開くと，**眼窩下神経** と **眼窩下動脈** n. et a. infraorbitalis, *infraorbital nerve & artery* が現われてくる．眼窩下溝の続きである **眼窩下管** canalis infraorbitalis, *infraorbital canal* の骨壁をノミで削って，眼窩下神経と眼窩下動脈を前の方へ剖出していくと，**眼窩下孔** foramen infraorbitale, *infraorbital foramen* に達する．

2）上顎骨の頬骨突起 proc. zygomaticus を取り去る．更にその基部から下と内側の方にかけて，上顎骨体 corpus maxillae をノミで削っていくと，白い柔らかな袋が出てくる．これが **上顎洞** sinus maxillaris, *maxillary sinus* の内面を覆う粘膜の裏側である．骨を丁寧に削って歯槽 alveolus の方へ及ぼしていくと，上顎の歯に分布する血管と神経（顎動脈・上顎神経の枝）が見られる．

3）上顎洞の粘膜を開いて中を見る．副鼻腔炎がある場合には，中に分泌物が詰まっているから除去しなければならない．中を覗くと，上顎洞の上壁は眼窩に，下壁は歯根にそれぞれごく薄い骨を介して接している（病変が広がりやすい！）．また先ほど剖出した 眼窩下孔　foramen infraorbitale と，この孔を通る 眼窩下動静脈 a. et v. infraorbitalis, 及び 眼窩下神経 n.

======= きゅうけいしつ =======

　網のような構造もないのに なぜ 網膜と呼ばれるのだろう？　これには こんな説がある．この膜のことをガレノス Galenos はギリシャ語で amphiblestron と命名した．これは被膜という意味なのだが，別に 漁網という意味もある．ガレノスは もちろん前者の意味に使ったのに，これをラテン語に訳した人が 誤って網の訳である rete を採用してしまった．これが変じて retina になったというのだ．もしこれが本当なら，retina を Netzhaut と独訳した人も，それを更に 網膜 と和訳した人も不見識なことになる．
　　　　　　＊　　＊　　＊
　iris というギリシャ語は 虹のことである．古代ギリシャでは 美しい色をした輪状のものをみな iris と呼んだそうである．ギリシャ神話の Iris は 虹の女神で，神々の使者の役目をしている．植物学では iris は アヤメ科の多年生草本で，Iris sanguinea アヤメ，Iris laevigata カキツバタ，Iris tectorum イチハツなどがある．いずれが アヤメ，カキツバタというが，虹彩もよくよく見ると まことに美しいものだ．
　　　　　　＊　　＊　　＊
　cornea とは「角質状の」という形容詞で，角膜は昔は cornea tela と呼ばれていた．この tela が いつのまにか取れて，cornea が あたかも名詞のように使われるようになった．脈絡膜の chorioidea も元来は chorion（皮，膜）eidos

======= 青い目の人形 =======

（に似た）からきた形容詞である．
　pupilla は pupa（人形とか少女，ドイツ語の Puppe）の縮小形である．瞳孔に小さな 人の像が映ることから命名されたという．英語の *pupil* には 瞳孔のほかに 生徒という意味があるのもこれでうなずける．漢字の瞳も 目偏に童とは不思議な一致といえよう．やまと言葉の「ひとみ」の由来も，瞳孔に人が映って見えるからだろうか？
　　　　　　＊　　＊　　＊
　アリストテレス Aristoteles（BC 384-322）は「動物誌」という本で 次のようなことを述べている．"目の内部は液状で，物を見る所が ひとみ であり，そのまわりが黒目で，その外がわが白目である．白目は どの動物でも大体同じようなものだが，黒目と称するものは 色々である．というのは 黒いの，非常に青いの，灰色の，ヤギの目のような黄色のもの があるからで，最後のものは最良の気質を示し，視覚が最も鋭敏である．動物中で人間だけが ── 或は 人間は特に ── 目の色が多種多様である．他の動物では1種類である．もっともウマには 青い目のものもあるが．"（島崎三郎氏 訳）
　近ごろ日本人の目は「東洋の小鹿の目」などといって 西洋人に もてはやされるとも聞いているが，いかに博学のアリストテレスでも，こればかりは 見たことがなかっただろう．

infraorbitalis が，上顎洞の前壁に ごく近く接していること も理解しておく必要がある．上顎洞の **鼻腔への開口**をゾンデを使って観察しよう．この開口は 上顎洞の底より かなり上の方にあり，分泌物が たまりやすいことがわかる．上顎洞の底面が鼻腔の底面よりも 低いことも理解しよう．

外鼻 と 鼻涙管

1） 外鼻と その周囲の筋肉などの軟組織を取り去り，**鼻根** radix nasi, *nasal root* から **鼻尖** apex nasi, *nasal apex* ないし **鼻翼** ala nasi, *nasal ala* にかけての **外鼻** nasus externus, *external nose* の骨組み（骨と軟骨）を露出する．軟骨としては，鼻背と鼻中隔前部を作る 1 個の軟骨と，鼻尖と鼻翼を作る 左右 1 対の軟骨がある．

2） 下鼻道で **鼻涙管** ductus nasolacrimalis, *nasolacrimal duct* の開口を復習し，この開口から上に向かって鼻涙管の骨壁を削り，**涙囊** saccus lacrimalis, *lacrimal sac* と連絡させる．涙囊の剖出が まだ不完全であれば，ここで その全貌を剖出する．涙囊を骨から持ち上げて，骨にある凹み（涙囊窩 fossa sacci lacrimalis）との関係を見よう．

§88 舌下神経管 と 頚静脈孔

舌下神経管 を開く

1） 大後頭孔の後縁の所で，頭蓋底を 鋸で 前頭方向に切断する（**図 241** の破線）．

2） *p.* 283 と *p.* 316 で剖出した 舌下神経と舌咽神経の区別を十分に復習し，*p.* 273 で印を付けた **舌下神経** n. hypoglossus, *hypoglossal nerve* を，できるだけ上にたどると，舌下神経は 迷走神経 n. vagus の後縁にぴったりと癒合している．更に上の方では，舌下神経は 次第に迷走神経（頚静脈孔に向かう）から分離し，**舌下神経管** canalis hypoglossi, *hypoglossal canal* に向かう．一方 頭蓋の内面で舌下神経が硬膜を貫く所を見て，舌下神経管 canalis hypoglossi の位置と方向の見当を付ける．舌下神経管の同定は 必ずしも容易ではないが，骨を後ろ内側の方から削って 舌下神経管を開く．この時は骨鉗子を使う方がよく，ノミを乱暴に使うと 頭蓋の骨が大きく割れてしまい，あとで行なう鼓室や内耳の観察のために 致命的な不都合となるから，特に注意する必要がある．

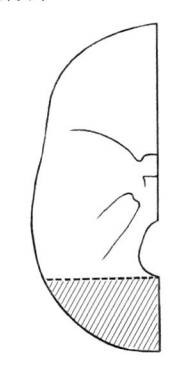

241．斜線の部分を切り取る

3） これで舌下神経の全経過が観察できる．舌下神経管の直ぐ下では，迷走神経 n. vagus の後ろ内側に接して，迷走神経の **下神経節** ggl. inferius (ggl. nodosum), *inf. or nodose ganglion* と多少の吻合が見られる．舌下神経は 脊髄神経の前根 に相当するものだから，末梢の経過中には神経節を持たない．なお 脳硬膜 dura mater encephali（の内葉）が舌下神経管に沿って延び出して，そのまま **神経上膜** epineurium に移行するのがわかる．脊髄の硬膜も 神経上膜に移行していたことを思い出そう（*p.* 88，**図 65**）．

頸静脈孔 を開く

　　時間に余裕があれば，舌下神経の まわりの硬膜を切って，舌下神経を 舌下神経管からはずし，**頸静脈孔** foramen jugulare, *jugular foramen* の解剖に移る．

　　頭蓋の外側面で，**舌咽神経** n. glossopharyngeus, *glossopharyngeal nerve*，**迷走神経** n. vagus, *vagus nerve*，**副神経** n. accessorius, *accessory nerve* をよく確かめたのち，これらを できるだけ上まで剖出する．この時に 迷走神経と舌咽神経の それぞれの **下神経節** ggl. inferius, *inf. ganglion* を確認しておく．上記3神経の根と，S状静脈洞から **頸静脈孔**への落ち口を頭蓋内面で確かめて，頸静脈孔の位置を知ったのち，無理な力を加えないように 小さいノミで骨をほんの少しずつ削り取り，頸静脈孔を開く．

　　この場合も脳硬膜の続きが頸静脈孔に沿って延び出してきているが，これを切り開いて まず最初に 副神経と迷走神経とを解剖する．迷走神経の **上神経節** ggl. superius, *sup. or jugular ganglion* は 下神経節に比べて小さいから，はっきりした膨らみとしては見えないこともある．この上神経節に入る副神経の枝が，副神経の内枝 r. internus である．

　　副神経 n. accessorius という名は，迷走神経に対して付加的なもの（アクセサリー）という意味である．IX・X・XI（舌咽・迷走・副神経）の順で，前外側から後内側に並んで 頸静脈孔を通る．

　　p. 283 で目印をつけてある **舌咽神経** n. glossopharyngeus は，茎突咽頭筋 m. stylopharyngeus の内側面に接して同筋を後ろから外側に回って下行することが 同定の決め手となる．

　　舌咽神経を上にたどっていくと，頸静脈孔の直ぐ下で 少し膨らんだ **下神経節** ggl. inferius が現われる．頸静脈孔の中では，舌咽神経が3神経の中で 最も前の方に位置している．

　　内頸静脈 v. jugularis interna, *internal jugular vein* を観察する．内頸静脈は頸静脈孔を出る所で膨らみを作っているが，この部分が **頸静脈上球** bulbus v. jugularis superior, *sup. bulb* で，中耳（鼓室）の床に近接している．また **下錐体静脈洞** sinus petrosus inferior, *inf. petrosal sinus* が 頸静脈孔の最前部を通って，頭蓋の外で 内頸静脈に注ぐことを見よう．

　　内頸静脈の下断端を上にめくり返して その裏側を清掃する．特に注意深く解剖すれば舌咽神経の下神経節から起こって，内頸静脈の前縁に沿って上行し，頸静脈孔の前で小さな孔（鼓室小管 canaliculus tympanicus）を貫いて鼓室の方に向かう細い神経が，かろうじて肉眼観察の対象となり得るが，その同定は かなり困難である．これが **鼓室神経** n. tympanicus, *tympanic nerve*（舌咽神経の枝）である（図244）．鼓室神経の続きは 小錐体神経 n. petrosus minor で（p. 339），耳下腺の分泌線維を含んでいる．

　　鼓室神経 と 鼓索神経 chorda tympani とを 混同しないように．

§ 89　外耳 と 中耳

耳　介

　1） **外耳孔** porus acusticus externus から中の方をのぞいて見る．**外耳道** meatus acusticus externus, *external acoustic meatus* という 弯曲したトンネル に続いている．

　　　external acoustic (or auditory) meatus という英語名は，外耳道だけでなく外耳孔まで含めて使われる．

　2） **耳介** auricula, *auricle* の外形を観察する．（これは 生体でも見ておくとよい．）上縁と後縁に **耳輪** helix という稜線があり，その前には **舟状窩** scapha という凹みを介して **対輪** anthelix がある．対輪は，前上の方で二脚に分かれ，その間に 三角窩 fossa triangularis を

挟む．（三角窩は皮下組織に乏しいので 血腫 hematoma を起こしやすい場所である．）対輪を下にたどると **対珠** antitragus があり，これは外耳孔を挟んで **耳珠** tragus と向き合っている．外耳孔の入口，殊に耳珠の近くには太い毛が生えていることがある（耳毛 tragi）．耳珠の上の方には，耳輪の延長（耳輪脚 crus helicis）が延び出てきている．耳介の中央にある深い凹みが **耳甲介** concha auriculae だが，そのうち 耳輪脚よりも上の部分を 耳甲介舟 cymba conchae といい，耳輪脚よりも下の部分を 耳甲介腔 cavum conchae という．耳珠と対珠の間のくびれが 珠間切痕 incisura intertragica で，医師が聴診器の先（挿耳部分 ear piece）を挟み込む場所である．耳介の下端には **耳垂** lobulus auriculae, ear-lobe がある．耳垂だけは 内部に 耳介軟骨 auricular cartilage を持たない．（耳介軟骨は老人になっても変性しない．）

耳介の細部の形状は 各人各様で，バイオメトリクス生体認証の対象として利用される（p. 335 のきゅうけいしつ参照）．特に 耳輪や対輪などの輪郭や隆起，三角窩・舟状窩の陥没の状態，耳介と頭部との接続の仕方 などが注目される．

外 耳 道

1） 外耳介筋群と靱帯を切り，外耳道を輪切りにして耳介を根元で切り取る．外耳道軟骨の前面と下面とで，残存する耳下腺の組織や浅側頭動静脈 a. et v. temporalis superficialis を取り去る．茎状突起 proc. styloideus と 乳様突起 proc. mastoideus の間で **顔面神経** n. facialis, *facial nerve* の根元を確認しておく．できれば **鼓索神経** chorda tympani も 舌神経 n. lingualis の方からたどって 確かめる（**図 234**）．顎関節の関節包の残りなどは，ここで取り去っておく．

2） **外耳道** meatus acusticus externus の壁は，外 1/3 が軟骨で，内 2/3 は骨で構成されているが，これらの軟骨を メスで，骨を ノミで広げ，**鼓膜** membrana tympani を探しながら，外耳道を奥の方まで開放する．いよいよ鼓膜が見えてきたら，外耳道前壁の骨も削って，なるべく鼓膜に近付いておく．

外耳道軟骨部の下壁には，軟骨のない透き間（外耳道軟骨切痕 incisura cartilaginis meatus acustici）があり，血管と神経がここを通っているので，炎症の波及通路となることがある．前内側（下）方に向かっていた外耳道が，この切痕の所で大きく屈曲して 後ろ内側の方に向かう．

鼓　膜

1） **鼓膜** membrana tympani, *tympanic membrane* は長径約 10 mm, 短径 8〜9 mm の楕円形の膜で，その外面は 外耳道内面の皮膚の延長で，内面は 鼓室粘膜の延長で できている．色は 生体では真珠のような灰白色だが，遺体では青味を帯びて濁った感じがする．鼓膜はその外面を 前外側下方に向けて 張っていることを確かめよう．

2） 鼓膜のほぼ中心にある 最も凹んだ所は **鼓膜臍** umbo と呼ばれ，ツチ骨柄 manubrium mallei の先端に相当する．臍から鼓膜上縁に向

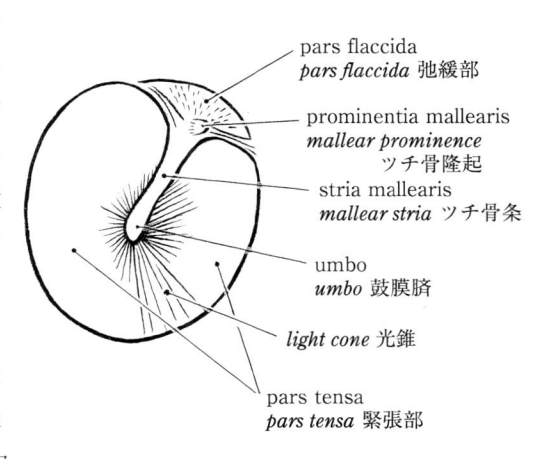

242． 生体の 右の鼓膜 の像

pars flaccida
pars flaccida 弛緩部
prominentia mallearis
mallear prominence ツチ骨隆起
stria mallearis
mallear stria ツチ骨条
umbo
umbo 鼓膜臍
light cone 光錐
pars tensa
pars tensa 緊張部

かって走る，棍棒状の高まりが **ツチ骨条** stria mallearis, *mallear stria*（ツチ骨柄のための稜線）で，その上端近くに **ツチ骨隆起** prominentia mallearis, *mallear prominence*（ツチ骨の外側突起 proc. lateralis mallei のための高まりで，耳鼻科では，この隆起そのものを **短突起** *short process* と呼ぶ）がある（図242）．このツチ骨隆起は 色々な病変の時にも 変形することが少ないので，耳鼻科で病的な鼓膜を検査する時に よい目印となる．

ツチ骨隆起よりも上の方の厚ぼったい 三角形の小領域は **弛緩部** pars flaccida で，残りの大きな領域が **緊張部** pars tensa と呼ばれる（図242）．

　　　鼓膜は，生体でも **耳鏡** *ear speculum* を使うと 容易に観察することが可能で，その所見は **中耳炎** *otitis media* などの診断に きわめて重要である．鼓膜の形態や，中耳との関係を 解剖実習の際に十分に理解することを心掛けよう．
　　　生体の鼓膜から放射される赤外線をセンサーで計測して 鼓膜温度を数秒間で知ることができる「鼓膜温度計」*tympanic thermometer* が開発され，外耳孔に差し入れて体温測定に利用されている．

鼓膜を取り去る

1）鼓膜を取り去る前に，鼓膜の周囲の骨を十分に削って視野を広げる．前壁を削る時には鼓索神経 chorda tympani を傷つけないように注意しよう．また後上壁では，乳様突起の内部にある **乳突蜂巣** cellulae mastoideae, *mastoid air cells* が 一部だけ開放される（図243）．

2）あらかじめ 鼓膜を水で湿らせてから，鋭いピンセットで鼓膜を破って，ツチ骨条 stria mallearis を その場に残すようにして，鼓膜を少しずつ丁寧に取り去る．

3）この時に，鼓膜の **皮膚層** stratum cutaneum, *cutaneous layer*（外耳道の皮膚の続き）と **粘膜層** stratum mucosum, *mucous layer*（中耳の粘膜の続き）がよく分かる．また，弛緩部と緊張部の 厚さや性状の差 も観察する．

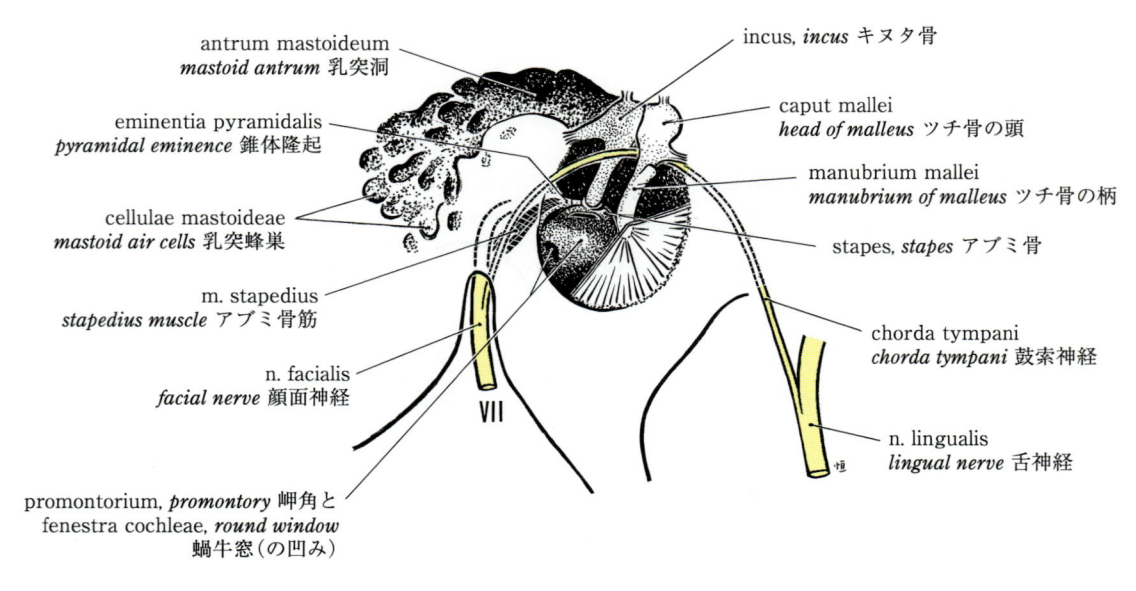

243．中耳を 外側やや下から見る
鼓膜は一部を残して取り去ってある．

中耳の内景

1) **中耳** auris media, *middle ear* (**鼓室** cavum tympani, *tympanic cavity*) をのぞき込んで見る。中耳の粘膜は血管に富んでいるので、生体では 鮮紅色に見えるが、固定遺体では 褐色である。ツチ骨条と ツチ骨隆起に相当して **ツチ骨** malleus があり、その奥に **キヌタ骨** incus が見える。注意深く観察すると、ツチ骨とキヌタ骨の間には、**鼓索神経** chorda tympani が架線のように細く走っている(図243)。

中耳は、鼓膜・鼓室・耳管 の総称である。

2) 中耳の内側面をよく見ると、内壁には **岬角** promontorium, *promontory* という高まりがあり、その後ろ下に **蝸牛窓** fenestra cochleae, *round window* がある(図243, 244)。(蝸牛窓は、結合組織性の **第2鼓膜** membrana tympani secundaria, *2nd tympanic membrane* によって ふさがれている。)

3) 耳管の咽頭への開口(**耳管咽頭口** ostium pharyngeum, *pharyngeal orifice*)から ゾンデを入れると、その先端が 中耳の前下の方の穴(**耳管鼓室口** ostium tympanicum, *tympanic orifice*)に現われる。この 耳管鼓室口の位置を 鼓膜に投影すると、どの辺になるか を考えてみよう。

鼓室の各壁(各面)が、どのような構造物に接しているか をまとめてみると：**上壁**(骨壁を隔てて 中頭蓋窩に接する)、**下壁**(骨壁を隔てて 内頚静脈の頚静脈上球に接する)、**前壁**(耳管の鼓室口がある)、**後壁**(乳突洞に連絡)、**外側壁**(鼓膜がある)、**内側壁**(蝸牛の骨壁が岬角を作る)。

耳 管

1) 耳管の咽頭口 ostium pharyngeum から入れたゾンデを目印にして、**耳管** tuba auditiva, *auditory or Eustachian tube* の方向と耳管の鼓室口 ostium tympanicum の位置を確かめ、中

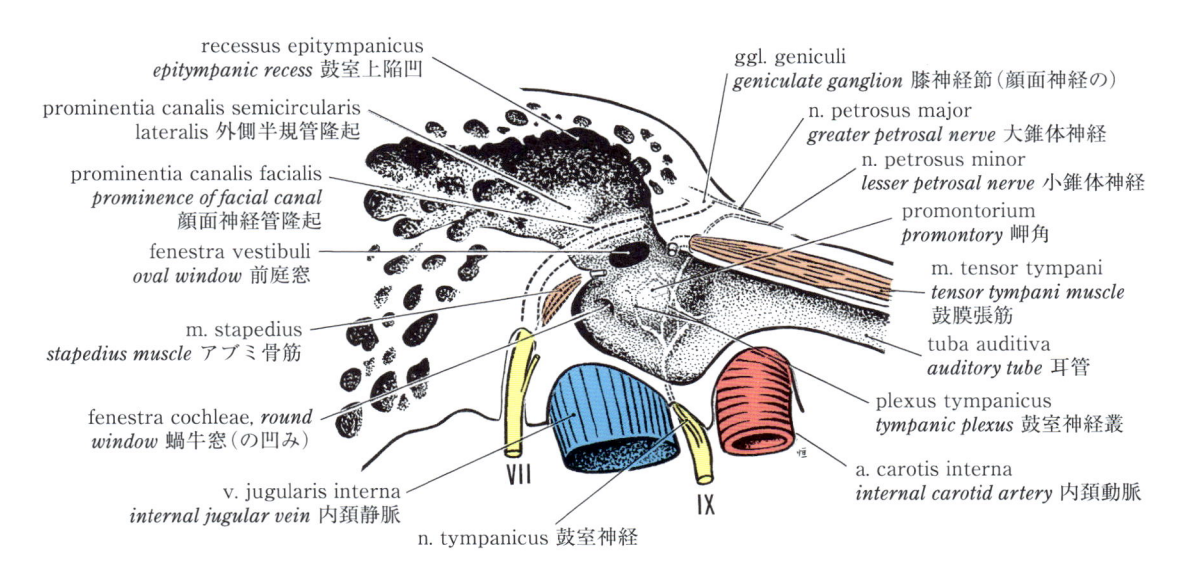

244. 鼓室 の 内側壁
耳小骨を取り去って 外側から見る。
(諸君の解剖では、ツチ骨は p.334, キヌタ骨は p.335, アブミ骨は p.338 で取りはずす。)

耳寄りの所で骨を削りながら耳管を開く（この時に **鼓索神経**を傷つけないように注意）．ここでは 耳管の骨壁は，耳管半管 semicanalis tubae auditivae になっていて，そのすぐ上に接して **鼓膜張筋** m. tensor tympani（図 244）が，鼓膜張筋半管 semicanalis m. tensoris tympani の中を走っている．耳管は，中耳寄りの 1/3 が 骨性（耳管の骨部 pars ossea, *bony part*），あとの 2/3 が 軟骨性（耳管の軟骨部 pars cartilaginea, *cartilaginous part*）で，この移行部は **耳管峡** isthmus tubae auditivae, *isthmus* と呼ばれ，特に狭いので 狭窄を起こしやすい．耳管の軟骨部の完全な剖出は p. 338 で行なう．

2）晒した頭蓋で 錐体鼓室裂を十分に復習したのち，遺体について p. 314 で舌神経から上にたどっておいた **鼓索神経** chorda tympani が，顎関節の関節窩の後縁（錐体鼓室裂 fissura petrotympanica）で 骨に入ることを確かめる．細心の注意を払って この部分の骨を ノミで少しずつ削り，細い鼓索神経を切らないように注意して これを中耳までたどる．前頁の中耳で観察した鼓索神経と，いま 骨の中をたどってきたものが，ツチ骨 malleus の向こう側でつながることになる．

耳小骨 など

1）先ほど一部分だけ剖出した **鼓膜張筋** m. tensor tympani を，起始の方に（前下方に）たどり，鼓膜張筋が 耳管軟骨の壁と鼓膜張筋半管の骨壁から起こることを見る．次いで鼓膜張筋を中耳の方にたどると，腱となって ツチ骨柄 manubrium mallei の裏側に停止する．

　　鼓膜張筋は，ツチ骨柄を内側方に引っ張るので 鼓膜を緊張させ，過大な音によって生じる耳小骨の脱臼や内耳の損傷を防ぐ作用をする．神経支配は，鼓膜張筋神経 n. tensoris tympani, *nerve to tensor tympani*（下顎神経の枝）．

2）鼓索神経を切らないようにして，**ツチ骨** malleus を上に持ち上げながら，キヌタ骨 incus からはずす．その際に鼓膜張筋の腱を引き千切ることになる．取り出した ツチ骨では，丸い頭（ツチ骨頭 caput mallei）と，その後面にある キヌタ骨との関節面 を観察し，更に ツチ骨柄では 鼓膜張筋腱の停止部を確かめる．

3）キヌタ骨の下の方に，**アブミ骨** stapes を識別する（図 243）．中耳の後壁にある 錐体状の小突起（錐体隆起 eminentia pyramidalis, *pyramidal eminence*）から，細い索が 1 本走り，アブミ骨の首に付く．これが **アブミ骨筋** m. stapedius である．アブミ骨筋は 全身の骨格筋の中で最も小さく（長さは数 mm），中耳の粘膜に覆われている．神経支配は顔面神経の枝．

　　アブミ骨筋の作用は，アブミ骨底の前端を外の方に引いて，その動きを制限して伝音感度を下げる．したがって 末梢性の顔面神経麻痺 *facial nerve paralysis* などの時に この筋が麻痺すると，聴覚過敏 *acoustic hyperesthesia* を起こす（p. 338）．発生学的には，アブミ骨筋は 顎二腹筋の後腹から分かれたもので，哺乳類だけに存在する．

4）**顔面神経** n. facialis, *facial nerve* を，茎乳突孔 foramen stylomastoideum の所から骨を削りながら上にたどる．茎乳突孔の少し奥で，顔面神経から **鼓索神経** chorda tympani が前上の方に分枝して出ている．中耳で 既に見えている鼓索神経（p. 334）を 目標にしながら，骨を削って鼓索神経を下の方から注意深く追究して，中耳に達するまで剖出する．

以上の解剖には かなりの技術が必要だが，これで鼓索神経の全経過が観察できたわけである．

5）乳様突起の中には 既に **乳突蜂巣** cellulae mastoideae, *mastoid air cells* が一部開放さ

れている．これは不規則な形をした多数の小胞だが，これらの小胞は互いに交通している．骨を削りながら乳突蜂巣を上にたどり，中耳の後壁も適当に削ると，**乳突洞** antrum mastoideum, *mastoid antrum* という多少広い空洞に達する（図 243）．この乳突洞は，更に中耳の最も上の部分（**鼓室上陥凹** recessus epitympanicus, *epitympanic recess*）に連絡している（図 244）．これらの乳突蜂巣と乳突洞は 中耳粘膜の続きで裏打ちされている．中耳炎が 中耳から乳様突起の方に波及する時は，いま剖出してきた順序と逆の経路になる．

6）**キヌタ骨** incus を アブミ骨から はずして取り出す．鼓室神経は切れてもかまわない．キヌタ骨は 体 corpus と 長脚・短脚 crus longum et breve から成り，長脚の先が アブミ骨 stapes の頭に付いていたはずである．ツチ骨との関節面は くぼんでいる．中耳の天井の近くの後壁で，外側半規管のための隆起（外側半規管隆起 prominentia canalis semicircularis lateralis）を観察する．また アブミ骨の直ぐ上を横に走る，顔面神経管隆起 prominentia canalis facialis を探そう．顔面神経を 下の方から更に上にたどり，アブミ骨の近くまで到達させておく．

=== きゅうけいしつ ===

銀行で新しく預金口座を開く時には，窓口で本人確認のために 運転免許証や健康保険証などの提示が求められる．また 自動現金預払機 ATM で現金を払い戻す際には，キャッシュカードと 4 桁の暗証番号 が必要である．このような 本人確認のことを「認証」という．

厳密にいうと，認証 verification は，名乗り出ている人が確かに本人であることを確認することで，「一対一」の照合手段である．これに対して，識別ないし 同定 identification は，沢山の人の中から特定の人物を選び出して判定することで，「多数対一」の照合といえる．しかし実際には，識別の技術が認証の手段として使われることもあるので，両者の間に 明確な区分があるわけではない．

ところで，現在利用されている認証手段としては，①本人の所有物によるもの（免許証や実印やカードなど．紛失したり盗まれたりする），②本人の知識によるもの（暗証番号・パスワードなどで，忘失の危険がある）と，③本人固有の身体的特徴によるもの（バイオメトリクス）がある．この③が最もセキュリティ性の高いものとして，最近注目を集めている．バイオメトリクス biometrics の意味は，本来は「生体計測」だが，これが「個人によって異なる 身体特徴を測定して 認証する」という特別な意味で使われることが多い．

万人不同・終生不変の生体の特徴として 昔から有名なのは「指紋」で，これは 墨や印肉で押捺した指紋の印影が使われてきた．最近では，指紋錠とか指紋認証システムといって，ドアの前にある小さな装置に指先を置くと，指紋の細かい特徴を センサーが瞬時に自動的に読みとって，予め登録された指紋と照合して 本人確認をする機器が市販されている．

=== バイオメトリクス 生体認証 ===

1998 年の長野五輪で，バイアスロン競技用の銃を預かる 選手村の保管庫に，選手自身の「虹彩」の特徴を利用した認証装置が 実際に使われて話題になった．これは 虹彩の特徴（アイリスコード）をセンサーでとらえて 登録済のものと照合して 本人確認をするもので，ATM 用としての実用品も 既に市販されている．

「手背の皮静脈」の分岐特性（静脈パターン）を読み取りセンサーによって一瞬のうちに画像解析して，予め登録された画像と照合する技術も認識精度が高いので 実用価値が大きく，やはり ATM や 入退室のゲート管理用の装置 が市販されている．

手掌・指の大きさと形（ハンドキー）が アトランタ五輪の入退室管理に使われて以来，米国ディズニー・ワールドの入退園管理などに利用されている．そのほか「耳介」の細部の形・隆起陥没状態，「顔」の眼と眼の間隔や眼と外鼻の位置関係の画像処理，「眼底」の網膜中心動静脈の分岐パターン，手指の掌側指静脈パターン などの バイオメトリクス生体認証の手法が開発されており，2006 年 1 月には 成田空港で 虹彩と顔つき全体の特徴を併用して，出入国審査などに生体認証が実用化され始めている．

もちろん 血液・体液・毛髪などのDNA鑑定は，法医学の分野では 個人判定の決め手として知られている．

しかし，バイオメトリクス生体認証には，その運用の際に 個人のプライバシーを侵害したり，個人情報の流出の問題もあり，情報化社会の「もろ刃の剣」であることも 忘れてはならない．

［参考文献］日本自動認識システム協会編：「よくわかるバイオメトリクスの基礎」オーム社，2005 年 9 月初版．

§90 内　耳

内耳 に入る前に

まず，解剖学教科書と 解剖学図譜で 内耳の構造の概念を十分に理解しておく．特に 蝸牛と半規管の 三次元的イメージを勉強しておくことが大切である．

遺体の頭蓋の内面で **内耳道** meatus acusticus internus, *internal acoustic meatus* の入口（すなわち **内耳孔** porus acusticus internus）を，多少ノミで削り広げ，顔面神経 n. facialis と 内耳神経 n. vestibulocochlearis の走向の見当を付ける．

錐体 pyramis, *pyramid*（側頭骨の岩様部 pars petrosa から乳様突起を除いた部分）の前面を覆う硬膜を 注意深く はがして，錐体の骨質を露出させる．この時に **大錐体神経** n. petrosus major, *greater petrosal nerve* を錐体前縁の溝（大錐体神経溝 sulcus n. petrosi majoris, 図 245 の右内耳の前にある矢印）の中に求めよう．大錐体神経の前外側方を走る **小錐体神経** n. petrosus minor, *lesser petrosal nerve*（p. 339）も，ここで剖出しておくとよい．

骨迷路の削り出し

1）図 245 を参考にして，錐体 pyramis の中に埋まっている **骨迷路** labyrinthus osseus, *osseous labyrinth*（**骨半規管** canales semicirculares ossei と **蝸牛** cochlea 及びその中間にある **前庭** vestibulum, *vestibule*）の位置を見当付ける．次に小さなノミで錐体の緻密質を ごく少しずつ削り，その下層の海綿質に埋まって 再び薄い緻密質に包まれている 骨半規管（各半規管の内径は約 1 mm）を削り出すわけである．まず，錐体前面の 弓状隆起 eminentia arcuata を目印にして，**前半規管** canalis semicircularis anterior, *ant. semicircular canal* を探す．前半規管は，その円弧の面が垂直 *perpendicular* で，錐体の軸（図 245 の直線）に直交している．前半規管は 3 本の半規管のなかで最も骨の表面に近く存在し，管の頂点が弓状隆起のすぐ下にまで達している．次に，円弧の面が錐体の軸にほぼ一致して 垂直に立つ **後半規管** canalis semicircularis posterior, *post. semicircular canal* を探し，最後に，円弧の面が水平で，弧の頂点が外側後方を向いている **外側半規管** canalis semicircularis lateralis, *lateral semicircular canal* を探すとよい．

骨半規管などの骨迷路を 完全な形で掘り出すことは，歯科用ドリルを使って 長時間をかけなければ不可能だから，諸君の実習では その大体の輪郭を削り出せばよい．また，一部横断された面で 骨迷路の中にある管（すなわち **膜迷路** labyrinthus membranaceus, *membranous labyrinth*）が，或程度は観察できる．ただし，以上のように 簡単にすませる場合でも，ノミを細心の注意を払って使い，骨を 1～3 mm 径以下の小片として削り取ることが必要である．

2）**蝸牛** cochlea を削り出す時の目印としては，蝸牛底 basis cochleae が 内耳道底にほぼ一致すること，ならびに蝸牛そのものが，顔面神経の膝神経節 ggl. geniculi のすぐ前内側の方で，大錐体神経 n. petrosus major のすぐ後ろ内側に接して存在すること，が参考になるだろう（図 245）．

3）従って蝸牛を削り出す前に，まず **大錐体神経** n. petrosus major, *greater petrosal nerve*

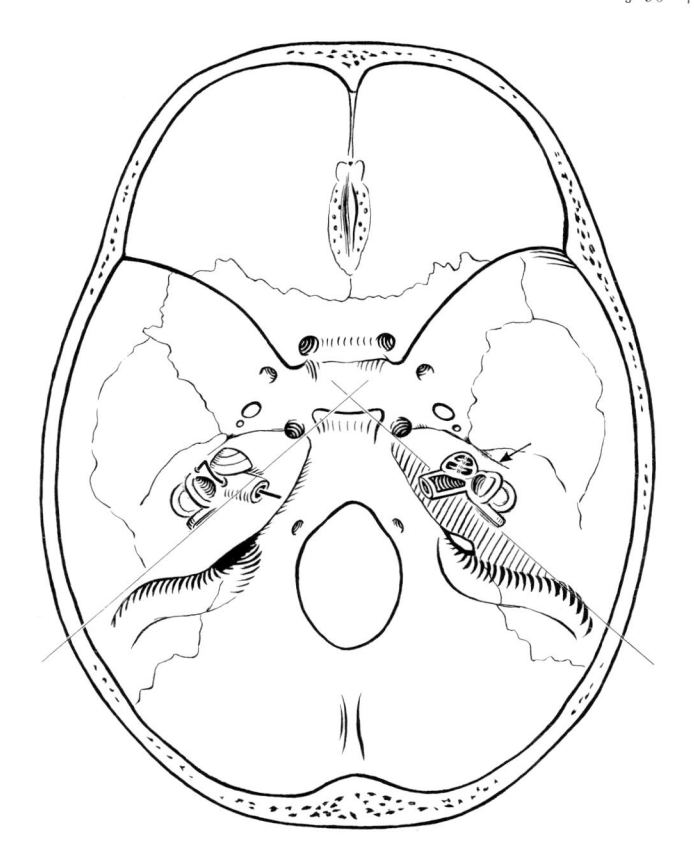

245. 骨迷路を 歯科用エンジンで 掘り出した標本（今田 束氏作, 東京大学蔵）
左右の前庭, 右の蝸牛と内耳道は 開いてある. 右の内耳の前方の矢印は 大錐体神経溝.
左では 顔面神経の経路に ヒモが通してある.

を慎重に後ろにたどって，顔面神経の **膝神経節** ggl. geniculi, *geniculate ganglion* を剖出しておく．この膝神経節は「く」の字形に屈曲しており，はっきりした膨らみは示さない．

　膝神経節は 広義の顔面神経のうちの 中間神経（*p. 348*）の神経細胞体が存在する神経節である．

　次に顔面神経と内耳神経に触れないようにしながら，**内耳道**を更に開いていく．内耳道の奥の行き止まり（内耳道底 fundus meatus acustici interni）では，**顔面神経**と **卵形嚢膨大部神経** n. utriculoampullaris（前庭神経の枝）が上段に，**蝸牛神経** pars cochlearis n. octavi, *cochlear nerve* と **球形嚢神経** n. saccularis, *saccular nerve* と **後膨大部神経** n. ampullaris posterior, *post. ampullar nerve*（後2者は前庭神経の枝）の3者が下段に，それぞれ分かれて 骨（側頭骨）の中へ入って行く．

　4) 内耳道底・膝神経節・大錐体神経 で囲まれる領域で，蝸牛 cochlea を削り出す際には，同時に 顔面神経を内耳道底から更に外側の方にたどって，この方向からも 顔面神経を膝神経節まで到達させておこう．

　5) **蝸牛** cochlea では，**蝸牛軸** modiolus という骨柱を中心として **蝸牛ラセン管** canalis spiralis cochleae, *spiral canal* が，約2 2/3 回転して走っている．ちょうどよい場所で 断面が

ノミで削り出されると，これらの構造が観察できる．しかし，蝸牛ラセン管の内部にある蝸牛管 ductus cochlearis (膜迷路の一部) は，蝸牛が よほどよい条件で削り出されない限り，肉眼で識別することは難しい．

内耳 と 中耳 の関係

1) 再び中耳に戻り，**アブミ骨** stapes を取り出す．アブミ骨は 小さな靱帯 (**アブミ骨輪状靱帯** lig. anulare stapedis) で前庭窓 fenestra vestibuli に固定されているが，この靱帯は音を伝える時に重要な役割を果たす．アブミ骨 stapes は，頭 caput, 前脚と後脚 crus anterius et posterius, 底 basis の 4 部分からなり，頭が キヌタ骨と関節し，底が 前庭窓のフタをしている．アブミ骨筋 m. stapedius の腱の停止部は，アブミ骨頭の直ぐ下にある．アブミ骨を取り去ったあとの穴，すなわち **前庭窓** fenestra vestibuli, *oval window* を観察して (**図 244**)，これと内耳の **前庭** vestibulum, *vestibule* との関係を見よう．

2) ここで 内耳と中耳の位置的関係を よく見極める．中耳の後壁で，下の方から途中まで剖出してある **顔面神経** n. facialis, *facial nerve* を更に前にたどって，膝神経節 ggl. geniculi まで到達させる．これで，顔面神経の全経過が剖出できたわけである．

> 顔面神経 n. facialis は，しばしば末梢で侵されて 麻痺を起こす (**顔面神経麻痺** *facial nerve paralysis*)．その症状は 侵される部位によって差がある．鼓索神経が分枝する部位よりも末梢での傷害では 顔面表情筋の麻痺だけだが，これより近位での傷害の時には 味覚障害が伴う．更に アブミ骨筋への枝が分かれる部位よりも上の方での傷害では アブミ骨筋の麻痺のために聴覚過敏が加わり (*p. 334*)，また 膝神経節よりも近位で侵されると，大錐体神経麻痺のために 涙の分泌が障害される．これらの症状によって，顔面神経の侵されている部位が推定できる．

§ 91 翼突管 と 頚動脈管 と 耳神経節

耳管の軟骨

頭の切半面で上咽頭収縮筋 m. constrictor pharyngis superior, 咽頭頭底板 fascia pharyngobasilaris (図 227) などを後頭骨から そぎ取る．耳管軟骨 cartilago tubae auditivae の上面を清掃して，**耳管の軟骨部**を観察する．この時に **口蓋帆挙筋** m. levator veli palatini の起始を深くに見ることができる．

以下の 次頁の終りまでの 4 項は，実習時間に余裕がない場合には 省略してもよい．

翼突管を開く

時間に余裕があれば，先ほど *p. 318* で剖出した **翼口蓋神経節** ggl. pterygopalatinum, *pterygopalatine ganglion* の後ろの骨を削り，**翼突管** canalis pterygoideus, *Vidian canal* を開きながら，その中を走る **翼突管神経** n. canalis pterygoidei, *nerve of pterygoid canal* (**ヴィディウス神経** または ヴィディアン神経 *Vidian nerve*) と，それに伴行する同名の細い動脈を掘り出す．**蝶形骨洞** sinus sphenoidalis, *sphenoidal sinus* の発達がよくて大きい時は，翼突管のための隆起が 蝶形骨洞内面の内側部を 前後に走って見えることがある．この場合には 蝶形骨洞の方から この稜線を削れば，容易に翼突管を開くことができる．

翼突管神経 と 大錐体神経

　蝶形骨洞の 後ろ上の方の骨質を 少しずつ取り除いて **頚動脈管** canalis caroticus, *carotid canal* の一部を開く一方，翼突管を更に後ろへたどる．**翼突管神経** n. canalis pterygoidei は翼突管を出るあたりで二分し，その１本（**深錐体神経** n. petrosus profundus, *deep petrosal nerve*）は，内頚動脈の周囲の交感神経に達する．深い方の もう１本（**大錐体神経** n. petrosus major, *greater petrosal nerve*）は 内頚動脈の前から外側の方へめぐって，頭蓋底（*p. 337*）の膝神経節 ggl. geniculi に達する．

　内頭蓋底で **三叉神経節** ggl. trigeminale（半月神経節 ggl. semilunare）の下に既に剖出してある **大錐体神経** n. petrosus major を前の方へたどる．蝶形骨洞の外側壁を作る骨質を削り取ると，大錐体神経が内頚動脈の外側面に接して内側にまわり 翼突管に達することがわかる．これで大錐体神経の全過程が剖出できたことになる．

頚動脈管 を開く

　頚動脈管の骨壁を削りながら **内頚動脈** a. carotis interna, *internal carotid artery* を上にたどる．外頭蓋底で **交感神経幹** truncus sympathicus, *sympathetic trunk* が内頚動脈に次第に近寄り，この動脈にまつわり付くようになる．これが **内頚動脈神経** n. caroticus internus, *internal carotid nerve* ないし **内頚動脈神経叢** plexus caroticus internus である．骨鉗子で骨をかじり取りながら，内頚動脈を更に前上の方に追究する．

　　内頚動脈神経は 交感神経の節後線維 *postganglionic fibers* だけを含み，これらの線維の神経細胞体は，上頚神経節 ggl. cervicale superius に存在する．

　内側から（切半面側から）**頚動脈管**を下から上まで開放する．硬膜の延長（すなわち骨膜）に相当する 固い被膜 を開くと，内頚動脈と内頚動脈神経叢 が露出する．また 動脈の周囲には **海綿静脈洞** sinus cavernosus, *cavernous sinus* の続きの 静脈の網が，まつわり付いている．複雑に曲がりくねった 内頚動脈の経過を，よく観察しよう．

　内頭蓋底で **視神経** n. opticus, *optic nerve* の断端を持ち上げて，内頚動脈から **眼動脈** a. ophthalmica, *ophthalmic artery* が分かれ出る所までを見届ける．また **頚静脈上球** bulbus v. jugularis superior, *sup. bulb* を収容している 頚静脈窩 fossa jugularis の天蓋が，中耳の下壁（床）になっていることを見ておく．

耳神経節 など

　外側から **下顎神経** n. mandibularis, *mandibular nerve* を，なるべく上の方へたどる．すなわち舌神経 n. lingualis, 顎舌骨筋神経 n. mylohyoideus, 下歯槽神経 n. alveolaris inferior などを，適当の所で切り，下顎神経を上にめくり返しながら，その裏の結合組織を取り除いていく．途中で，口蓋帆張筋・鼓膜張筋・内側翼突筋 に行く枝を，それぞれ確かめる．

　鋸で側頭鱗 squama temporalis の切断縁を 小部分だけ切り取り（中耳・内耳や小錐体神経に引っ掛からないように注意），更に **卵円孔** foramen ovale よりも外側の骨質を適当に削り取って視野を広げる．卵円孔の直ぐ下で，下顎神経の内側（裏側）にへばり付いている **耳神経節** ggl. oticum, *otic ganglion* を探してみよう．耳神経節は 最大径 約 3 mm の 扁平な神経節で，輪郭は あまりはっきりしない．*p. 336* で剖出した **小錐体神経** n. petrosus minor, *lesser petrosal nerve* を確認して下にたどり，小錐体神経が 後ろ上方から 耳神経節に入ることを確かめる．

　耳神経節 ggl. oticum は 小錐体神経に属する 副交感性の神経節 である．小錐体神経は 舌咽神経 n. glossopharyngeus の枝である 鼓室神経 n. tympanicus（*p. 330*）の続きであり，小錐体神経の中を通ってきた耳下腺分泌線維が 耳神経節で ニューロンを替えて，主に 耳介側頭神経 n. auriculotemporalis を介して **耳下腺** gl. parotis, *parotid gland* に達する（**図 246**）．

340 あたま

12対の脳神経の それぞれの経過を復習し，脳神経に属する各種の神経節の位置と機能を総括的に理解しよう．

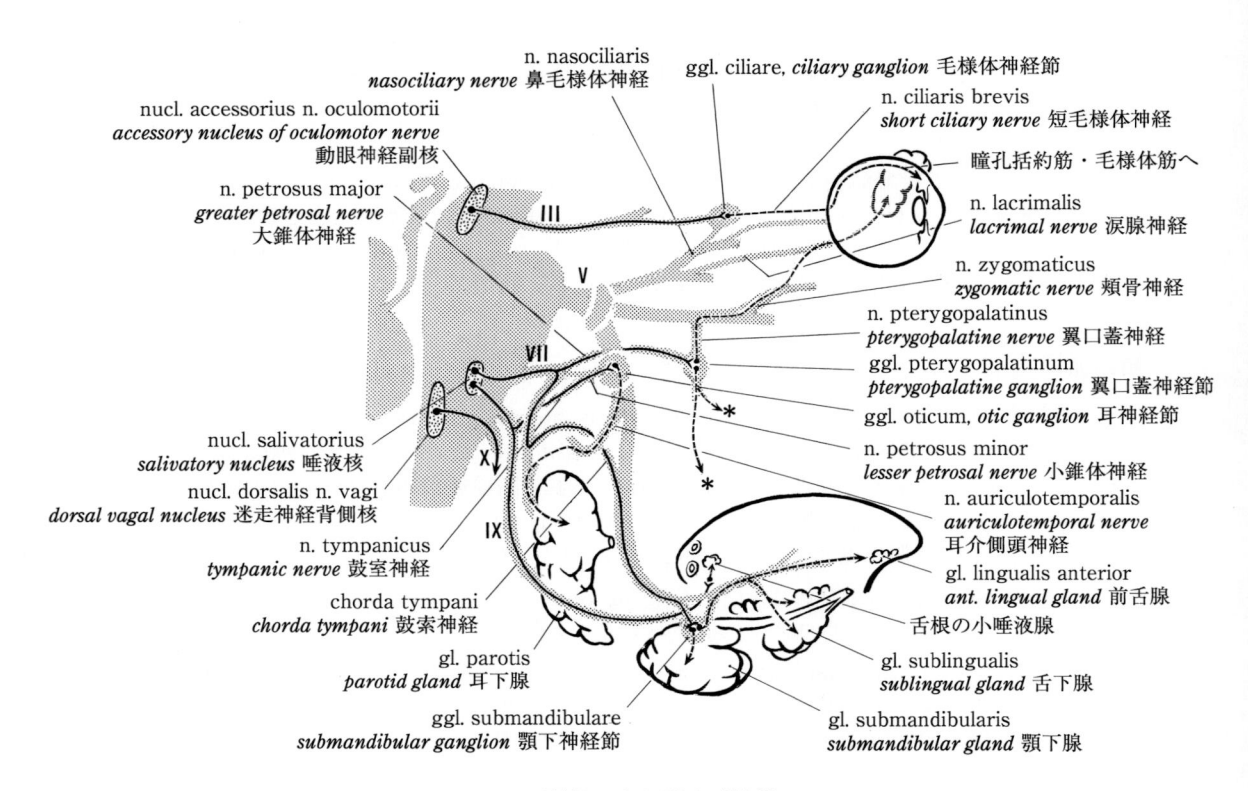

246．頭部の主な副交感線維
＊鼻粘膜の腺と口蓋腺へ〔Benninghoff-Görttler を やや変更〕

===== きゅうけいしつ =====

　同じクラスの中に同姓同名の人がいたとしたらどうだろう．いつも混同して困ると思う．ところが 同じ人体の中で 同姓同名の解剖学名が案外に多いのだ．これは解剖学が歴史の古い学問なので，言葉の伝統やら因襲やらに拘束された結果の 落とし子で，国際的に 簡単には変えられない事情がある．

＊　　　＊　　　＊

　facies articularis とか vagina synovialis とか m. sphincter などは固有名詞ではないから，からだ中にいくつあってもよいだろう．**linea obliqua** は 下顎骨にも 甲状軟骨にも存在し，**cornu inferius** は 甲状軟骨と伏在裂孔と側脳室にある．この辺までは まだよい方で，**proc. styloideus** となると側頭骨・尺骨・橈骨・第3中手骨に居座っている．**proc. coronoideus** は 尺骨の鉤状突起と下顎骨の筋突起だが，この同姓同名は PNA の落とし子である．
　condylus lateralis et medialis は大腿骨と脛骨に，**epicondylus lateralis et medialis** は上腕骨と大腿骨にそれぞれあることは，もうお気付きだろう．寛骨にある **linea arcuata** と同じ名前を PNA では腹直筋鞘の一部 (INA で linea semicircularis と呼ばれていたもの) に付けてしまった．迷走神経 と 舌咽神経とにある **ggl. superius** と，**ggl. inferius** の同姓同名も PNA の産物である．
　incisura jugularis は胸骨にも側頭骨にもある．**foramen cecum** は前頭骨にも舌にもある．頭蓋底で下顎神経を通す穴も，胎生期の左右の心房間にある穴も **foramen ovale** である．**proc. uncinatus** は篩骨にも 膵臓にもある．
　sulcus terminalis は心臓にも舌にもあり，硬膜上腔のフタをする **membrana tectoria** と同じ名前が，内耳のコルチ器官にも頑張っている．足根部にある **a. arcuata** と腎臓の **aa. arcuatae** は 単数と複数とで使い分けるつもりだろうか？ これは日本名では足根部のものを弓状動脈，腎臓のものを 弓形動脈として区別したこともあったが，昭和44年改訂の用語では両方とも弓状動脈になった．同じく単数複数で区

===== 同姓同名 など =====

別するものに，**anulus fibrosus**(椎間円板にある)と anuli fibrosi(心臓にある)がある．

＊　　　＊　　　＊

　次は苗字(みょうじ)だけしかないものだが，**promontorium** は 骨盤と中耳にある．また 足根も瞼板も ラテン名では同じ **tarsus** である．**pyramis** は側頭骨にも 延髄にもある．**os** には，骨と口の二つの意味があるが，所有格は 前者では ossis 後者は oris，複数は 前者で ossa，後者で ora と変化する．**tonsilla** は咽頭周辺と小脳にある．
　全くの同姓同名ではないが，単に **pelvis** といえば骨盤のこと，pelvis renalis は腎盤である．**alveoli** dentales と alveoli pulmonis とはフルネームなら混同のおそれはないが，しばしば苗字だけで略称されるから，用心したほうがよい．

＊　　　＊　　　＊

　同姓同名とは違うが，耳で聞いただけでは混同してしまいそうな 同音の解剖名を 五十音順に列挙してみよう．
　ガイマク(蓋膜, 外膜)，カクマク(角膜, 隔膜)，カシ(下肢, 下枝)，キカン(気管, 器官, 期間)，キョウカク(胸郭, 橋核)，キョウコツ(胸骨, 頬骨)，キョウシンケイ(胸神経, 頬神経)，キョウブ(胸部, 頬部, 峡部)，キョウマク(胸膜, 強膜)，コウカク(岬角, 後角, 口角)，コウキン(咬筋, 後筋)，コウトウ(後頭, 喉頭)，コウトウキン(後頭筋, 喉頭筋)，コウブ(項部, 後部)，シキュウタイ(子宮体, 糸球体, 四丘体)，シコツ(指骨, 篩骨)，シセン(歯尖, 指尖, 脂腺)，ジュウソウ(重層, 縦層)，ジョウシ(上肢, 上枝)，ショウマク(漿膜, 鞘膜)，ショウモウ(睫毛, 小網)，シンキン(伸筋, 心筋)，シンソク(伸側, 唇側)，ジンタイ(人体, 靱帯)，スイタイ(錐体, 膵体)，セイタイ(生体, 声帯)，ゼンワン(前腕, 前弯)，チュウトウ(中頭, 肘頭)，チョウコツ(長骨, 腸骨)，トウソク(頭側, 橈側)，ビコツ(鼻骨, 尾骨)，ナイホウ(内方, 内包)，ビソク(鼻側, 尾側)，ヒジョウミャク(皮静脈, 脾静脈)，ビモウ(鼻毛, 眉毛)，モウヨウタイ(毛様体, 網様体)．

脳

§ 92 脳の概観

脳の区分

脳 encephalon, *brain* は 次のように区分けされることを知っておこう．

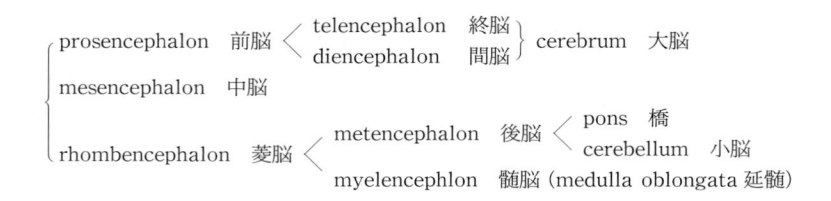

$$
\begin{cases}
\text{prosencephalon} \quad 前脳 \begin{cases} \text{telencephalon} \quad 終脳 \\ \text{diencephalon} \quad 間脳 \end{cases} \text{cerebrum} \quad 大脳 \\
\text{mesencephalon} \quad 中脳 \\
\text{rhombencephalon} \quad 菱脳 \begin{cases} \text{metencephalon} \quad 後脳 \begin{cases} \text{pons} \quad 橋 \\ \text{cerebellum} \quad 小脳 \end{cases} \\ \text{myelencephlon} \quad 髄脳（medulla oblongata 延髄） \end{cases}
\end{cases}
$$

中脳・橋・延髄 を総称して **脳幹** truncus encephali, *brain stem* という．中脳を 広義の大脳に含めることがあるが，本書では採用していない．

以上のうちで 間脳 diencephalon の大部分と 中脳 mesencephalon, *midbrain* とは表面からは見えないが，これ以外の部分を クモ膜 arachnoidea が かぶったままの状態で概観することにする．

上面から

1）左右の **大脳半球** hemispherium, *cerebral hemisphere* が，**大脳縦裂** fissura longitudinalis cerebri, *longitudinal cerebral fissure* という縦の溝で分けられている．大脳縦裂の中には，頭蓋の内面（p. 297）で観察した **大脳鎌** falx cerebri が はまり込んでいたわけである．

2）上面から見た 大脳の形には 個体差が見られる．他のグループの脳と比較してみると，前後の方向に細長い脳もあれば，また 前後径と左右径があまり違わない 丸い脳もある．

3）大脳のシワ，すなわち **回転** gyrus や **溝** sulcus, *cerebral sulcus* が，クモ膜をかぶったままで，既に見える．

外側面から

1）大脳半球の外側面には 斜めに走る **外側溝** sulcus lateralis, *lateral sulcus* があるが，外側溝はクモ膜や血管で埋められて，実際よりは浅く見える．また大脳半球は前頭葉 lobus frontalis, 頭頂葉 lobus parietalis, 後頭葉 lobus occipitalis, 側頭葉 lobus temporalis などに区分されるが，その詳細は p. 369 で観察する．

2）大脳 cerebrum の下の方には 小脳 cerebellum が見える．大脳と小脳との境のくぼみに

は，頭蓋の内面(*p. 298*)で観察した **小脳テント** tentorium cerebelli が はまり込んでいたはずである．小脳の表面には シワが多く，大脳とは全く違った様相を呈する．小脳の詳しい観察は，*p. 352* で行なう．

底面から

1) 大脳半球の底面には **嗅球**(きゅう) bulbus olfactorius, *olfactory bulb* の膨らみと，それに続く **嗅索** tractus olfactorius, *olfactory tract* が見え，その後ろには **視神経交叉(視交叉ともいう)** chiasma opticum, *optic chiasm*（OC と略称）も見える．

2) 左右の **小脳半球** hemispherium cerebelli, *cerebellar hemisphere* に挟まれて，**橋**(きょう) pons と **延髄**(えんずい) medulla oblongata があり，これらの周辺からは 脳神経 nervi craniales の根が ヒゲのように出ている．

> 脳の区分の方式は，学者によって まちまちであって 決定的なものではない．
> 日本人成人の **脳重**(のうじゅう) *brain weight* の平均値(新鮮時)は，男性 1,300～1,500 g，女性 1,150～1,350 g（男女とも体重の約 2％）で，白人の成人と大差がない．傑出人の脳は，原則として平均よりは重いが，これは あくまでも統計的な差であって，脳重が平均以下の偉人もあるわけである．また，ホルマリン液(10％)で十分に固定された脳では，その脳重に 0.9 を乗じると 新鮮時の脳重になるといわれる．

§ 93 脳クモ膜 と 脳軟膜

クモ膜 と 軟膜

1) 脳の表面には半透明の **脳クモ膜** arachnoidea encephali, *cranial arachnoid* がへばり付いているが，これは 場所によっては 既に はがれている．また その厚さにも 部位差がある．脳の溝や血管の表面の所で クモ膜をピンセットで つまみ上げてみよう（全部はがさぬように）．クモ膜から 細い線維が クモの巣の糸 のように下層に付いているのがわかる．

2) クモ膜の下に現われる 脳の表面は 光沢があるが，これは **脳軟膜** pia mater encephali, *cranial pia mater* が かぶっているためである．腸や肺の表面が 漿膜 serosa に覆われて光っているのと似ている．脳軟膜は 脊髄軟膜と同様に なかなかはげない．軟膜とクモ膜の間の空間が **クモ膜下腔**(かくう) cavum subarachnoideale, *subarachnoid space*（図 **247**）で，脳脊髄液 liquor cerebrospinalis, *cerebrospinal fluid*（*CSF*）が存在する場所である．（脳脊髄液は 諸君の手にする脳では既に流れ去っている．）脳に出入りする太い血管は，このクモ膜下腔の クモの巣の糸に からげられて走るが，細い動静脈は軟膜の層の中に埋もれている．クモ膜も軟膜も 本態をただせば 結合組織にすぎないのだから，このことは当然といえよう（図 **247**）．

> クモ膜 arachnoidea と 軟膜 pia mater を総称して leptomeninx ということがある（これに対応するのが pachymeninx＝dura mater）．leptomeninx は炎症を起こしやすく，その炎症が軟膜炎 *leptomeningitis*（**髄膜炎** *meningitis*）で，俗に 脳膜炎といわれる．

クモ膜下槽

クモ膜下腔(かくう) cavum subarachnoideale には 特に広くなっている場所が何ヵ所かある．これ

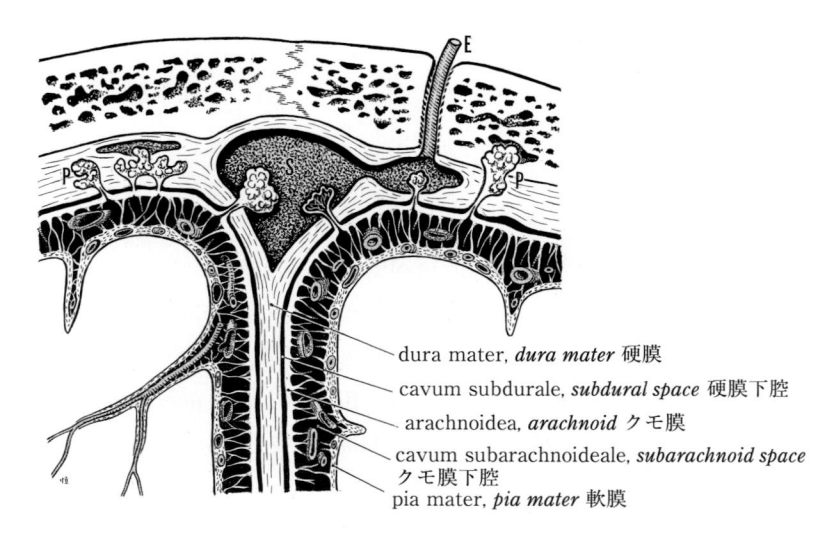

247. 脳の被膜 の模型図
E：導出静脈　　**S**：硬膜静脈洞　　**P**：クモ膜顆粒
〔Benninghoff-Görttler を改変〕

──dura mater, *dura mater* 硬膜
──cavum subdurale, *subdural space* 硬膜下腔
──arachnoidea, *arachnoid* クモ膜
──cavum subarachnoideale, *subarachnoid space*
　クモ膜下腔
──pia mater, *pia mater* 軟膜

らは **クモ膜下槽** cisternae subarachnoideales, *subarachnoid cisterns* と総称され，次のものがある．

1) 小脳の後ろ下面と 延髄の背面との間の くぼみに存在するものが **小脳延髄槽** cisterna cerebellomedullaris, *cerebellomedullary cistern* (**大槽** cisterna magna)で，この小脳延髄槽は下の方では 脊髄のクモ膜下腔に連絡する．

2) 大脳の下面で，橋 pons と 大脳の側頭葉との間の くぼみにあるもの (視神経交叉の付近には 交叉槽 cisterna chiasmatis, 左右の大脳脚の間に 脚間槽 cisterna interpeduncularis)．

3) 大脳外側面の外側窩の所にも 浅い槽(大脳外側窩槽 cisterna fossae lateralis cerebri)がある．

これらの クモ膜下槽，特に 小脳延髄槽は，脳を摘出する時に既に破れたりして見えにくいことも多い．

　　診断や治療の目的で患者の脳脊髄液を採取したり，クモ膜下腔へ薬液を注入する必要がある時に，腰椎穿刺が困難な場合には，代わりに小脳延髄槽に針を刺し入れる方法が 古くから採用されている(Wegeforth 他 1919, Eskuchen 1923)．これを **大槽穿刺**(脳底穿刺) *cisternal puncture* という．後頭骨の直下で穿刺するので **後頭下穿刺** *suboccipital puncture* とも呼ばれるが，脳・脊髄疾患の臨床で重要な方法である．ただし，技術的には熟練を要する．

クモ膜顆粒

既に頭蓋の内面(p. 297)で観察した **クモ膜顆粒** granulationes arachnoideales, *arachnoid granulations* (**パキオニ顆粒** *Pacchionian bodies*，図 **247**) を 脳の表面でも探してみよう．大脳の上面で，左右の大脳半球の間の溝(大脳縦裂 fissura longitudinalis cerebri)の近くの，クモ膜の上で探すとよい．1～3 mm 大の 小さなカリフラワー状の突出物だが，その数や大きさは年齢と共に増すという．また 男性では 女性よりも数が多いともいわれる．

　　0～93歳の生体1,100例の MRI による統計調査では，クモ膜顆粒は 横静脈洞に最も多く見られ(86％)，その発達は 50歳代で最大という (生島 他 1999)．

§94 脳の血管

脳の静脈

1）脳の静脈の大きな特徴は 動脈に伴行しないことである．また その壁はごく薄く（筋層を欠く），静脈弁も存在しない．このことを念頭におきながら，まず脳の表層からの血液を集める浅い静脈から観察しよう．

2）大脳の上面でクモ膜に覆われている静脈を太い方へとたどっていくと，左右の大脳半球の間の溝（大脳縦裂 fissura longitudinalis cerebri）から 1 横指ぐらいの範囲で，左右それぞれ 8～12 本ある **上大脳静脈** vv. cerebri superiores, *sup. cerebral veins* の断端が見つかる．これらは上矢状静脈洞 sinus sagittalis superior に注いでいたはずである（p. 298）．

3）大脳の側面では，前頭葉と側頭葉の間の溝（外側溝 sulcus lateralis）に沿って前下の方に走る，左右 1 対の **浅中大脳静脈** v. cerebri media superficialis, *superficial middle cerebral vein* がある．浅中大脳静脈を大脳の下面まで追究すると，その断端が視神経交叉の外側付近に見つかる．この先は 主に 海綿静脈洞 sinus cavernosus に注いでいたはずである．

4）大脳の底面では，特に 側頭葉の下面から血液を集める 何本かの **下大脳静脈** vv. cerebri inferiores, *inf. cerebral veins* がある．下大脳静脈は 上錐体静脈洞 sinus petrosus superior ないし横静脈洞 sinus transversus に注ぐので，これらの静脈の断端が 大脳と小脳の境の近くに見つかる．小脳を大脳から 少し引き離すようにすると，小脳の表面の静脈の本幹（上・下小脳静脈 vv. cerebelli superiores et inferiores）も観察できる．

5）脳の深部を灌流する深い静脈の末梢は，当然ここでは観察できないが，これらの深い静脈は集まって 無対性の かなり太い **大大脳静脈** v. cerebri magna, *great cerebral vein*（ガレン大静脈 *great vein of Galen*）となって脳を離れる．大脳縦裂の後端付近に指を入れて 左右の大脳半球を軽く引き離し，更に小脳を下の方に押し下げて奥深くのぞき込むと，大大脳静脈（*p. 350*）の断端を見つけることができる．その硬膜寄りの断端が 直静脈洞の前端に注ぎ込む所は，頭蓋の内面（p. 299）で観察ずみである．

> 脳の静脈は 隣接のものが かなり自由に吻合を行なっている．したがって 各静脈の分布範囲は，動脈ほどは臨床的に大事ではない．しかし脳の静脈が 終局的には すべて硬膜静脈洞 sinus durae matris に注ぎ込み，内頚静脈 v. jugularis interna に回収されることは 大切な事実である．

脳の動脈

1）脳の底面で，左右の **内頚動脈** a. carotis interna, *internal carotid artery* の断端を同定する．内頚動脈の横断面を見ると，動脈の壁が割に薄弱で，内腔が広い（血圧が上昇した時に 破れて 出血しやすい）．クモ膜を 必要に応じて少しずつ はがしながら，内頚動脈の枝を追ってみよう（図 248）．その主枝は **中大脳動脈** a. cerebri media, *middle cerebral artery* となって，側頭葉と前頭葉の間にもぐり込んでいる．また **前大脳動脈** a. cerebri anterior, *ant. cerebral artery* という細い枝が 視神経交叉の裏（下から見て）に延び出して，両側の前頭葉の間にもぐり込む．左右の 前大脳動脈を連絡する ごく短い動脈が **前交通動脈** a. communicans anterior,

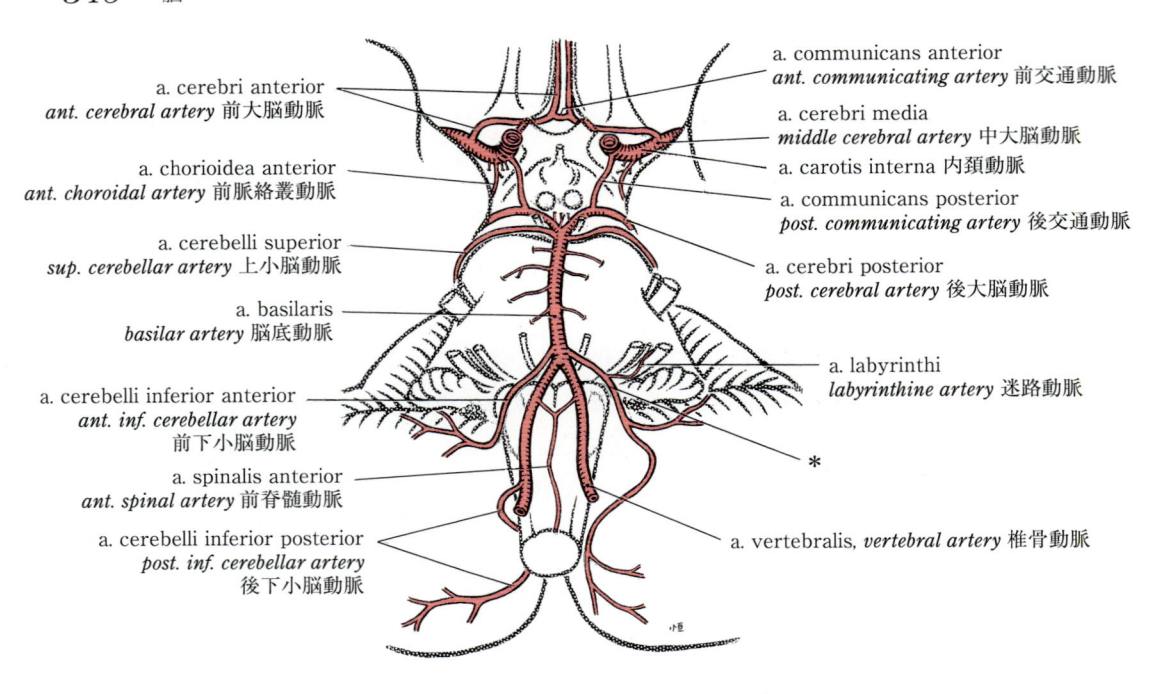

248. 脳底の動脈
※ この例(図の向かって右側)のように 後下小脳動脈は
前下小脳動脈の枝によって しばしば(27%)代償される.

ant. communicating artery である. 中・前大脳動脈は，それぞれ 更に大脳皮質に分布する枝 と 大脳の中心部に行く枝 とに分かれるが，これらは p. 368 と p. 374 で観察することにする.

　2) 延髄の前面を上行する1対の **椎骨動脈** a. vertebralis, *vertebral artery* は，橋 pons の 下縁近くの高さで 左右のものが合流して，**脳底動脈** a. basilaris, *basilar artery* という 無対性の動脈になる(図248). 脳底動脈は 橋の上端の近くで 再び左右に分かれて **後大脳動脈** a. cerebri posterior, *post. cerebral artery* という主枝となり，橋と側頭葉の間に もぐり込んで行く. この 後大脳動脈と内頚動脈 との間には，1対の長い交通枝(**後交通動脈** a. communicans posterior, *post. communicating artery*)が存在する(図248). 前・後交通動脈で形成される **大脳動脈輪** circulus arteriosus cerebri, *cerebral arterial circle*(**ウィリス動脈輪** *arterial circle of Willis*)は，脳を養う2大動脈(内頚動脈と椎骨動脈)の間の吻合(連絡路)として重要である.

　　　片側性の 内頚動脈の閉塞 occlusion の際の 側副路としては，大脳動脈輪の中でも 後交通動脈の役割が大きいという (Schomer 他 1994).
　　　ウィリス動脈輪閉塞症 *spontaneous occlusion of Willis circle* (脳底部異常血管網症)は，西本詮 岡山大名誉教授が初めて報告した原因不明の難病で，内頚動脈の終末部と前・中 大脳動脈近位部の狭窄ないし閉塞が見られる. 脳血管撮影のX線写真で 脳底部に特有のモヤモヤした異常血管網が認められるので，**もやもや病** *moyamoya disease* とか **西本病** *Nishimoto disease* とも呼ばれ，全世界で発症しているが，白人よりも日本人に多いという. 症例の約半数は 15歳以下の小児である. 症状としては，1～5分以内の一過性脳虚血発作 *transient cerebral ischemic attack* (*TIA*) が出て，突然に手から物を落としたり，急に呂律が回らなくなったりする.

　3) 脳底動脈からは，小脳に向かう **上小脳動脈** a. cerebelli superior, *sup. cerebellar artery*

と **前下小脳動脈** a. cerebelli inferior anterior, *ant. inf. cerebellar artery* とが出ている．**後下小脳動脈** a. cerebelli inferior posterior, *post. inf. cerebellar artery* は，普通はずっと下で椎骨動脈から分枝し，延髄と小脳の間の凹みに入り込んで行く．椎骨動脈からは，脊髄を養う動脈（前・後 脊髄動脈 a. spinalis anterior et posterior）も出ている．

　　　後下小脳動脈は 27% の頻度で欠如し，前下小脳動脈の枝によって代償される（図 248）．両動脈とも非常に変異が多い．

4）既に観察した各動脈が脳の各部のどの範囲に分布するかを，図 249 を参照しながら検討してみよう．内頸動脈の系統のもの（図 249 の A と M）が大体どのあたりを分担し，椎骨動脈の系統のもの（図 249 の P）がどのあたりを分担するか，といった大まかな考察も大切である．

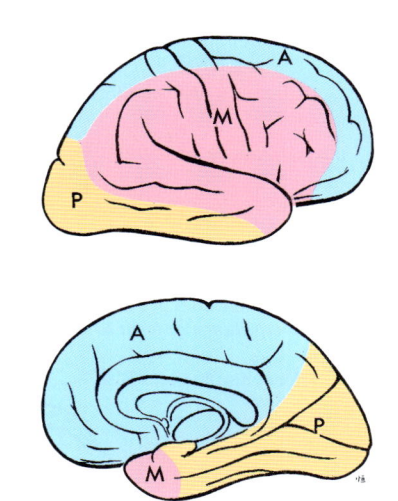

249．大脳の動脈分布〔Waldeyer による〕
A ■，M ■，P ■ はそれぞれ a. cerebri anterior, media, posterior の分布範囲を示す．（大脳半球内側面での動脈の観察は *p. 368*）

§ 95　脳神経の根

大脳の底面で

1）**視神経交叉** chiasma opticum, *optic chiasm* の周辺部のクモ膜の残りをはぎ，下垂体 hypophysis に続く **漏斗** infundibulum の断端を観察する．この時には断端をあまり引っ張らないように注意しよう．漏斗の下には 1 対の **乳頭体** corpus mamillare, *mammillary body* が見えている（図 250）．

2）**視神経** n. opticus, *optic nerve* は左右のものが交叉したのち，**視索** tractus opticus, *optic tract* となって再び左右に広がり 大脳脚 crus cerebri を抱くように走っている．視神経の前で **嗅索**(きゅう) tractus olfactorius, *olfactory tract* を観察する．その先端の **嗅球** bulbus olfactorius, *olfactory bulb* という膨らみからは細い嗅神経 nn. olfactorii が何本も出ているはずだが，これらの神経線維束は脳の摘出の時に大部分がちぎれてしまうので，ほとんど見ることはできない．視神経交叉を持ち上げながら嗅索を根元の方にたどると，嗅索は三角形に開いて **嗅三角** trigonum olfactorium, *olfactory trigone* となっている．

橋の周囲で

1）**橋**(きょう) pons の上端の正中部近くには，かなり太い **動眼神経** n. oculomotorius, *oculomotor nerve* の根(こん)が 後大脳動脈 a. cerebri posterior と 上小脳動脈 a. cerebelli superior の間をくぐって出ている．

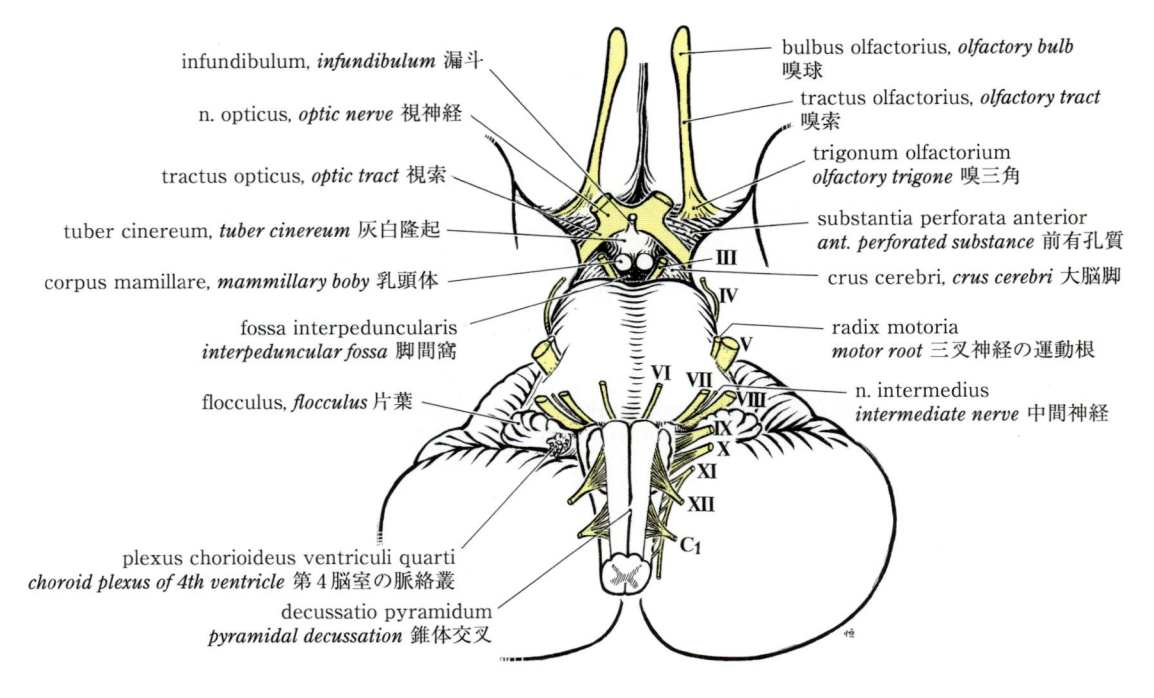

250. 脳神経の根
右側では IX〜XI の脳神経を省略してある.

　2) 橋の外側縁からは **三叉神経** n. trigeminus, *trigeminal nerve* の太い根が出ている．その線維束の大部分は **知覚根** radix sensoria, *sensory root* だが，注意して見ると径 1 mm 強の **運動根** radix motoria, *motor root*（**小部** portio minor ともいう）が区別できる（図 250）．三叉神経根よりも上では，大脳脚の外側縁から細い **滑車神経** n. trochlearis, *trochlear nerve* の根が出るが，これは切れていて見付からないことも多い.

　3) 橋の下端で脳底動脈 a. basilaris のすぐ外側に，径 2 mm ほどの **外転神経** n. abducens, *abducens nerve* の根を探そう．その外側には **顔面神経** n. facialis, *facial nerve* と **内耳神経** n. vestibulocochlearis, *vestibulocochlear or 8th nerve* の根が並び，両者の間には タコ糸ぐらいの太さの **中間神経** n. intermedius, *intermediate nerve*（広義の顔面神経の一部）の根がある（図 250）．

　　中間神経は，味覚線維と 涙腺・舌下腺・顎下腺 への副交感線維 で構成されている．神経細胞体は 膝神経節（*p. 337*）にある.

延髄で

　1) 椎骨動脈 a. vertebralis を浮かせながら，延髄 medulla oblongata の上端の外側面から暖簾のように 細い束に分かれて出る，**舌咽神経** n. glossopharyngeus, *glossopharyngeal nerve* と **迷走神経** n. vagus, *vagus nerve* の根を観察する．両神経が それぞれ 1 本にまとまる手前で切れているために，両者の境界は決められないことが多い.

　2) 更に下の延髄外側面からは **副神経** n. accessorius, *accessory nerve* の根（延髄根 radices

craniales, *cranial roots*）が何本か出ている．副神経の脊髄根 radices spinales, *spinal roots* は，普通 第1頚神経から第5頚神経の高さまで 脊髄の各節から出て 1本に合するので，途中で切れている．

　3）延髄の前面（前外側溝 sulcus lateralis anterior）からは，10本以上の線維束に分かれて **舌下神経** n. hypoglossus の根が出ている．そのすぐ下に接する線維束は，第1頚神経以下の脊髄神経 nn. spinales の前根 radices ventrales, *ventral roots* である．

　　第12番目の脳神経である 舌下神経（構成線維は純運動性）は，脊髄神経の前根 と相同 *homologous* のもので，それは 両者が同じ前外側溝から出ている点に 端的に表われている．
　　歴史的に見ても，脳神経と脊髄神経の境界には かなり変動があった．大脳動脈輪に その名前を冠せられている 17世紀の英国医学界の大御所 ウィリス Thomas Willis (1621—1675) なども 脳神経の数を 10対であるとしたが，彼の第9対は 舌下神経，第10対は 今日の第1頚神経に相当する．更に古く，ガレノス Galenos は 脳神経を 7対としているが，彼の第7番目の脳神経は 舌下神経 または 副神経であるらしい．

§ 96　脳幹の外面

脳幹の切断

　1）後大脳動脈 a. cerebri posterior と 上小脳動脈 a. cerebelli superior の間で，脳底動脈 a. basilaris を切断する．小脳の半球を 大脳からやや引き離して，その奥にある **上丘** colliculus superior, *sup. colliculus* と **下丘** colliculus inferior, *inf. colliculus* を確かめ，前外側面では **大脳脚** crus cerebri の表面を確認する．滑車神経 n. trochlearis にも注意を払っておこう．

　2）図 251 と p.365 の 図 266 を参照しながら 大脳と小脳の間にメスを入れて，動眼神経 n. oculomotorius の根を傷つけずに，それが 脳幹がわ または大脳がわに残るようにして 脳幹を

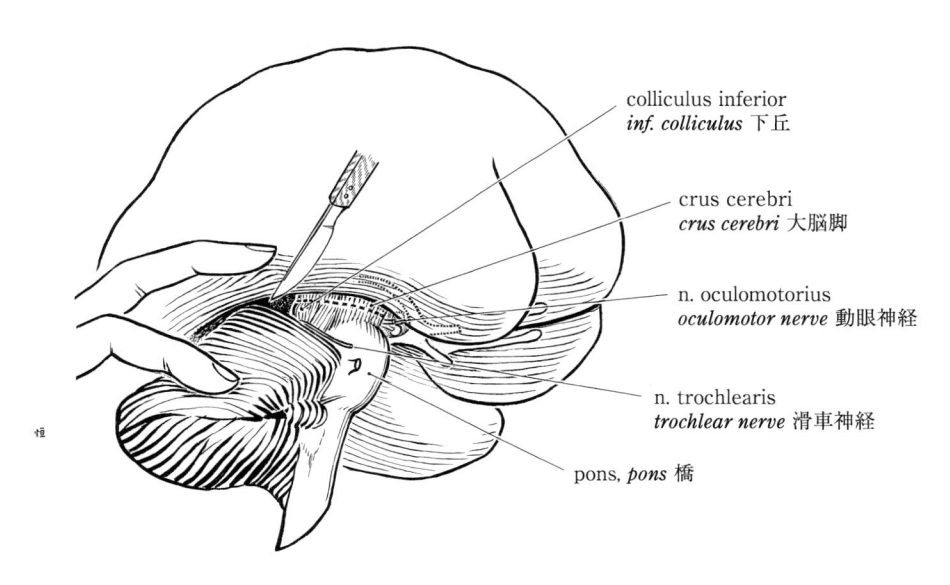

251.　脳幹の切り方
大脳と小脳の間を開くようにして，破線の所で脳幹を切る．
（p.365の 図 266 も参照しよう）

大脳から切り離す．この時は 側頭葉の下面を延長するような気持でメスを進め，上丘と下丘の間で左右別々に，水平に または くさび形に切り込むとよい．なお，大大脳静脈(*p.* 345)の断端が，大脳がわに残るよう 注意する必要がある．

脳幹 truncus encephali, *brain stem* とは，外観的に脳の幹のように見える 中脳・橋・延髄 の総称名であって(*p.* 342)，脳神経の 起始核と終止核 が存在する場所である．

3) ここで大脳の下面が，その全貌を現わす．側頭葉の下面で，**後大脳動脈** a. cerebri posterior, *post. cerebral artery* の枝の分布を観察する．また **大大脳静脈** v. cerebri magna, *great cerebral vein* の断端も明瞭に確認できる．

4) 小脳の上面では **上小脳動脈** a. cerebelli superior, *sup. cerebellar artery* の分布を観察する．また，滑車神経 n. trochlearis が，中脳を抱くようにして 中脳の背面から前面に走るのも見届けておく．

中　脳

1) 脳幹の切断が理想的に行なわれた場合には，上丘と下丘が両断端に分かれている状態で **中脳** mesencephalon, *midbrain* の断面が観察できる．

2) 中脳の断面で，**黒質** substantia nigra が **大脳脚** crus cerebri と **被蓋** tegmentum とを分けていることを見る(図 252)．被蓋には **赤核** nucl. ruber, *red nucleus* という卵円形の神経細胞塊があり，また **中脳水道** aqueductus cerebri の周りには **中心灰白質** substantia grisea centralis, *central gray* が認められる．更に後方は **中脳蓋** tectum mesencephali で，中脳蓋の後面が **上丘** colliculus superior と **下丘** colliculus inferior を作っている．

中脳蓋 tectum mesencephali, *tectum* は **四丘体** corpora quadrigemina, *quadrigeminal bodies* とも呼ばれる．上丘は 視覚との関係が密接なので **視蓋** tectum opticum, *optic tectum* とも呼ばれ，鳥類以下の動物では 非常によく発達している．下丘は 聴覚の中間中枢である．
赤核が赤褐色に見えるのは，これを構成する神経細胞が鉄を多く含むためといわれる．黒質の黒い色は 神経細胞の中のメラニン色素のためである．赤核も黒質も **錐体外路系** *extrapyramidal system* に属する運動核である．黒質には ドパミン *dopamine* を生産する細胞がある．
黒質細胞のドパミン生産能力が低下すると，大脳基底核(線条体)へのドパミンの供給が乏しくなって，パーキンソン病 *Parkinson disease* が起こり，進行すると パーキンソン歩行 *Parkinson gait* と呼ばれる 特有の症状(前かがみ姿勢で 小刻みに歩き，すくみ足や突進現象)が現われるようになる．

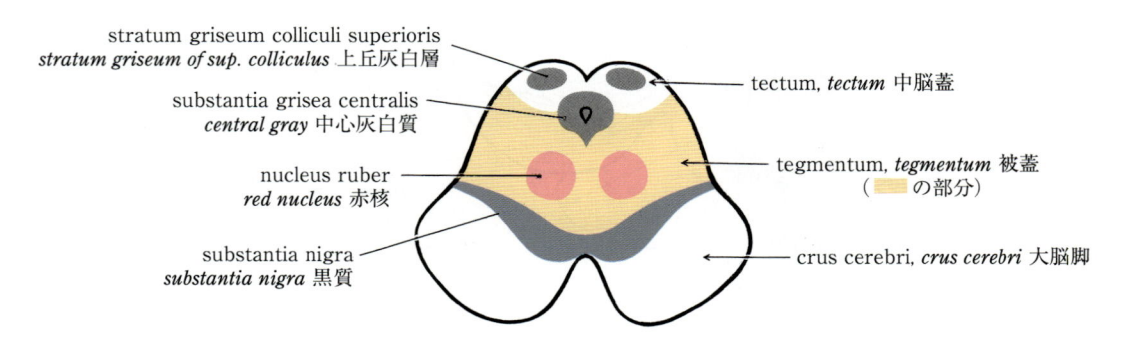

252．中脳の断面の 模型図
〔Benninghoff-Görttler にならって〕
(図 251 の切断面では，赤核は見えない．)

橋の外面

1）**脳底動脈** a. basilaris, *basilar artery* から出る すべての枝を 根元で切断し，脳底動脈の本幹を取り去る．切り取った脳底動脈を観察すると，その壁が薄いのが よくわかる．

2）脳底動脈を取り去ったあとの **橋**(きょう) pons の前面の正中部には，浅い溝(脳底溝 sulcus basilaris)が存在する．脳底動脈の枝を適当に はがしながら，橋の外面を観察しよう．橋が白質すなわち神経線維の塊りであることが，表面からもわかる．橋には 血管がどのように入り込むか？

　この脳底動脈から橋に分布する枝(特に 正中橋枝 *paramedian branches*)からの出血(**橋出血** *pontine hemorrhage*)は，脳出血の中で最も重症である．前駆症状もなしに，突然に意識障害が現われ，昏睡に陥って 数時間で死亡することもある．脳幹出血のほとんどは 橋出血で，第4脳室底の橋背側部に好発する．

3）橋の外側面には **中小脳脚** pedunculus cerebellaris medius, *middle cerebellar peduncle* (**橋腕** brachium pontis)があって，橋の神経線維が小脳に流れ込むのが表面からも見える．

　橋 pons は，この部分を前から見ると 左右の小脳半球を連ねる橋 のように見えることから名付けられた．橋は既に ユースタキウス Eustachius(1524-1574)の図に載っているというが，この図は1714年まで出版されなかったので，1573年のヴァロリオ Constanzio Varolio(1543-1575)の記載に先取権を奪われ，しばしば **ヴァロリオ橋** pons Varolii と呼ばれる．

　比較解剖学的には，橋が延髄から区別されるのは 哺乳類に限られ，橋は 人類で最もよく発達している．

延髄の前面

1）前面では **延髄** medulla oblongata と 橋 pons との境は明瞭である．延髄前面の正中部には **前正中裂** fissura mediana anterior, *ant. median fissure* という細く深い溝がある．前正中裂を開くようにして下の方にたどると，左右からの線維が交叉して 溝を閉じる場所がある．これが **錐体交叉** decussatio pyramidum, *pyramidal decussation* で，これよりも下は 脊髄 medulla spinalis, *spinal cord* になる．

2）前正中裂とその外側の 前外側溝 sulcus lateralis anterior とに挟まれた，細長い三角形の高まりが **錐体** pyramis, *pyramid* である．延髄の上部で，前外側溝の更に外側方には 長軸が1cm強の卵円形の高まり **オリーブ** oliva, *olive* がある．

　錐体は 神経線維(皮質脊髄路 tractus corticospinalis, 別名 **錐体路** tr. pyramidalis, *pyramidal tract*)のための高まりであり，オリーブは 神経細胞塊(オリーブ核 nucl. olivaris など)による高まりである(*p. 359*)．

3）延髄の外側面には，延髄と小脳を連絡する **下小脳脚** pedunculus cerebellaris inferior, *inf. cerebellar peduncle* (**索状体** corpus restiforme ともいう)が 顔を出している．

　延髄 medulla oblongata というのは 脊髄の延長部 という意味で名付けられたらしい．このラテン名を最初に使ったのは ハイステル Lorenz Heister(1740)だが，橋と脊髄の間の部位 に限局して使い出したのは ハレル Albrecht von Haller(1750)である．延髄はその膨らんだ感じから **球**(きゅう) bulbus とも呼ばれる．臨床でも 延髄の障害による症候群を **球症候群** *bulbar syndrome*, 延髄の麻痺のことを **延髄球麻痺** (球麻痺) *bulbar paralysis* などという．

　延髄の 諸核と 網様体には，呼吸系と心血管系の中枢 が存在して，呼吸数・心拍数・血圧 のような 生命維持にとって不可欠な働き を調節しているので，延髄の損傷や麻痺は 致命的になる．

　なお 網様体 formatio reticularis (図262〜264の **Form. ret.**)とは，中枢神経系で 神経細胞体が核や皮質を作らずに 網の目のように散在している場所をいう．

§97 小脳

小脳の外面

1）小脳 cerebellum を大まかに区分すると，正中部にある無対性の **虫部** vermis と，その左右に広がる有対性の **小脳半球** hemispherium cerebelli, *cerebellar hemisphere* になる．しかし 小脳の上面では，両者の境は あまり はっきりしていない．

　　虫部 vermis から出る遠心性線維は，立位の姿勢を保つために重要であることが，PET（ポジトロン断層撮影）で確かめられた（大内他 1999）．

2）小脳の表面には **小脳溝** fissurae cerebelli, *cerebellar fissures* と呼ばれる多数の深い溝と，それらの間にある細長い **小脳回** folia cerebelli, *cerebellar folia* という高まりが存在するために 独特の縞模様が見える．小脳溝のなかには 深いものがあり，それによって 虫部も半球も更に細かく区分される．

小脳の上面で，**第1裂** fissura prima, *primary fissure* を同定しよう（図254）．そのほかの名前は それほど大切でないので，図254 と 図255 を 一応実物と照らし合わせておけばよい．ただ 中小脳脚の近くにある **片葉** flocculus だけは，以後の解剖を進めるための 目印になるので，ここで確認しておこう．

　　山頂 culmen と 山腹 declive の間にある **第1裂** fissura prima は，胎児の小脳に早くから顕著に現われる．比較解剖学的には，ボルク Bolk が哺乳動物の小脳を比較するために第1裂を重視したことで有名で，旧小脳（鳥類以下にもある部分）と 新小脳（哺乳類で初めて発達する部分）を境する溝，とされたこともある．現在では，**原小脳** archicerebellum（片葉と小節），**旧小脳** paleocerebellum（虫部），**新小脳** neocerebellum（小脳半球）のように分類される．

　　神経線維の連絡では，原小脳は 前庭系と関連，旧小脳（脊髄性小脳）は 脊髄と関連，新小脳（橋性小脳）は 大脳皮質と関連する．

　　小脳のラテン名の cerebellum は cerebrum の縮小形だが，エラシストラトス Erasistratus が紀元前3世紀の初めに 既に脳を cerebrum と cerebellum とに分類し，のちに ガレノス Galenos が，その用語を踏襲した．学生諸君のなかには cerebellum と cerebrum を同じような アクセントをつけて発音している人があるが，ラテン名も英語名も，小脳は cerebéllum, 大脳は cérebrum とアクセントを正しく変えて読む習慣をつけよう．

vermis 虫部
L : lingula 小舌
LC : lobulus centralis 中心小葉
C : culmen 山頂
D : declive 山腹
F : folium vermis 虫部葉
T : tuber vermis 虫部隆起
P : pyramis vermis 虫部錐体
U : uvula vermis 虫部垂
N : nodulus 小節

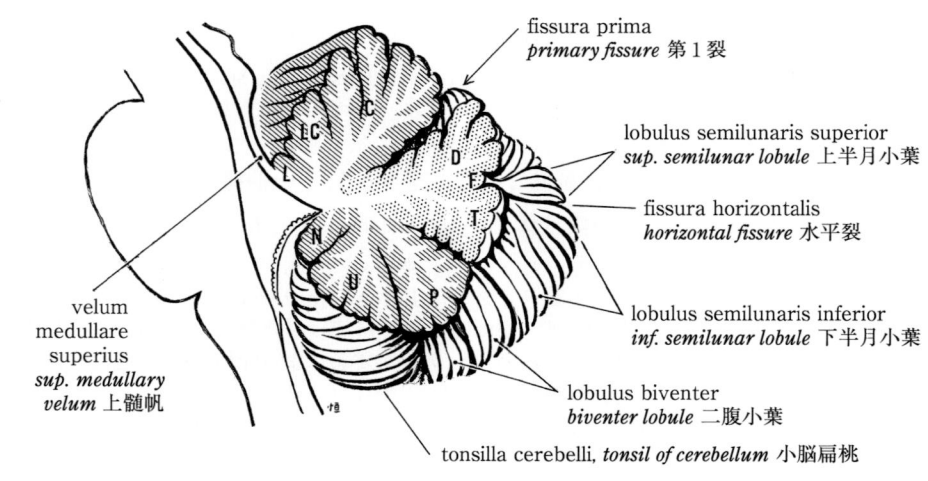

velum medullare superius *sup. medullary velum* 上髄帆

fissura prima *primary fissure* 第1裂
lobulus semilunaris superior *sup. semilunar lobule* 上半月小葉
fissura horizontalis *horizontal fissure* 水平裂
lobulus semilunaris inferior *inf. semilunar lobule* 下半月小葉
lobulus biventer *biventer lobule* 二腹小葉
tonsilla cerebelli, *tonsil of cerebellum* 小脳扁桃

253．小脳を 正中から見る
（この断面は，諸君の小脳では まだ見えていない．）

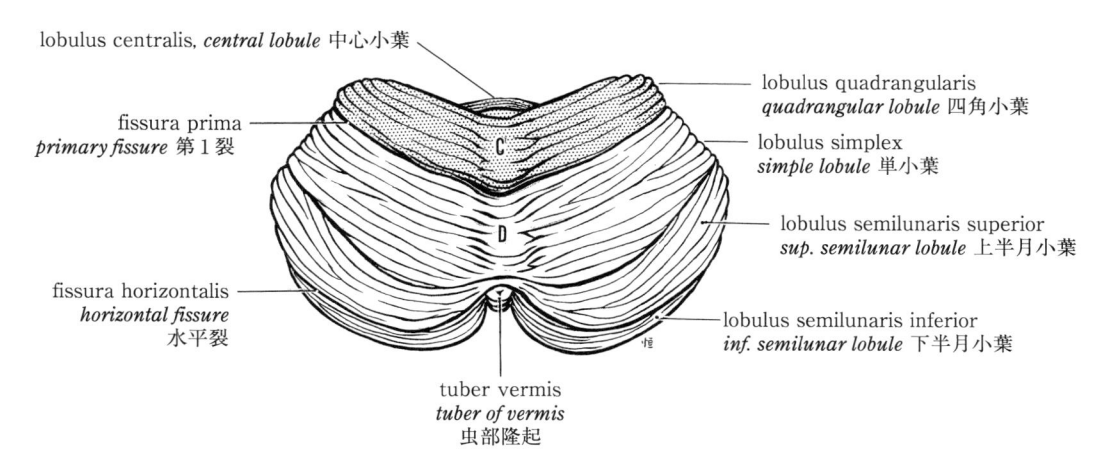

254. 小脳の上面
〔Benninghoff-Görttler を参考にして〕
虫部の各部の略号は 図253 と同じ．

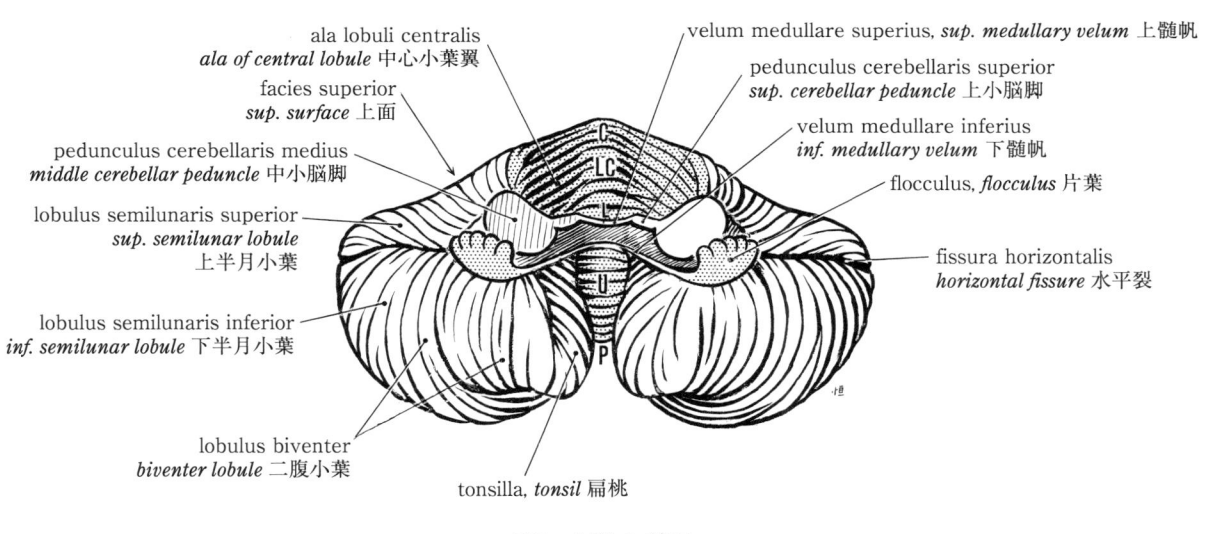

255. 小脳の前面
〔Benninghoff-Görttler を参考にして〕
虫部の各部の略号は 図253 と同じ．

小脳の連絡

1) 左側で，橋と小脳を連絡する **中小脳脚** pedunculus cerebellaris medius, *middle cerebellar peduncle* を再確認する．片葉 flocculus には手をつけずに，小脳左半の実質を ピンセットの柄で そぎながら，中小脳脚を 小脳の内部の方に 追ってみよう．中小脳脚は 神経線維の塊りだから，これが 小脳の中へ放散して入り込む姿が そのままに露出できる（図256）．

小脳の右半は p. 362 で断面を作るために，ここでは手をつけないでおく．

2) 小脳左半の実質をそぎ取る作業を 中小脳脚の下面まで進め，小脳半球の下面（左側だけ）

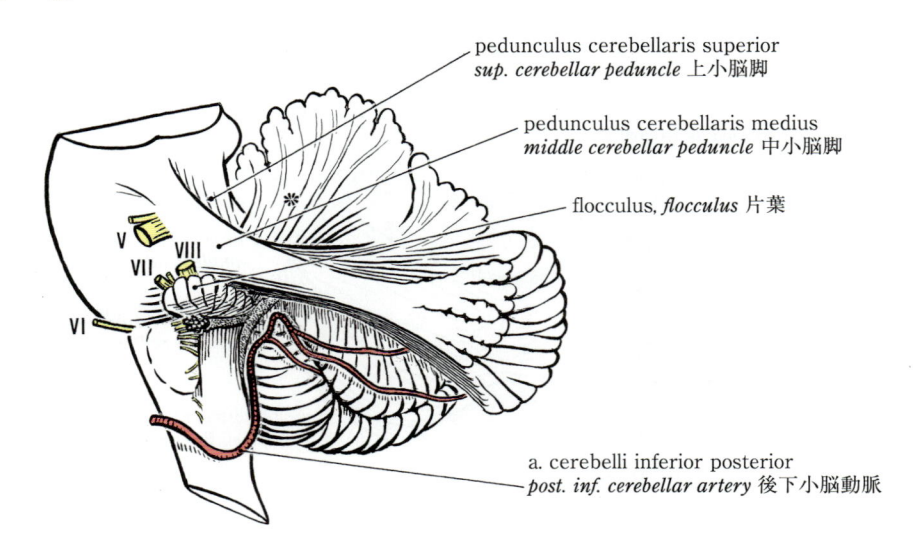

256. 小脳脚の解剖（1）
上小脳脚と中小脳脚の間に，下小脳脚の線維（＊）が現われる．

の実質もほじり取ると，延髄と小脳を連絡する **下小脳脚** pedunculus cerebellaris inferior, *inf. cerebellar peduncle* の表面が剖出される（図 256）．この時に 第4脳室 ventriculus quartus の天井も露出されるので，第4脳室の脈絡組織を こわさないように 注意する必要がある（p. 355 の説明文と 図 257, 258 参照）．後下小脳動脈 a. cerebelli inferior posterior の走向の全貌も見えてくる．

延髄の側面を上行する下小脳脚は，片葉と中小脳脚の後ろへ隠れたのち，小脳の上部の皮質へ放散するから，中小脳脚の上面で，再び 下小脳脚を見つけることができる（図 256 の＊印）．

3）左側の中小脳脚の後ろ上方の小脳実質をほじると，中脳や間脳と 小脳 との間を連絡する **上小脳脚** pedunculus cerebellaris superior, *sup. cerebellar peduncle* の表面が現われてくる．上小脳脚と中小脳脚の間に，上述の下小脳脚が挟まれている立体関係に注目しよう（図 256）．

4）下小脳脚を隠している中小脳脚の部分を取り除いて，下小脳脚の全長を露出しよう．この際，片葉 flocculus の基部と 脈絡組織 tela chorioidea はそのまま残しておいてよい．

5）下小脳脚の一部を切り取り，上小脳脚を小脳の内部の方に更に追究すると，その始発点である **歯状核** nucleus dentatus, *dentate nucleus* が 白質の中の 灰白質の塊り として剖出できる（図 257）．この塊りに小さな割を入れて その割面を見ると，特有の切れ込みのある 灰白質の模様が認められる．

　　上小脳脚 pedunculus cerebellaris superior（結合腕 brachium conjunctivum）は 小脳の歯状核などから発した小脳赤核路 tractus cerebellorubralis, 小脳視床路 tr. cerebellothalamicus などの伝導路の線維を 中脳や間脳に運ぶものである．すなわち 小脳から出る伝導路 の通路となる．
　　中小脳脚 pedunculus cerebellaris medius（橋腕 brachium pontis）は，橋核で一旦 仲介された大脳皮質からの線維が 小脳に入る道で，系統発生的には最も新しく，ヒトでは3小脳脚のなかで最も太い．
　　下小脳脚 pedunculus cerebellaris inferior（索状体 corpus restiforme）は，脊髄からの 後脊髄小脳路 tr. spinocerebellaris posterior や 延髄からの オリーブ小脳路 tr. olivocerebralis などの，系統発生的に古い 固有受容的 *proprioceptive* な深部知覚の伝導路が 小脳に入る経路である．

小脳は 錐体外路系の一大中継基地で，上小脳脚と中小脳脚を通る神経線維が 全身の骨格筋の 共調運動と筋緊張 tonus の調整 に関与しており，内耳からの平衡感覚と 全身の 筋・腱・関節 からの深部知覚が 下小脳脚を通って 小脳に集まって中継される．また小脳は 読書の際の 語義認識に関与しているともいう(Fulbright 他 1999)．

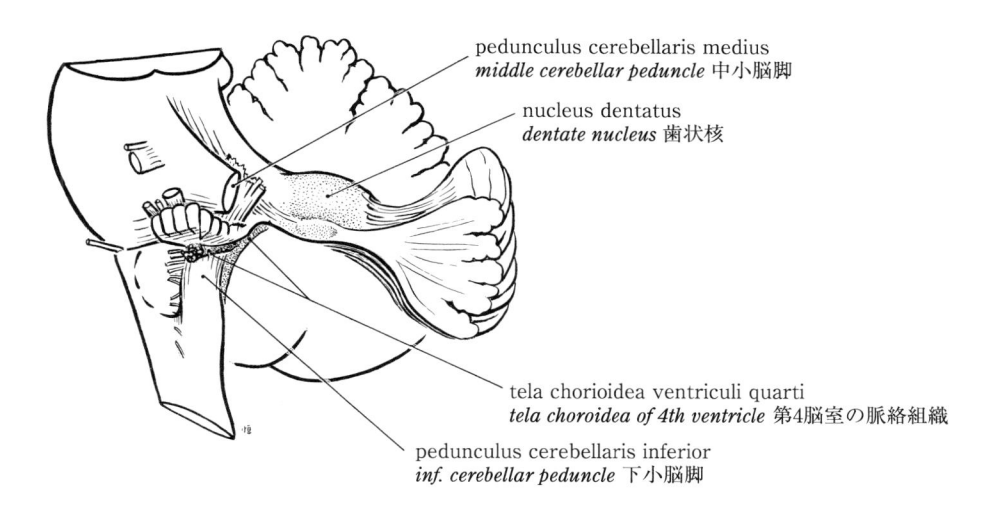

257. 小脳脚 の 解剖（2）
中小脳脚と 下小脳脚を切り取って，上小脳脚と歯状核を見る．

§98 第 4 脳 室

第4脳室の 天井 と 開口

1）後下小脳動脈 a. cerebelli inferior posterior をピンセットで持ち上げながら，その小枝をメスで切り，**第4脳室** ventriculus quartus, *fourth ventricle* の天井を作る ごく薄い 半透明の膜の存在を確認する(図258)．この薄い膜が **脈絡組織** tela chorioidea であって，軟膜 pia mater と それを裏打ちする 1層の **上衣** ependyma からできている．延髄上部後面の正中部では，この脈絡組織に 無対性の穴があいている．これが **第4脳室正中口** apertura mediana ventriculi quarti, *median aperture* (**マジャンディー孔** *foramen of Magendie*) である．

2）小脳の 片葉 flocculus の基部で，**脈絡叢** plexus chorioideus, *choroid plexus* を観察する．褐色を帯びたタラコのような脈絡叢は，片葉の基部に沿って第4脳室から左右に漏斗状に延びる孔から はみ出たものであることを確かめる．この孔が **第4脳室外側口** apertura lateralis ventriculi quarti, *lateral aperture* (**ルシュカ孔** *foramen of Luschka*) である(図258)．

　　ルシュカ孔の形には，かなりの変異がある．

第4脳室の天井を作る脈絡組織の裏側には，脈絡叢が へばり付いているのが 透けて見える．マジャンディー孔 と ルシュカ孔の所で，脈絡組織と脈絡叢が どうなっているかを よく観察しておこう．

第4脳室は，正中口と左右の外側口を通じて クモ膜下腔と交通している．すなわち，これらの2種の開口こそ，脳室内の脳脊髄液が クモ膜下腔に流れ出る道だから，胎生期や乳児期にそれらがふさがると 水頭症 hydrocephaly を起こす（俗にいう 福助頭）．正中口は，1842年に フランスの生理学者の マジャンディー François Magendie(1783-1855)によって初めて記載され，外側口の方は 1863年に ドイツの解剖学者 ルシュカ Hubert von Luschka(1820-1875)によって記載された．

脈絡組織と脈絡叢 の概念の違いについては，p. 368 を参照のこと．

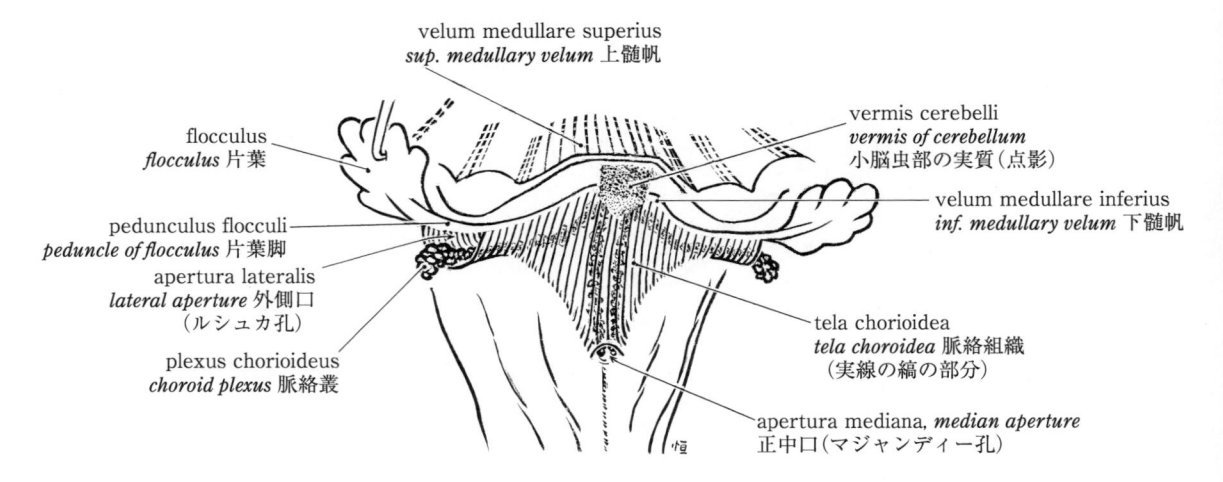

258. 第4脳室の天井を 背面やや左から見る
これは理解を助けるために，無理をして天井の全貌を露出したものだが，
諸君は このように解剖するわけではない．

第4脳室 を開く

1) 第4脳室天井の周囲の，小脳実質（左側だけ）と 左の上・下小脳脚を ほじって取り去っていくと，左右の上小脳脚の間に 上髄帆（前髄帆）velum medullare superius, *sup. medullary velum* という白い板が第4脳室天井の上半を作っているのが剖出できる（図258）．この上髄帆は 小脳の中心部に向かってせり上がり，天幕の頂のような 室頂 fastigium の壁を作っている．

2) 室頂より後ろ下外側方では 左右の 下髄帆 velum medullare inferius, *inf. medullary velum* と，その間に張る脈絡組織が天井を作っているが，その上に覆いかぶさる小脳虫部の一部を取り去ると，この関係がよく見えてくる．天井を剖出する時は，小脳の右半球全体はもちろん，左側でも片葉だけは残すようにしなければならない．これで 左側の小脳半球が ほとんど取り去られたはずである．

3) 上髄帆 velum medullare superius をメスで横に切断し，次に右側の上小脳脚も切断する．脳神経の根を橋や延髄の方に着けるようにしながら，まず橋と小脳の間で右側の中小脳脚を横に切断し，そのあとの つながり の白質を切ると，右の下小脳脚も切断されることになる．更に 残る脈絡組織 tela chorioidea を小脳からはがすと，小脳が橋と延髄から完全に離断されて，第4脳室が開放される．

4）開放された第4脳室では，その天井に脈絡組織が どのように付いているか をよく観察する．正中口と外側口とを 脳室腔のがわからも確認し，これらの開口と脈絡組織との関係も見ておこう．更に ここで 第4脳室の腔が どのような形で広がっているか，また 第4脳室と周囲との立体関係を よく把握しよう．

　　第4脳室は 上の方では 中脳水道 aqueductus cerebri に，下の方は 脊髄の 中心管 canalis centralis につながる．その内面は **上衣** ependyma という単層の扁平上皮によって覆われている．

菱形窩 の 表面

1）解剖学教科書と図譜で 第4脳室の概念 を十分に理解したうえで，第4脳室の天井を作っていた 脈絡組織（の残部）を取り去りながら，脈絡組織が **第4脳室ヒモ** tenia ventriculi quarti という肥厚した線を作って 延髄の後面に付着しているのを見る（図259の破線）．この線は菱形窩の下縁（後縁）を作る土手に ほぼ一致している．菱形窩の下端は正中の **カンヌキ** obex という場所で閉じ合わされており，その下に 脊髄中心管 canalis centralis に通じる孔がある．

　左側の小脳片葉も取り去ってよい．下丘の下で 滑車神経の根元を観察しておく．

2）上髄帆に正中で縦の割を入れて，上髄帆を適当に切り開く．ここで第4脳室の底である **菱形窩** fossa rhomboidea, *rhomboid fossa* を観察しよう（図259）．菱形窩が全体として灰色に見えるのは中心灰白質のためである．

3）菱形窩は **正中溝** sulcus medianus, *median sulcus* という明瞭な縦の溝によって左右の両半に分けられる．正中溝は 菱形窩の下端部では 深さを増している．正中溝の外側には **境界溝** sulcus limitans という浅い溝があり，正中溝との間に **内側隆起** eminentia medialis, *medial eminence* を作っている．内側隆起の下端部は **舌下神経三角** trigonum nervi hypoglossi, *hypoglossal trigone* に終わり，その下外側に **迷走神経三角** trigonum nervi vagi, *vagal trigone* (**灰白翼** ala cinerea) がある．内側隆起は，その中央近くの高さで特に膨隆して **顔面神経丘** colliculus facialis, *facial colliculus* を作っている（約65％）．

4）顔面神経丘の上の方には **青斑** locus ceruleus という青黒い場所がある．青斑の機能的意義は まだよくわかっていないが，メラニンを含む細胞の集まり（青斑核 nucleus loci cerulei）が青味がかって存在することは 注目に値する．青斑は，そのすぐ外側に埋没する 三叉神経主知覚核 nucl. sensorius principalis n. trigemini を探す時の目印になる（p. 360）．

　　青斑核は 脳の中のノルアドレナリン経路の中心であるとともに，レム睡眠 *REM sleep*（逆説睡眠 *paradoxical sleep*）の中枢であり（Basheer 他 1998），呼吸の抑制と促進の 上位の中継所であるともいわれる．

5）菱形窩の ほぼ中央で 境界溝の外側には，**前庭神経野** area vestibularis という 低く広い高まりがある．その下ないし周辺には，**第4脳室髄条** striae medullares ventriculi quarti というヒモのような隆起が何本か横に走っていて，第4脳室の上部（橋部）と下部（延長部）の境になっている（約70％）．

　　髄条 striae medullares の数（3～11条）や走向には 個体差が多い．これは以前は誤って第2次聴覚路であると考えられていたが，髄条は聴覚とは無関係であり，小脳と橋および延髄の被蓋を結ぶ有髄線維からなるといわれる．また，髄条とモナコフ聴条 *acoustic striae of Monakow* が，よく混同されるが，モナコフ聴条は表面からは見えないはずである．

§99 延髄と橋

延髄の背面の外観

1) 菱形窩よりも下の方で 延髄の背面を観察する．**後正中溝** sulcus medianus posterior, *post. median sulcus* の両側に **薄束** fasciculus gracilis（**ゴル束** *Goll column*）という細長い高まりがある．薄束（ゴル束）の上端の近くは特に膨らんで **薄束結節** tuberculum nuclei gracilis （槌子 clava）を作っている（図259）．

2) 薄束の外側には これと平行して **楔状束** fasciculus cuneatus（**ブルダッハ束** *Burdach column*）があり，その上端近くには **楔状束結節** tuberculum nuclei cuneati という高まりが見られる（図259）．

3) 楔状束の外側縁を縁取る 後外側溝 sulcus lateralis posterior の 更に外側には，**側索** funiculus lateralis, *lateral funiculus* がある．薄束（ゴル束）・楔状束（ブルダッハ束）・側索などは，いずれも 下の方では 脊髄での同名の諸構造に連続している．

4) 菱形窩の外側部で 下小脳脚 pedunculus cerebellaris inferior の外面を観察しよう．

延髄の解剖

ここで脳幹の観察は 二つの方法に分かれる．実習室の一部（奇数番号のグループ）では 以下の解剖を行ない，他の一部の机（偶数番号のグループ）では，自分の脳幹には手をつけずに 隣のグループでの 以下の解剖を見学し，p. 361 で 無傷の脳幹の横断標本 を作るのである．

1) 延髄の腹側面では，まず **錐体** pyramis, *pyramid* の高まりに一致して その表面を薄く

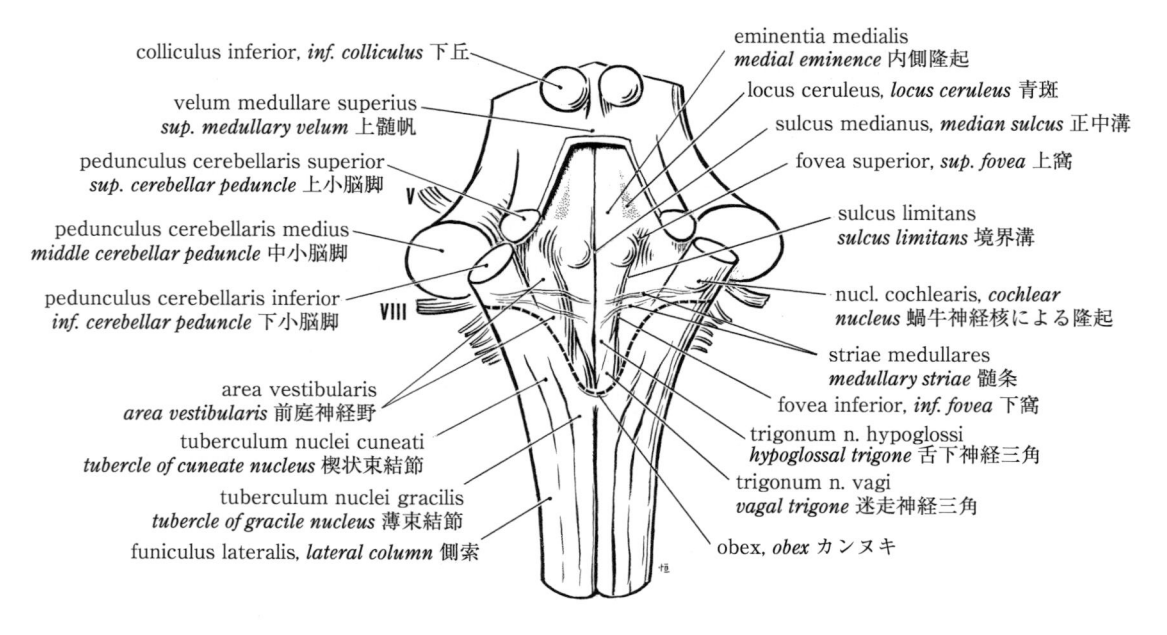

259. 菱形窩とその付近
破線は 脈絡組織の付着部（第4脳室ヒモ）を示す．

ほじり，縦走する白い神経線維の束を剖出する(図261)．これが **錐体束** fibrae pyramidales, *fibers of pyramidal tract* で，大脳皮質からの興奮を脊髄に伝える 重要な 下行性の伝導路である(**皮質脊髄路** trr. corticospinales, *corticospinal tracts*，別名は **錐体路** tr. pyramidalis, *pyramidal tract*)．延髄の下端部では，錐体束の線維の一部は 深くもぐり込みながら，反対側の方に走って行く．これらは 錐体交叉 decussatio pyramidum に関与する線維である．

2) 延髄の上部では，錐体のすぐ外側にある **オリーブ** oliva, *olive* の楕円形の高まりに一致して，その表面を 薄くほじってみよう．暗い色の **オリーブ核** nucl. olivaris, *olivary nucleus* が 長さ 約1.5cm，幅 約5mm の梅干のタネ のような外観で現われる(図261)．

> オリーブ核は 錐体外路系に属し，オリーブ脊髄路 と オリーブ小脳路は オリーブ核から始まり，中心被蓋路は オリーブ核に終わる．

3) 延髄の外側面で，**下小脳脚** pedunculus cerebellaris inferior, *inf. cerebellar peduncle* を構成する線維を，柱のように ほじり出す．この中には 深部知覚の上行性伝導路である **後脊髄小脳路** tr. spinocerebellaris posterior, *post. spinocerebellar tract* と呼ばれる線維束が含まれているはずである．

4) 延髄の背面では，**薄束**(はくそく) fasciculus gracilis の高まりを作る白い線維束(これが本来の薄束 fasciculus gracilis，別名ゴル束)を剖出する．これを上方にたどると 薄束結節 tuberculum nuclei gracilis に相当して **薄束核** nucl. gracilis, *gracile nucleus* が軟らかな灰白質の塊として剖出でき，ここに薄束が終わるのがわかる(図260)．

5) 薄束の外側で これと平行して走る **楔状束**(けつ) fasciculus cuneatus でも，楔状束を構成する線維束(本来の 楔状束 fasciculus cuneatus，すなわち ブルダッハ束)と，その上の端にある **楔状束核** nucl. cuneatus を剖出する(図260)．薄束核と楔状束核 を総称して **後索核** という．

> 薄束も楔状束も 触覚や深部知覚などを伝える上行性伝導路の第1ニューロンである．すなわちこれらを構成する線維は，脊髄神経節 ggl. spinale の中の 偽単極性知覚細胞の神経突起である．薄束核ないし楔状束核でシナプスを行なった 第2ニューロンは，**内側毛帯**(もうたい) lemniscus medialis, *medial lemniscus*(**延髄視床路** *bulbothalamic tract, p. 361*)となる．視床を出た 第3ニューロンの線維は，上行して 大脳皮質に行く．

菱形窩の解剖

菱形窩 fossa rhomboidea も 一部の机(偶数番号のグループ)では，*p. 361* で横断面を作るために 手を付けないで保存しておく．

1) 脳幹を解剖するグループでは，菱形窩の色々な高まりの下層に存在する脳神経核などがどのくらい剖出できるか試みよう(図260)．内側隆起 eminentia medialis の下端にある舌下神経三角 trigonum nervi hypoglossi では，その表面をむくと **舌下神経核** nucl. n. hypoglossi, *hypoglossal nucleus* が求められる．その外側には 迷走神経と舌咽神経の **孤束核**(こそくかく) nucl. solitarius, *solitary nucleus* と，**迷走神経背側核** nucl. dorsalis n. vagi, *dorsal vagal nucleus* が埋まっている(図260)．

> 孤束核は，味覚線維の終止核であるとともに 呼吸中枢を構成し，その軸索は 脊髄を下行して 横隔神経核を支配する．迷走神経背側核は 心筋や内臓平滑筋を支配する 副交感線維の起始核であるとともに，これらからの 内臓知覚線維も受ける．このように，迷走神経背側核・疑核・網様体は 心血管系・呼吸・代謝 など生命維持のために大切な働きに関与し，「生命中枢」として知られる(*p. 351* の 延髄球麻痺の項 も参照)．

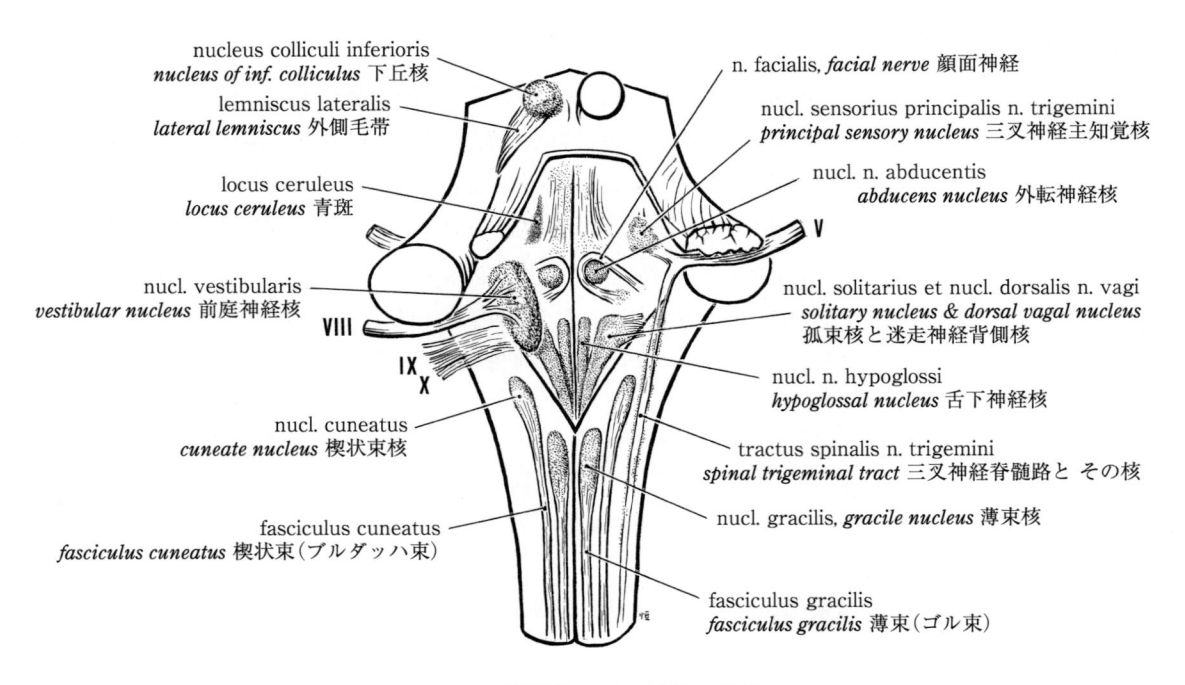

260. 菱形窩と その付近の解剖
左半は 比較的浅い層を示すが，
右半の外側部は かなり深く解剖してある．

2) 顔面神経丘 colliculus facialis を浅くほじると，**外転神経核** nucl. n. abducentis とそれを逆U字形に取り巻いて走る **顔面神経** n. facialis, *facial nerve* の線維が出てくる．顔面神経は 外転神経核の外側下方の深くで顔面神経核 nucl. n. facialis から起こるはずである．

3) 前庭神経野 area vestibularis を浅くむくと，**前庭神経核** nucl. vestibularis, *vestibular nucleus* が 大きな灰白質 として現われ，前庭神経が ここに終わることも確かめられる．

4) 中小脳脚を適当に切除しながら，それを貫く 三叉神経 n. trigeminus の線維をたどると，青斑 locus ceruleus (p. 357) のすぐ外側方に **三叉神経主知覚核** nucl. sensorius principalis n. trigemini, *principal sensory nucleus* が掘り出せる．また 三叉神経根の半分は下の方に分かれて **三叉神経脊髄路** tr. spinalis n. trigemini, *spinal trigeminal tract* を作る．注意すれば，この神経線維束の内側に沿って 全長にわたって 少量の灰白質がついていることがわかる．この灰白質が **三叉神経脊髄路核** nucl. tr. spinalis n. trigemini である（図 260）．

5) 菱形窩より上方で，下丘 colliculus inferior, *inf. colliculus* の表面をほじると，丸い灰白質の塊である **下丘核** nucl. colliculi inferioris が現われる．下前の方から上小脳脚を覆うようにして下丘核に入る **外側毛帯** lemniscus lateralis, *lateral lemniscus* も容易に剖出できる（図 260）．この外側毛帯は 橋の台形体 corpus trapezoideum 経由の 聴覚の伝導路である．

6) **上小脳脚** pedunculus cerebellaris superior, *sup. cerebellar peduncle* を上にたどると，中脳の正中部に斜めに近寄って 対側のものと交叉することが わかる．

橋と中脳で

1）橋の前面で その表面をほじると，橋の表層は 横走する線維の束であることがわかる．これらの横走線維の間に深く埋まっている多量の灰白質が **橋核** nuclei pontis, *pontine nuclei* であるが，橋核は 塊り としては剖出できない．（橋核の断面図は，図264 を参照．）

> 橋核の中を上下に貫いて 錐体束（次項）と 皮質橋路 tr. corticopontini の線維が下降するが，後者は 橋核に終わり，橋核からは 橋小脳路が出て 中小脳脚（p. 354）を通って 反対側の小脳半球に入り，小脳皮質に終わる．すなわち，皮質橋路と 橋小脳路が連結して，大脳皮質と小脳皮質 を連絡しているわけで，橋核が その中継核になっている．

2）横走線維（と橋核）を取り去っていくと，延髄で剖出した **錐体束** fibrae pyramidales の延長が，一直線状に橋を貫通しているのが剖出される（図261）．この神経線維束を 更に上の方にたどると，中脳では **大脳脚** crus cerebri の中央部を作っていることがわかる．

3）錐体束の奥には，**内側毛帯** lemniscus medialis, *medial lemniscus* の線維束が縦走するが，これは横走する交連線維と絣模様を作っている．内側毛帯の線維束は 上の方では 大脳脚 crus cerebri の背側を走る．この線維束を注意して下にたどると，延髄の上部で反対側に向かい，対側の同名線維束と **毛帯交叉** decussatio lemniscorum, *Probst commissure* を作る所まで見届けられる．毛帯交叉の位置は 錐体交叉のすぐ上になっている．（図262〜265 も参照．）

> 内側毛帯（旧名は 内側絨帯）lemniscus medialis の線維束は，延髄で観察した 薄束核と楔状束核に存在する神経細胞の神経突起から成り，脊髄から薄束と楔状束を経て上行する知覚性伝導路（いわゆる 毛帯路）が，両核で neuron を替えて，第2ニューロンの線維として 視床に向かうものである．（p. 359 参照．）

> 内側縦束 fasciculus longitudinalis medialis （図262〜265）は 錐体外路系に属し，前庭神経核（p. 360）からの 上行線維と下行線維が主成分になる．

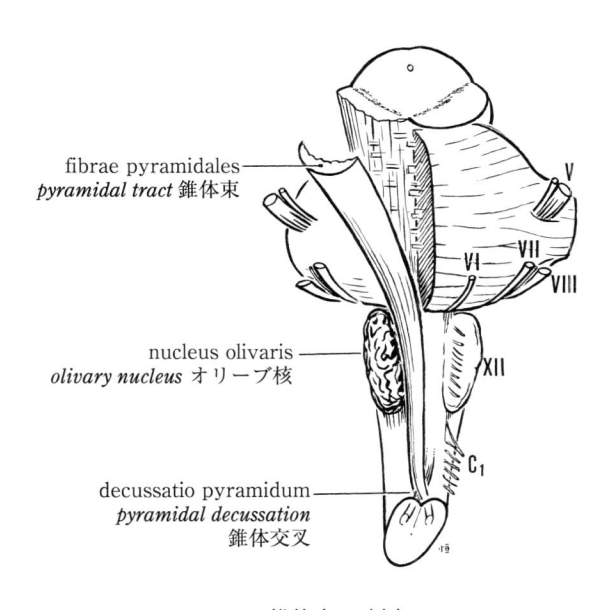

261．錐体束 の剖出

- fibrae pyramidales / *pyramidal tract* 錐体束
- nucleus olivaris / *olivary nucleus* オリーブ核
- decussatio pyramidum / *pyramidal decussation* 錐体交叉

§100 脳幹と小脳の横断面

延髄・橋・中脳 の水平断面

1）脳幹を解剖したグループでは ほじった状態で，また脳幹に手をつけずに残したグループでは 無傷の状態で，延髄・橋・中脳 の水平断を 適当な厚さで何ヵ所かで作る．そして内部の諸構造が肉眼的に どの位まで断面で見えるかを試みよう．この時に 顕微鏡標本とも対比すると，実習の効果は更に上がる．

2）各断面に どのようなものが見えるか という観察も大切だが，最も重要なことは，色々

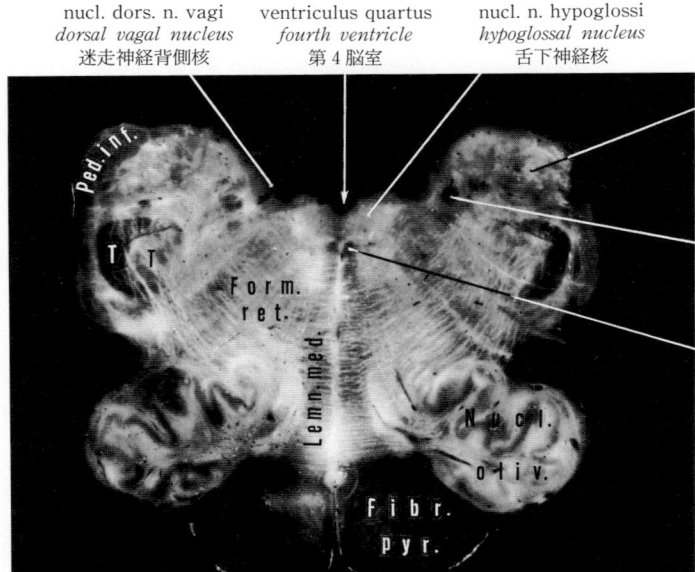

262. 延髄(中部)の横断

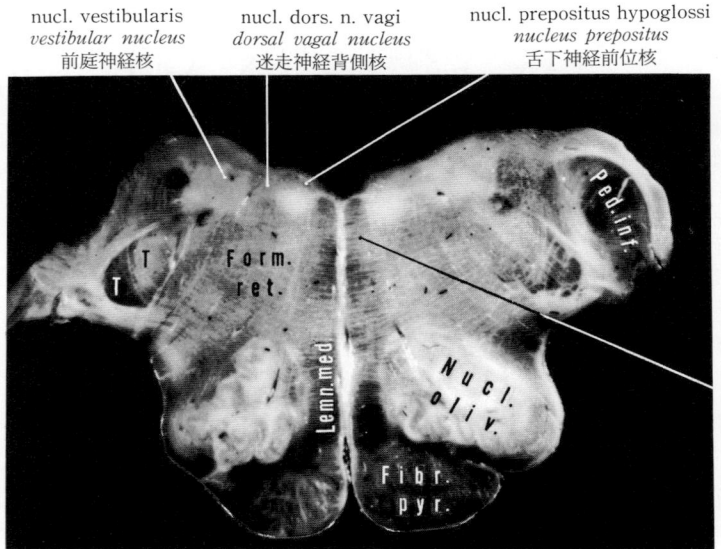

263. 延髄(上部)の横断

　この4葉の写真は ※細川 宏教授の提供によるもので，脳幹を厚さ 300 μ ぐらいの凍結切片にして，黒い板にのせて落下光で撮影してある．縦走(横断された)線維束は光を透過し，横走(縦断された)線維束は光を反射するために，意外に細かいものまで見ることができる．同様な観察は 脳幹を 2 mm 前後の厚さに切って 明るい光にかざして見ることによって，簡単に行なうことができる〔細川〕．

　これらの図の中の 略字の説明は 次頁の下欄にある．

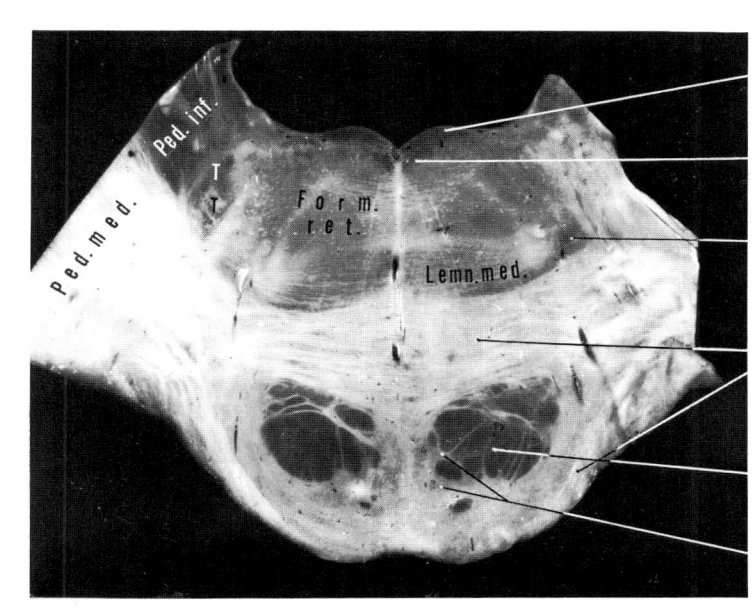

§ 100 脳幹と小脳の横断面 *363*

264. 橋の中部

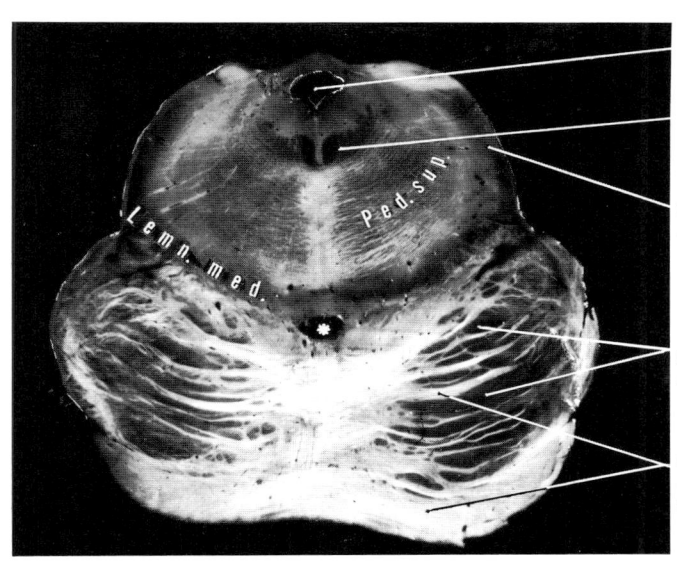

- eminentia medialis / *medial eminence* / 内側隆起
- fasciculus longit. medialis / *medial longitudinal fasciculus* / 内側縦束
- lemniscus lateralis / *lateral lemniscus* / 外側毛帯
- fibrae pontis transversae / *transverse pontine fibers* / 横橋線維
- fasciculi longitudinalis / *longitudinal fasciculi* / 縦束
- nuclei pontis / *pontine nuclei* / 橋核

265. 橋と中脳のさかい
* 脚間窩 fossa interpeduncularis の後端部

- aqueductus cerebri / *cerebral aqueduct* / 中脳水道
- fasciculus longit. medialis / *medial longitudinal fasciculus* / 内側縦束
- lemniscus lateralis / *lateral lemniscus* / 外側毛帯
- fasciculi longitudinales / *longitudinal fasciculi* / 縦束
- fibrae pontis transversae / *transverse pontine fibers* / 横橋線維

Fibr. pyr.：fibrae pyramidales 錐体束
Form. ret.：formatio reticularis 網様体
Lemn. med.：lemniscus medialis 内側毛帯
Nucl. oliv.：nucleus olivaris オリーブ核
Ped. inf.：pedunculus cerebellaris inferior 下小脳脚
Ped. med.：pedunculus cerebellaris medius 中小脳脚
Ped. sup.：pedunculus cerebellaris superior 上小脳脚
T（白字）：tractus spinalis n. trigemini 三叉神経脊髄路
T（黒字）：ncl. tr. spinalis n. trigemini 三叉神経脊髄路核

小脳の断面

1）既に現われている小脳の正中断面で，**小脳皮質** cortex cerebelli, *cerebellar cortex* と髄質（**髄体** corpus medullare, *medullary core* と **白質板** laminae albae）との関係を観察しよう（図253）．矢状断で見た時，髄体を木の幹に例えれば，白質板がその枝のように派生している．この状態が **小脳活樹** arbor vitae「生命の木」と呼ばれているものである．皮質の表面にある多くの溝，特に **第1裂** fissura prima がどのくらい深いかを よく見ておく．

2）小脳の右半では 種々の高さで水平断面を作る．この時は 脳刀 brain knife を 用いるとよい．特に上小脳脚の高さの断面では **歯状核** nucl. dentatus, *dentate nucleus* がよく見える．そのほか 十分に注意して見れば，いくつかの核（歯状核の内側方に **球状核** nucl. globosus, *globose nucleus* と **栓状核** nucl. emboliformis，正中に近い前端には **室頂核** nucl. fastigii, *fastigial nucleus*）の断面が辛うじて認められる．

> 歯状核からは，錐体外路系の 小脳赤核路や 小脳視床路などの 多数の線維が出て，上小脳脚の主要部分を構成する（*p. 355*，図257）．

§ 101　大脳の切半と第3脳室

大脳の切半

1）上の方から，左右の **大脳半球** hemispherium, *cerebral hemispheres* を指で押し分け，その奥に **脳梁** corpus callosum の上面と その前後方向への広がりを のぞき込んで見る．

2）脳刀を半球の間の **大脳縦裂** fissura longitudinalis cerebri, *longitudinal cerebral fissure* に差し入れ，刀を 押すか引くか の一方向にだけ動かしながら，脳梁の上面から大脳を切半する．この作業で切断される部分が，図266 に斜線で示してあるから，参考にするとよい．

> なお，大脳の切半は上から行なわずに，後ろ下方から切半する方法もある．すなわち 下から中脳水道 aqueductus cerebri（断面）の位置を確かめ，これを中心にして 左右が均等になるように少し後ろ下の方から 大脳を切半するのである．

第3脳室とその周辺

1）第3脳室の概念（特に クモ膜下腔との関係）は，意外に難しいので，解剖学教科書と図譜で 十分に予備知識を得たうえで，実際の解剖と観察に入る．

2）大脳の切半によって，左右の間脳と，その間の 幅の狭い 第3脳室が姿を現わす．まず，**脳梁** corpus callosum の断面を観察しよう．脳梁は 正中断面では 上に凸の「つ」の字形をしている（図266）．脳梁の下の方には **脳弓** fornix という白質のヒモが走っている．脳梁と脳弓の間に **透明中隔** septum pellucidum と呼ばれる膜が張っている．

> 脳梁は 左右の大脳半球を連絡する交連線維 で構成されるが，その神経線維は半球中に放散して 脳梁放線（*p. 377*）を構成する．

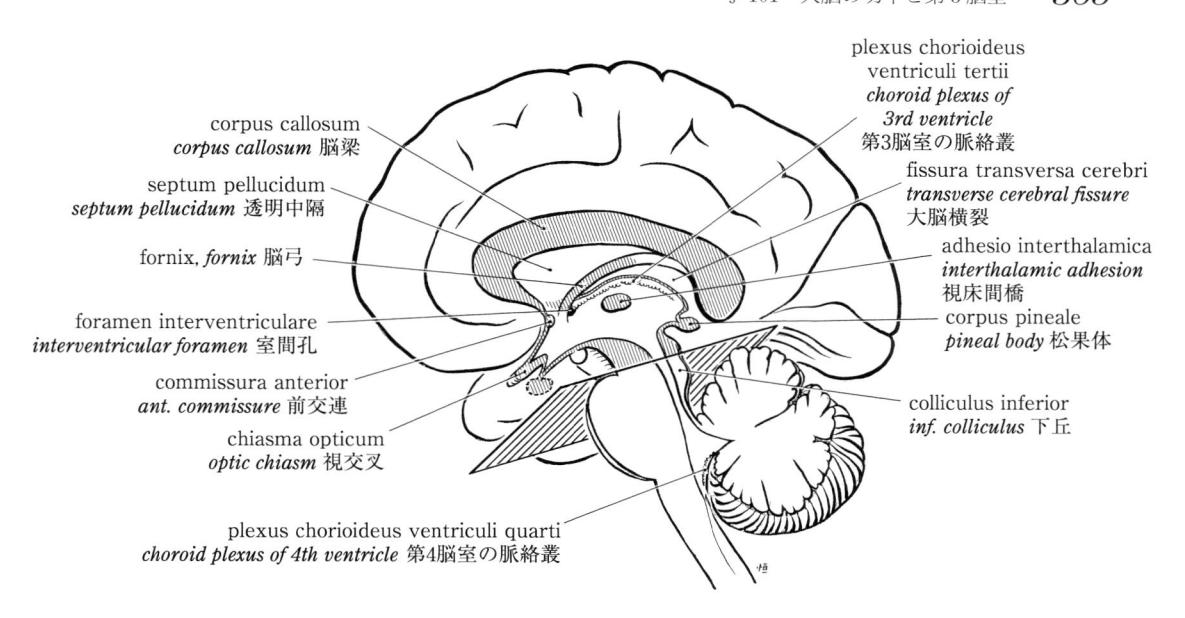

266. 脳幹の切断と大脳の切半 の参考図
切断面を斜線で示す.

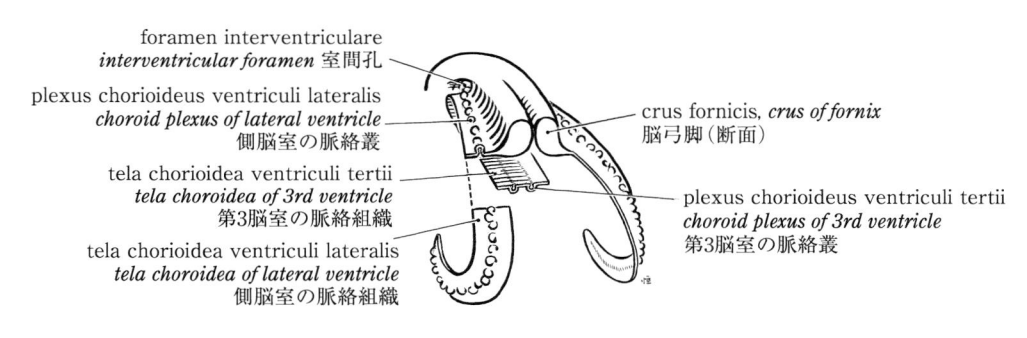

267. 第3脳室と側脳室 の脈絡組織の立体関係を示す模型図
後ろ上から見る（図277 も参照）.

　脳梁は 女性の方が男性より大きいが, 最近では MRI によって 脳梁の断面積が 生体でも測れるようになってきた(Dorion 他 2001). 女性の脳では 大きな脳梁のおかげで 左右の脳の連絡が よく, 左右の対称性が高い. これに反して, 男性の脳は 左右がアンバランスで, 能力が 左右の脳の 間で 偏るという (p. 385 のきゅうけいしつ参照). また MRI による双生児の統計調査では, 脳梁の大きさは 遺伝的に決定されるという (Scamvougeras 他 2003).

　透明中隔は有対性で, 両葉の間に腔所(透明中隔腔 cavum septi pellucidi)が存在するが, 両葉が密着して 腔が一部または全部 消えている例も相当多い(約60%の頻度). この傾向は 老人の脳では 特に強いという.

　3) 脳弓の下縁に沿って **第3脳室脈絡組織** tela chorioidea ventriculi tertii の断面が走り, これより下が **第3脳室** ventriculus tertius, *third ventricle* そのものである. 脈絡組織の下面には 脈絡叢 plexus chorioideus が いり玉子のような突起をなして並んでいる. これは 2列に並んでいる脈絡叢の 1列で(図267), もう 1列は脳の他半に付いているはずである.

　4) 脈絡組織の断面と脳弓との間は **大脳横裂** fissura transversa cerebri, *transverse cerebral fissure* と呼ばれ, クモ膜下腔の続きで占められている. ここには 後脈絡叢動脈 a. chorioidea posterior(後大脳動脈の枝) と 内大脳静脈 vv. cerebri internae(大 大脳静脈の枝)が走

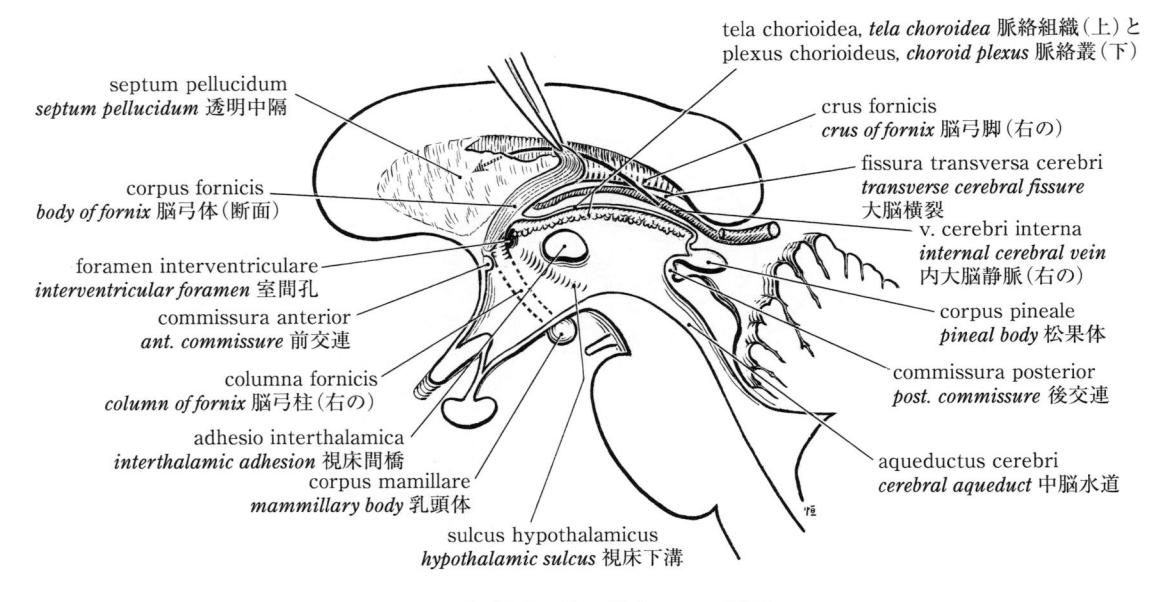

268. 切半面で見た視床とその周辺
正中よりわずかに左に寄って切れたために残っている 左の脳弓脚の
薄片を，ピンセットで持ち上げて，左右両脚の間で 大脳横裂が
透明中隔腔(一部を開いてある)へ続くことを示す(矢印).

り，それぞれ細い枝を脈絡叢に与えている．大脳横裂(クモ膜下腔)は 左右の脳弓の間をすり抜けて，2枚の透明中隔の間の腔所にまで延長している(図268の矢印)．

　　後脈絡叢動脈の一枝(外側枝)は，側脳室下角から側脳室脈絡叢に分布し，前脈絡叢動脈($p.368$)の枝と吻合する．

5) 脳弓の吻側端の後ろには，**室間孔** foramen interventriculare, *interventricular foramen*(**モンロー孔** *Monro foramen*)という卵円形の孔があって，脈絡叢の列は室間孔の後縁をめぐって，暗い奥へ消えて行く．この先の暗闇が 側脳室 ventriculus lateralis にほかならない．第3脳室は後ろ下の方では 中脳水道 aqueductus cerebri に接続する．

6) 第3脳室の外側壁をなす，膨らみを帯びた場所が 視床 thalamus である．左右の視床を結ぶ **視床間橋** adhesio interthalamica, *interthalamic adhesion*(中間質 massa intermedia)という長径 数 mm の 灰白質の塊り が断面を見せている(視床間橋は 約20％の頻度で欠如する)．

7) 視床の膨らみは，視床間橋の下の方で，浅いけれども大きな溝で下縁が作られる．この溝が **視床下溝** sulcus hypothalamicus, *hypothalamic sulcus*(図268)で，これより下が 自律神経系の最高中枢の座である **視床下部** hypothalamus になる．

8) 第3脳室の吻側端では **視交叉(視神経交叉)** chiasma opticum, *optic chiasm* と **下垂体の漏斗** infundibulum を復習する．視床下部は漏斗によって下垂体とつながる．脳梁と脳弓のそれぞれの吻側端が 互いに接近する付近には **前交連** commissura anterior, *ant. commissure* の断面がある．

9) 乳頭体と下垂体漏斗と前交連 を結ぶ三角形の領域で，視床下部 hypothalamus の表面をむくと，小さな灰白質の塊りが群在する．これらが，**神経分泌** *neurosecretion* との関係で重要視されている **視索上核** nucl. supra-opticus, *supraoptic nucleus* や **室旁核** nucl. para-

ventricularis, *paraventricular nucleus* などを含む **視床下部神経核** *hypothalamic nuclei* であるが，個々のものの同定は肉眼ではできない．

10) 第3脳室が中脳水道に移行する付近の後壁には，中脳の **上丘** colliculus superior, *sup. colliculus* があるが，その上の方で無対性の **松果体**(しょうかたい) corpus pineale, *pineal body* の断面を求める（図 **266, 268**）．

　　松果体は メラトニン *melatonin* を分泌する内分泌器官で，視交叉上核の働きを介して 体内時計(がいにち)（概日周期）*circardian rhythm* を制御している（下欄の **きゅうけいしつ** 参照）．メラトニンは 時差ぼけ *jet lag* とも関係がある（Arendt 1998, Bruls 他 2000）．

11) 最後に，第3脳室の広がりを 立体的に把握する．

=========== きゅうけいしつ ===========

19世紀の末に Otto Heubner（1898）が4歳半の男の子の症例を報告した．この子は7歳ぐらいの体格を示し，これが既に異常だが，もっと異常なことは，その陰茎，陰嚢，精巣が思春期後の青年のように大きく発育し，濃密な陰毛が生えていることだった．この子は脳腫瘍の徴候を示して死んだが，病理解剖の結果，松果体に腫瘍が見つかった．

その後，松果体と性の関係を示唆する脳腫瘍の報告が沢山発表されたが，1950年代になってそれらの結果が総合され，松果体は 性の成熟を むしろ抑制するホルモンを出すらしいといわれるようになった．さきの子供のような，松果体腫瘍によって性的早熟が起こる例は，松果体の周囲の組織の腫瘍が実質を圧迫することによる，松果体機能の欠落症状 と説明された．

　　　*　　　*　　　*

一方，ジョーンズホプキンス大学の McCord と Allen（1917）が行なった先駆的な実験が，後年の松果体ホルモンの研究の基礎を作った．彼らはオタマジャクシにウシの松果体を食べさせたところ，30分で透き通るように白くなった．そして この反応が 皮膚のメラニン細胞の顆粒凝集反応によることを明らかにした．

40年の後に，エール大学の Lerner たちは屠殺場から20万頭のウシの松果体を集め，両生類の皮膚を白くするホルモンの抽出純化に取り組み，4年の苦闘の末にメラトニン *melatonin* と彼らが名付けた物質を得た．メラトニンは ごく微量で，両生類や魚類のメラニン細胞の顆粒を凝集させ，体色を明るくする働きがある．

メラトニンが人間にも効けば色黒の乙女には福音だったろう．しかし哺乳類の体色は メラトニンには全く反応しないことがわかった．では哺乳類では，このホルモンは何の役をしているのか？ ネズミを用いた多くの実験で 今日わかってきた事実は，やはりメラトニンが性の成

=========== 早すぎた春 ===========

熟を抑えることだった．更に，松果体からのメラトニンの分泌に，昼間は減少し夜間に増加する日周期があることがわかった．ネズミを連続照明下に飼うと，松果体が小さくなり，メラトニンの分泌量が減少し，性器の方は抑制が取れて子宮が大きくなり，性周期が早くなる．逆に，連続暗黒下に飼うとメラトニンの分泌量は増し，性器は抑制されることがわかった．

光の刺激は眼の網膜から神経の連絡によって松果体に到達する．松果体は約25時間リズムの体内時計である，視交叉上核からの指令を受けており，この時計は外界の光の刺激によって補正を受けながら動いているのである．

実は 松果体自身が，爬虫類や両生類では 光を感受する能力をもつ視細胞を含んでおり，ある種のトカゲでは 歴としたレンズを そなえた眼球をなしている．前頭部にある この器官は 第3の目 drittes Auge と呼ばれている．

　　　*　　　*　　　*

明るい蛍光灯の光に 夜も照らされ続ける 現代の子供たち，それは連続照明を受けるケージの中のネズミに対比されよう．明治生まれの日本女性の平均初経年齢は17歳だったが，次第に早くなり，今日の少女たちは，平均12歳で 初経を迎える（1992年の統計）．この早熟化は栄養の改善によると喜ぶ人と，現代社会の過剰な性的刺激によると悲しむ人とがあろうが，私たちのからだと そのリズムが，文明生活のケージの中で改造されつつある という認識に立っての，生物学的な分析も必要だろう．実際に 夜間のメラトニンの生産が抑制されると卵巣からの estrogen の分泌が刺激されるので，夜に明るい光にさらされて働く 夜勤の女性には 乳癌発生の危険が高い という報告もある（Davis 他 2001）．また，初経年齢が若いほど乳癌の発生率が高くなるともいう（Romundstad 他 2003）．

脈絡組織 と 脈絡叢　脳室は 脳の実質によって囲まれる部屋である．ところが この部屋の壁は一部で欠けており，そこでは 脳室が 軟膜の薄い層(いわば障子1枚)だけで 脳の外界(クモ膜下腔)から仕切られている．この軟膜の層が **脈絡組織** tela chorioidea, *tela choroidea* と呼ばれるものである．

　脈絡組織の内面は，脳室の他の壁面と同様に **上衣** ependyma という単層立方上皮で覆われている．これは顕微鏡的な層にすぎないから，脈絡組織という概念には，たいてい この上衣層も含まれている．

　脈絡組織の外面はクモ膜下腔だから，例の クモの巣のような結合組織 に続いている．時にクモ膜の層も脈絡組織に加える人もあるが，一般的な解釈ではない．

　それは ともかく，重要なのは 脈絡組織は必ず脳の中である脳室と，脳の外であるクモ膜下腔 の境にあることである．この事情は 第4脳室では簡単明瞭だが，側脳室と第3脳室では「脳の外である」クモ膜下腔が **大脳横裂**(おうれつ) fissura transversa cerebri, *transverse cerebral fissure* として 脳の奥深く入り込むために(図268)，理解しにくい形になる．この辺は脳実習の一つの山場なので，実物で十分に研究してほしい．

　次に **脈絡叢** plexus chorioideus, *choroid plexus* というのは，脈絡組織(軟膜＋上衣)が いぼ状に膨らんだものと，その内容物とを一緒にした概念である．内容物というのは，血管のワナ，かなり豊富な神経(脈絡叢での脳脊髄液の分泌を調節するともいわれる)，そして それらに伴う 疎性結合組織(クモ膜の一部)である．

大脳の 動脈分布

　1) 右側の大脳半球の内側面で，**前大脳動脈** a. cerebri anterior, *ant. cerebral artery* の経過を観察する．この前大脳動脈の本幹は脳梁の上面に沿って走りながら，主に前頭葉と頭頂葉に属する大脳皮質に枝を出している(図249 の **A**)．

　2) **中大脳動脈** a. cerebri media, *middle cerebral artery* を，もとの方から末梢へたどる．この時には 外側溝 sulcus lateralis を軽く押し開くようにするとよい．内頚動脈の最大の枝である 中大脳動脈が 主として 前頭葉と頭頂葉に属する大脳皮質に 外側面の方から枝を与えていることを見る(図249 の **M**)．中大脳動脈の枝のうちで，基底核と内包を栄養する **レンズ核線条体動脈** *lenticulostriate artery* は 脳出血を起こしやすい (シャルコー脳出血動脈)．

　　レンズ核線条体動脈は 解剖学では末梢的だが，臨床では重要視され，特に 神経内科や脳外科では 知らないことを許されない血管である．

　3) また 静脈や残存するクモ膜を 適当に除去しながら作業を進めると，後交通動脈 a. communicans posterior のすぐ外側(遠位)で，内頚動脈の小枝が 側頭葉と中脳の間を走り，側脳室の下角から 側脳室脈絡叢に入るのが見えてくる．これが **前脈絡叢動脈** a. chorioidea anterior, *ant. choroid artery*(図248)である．

4）大脳の底面では，脳底動脈 a. basilaris の枝である **後大脳動脈** a. cerebri posterior, *post. cerebral artery* の分布を見よう．後大脳動脈は 主に 側頭葉と後頭葉 に枝を出している（**図 249 の P**）．けれども その主枝(中心枝 rami centrales)の末梢は 内部に深く入り込んでしまうので，ここでは観察できない．

§102 大 脳 皮 質

大脳の各葉 の区別

1）脈絡叢に分布する動脈を 脳梁の後端付近で切断して，これよりも末梢の動脈は その場に残すようにする．これ以外の血管と 残存するクモ膜を 適当にむしり取りながら，大脳半球の皮質の観察を行なう(**図 269**)．

2）まず 左右の大脳半球の外側面で，**外側溝** sulcus lateralis, *lateral sulcus*（**シルヴィウス裂** *sylvian fissure*）を確認する．この大きな溝よりも下が **側頭葉** lobus temporalis, *temporal lobe* である．

次に 大脳半球の外側面で，その頂点(よりも 少し後ろ)から 斜め前下の方に下る **中心溝** sulcus centralis, *central sulcus*（**ロランド溝** *rolandic fissure*）を同定しよう．初心者には この同定は必ずしも容易ではないが，むしろ この中心溝を挟んで並行する 2 本の回転(中心前回と中心後回)を見付ける気持ちでやればよい．中心溝が **前頭葉** lobus frontalis, *frontal lobe* と **頭頂葉** lobus parietalis, *parietal lobe* の境になる(**図 269**)．

> 前頭葉は，大脳皮質(新皮質 neocortex)の中でも 最も新しく進化した部分である．なお 左右の大脳半球の間には 非対称性が見られ，その一つとして，シルヴィウス裂は，右半球では 左半球よりも急峻に切れ上がっていて 高く短い(左では低く長い)．これは ウェルニッケ中枢(**図 270**)が存在する側頭平面が 左で広いからである(Rubens 他 1976)．シルヴィウス裂の左右差は homo habilis から現われるので，この頃から言葉を使い出したのではないかという(Geschwind 他 1979)．
>
> また アインシュタイン Albert Einstein(1879〜1955)の脳では，頭頂葉の下部が一般人よりも 15％も大きく発達しており，シルヴィウス裂の上行枝と中心後溝(**図 264 の 4**)が合流している(Witelson 他 1999)．

3）大脳半球の内側面で，脳梁の後端よりも 少し後ろに **頭頂後頭溝** sulcus parieto-occipitalis, *parieto-occipital sulcus* を同定する(**図 271 の 9**)．その名前の示すように 頭頂後頭溝が **頭頂葉** lobus parietalis, *parietal lobe* と **後頭葉** lobus occipitalis, *occipital lobe* の境界になっている．けれども 頭頂後頭溝は 半球の外側面では その上端部に小さな切れ込みを作るだけで，外側面には 後頭葉と頭頂葉 を境する溝はない．また 後頭葉と側頭葉 lobus temporalis との境は，半球の 外側面でも内側面でも 漠然としている．

> 現在使われている大脳の各葉の名前は，1838 年に アーノルド Arnold が それぞれの頭蓋骨の名に対応させて付けたものである．従って大脳の各葉は元来漠然と定められたもので，その境は必ずしもはっきりしていない．殊に 頭頂葉・後頭葉・側頭葉 の 3 者間の境は あいまいである．
>
> 外側溝に名を残す シルヴィウス Sylvius は，本名を François de la Boe(1614-1672)という フランスの解剖学者である．外側溝の最初の記載は 1641 年といわれる．また 中心溝の ロランド Luigi Rolando(1773-1831)は，イタリアのトリノ大学の解剖学教授．

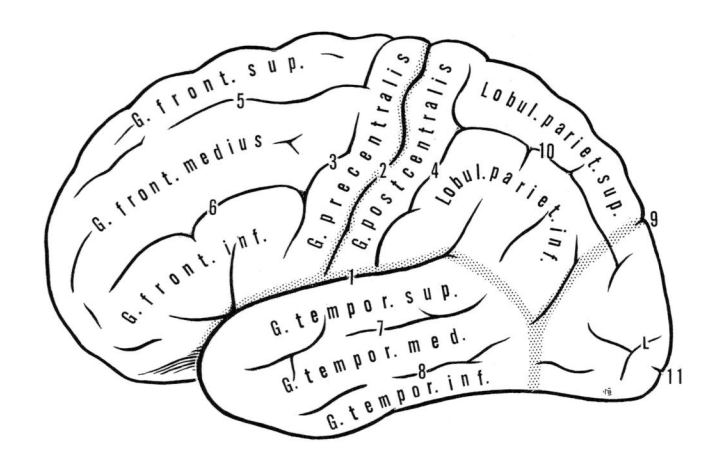

269. 大脳外側面の回転と溝

1. sulcus lateralis 外側溝（シルヴィウス裂），2. sulcus centralis 中心溝（ロランド溝），3. sulcus precentralis 中心前溝，4. sulcus postcentralis 中心後溝，5. sulcus frontalis superior 上前頭溝，6. sulcus frontalis inferior 下前頭溝，7. sulcus temporalis superior 上側頭溝，8. sulcus temporalis inferior 下側頭溝，9. sulcus parieto-occipitalis 頭頂後頭溝，10. sulcus intraparietalis 頭頂間溝．11. sulcus calcarinus 鳥距溝，L. sulcus lunatus 月状溝．

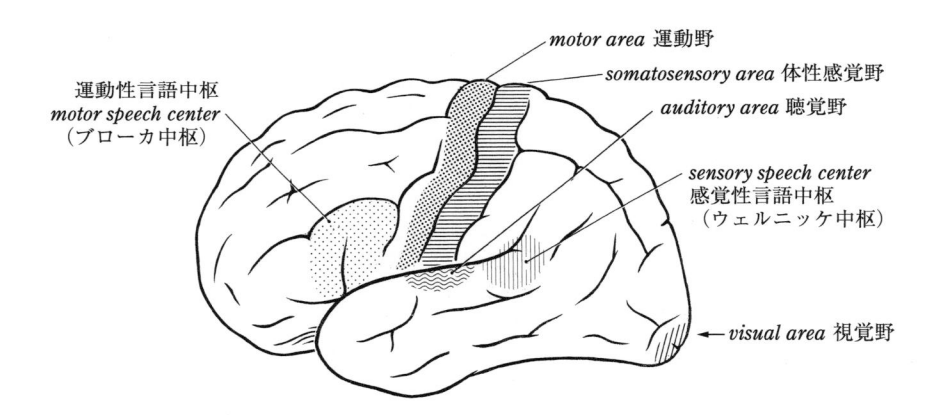

270. 大脳外側面の主な機能域
聴覚野の大半は側頭葉の上面にあって，外側から
見えるのは ごく一部にすぎない．

大脳溝 と 大脳回

1）大脳半球の外側面で，中心溝 sulcus centralis のすぐ前にある高まりが **中心前回** gyrus precentralis, *precentral gyrus* で，ここは随意運動に関係する **運動野**（運動領）*motor area* である．中心溝のすぐ後ろは **中心後回** gyrus postcentralis, *postcentral gyrus* で，ここは触覚や温覚等の皮膚感覚に関係する **体性感覚野**（体知覚領）*somatosensory area* である（図270）．

2）図269〜271や図譜を参照しながら，大脳半球の 外側面・内側面・底面 について大脳各葉の溝 sulcus と回 gyrus を観察しよう．大脳溝と大脳回は その形や走向に個体差が大きいから，その同定は 案外に難しいものである．ここでは 溝や回の細かい名前は省略するが，主な機能域とも関連付けて よく観察しよう．

最近ではMRIを使って 大脳溝と大脳回の形を生体で知ることが出来るようになった．例えば，多人数を調査して，老化に伴って大脳皮質の灰白質が薄くなり，大脳回の角度が鋭くなり，大脳溝が平坦化すること などもわかってきた(Magnotta 他 1999)．

3）前頭葉の下前頭回 gyrus frontalis inferior, *inf. frontal gyrus* の後半部には **運動性言語中枢** *motor speech center*（**ブローカ中枢** *Broca area*）があり，言葉を話すために必要な 微妙な運動を支配する．側頭葉の上側頭回 gyrus temporalis superior, *sup. temporal gyrus* の聴覚野のすぐ後ろには **感覚性言語中枢** *sensory speech center*（**ウェルニッケ中枢** *Wernicke area*）があり，これは 聞いた言葉を理解する中枢である（図270）．

ブローカ中枢は，右利きの人では96％が左半球に，左利きの人では10〜24％が右半球にある(Pujol 他 1999)．ウェルニッケ中枢と「利き手」との関係も，ほぼ ブローカ中枢 と同じである(Tzourio 他 1998)．ブローカ中枢が侵されると，他人の話を聞いて理解できても 自分から話すことができない状態(**運動性失語〔症〕** *motor aphasia*)になる．また ウェルニッケ中枢の障害時には，言語の理解ができない **感覚性失語〔症〕** *sensory aphasia* が起こる．(*p.373*のきゅうけいしつ参照．)

ブローカ中枢とウェルニッケ中枢は，皮質下を走る 弓状束 *arcuate fasciculus* の線維で連絡され，これが断たれると 伝導失語 *conduction aphasia* が起こって，聞いたことを声を出してリピートできなくなる(Naeser 他 1979)．

感覚性言語中枢と聴覚野のすぐ下の 上側頭溝（図269の7）には，眼で見た物の 形と動き を総合して認識する神経細胞が存在する．

視覚野 で

1）右半球の内側面で，後頭葉に **鳥距溝** sulcus calcarinus, *calcarine sulcus* を確認する．鳥距溝を中心にして **視覚野**(視覚領) *visual area* があり（図271），視放線の線維を受ける（図276）．

2）鳥距溝に直交する方向にメスで浅く割を入れ，鳥距溝の壁を作る皮質の断面を観察する．皮質の中に 白い **ヴィック・ダジール線条** *Vicq d'Azyr band*（ジェンナリ線条 *Gennari band* ともいう）が見える．この線条があるために，この領域の一次視覚野は **有線野** *striate area* とも呼ばれる．有線野は，大脳の外側面では どのへんまで広がっているだろうか？（図270）．

3）大脳の外側面で 視覚野(有線野)の前縁になっている小さな溝は **月状溝** sulcus lunatus, *lunate sulcus* と呼ばれ（図269のL），猿で著明に発達している **猿溝** *ape-fissure* に相当するといわれる．（典型的な月状溝は日本人では 男性30％，女性40％に見られる．）

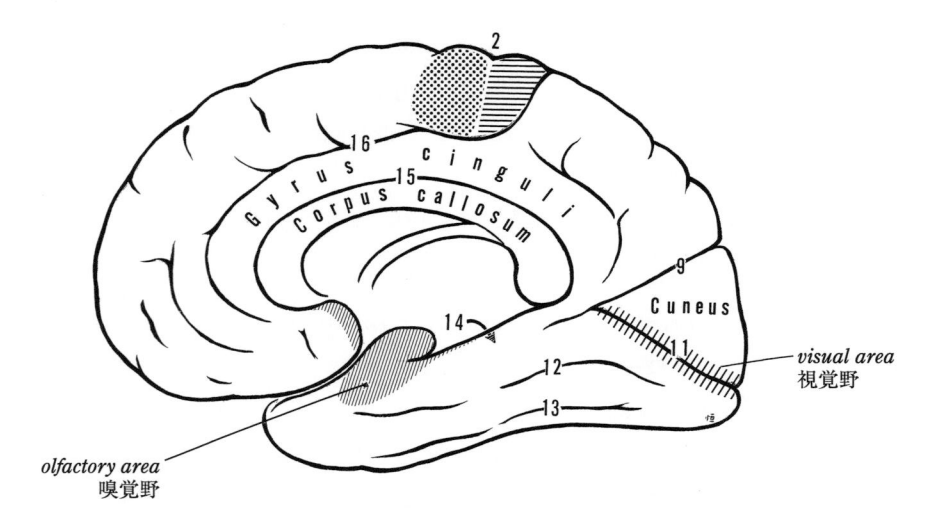

271. 大脳半球の内側面の 回転・溝 と主な機能域

2. sulcus centralis 中心溝, 9. sulcus parieto-occipitalis 頭頂後頭溝, 11. sulcus calcarinus 鳥距溝, 12. sulcus collateralis 側副溝, 13. sulcus occipitotemporalis 後頭側頭溝, 14. sulcus hippocampi 海馬溝, 15. sulcus corporis callosi 脳梁溝, 16. sulcus cinguli 帯状溝.

右半球の 島（とう）

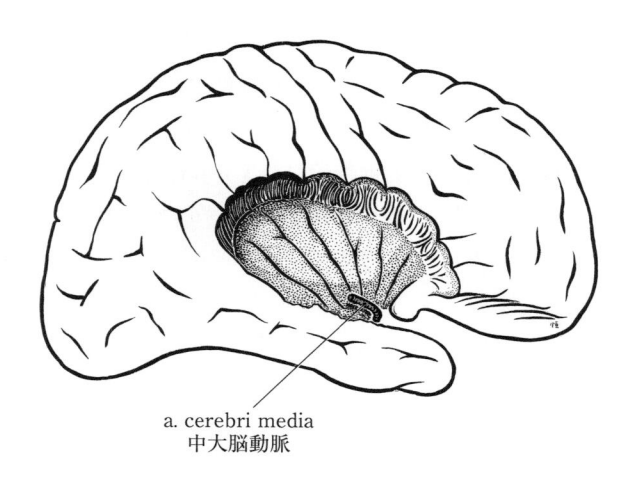

1) 右側の大脳半球の外側面で，外側溝 sulcus lateralis を慎重に押し開いて，島 insula（ライル島 island of Reil）の位置の見当を付ける．島を覆う脳実質（この部分を 弁蓋 operculum という）を外側溝の上下に沿って削り取っていくと，次第に島の表面が露出してくる（図272）．この際，弁蓋を すりばち状に広く取り去ってしまうと，あとの解剖に支障をきたす．外側溝の下の方では **上側頭回** gyrus temporalis superior, *sup. temporal gyrus* だけを削れば十分だが，上側頭回を削る前に，その中央部で外側溝の底の方に（一次）聴覚野（図270）である **横側頭回** gyri temporales transversi, *transverse temporal gyrus*（ヘシュル回 Heschl gyrus）が存在することに注意しよう．横側頭回は 上側頭回の一部と共に，**聴覚野** *auditory area*（図270）になっているからである．

272. 島 の 剖出

=== きゅうけいしつ === === 骨相学 と 言語中枢 ===

特定の領域の大脳皮質が，それぞれ特定の機能に関与するという 大脳機能局在論 cerebral localization は，ウィーンの医師 ガル Franz J. Gall を祖とする．ガルは大脳皮質の各部に様々な 理性・感情・本能 などの中枢を位置づけ，そのどれかが発達した人では，その部分の頭蓋骨が外へ突出しているという理論から，知能や性格を頭蓋骨の外形によって判定できるとした（1786）．これが，ガルの骨相学 phrenology である．

著者（H. T.）は，ウィーン大学の医学史博物館でガルの「頭蓋地図」を見たことがあるが，勇気・快活・ユーモア・虚栄心など，更に殺意という物騒なものまで 領域が定められている．

ガルの説では，言語の中枢が前頭葉の下面，眼窩の天井に当たる脳回の一つに定められている．語学・暗記・弁舌 に たけた人では，そこが発達して，眼球が押されて突出しているという．

ガルの死後も，その支持者だったフランス医学界の大御所 ブイヨー Bouillaud は，「前頭葉のどこかに言語中枢が存在することを実証した人に 500 フランを呈する」と言っていた．しかし，世人一般は ガルの骨相学を「にせ科学」と見るようになったが，ガルが播いた機能局在論の芽は 水面下で 次第に育っていたのである．

ガルの死後 33 年の 1861 年のある日，パリの一病院に 下肢を炎症で侵された老人が運び込まれた．診察に当たった外科医ブローカ Pierre P. Broca（1824～1880）をひき付けたのは，この男が言葉を理解し，手や指で応答は出来るのに，話すことは 20 年も全く不能だということだった．タン・タンとしか言えないので，男は Tan という名で呼ばれていた．タンは 1 週間で死ぬ．ブローカはタンの脳が言語中枢の局在に答えを与えてくれると思い，その脳を解剖したところ，左の前頭葉の後部，シルヴィウス裂のすぐ上に，脳軟化症の病巣が見られたのである．

数ヵ月後にブローカは失語症の第 2 例を解剖する幸運に恵まれ，前例と全く同じ部分に脳出血巣を見いだし，「仰天にも近い驚き」を感じた．

ブローカの 運動性言語中枢 の発見によって，「にせ科学」から出発した 機能局在論 は，実証的な根拠を得た．1870 年には E. Hitzig と G. Fritz が，犬の脳の刺激実験によって運動野を発見し，局在説を決定的なものとした．

＊　　　＊　　　＊

大脳の機能局在を人脳の手術の際に詳細に調べ上げたのは，カナダで世界初の本格的な脳外科学を築いたペンフィールド Wilder Penfield（1891～1976）だった．1928 年にモントリオールのマックギル大学の外科学教授に着任した 38 歳のペンフィールドは，退職するまでの 20 年間に 約 2,000 例の脳腫瘍や 癲癇（てんかん） の手術を行なった．彼は頭蓋骨を開き，脳を露出する時の痛みに対しての局所麻酔だけで手術し（脳そのものは痛覚がない），患者と会話しながら，大脳皮質の機能局在を調べていった．

当時のフィルムを見ると，ペンフィールドが露出された脳の表面に電極を当てて，何百何千ヵ所となく刺激しながら，患者に「これはどうだ？」「何か感じるか？」「今度はどうだ？」と尋ねていく．彼は医師なのか悪魔なのか分からなくなる 鬼気迫る世界だ．患者は 全く平静な声で答え，刺激された場所によっては，耳がかゆくなって搔いたり，手足を動かしたり，音楽が聞こえると言ったりする．

こんな研究の膨大な積み重ねで，ペンフィールドは大脳の各領域と体部の運動・知覚，言語などとの対応を明らかにした．顔面の下半部，舌，手指などが皮質の領域に対応することを示す，「大脳の小びと homunculus」という奇妙な模式図を知らない医学生はないだろう．

＊　　　＊　　　＊

話は前後するが，1909 年にドイツの Korbinian Brodmann が 大脳皮質に 1～52 の番地をつけた．これが ブロードマン領野ないし脳地図で，約 100 年後の現在まで「4 野は運動野」「44 野と 39 野は言語の中枢」というように 機能も示す番地 として使われてきた．最近の fMRI（p. 380）による 機能局在の研究は目覚しいが，これらの論文にも ブロードマン領野が表記されている．21 世紀は「脳の時代」だといわれる．大脳機能局在論も飛躍的な発展が期待される．

［参照］　萬年 甫：大脳皮質運動性言語中枢の発見――P. Broca の原著より．内科 9：572～584，779～791（1962）．

2）島が露出されてくるにつれて，**中大脳動脈** a. cerebri media, *middle cerebral artery* の主枝が 島の表面を横に走り，その枝を 島の奥深くに出しているのが見えてくる（**図272**）．

3）**島** insula の外面は外側方に凸で，その形は ほぼ逆三角形になっている．逆三角形の下向きの頂点（島限 limen insulae）は 大脳の底面にも少し顔を出している．この頂点から放射状に数条の溝が島の表面を走り，これによって数本の **島回** gyri insulae, *insular gyri* が形成されている．島の外輪郭を区切る溝が **輪状溝** sulcus circularis insulae である．

　島は 動物の脳では表面に露出しているが，人間でも この状態は 胎児期に見られる．島を詳細に記載したのは ライル Johann Christian Reil(1759-1813)だが，その機能は 未だ不明の点が多い．島の皮質には，味覚の中枢があるともいわれる（小早川 1996, Sewards 他 2001）．

§ 103　嗅脳とその付近

嗅　脳

1）大脳の底面で 狭義の **嗅脳** rhinencephalon の主要な部分を構成する **嗅球** bulbus olfactorius, *olfactory bulb*, **嗅索** tractus olfactorius, *olfactory tract*, **嗅三角** trigonum olfactorium, *olfactory trigone* を復習しよう．嗅三角と視神経交叉の間には，**前有孔質** substantia perforata anterior, *ant. perforated substance* があり，ここには多くの小さな血管が出入りしている．嗅三角の内側で視神経交叉の上方に，**梁下野** area subcallosa, *subcallosal area*（嗅傍野 area adolfactoria）と **終板旁回** gyrus paraterminalis, *paraterminal gyrus*（梁下回 gyrus subcallosus）があるが，これらは 大脳の内側面からも観察できる（**図273**）．

2）これからあとの実習では，左側の大脳半球は *p. 383* で断面を作るために保存しておく．右側の大脳半球の内側面で，側頭葉と間脳との間（海馬溝 sulcus hippocampi）を 強く押し開

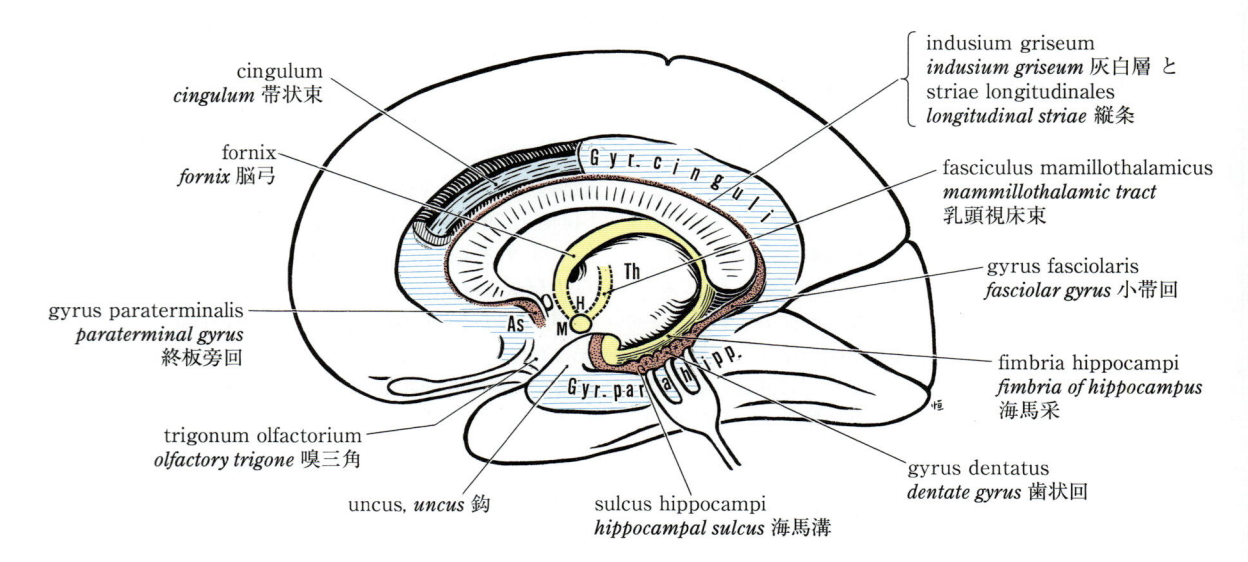

273． 大脳辺縁系の「三つの輪」

AS：area subcallosa 梁下野
M：corpus mamillare 乳頭体
H：hypothalamus 視床下部
Th：thalamus 視床

き，その奥深くに 間脳に巻き付くようにしている **海馬采**（さい） fimbria hippocampi, *fimbria of hippocampus* という 白いヒモのようなものを同定し，その近く（少し下の方）に，臼歯を並べたような **歯状回** gyrus dentatus, *dentate gyrus* を観察する（図273）．

　3）脳梁 corpus callosum の上で **帯状回** gyrus cinguli, *cingulate gyrus* の実質を脳梁に沿って浅く削り取ると，脳梁に沿って走る **帯状束** cingulum の線維が 前の方（吻側端 *rostral end*）では **梁下野**（りょうか や） area subcallosa（図273 の **As**）に，また 後ろでは **海馬旁回** gyrus parahippocampalis を経て **鉤**（こう） uncus に終わるのがわかる．（図273 の横縞の線影をつけた部分で，帯状束は その一部だけを示してある．）

　4）脳梁の上面には，少量の灰白質の層（灰白層 indusium griseum）があるが，その中を 内側縦条 stria longitudinalis medialis と 外側縦条 stria longitudinalis lateralis という 縦に走る白質の すじが盛り上がって見える．この灰白層と縦条とは，前下の方では 終板旁回 gyrus paraterminalis を経て嗅三角に，後ろでは 小帯回 gyrus fasciolaris を経て 歯状回 gyrus dentatus に続く（図273 の 点影部）．

脳　　弓

　1）脳梁より下で 弓状に走る **脳弓** fornix を 脳の正中断面上で復習する．脳弓は 一部分だけが正中断されているが，この断面のところは，（上から見た時に）x 状に走る脳弓の左右の柱（脳弓柱 columna fornicis）が接している場所（脳弓体 corpus fornicis）である．右側の脳弓柱の下への延長を，**乳頭体** corpus mamillare, *mammillary body* に向かって ほじり出す（図273，268）．

　2）次に脳弓体を後ろの方にたどり，脳弓体が左右の脚（脳弓脚 crus fornicis）に分かれて，視床 thalamus の後面を取り巻きながら **海馬采**（かいばさい） fimbria hippocampi に終わることを見る（左側の脳弓脚には手を付けてはならない）．海馬采の先端は **鉤**（こう） uncus に達している．ここで脳弓の立体構造をよく把握しよう．

> 　脳弓は 嗅覚野や海馬からの興奮を乳頭体に伝える 下行性伝導路で，探索行動に関与する．
> 　この項で観察した諸構造は 広義の **嗅脳** rhinencephalon を構成するが，嗅脳は 主に比較解剖学的に付けられた名前であって，人脳では すべてが嗅覚に関与しているとは限らない．生理学的な研究によると，嗅脳は 視床下部と共に，単純な喜怒哀楽や動物的な快・不快，すなわち 動物にも共通の 情動 *emotion* の発現に関係している．また 記憶 *declarative memory* の貯蔵場所でもあるという．そこで これらの諸構造を総括して，**大脳辺縁系** *limbic system*（大脳の新皮質から見てへりの方にあるという意味）と呼ばれることが多い．大脳辺縁系の定義に関しては 学者によってかなりの不統一が見られるが，ここでは 図273 を参照しながら 大脳辺縁系の **三つの輪** を理解しておくとよい．すなわち
> 　① 梁下野 ― 帯状束 ― 海馬旁回　　を連ねる輪（図273 の青色の横縞）
> 　② 終板旁回 ―（内側・外側）縦条 ― 小帯回 ― 歯状回　を連ねる輪（図273 の茶色の点影）
> 　③ 海馬 → 海馬采 → 脳弓 → 乳頭体 → 視床 → 帯状束 → 海馬　を連ねる黄色の輪
> 　　　　　　　（③を **ペーペズ回路** *Papez circuit* という．）海馬に関しては，*p. 378* 参照．
> 　ペーペズ回路は 記憶の回路の一部にもなっている．また 大脳辺縁系の容積には著しく有意の左右差があり（Bilir 他 1998），側頭葉てんかん *temporal lobe epilepsy* とも関連があるという．

§ 104 大脳の連合線維 と レンズ核

連合線維 の 剖出

1) 右側の大脳半球の外側面で 島 insula の輪郭に沿って脳実質をそぎ取り，島の上の方では **上縦束** fasciculus longitudinalis superior, *sup. longitudinal fasciculus* という **連合線維** *association fibres* を剖出する(図274)．この線維の深層部を後ろ下の方にたどるようにすれば，**下縦束** fasciculus longitudinalis inferior (図275) も剖出できるが，下縦束は非常に薄く，すぐ下層には 次頁で観察する視放線(図276)が密着しているから，深入りしないよう注意する．

2) 大脳皮質の直ぐ下層（皮質下）では，隣同士の脳回を連絡する U 字型の 短い連合線維 (**弓状線維** fibrae arcuatae cerebri, *arcuate fibers*) にも注意しよう．

3) 島 insula 自身の下半部の皮質を取り除いて，上縦束の両端も 図275 のように取り去るか または めくり返せば，**鉤状束** fasciculus uncinatus, *uncinate fasciculus* が現われてくる(図275)．これは 前頭葉と側頭葉とを 弓なりに連ねる線維束だが，一部は 前述の下縦束にも流れ込んでいる．

> 連合線維で構成される **連合神経路** *association tracts* は 動物が高等になるにつれて発達し，人脳では最高度の発達を示す．思考その他の精神機能にとって最も大切な神経路であると思われるが，その具体的な働きについては 全く未開拓である．

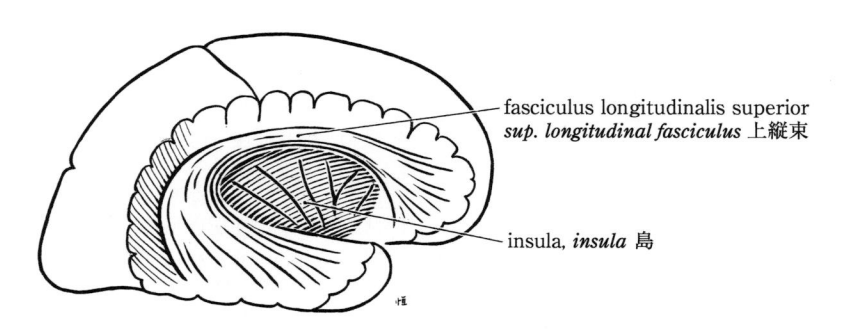

274. 上縦束の剖出

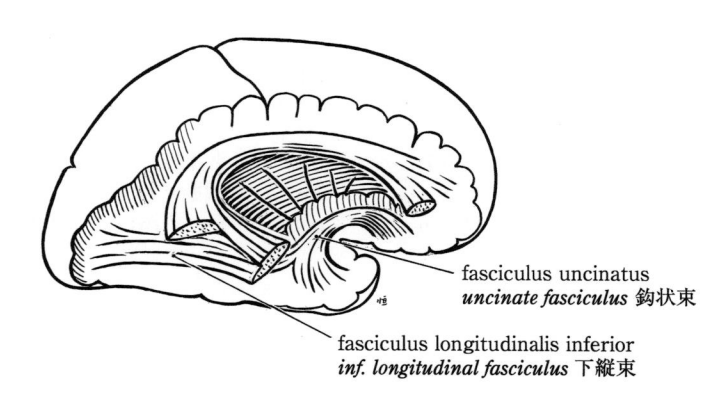

275. 鉤状束と下縦束 の剖出

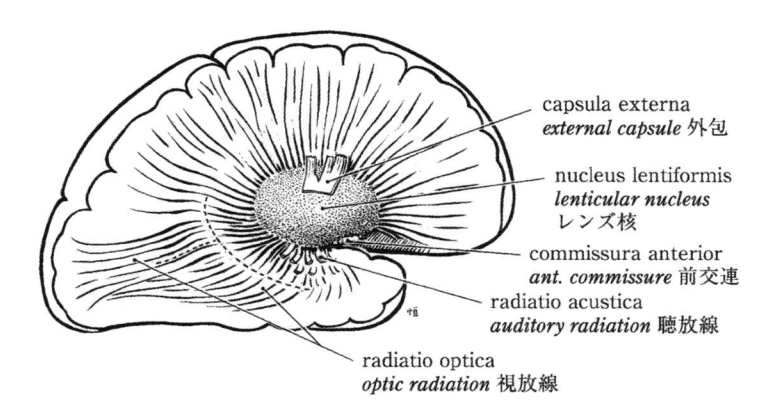

276. レンズ核と放線冠
破線は側脳室の後部を開く線を示す．

レンズ核 と 放線冠

1) 島全体の皮質を更にほじっていくと，**前障** claustrum という厚さが 1.5〜2 mm の灰白質の層（注意しないと見落とす）を経て，放射状に走る これも同じように薄い 白質の層（**外包** capsula externa, *external capsule*）がある（図 281）．外包を ピンセットで丁寧に はぎ取ると，島の輪郭に ほぼ一致して ハマグリのような形をした 灰白質の塊が出てくる．これが **レンズ核** nucl. lentiformis, *lenticular or lentiform nucleus* である（図 276）．

2) レンズ核の周辺からは **放線冠** corona radiata という線維が大脳各葉の皮質へ放散している（図 276）．これを剖出するには，上にかぶさっている白質をピンセットで放線の方向に沿ってはぎ取っていく．メスの柄やピンセットの尻でそぎ取る方式は，ここでは適当でない．放線冠のうちで 後頭葉の視覚野に向かうものが，最も見事に剖出できる．これが **視放線** radiatio optica, *optic radiation* である．側頭葉の聴覚野に向かうものは **聴放線** radiatio acustica, *auditory radiation* である．また，見落としてならないのは 中心前回と中心後回に放射する豊富な線維である．これらは それぞれ随意運動と皮膚知覚に関係する 放線冠の最も重要な部分である．なお 放線冠 corona radiata を構成する線維が 内包 capsula interna に続くことは，*p. 380* で観察する．

3) *p. 362* で断面を観察した **脳梁** corpus callosum は 左右半球の新皮質 neocortex を結ぶ 交連線維 *commissural fibers* からなるが，この交連線維に直交する方向に 脳梁の断面が作られているわけである．右側の半球内側面で 脳梁の上の方の実質をえぐって，脳梁を構成する線維が，**脳梁放線** radiatio corporis callosi となって，大脳の各葉に放散していることを見よう（図 281）．

§105 側脳室 と 尾状核

右側の 側脳室

1）右側の大脳の内側面で，**透明中隔** septum pellucidum を破る．（大脳の切半の時に透明中隔の大部分が 左半についた状態 で切れていれば，既に大きな穴があいているはずだ．）これで，右の **側脳室** ventriculus lateralis, *lateral ventricle* に人工的な穴があいたことになる．

2）脳梁 corpus callosum と 脳弓 fornix（の体および脚）の間を はがすと，側脳室の内面が 更によく見えてくる．脳梁を適当な場所で その線維の方向に2ヵ所で裂き，これを上の方にめくり返すと，**側脳室の脈絡組織** tela chorioidea が **室間孔** foramen interventriculare, *interventricular foramen* を通じて 第3脳室の脈絡組織と連絡しているのが よく見える．室間孔の所で脳弓を切断すると，この関係は更に明瞭になる．

3）**側脳室の脈絡組織**が，内側では 脳弓の薄くなった へりに付き，外側では 視床の上部内側壁に付いていることを確かめる．脈絡組織の外側縁の付着線を **脈絡ヒモ** tenia chorioidea と呼ぶ（図277，278）．

脈絡組織の外側縁の付着の位置は，もとは **分界条** stria terminalis（尾状核の高まりと視床の高まりの境界）の所だった．この付着部は 発生の途中で 下内側の方へずれて，成人での脈絡ヒモの位置になった．分界条とは大脳と間脳との分界という意味で，分界条に沿って **視床線条体静脈** v. thalamostriata, *thalamostriate vein* が透けて見える（図277）．また 分界条と脈絡ヒモの間の部分を **付着板** lamina affixa というのは，脈絡組織が二次的に視床の壁に癒着した部分 という意味である．図278では この付着板を一部分 はぎ取って，その下層に埋まっている 視床線条体静脈を部分的に露出してある．

4）脳梁の前端の 膝のような折れ曲がりの所で 適当な割を入れると，側脳室の前への広がりが，**前角** cornu anterius, *anterior horn* となって終わることがわかる．

5）次に 外側の方から見ると，先に剖出した視放線が，レンズ核の周りで著しい膨らみを作っている．これは 側脳室による膨らみ だから，その稜線（図276の破線）に沿ってメスを進めれば，側脳室の後ろ下の部分が 外側から開かれる．側脳室の **下角** cornu inferius, *inferior horn* を確認したら，こんどは 途中から後ろに伸びている **後角** cornu posterius, *posterior horn* も開いて見よう（図276の破線）．

6）これで 側脳室の後下半部の内側壁が観察できる．まず 後角の方へ流れる **鳥距** calcar avis（鳥の足）と呼ばれる隆起だが，これは視覚野として重要な **鳥距溝** sulcus calcarinus, *calcarine sulcus*（p. 371）による高まりである．

次に 脈絡叢を少しわきへずらせながら，下角の方へ目を移して行くと，**海馬** hippocampus という大きな隆起が走っており，その先端部の レリーフは 獅子の足を連想させる（**海馬足** pes hippocampi）．海馬は，海馬溝（図271の14，図273）による 側脳室内への高まりである．

海馬は，新しいことを覚え込む 記銘 *memorization* に関する記憶の司令塔で，ペーペズ回路（p. 375）ないし記憶系の中心であるとともに，側頭葉などの大脳皮質（記憶の保持 *retention* や想起 *recall* に関与する領域）及び 視床下部（内臓機能の制御）と強い結合があるといわれる．

PNA の hippocampus（海馬）は INA の **pes hippocampi（海馬足）** に相当する．ところが PNA の **pes hippocampi（海馬足）** は，BNA と INA で digitationes hippocampi（海馬指）と呼ばれたものをいう．ラテン名・日本名 ともに，新旧用語に こんな混乱があることは注意を要する．

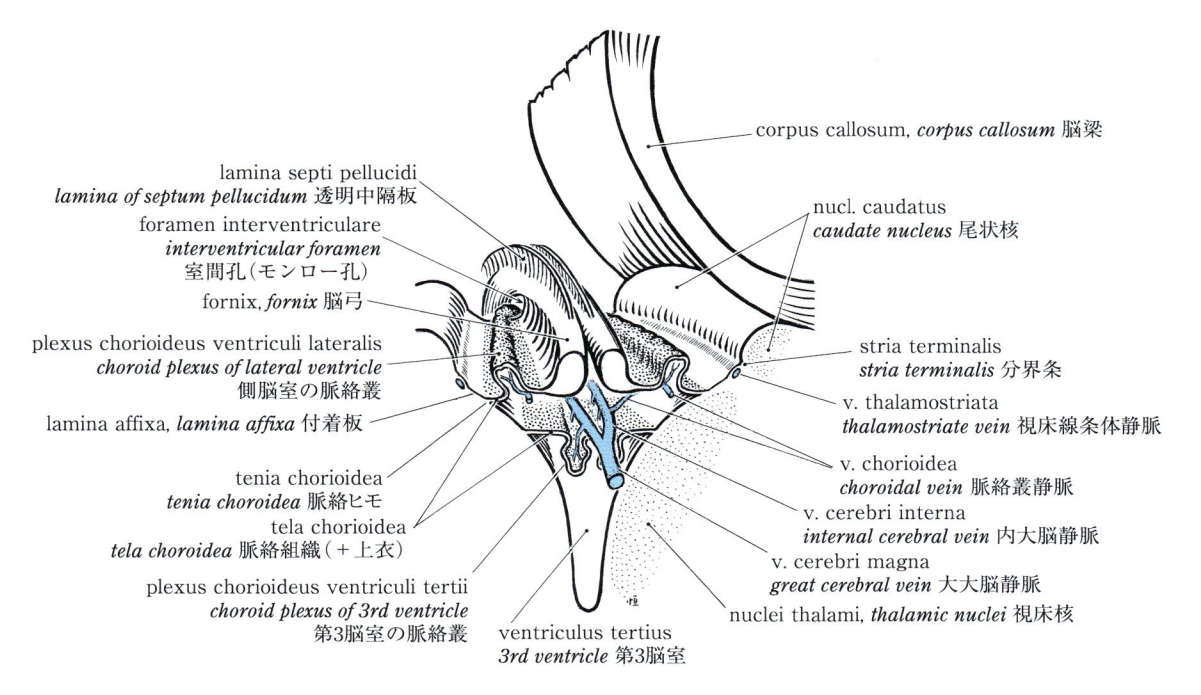

277. 側脳室の床 と 第3脳室の天井 の立体関係を示す模型図（後ろから見る）

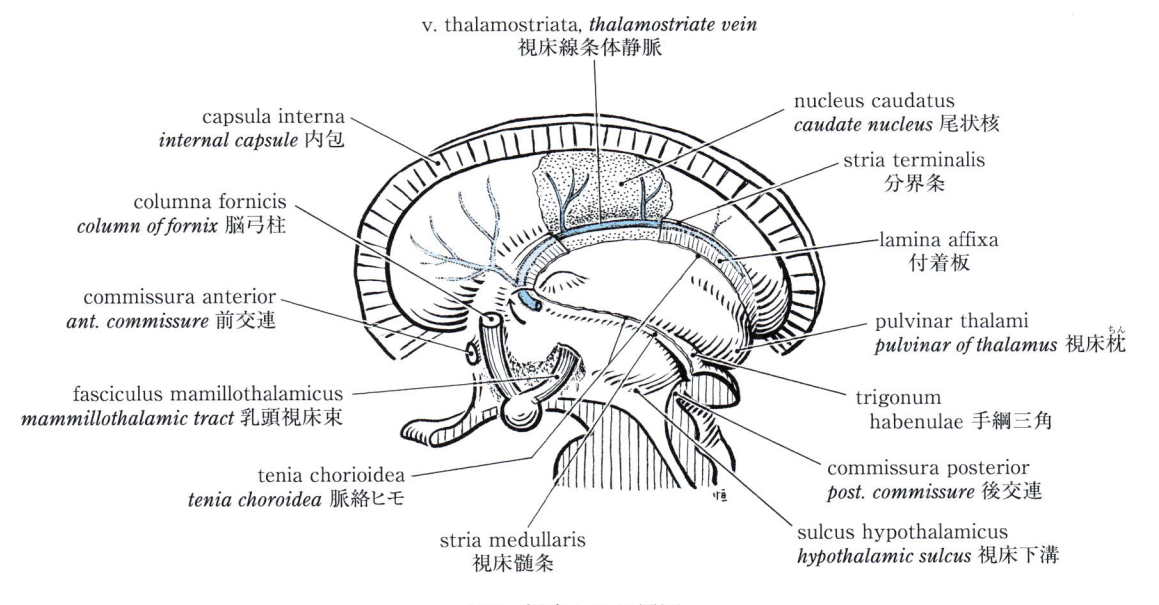

278. 視床とその周辺
右半を斜めから見る．脈絡組織は取り去ってある．

7）脈絡組織は ここでは視床の下面と，脳弓の延長である **海馬采** fimbria hippocampi の間に張っている．この脈絡組織の薄い膜の向こう（内側）は，すぐに脳の外である クモ膜下腔であることを理解しよう（p. 368 参照，図281）．

　　　臨床的に脳腫瘍の位置を決定したり脳の病変の診断のために，現在では **CT スキャン** *CT-scan*（コンピュータ断層撮影　*computed tomography*）や **MRI**（磁気共鳴画像）*magnetic resonance imaging* が，使われる．多数の正常児生体の脳室容積を MRI で計測した統計的報告もある（Xenos 他 2002）．

　　　また 1990 年代から登場した 機能的MRI *functional MRI*（*fMRI*）は，脳の特定部位で神経活動が高まると，そこへの血流が増して磁気共鳴信号が高くなる原理を応用している．人体に全く無害（非侵襲的 *noninvasive*）な，この *fMRI* を使うと，特定の機能が大脳皮質のどこに局在するかが，生体でも判定できるようになった．（興味のある学生は，杉下守弘：機能的 MRI の臨床応用の展望．脳と発達，34：111～118，2002．を参照するとよい．）

尾状核と内包

1）大脳の右半で 脳梁を適当に取り去って視野を広げ，側脳室の外側壁が よく見えるようにする．側脳室の内面で **尾状核** nucl. caudatus, *caudate nucleus* の膨らみに相当して，上衣 ependyma を薄くむくと，すぐに灰白質の塊が出てくる．これが 尾状核を構成する灰白質である（図278）．この作業を **尾状核の頭** caput, *head* から **尾** cauda, *tail* まで及ぼす．尾状核は尾に近付くにつれて灰白質塊が次第に細くなっていき，最後はほとんど側脳室の下角にまで達する．この時ついでに **分界条** stria terminalis が白色の線維束から成ることを見て，それに沿う 視床線条体静脈 v. thalamostriata も掘り出しておく（図278）．

2）上衣を更に広くむいて，尾状核の頭の方から灰白質塊の上縁を明瞭にしていく．脳梁の残りを上に持ち上げて，尾状核の上縁を更に深く進むと，既に大脳の外側面で剖出してある放線冠 corona radiata の線維の裏側が出てくる．この放線冠の線維を，尾状核とレンズ核の上縁から 1 cm ほど離れた所で 線維に直交する方向に切断すると，レンズ核と尾状核が 上から同時に観察できるようになる．

3）側脳室の脈絡組織が起こる場所を確かめながら，脈絡組織と一緒に 脳弓 fornix を取り去る．海馬 hippocampus なども 側脳室の下角を観察しながら取り除く．なお 下角の先端の直ぐ上の脳実質内には，大脳辺縁系に属するといわれる **扁桃体**（扁桃核）corpus amygdaloideum, *amygdaloid nuclear complex* が，灰白質の塊り として見つかる．この場所は 鈎 uncus の内部に相当する．（扁桃体からは前項の分界条 stria terminalis の線維が出ている．）海馬を取り去るついでに，その断面を観察すると，**原皮質** archicortex である海馬の断面の層構造は **新皮質** neocortex（大脳皮質）のそれとは違うはずだが，肉眼で違いがわかるだろうか？

　　　扁桃核は，情動表出などの 生物学的な価値判断機構 と関連しているといわれる．また 扁桃核は 攻撃性や性欲 にも関与しており，男性の方が 女性よりも はるかにサイズが大きい．

4）尾状核の頭部で放線冠 corona radiata の残部を尾状核から引きはがしていく．放線冠の線維は尾状核とレンズ核の間に入り込んでおり，この両核に挟まれた白い線維束が **内包** capsula interna, *internal capsule* である（図278，279，281）．レンズ核と内包との間も ある程度ひき離して，内包の立体的構造をよく観察しよう．

　　　レンズ核 は **被殻** putamen と **淡蒼球** globus pallidus の 2 部に分かれる．被殻は レンズ核の外側面の近くにあって 多少赤茶色を帯び，淡蒼球は レンズ核の内側面寄りを占めて 色も白っぽ

い(この関係は p. 384 の断面図でよくわかる．図281)．発生学的には，淡蒼球が最も古く，**古線条体** paleostriatum とも呼ばれる．これに対して 尾状核と被殻は新しいので，この両者を合わせて **新線条体** neostriatum(または狭義の線条体 striatum)という．また古線条体と新線条体を合わせたもの，すなわちレンズ核(淡蒼球＋被殻)と尾状核を総称して，広義の **線条体** corpus striatum と呼ぶ(線状体ではない，念のため)．また 広義の線条体に扁桃体と前障を加えたものがいわゆる **大脳基底核** basal ganglia である．大脳基底核の障害としては，**パーキンソン病** が有名である(*p. 350* 参照)．

　大脳基底核の定義は 必ずしも はっきりしたものではないが，2002年の日本解剖学名で初めて解剖学用語として採用された．

　内包 capsula interna は，大脳皮質と脳幹や脊髄を連絡する上行性伝導路と下行性伝導路 が密集して必ず通る場所であり，しかも出血を起こし易いので，臨床的に きわめて重要である．中風とか 脳溢血(**脳卒中** *cerebral apoplexy*)の際の出血は，内包に起こることが圧倒的に多い．

§106 間　脳

視床 と 視床下部

1) 間脳は第3脳室の外側方に 左右1対 存在するが，まず 間脳の大部分を占める 卵円形の **視床** thalamus の内側面を第3脳室の外側壁で観察する．視床の後端は楕円形に高まって中脳蓋の外縁に沿って後ろに突き出ているが，この高まりは **視床枕** pulvinar と呼ばれる(図278)．また，前端部にある扁平な高まりは，**視床前結節** tuberculum anterius thalami, *ant. tubercle* と呼ばれる．

2) **視床間橋** adhesio interthalamica, *interthalamic adhesion* を復習する．また第3脳室の脈絡組織の付着線である **視床脈絡ヒモ** tenia chorioidea thalami と，これにほぼ一致して走る実質自身の隆起線である **視床髄条** stria medullaris thalami とを 視床の凸面で同定する．この視床髄条の後方に続く白質の索状物は **手綱** habenula と呼ばれ，その後外側は少し膨隆し，三角状に広がって **手綱三角** trigonum habenulae に達する(図278)．

3) **視床髄条** stria medullaris thalami の表面を むいてみると，白色の線維束が すぐに出てくる．これは嗅脳に由来する線維束で，これを後ろに辿ると 松果体 corpus pineale のすぐ手前で 小さな灰白質塊(**手綱核** nucl. habenulae, *habenular nucleus*)に終わるのもわかる．

4) 視床の前結節 tuberculum anterius の表面をむくと，**視床前核** nucl. anterior thalami, *ant. nucleus* に相当する灰白質が すぐに出てくる．また 視床間橋 adhesio interthalamica の近くでは，**視床内側核** nucl. medialis thalami, *medial nucleus* の表面が出せる．もちろん これらの輪郭や境界は，はっきりとはわからない．

5) **乳頭体** corpus mamillare, *mammillary body* の表面をむいて，乳頭体が灰白質の塊り(嗅覚に関係のある乳頭体核 nucl. corporis mamillaris)であることを確かめる．視床間橋の前下の方には 浅い溝(視床下溝 sulcus hypothalamicus)があるが，これより下が 自律神経系の最高中枢の場所として重要な **視床下部** hypothalamus であることは 前に述べた．先ほど脳弓の線維を乳頭体まで追ったが，今度は 視床間橋よりも下の方で，乳頭体から視床に向かう **乳頭視床束** fasciculus mamillothalamicus(ヴィック・ダジール束 *Vicq d'Azyr bundle*)という線維束も剖出できる(図273, 278)．乳頭視床束は乳頭体からの遠心性線維束のなかで 最も太い．

視床は多数の核の集合体で，皮膚や粘膜からの知覚を伝える上行性伝導路を中継して，これを大脳核や大脳皮質に送り，また運動統御系の伝導路の調整役ともなる重要な中継基地である．更に，視床は脳波の発生源の一つともいわれ，意識の調節もするらしい．

脳弓を経て海馬からの線維が乳頭体に入り，ここから乳頭視床束が視床に連絡するので，大脳辺縁系からの情報と感覚情報とが 視床で統合されることになる．

視床下部は情動行動にも関与しており，動物での微小電極による刺激実験では，怒り・恐れ・不安・性慾 などに伴う行動が現われる．

視床下部の腹内側野には 摂食行動を抑制する **満腹中枢** satiety center があり，外側野には **摂食中枢** feeding center があって，両者のバランスで 食物の摂取を制御している．摂食中枢からはオレキシン orexin という ペプチドが分泌され，これは視覚・精神状態・血糖値 など様々な情報を統合し，最終的に 食慾を刺激する命令 を出す摂食調節物質とされる（桜井・柳沢 1998）．

また，視床下部には **渇き中枢** thirst center があるという（Germon 1987）．

視床後部

1）視神経交叉（視交叉）chiasma opticum から **視索** tractus opticus, *optic tract* を外側後ろの方にたどり，視索の表面をむきながら その線維束の大半が **外側膝状体** corpus geniculatum laterale, *lateral geniculate body* に終わるのを見届ける（図 279）．視交叉と視索を外側膝状体の近くまで持ち上げて 浮かすようにすると，この関係は 一層 明瞭になる．

2）外側膝状体よりも 内側下方には，聴覚の中間核を埋蔵する **内側膝状体** corpus geniculatum mediale, *medial geniculate body* という 小さな高まりがある．視索の線維の一束は ここに入るように見えるが，それは見かけ上で，実際は上丘へ行く（指向反射に関与）．また この内側膝状体の上縁に接して，外側膝状体と上丘 を結ぶ線維束（**上丘腕** brachium colliculi superioris）も剖出できる（図 279）．

3）内側膝状体と下丘とを結ぶ線維束（**下丘腕** brachium colliculi inferioris）も剖出できるが，下丘腕は 途中で既に横切断されているから，下の部分の標本と つなぎ合わせながら観察しよう．

外側膝状体と上丘は 第1次視覚中枢の座である．鳥類以下の動物では上丘（視蓋 tectum opticum）が **視覚路** optic pathway の大黒柱として働くが，動物が高等になるにつれて外側膝状体は パターン認識関係の視覚，上丘は 眼球の指向反射など（非膝状体視覚系）に機能分化している．上丘を反射中枢とする 指向反射 orienting reflex とは，視野に入った興味を引く対象物が 視野の中心に来るように，頭と眼球を動かす反射である．なお 外側膝状体からの 視覚路は，視放線（図 276, 279）を通って後頭葉の鳥距溝に隣接する視覚野（図 270, 271）に伝えられる．

レンズ核 を取り出して

1）レンズ核と **内包** capsula interna, *internal capsule* との間を 更に引きはがして，レンズ核を浮かせていくと，レンズ核の下部を **前交連** commissura anterior, *ant. commissure* の線維が貫いていることがわかる（図 279）．レンズ核を完全に取り去ると，中脳で既に観察した大脳脚 crus cerebri を構成する神経線維（錐体束や皮質橋路など）が，内包の線維になっているのが観察できる（図 279）．

2）視床枕 pulvinar などから起こって内包の表層を走る線維 を取り去っていくと，外側膝状体から **視放線** radiatio optica, *optic radiation* が内包の一部となりながら放散しているのがわかる（図 279）．上丘腕 brachium colliculi superioris を切断し，視床枕 pulvinar の灰白質を除去していくと，内側膝状体から上に向かって内包に入る **聴放線** radiatio acustica, *auditory radiation* も剖出できる（図 280）．

3) 既に取り出してある レンズ核や尾状核 などを元の位置に戻し，間脳と内包・大脳核などの立体関係を 総合的に復習し，他側(左側)で行なわれる 断面観察の時の理解を助けるために保存しておく．

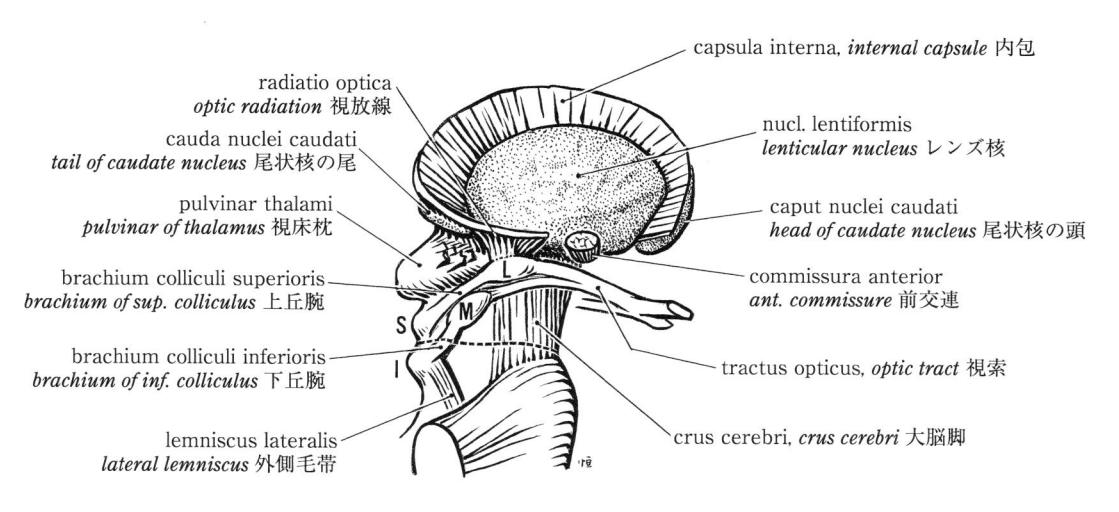

279．内包 の 解剖（1）
同時に 聴覚と視覚の伝導路を剖出してある．破線は 脳幹の切断線．
Lと**M**は corpus geniculatum laterale 外側膝状体 と corp. gen. mediale 内側膝状体，
Sと**I**は colliculus superior 上丘 と collic. inferior 下丘．

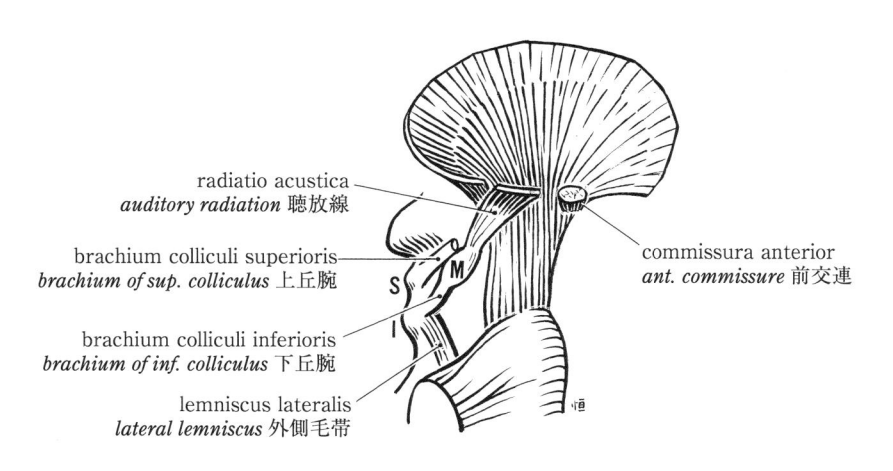

280．内包 の 解剖（2）

§ 107　大脳と間脳 の 断面

　左側の大脳半球と間脳を 適当の厚さで 前頭断(一部のグループでは水平断)して，各断面で今まで観察した諸構造を復習する．顕微鏡標本または図譜とも照らし合わせながら，肉眼的にどの程度こまかい形象まで 区別できるだろうか？　断面では特に **灰白質** substantia grisea, *gray matter* と **白質** substantia alba, *white matter* の 分布状態や 相互関係が よくわかる．

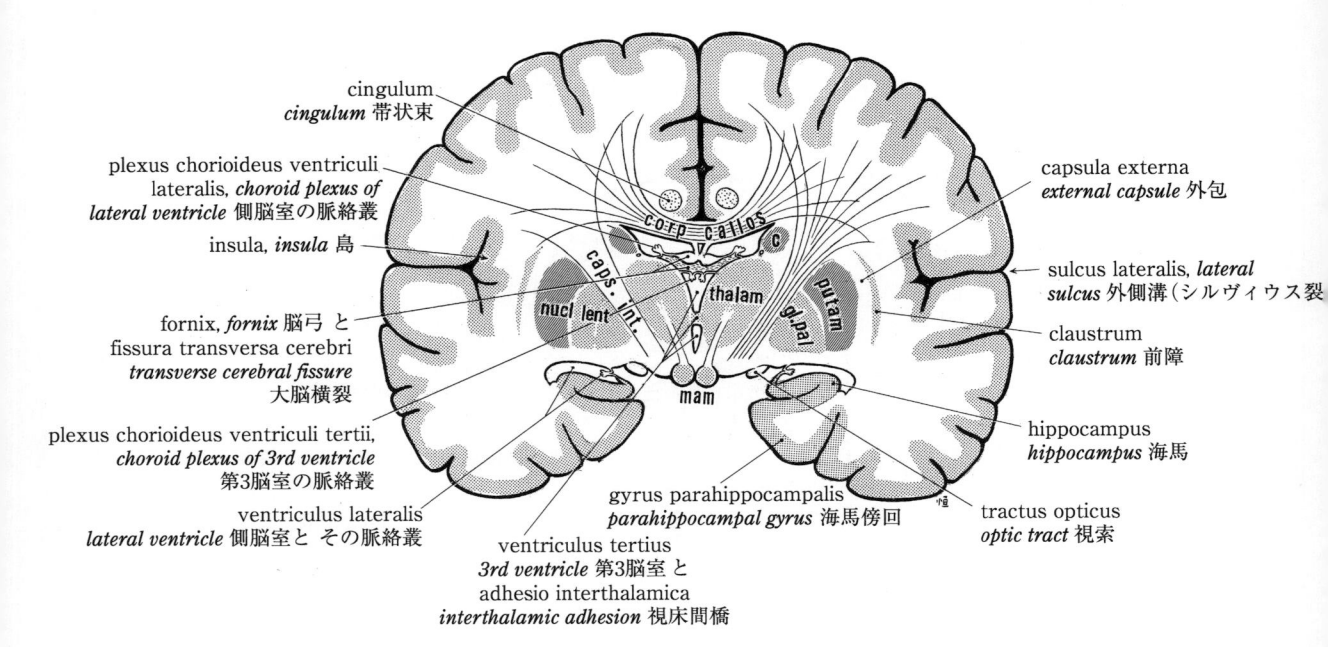

281. 大脳前頭断の 半模型図
C：nucleus caudatus 尾状核,　　mam：corpus mamillare 乳頭体

前頭断面で

次のことに注意を払う（図 281）．

1）脳梁 corpus callosum を始めとする 交連線維 *commissural fibers*.
2）脳室と 脈絡組織・脳実質・クモ膜下腔 の関係．
3）大脳核（レンズ核 nucl. lentiformis や 尾状核 nucl. caudatus など）と
　　　　内包 capsula interna, 側脳室 ventriculus lateralis, 島 insula との相互関係．
4）レンズ核 nucl. lentiformis の構造（被殻 putamen, 淡蒼球 globus pallidus など）．
5）視床 thalamus の構造，視床と第 3 脳室 ventriculus tertius との関係．
6）中脳 mesencephalon, 間脳 diencephalon と 大脳 cerebrum との関係．
7）その他．

水平断面で

1）内包 capsula interna を構成する線維と 視放線 radiatio optica など．
2）大脳核と 内包や 側脳室・島 との関係，殊に 尾状核 nucl. caudatus と周囲との関係．
3）レンズ核 nucl. lentiformis の構造．
4）視床 thalamus の構造と周囲との関係．
5）その他．

以上のほかに，脊髄と脳幹部と総合して 色々な知覚性（求心性または上行性）伝導路ならびに運動性（遠心性または下行性）伝導路を 立体的に把握することが大切である．

　これらの伝導路に関しては，解剖学教科書の中枢神経系の項（寺田・池田：解剖学の手びき．p. 136〜142）または 神経解剖学の教科書を参照してほしい．

=========== きゅうけいしつ ===========

　男の脳が女の脳より大きいことは，すでにアリストテレスが記しているという．現代の欧米でも日本でも，15％の差が一般の相場になっている．男女の体重の差を勘案する学者もあるが，脳重が体重に比例するという考えには，おかしいところがある．

　さらに大脳新皮質の神経細胞数を，女1900万，男2300万と算定したデータもある．

　ところが，女の脳も負けてはいない．左右の大脳半球を結合している脳梁を正中断でみると，女の方が男より著しく大きい．とくに後半からまるい後端部が堂々としている．言われてみれば その通りなのだが，この事実はアリストテレスはおろか，1980年代まで，記載されることがなかったようである．

　さて脳梁は左右の大脳半球を連絡する約2億本の神経線維の集まりで，とくに視覚・聴覚，言語の情報を交換し統合する働きが重要である．女の脳梁の後半部が大きいのは，この左右の脳をつなぐ神経線維が著しく多いこと，従ってその機能も 男より優れていることを示唆している（p. 365）．

　言語中枢（p. 371）は男女とも（ぎっちょでなければ）左半球にあるが，男は左に集中しているのに対して女は右も多少とも使い，「左半球への集中度」が低いということが分かってきた．近年，MRIやPETで脳の局部の活動情況を調べると，言葉を考えたり，しゃべる時に，男は左半球の言語中枢だけを使っているが，女はかなり右がわも使っている．特に物語りを読んできかせる時，男は相変わらず左だけを使うが，女は左右同じぐらい使って聞くことが分かってきた．こうして両半球を動員できる上に，脳梁

=========== 脳の性差 ===========

による連絡が密であれば，女が話す，聞く，おしゃべりを楽しむ能力において，到底男の敵でないことがうなずける．紫式部や清少納言から現代の女流作家たちまで，男の及ばない質と量の言葉を紡ぎ続けてきたことも当然だろう．

　さらに女の脳に有利なデータとして，感覚性言語中枢の皮質領域で，第4層のニューロンの数が男より多いとの報告もある．

　女の脳は病気にも強い．左半球に脳出血などが起きて失語症になっても，右半球の助けを借りやすい女の脳は，回復しやすいのである．

　ところで 形態も機能も，こんなに違う男女の脳．もとは すべて女の脳だった．胎児のある時期（ヒトでは胎生16週，ラットでは生後1週間まで）に精巣から放出される男性ホルモン（アンドロジェン）にさらされると，男の脳に作り変えられる．特定の細胞が消されたり，新しい回路が作られたりして，男の脳が出来あがる．

　そういうことが サルやラットでの実験や ヒトの副腎皮質の機能亢進症からわかってきた．

　染色体の如何にかかわらず，ヒトが性別を男として生きるか，女として生きるかは，脳で決まる．異性に対する感情と行動はもとより，甘党になるか否か，攻撃的になるか おとなしくなるか，方向音痴になりやすいか否か，これらはすべて，幼い脳がアンドロジェンに出会ったか否かで決まることが，ラットの実験で分かっている．

　この稿の内容は，主として順天堂大学名誉教授 新井康允氏の長年のご研究に基づいている．

　　新井康允：男脳 と 女脳 こんなに違う．
　　　KAWADE夢新書，河出書房新社 1997

人名さくいん

欧名さくいん

日本名さくいん

人名さくいん

A

秋元寿恵夫　243
新井康允　385
朝倉文夫　109
Achilles　192
Adams　263
Alcock　242,260
Alexander　263
Allen　367
Arantius　167
Aristoteles　309,328,385
Arnold　369

B

Bardeleben　12
Bartholin　258,304
Bauhin　159
Benninghoff　340,344,350,353
Block　64
Bochdalek　186
Bolk　352
Botallo　126,137
Bouillaud　373
Broca　371,373
Brodmann　373
Buck　237
Burdach　358

C

Camper　12,95
Cantlie　166
Charcot, J. M.　368
Charlin　324
Chopart　227
Columbus　142
Couinaud　166
Cowper　241
Crouch　151
Crouzon　33
Cunningham　12,150

D

da Vinci　36,109,142,243
de Quervain　60
Denonvilliers　250
Douglas　102,149,261,267
Dupertuis　93
Dupuytren　63

E

Einstein　369
Eisler　86,102
Erasistratus　252,352
Eustachius　309,351

F

Fabricius　142
Fallopius　101
Fallot　134

G

Galen　345
Galenos　7,19,64,122,165,328,
　　　　　349,352
Galilei　142
Gall　372
Gegenbaur　12,102
Gennari　371
Gerota　173,174
Gimbernat　198
Glisson　168
Goll　358
Görttler　340,344,350,353
Graaf　265
Grant　48,95,118,150,181,322
Gray　223
Gross　206

H

細川　宏　362
Haller　272,351
Harvey　122,142,309
Heister　351
Helmholtz　327
Henle　12,64,99,102,179
Herbst　64
Hering　326
Herman　254
Heschl　372

Heubner　367
Heymans　273
Hilton　254
Hippocrates　64
His　133,137
Hitzig　373
Huber　120,121
Hunt　64
Hunter　106,202

I

今田　束　337

J

Jackson　120
Jacoby　87
Jamieson　174

K

河西達夫　189
小林敬雄　144
小林　隆　262
Kerkring　158
Kiesselbach　305
Kölliker　64
Kollmann　147

L

Lambert　12
Langer　15
Le Gros Clark　39
Lerner　367
Lieberkühn　158
Lieutaud　229
Lisfranc　227
Little　305
Littre　158
Luschka　355,356
Lysippos　109

M

前野良沢　228
萬年　甫　373
森本岩太郎　45

Mackenrodt　262
Magendie　355, 356
Malgaigne　77
Marshall　129
Massa　101
McBurney　144
McCord　367
Meckel　158
Meibom　319
Monakow　357
Monro　366
Morgagni　293, 309
Morris　48, 236

N

中川淳庵　228
西本　詮　346
Nélaton　191
Nobel　130

O

小野慶一　172
Oddi　171, 172
Osgood　204

P

Pacchioni　297, 344
Pacini　63, 64
Papez　375
Parkinson　350
Patten　138
Pecquet　182
Penfield　373
Pernkopf　116
Peyer　159
Poupart　96

Probst　361

R

Ramsay　15
Ramstedt　164
Reil　372, 374
Rembrandt　36
Retzius　250
Rex　166
Riolan　46, 47, 280
Rolando　369
Roser　191
Rufus　231
Ruge　12

S

斎藤茂吉　94
酒井　恒　274
佐藤晶康　64
島崎三郎　328
杉下守弘　380
杉田玄白　190, 228
Santorini　172
Scarpa　12, 95, 201
Schlatter　204
Serveto　309
Skene　258, 264
Sobotta　36
Sobrero　130
Starzl　166
Steno　265
Stensen　265, 280
Sylvius　369

T

田原　淳　133, 136

時実利彦　296
Thompson　213
Traube　273
Treitz　150
Treves　149
Troisier　34
Turne　12

U

宇田川玄真　190

V

Varolio　351
Vater　64, 170
Verheyen　213
Vesalius　19, 101, 122, 142, 309
Vicq d'Azyr　371, 381
Vidius, G.　338
Virchow　34
Vitruvius　109

W

渡辺淳一　228
Waldeyer　286, 347
Wernicke　371
Willis　346, 349
Winslow　149
Wirsung　172

Y

山田宗睦　275
山脇東洋　19, 228

欧名さくいん

A

abdominal aorta 153, 155, 179
　— ostium of oviduct 266
　— pulse 180
abducens nerve 298, 324, 348
abduction 66
accessory hemiazygos vein 182
　— nerve 19, 25, 47, 273, 298, 348
　— pancreatic duct 171
　— saphenous vein 193
　— spleen 173
accommodation 327
acetabular labrum 271
acetabulum 271
Achilles tendon 192, 210
　— — rupture 213
acinus (pulmonis) 121
acromioclavicular joint 74
acromion 4, 20
Adam's apple 296
adduction 66
adductor canal 202
　— hiatus 204, 209
adhesio interthalamica 366, 381
adipose capsule 174, 175
adnexa uteri 265
adrenal gland 164, 173, 175
afferent lymphatic vessels 96
age related macular degeneration 326
ala cinerea 357
　— nasi 279, 329
alar ligament 278
Alcock canal 242, 260
alveolus 315
ampulla 246, 266
　— ductus deferentis 251
　— of ductus deferens 251
　— recti 253
amygdaloid nuclear complex 380
anal canal 254
　— columns 253
　— fissure 254
　— fistula 254
　— sinuses 254
　— valves 254
anatomical snuff-box 60

angina pectoris 130
angular artery 279
　— vein 279
angulus mandibulae 4
　— sterni 4, 92, 93
annular ligament 77
ansa cervicalis 27, 273
antebrachial fascia 38, 52
anteflexion 263
anterior belly 281
　— cardiac veins 129
　— cerebral artery 345, 368
　— chamber 327
　— choroid artery 368
　— commissure 366, 382
　— communicating artery 346
　— cruciate ligament 224
　— ethmoidal artery 305
　— — nerve 317
　— — vein 305
　— femoral cutaneous nerves 194, 201
　— funiculus 91
　— gray horn 91
　— horn 378
　— inf. cerebellar artery 347
　— interosseous artery 69
　— — nerve 69
　— interventricular groove 128
　— jugular vein 17
　— layer 100
　— margin of tibia 191
　— median fissure 90, 351
　— mediastinal lymph nodes 126
　— nucleus 381
　— perforated substance 374
　— pole 325
　— semicircular canal 336
　— sup. iliac spine 4, 93, 191
　— tibial arteries 221
　— — artery 212, 214
　— tubercle 381
anteversion 263
anthelix 330
Anticus 291
antitragus 331
antrum mastoideum 335
anuli fibrosi 133
anulus femoralis 198, 247

anulus fibrosus 190
　— inguinalis profundus 105
　— — superficialis 97
　— tendineus communis 324
　— umbilicalis 100, 106
anus 237, 254
aorta 186
　— abdominalis 153, 155, 179
　— ascendens 125
　— caudalis 181
　— descendens 139, 179
　— thoracica 139, 179, 183
aortic arch 125
　— bulb 132, 135
　— valve 132, 135
ape-fissure 371
　— hand 72
apertura lateralis ventriculi quarti 355
　— mediana ventriculi quarti 355
apex beat 130
　— linguae 303
　— nasi 279, 329
　— of lung 117
　— of nose 279
　— pulmonis 117
apical ligament of dens 277
aponeurosis 16
　— musculi bicipitis brachii 41
　— of biceps brachii 41
　— palmaris 63
　— plantaris 216
appendices epiploicae 157
appendicitis 159
appendicular artery 152
　— vein 152
appendix epididymidis 233
　— testis 233
　— vermiformis 144, 159
aqueductus cerebri 350
arachnoid granulations 297, 344
arachnoidea encephali 343
　— spinalis 88
Arantius duct 167
arbor vitae 364
archicerebellum 352
archicortex 380
arcuate arteries 179

arcuate artery 216
— fibers 376
— line 102
— veins 179
arcus aortae 125
— costalis 92
— iliopectineus 200
— palatoglossus 286
— palatopharyngeus 286
— palmaris profundus 69
— — superficialis 67
— pancreaticoduodenalis
　　　　　　　　anterior 155
— — posterior 155
— plantaris 219
— venosus dorsalis pedis 195
— zygomaticus 278,311
area nuda 164,165
— of isolated supply 56,67
— subcallosa 374,375
— vestibularis 357
areola mammae 5
arteria alveolaris inferior 312,
　　　　　　　　　　　　313
— — superior posterior 311
— angularis 279,317
— appendicularis 152
— arcuata 216
— axillaris 33,71
— basilaris 346,351
— brachialis 43,53,72
— buccalis 311
— carotis communis 27,272,288
— — externa 28,272
— — interna 28,298,339,345
— centralis retinae 324
— cerebelli inferior anterior
　　　　　　　　　　　　347
— — — posterior 347
— — superior 346,350
— cerebri anterior 345,368
— — media 345,368,374
— — posterior 346,350,369
— cervicalis profunda 124
— chorioidea anterior 368
— circumflexa femoris lateralis
　　　　　　　　　　　　202
— — — medialis 202
— — humeri posterior 44,74
— — ilium profunda 99
— — — superficialis 95
— — — superficialis 192
— — scapulae 31
— communicans anterior 345
— — posterior 346
— coronaria 135
— — dextra 129
— — sinistra 129

a. cystica 156,168
— dorsalis pedis 214,216
— — penis 237
— arcuatae 179
— bronchiales 119,139,179
— intercostales posteriores
　　　　　　　　92,141,180
— interlobares 179
— interlobulares 179
— lumbales 180,189
— palatinae minores 316
— pancreaticoduodenales
　　　　　　　　superiores 155
— perforantes 202,209
— phrenicae superiores 141
— epigastrica inferior 101,102,
　　　　　　　　　　　　247
— — superficialis 95
— — superior 101,102
— — superior 112
— e pudendae externae 192
— e temporales profundae 311
— ethmoidalis anterior 305,317
— — posterior 305,317
— e vesicales superiores 248
— facialis 272,278,279
— femoralis 198,221,247
— gastrica dextra 154
— — sinistra 154
— — — accessoria 155
— gastroduodenalis 155,169
— gastroepiploica dextra 154,
　　　　　　　　　　　　155
— — sinistra 154
— glutea inferior 205,248
— — superior 205,247
— hepatica accessoria 155
— — communis 154
— — propria 149,154,156,164
— iliaca communis 181
— — externa 181,230,247
— — interna 181,230,247
— iliolumbalis 247
— infraorbitalis 311,328
— intercostalis suprema 124,
　　　　　　　　　　180,273
— interossea anterior 69,78
— — communis 78
— — posterior 61,72,78
— lacrimalis 323
— laryngea superior 272,284,
　　　　　　　　　　　　287
— lienalis 155,169
— lingualis 272,282,305,316
— maxillaris 311,314
— meningea media 298,300,312
— mentalis 313
— mesenterica inferior 152,180

a. mesenterica superior 151,169
— musculophrenica 112,141,
　　　　　　　　　　　　186
— obturatoria 230,247
— occipitalis 85
— ophthalmica 323,339
— ovarica 180,229,249
— palatina descendens 318
— — major 316
— — — anterior 155
— — — posterior 155
— — — anterior 155
— — — posterior 155
— pericardiacophrenica 141
— peronea 212,221
— phrenica inferior 180,186
— — superior 180,186
— plantaris lateralis 218
— — medialis 218
— poplitea 209,210,212,221
— profunda brachii 43,72
— — femoris 202
— — penis 243
— pudenda interna 242,245,
　　　　　　　　　　248,260
— pulmonalis 118
— radialis 53,60,72
— rectalis inferior 248
— — media 248
— — superior 230
— renalis 176,180
— sacralis mediana 181
— sphenopalatina 317
— subclavia 30,33,51,71
— subcostalis 180
— sublingualis 304
— subscapularis 32
— suprascapularis 35,74
— temporalis media 310
— — superficialis 280
— testicularis 180,229,233,249
— thoracica interna 35,110,112
— — lateralis 31,32
— thoracoacromialis 31
— thoracodorsalis 31
— thyreoidea inferior 35,123
— — superior 27,123,272,287
— tibialis anterior 212,214,221
— — posterior 212,221
— transversa colli 25,34,47
— ulnaris 54,66,72
— umbilicalis 230,248
— uterina 249
— vertebralis 35,85,124,273,
　　　　　　　　　　　　346
— vesicalis inferior 248
arterial circle of Willis 346
arteriosclerosis 184

articular cartilage　75,78
── disk　313
articulatio acromioclavicularis
　　　　　　　　　　　　74
── atlanto-occipitalis　278
── capitis costae　184
── carpometacarpea　80
── costotransversaria　184
── coxae　271
── cricoarytenoidea　294
── cricothyreoidea　291,292
── cubiti　77
── humeri　75
── radiocarpea　79
── radioulnaris distalis　79
── sacroiliaca　271
── sternoclavicularis　33
── talocruralis　225
── temporomandibularis　313
articulationes costovertebrales
　　　　　　　　　　87,184
── intercarpeae　79
── interphalangeae manus　80
── metacarpophalangeae　80
aryepiglottic fold　286
arytenoid cartilage　291
ascending aorta　125
── colon　144
── lumbar vein　181,189
association fibres　376
── tracts　376
atlanto-occipital joint　278
atrioventricular bundle　133
── node　133
── septum　133,135
── valve　132
atrium　127,135
auditory area　372
── radiation　377,382
── tube　307,333
auricle　280,330
── of heart　127
auricula　280,330
── atrii　127
auriculotemporal nerve　280,314
auris externa　280
── media　333
autonomic nervous system　249
autophony　308
axilla　31
axillary artery　33
── fascia　10
── lymph nodes　10,31
── nerve　40,44,74
── vein　33
axis rotation　146
azygos system　181
── vein　139,181,273

B

Bársony disease　85
bare area　164,165
Bartholin gland　258
basal ganglia　381
base of heart　127
── of lung　117
basilar artery　36,346,351
basilic vein　37
basis cordis　127
── pulmonis　117
Bauhin valve　159
bifurcating ligament　227
bifurcatio tracheae　138,289
bifurcation of trachea　138
biometrics　335
bloodletting　14
Bochdalek hernia　186
body of penis　234
── of tongue　303
── of uterus　267
bone marrow　33,78,93,210
bony rib　92
Botallo duct　126
brachial artery　43,53
── fascia　38
── plexus　30,31,39,72
── vein　43,54
brachiocephalic trunk　123
── vein　123
brachium colliculi inferioris　382
── ── superioris　382
── pontis　351
brain　342
── stem　342,350
── weight　343
breast　5
── cancer　8
broad ligament of uterus　261
Broca area　371
bronchi lobares　119
── segmentales　120
bronchial arteries　119,139
bronchopulmonary lymph nodes
　　　　　　　　　　　　119
── segments　120
bronchus principalis　119,138,289
brother muscle　24
buccal artery　311
Buck fascia　237
bugler's muscle　312
bulbar conjunctiva　319
── paralysis　351
── syndrome　351
bulb of penis　240
bulbothalamic tract　359

bulbourethral gland　241
bulbus aortae　132,135
── olfactorius　297,343,347,374
── penis　240
── vena jugularis superior　330,
　　　　　　　　　　　　339
── vestibuli　258
bulla ethmoidalis　317
bundle of His　131
bunion　227
Burdach column　358
bursa　37,204
── omentalis　148
── subcutanea　195

C

calcaneus　192,226
calcar avis　378
calcarine sulcus　371,378
calices renales　178
camera anterior bulbi　327
── posterior bulbi　327
Camper fascia　12
canales semicirculares ossei　336
canalis adductorius　202
── analis　254
── caroticus　339
── centralis　91
── cervicis uteri　268
── femoralis　199,200
── hypoglossi　329
── infraorbitalis　328
── inguinalis　99,200
── mandibulae　313
── obturatorius　247,263
── palatinus major　318
── pterygoideus　338
── pudendalis　242,260
── anterior　336
── ── lateralis　336
── ── posterior　336
── spiralis cochleae　337
── vertebralis　87
canine　315,316
canon　109
capitular joints　184
capsula adiposa　174,175
── articularis　75
── externa　377
── fibrosa　177
── interna　380,382
── lentis　327
capsule of lens　327
caput breve　41,207
── ── musculus bicipitis　73
── fibulae　191
── laterale　46

caput longum　41,46,207
　―　― musculus bicipitis　74
　―　―　― tricipitis　74
　― mediale　46
　― medusae　107
　― nuclei caudati　380
　― pancreatis　170
　― radii　37
　― ulnae　37
cardia　143,162
cardiac ganglia　138
　― plexus　125,129,138
cardinal ligament　262
carina tracheae　289
carotid body　272,283
　― canal　339
　― sinus　272
　― triangle　281
carpal tunnel syndrome　54
cartilagines tracheales　289
cartilago articularis　75,78
　― arytenoidea　291
　― corniculata　294
　― costalis　92
　― cricoidea　290,294
　― epiglottica　290,296
　― epiphysialis　78
　― thyreoidea　4,290
caruncula sublingualis　303
cataract　327
cauda equina　89
　― nuclei caudati　380
　― pancreatis　170
caudate lobe　166
　― nucleus　380
cavernous sinus　299
cavum epidurale　88,276
　― laryngis　290
　― medullare　78,210
　― oris　302
　―　― proprium　302
　― pericardii　126
　― peritonei　149
　― pharyngis　284
　― pleurae　114,115
　― subarachnoideale　88,343
　― thoracis　115
　― tympani　333
　― uteri　268
cecum　144
　― mobile　146
celiac artery　155,180
　― ganglion　155
　― plexus　155
　― trunk　154,180
cellulae mastoideae　332,334
central canal　91
　― gray　350

central retinal artery　324
　― sulcus　369
　― tendon　141,185
centrum tendineum　141,185
　―　― perinei　239,256
cephalic vein　14
cerebellar cortex　364
　― fissures　352
　― folia　352
　― hemisphere　352
cerebellomedullary cistern　344
cerebellum　342,352
cerebral apoplexy　381
　― arterial circle　346
　― hemisphere　342,364
　― sulcus　342
cerebrospinal fluid　88
cervical branch of facial nerve
　　　　　　　　　　　　　18
　― canal　268
　― enlargement　89
　― plexus　17,26
　― rib syndrome　122
cervix of uterus　267
　― uteri　267
CGRP　269
chiasma opticum　343,347,366
choana　284,307
Chopart joint　227
chordae tendineae　133,135
chorda tympani　314,331,333
chorioid　326
chorioidea　326
choroid　326
　― plexus　368
cilia　319
ciliary body　326
　― ganglion　323
　― processes　326
　― zonule　327
cingulate gyrus　375
cingulum　375
circular folds　158,170
circulus arteriosus cerebri　346
circumflex branch　129
　― scapular artery　31
cisterna cerebellomedullaris　344
　― chyli　182
　― magna　344
　― subarachnoideales　344
cisternal puncture　344
claustrum　377
clavicle　4,33
clavicula　4,33
claw hand　72
cleidocranial dysostosis　33
clitoris　255
CM joint　80

cochlea　336
cochlear nerve　337
collector nerve　41
Colles ligament　99
colliculus facialis　357
　― inferior　349,360
　― seminalis　252
　― superior　349,367
colloid　289
colon　144
　― ascendens　144
　― descendens　144
　― sigmoideum　144
　― transversum　144
columna renalis　178
　― e anales　253
commissura anterior　366,382
common bile duct　149,156,164,
　　　　　　　　　　　　169,171
　― carotid artery　27,272,
　　　　　　　　　　　　　288
　― hepatic artery　154
　― iliac artery　182
　― nasal meatus　307
　― peroneal nerve　208
compact substance　78,210
concha auriculae　331
　― nasalis inferior　307
　―　― media　307
　―　― superior　307
condylus lateralis femoris　191
　―　― tibiae　191
condylus medialis femoris　191
　―　― tibiae　191
congenital hip dislocation　271
conjoined tendon　97,99
conjunctiva bulbi　319
　― palpabrarum　319
conjunctival fornix　320
connexus intertendineus　57
conus arteriosus　135
　― elasticus　293
　― medullaris　89
cor　127
corium　7
cornea　319
corniculate cartilage　294
cornu anterius　91,378
　― inferius　290,378
　― laterale　91
　― posterius　91,378
　― superius　290
corona mortis　230
　― radiata　377
coronary arteries　135
　― ligament　164
　―　― of liver　146
　― sinus　129

coronoid process 311
corpora quadrigemina 350
corpus adiposum orbitae 322
— albicans 265
— amygdaloideum 380
— callosum 364,377
— cavernosum clitoridis 259
— — penis 237,242
— ciliare 326
— geniculatum laterale 382
— — mediale 382
— linguae 303
— luteum 265
— mamillare 347,375,381
— medullare 364
— pancreatis 170
— penis 234
— pineale 367
— restiforme 351
— spongiosum penis 237,243
— sterni 93
— striatum 381
— uteri 267
— ventriculi 162
— vitreum 325
corpuscula lamellosa 63
cortex 177
— cerebelli 364
— lentis 327
— of lens 327
corticospinal tracts 359
costa 92
— e 4
— e spuriae 92
— e verae 92
costal arch 92
— cartilage 92
costocervical trunk 35
costotransverse joint 184
costovertebral joints 87,184
Cowper gland 241
cranial arachnoid 343
— pia mater 343
cremasteric reflex 231
cremaster muscle 97
cribriform plate 298
cricoarytenoid joint 295
cricoid cartilage 290,294
cricothyroid joint 291,292
— muscle 287,291
— rotation 291
crista galli 298
— iliaca 5,20,21,93
— urethralis 252,264
Crouzon disease 33
cruciform ligament of atlas 277
crural fascia 196
— interosseous membrane 220

crus cerebri 349,350,361
— dextrum 185
— laterale 96
— mediale 96
— of penis 239
— penis 239
— sinistrum 185
cryptorchism 106
CT-scan 380
cubital tunnel syndrome 54
cuboid 226
cupula of pleura 112
— pleurae 112
curvatura major 143
— minor 143
cutaneous layer 332
— vein 72
cystic artery 156,168
— duct 164,168
cystoscope 251

D

de Quervain disease 60
decussatio lemniscorum 361
— pyramidum 351
deep artery of penis 243
— cervical lymph nodes 28
— circumflex iliac artery 99
— dorsal vein of penis 237
— femoral artery 202
— inguinal ring 105
— palmar arch 69
— part 238
— perineal pouch 241,260
— — nerve 196,214,221
— petrosal nerve 339
— temporal arteries 311
— transverse perineal muscle
 241,260
delayed ulnar palsy 54
deltoid muscle 14,41
Denonvilliers fascia 250
dens 277
— caninus 315,316
dental root 315,316
dentate gyrus 375
— nucleus 354,364
dentes incisivi 315,316
— molares 315,316
— premolares 315,316
denticulate ligament 89
dermis 7
descending aorta 139,179
— colon 144
— palatine artery 318
descent of ovaries 106,262
— of testes 106,233

diaphragm 107,140,185
diaphragma 107,140,185
— oris 281
— pelvis 241,260
— urogenitale 240,241,259
diaphragmatic hernia 186
diastole 131
digit 5
DIP joint 80
discus articularis 313
— intervertebralis 189
— nervus optici 326
disk herniation 190
distorsion 226
dopamine 350
dorsal artery of penis 237
— fascia of hand 56
— mesogastrium 146
— nerve of penis 237
— pancreas 172
— root 89
— scapular nerve 49
— vagal nucleus 359
— venous arch of foot 195
dorsalis pedis artery 214,216
dorsum of penis 234
— penis 234
Douglas pouch 149,261,267
drop hand 72
ductuli efferentes testis 234
ductus arteriosus 126,137
— choledochus 149,156,164,
 169,171
— cysticus 164,168
— deferens 105,230,233,234,
 246
— ejaculatorius 251
— epididymidis 234
— hepaticus communis 164
— — dexter 167
— — sinister 167
— nasolacrimalis 318,329
— pancreaticus 171
— — accessorius 171
— paraurethralis 255,264
— parotideus 280
— sublingualis major 304
— submandibularis 304
— thoracicus 34,140,182,186
— venosus 167
duodenojejunal flexure 150,157
— recess 150
duodenum 153,170
Dupuytren contracture 63
dura mater spinalis 88,274
dural sinuses 298

E

ear speculum 332
ear-lobe 331
ECU 56
edema 20
efferent ductules 234
― lymphatic vessel 96
elastic cone 293
elbow joint 77
eminentia medialis 357
encephalon 342
endogland 252
endometritis 269
endometrium 269
endothelium 184
endothoracic fascia 110, 111
endotracheal intubation 289
ependyma 355, 357, 368
epicardium 126, 128
epicondylus lateralis 37
― medialis 37
epidemic parotitis 280
epidermis 7
epididymis 233
epidural space 88, 277
epiglottic cartilage 290, 296
epiglottis 286, 288
epineurium 329
epiphyseal cartilage 78
― line 78
epiploic appendices 157
― foramen 149
epitympanic recess 335
EPL 60
epoöphoron 266
equator 325
erection 243
esophageal carcinoma 139
― varix 183
― veins 183
esophagus 183, 286
ESWL 168
ethmoidal bulla 317
― sinus 317, 321
Eustachian tube 307, 333
excavatio rectouterina 149, 229, 261
― rectovesicalis 149, 229
― vesicouterina 149, 229, 261
exogland 252
extensor expansion 71, 80
― retinaculum 56
external abdominal oblique muscle 25, 96
― acoustic meatus 330
― anal sphincter 237, 254, 256
― branch 287
― capsule 377
― carotid artery 272
― ear 280
― iliac artery 181, 230, 247
― ― vein 230
― intercostal muscles 91
― jugular vein 17
― nose 329
― occipital protuberance 20
― os of uterus 268
― pudendal arteries 192
― ― veins 192
― urethral orifice 234, 255, 264
extracorporeal shock wave lithotripsy 168
extradural hematoma 300
extrapyramidal system 350
extrinsic auricular muscles 280
eyebrow 278
eyelashes 319
eyelids 319

F

facial artery 272, 278
― colliculus 357
― muscles 278
― nerve 280, 298, 331, 334, 338, 348, 360
― ― paralysis 338
― vein 278
facies lunata 271
― urethralis 234
falciform ligament 164
― ― of liver 106, 143, 146
Fallopian tube 266
Fallot tetralogy 134
false ribs 92
― vocal cord 290
falx cerebri 297, 342
― inguinalis 97
fascia abdominalis superficialis 11
― antebrachii 38, 52
― axillaris 10
― brachii 38
― clavipectoralis 30
― cruris 196
― diaphragmatis urogenitalis inferior 257
― dorsalis manus 56
― endothoracica 110, 111
― iliaca 200
― lata 95, 192, 197
― masseterica 310
― pectoralis 8, 10
― penis superficialis 237
fascia perinei superficialis 238
― spermatica externa 231
― ― interna 105, 232
― temporalis 310
― thoracolumbalis 82
― transversalis 102
fasciculi transversi 216
fasciculus atrioventricularis 133
― cuneatus 358, 359
― gracilis 358, 359
― lateralis 40
― longitudinalis inferior 376
― ― superior 376
― mamillothalamicus 381
― medialis 40
― posterior 40
― uncinatus 376
fastigial nucleus 364
fastigium 356
fauces 285, 302
FCR 52
FCU 52
FDS 53
feeding center 382
femoral artery 198, 221, 247
― branch 188, 193
― canal 199, 200
― hernia 199
― neck fracture 271
― nerve 189, 201, 221
― ring 198, 247
― triangle 201
― vein 198
femur 210
fenestra cochleae 333
― vestibuli 338
fibers of pyramidal tract 359
fibrae arcuatae cerebri 376
― intercrurales 97
― lentis 327
― obliquae 164
― pyramidales 359, 361
fibrous capsule 77, 177, 224
― cuff 324
― pericardium 114
― ring 190
― sheath 59, 67
― collateral ligament 223
fila radicularia 90
filiform papillae 303
filum terminale 89
fimbria hippocampi 375, 380
― of hippocampus 375
fimbriae of oviduct 266
― tubae 266
finger breadth 5
fissura longitudinalis cerebri 342, 364

fissura mediana anterior 90, 351
— prima 352
— transversa cerebri 365, 368
fissurae cerebelli 352
flatfoot 220
flexor retinaculum 52
flexura coli dextra 144
— — sinistra 144
— duodenojejunalis 150, 157
flocculus 352
fMRI 380
folia cerebelli 352
foliate papillae 303
follicles 289
folliculi 289
— lymphatici 159
— — aggregati 159
— — solitarii 159
foramen cecum linguae 285
— epiploicum 149
— incisivum 316
— infraorbitale 328
— interventriculare 366, 378
— ischiadicum majus 246
— — minus 246
— jugulare 330
— magnum 274
— of Luschka 355
— of Magendie 355
— ovale 132, 339
— venae cavae 185
fornix 364, 375
— conjunctivae 320
— — superior 319
— of pharynx 284
— of vagina 267
— pharyngis 284
— vaginae 267
fossa inguinalis lateralis 104
— — medialis 104
— ischiorectalis 240, 257
— ovalis 132, 135
— poplitea 192, 207, 210
— rhomboidea 357
— supravesicalis 104
fourth ventricle 355
fovea centralis 326
freilegen 29
frenulum clitoridis 255
— of clitoris 255
— of prepuce 234
— preputii 234
frontal lobe 369
— nerve 322
— sinus 307, 318, 321
fundiform ligament of penis 95, 236
fundus 267

fundus oculi 326
— of eyeball 326
— of uterus 267
— ventriculi 162
— vesicae felleae 168
fungiform papillae 303
funiculus anterior 91
— lateralis 91, 358
— posterior 90, 91
— spermaticus 97, 105, 233
— umbilicalis 100

G

galea aponeurotica 279, 297
gallbladder 143, 165, 166, 168
gallstone 168
ganglia cardiaca 138
— sacralia 270
— thoracica 141
ganglion celiacum 155
— cervicale medium 124
— — superius 284
— cervicothoracicum 124, 141
— ciliare 323
— extracraniale 283
— geniculi 337
— impar 270
— inferius 329, 330
— nodosum 283, 329
— oticum 339
— pterygopalatinum 318, 338
— solare 155
— spinale 90
— stellatum 141
— submandibulare 315
— superius 330
— trigeminale 300, 339
gastric coronary vein 154
— juice 164
gastroduodenal artery 155, 169
gastrophrenic ligament 162
gastrosplenic ligament 148, 162, 173
geniculate ganglion 337
geniohyoid muscle 282
genital branch 188
genitofemoral nerve 188, 193
Gimbernat ligament 198
gingiva 315
glabella 278
glandula bulbourethralis 241
— lacrimalis 321, 323
— mammaria 8
— parathyreoidea 123, 288
— parotis 18, 280, 339
— sublingualis 304
— submandibularis 18, 281, 304

gl. suprarenalis 164, 173, 175
— thyreoidea 123, 288
— urethralis 264
— vestibularis major 258
glandulae intestinales 158
— palatinae 316
— tarsales 319, 320
— tracheales 289
— vestibulares minores 258
glans clitoridis 255
— of clitoris 255
— of penis 234
— penis 234
Glisson sheath 168
globose nucleus 364
globus pallidus 380
glomus caroticum 272, 283
glossopharyngeal nerve 298, 316, 330, 348
glottis 290
gluteal groove 192, 197
Goll column 358
gonorrhea 255
GOTS 22
gracile nucleus 359
granulationes arachnoideales 297, 344
gray matter 90, 384
— rami 184
— ramus 141
great auricular nerve 18
— cardiac vein 129
— cerebral vein 299, 345, 350
— saphenous vein 192, 195, 198
greater curvature 143
— occipital nerve 22, 85
— — trigeminus syndrome 22
— omentum 107, 143
— palatine artery 316
— — canal 318
— — nerves 318
— petrosal nerve 300, 336, 339
— sciatic foramen 246
— splanchnic nerve 141
— trochanter 191
— vestibular gland 258
Gross triangle 206
gubernaculum testis 106
gyri insulae 374
— temporales trans versi 372
gyrus 342
— cinguli 375
gyrus dentatus 375
— parahippocampalis 375
— paraterminalis 374
— postcentralis 370
— precentralis 370

gyrus temporalis superior 372
G cell 165

H

habenula 381
habenular nucleus 381
hallux valgus 227
hamstring 207
hamulus pterygoideus 316
hard palate 303
haustra coli 157
head of fibula 191
— of radius 37
heart 127
helix 330
hemal node 173
hemiazygos vein 181,186
hemicolectomy 153
hemispherium 342,364
— cerebelli 343,352
hemolymph node 173
hemorrhoid 254
Henle ligament 99
hepar 107,143
hepatic astery 149,154,164
— duct 164
— flexure 144
— lobules 166
— vein 167
hepatoduodenal ligament 149
hepatomegaly 165
hepatosplenomegaly 173
Herman line 254
hiatus aorticus 186
— esophageus 186
— saphenus 132,192,197
— semilunaris 318
— tendineus 204
— — adductorius 209
Hilton line 254
— hilus lienis 173
— of ovary 265
— of spleen 173
— ovarii 265
— renalis 178
hip joint 271
— — dislocation 201
hippocampus 378
Hoden 233
homunculus 373
horseshoe kidney 176
Hunter canal 202
— gubernaculum 106
hydrocephaly 356
hydrosalpinx 267
hymen 255
hyoid bone 26,281

hypoglossal canal 329
— nerve 27,273,282,
298,316,329
— nucleus 359
— palsy 305
— trigone 357
hypophysis 298,301
hypothalamic nuclei 367
— sulcus 366
hypothalamus 366,381
hypothenar 62,65

I

identify 32
ileal orifice 159
ileocecal junction 144
ileum 144,158
iliac crest 20,21,93
— fascia 200
iliofemoral ligament 270
iliohypogastric nerve 187
ilioinguinal nerve 187
iliolumbar artery 247
iliopectineal arch 200
iliotibial tract 197
in situ 107
incisive foramen 316
incisors 315,316
incisura jugularis 4
— scapulae 49
incus 333,335
infantile umbilical hernia 100
inferior alveolar artery 312
— — nerve 312,314
— — vein 312
— cerebellar peduncle 351,354,
359
— cerebral veins 345
— colliculus 349,360
— conchae 307
— epigastric artery 101,105,247
— — vein 101,105
— fascia of urogenital diaphragm 257
— ganglion 329,330
— gemelli 206
— gluteal artery 248
— — nerve 249
— horn 290,378
— laryngeal nerve 139,288,291
— meatuses 307
— medullary velum 356
— mesenteric artery 152
— — vein 152,156
— oblique 324,325
— petrosal sinus 299,330
— phrenic artery 186

inf. rectal artery 248
— — veins 248
— rectus 324,325
— sagittal sinus 298
— thyroid arteries 123
— — artery 35
— trunk 40
— vena cava 132,164,181
— vesical artery 248
infrahyoid muscles 26,287
infraorbital artery 312,328
— canal 328
— foramen 328
— groove 328
— nerve 328
infundibulum 298,347,366
— of oviduct 266
— tubae uterinae 266
inguinal canal 99,100,200
— hernia 106,233
— ligament 93,96,191
innermost intercostal muscles 92
innominate artery, vein 122
— bone 122
insula 372,374
insular gyri 374
interatrial septum 132
intercavernous sinuses 299
intercostal arteries 141
— nerves 9,92,141,184
— space 92
— veins 141
intercrural fibers 97
interfoveolar ligament 105
interlobar arteries 179
— veins 179
interlobular arteries 179
— veins 179
intermediate nerve 348
intermuscular septum 38,197,
213
internal acoustic meatus 336
— anal sphincter 254
— branch 287
— capsule 380,382
— carotid artery 298,339,345
— — nerve 284,339
— derangement 77
— iliac artery 181,247
— — vein 249
— intercostal membrane 184
— — muscles 91
— intercostals 112,184
— jugular vein 27,34,283,330
— internal pudendal artery
242,245,248,260
— — vein 242,260
— spermatic fascia 105,232

internal thoracic artery 35, 110, 112
— — vein 110, 112
— urethral orifice 229, 251
Internus 293
interpleural space 125
intersectiones tendineae 100, 101
interspinous ligament 86
intertendinous connection 57
interthalamic adhesion 366, 381
interventricular foramen 366, 378
— septum 133
intervertebral disk 189
intestinal glands 158
— lymphatic trunks 182
— tuberculosis 159
— villi 158, 170
intestinum crassum 108
— tenue 108, 144
intramural constriction 176
intravenous injection 38
intrinsic dorsal musculature 83
— plus position 71
intumescentia cervicalis 89
— lumbalis 89
intussusception 159
iris 326, 327
ischial tuberosity 192
ischiofemoral ligament 270
ischiorectal fossa 240, 257
isthmus 123, 266, 334
— tubae auditivae 334

J

Jacoby line 87
jejunum 144, 158
joint capsule 75
jugular foramen 330
— ganglion 330
jugulosubclavian angle 34

K

key ligament 227
kidney 173
Kiesselbach area 305
knee jerk 203
Kopfnicker 18

L

labia majora 254
— minora 255
labium majus pudendi 254
— minus pudendi 255
labrum acetabulare 271

labyrinthus membranaceus 336
— osseus 336
lacertus fibrosus 41
lacrimal artery 323
— gland 321, 323
— nerve 323
— papilla 319
— pore 319
— sac 319, 329
lacuna musculorum 200, 247
— vasorum 200, 247
lacunar ligament 198
lamellar bodies 63
lamina affixa 378
— anterior 100
— arcus vertebrae 87
— cribrosa 298
— muscularis mucosae 183
— of vertebral arch 87
— parietalis 126
— posterior 101
— visceralis 126
laminae albae 364
laminectomy 87
Langer muscle 15
large intestine 108
laryngeal cavity 290
— pharynx 284
— ventricle 293
larynx 290
lateral aperture 355
— arcuate ligament 186
— cord 40
— crus 96
— cuneiform 226
— epicondyle 37
— femoral cutaneous nerve 189, 193
— food channel 286
— funiculus 91, 358
— geniculate body 382
— gray horn 91
— head 46
— inguinal fossa 104
— lemniscus 360
— malleolus 192
— meniscus 224
— pectoral nerves 29
— plantar artery 218
— — vein 218
— pterygoid muscle 312
— rectus 323, 325
— semicircular canal 336
— sulcus 342, 369
— sural cutaneous nerve 195
— thoracic artery 31, 32
— ventricle 378
laterale Achsellücke 49

Lateralis 293
left coronary artery 129
— crus 185
— gastric artery 154
— gastroepiploic artery 154
— lobe 165
— ovarian vein 176
— testicular vein 176
— ventricle 127
lemniscus lateralis 360
— medialis 359, 361
lens 326, 327
— fibers 327
lenticular nucleus 377
lenticulostriate artery 368
lentiform nucleus 377
leptomeninx 343
lesser curvature 143
— occipital nerve 18, 22
— omentum 146
— palatine arteries 316
— — nerves 318
— peritoneal sac 148
— petrosal nerve 336, 339
— — nerves 300
— sciatic foramen 246
— splanchnic nerve 141, 155, 176, 186
— vestibular glands 258
Lieberkühn gland 158
lien 145, 173
— accessorius 173
ligamenta collateralia 80
ligament of femoral head 271
— of ovary 261, 265
ligamentum alare 278
— anulare radii 77
— — stapedis 338
— apicis dentis 277
— arcuatum laterale 186
— — mediale 186
— arteriosum 126, 137, 179
— bifurcatum 227
— capitis femoris 271
— collaterale fibulare 223
— — radiale 77
— — tibiale 223
— — ulnare 76
— coronarium hepatis 146, 164
— cruciatum anterius 224
— — posterius 224, 225
— cruciforme atlantis 277
— denticulatum 89
— falciforme hepatis 106, 107, 143, 146, 164
— flavum 273
— fundiforme penis 95, 236
— gastrolienale 148, 162, 173

lig. gastrophrenicum 162
― hepatoduodenale 149
― iliofemorale 270
― inguinale 93,96,191
― interfoveolare 105
― interspinale 86
― ischiofemorale 270
― lacunare 198
― latum uteri 229,261
― longitudinale posterius 276, 277
― mediale 226
― ― deltoideum 226
― nuchae 22,84
― ovarii proprium 261,265
― palpebrale mediale 319
― patellae 203,225
― phrenicolienale 148,173
― plantare longum 219
― popliteum obliquum 223
― pubofemorale 270
― pulmonale 115
― reflexum 99
― sacrospinale 246,270
― sacrotuberale 245
― stylohyoideum 283,305
― stylomandibulare 314
― supraspinale 84,86
― suspensorium clitoridis 258
― ― ovarii 262
― ― penis 237
― teres hepatis 106,107,164, 167
― ― uteri 97,99,105,230,261, 267
― transversum genus 225
― triangulare 146,164
― umbilicale mediale 105,106, 248
― ― medianum 105,106,229, 264
― venosum 167
― vocale 293,294
limbic system 375
linea alba 100
― arcuata 102
― dentata 254
― epiphysialis 78
lingua 303
lingual artery 272,282,316
― nerve 304,314,316
― papillae 303
― vein 282,303,316
liquor cerebrospinalis 88
Lisfranc joint 227
Littre hernia 158
liver 107,143
lobar bronchi 119

lobules 289
― of testis 234
lobuli 289
― hepatis 166
― ― testis 234
lobulus auriculae 331
― corticalis 179
― pulmonis 117,121
lobus caudatus 166
― frontalis 369
― hepatis dexter 165
― ― sinister 165
― occipitalis 369
― parietalis 369
― pyramidalis 288
― quadratus 166
― renalis 178,179
― sinister 123
― temporalis 369
local nuchal ligament calcinosis 85
locus ceruleus 357
long ciliary nerves 323
― head 41,46,207
longitudinal cerebral fissure 342,364
― duodenal fold 170
long plantar ligament 219
― thoracic nerve 46
lower isthmus 176
lumbar arteries 180,189
― enlargement 89
― lymphatic trunks 182
― plexus 187
― triangle 25
― veins 181,189
lumbocostal trigone 186
lumbosacral trunk 189
lumbrical muscles 68,218
― position 68,69,71
lunate sulcus 371
― surface 271
Lunge 117
lung 117
lymph follicles or nodules 159
lymphatic vessels 10,95
lymphonodi axillares 10,31
― bronchopulmonales 119
― cervicales profundi 28
― ― superficiales 17
― inguinales superficiales 95
― mediastinales anteriores 126
― parotidei 280
― submandibulares 18

M

Mackenrodt ligament 262

macula 326
― lutea 331
magnetic resonance imaging 380
main bronchus 119,138,289
major duodenal papilla 170
― sublingual duct 304
Malgaigne luxation 77
mallear prominence 332
― stria 332
malleolus lateralis 192
― medialis 192
malleus 333,334
mamma 5
mammary gland 8
mammillary body 347,375,381
mandible 4
mandibula 4
mandibular canal 313
― joint 313
― nerve 300,339
manubrium sterni 93
margo anterior tibiae 191
marrow cavity 78,210
Marshall vein 129
Martin-Gruber anastomosis 54
masseteric fascia 310
mastoid air cells 332,334
― antrum 335
― process 4
matrix of nail 61
― unguis 61
maxillary artery 311,314
― nerve 300
― sinus 318,328
MCL 117
meatus acusticus externus 330
― ― internus 336
― nasi communis 307
― ― inferior 307
― ― medius 307
― ― superior 307
― nasopharyngeus 307
Meckel diverticulum 158
medial arcuate ligament 186
― condyle of femur 191
― cord 40
― crus 96
― cuneiform 226
― deltoid ligament 226
― eminence 357
― geniculate body 382
― head 46
― inguinal fossa 104
― lemniscus 359,361
― ligament 226
― malleolus 192
― meniscus 224
― nucleus 381

medial palpebral ligament　319
── pectoral nerves　29
── planter artery nerve　218
── ── vein nerve　218
── pterygoid muscle　312
── rectus　323,325
── sural cutaneous nerve　195
── umbilical folds　106
── ── ligament　105,248
── Achsellücke　49
median aperture　355
── nerve　40,43,54,55,67
── ── paralysis　72
── sacral artery　181
── sulcus　357
── umbilical fold　106
── ── ligament　105,229,264
mediastinum　125
── testis　234
medulla　177,178
── oblongata　343,348,351
── ossium　33,78,93,210
── ── rubra　93
── spinalis　88
medullary core　364
Meibomian gland　319
membrana atlanto-occipitalis posterior　273
── fibrosa　77,224
── intercostalis externa　91
── ── interna　91,184
── interossea antebrachii　78
── ── cruris　220,221
── perinei　239,257
── synovialis　59,77,224
── tectoria　276
── thyreohyoidea　284,288
── tympani　331
── ── secundaria　333
membranous labyrinth　336
── part of interventricular septum　136
── urethra　253
meningitis　343
meniscus lateralis　224
── medialis　224
mental artery　313
── nerve　313
── vein　313
mesencephalon　350
mesenterium　145
mesentery　145
mesoappendix　146
mesocolon sigmoideum　146
── transversum　145
mesogastrium　146
── dorsale　146

mesogastrium ventrale　146
mesometrium　261,267
mesorchium　233
mesosalpinx　261,266
mesotendineum　59,68
mesotendon　59,68
mesovarium　261,265
metatarsus latus　220
midbrain　350
middle cardiac vein　129
── cerebellar peduncle　351,353
── cerebral artery　345,368,374
── conchae　307
── ear　333
── meatuses　307
── meningeal artery　298,300
── ── vein　298,300
── rectal artery　248
── ── veins　248
── temporal artery　310
── trunk　39
minimal cardiac veins　129
mitral valve　132,135
mobile cecum　146
moderator band　134
modiolus　337
molars　315,316
Monro foramen　366
mons pubis　255
Morgagni ventricle　293
motor aphasia　371
── area　370
── root　300,348
── speech center　371
movable kidney　174
moyamoya disease　346
MP joint　80
MRI　380
MR cholangiopancreatography　171
mucous layer　332
── membrane　162
── of facial expression　278
── of mastication　309
muscular coat　162
── lacuna　200,247
musculi dorsi proprii　83
── intercostales externi　91
── ── interni　91,112,184
── ── intimi　92
── interossei dorsales　69,216
── ── palmares　69
── ── plantares　219
── intertransversarii　84
── levatores costarum　86
── lumbricales　68,218
── multifidi　84
── papillares　133,135

mm. pectinati　132
── rhomboidei　47,50,82
── rotatores　84
── semispinales　84
── subcostales　184
musculocutaneous nerve　40,42
musculophrenic artery　112,141,186
musculus abductor digiti minimi　65,217
── hallucis　217
── pollicis brevis　65
── ── longus　60,80
── adductor brevis　204
── ── hallucis　218
── ── longus　201
── ── magnus　202,204,209
── ── minimus　209
── ── pollicis　69
── anconeus　47,56,76
── articularis genus　222
── arytenoideus　292
── biceps brachii　41
── ── femoris　207
── brachialis　42,76
── brachioradialis　55,60,77
── buccinator　280
── bulbospongiosus　239,256
── coccygeus　242,245,260,270
── constrictor pharyngis superior　308
── coracobrachialis　41,73
── cremaster　97,231
── cricoarytenoideus lateralis　293,294
── ── posterior　291
── cricothyreoideus　287,291
── deltoideus　14,41,74
── digastricomylohyoideus　281
── erector spinae　83
── extensor carpi radialis brevis　60,77,79
── ── ── longus　60,77,79
── ── ── ulnaris(ECU)　56,77
── ── digiti minimi　60
── ── digitorum　57
── ── ── brevis　215
── ── ── longus　214,221
── ── hallucis brevis　215
── ── ── longus　214,221
── ── indicis　60
── ── pollicis brevis　60,80
── ── ── longus(EPL)　60
── flexor carpi radialis(FCR)　52,76,79
── ── ── ulnaris(FCU)　52,76
── ── digiti minimi brevis　65,218

m. flexor digitorum brevis 217
— — — longus 213, 218, 220
— — — profundus (FDP) 54
— — — superficialis (FDS) 53, 76
— — hallucis brevis 218
— — — longus 213, 218, 220
— — pollicis brevis 65
— — — longus 55
— gastrocnemius 210
— — tertius 211
— gemellus inferior 206
— — superior 206
— genioglossus 303, 315
— geniohyoideus 282
— gluteus maximus 25, 197, 204, 270
— — medius 197, 205, 270
— — minimus 206
— gracilis 201, 207
— hyoglossus 282, 304, 315
— iliacus 187
— iliocostalis 83
— iliopsoas 187, 200
— infraspinatus 49, 74
— ischiocavernosus 239, 256
— latissimus dorsi 11, 14, 25, 50, 82
— levator ani 240, 247, 260, 263
— — palpebrae superioris 320, 322
— — scapulae 47, 50
— — veli palatini 308, 316, 338
— longissimus 83
— longus capitis 277
— — colli 277
— mylohyoideus 281, 304, 314
— obliquus capitis inferior 85
— — — superior 85
— — externus abdominis 16, 25, 46, 96
— — inferior 324, 325
— — internus abdominis 97
— — superior 322, 325
— obturatorius externus 206, 244, 270
— — internus 206, 245, 270
— omohyoideus 26, 51
— opponens digiti minimi 65
— — quinti 218
— — pollicis 65
— orbicularis oculi 279
— — oris 278
— palatoglossus 308
— palatopharyngeus 308
— palmaris brevis 62
— — longus 52, 76

m. pectoralis major 12, 14, 29, 73
— — minor 30
— peroneus accessorius 215
— — brevis 214, 221
— — longus 214, 218, 219, 221
— — quartus 215
— — tertius 214
— piriformis 205, 246, 270
— plantaris 211
— popliteus 212, 225
— pronator quadratus 55, 69, 78
— — teres 52, 54, 76
— psoas major 186, 187
— — minor 186
— pterygoideus lateralis 312, 313
— — medialis 312
— pyramidalis 100
— quadratus femoris 206
— — lumborum 186, 187
— — plantae 218
— quadriceps femoris 201
— rectus abdominis 100
— — capitis posterior major 85
— — — — minor 85
— — femoris 201
— — inferior 324, 325
— — lateralis 323, 325
— — medialis 323, 325
— — superior 322, 325
— rhomboideus major 49
— — minor 49
— sacrospinalis 83
— sartorius 191, 198
— scalenus anterior 29, 110
— — medius 50, 110
— — posterior 110, 122
— semimembranosus 207
— semispinalis capitis 83
— semitendinosus 207
— serratus anterior 15, 45, 51
— — posterior inferior 83
— — — superior 82
— soleus 210
— sphincter ani externus 237, 254, 256
— — — internus 254
— — urethrae 241, 253, 260
— spinalis 83
— splenius 83
— stapedius 334
— sternalis 12
— sternocleidomastoideus 17, 18, 23, 25
— sternohyoideus 27, 110
— sternothyreoideus 27, 110
— styloglossus 314, 316

m. stylohyoideus 281
— stylopharyngeus 283
— subclavius 29, 33
— subscapularis 46, 74, 75
— supinator 55, 61, 77
— supraspinatus 49, 74
— temporalis 310, 311
— — tympani 334
— — veli palatini 308, 316
— teres major 49, 75
— — minor 49, 74
— thyreoarytenoideus 293
— thyreohyoideus 27, 288
— tibialis anterior 214, 221
— — posterior 213, 220
— transversospinalis 83
— transversus abdominis 97
— — perinei profundus 241, 260
— — — superficialis 239, 256
— — thoracis 112
— trapezius 19, 23, 47, 82
— triceps brachii 46, 76
— — surae 211
— vastus intermedius 201
— — lateralis 201
— — medialis 201
— vocalis 293, 294
mylohyoid muscle 281
— nerve 281, 312, 314
myocardial infarction 130
myocardium 129, 131
myodesopsia 326
myometrium 267, 269

N

nail 61
naris 306
nasal ala 279, 329
— apex 329
— hair 306
— pharynx 284
— root 329
— septum 285, 302, 305
— vestibule 306
nasociliary nerve 323
nasolacrimal duct 318, 329
nasopalatine nerve 305
nasopharyngeal meatus 307
nasopharynx 284
nasus externus 329
navel 106
navicular bone 226
Nebenhoden 233
neocerebellum 352

neocortex 380
neostriatum 381
nerve of pterygoid canal 338
— plexus 16
nervi ciliares breves 324
— — longi 323
— clunium superiores 21
— erigentes 249
— intercostales 9,92,141,184
— olfactorii 317
— palatini 318
— — minores 316
— pectorales 31
— spinales 89
— splanchnici pelvini 249
— — sacrales 249
— supraclaviculares 9,12,17
nervus abducens 298,324,348
— accessorius 19,25,26,47,51,
273,298,330,348
— alveolaris inferior 312,313,
314
— ampullaris posterior 337
— auricularis magnus 17
— auriculotemporalis 280,314
— axillaris 40,44,74
— canalis pterygoidei 338,339
— cardiacus cervicalis inferior
124
— — — medius 124
— — — superior 124
— — internus 284,339
— cutaneus femoris lateralis
189,193
— — — posterior 194,205
— — surae lateralis 195
— — — medialis 195
— dorsalis penis 237
— — scapulae 49,50
— ethmoidalis anterior 317
— facialis 278,280,298,331,
334,338,348,360
— femoralis 189,194,201,221
— frontalis 322
— genitofemoralis 188,193
— glossopharyngeus 283,298,
316,330,348
— gluteus inferior 205,249
— — superior 205,249
— hypoglossus 27,273,282,283,
298,316,329,349
— iliohypogastricus 99,187
— ilioinguinalis 99,187
— infraorbitalis 328
— intercostobrachialis 31,51
— intermedius 348
— interosseus anterior 69,78
— — posterior 61,78

n. ischiadicus 205,206,221,249
— lacrimalis 323
— laryngeus inferior 139,288,
291
— — recurrens 124,137,287
— — superior 284,287
— lingualis 304,314,316
— mandibularis 300,339
— maxillaris 300
— medianus 40,43,54,55,67,72
— mentalis 313
— musculocutaneus 40,42,43,
72
— mylohyoideus 281,312,314
— nasociliaris 323
— nasopalatinus 305
— obturatorius 189,194,221,
230
— occipitalis major 22,85
— — minor 18,22
— oculomotorius 298,299,322,
347
— ophthalmicus 300
— opticus 298,324,339,347
— palatinus major 316
— pectoralis lateralis 29
— — medialis 29
— peroneus communis 208
— — profundus 196,214,221
— — superficialis 196,214,216
— petrosus major 300,336,339
— — minor 300,336,339
— — profundus 339
— phrenicus 29,110,122,141,
186
— plantaris lateralis 218
— — medialis 218
— pudendus 242,245,249,260
— radialis 40,43,55,61,72
— saccularis 337
— saphenus 195,203
— — major 141,155,186
— — minor 141,155,176,186
— statoacusticus 298
— subcostalis 188
— sublingualis 315
— suboccipitalis 85
— suprascapularis 74
— suralis 195,196,208
— thoracicus longus 31,46
— thoracodorsalis 31,32
— tibialis 208,210,212
— transversus colli 17
— trigeminus 298,300,348
— trochlearis 299,322,348
— tympanicus 330
— ulnaris 40,54,55,67,72,76
— utriculoampullaris 337

n. vagus 124,156,186,273,298,
330,348
— vestibulocochlearis 298,348
neurosecretion 366
Nishimoto disease 346
nodose ganglion 283,331
nodus atrioventricularis 133
nostril 306
nuchal ligament 84
nucleus anterior thalami 381
— caudatus 380
— colliculi inferioris 360
— cuneatus 359
— dentatus 354,364
— dorsalis nervus vagi 359
— emboliformis 364
— fastigii 364
— globosus 364
— gracilis 359
— habenulae 381
— lentiformis 377
— lentis 327
— medialis thalami 381
— nervi abducentis 360
— — hypoglossi 359
— of lens 327
— olivaris 359
— paraventricularis 366
— pulposus 190
— ruber 350
— sensorius principalis nervi
trigemini 360
— solitarius 359
— supra-opticus 366
— tractus spinalis nervi trigemini
360
— vestibularis 360
nuclei pontis 361

O

obex 357
oblique popliteal ligament 223
— vein of left atrium 129
obturator artery 230,247
— canal 247,263
— externus muscle 206,244,246
270
— internus muscle 206,245,270
— nerve 189,194,221,230
occipital artery 85
— lobe 369
— vein 85
oculomotor nerve 298,299,322,
347
Oddi sphincter 171,172
olecranon 37
olfactory bulb 297,343,347,374

olfactory nerves 317
— region 307,317
— tract 343,347,374
— trigone 347,374
oliva 351,359
olivary nucleus 359
olive 351,359
omental bursa 148
omentum majus 107,143
— minus 146
omohyoid muscle 26
open tube 308
opening for aorta 186
— for esophagus 186
— for inf. vena cava 185
operculum 372
ophthalmic artery 323,339
— nervi 300
— vein 323
opposition 66
optic chiasm 343,347,366
— disk 326
— nerve 324,339,347
— papilla 326
— part of retina 326
— pathway 382
— radiation 377,382
— tectum 350
— tract 347,382
ora serrata 326
oral cavity 302
— — proper 302
— diaphragm 281
— vestibule 302
orbita 278
orbital septum 320
— apex 324
— — syndrome 324
— fat pad 322
— periosteum 321
os costale 92
— cuboideum 226
— cuneiforme intermedium 226
— — laterale 226
— — mediale 226
— hyoideum 26,281
— naviculare 226
Osgood-Schlatter disease 204
ossa tarsi 226
osseous labyrinth 336
ostium abdominale tubae uterinae 266
— ileale 159
— pharyngeum 333
— — tubae auditivae 307
— tympanicum 333
— ureteris 229,251

ostium urethrae externum 234,255,264
— — internum 229,251
— uteri 268
— vaginae 255
otic ganglion 339
otitis media 332
oval window 338
ovarian artery 180,229,249
— vein 229
ovarium 145,261,265
ovary 145,261,265
oviduct 266

P

Pacchionian bodies 297,344
pachymeninx 343
Pacinian corpuscles 63
palatine glands 316
— tonsil 286
palatoglossal arch 286
palatopharyngeal arch 286
palatum durum 303
— molle 303
paleocerebellum 352
paleostriatum 381
palmar aponeurosis 63
palmaris brevis sign 62
palpebra 319
palpebral conjunctiva 319
pampiniform plexus 232,233
pancreas 153,170
pancreatic duct 171
pancreaticobiliary malunion 171
panniculus carnosus 19
Papez circuit 375
papilla duodeni major 170,171
— duodeni minor 170
— lacrimalis 319
— mammae 5
— renalis 178
papillae filiformes 303
— foliatae 303
— fungiformes 303
— linguales 303
— vallatae 285,303
papillary muscles 133,135
paradidymis 233
parametritis 263
parametrium 262
paranasal sinuses 307,318
paraneuron 269
paraterminal gyrus 374
parathyroid gland 123,288
paraumbilical veins 106,167
paraurethral duct 264
paraventricular nucleus 367
parietal branches 247

parietal lobe 369
— peritoneum 103,145
— pleura 110
parieto-occipital sulcus 369
parotid duct 280
— gland 18,280,339
— lymph nodes 280
pars cochlearis nervus octavi 337
— flaccida 332
— laryngea 284
— membranacea 253
— — septi interventricularis 133,136
— nasalis 284
— optica retinae 326
— profunda 238
— prostatica 252
— pylorica 162
— radiata 179
— subcutanea 238
— superficialis 238
— tensa 332
patella 191,203
patellar ligament 203,225
— reflex 203
patent foramen ovale 132
pattellar tap 225
pectinate muscles 132
pectineal line 254
pectoral fascia 8,10
pedunculus cerebellaris inferior 351,354,359
— — medius 351,353,354
— — superior 354,360
pelvic diaphragm 241,260
— floor 242
— plexus 249
— splanchnic nerves 249
pelvis 179
— renalis 178
penis 234
perforating arteries 202,209
pericardiacophrenic artery 141
pericardium 114,126
— fibrosum 114
— serosum 114,126
perichondrium 92
perimetrium 267
perineal body 239,256
— membrane 239,257
— region 237
perineum 237
periorbita 321
periosteum 78,210
peritoneal cavity 149
peritoneum parietale 103,145
— viscerale 145
peroneal artery 212,221

peroneal paralysis 216
pes anserinus 208
— hippocampi 378
PET 352
Peyer patches 159
pharyngeal cavity 284
— orifice 307, 333
— plexus 283
— raphe 284
— tonsil 284, 307
pharynx 284
phimosis 234
phrenic nerve 29, 122, 141, 186
phrenicosplenic ligament 148, 173
physiological constrictions 139
pia mater encephali 343
— — spinalis 88, 90
pineal body 367
PIP joint 80
piriform recess 286
pituitary gland 298, 301
plantar aponeurosis 216
— arch 219
platysma 5, 7, 278
pleural cavity 114, 115
— recess 115
pleura parietalis 110
— pulmonalis 114, 117
plexus brachialis 30, 31, 33, 39, 51, 72
— cardiacus 125, 129, 138
— caroticus internus 339
— celiacus 155
— cervicalis 17, 26
— chorioideus 355, 368
— lumbalis 187
— pampiniformis 232, 233
— pelvinus 249
— pharyngeus 283
— pterygoideus 311, 314
— sacralis 189, 249, 270
— venosus rectalis 254
plica aryepiglottica 286
— ileocecalis 149
— longitudinalis duodeni 170
— rectouterina 261
— salpingopharyngea 307
— spiralis 168
— sublingualis 303
— umbilicalis lateralis 104
— — medialis 103, 106
— — mediana 103, 106
— vestibularis 290, 293
— vocalis 290, 293
plicae circulares 158, 170
— semilunares coli 159
polus anterior 325

polus posterior 325
polycystic kidney 177
pomum Adami 296
pons 343, 347, 351
— Varolii 351
pontine hemorrhage 351
— nuclei 361
popliteal artery 209, 212, 221
— fossa 192, 207, 210
— space 192
— vein 209
porta hepatis 166
portal fissure 166
— hypertension 173
— triad 168
— vein 149, 153, 164
portio minor 348
— vaginalis 267
porus acusticus externus 330
— — internus 336
posterior ampullar nerve 337
— atlanto-occipital membrane 273
— belly of digastric 281
— cerebral artery 346, 350, 369
— chamber 327
— circumflex humeral artery 44, 74
— communicating artery 346
— cord 40
— cruciate ligament 224
— ethmoidal artery 305
— — vein 305
— femoral cutaneous nerve 194, 205
— funiculus 90, 91
— gray horn 91
— horn 378
— inf. cerebellar artery 347
— intercostal arteries 92, 180
— — veins 92
— interosseous artery 61
— — nerve 61
— interventricular groove 128
— layer 101
— longitudinal ligament 276, 277
— median sulcus 90, 358
— pole 325
— semicircular canal 336
— spinocerebellar tract 359
— sup. alveolar artery 311
— tibial artery 212, 221
postcentral gyrus 370
posterolateral sulcus 90
Posticus 291
Poupart ligament 96
precentral gyrus 370

premolars 315, 316
prepuce 234
— of clitoris 255
preputium 234
— clitoridis 255
presbyopia 327
prevertebral space 273
primary bronchus 119, 138, 289
— dorsal ramus 90
— fissure 352
— ventral ramus 41, 90
principal bronchus 119, 138, 289
— sensory nucleus 360
Probst commissure 361
processus ciliares 326
— coronoideus 311
— mastoideus 4
— spinosus 20
— uncinatus 170
— vaginalis 233
— vocalis 294
— xiphoideus 4, 93
profunda brachii artery 43
prominentia mallearis 332
promontorium 230, 333
promontory 230, 333
proper hepatic artery 149, 154, 164
prostata 246, 252
prostate gland 246, 252
prostatic cancer 252
— colliculus 252
— hypertrophy 252
— urethra 252
— utricle 252
protuberantia occipitalis externa 20
pterygoid hamulus 316
— plexus 311, 314
pterygopalatine ganglion 318
pubes 93, 231
pubic hair 93, 231
— symphysis 93
— tubercle 5, 93, 191
pubofemorale ligament 270
pudendal canal 242, 260
— nerve 242, 245, 249, 260
pulmo 117
pulmonary artery 118
— embolism 119
— ligament 115
— lobule 117
— pleura 114, 117
— trunk 125
— valve 132, 135
— vein 118
pulpa lienis 173
pulp of spleen 173

pulpy nucleus 190
pulse 53
pulvinar 381
punctum lacrimale 319
puncture of Douglas pouch 149
pupilla 326
pupil 326
putamen 380
pyloric reflex 164
― stenosis 164
pyloromyotomy 164
pylorospasm 164
pylorus 143
pyramid 336,351,358
pyramidal decussation 351
― lobe 288
― tract 351,359
pyramis 336,351,358
― renalis 178

Q

quadrangular space 49
quadrate lobe 166
quadrigeminal bodies 350

R

radial artery 53,60
― collateral ligament 77
― nerve 40,43,55
― ― paralysis 72
― styloid tendovaginitis 60
radiatio acustica 377,382
― corporis callosi 377
― optica 377,382
radiocarpal joint 79
radix dentis 315,316
― dorsalis 89,90
― linguae 285,303
― mesenterii 145
― motoria 300,348
― nasi 329
― penis 234
― pulmonis 117
― sensoria 348
― ventralis 89,90
rami cardiaci cervicales inferiores 124
― ― cervicales superiores 124
― ― thoracici 124
― communicantes 141
― cutanei anteriores 194,201
Ramstedt operation 164
ramus circumflexus 129
― colli nervi facialis 18
― communicans albus 141
― ― griseus 141

ramus dorsalis 90
― externus 287
― femoralis 188,193
― genitalis 188
― internus 287
― interventricularis anterior 129
― ― posterior 129
― ventralis 41,90
raphe pharyngis 284
― scroti 230
recessus duodenojejunalis 150
― epitympanicus 335
― piriformis 286
― pleuralis 115
rectal ampulla 253
― venous plexus 254
rectouterine fold 261
― pouch 149,229,261
rectovesical pouch 149,229
rectum 145,253
rectus sheath 16,100
recurrent nerve 124,137,287
red marrow 93
― nucleus 350
― pulp 173
reflected ligament 99
regio olfactoria 307,317
― perinealis 237
― respiratoria 307
relaxin 244
ren 173
renal artery 176,180
― calices 178
― column 178
― cyst 177
― hilus 178
― lobe 178
― papilla 178,179
― pelvis 178
― pyramid 178
― sinus 178
― vein 176
respiratory region 307
rete testis 234
retina 326
retinacula cutis 216
retinaculum extensorum 56
― flexorum 52
― musculi extensorum inferius 196
― ― extensorum superius 196
retinal detachment(RD) 326
retrodeviated uterus 263
retromandibular vein 281
retropubic space 250
Retzius space 250
Rex-Cantlie line 166

rhinencephalon 374,375
rhomboid fossa 357
― muscles 47
ribs 4
right coronary artery 129
― crus 185
― gastric artery 154
― gastroepiploic artery 155
― lobe 165
― trigonum fibrosum 131
― ventricle 127
rima glottidis 290
― pudendi 255
rolandic fissure 369
root filaments 90
― of lung 117
― of mesentery 145
― of penis 234
― of tongue 285,303
Roser-Nélaton line 191
rotator cuff 75
round ligament of liver 106,107,164
― ― of uterus 97,99,105,230,261,267
― window 333

S

2nd tympanic membrane 333
saccular nerve 337
sacculation 157
saccus lacrimalis 319,329
sacral plexus 189,249,270
― splanchnic nerves 249
sacroiliac joint 271
sacrospinous ligament 246,270
sacrotuberous ligament 245
sacrouterine ligament 262
salpingitis 267,307
salpingography 267
salpingopharyngeal fold 307
saphenous nerve 195,203
― opening 192,197
satiety center 382
scalene space 40
scalenus syndrome 40
scapha 330
scapula 20
scapular notch 49
― spine 20
scapulohumeral periarthritis 75
Scarpa fascia 12,95
― triangle 201
sciatic nerve 205,206,221,249
sciatica 190,208
sclera 319,325,327
scrotal hydrocele 233

scrotal raphe   230
　— septum   232
scrotum   230
second tympanic membrane   333
segmenta bronchopulmonalia
　　　　　　　　　　　　120
segmental bronchi   120
Sehnenspiegel   23
sella turcica   298
semen   241
semilunar folds   159
seminal fluid   241
　— vesicles   246, 251
seminiferous tubules   234
sensory aphasia   371
　— root   348
　— speech center   371
septula testis   234
septum atrioventriculare   133,
　　　　　　　　　　　　135
　— interatriale   132, 135
　— intermusculare   38, 197, 213
　— interventriculare   133, 135
　— nasi   285, 302, 305
　— orbitale   320
　— pellucidum   364, 378
　— scroti   232
serous membrane   162
　— pericardium   114, 126
serratus paralysis   45
short ciliary nerves   324
　— head   41, 207
　— process   332
shoulder joint   75
sigmoid colon   144
　— mesocolon   146
　— sinus   299
sinus anales   254
　— caroticus   272
　— cavernosus   299
　— coronarius   129
　— durae matris   298
　— ethmoidalis   317, 321
　— frontalis   307, 318, 321
　— intercavernosi   299
　— maxillaris   318, 328
　— paranasales   307, 318
　— petrosus inferior   299, 330
　— — superior   299
　— rectus   299
　— renalis   178
　— sagittalis inferior   298
　— — superior   297, 298
　— sigmoideus   299
　— sphenoidalis   307, 318, 338
　— transversus   299
　— — pericardii   127
　— urogenitalis   255

Skene duct   264
skull base fracture   298
small intestine   108, 144
　— saphenous vein   195
soft palate   303
solar ganglion   155
solitary lymph nodules   159
　— nucleus   359
somatosensory area   370
spatia intercostalia   92
spatium perinei profundum   241,
　　　　　　　　　　　　260
　— — superficiale   240
　— praevertebrale   273
　— retropubicum   250
sperma   241
spermatic cord   97, 105, 233
spermatozoon   234
spermium   234
sphenoidal sinus   307, 318, 338
spina iliaca anterior superior   4,
　　　　　　　　　　　　93, 191
　— scapulae   20
spinal arachnoid   88
　— cord   88
　— dura mata   274
　— — mater   88
　— ganglion   90
　— nerves   89
　— pia mater   88
　— trigeminal tract   360
spinous process   20
spiral canal   337
　— folds   168
splay foot   220
spleen   145, 173
splenic artery   155, 169
　— flexure   144
　— vein   155, 169
spontaneous occlusion of
　　　　　　Willis circle   346
sprain   226
spring ligament   219
stapes   334, 338
stellate ganglion   141
　— venules   177
steppage gait   216
sternal angle   4, 92, 93
　— puncture   93
sternalis muscle   12
sternoclavicular joint   33
sternocostal trigone   186
sternohyoid muscle   27
sternomastoid muscle   18
sternothyroid muscle   27
sternum   4
stomach   107, 143
straight sinus   299

strap muscles   26, 287
stratum circulare   162, 164
　— cutaneum   332
　— longitudinale   162
　— mucosum   332
stria mallearis   332
　— medullaris thalami   381
　— terminalis   378, 380
striae medullares   179
　— — ventriculi quarti   357
striate area   371
stylohyoid ligament   305
　— muscle   281
stylomandibular ligament   314
subarachnoid cisterns   344
　— space   88, 343
subcallosal area   374
subclavian artery   30, 33
　— steal syndrome   36
　— vein   30, 33
subcostal artery   180
　— muscles   184
　— nerve   188
subcutaneous bursa   195
　— part   238
sublingual artery   304
　— caruncle   303
　— fold   303
　— gland   304
　— nerve   315
　— vein   304
submandibular duct   304
　— ganglion   315
　— gland   18, 281, 304, 315
　— lymph nodes   18
　— triangle   281
submucosa   162
suboccipital nerve   85
　— puncture   344
　— triangle   85
subscapular artery   32
substance P   269
substantia alba   90, 384
　— compacta   78, 210
　— grisea   90, 383
　— — centralis   350
　— nigra   350
　— perforata anterior   374
　— spongiosa   78
sulcus   342
　— calcarinus   371, 378
　— centralis   369
　— coronarius   128
　— gluteus   192, 197
　— hypothalamicus   366
　— infraorbitalis   328
　— interventricularis anterior
　　　　　　　　　　　127, 128

sulcus interventricularis posterior 128
— lateralis 342,369
— — posterior 90
— limitans 357
— lunatus 371
— medianus 357
— — posterior 90,358
— parieto-occipitalis 369
— terminalis 285
supercilium 278
superficial circumflex iliac artery 95,192
— — — vein 95,192
— dorsal vein of penis 236
— epigastric artery 95
— — vein 9,95,192
— fascia 12
— inguinal lymph nodes 95
— — ring 97
— middle cerebral vein 345
— palmar arch 67
— part 238
— perineal pouch 240
— peroneal nerve 196,214,216
— temporal artery 280
— — vein 280,281
— transverse perineal muscle 239,256
superior bulb 330,339
— cerebellar artery 346,350
— — peduncle 354,360
— cerebral veins 298,345
— cervical ganglion 284
— clunial nerves 21
— colliculus 349,367
— conchae 307
— conjunctival fornix 319
— epigastric artery 102,112
— epigastric vein 102,112
— extensor retinaculum 196
— ganglion 330
— gemelli 206
— gluteal artery 205,247
— — nerve 205,249
— — vein 205
— horn 290
— laryngeal artery 272,284
— — nerve 284,287
— — vein 284
— longitudinal fasciculus 376
— meatuses 307
— medullary velum 356
— mesenteric artery 151,169, 180
— — vein 156
— — muscle 322,325

sup. pancreaticoduodenal arteries 155
— petrosal sinus 299
— phrenic arteries 141
— — artery 180,186
— rectal artery 230
— — vein 230
— rectus 325
— sagittal sinus 297,298
— temporal gyrus 372
— thyroid artery 28,123,272, 287,288
— — vein 288
— trunk 39
— vena cava 123,125,181
— — caval syndrome 125
— vesical arteries 248
supraclavicular nerves 9,12,17
suprahyoid muscles 280
supraoptic nucleus 366
suprascapular artery 35,74
suprascapularis nerve 74
supraspinous ligament 84,86
supravesical fossa 104
supreme intercostal artery 180, 273
sural nerve 195,196,208
suspensory ligament of clitoris 258
— — of ovary 262
— — of penis 237
sylvian fissure 369
sympathetic trunk 141,182,270, 273,283,339
symphysis pubica 5,93
syndesmosis tibiofibularis 226
synovia 59
synovial capsule 224
— membrane 59,77
— sheath 59,67
systole 131

T

tabatière 60
— anatomique 60
tail 380
talocrural joint 225
talus 226
tarsal bones 226
— glands 319,321
— plate 319,320
tarsus 319,320
Tawara node 133
tectorial membrane 276
tectum mesencephali 350
— opticum 350
tegmentum 350

tela chorioidea 355,368,378
— — ventriculi tertii 365
— submucosa 162,183
temporal fascia 310
— lobe 369
tendinous inscriptions 100
tendo Achillis 210
— calcaneus 192,210
— conjunctivus 99
tendon sheath 59,214
tenia chorioidea 378
— — thalami 381
— coli 162
— libera 157
— mesocolica 157
— of colon 157,254
— omentalis 157
— ventriculi quarti 357
teniae coli 157,254
tennis elbow 77
Tenon capsule 321
— space 321
tentorium cerebelli 298,343
terminal groove 285
testicular artery 180,229,233, 249
— vein 229
testis 233
thalamostriate vein 378
thalamus 366,381
Thebesian vein 129
thenar 65
third ventricle 365
thirst center 382
thoracic aorta 139,179,183
— cavity 115
— duct 34,140,182,186
— ganglia 141
— outlet syndrome 40
thoracoacromial artery 31
— vein 31
thoracodorsal artery 31
— nerve 31,32
thoracoepigastric veins 31
— vein 9
thoracolumbar fascia 82
thymus 113
thyrocervical trunk 35
thyrohyoid membrane 284,288
— muscle 27,288
thyroid cartilage 4,290
— gland 123,288
thyroidectomy 123
tibial collateral ligament 223
— nerve 208,212
— tuberosity 191
tibiofibular syndesmosis 226
tongue 303

tonsilla lingualis 285
— palatina 286
— pharyngea 284, 307
torticollis 18
torus levatorius 307
— tubarius 307
TOS 40
trabecula septomarginalis 134
trabeculae lienis 173
— of spleen 173
trachea 138, 289
tracheal bifurcation 289
— carina 289
— cartilages 289
— glands 289
tractus corticospinales 359
— iliotibialis 197
— olfactorius 343, 347, 374
— opticus 347, 382
— pyramidalis 351, 359
— spinalis nervus trigemini 360
— spinocerebellaris posterior 359
tragus 331
transversalis fascia 102, 104
transverse cerebral fissure 365, 368
— cervical artery 25, 34, 47
— — nerve 17
— colon 144
— fascicles 216
— mesocolon 146
— pericardial sinus 127
— sinus 299
— temporal gyrus 372
Transversus 292
Treitz ligament 150
Trendelenburg sign 271
Treves fold 149
triangle of auscultation 25
triangular ligament 146, 164
— space 49
tricuspid valve 132, 135
trigeminal ganglion 300
— nerve 298, 300, 348
trigger finger 60
trigonum caroticum 281
— femorale 201
— fibrosum dextrum 131, 133
— habenulae 381
— lumbale 25
— nervi hypoglossi 357
— — vagi 357
— olfactorium 347, 374
— submandibulare 281
— vesicae 229, 251, 264
trochanter major 191
trochlea 325

trochlear nerve 299, 322, 348
Troisier sign 34
true ribs 92
trunci intestinales 182
— lumbales 182
truncus brachiocephalicus 123
— celiacus 154, 155, 180
— costocervicalis 35, 124
— encephali 342, 350
— inferior 40
— jugularis dexter 34
— — sinister 34
— lumbosacralis 189
— medius 39
— pulmonalis 125
— superior 39
— sympathicus 141, 182, 186, 270, 273, 283, 339
— thyreocervicalis 35
tuba auditiva 307, 333
— uterina 266
tubal inflation 308
— stenosis 308
tuber ischiadicum 192
tuberculum anterius thalami 381
— nuclei cuneati 358
— — gracilis 358
— pubicum 5, 93, 191
tuberositas tibiae 191
tubuli seminiferi 234
tunica adventitia 183
— albuginea 234, 237, 242
— conjunctiva bulbi 319
— — palpebrarum 319
— dartos 231, 236
— externa s. adventitia 183
— fibrosa 173
— intima 184
— media 184
— mucosa 162
— muscularis 162, 183
— serosa 162, 165, 173
— vaginalis testis 232
tympanic cavity 333
— membrane 331
— nerve 330
— orifice 333
typhoid fever 159

U

ulnar artery 54, 66
— collateral ligament 76
— nerve 40, 54, 55, 67, 76
— — paralysis 72
umbilical artery 230
— cord 100
— ring 100, 106

umbilicus 5, 106
umbo 331
uncinate fasciculus 376
— process or lesser pancreas 170
uncus 375
undescended testis 106
unguis 61
upper isthmus 176
ureter 175, 229, 251, 264
ureteral orifice 229, 251
urethra 229, 243, 252, 255, 264
urethral crest 252, 264
— gland 264
— sphincter 253, 260
— surface 234
urinary bladder 144, 229, 250, 264
urogenital diaphragm 240, 259
— sinus 255
uterine adnexa 265
— appendages 265
— artery 249
— body cancer 96
— cavity 268
— tube 266
uterus 145, 267, 268
utriculus prostaticus 252
uvea 327
uveitis 327
uvula 286

V

vagal trigone 357
vagina 267
— fibrosa 59, 67
— musculi recti abdominis 100
— musculus recti abdominis 16
— synovialis 67
— — tendinis 57, 214
vaginal process 233
vagus nerve 156, 186, 273, 298, 330, 348
vallate papillae 285, 303
valva aortae 132, 135
— atrioventricularis 132
— mitralis 132, 135
— tricuspidalis 132, 135
— trunci pulmonalis 132, 135
— of inf. vena cava 132
valvula venae cavae inferioris 132
— venosa 44
valvulae anales 254
VAN 30, 92
vas efferens 96
vasa afferentia 96

vasa lymphatica 10, 95
— vasorum 184
vascular lacuna 200, 247
Vater papilla 170
velum medullare inferius 356
— — superius 356
— palatinum 286
vena alveolaris inferior 312, 313
— angularis 279
— appendicularis 152
— e arcuatae 179
— axillaris 33
— azygos 139, 181, 186, 273
— e cerebri inferiores 345
— e — superiores 298, 345
— basilica 37, 43
— brachialis 43, 54
— brachiocephalica 123
— cava inferior 127, 132, 164, 181, 186
— — superior 123, 125, 181
— cephalica 14, 37
— cerebri magna 299, 345, 350
— — media superficialis 345
— circumflexa ilium superficialis 95, 192
— e cordis anteriores 129
— e — minimae 129
— — magna 129
— — media 129
— coronaria ventriculi 154
— cutanea 72
— cystica 156
— dorsalis penis profunda 237
— — — superficialis 236
— epigastrica inferior 101, 102
— — superficialis 9, 95, 192
— — superior 101, 102, 112
— e esophageae 183
— ethmoidalis anterior 305
— — posterior 305
— facialis 278, 279
— femoralis 198
— glutea inferior 205
— — superior 205
— hemiazygos 181, 186
— — accessoria 182
— hepatica 167
— iliaca communis 181
— — externa 230
— — interna 230, 249
— e intercostales posteriores 92, 141, 181
— e interlobares 179
— e interlobulares 179
— jugularis anterior 17
— — externa 17
— — interna 27, 34, 283, 330

v. laryngea superior 284
— lienalis 155, 169
— lingualis 282, 303, 316
— e lumbales 181, 189
— lumbalis ascendens 181, 189
— mediana cubiti 37
— meningea media 298, 300
— mentalis 313
— mesenterica inferior 152, 156
— — superior 151, 155, 169
— obliqua atrii sinistri 129
— occipitalis 85
— ophthalmica 323
— ovarica 229
— — sinistra 176
— e paraumbilicales 106, 167
— plantaris lateralis 218
— — medialis 218
— poplitea 209, 210
— portae 149, 153, 164
— pudenda interna 242, 260
— e pudendae externae 192
— pulmonalis 118
— e rectales inferiores 248
— e — mediae 248
— rectalis superior 230
— renalis 176
— retromandibularis 281
— saphena accessoria 193
— — magna 192, 195, 198
— — parva 195
— subclavia 30, 33, 51
— sublingualis 304
— temporalis superficialis 280
— testicularis 229
— — sinistra 176
— thalamostriata 378
— e thoracoepigastricae 31
— thoracica interna 110, 112
— thoracoacromialis 31
— thoracoepigastrica 9
— thyreoidea superior 288
— vertebralis 86, 273
— e vorticosae 324, 327
Venenwinkel 34
venous valve 44
venter anterior musculi digastrici 281
— frontalis musculi occipitofrontalis 279
— occipitalis musculi occipitofrontalis 279
— posterior musculi digastrici 281
ventral mesogastrium 146
— pancreas 172
— root 89
ventricle 132

ventriculus 107, 132, 143
— dexter 127
— laryngis 293
— lateralis 378
— quartus 355
— sinister 127
— tertius 365
venulae stellatae 177
vermiform appendix 144
— process or appendix 159
vermilion border 302
vermis 352
vertebral artery 35, 85, 273, 346
— canal 87
— vein 86, 273
vesica fellea 143, 165, 166
— urinaria 144, 229, 250, 264
vesical trigone 251, 264
vesicouterine ligament 262
— pouch 149, 261
vesicula seminalis 246, 251
vesicular ovarian follicle 265
vestibular bulb 258
— fold 293
— nucleus 360
vestibule 255, 336, 338
— of larynx 290
vestibulocochlear nerve 348
vestibulum 336, 338
— laryngis 290
— nasi 306
— oris 302
— vaginae 255
vibrissae 306
Vicq d'Azyr band 371
Vidian canal 338
— nerve 338
villi intestinales 158, 170
VIP 243
Virchow node 34
visceral branches 247
— peritoneum 145
— pleura 114, 117
visual area 371
vitreous body 325
— opacity 326
vocal cord 290
— fold 293
— ligament 293, 294
— process 294
voice mutation 296
vorticose veins 324, 327
vulva 255
vulvar slit 255

W

Waldeyer ring 286

Wernicke area　371
white matter　90,384
　— pulp　173
　— rami　184
　— ramus　141
winged scapula　45
Winslow foramen　149
wrist joint　79

wryneck　18

X

xiphoid process　4,93

Y

Y-shaped ligament　271

Z

zona hemorrhoidalis　254
zonula ciliaris　327
zygomatic arch　278,311

日本名さくいん

配列は電話帳方式にしてあります．

ア

アイバンク　325
アイリスコード　335
アイリス・パターン　327
アキレス腱　192,210
アキレス腱断裂　213
アテローム形成　184
アデノイド　286,307
アヒル歩行　216
アブミ骨　334,338
アブミ骨筋　334
アブミ骨輪状靱帯　338
アランチウス管　167
アルコック管　242,245,260
アレキサンダー・アダムス手術　263
咽　54
圧受容器　273
圧痛点　208
鞍隔膜　301

イ

イボジ　254
イレウス　146
胃　107,143
胃液　164
胃横隔間膜　162
胃カメラ　163
胃潰瘍　163
胃冠状静脈　154
胃間膜　146
胃癌　154,163
胃十二指腸動脈　155,169
胃食道逆流　141
胃切除　155
胃体　162
胃腸吻合　151
胃底　162
胃道　163
胃粘膜ヒダ　163
胃脾間膜　148,155,162,173
移動性盲腸　146
一過性脳虚血発作　346
一般知覚　316
咽頭　283,284
咽頭円蓋　284
咽頭挙筋　284

咽頭腔　284
咽頭神経叢　283
咽頭頭底板　308
咽頭扁桃　284,307
咽頭縫線　284
咽頭リンパ組織環　286
陰核　255
陰核海綿体　259
陰核亀頭　255
陰核小帯　255
陰核提靱帯　258
陰核包皮　255
陰茎　234
陰茎海綿体　237,242
陰茎亀頭　234
陰茎脚　239
陰茎根　234
陰茎深動脈　243
陰茎体　234
陰茎中隔　242
陰茎提靱帯　237
陰茎背　234
陰茎背神経　237
陰茎背動脈　237
陰茎ワナ靱帯　95,236
陰嚢　230
陰嚢水腫　233
陰嚢水瘤　233
陰嚢中隔　232
陰嚢縫線　230
陰部枝（陰部大腿神経の）　188
陰部神経　242,245,249,260
陰部神経管　242,245,260
陰部神経小体　269
陰部大腿神経　188,193
陰毛　93,231
陰毛発育不全症　93
陰門　255
陰裂　255

ウ

V字靱帯　271
ウィリス動脈輪　346
ウィリス動脈輪閉塞症　346
ウィルヒョウリンパ節　34
ウィンスロー孔　149
ウェルニッケ中枢　371
ウォルフ管　233,267

ウチクルブシ　191
ヴァロリオ橋　351
ヴィック・ダジール線条　371
ヴィック・ダジール束　381
ヴィディアン神経　338
ヴィディウス神経　338
うっ血　312
右気管支縦隔リンパ本幹　34
右脚（横隔膜の）　185
右結腸動静脈　152
右室　127
右心室　127
右辺縁枝　129
右房　127,135
右葉（肝臓の）　165
右リンパ本幹　34
羽状筋　46
烏口肩峰靱帯　74
烏口鎖骨靱帯　74
烏口腕筋　41,73
渦静脈　324,327
裏声　296
運動根（三叉神経の）　300,348
運動神経　316
運動性言語中枢　371
運動性失語〔症〕　371
運動野　370
運動領　370

エ

S状結腸　144
S状結腸間膜　146
S状結腸動静脈　152
S状静脈洞　299
エコノミークラス症候群　119
会陰　237
会陰腱中心（会陰体）　239,256
会陰神経　237,238,256
会陰動脈　238,256
会陰部　237
会陰膜　239,257
栄養血管　119
腋窩　31
腋窩筋膜　10
腋窩静脈　33
腋窩神経　40,44,74
腋窩動脈　33,71
腋窩リンパ節　10,31

円回内筋　52,54,76
延髄　343,348,351
延髄球麻痺　351
延髄根　348
延髄視床路　359
猿溝　371
遠位指節間関節　80
嚥下　316
嚥下性肺炎　138

オ

オスグッド・シュラッター病　204
オディ括約筋　171,172
オトガイ　4
オトガイ下動静脈　281
オトガイ静脈　313
オトガイ神経　313
オトガイ舌筋　303,315
オトガイ舌骨筋　282
オトガイ動脈　313
オリーブ　351,359
オリーブ小脳路　354
オリーブ核　351,359
オレキシン　382
お多福かぜ　280
黄色骨髄　78
黄色靱帯　273
黄体　265
黄斑　326
横隔神経　29,110,122,141,186,275
横隔脾ヒダ　148,170,173
横隔膜　107,111,140,185
横隔膜ヘルニア　186
横筋　292
横筋筋膜　102
横行結腸　144
横行結腸間膜　145
横指　5
横静脈洞　299
横束（足の）　216
　　（手掌腱膜の）　63
横足弓　220
横足根関節　227
横側頭回　372
横頭（母指内転筋の）　69,218
横突間筋　84
横突棘筋　83
横突孔　273

カ

カウパー腺　241
カントリー線　166
カンヌキ　357
ガストリン　165
ガレン大静脈　345
下咽頭癌　286

下咽頭収縮筋　284
下横隔動脈　180,186
下回盲陥凹　150
下角（甲状軟骨の）　290
　　（側脳室の）　378
下顎角　4
下顎管　312
下顎後静脈　281
下顎骨　4,302
下顎神経　300,339
下顎底　4
下丘　349,350,360
下丘核　360
下丘腕　382
下狭窄部　141
下頚心臓枝　124
下頚心臓神経　124
下甲状腺動脈　35,123
下行結腸　144
下行口蓋動脈　318
下行膝動脈　203
下行大動脈　139,179
下行部　170
下後鋸筋　83
下喉頭神経　139,288,291
下根（頚神経ワナの）　27
下矢状静脈洞　298
下歯槽静脈　312,313
下歯槽神経　312,313,314
下歯槽動脈　312,313
下斜筋　324,325
下十二指腸曲　170
下縦束　376
下小脳静脈　345
下小脳脚　351,354,358,359
下伸筋支帯　196
下神経幹　40
下神経節（舌咽神経の）　330
　　　　（迷走神経の）　329
下唇　302
下垂手　72
下垂体　298,301,318,366
下垂体窩　301,307
下膵十二指腸動脈　153
下錐体静脈洞　299,330
下髄帆　356
下双子筋　206
下腿横靱帯　196
下腿筋膜　196,210
下腿骨間膜　220,221
下腿三頭筋　211
下大静脈　127,132,164,181,186
下大静脈弁　132
下大脳静脈　345
下腸間膜静脈　152,156
下腸間膜動脈　152,180
下腸間膜動脈神経叢　153
下直筋　324,325

下直腸静脈　248
下直腸動脈　248
下殿静脈　205
下殿神経　205,249
下殿動脈　205,248
下殿皮神経　194
下橈尺関節　79
下頭斜筋　85
下尿生殖隔膜筋膜　239,257
下鼻甲介　307
下鼻道　307
下部食道括約筋　141,183
下副腎動脈　176
下腹壁静脈　101,102
下腹壁動脈　101,102,247
下腹壁動脈恥骨枝　230
下壁（鼡径管の）　100
下膀胱動脈　248
化学受容器　273
仮声帯　290
仮肋　92
家族性前立腺癌　252
窩間靱帯　105
蝸牛　336
蝸牛管　338
蝸牛軸　337
蝸牛神経　337
蝸牛窓　333
蝸牛ラセン管　337
牙関緊急　303
鵞足　208
回外筋　55,61,77
回結腸動静脈　151
回旋筋　84
回旋枝（左冠状動脈の）　129
回腸　144,158
回腸動脈　151
回転（大脳皮質の）　342
回盲口　159
回盲ヒダ　149
回盲部　144
回盲弁（回盲口）　159
灰白交通枝　141,184
灰白質（脊髄の）　90
　　　（大脳の）　383
灰白層　375
灰白翼　357
海馬　378
海馬溝　374
海馬釆　375,380
海馬足　378
海馬旁回　375
海綿間静脈洞　299
海綿質　78
海綿静脈洞　299,339
海綿体内注射　237
開口障害　303
開張足　220

日本名さくいん　415

開排足　220
解剖頸　75
外陰部静脈　192
外陰部動脈　192
外果　192
外眼角　320
外頸静脈　17
外頸動脈　28, 272
外肛門括約筋　237, 254, 256
外後頭隆起　20
外枝（上喉頭神経の）　287, 291
外耳　280
外耳介筋群　280
外耳孔　330
外耳道　330, 331
外耳道軟骨切痕　331
外精筋膜　231
外舌筋　304, 315
外腺（前立腺の）　252
外側腋窩隙　49
外側顆（脛骨の）　191
　　　（大腿骨の）　191
外側環軸関節　277
外側眼瞼靱帯　320
外側脚（外腹斜筋腱膜の）　96
外側弓状靱帯　186
外側胸筋神経　29, 40
外側胸動脈　31, 32
外側楔状骨　226
外側広筋　201
外側溝　342, 345, 369
外側膝状体　382
外側縦条　375
外側上顆　37
外側神経束　40
外側舌喉頭蓋ヒダ　286
外側前腕皮神経　43
外側鼠径窩　104
外側鼠径ヘルニア　106
外側足底静脈　218
外側足底神経　218
外側足底動脈　218
外側側副靱帯（肘関節の）　77
　　　　　　（膝関節の）　223
外側大腿回旋動脈　202
外側大腿皮神経　189, 193
外側直筋　323, 325
外側頭（上腕三頭筋の）　46
外側頭直筋　278
外側突起　332
外側半規管　336
外側半規管隆起　335
外側半月　224
外側腓腹皮神経　195
外側臍ヒダ　104
外側毛帯　360
外側野　382
外側翼突筋　312, 313

外側輪状披裂筋　293, 294
外側肋横突靱帯　87
外腸骨静脈　230
外腸骨動脈　181, 230, 247
外転（の定義）　66
外転神経　298, 324, 348
外転神経核　360
外尿道口（男性の）　234
　　　　（女性の）　255, 264
外反母趾　220, 227
外鼻　329
外鼻孔　306
外腹斜筋　12, 16, 25, 46, 96
外閉鎖筋　206, 244, 246, 270
外包　377
外膜（血管の）　126
　　（大動脈の）　183
外来筋　65
外肋間筋　91
外肋間膜　91
咳嗽反射　289
蓋膜　276
概日周期　367
角質層　61
角切痕　163
角膜　319
角膜移植　325
拡張期（心室の）　131
隔膜部（尿道の）　253
顎下三角　281
顎下神経節　315
顎下腺　18, 281, 304, 315
顎下腺管　304
顎下リンパ節　18
顎関節　313
顎舌骨筋　281, 304, 314
顎舌骨筋神経　281, 312, 314
顎動脈　311, 314
顎二腹筋の後腹　281
割礼　234
滑液　59
滑液鞘　57, 67, 214
滑液包　37, 204
滑液包炎　227
滑車（上斜筋の）　325
滑車上神経　322
滑車上動静脈　323
滑車神経　299, 322, 348, 350
滑膜　59, 77, 224
滑膜ヒダ　78
鎌状線（伏在裂孔の）　192
髪の毛　279
渇き中枢　382
汗孔　61
汗腺　61
肝円索　103, 106, 164, 167
肝鎌状間膜　106, 143, 146, 164
肝冠状間膜　146, 164

肝硬変　107
肝腫大　165
肝十二指腸間膜　149
肝小葉　166
肝静脈　167, 168
肝神経叢　156
肝臓　107, 143
肝脾腫大　173
肝門　166, 168
冠状溝　128
冠状静脈洞　129
冠状静脈弁　132
冠状動脈　129, 135
冠動脈　129
貫通動脈　202, 209
間接鼡径ヘルニア　106
間膜ヒモ　157
寛骨臼　271
寛骨臼横靱帯　271
寛骨臼窩　271
感覚性言語中枢　371
感覚性失語〔症〕　371
管周線維被膜　168
関節円板（胸鎖関節の）　33
　　　　（顎関節の）　313
関節窩　75
関節鏡　75
関節唇（肩関節の）　75
　　　（寛骨臼の）　271
関節頭（肩関節の）　75
関節軟骨　75, 78
関節包　75, 77
環椎　85
環椎横靱帯　277
環椎後頭関節　278
環椎十字靱帯　277
眼窩　278
眼窩下管　328
眼窩下孔　328
眼窩下溝　328
眼窩下静脈　328
眼窩下動脈　311, 328
眼窩下神経　328
眼窩隔膜　320
眼窩骨膜　321
眼窩脂肪体　322
眼窩上神経　322
眼窩先端部　324
眼窩先端部症候群　324
眼窩漏斗部　324
眼角静脈　279
眼角動脈　279, 317
眼球結膜　319
眼球鞘　321
眼球脈絡膜静脈　324
眼瞼　319
眼瞼結膜　319
眼静脈　323

眼神経　300
眼底　326
眼底検査　326
眼動脈　323,339
眼輪筋　278
癌性胸膜炎　114
顔面筋　278
顔面静脈　278,279
顔面神経　278,280,298,331,337,
　　　　　　　　　　348,360
顔面神経核　360
顔面神経管隆起　335
顔面神経丘　357,360
顔面神経の頚枝　280
顔面神経麻痺　334,338
顔面動脈　272,278,279
顔面表情筋　278

キ

キーセルバッハ部位　305
キヌタ骨　333,335
ギンベルナート靱帯　198
気管　138,289
気管カリナ　289
気管支　118,138,289
気管支鏡　120,289
気管支動脈　119,139,179
気管支肺リンパ節　119
気管腺　289
気管内挿管　289
気管内チューブ　289
気管軟骨　289
気管分岐部　138,289
気管竜骨　289
希小胆石　168
奇静脈　139,181,186,273
奇静脈系　182
記銘　378
基靱帯　262
器質化　115
機械受容器　269
機能的MRI　380
鋸状縁　326
偽肋　92
脚間槽　344
逆説睡眠　357
脚間線維　97
弓状膝窩靱帯　223
弓状静脈　179
弓状線　102
弓状線維　376
弓状束　371
弓状動脈　179,216
弓状隆起　336
旧小脳　352
吸気　91
急性膵壊死　171

急性膵炎　171
球　351
球海綿体筋（男性の）　239
　　　　　　（女性の）　256
球関節　80
球形嚢神経　337
球症候群　351
球状核　364
球麻痺　351
嗅覚障害　317
嗅球　297,343,347,374
嗅索　343,347,374
嗅三角　347,374
嗅神経　305,317,347
嗅脳　374,375
嗅部（鼻粘膜の）　307,317
嗅傍野　374
巨脾　173
挙筋隆起　307
挙睾筋　97,231
挙睾反射　231
距骨　226
距骨の外側突起　226
距腿関節　225
頬神経　312
峡（甲状腺の）　123
峡部（卵管の）　266
狭窄性腱鞘炎　60
狭心症　130
胸横筋　112
胸郭上口　40
胸郭成形術　51
胸郭出口症候群　40
胸管　34,140,182,186
胸筋筋膜　8,10
胸筋神経　31
胸腔　115
胸肩峰静脈　31
胸肩峰動脈　31
胸骨　4
胸骨角　4,92,93
胸骨筋　12
胸骨甲状筋　27,110
胸骨心膜靱帯　111,114
胸骨舌骨筋　27,110
胸骨穿刺　93
胸骨体　93
胸骨柄　93
胸骨肋骨三角　186
胸鎖関節　33
胸鎖乳突筋　16,23,25
胸心臓枝　124
胸神経節　141
胸腺　113
胸大動脈　139,179,183
胸直筋　12
胸内筋膜　110,141
胸背神経　31,32

胸背動脈　31
胸腹壁静脈　9,31
胸膜炎　92,114
胸膜腔　114,115
胸膜絨毛　115
胸膜頂　112,117
胸膜洞　115
胸腰筋膜　82
胸肋部（大胸筋の）　14
強膜　319,325,327
境界溝　357
橋　343,347,351
橋核　361
橋出血　351
橋小脳路　361
橋性小脳　352
橋腕　351,354
頬筋　280
頬骨弓　278,311
頬動脈　311
棘下筋　49,74
棘間靱帯　86
棘筋　83
棘孔　300
棘上筋　49,74
棘上靱帯　84,86
棘突起　20
近位指節間関節　80
筋横隔動脈　112,141,186
筋間中隔（上肢の）　39
　　　　（下腿の）　213
　　　　（大腿の）　197
筋緊張　355
筋性斜頚　18
筋性内転筋管　202
筋層（胃の）　163
　　（食道の）　183
　　（腸管の）　162
　　（膀胱の）　264
筋突起（下顎骨の）　311
筋肉内注射　206
筋皮神経　40,42,43,72
筋裂孔　200,247
緊張部（鼓膜の）　332

ク

クイノー肝区域　166
クモ膜下腔　88,343
クモ膜下槽　344
クモ膜顆粒　297,344
クリスタリン　327
クルーゾン病　33
グラーフ卵胞　265
グリソン鞘　166,168
グロス三角　206
くちびる　302
くるみ割り現象　176

日本名さくいん　417

区域切除　120
区気管支　120,121
区〔域〕気管支枝　121
空回腸静脈　151
空腸　144,158
空腸動脈　151
屈筋支帯（手の）　52

ケ

ケルクリング ヒダ　158
外科頚　75
脛骨神経　208,210,212
脛骨前縁　191
脛骨粗面　191,203
脛腓靱帯結合　226
茎突咽頭筋　283
茎突下顎靱帯　314
茎突舌筋　314,316
茎突舌骨筋　281
茎突舌骨靱帯　283,305
珪肺　118
経口的胆石溶解薬　168
頚横神経　17
頚横動脈　25,34,47
頚胸神経節　124,141
頚枝（顔面神経の）　18
頚静脈窩　339
頚静脈孔　299,330
頚静脈上球　330,339
頚神経叢　16,17,26
頚神経ワナ　27,273
頚切痕　4
頚長筋　277
頚椎後縦靱帯骨化症　276
頚動脈管　339
頚動脈三角　281
頚動脈鞘　27
頚動脈小体　272,283
頚動脈洞　272
頚動脈洞神経　272
頚半棘筋　85
頚板状筋　83
頚膨大　89
頚肋症候群　122
憩室　251
鶏冠　298
鶏歩　216
血圧調節反射　272
血液循環説　142
血管作動性腸管ポリペプチド　243
血管裂孔　200,247
血尿　174
血リンパ節　173
結核性胸膜炎　114
結合腱　97,99
結合腕　354
結紮　156

結腸　144
結腸半月ヒダ　159
結腸半切除術　153
結腸ヒモ　157,162
結腸ヒダ　254
結腸膨起　157
結膜円蓋　320
楔状束　358,359
楔状束核　359
楔状束結節　358
月状溝　371
月状面　271
瞼板　319,320
犬歯　315,316
肩回旋腱板　75
肩関節　75
肩甲下筋　46,74,75
肩甲下神経　46
肩甲下動脈　32
肩甲回旋動脈　31
肩甲挙筋　47,50
肩甲棘　20
肩甲骨　20
肩甲上神経　74
肩甲上動脈　35,74
肩甲切痕　49
肩甲舌骨筋　26,51
肩甲背神経　49,50
肩鎖関節　74
肩峰下滑液包　75
肩峰動脈網　74
肩峰　4,20
剣状突起　4,93
検眼鏡　326
腱（上腕二頭筋長頭の）　75
腱移植　52
腱画　100,101
腱間結合　57
腱間膜　59,68
腱鏡　23
腱索　133,135
腱鞘　59
腱鞘炎　68
腱性腋窩弓　14
腱中心　141,185
腱膜（外腹斜筋の）　16
腱膜下血腫　280
腱裂孔　204
言語中枢　385
限局性項靱帯石灰沈着　85
原小脳　352
原皮質　380

コ

コレス靱帯　99
コレステロール胆石　168
コロイド　289

コンピュータ断層撮影　380
ゴル束　358,359
こばな　279
古線条体　381
呼気　91
呼吸細気管支　121
呼吸部（鼻粘膜の）　307
固有肝動脈　149,154,156,164
固有口腔　302
固有支配域　56,67
固有背筋　83
固有卵巣索　261,265
股関節　271
股関節脱臼　201,271
孤束核　359
孤立リンパ小節　159
鼓索神経　314,331,333,334
鼓室　333
鼓室小管　330
鼓室上陥凹　335
鼓室神経　330,339
鼓膜　331
鼓膜温度計　332
鼓膜臍　331
鼓膜張筋　334
鼓膜張筋神経　334
鼓膜張筋半管　334
五十肩（肩関節周囲炎）　75
後外側溝　358
後環椎後頭膜　278
後距腓靱帯　226
後脛骨動脈　221
後脛腓靱帯　226
後篩骨静脈　323
後篩骨動脈　323
後耳介筋　280
後耳介靱帯　280
後室間静脈　129
後脊髄動脈　347
後大腿皮神経　256
後脈絡叢動脈　365
誤飲　290
誤嚥　290
誤嚥性肺炎　138
口蓋咽頭弓　286
口蓋咽頭筋　308
口蓋垂　286
口蓋舌弓　286
口蓋舌筋　308
口蓋腺　316
口蓋帆　286
口蓋帆挙筋　308,316,338
口蓋帆張筋　308,316
口蓋扁桃　286
口蓋帆　316
口峡　285,302
口峡峡部　303
口腔　302

口腔隔膜　281
口腔前庭　302
口唇　302
口部　284
口輪筋　278
広頚筋　5,7,278
広背筋　11,14,25,50,82
甲状頚動脈　35
甲状喉頭蓋筋　293
甲状舌管　286
甲状舌骨筋　27,288
甲状舌骨膜　284,287,288
甲状腺　123,287,288
甲状腺挙筋　288
甲状軟骨　4,290
甲状披裂筋　293
交感神経幹　124,141,182,186,270,
　　　　　　　273,283,339
交感神経叢（大動脈の）　186
交叉槽　344
交通枝　141,184
肛門　237,254,269
肛門縁　254
肛門管　254
肛門挙筋　240,242,247,260,263
肛門柱　253
肛門洞　254
肛門尾骨靱帯　260
肛門部　237
肛門弁　254
岬角　230,333
後胃間膜　146
後下小脳動脈　347,354
後外側溝（脊髄の）　90
後角（脊髄の）　91
　　　（側脳室の）　378
後環椎後頭膜　273
後眼房　327
後極　325
後筋　291
後脛骨筋　213,220
後脛骨動脈　212,221
後交通動脈　346
後骨間神経　61,78
後骨間動脈　61,72,78
後根（脊髄神経の）　89,90
後索　91
後索核　359
後枝（脊髄神経の）　90
後篩骨静脈　305
後篩骨動脈　305,317
後室間溝　128
後室間枝　129
後斜角筋　110,122
後十字靱帯　224,225
後縦靱帯　276,277
後上歯槽動脈　311
後上腕回旋動脈　44,74

後神経束　40
後正中溝（脊髄の）　90
　　　　（延髄の）　358
後脊髄小脳路　359
後大腿皮神経　194,205
後大脳動脈　346,350,369
後柱　91
後頭下三角　85,124
後頭下神経　85
後頭下穿刺　344
後頭筋　279
後頭静脈　22,85
後頭動脈　22,85
後頭葉　369
後頭鱗　302
後半規管　336
後鼻孔　284,307
後部（篩骨洞の）　321
後壁　100
後膨大部神経　337
後葉（腹直筋鞘の）　101
後輪状披裂筋　291
虹彩　326,327
咬筋筋膜　310
鉤（大脳の）　375
鉤状束　376
鉤状突起　170
喉頭　287,290
喉頭蓋　286,288
喉頭蓋谷　286
喉頭蓋軟骨　290,296
喉頭鏡　290
喉頭腔　290
喉頭室　293
喉頭前庭　290
喉頭部（咽頭の）　284
硬口蓋　303
硬膜　327
硬膜外血腫　300
硬膜上腔　88,276
硬膜静脈洞　298
絞扼神経障害　55
絞扼性イレウス　158,159
項靱帯　22,84,86
項中隔　84
溝（大脳皮質の）　342
睾丸　106,233
膠質　289
声変わり　296
黒質　350
骨間膜（前腕の）　78
骨髄　33,78,93,210
骨相学　373
骨端線　78
骨端線閉鎖　78
骨端軟骨　78
骨半規管　336
骨盤隔膜　241,260

骨盤神経叢　249
骨盤底　242
骨盤底筋　242
骨盤底トレーニング　242
骨盤内臓神経　249
骨部（鼻中隔の）　305
骨膜　78,210
骨迷路　336
腓返り　213
根糸　90
根治的リンパ節郭清　31

サ

サケジ　254
左縁枝　129
左肝管　167
左脚（横隔膜の）　185
左鎖骨下リンパ本幹　34
左室　127
左心室　127
左心房斜静脈　129
左辺縁枝　129
左房　127,135
左葉（肝臓の）　165
嗄声　293
鎖骨　4,33
鎖骨・頭蓋異骨症　33
鎖骨下筋　29,30,33
鎖骨下静脈　30,33,51
鎖骨下動脈　30,33,51,71
鎖骨下動脈盗血(流)症候群　36
鎖骨胸筋筋膜　30
鎖骨上窩　34
鎖骨上神経　9,12,17
鎖骨中央線　117,127
鎖骨部（大胸筋の）　14
坐骨海綿体筋　239,256
坐骨結節　192
坐骨神経　205,206,221,249
坐骨神経痛　190,208
坐骨大腿靱帯　270
坐骨直腸窩　240,257
采状ヒダ　303
臍　5,106
臍帯　100
臍動脈　230,248
臍動脈索　105,106,248
臍旁静脈　167
臍傍静脈　106
臍輪　100,106
細気管支　121
細小心臓静脈　129
細葉　121
最上肋間動脈　124,180,273
最長筋　83
最内肋間筋　92
載距突起　219

日本名さくいん　419

索状体　351, 354
鞘状突起　233
猿手　72
三角窩　330
三角間膜　146, 164
三角胸筋溝　14
三角筋　14, 41, 74
三叉神経　298, 300, 348
三叉神経主知覚核　360
三叉神経脊髄路　360
三叉神経脊髄路核　360
三叉神経節　300, 339
三焦　190
三尖弁　132, 135
山頂　352
山腹　352
残尿　251

シ

シャルコー脳出血動脈　368
シャルラン症候群　324
ショパール関節　227
シルヴィウス裂　369
ジェロタ筋膜　173
ジェンナリ線条　371
しゃっくり　29
しろそこひ　327
子宮　145, 267, 268
子宮円索　97, 99, 105, 230, 261, 267
子宮外膜　267
子宮間膜　261, 267
子宮癌　263
子宮峡部　268
子宮筋層　267, 269
子宮腔　268
子宮頚　267
子宮頚管　268
子宮口　268
子宮広間膜　229, 261
子宮後屈　263
子宮後傾屈症　263
子宮後傾症　263
子宮支帯　262
子宮体　267
子宮体癌　96
子宮底　267
子宮摘出　263
子宮動脈　249
子宮内膜　269
子宮内膜炎　269
子宮付属器　265
子宮傍組織　262
子宮傍組織炎　263
四丘体　350
示指伸筋　60
死冠　230
糸状乳頭　303

自然位　107
弛緩部　332
指向反射　382
指伸筋腱膜　71, 80
指節間関節（手の）　80
　　　　　　（足の）　227
指紋　61, 335
脂腺　279
脂肪心　128
脂肪ヒダ　115
脂肪被膜　174, 175
視蓋　350, 382
視覚野　371
視覚領　371
視覚路　382
視交叉　343, 366
視索　347, 382
視索上核　366
視床　366, 381
視床下溝　366, 381
視床下部　366, 381
視床下部神経核　367
視床間橋　366, 381
視床髄条　381
視床線条体静脈　378, 380
視床前核　381
視床前結節　381
視床枕　381
視床内側核　381
視床脈絡ヒモ　381
視神経　298, 324, 339, 347
視神経円板　326
視神経管　324
視神経交叉　343, 347, 366
視神経乳頭　326
視部（網膜の）　326
視放線　377, 382
斜頚　18
歯科用ドリル　336
歯根　315, 316
歯根尖孔　315
歯状回　375
歯状核　354, 364
歯状靱帯　89
歯状線　254
歯尖靱帯　277
歯槽　315, 316, 328
歯突起　277
歯肉　315
歯列弓　315
篩骨洞　317, 321
篩骨胞　317
篩骨蜂巣　321
篩状筋膜　192
篩板　298
瀉血　14
耳下腺　18, 280, 339
耳下腺管　280

耳下腺管の開口　304
耳下腺筋膜　280
耳下腺唾液　304
耳下腺乳頭　304
耳下腺リンパ節　280
耳介　280, 330
耳介側頭神経　280, 314
耳介軟骨　331
耳管　307, 333
耳管咽頭筋　307
耳管咽頭口　307, 333
耳管咽頭ヒダ　307
耳管炎　307
耳管開放症　308
耳管峡　334
耳管狭窄　308
耳管鼓室口　333
耳管通気法　308
耳管の骨部　334
耳管の軟骨部　334, 338
耳管半管　334
耳管隆起　307
耳鏡　332
耳甲介　331
耳甲介腔　331
耳甲介舟　331
耳珠　331
耳神経節　339
耳垂　331
耳毛　331
耳輪　330
耳輪脚　331
自声強聴　308
自由ヒモ　157
自律神経系　249
茸状乳頭　303
時差ぼけ　367
痔核　254
痔帯　254
痔瘻　254
磁気共鳴画像　380
色素上皮層　326
識別（の定義）　335
舌　303
櫛状筋　132
室間孔　366, 378
室頂（第4脳室の）　356
室頂核　364
室旁核　366
膝横靱帯　225
膝窩　192, 207, 210
膝窩筋　212, 225
膝窩静脈　209, 210
膝窩動脈　209, 210, 212, 221
膝窩リンパ節　210
膝蓋下滑膜ヒダ　224
膝蓋腱反射　203
膝蓋骨　191, 203

膝蓋靱帯　203, 225
膝蓋跳動　225
膝関節筋　222
膝腱　207
膝十字靱帯断裂　225
膝神経節　337
櫛状線　254
射精管　246, 251, 252
斜角筋隙　40, 122
斜膝窩靱帯　223
斜線維　164
斜頭　69, 218
遮断麻酔（毛様体神経節の）　324
尺骨頭　54
尺側手根屈筋　52, 79
尺側手根伸筋　56, 77, 79
尺側皮静脈　37, 43
尺骨神経　40, 54, 55, 67, 72, 76
尺骨神経麻痺　72
尺骨頭　37
尺骨動脈　54, 66, 72
尺側手根屈筋　76
手根間関節　79
手根管症候群　54
手根中手関節　80
手掌　62
手掌腱膜　63
手背筋膜　56
珠間切痕　331
収縮期（心室の）　131
舟状窩　330
舟状骨　226
終糸　89
終板旁回　374, 375
終末細気管支　121
習慣性脱臼　43
集合管　179
集合リンパ小節　159
十字靱帯　196
十二指腸　153, 170
十二指腸空腸陥凹　150
十二指腸空腸曲　150, 157, 170
十二指腸縦ヒダ　170
十二指腸提筋　150
重層扁平上皮　163
縦隔　125
縦隔の中部　125
縦層（筋層の）　162, 163
縦束　277
縦足弓　220
処女膜　255
処女膜痕　255
初回通過効果　305
初経　367
小陰唇　255
小円筋　49, 74
小角軟骨　294
小臼歯　315, 316

小胸筋　30
小結節　74
小結節稜　74
小口蓋孔　316
小口蓋神経　316, 318
小口蓋動脈　286, 316
小後頭直筋　85
小後頭神経　18, 22
小坐骨孔　246
小指外転筋　65, 217
小指球　62, 65
小指伸筋　60
小指対立筋（手の）　67
　　　　　　（足の）　218
小十二指腸乳頭　170, 171
小心臓静脈　129
小錐体神経　300, 336, 339
小前庭腺　258
小柱　243
小腸　108, 144, 157, 158
小殿筋　206
小内臓神経　141, 155, 176, 184, 186
小内転筋　209
小児臍ヘルニア　100
小脳　342, 352
小脳延髄槽　344
小脳回　352
小脳活樹　364
小脳溝　352
小脳テント　298, 343
小脳半球　343, 352
小脳皮質　364
小部（三叉神経の）　300, 348
小伏在静脈　195
小胞（甲状腺の）　289
小網　146
小網の横隔胃部　146
小葉（甲状腺の）　289
小葉間静脈（肝臓の）　169
　　　　　（腎臓の）　179
小葉間胆管　169
小葉間動脈（肝臓の）　169
　　　　　（腎臓の）　179
小腰筋　186
小菱形筋　49
小弯　143, 163
松果体　367
掌側骨間筋　69
掌紋　61
硝子体　325
硝子体混濁　326
硝子体の基底部　326
硝子軟骨　296
睫毛　279, 319
衝撃波　168
漿液　115
漿膜　162, 165, 173
漿膜下組織　104, 162

漿膜性心膜　114, 126
踵骨　192, 226
踵骨腱　192, 210
踵骨隆起　192, 216
踵舟靱帯　227
踵腓靱帯　226
踵立方関節　227
踵立方靱帯　227
鞘間隙（＝テノン腔）　321
上小脳静脈　345
上衣　355, 357, 368
上咽頭収縮筋　284, 308
上横隔動脈　141, 180, 186
上回盲陥凹　150
上角(甲状軟骨の)　290
上顎神経　300
上顎洞　318, 328
上陥凹（網嚢の）　149
上眼瞼挙筋　320, 322
上丘　349, 350, 367
上丘腕　382
上頸心臓枝　124
上頸心臓神経　124
上頸神経節　284
上結膜円蓋　319
上肩甲横靱帯　49, 74
上甲状腺静脈　288
上甲状腺動脈　27, 28, 123, 272, 287
上行結腸　144
上行口蓋動脈　286
上行大動脈　125
上行部（十二指腸の）　170
上行腰静脈　181, 189
上後鋸筋　82
上喉頭静脈　284
上喉頭神経　284, 287
上喉頭動脈　272, 284, 287
上項線　83
上根（頸神経ワナの）　27
上矢状静脈洞　297, 298
上耳介筋　280
上斜筋　322, 325
上十二指腸曲　170
上縦束　376
上小脳脚　354, 360
上小脳動脈　346, 350
上伸筋支帯　196
上神経幹（腕神経叢の）　39
上神経節（迷走神経の）　330
上唇　302
上唇動脈　305
上膵十二指腸動脈　155
上錐体静脈洞　299
上髄帆　356
上前腸骨棘　4, 93, 191
上双子筋　206
上側頭回　372
上側頭溝　371

日本名さくいん 421

上大静脈 123,125,181
上大静脈症候群 125
上大脳静脈 298,345
上腸間膜静脈 151,155,169
上腸間膜動脈 151,169,180
上腸間膜動脈神経叢 153
上直筋 322,325
上直腸静脈 152,230
上直腸動脈 152,230
上殿静脈 205
上殿神経 205,249
上殿動脈 205,247
上殿皮神経 21
上頭斜筋 85
上橈尺関節 77
上尿生殖隔膜筋膜 241,260
上皮小体 123,288
上腓骨筋支帯 215
上鼻甲介 307
上鼻道 307
上部（十二指腸の） 170
上副腎動脈 176
上腹壁静脈 101,102,112
上腹壁動脈 101,102,112
上壁（卵径管の） 100
上膀胱動脈 248
上腕筋 42,76
上腕筋膜 38
上腕骨上顆炎 77
上腕骨頭 75
上腕三頭筋 46,76
上腕静脈 43,54
上腕深静脈 43,72
上腕頭（円回内筋の） 54
上腕動脈 43,53,72
上腕二頭筋 41
上腕二頭筋腱膜 41
情動 375
静脈角 34
静脈管 167
静脈管索 167
静脈内注射 38
静脈パターン 335
静脈弁 44
食道 183,286
食道癌 139
食道静脈 183
食道静脈瘤 183
食道の第1狭窄 286
食道裂孔 186
触診 143
褥瘡 20
白髪 94
滲出液 114
心外膜 126,128
心基部 127
心筋梗塞 130
心筋層 129,131

心耳 127
心室 132
心室中隔 133,135
心尖拍動 130
心臓 127
心臓神経節 138
心臓神経叢 124,129,138
心臓超音波検査 137
心底 127
心房 127,135
心房中隔 132,135
心膜 114,126
心膜横隔動脈 122,141
心膜横洞 127
心膜腔 126
伸筋支帯 56
神経 317
神経下垂体 301
神経膠 89
神経細胞体 90
神経上膜 88,90,329
神経節 90
神経叢 16
神経堤 177
神経分泌 366
真皮 7
真肋 92
深陰核背静脈 258
深陰茎筋膜 237
深陰茎背静脈 237
深会陰横筋 241,260
深会陰隙 241,260
深頚動脈 124
深頚リンパ節 28
深指屈筋 54
深掌動脈弓 69
深錐体神経 339
深鼡径リンパ節 198
深鼡径輪 105
深側頭動脈 311
深腸骨回旋動脈 99
深腓骨神経 196,214,221
深部（外肛門括約筋の） 238
　　（咬筋の） 310
深部静脈血栓 118
深部知覚の伝導路 354
新小脳 352
新線条体 381
新皮質 377,380
人工気胸 92
腎盂 178
腎筋膜 173
腎上体 164,175
腎静脈 176
腎神経叢 176
腎錐体 178
腎臓 173
腎柱 178

腎洞 178
腎動脈 176,180
腎乳頭 178
腎嚢胞 177
腎杯 178
腎盤 178
腎不全 177
腎門 178
腎葉 178,179

ス

スカルパ筋膜 95
スカルパ三角 201
スキーン管 264
スキーン腺 258
ステンセン管 280
水腫（浮腫） 20
水晶体 326,327
水晶体核 327
水晶体上皮 327
水晶体線維 327
水晶体皮質 327
水晶体包 327
水頭症 356
水平部（十二指腸の） 170
膵管 171
膵管胆道合流異常 171
膵臓 153,170
膵体 170
膵頭 170
膵尾 170
錐体（延髄の） 351,358
　　（側頭骨の） 336
錐体外路系 350
錐体筋 100
錐体鼓室裂 314,334
錐体交叉 351,359
錐体束 359,361
錐体葉（甲状腺の） 288
錐体隆起 334
錐体路 351,359
髄液 88
髄核 190
髄腔 78,210
髄質（腎臓の） 178
　　（副腎の） 177
髄条 357
髄体 364
髄膜炎 343
皺柱 268

セ

セロトニン 269
正中 286
正中橋枝（脳底動脈の） 351
正中溝（菱形窩の） 357

正中矢状面　66
正中神経　40,43,54,55,67,72
正中神経麻痺　72
正中仙骨動脈　181
正中動脈　54
正中臍索　105,106,229,264
正中臍ヒダ　103,106
生殖部（会陰の）　237
生体認証　56,335
生命中枢　359
生命の木　364
生理的狭窄　141
生理的狭窄部（食道の）　139
　　　　　　（尿管の）　179
声帯　290
声帯筋　293,294
声帯靱帯　293,294
声帯突起（披裂軟骨の）　294
声帯ヒダ　290,293
声門　290
声門裂　290
青斑　357,360
青斑核　357
精液　241
精管　105,230,233,234,246
精管膨大部　251
精丘　252
精細管　234
精索　97,105,233
精子　234
精子無力症　251
精巣　106,233
精巣炎　280
精巣下降　106,233
精巣間膜　233
精巣挙筋　97,231
精巣挙筋反射　231
精巣縦隔　234
精巣鞘膜　232
精巣小葉　234
精巣上体　233
精巣上体管　234
精巣上体垂　233
精巣上体洞　233
精巣静脈　229
精巣垂　233
精巣中隔　234
精巣動脈　180,229,233,249
精巣導帯　106
精巣捻転症　233
精巣傍体　233
精巣網　234
精巣輸出管　234
精嚢　246,251
赤核　350
赤色骨髄　78,93
赤唇縁　302
赤道（眼球の）　325

赤脾髄　173
脊索　190
脊髄　88
脊髄円錐　89
脊髄クモ膜　88
脊髄後索　90
脊髄硬膜　88,274,275
脊髄根　349
脊髄神経　89
脊髄神経節　90
脊髄神経の前枝　41
脊髄性小脳　352
脊髄軟膜　88,90
脊柱管　87
脊柱起立筋　83
切歯　315,316
切歯孔　316
切断（足部の）　227
摂護腺　252
摂食中枢　382
舌咽神経　283,298,316,330,348
舌下小丘　303,304
舌下静脈　304
舌下神経　27,272,273,282,283,
　　　　　298,316,329,349
舌下神経核　359
舌下神経下行枝　27
舌下神経管　329
舌下神経係蹄　27
舌下神経三角　357,359
舌下神経麻痺　305
舌下腺　304
舌下投与　305
舌下動脈　304
舌下ヒダ　303
舌下部神経　315
舌顔面動脈　272
舌腱膜　303
舌骨　26,281,302
舌骨下筋群　26,287
舌骨上筋群　280
舌骨舌筋　282,304,315
舌根　285,303
舌静脈　282,303,316
舌神経　304,314,316
舌尖　303
舌体　303
舌動脈　272,282,305,316
舌乳頭　303
舌背　303
舌扁桃　285
舌盲孔　285
仙棘筋　83
仙棘靱帯　242,246,248,260,270
仙結節靱帯　245
仙骨子宮索　261,262
仙骨神経節　270
仙骨神経叢　189,249,270

仙骨内臓神経　249
仙腸関節　271
先天性股関節脱臼　271
先天性幽門狭窄症　165
浅陰茎筋膜　237
浅陰茎背静脈　236
浅会陰横筋　239,256
浅会陰筋膜　238
浅会陰隙　240
浅横中手靱帯　63
浅横中足靱帯　216
浅頚リンパ節　17
浅指屈筋　53,76
浅掌動脈弓　67
浅上腕動脈　43
浅鼡径リンパ節　95
浅鼡径輪　97
浅側頭静脈　280,281
浅側頭動脈　280
浅中大脳静脈　345
浅腸骨回旋静脈　9,95,192
浅腸骨回旋動脈　95,192
浅腓骨神経　196,214,216
浅部（外肛門括約筋の）　238
　　（咬筋の）　310
浅腹筋膜　11
浅腹壁静脈　9,95,192
浅腹壁動脈　95
穿孔性腹膜炎　159
栓状核　364
腺下垂体　301
線維鞘　59,67
線維性腋窩弓　14
線維性骨化　33
線維性心膜　114
線維被膜（甲状腺の）　123
　　　　（腎臓の）　177
線維膜（関節包の）　77,224
　　　（肝臓の）　165
　　　（脾臓の）　173
線維輪（心臓の）　133
　　　（椎間円板の）　190
線条体　381
前環椎後頭膜　278
前胃間膜　146
前下小脳動脈　347
前外側溝　349
前角（脊髄の）　91
　　（側脳室の）　378
前眼房　327
前距腓靱帯　226
前鋸筋　15,45,51
前鋸筋麻痺　45
前極（眼球の）　325
前筋（喉頭の）　291
前屈（子宮の）　263
前脛骨筋　214,221
前脛骨動脈　212,214,221

前脛腓靱帯　226
前傾（子宮の）　263
前頸静脈　17
前交通動脈　345
前交連　366,382
前骨間神経　55,69,78
前骨間動脈　55,69,78
前根　89,90,349
前索（脊髄の）　91
前枝（脊髄神経の）　90
前篩骨静脈　305
前篩骨神経　317
前篩骨静脈　323
前篩骨動脈　305,317,323
前耳介筋　280
前室間溝　127,128
前室間枝　129
前斜角筋　29,110
前斜角筋症候群　40
前十字靱帯　224
前縦隔リンパ節　126
前縦靱帯　185
前床突起　298
前障　377
前心臓静脈　129
前髄帆　356
前皺柱　269
前正中裂　90,351
前脊髄動脈　347
前仙骨孔　270
前大脳動脈　345,368
前柱　91
前庭（内耳の）　336,338
前庭球　258
前庭神経核　360
前庭神経野　360,357
前庭窓　338
前庭ヒダ　290,293
前頭筋　279
前頭神経　322
前頭直筋　278
前頭洞　307,318,321
前頭葉　369
前半規管　336
前皮枝（大腿神経の）　194,201
前部（篩骨洞の）　321
前腹（顎二腹筋の）　281
前壁（鼠径管の）　100
前脈絡叢動脈　368
前有孔質　374
前葉（下垂体の）　301
　　　（腹直筋鞘の）　100
前立腺　246,252
前立腺癌　252
前立腺小室　252
前立腺肥大　252
前立腺部（尿道の）　252
前肋間枝（内胸動静脈の）　112

前腕筋膜　38,52

ソ

ソトクルブシ　192
咀嚼筋　309
鼡径鎌　97
鼡径管　99,200
鼡径靱帯　93,96,97,191
鼡径ヘルニア　106,233
粗線　207,209
双鋸　3,87
爪根　61
爪床　61
挿耳部分　331
僧帽筋　19,23,47,82
僧帽弁　132,135
層板小体　63
総肝管　164,167
総肝動脈　154
総頸動脈　27,272,288
総腱輪　324
総骨間動脈　78
総指伸筋　57
総胆管　149,156,164,169,171
総腸骨静脈　181
総腸骨動脈　180
総腓骨神経　208
総鼻道　307
造影剤　144
臓側枝（内腸骨動脈の）　247
臓側板（漿膜性心膜の）　126
臓側腹膜　145
足根　320
足根骨　226
足根中足関節　227
足底筋　211
足底腱膜　216
足底動脈弓　219
足底方形筋　218
足背静脈弓　195
足背静脈網　195
足背動脈　214,216
側角（脊髄の）　91
側筋（喉頭の）　293
側索　91,358
側柱　91
側頭筋　310,311
側頭筋膜　310
側頭骨の岩様部　336
側頭平面　368
側頭葉　369
側頭葉てんかん　375
側脳室　366,378
側副循環路　9,36,106,183
側副靱帯　80
側副路（門脈の）　154
側腹筋群　103

タ

タバチエール　60
ダイナマイト　130
ダグラス窩　149,229,261,267
ダグラス窩穿刺　149,267
手綱　381
手綱核　381
手綱三角　381
田原結節　133
多嚢胞腎　177
多裂筋　84
垂れ手　72
唾液腺造影法　304
太陽神経節　155
体腔　162
体性感覚野　370
体知覚領　370
体内時計　367
対珠　331
対立　66
対輪　330
退縮（胸腺の）　113
帯状回　375
帯状束　375
大 後頭神経　85
大陰唇　254,256
大円筋　49,75
大臼歯　315,316
大胸筋　12,14,29,73
大口蓋管　318
大口蓋孔　316
大口蓋神経　316,318
大口蓋動脈　316
大後頭直筋　85
大後頭孔　274
大後頭三叉神経症候群　22
大後頭神経　22,85
大坐骨孔　246
大耳介神経　17
大十二指腸乳頭　170,171
大静脈系　182
大静脈孔　185
大心臓静脈　129
大錐体神経　300,336,339
大錐体神経溝　336
大舌下腺管　304
大前庭腺　258
大槽　344
大槽穿刺　344
大腿管　199,200
大腿筋膜　95,192,197
大腿筋膜張筋　198,270
大腿骨　210
大腿骨頸部骨折　271
大腿骨頭　201
大腿骨頭靱帯　271

大腿三角　201
大腿枝（陰部大腿神経の）　188,193
大腿鞘　198
大腿静脈　198
大腿神経　189,194,201,221
大腿深動脈　202,221
大腿直筋　201
大腿動脈　198,221,247
大腿動脈の側副路　203
大腿二頭筋　207
大腿ヘルニア　199
大腿方形筋　206
大腿四頭筋　201
大腿輪　198,247
大腿輪中隔　199
大大脳静脈　299,345,350
大腸　108,157
大転子　191
大殿筋　25,197,204,270
大殿筋の拘縮症　206
大動脈　186
大動脈騎乗　134
大動脈弓　125
大動脈球　132,135
大動脈神経叢　186
大動脈腎動脈神経節　176
大動脈弁　132,135
大動脈裂孔　186
大内臓神経　141,155,184,186
大内転筋　202,204,209
大脳横裂　365,368
大脳外側窩槽　344
大脳鎌　297,342
大脳基底核　381
大脳機能局在論　373
大脳脚　349,350,361
大脳縦裂　342,344,345,364
大脳動脈輪　346
大脳半球　342,364
大脳辺縁系　375
大伏在静脈　192,195,198
大網　107,143
大網炎　107
大網ヒモ　157
大腰筋　186,187
大菱形筋　49
大弯　143,163
第1啼泣　138
第1裂　352,364
第2鼓膜　333
第3腓骨筋　214
第3腓腹筋　211
第3後頭神経　85
第3の目　367
第3脳室　365
第3脳室脈絡組織　365
第4腓骨筋　215
第4脳室　355

第4脳室外側口　355
第4脳室髄条　357
第4脳室正中口　355
第4脳室ヒモ　357
単層円柱上皮　163
単独支配域　56
炭肺　118
胆汁　168
胆膵管膨大部括約筋　171
胆石　168
胆石症　168
胆嚢　143,165,166
胆嚢管　164,168
胆嚢静脈　156
胆嚢摘除　156
胆嚢動脈　156,168
淡蒼球　380
短胃動脈　155
短筋（内在筋）　65
短指屈筋　217
短指伸筋　215
短小指屈筋　65,218
短掌筋　62
短橈側手根伸筋　60,77,79
短頭（上腕二頭筋の）　41,73
　　（大腿二頭筋の）　207
短突起　332
短内転筋　204
短腓骨筋　214,221
短母指外転筋　65
短母指屈筋（手の）　65
　　　　　　（足の）　218
短母指伸筋（手の）　60,80
　　　　　　（足の）　215
短毛様体神経　324
弾性円錐　293,294
弾性軟骨　296

チ

チクビ　5
チン小帯　327
知覚根（三叉神経の）　348
恥丘　255
恥骨結合　5,93,244
恥骨結節　5,93,191,244
恥骨後隙　250
恥骨櫛　187
恥骨大腿靱帯　270
遅延型尺骨神経麻痺　54
緻密質　78,210
力こぶ　43
蓄膿症　318
腟　267
腟円蓋　267
腟口　255
腟前庭　255
腟脱　256

腟粘膜皺　268
腟部（子宮頚の）　267
着床　267
中咽頭収縮筋　284
中隔縁柱　134
中間楔状骨　226
中間広筋　201
中間質（視床の）　366
中間神経　337,348
中頚心臓神経　124
中頚神経節　124
中結腸静脈　152
中結腸動脈　152
中硬膜静脈　298,300
中硬膜動脈　298,300,312
中耳　333
中耳炎　332
中斜角筋　50,110
中手指節関節　80
中小脳脚　351,353,354
中心窩　326
中心灰白質　350
中心管　91
中心後回　370
中心溝（大脳の）　369
中心静脈（肝臓の）　169
中心前回　370
中心臓静脈　129
中神経幹（腕神経叢の）　39
中足指節関節　227
中側頭動脈　310
中大脳動脈　345,368,374
中直腸静脈　248
中直腸動脈　248
中殿筋　197,205,270
中脳　350
中脳蓋　350
中脳水道　350
中鼻甲介　307
中鼻道　307
中部（篩骨洞の）　321
中風　381
中膜（大動脈の）　184
虫垂　144,159
虫垂炎　144,159
虫垂間膜　146
虫垂口　159
虫垂静脈　152
虫垂切除　150
虫垂動脈　152
虫部　352
虫様筋（足の）　218
　　　（手の）　68
肘関節　77
肘関節筋　47
肘筋　47,56,76
肘正中皮静脈　37
肘頭　37

肘内障　77
肘部管症候群　54
肘リンパ節　37
長・短後毛様体動脈　324
長胸神経　31,46
長筋（外束筋）　65
長指屈筋　213,218,220
長指伸筋　214,221
長掌筋　52,76
長足底靱帯　219
長橈側手根伸筋　60,77,79
長頭（上腕三頭筋の）　41,74
　　　（上腕二頭筋の）　46,74
　　　（大腿二頭筋の）　207
長内転筋　201
長腓骨筋　214,218,219,221
長母指外転筋　60,80
長母指屈筋（手の）　55
　　　　　（足の）　213,218,220
長母指伸筋（手の）　60
　　　　　（足の）　214,221
長毛様体神経　323
鳥距　378
鳥距溝　371,378
超音波断層法　246
腸間膜　145
腸間膜根　145
腸脛靱帯　197
腸結核　159
腸骨下腹神経　99,187
腸骨筋　187
腸骨筋膜　174,200
腸骨鼠径神経　99,187
腸骨大腿靱帯　270
腸骨動脈神経叢　230
腸骨稜　5,20,21,93
腸軸捻症　146
腸重積　159
腸絨毛　158,170
腸腺　158
腸チフス　159
腸恥窩　201,202
腸恥筋膜弓　200,247
腸閉塞　146
腸腰筋　187,200
腸腰動脈　247
腸リンパ本幹　182
腸肋筋　83
蝶形骨洞　307,318,338
蝶形頭頂静脈洞　299
蝶口蓋動脈　305,317
蝶番関節　80
聴覚過敏　334,338
聴覚の伝導路　360
聴覚野　372
聴診三角　25
聴放線　377,382
直静脈洞　299

直接鼠径ヘルニア　106
直腸　145,253,269
直腸子宮窩　149,229,261
直腸子宮ヒダ　261
直腸静脈叢　254
直腸膀胱窩　149,229
直腸膨大部　253
直腸横ヒダ　253
直尿細管　178

ツ

ツチ骨　333,334
ツチ骨条　332
ツチ骨頭　334
ツチ骨柄　331
ツチ骨隆起　332
椎間円板　189
椎間板ヘルニア　190,208
椎弓板　87
椎弓〔板〕切除術　87
椎骨静脈　86,273
椎骨動脈　35,85,124,273,346
椎骨動脈逆流症候群　36
椎前隙　273
槌子　358
爪　61
蔓状静脈叢　232,233

テ

T 細胞　113
T リンパ球　113
テニス肘　77
テノン腔　321
テノン鞘　321
デノンヴィリエ筋膜　250
デュプイトラン拘縮　63
手のひら　62
底側骨間筋　219
底側踵舟靱帯　219
停留睾丸　106
停留精巣　106,231
転移　34,154
転子窩　206
伝達麻酔　49,221
伝導失語　371
殿溝　192,197
電気鋸　311

ト

トライツ靱帯　150
トリーヴス ヒダ　149
トルコ鞍　298
トレンデレンブルグ徴候　271
トレンデレンブルグ歩行　271
トロアジエ徴候　34

トンプソン把持試験　213
ド・ケルヴァン病　60
ドパミン　350
橈骨手根関節　79
橈骨神経　40,43,55,61,72
橈骨神経麻痺　72
橈骨頭　37
橈骨動脈　53,60,72
橈骨輪状靱帯　77
橈側手根屈筋　52,76,79
橈側皮静脈　14,37
豆状骨　52
島　372,374
島回　374
島限　374
透明中隔　364,378
透明中隔腔　365
等尺性収縮力　187
頭蓋冠　297
頭蓋底骨折　298
頭長筋　124,277
頭頂後頭溝　369
頭頂葉　369
頭髪　279
頭半棘筋　83
頭板状筋　83
頭皮　279
同定（血管と神経の）　32
　　（の定義）　335
洞（陰茎海綿体の）　243
動眼神経　298,299,322,347
動静脈吻合　273
動脈　71,317
動脈円錐　135
動脈管　126,137
動脈管索　126,137,179
動脈硬化　184
動脈弁　132
瞳孔　326
篤志献体　228
床ずれ　20

ナ

内陰部静脈　242,260
内陰部動脈　242,245,248,260
内果　191
内眼角　319
内胸静脈　110,112
内胸動脈　35,110,112
内筋（喉頭の）　293
内頸静脈　27,34,283,330
内頸動脈　28,275,298,339,345
内頸動脈神経　284,339
内頸動脈神経叢　339
内肛門括約筋　254
内在筋　65
内在筋優位　65

内在筋劣位　65
内枝（上喉頭神経の）　287
　　　（副神経の）　330
内視鏡　163
内視鏡下手術　318
内視鏡検査　139
内視鏡的腸捻転整復術　146
内耳孔　336
内耳神経　298, 348
内耳道　336, 337
内耳道底　337
内精筋膜　105, 232
内舌筋　303, 304
内腺（前立腺の）　252
内臓脂肪　152
内臓脂肪型肥満　152
内側腋窩隙　49
内側顆（脛骨の）　191
　　　（大腿骨の）　191
内側眼瞼靱帯　319
内側脚（外腹斜筋腱膜の）　96
内側弓状靱帯　186
内側胸筋神経　29, 40
内側楔状骨　226
内側広筋　201
内側三角靱帯　226
内側膝状体　382
内側絨帯　361
内側縦条　375
内側縦束　361
内側上顆　37
内側上腕皮神経　40
内側神経束（腕神経叢の）　40
内側靱帯　226
内側前腕皮神経　40
内側鼠径窩　104
内側鼠径ヘルニア　106
内側足底静脈神経　218
内側足底動脈神経　218
内側側副靱帯（肘関節の）　76
　　　　　　（膝関節の）　223
内側大腿回旋動脈　202, 271
内側直筋　323, 325
内側頭（上腕三頭筋の）　46
　　　（腓腹筋の）　210
内側半月　224
内側腓腹皮神経　195
内側臍ヒダ　103, 106
内側毛帯　359, 361
内側翼突筋　312
内側隆起　357
内大脳静脈　365
内腸骨静脈　230, 249
内腸骨動脈　181, 230, 247
内椎骨静脈叢　88
内転筋管　202, 209
内転筋腱裂孔　202, 204, 209
内転（の定義）　66

ニ

内尿道口　229, 251, 264
内皮（大動脈の）　184
内腹斜筋　97
内閉鎖筋　206, 245, 270
内包　380, 382
内膜（大動脈の）　184
内肋間筋　91, 112, 184
内肋間膜　91, 184
軟口蓋　303
軟骨部（耳管の）　338
　　　（鼻中隔の）　305
軟骨膜　92
軟膜炎　343

ニ

ニトログリセリン　130
二分靱帯　227
肉様膜（陰茎の）　236
　　　（陰嚢の）　231
西本病　346
乳管　5
乳癌　8
乳腺　8
乳頭　5
乳頭筋　133, 135
乳頭視床束　381
乳頭線　127
乳頭体　347, 375, 381
乳頭体核　381
乳突洞　335
乳突蜂巣　332, 334
乳糜槽　182
乳房　5, 8
乳様突起　4
乳輪　5
乳輪腺　5
尿管　175, 229, 251, 264
尿管口　229, 251, 264
尿失禁　242
尿生殖隔膜　240, 241, 259
尿生殖洞　255
尿線　252
尿道（男性の）　229, 243
　　（女性の）　255, 264
尿道海綿体　237, 243
尿道括約筋（男性の）　241, 253
　　　　　（女性の）　260
尿道球　240
尿道球腺　241
尿道腺　264
尿道傍管　255, 264
尿道面　234
尿道稜　252, 264
尿白尿　174
尿膜管　105, 229
妊娠　267
妊娠黄体　265

認証　335

ネ

捻挫　226
粘膜　162, 163
粘膜（食道の）　183
粘膜下組織（食道の）　183
　　　　　（腸管の）　162
粘膜筋板（食道の）　163, 183
粘膜層（鼓膜の）　332

ノ

ノーベル賞　130
ノルアドレナリン経路（脳内の）
　　　　　　　　　　357
のどぼとけ　4
脳　342
脳溢血　381
脳幹　342, 350
脳弓　364, 375
脳弓脚　375
脳弓体　375
脳弓柱　375
脳クモ膜　343
脳硬膜　297, 329
脳重　343
脳神経　297
脳脊髄液　88, 343
脳卒中　381
脳底溝（橋の）　351
脳底穿刺　344
脳底動脈　36, 346, 351
脳底部異常血管網症　346
脳刀　364
脳軟膜　343
脳膜炎　343
脳梁　364, 377, 385
脳梁放線　364, 377

ハ

ハンター管　202
ハンター導帯　106
ハンドキー　335
バイオメトリクス　335
バウヒン弁　159
バック筋膜　237
バニオン　227
バリウム注腸　144
バルソニー病　85
バルトリン管　304
バルトリン腺　258
バルトリン腺炎　258
パーキンソン病　350, 381
パーキンソン歩行　350
パイエル板　158, 159

日本名さくいん　*427*

パヴリック装具　271
パキオニ顆粒　297,344
パラニューロン　269
はなげ　306
ばね靱帯　219
ばね指　60
刃角（メスの）　13
刃面（メスの）　13
破裂靱帯　213
馬蹄腎　176
馬尾　89
背側骨間筋（足の）　216
　　　　　　（手の）　69
背側膵臓　172
肺　117
肺肝境界　117,143
肺間膜　115,118
肺胸膜　114,117
肺区域　120
肺根　117,118
肺小葉　117,121
肺静脈　118
肺尖　117
肺底　117
肺動脈　118
肺動脈塞栓症　119
肺動脈弁　132,135
肺動脈〔幹〕　125
肺胞　121
肺胞管　121
肺胞嚢　121
肺門　118
肺門リンパ節　119
排出管（涙腺の）　321
白交通枝　141,184
白質（脊髄の）　90
　　（大脳の）　383
白質板（小脳の）　364
白線　100
白体　265
白内障　327
白脾髄　173
白膜（陰茎の）　237,242
　　（精巣の）　234
剝離骨折　77,226
薄筋　201,207
薄束　358,359
薄束核　359
薄束結節　358,359
麦粒腫　320
八等身　109
鼻血　305
反回神経　124,137,183,287
反転靱帯　99
反復性脱臼　43
半奇静脈　181,186
半棘筋　84
半月神経節　300,339

半月板断裂　224
半月裂孔　318
半腱様筋　207
半膜様筋　207
伴行静脈　72
板状筋　83

ヒ

Bリンパ球　113
B細胞　113
ヒス束　131
ヒラメ筋　210
ヒルトン線　254
ビーナスの丘　255
ビリヴェルディン　143
ビリルビン　143
ビリルビン胆石　168
皮下滑液包　195
皮下脂肪　152
皮下組織　7
皮下部（外肛門括約筋の）　238
皮筋　7
皮質（腎臓の）　178
　　（副腎の）　177
皮質橋路　361
皮質小葉　179
皮質髄条　179
皮質脊髄路　351,359
皮静脈　9,56,72
皮神経　9,38,56
皮膚支帯　61,216
皮膚小溝　61
皮膚小稜　61
皮膚層（鼓膜の）　332
皮膚紋理　61
披裂間切痕　286
披裂筋　292
披裂喉頭蓋筋　292,293
披裂喉頭蓋ヒダ　286
披裂軟骨　291
肥厚性幽門狭窄症　164
飛蚊症　326
被蓋　350
被殻　380
脾炎　173
脾静脈　155,169,171
脾腎ヒダ　148
脾髄　173
脾臓　145,173
脾柱　173
脾動脈　155,169
脾門　173
脾リンパ小節　173
腓骨神経麻痺　216
腓骨頭　191,207
腓骨動脈　212,221
腓腹筋　210

腓腹神経　195,196,208
尾（尾状核の）　380
尾骨筋　242,245,260,270
尾状核　380
尾状葉（肝臓の）　166
眉毛　279
鼻咽道　307
鼻口蓋神経　305
鼻根　329
鼻出血　305
鼻尖　279,329
鼻前庭　306
鼻中隔　285,302,305
鼻部（咽頭の）　284
鼻毛　306
鼻毛様体神経　317,323
鼻毛様体神経痛　324
鼻翼　279,329
鼻涙管　318,329
膝屈曲筋群　207
左胃大網動脈　154
左胃動脈　154
左肝管　167
左冠状動脈　129
左頸リンパ本幹　34
左結腸曲　144
左精巣(卵巣)動脈　176
左精巣静脈　176
左卵巣静脈　176
表皮　7
標準偏差　250

フ

ファーター乳頭　170
ファーター・パチニ小体　63,269
ファロー四徴　134
ブルダッハ束　358,359
ブローカ中枢　371
ブロードマン領野　373
プパール靱帯　96
プロジェステロン　265
不対神経節　270
付属器　263
付着板　378
浮腫　20
臍分け　19,228
葡萄膜　327
葡萄膜炎　327
伏在神経　195,203
伏在裂孔　132,192,197
副横隔神経　122
副睾丸　233
副神経　19,25,26,47,51,273,298,
　　　　　　　　　　330,348
副腎　164,173,175
副腎静脈　176
副腎神経叢　176

副膵管 171
副半奇静脈 182
副脾 173
副腓骨筋 215
副鼻腔 307,318
副伏在静脈 193
復位 66
腹横筋 97
腹腔神経節 155
腹腔神経叢 155
腹腔動脈 154,155,180
腹側膵臓 172
腹大動脈 153,155,179
腹大動脈神経叢 176
腹直筋 100
腹直筋鞘 16,100
腹内側野 382
腹部（大胸筋の） 14,29
腹膜腔 149
腹膜垂 157
腹脈 180
腹腔鏡 164,168
噴門 143,162
分界溝 285
分界条 378,380

ヘ

ヘシュル回 372
ヘルニア 106
ヘルマン線 254
ヘンレ靱帯 99
ヘンレのワナ 179
ペーペズ回路 375
閉鎖管 247,263
閉鎖筋膜 240,257
閉鎖神経 189,194,221,230
閉鎖動脈 230,247
閉鎖動脈恥骨枝 230
壁側胸膜 110
壁側枝 247
壁側板 126
壁側腹膜 103,145
臍 5,106
臍動脈 230,248
臍動脈索 105,106,248
片葉 352
変形性頚椎症 85
扁桃核 380
扁桃体 380
扁平足 220
弁蓋 372

ホ

ボクダレック ヘルニア 186
ボタロ管 126
ポジトロン断層撮影 352

ポリペプチド 243
母指外転筋 217
母指球 65
母指対立筋 65
母指内転筋（手の） 69
　　　　　（足の） 218
方形回内筋 55,69,78
方形葉 166
包茎 234,237
包皮（陰茎の） 234
包皮小帯 234
放線冠 377
放線部 179
胞状卵胞 265
縫工筋 191,198
房室結節 133
房室口 131
房室束 133
房室中隔 133,135
房室弁 132
帽状腱膜 279,297
帽状腱膜下層 280
膀胱 144,229,250,264
膀胱括約筋 251,252
膀胱鏡 251
膀胱三角 229,251,264
膀胱子宮窩 149,229,261
膀胱子宮索 262
膀胱上窩 104
膨大部（精管の） 246
　　　（直腸の） 253
　　　（卵管の） 266
星状細静脈 177
星状神経節 124,141
勃起 243
勃起器官 259
勃起神経 249
勃起組織 258

マ

マーシャル静脈 129
マイボーム腺 319
マジャンディー孔 355
マッケンロート靱帯 262
マルゲーニュ脱臼 77
まつげ 279,319
まゆげ 279
膜性骨化 33
膜性部（心室中隔の） 133,136
膜性壁（気管の） 289
膜部（鼻中隔の） 305
膜迷路 336
眉 278
満腹中枢 382
慢性副鼻腔炎 318

ミ

ミュラー管 233,252
味覚 316
味覚障害 338
眉弓 278
眉間 278
右 頸リンパ本幹 34
右胃大網動脈 154,155
右胃動脈 154
右肝管 167
右冠状動脈 129
右結腸曲 144
右線維三角 131,133
三つの輪（大脳辺縁系の） 375
脈 53,72
脈管の脈管 184
脈絡組織 355,368
脈絡組織（側脳室の） 378
脈絡叢 355,365,368
脈絡ヒモ 378
脈絡膜 326
脈流 297

ム

無漿膜野 164,165
無名動静脈 122
胸やけ 141

メ

メズサの頭 107
メッケル憩室 158
メッケル憩室炎 158
メラトニン 367
目がしら 319
目じり 320
迷管（精巣上体管の） 234
迷走神経 124,156,186,273,298,
　　　　　　　　　　　330,348
迷走神経三角 357
迷走神経背側核 359

モ

モナコフ聴条 357
モルガーニ洞 293
モンロー孔 366
もやもや病 346
毛帯交叉 361
毛帯路 361
毛様小帯 327
毛様体 326
毛様体神経節 323
毛様体突起 326
盲腸 144

盲腸血管ヒダ 150
盲腸後陥凹 150
盲腸ヒダ 150
網嚢 148
網嚢孔 149
網嚢前庭 149
網嚢ヘルニア 149
網膜 326
網膜中心動脈 324
網膜剥離 326
網様体 351
門脈 149,153,164
門脈圧亢進 183
門脈系の側副循環路 249
門脈三分岐 168
門脈三つ組 168

ヤ

ヤコビ線 87,89

ユ

輸出リンパ管 96,192
輸入リンパ管 96,192
有郭乳頭 285,303
有線野 371
幽門 143
幽門括約筋 163
幽門狭窄 165
幽門狭窄症 164
幽門筋切開 164
幽門痙攣 164
幽門洞 162
幽門反射 164
幽門部 162
遊走腎 174

ヨ

葉（甲状腺の） 123
葉間静脈 179
葉間動脈 179
葉気管支 119,121
葉状乳頭 303
腰三角 25
腰静脈 181,189
腰神経節 182
腰神経叢 187
腰仙骨神経幹 189
腰仙膨大（腰膨大） 89
腰椎穿刺 87
腰椎肋骨三角 186
腰動脈 180,189
腰ヘルニア 25
腰方形筋 186,187
腰リンパ本幹 182
翼口蓋神経 317

翼口蓋神経節 318,338
翼状肩甲骨 45
翼状靱帯 278
翼状ヒダ 224
翼突下顎縫線 284,312
翼突管 338
翼突管神経 338,339
翼突筋静脈叢 311,314
翼突鉤 316

ラ

ライル島 372
ラセン動脈（陰茎の） 243
ラセンヒダ 168
ラムステット手術 164
ランゲル筋 15
螺行動脈 243
卵円窩（心臓の） 132,135
　　　（大腿筋膜の） 192
卵円孔（頭蓋の） 339
　　　（心臓の） 132
卵円孔開存 132
卵黄管 158
卵黄腸管 158
卵管 266
卵管間膜 261,266
卵管采 266
卵管腹腔口 266
卵管漏斗 266
卵形嚢膨大部神経 337
卵巣 145,261,265
卵巣下降 106,262
卵巣間膜 261,265
卵巣上体 266
卵巣静脈 229
卵巣提索 262
卵巣動脈 180,229,249
卵巣傍体 267
卵巣門 265
蘭学事始 228

リ

リーベルキューン腺 158
リスフラン関節 220,227
リュートー三角 229
リンパ管 10,95
リンパ行性 154
リンパ小節 159
リンパ節 119
梨状陥凹 286
梨状筋 205,246,270
立方骨 226
流行性耳下腺炎 280
隆起部（下垂体の） 301
菱形窩 357
菱形筋 47,50,82

梁下回 374
梁下野 374,375
緑色便 143
淋疾 255
輪状甲状関節 291,292
輪状甲状筋 287,291
輪状甲状靱帯 292
輪状溝 374
輪状軟骨 290,294
輪状ヒダ 158,170
輪状披裂関節 294
輪層（胃の筋層の） 164
　　　（腸管の筋層の） 162

ル

ルシュカ孔 355
涙腺 321,323
涙腺神経 323
涙腺動脈 323
涙腺の眼窩部 321
涙腺の眼瞼部 321
涙点 319
涙乳頭 319
涙嚢 319,329
涙嚢窩 329
類上皮細胞 273

レ

レチウス腔 250
レム睡眠 357
レンズ核 377,380
レンズ核線条体動脈 368
裂孔靱帯 198,230
裂肛 254
連合神経路 376
連合線維 376

ロ

ローザー・ネラトン線 191
ロランド溝 369
ロングフライト血栓症 119
老眼 327
老視 327
老人性黄斑変性 326
漏斗（下垂体の） 298,347,366
肋横突関節 184
肋頸動脈 35,124
肋硬骨 92
肋椎関節 87,184
肋軟骨 92
肋下筋 184
肋下神経 188
肋下動脈 180
肋間隙 92
肋間上腕神経 31,51

肋間静脈　92, 141, 181
肋間神経　9, 92, 141, 184
肋間動脈　92, 141, 180
肋骨　4, 92
肋骨横隔洞　115
肋骨角　83
肋骨弓　92
肋骨挙筋　86, 91
肋骨縦隔洞　115
肋骨頭関節　184
肋骨鋏　110

ワ

Y字靱帯　271
ワルダイエル咽頭輪　286

鷲手　72
腕尺関節　77
腕神経叢　30, 31, 33, 39, 51, 72
腕橈骨筋　55, 60, 77
腕頭静脈　123
腕頭動脈　123
腕橈関節　77

著者略歴

寺田 春水（てらだ はるみ）（1926〜2020年）

 1949年3月 東京大学医学部医学科卒業
 1950年4月 同大学医学部解剖学教室に入り解剖学を専攻
 1956年11月 医学博士
 1957年4月 東京大学助教授
 1957〜59年 フルブライト交換講師として渡米，ニューヨーク州立大学において肉眼解剖学の教育に従事
 1961〜63年 ニューヨーク州立大学准教授として顕微解剖学の教育に従事
 1971年4月 北里大学教授
 1991年4月 北里大学名誉教授

藤田 恒夫（ふじた つねお）（1929〜2012年）

 1954年3月 東京大学医学部医学科卒業
 1958年3月 東京大学生物系大学院修了
 1958年3月 東京大学医学博士
 1961年1月 岡山大学助教授
 1961〜63年 フンボルト留学生として渡独，キール大学において解剖学の研究・教育に従事
 1968年11月 新潟大学教授
 1995年3月 新潟大学名誉教授
 1995〜2000年 日本歯科大学教授

解剖実習の手びき

1962年1月15日	1版1刷	Ⓒ 2004
1994年3月31日	10版1刷	
2003年3月5日	10刷	
2004年1月8日	11版1刷	
2023年2月20日	20刷	

著者　寺田春水（てらだはるみ）　藤田恒夫（ふじたつねお）

発行者　株式会社 南山堂　代表者 鈴木幹太
〒113-0034　東京都文京区湯島 4-1-11
TEL 代表 03-5689-7850　www.nanzando.com

ISBN 978-4-525-10311-8

JCOPY ＜出版者著作権管理機構 委託出版物＞

複製を行う場合はそのつど事前に(一社)出版者著作権管理機構(電話03-5244-5088, FAX 03-5244-5089, e-mail: info@jcopy.or.jp)の許諾を得るようお願いいたします。

本書の内容を無断で複製することは，著作権法上での例外を除き禁じられています．また，代行業者等の第三者に依頼してスキャニング，デジタルデータ化を行うことは認められておりません．